马继兴医学文集

（1943～2009年）

马继兴　著
万　芳　编集

中医古籍出版社

图书在版编目（CIP）数据

马继兴医学文集/马继兴著. -北京：中医古籍出版社，2009.9

ISBN 978-7-80174-724-2

Ⅰ.马… Ⅱ.马… Ⅲ.中国医药学-文集 Ⅳ.R2-53

中国版本图书馆CIP数据核字（2009）第062486号

马继兴医学文集
万 芳 编集

责任编辑 伊广谦
封面设计 天水工作室
出版发行 中医古籍出版社
社 址 北京东直门内南小街16号（100700）
印 刷 北京亚太印务有限公司
开 本 787mm×1092mm 1/16
印 张 54.625
字 数 1370千字
版 次 2009年5月第1版 2009年5月第1次印刷
印 数 0001~1200册
书 号 ISBN 978-7-80174-724-2
定 价 120.00元

序

此书是万芳研究员在2004～2006年期间作为我的学术继承人将我六十多年来零星发表在各种报刊杂志上的文章和迄今未发表过的个别书稿的一个汇编。虽非全部，但繁琐的资料收集与整理工作也是化费了她很大精力和时间的。

就我个人来说，在继承与创新伟大祖国医药学事业的征程上迄今还是一个需要不断努力学习的小学生。这本集子只能是我向各位贤达之士上交的一份课业试卷。衷心地希望予以批评指正。

马继兴

2008年9月

前　言

马继兴，祖籍山东。1925年出生于济南一个殷实的回族家庭，中学时代爱好阅读古籍，受外祖父左济拯（时山东费县名医）的熏陶，对中医产生浓厚兴趣。1941年夏，济南正谊中学毕业后来到北平，考入华北国医学院。四年毕业后在济南开业行医。不久抗战胜利，又回到北平，任教北京大学医学院生理学科，1949年兼任华北国医学院教委会副主任委员及教授。在此期间，开始进行中国医学史的一些专题研究，并积极参加中国医药学会的组建与《中国针灸学季刊》工作。

新中国成立后，马继兴先后任职中医教育、科研部门。1955年中医研究院（中国中医科学院前身）正式成立迄今，曾在针灸研究所、医史文献研究所工作，一直从事中医文献与医学史研究。多年来马继兴全身心投入工作，废寝忘食，治学一丝不苟，为人耿直、正派。然而50年代却因错划为右派受到政治上不公正待遇，沉重的打击给工作、生活带来无数限制和困难，一些研究搁置未果。文革时期，研究工作再次受到更大冲击，许多花费多年辛勤劳动、精心积累的研究素材化为乌有。70年代初又被下放到江西农村劳动，野外架设电线、下田种稻，甚至喂猪，重活、脏活、累活样样都干过。但在艰苦环境中，他没有放弃科研，并因地制宜进行中草药研究。

文革之后，政治上不公正待遇得到改正，科研工作进入新的阶段。伴随着一个接一个重大科研课题的完成，科研成果不断产生，并陆续获得国家、部局、院所诸多奖项。80年代担任中国中医研究院中国医史文献研究所副所长，又先后兼任中国中医药学会中医文献分会、中国药学会药学史专业委员会、北京中医药学会基础理论分会主任委员，事业发展蒸蒸日上，奖励荣誉接踵而来，一如逆境没有沉沦，面对如此的顺境，他亦同样平淡处之。90年代以后，因年龄关系，不再担任领导职务，摆脱缠身的行政事务，他更是全心全意地欣然从事科研工作，毫无失落，乐此不疲。

马继兴整日忙于中医古文献研究，阅读了数不清的古籍，读书写书是生活的全部内容，爱书是唯一的嗜好，因而也深深懂得书的价值。也许正因为此，他将自己收藏的善本及罕见古典医书无偿赠送给中国中医科学院图书馆，它们都是该图书馆当时尚缺的品种，共计14部96册、缩微胶卷4盘。这些珍稀古医籍有的系国外友人赠与，也有的是他出国期间注意收集国内失传国外仅存的古医籍复制本，为此曾花费许多心血带回国内。80年代以后，经济大潮澎湃汹涌，身边很多人为其所动，纷纷下海经商致富。马继兴依然故我，日复一日，年复一年，兴趣盎然地在中医古文献研究领域徜徉，渊博的学识是其拥有的财富，丰硕的科研成果是其清贫一生的最大收获。

马继兴一生致力于科研，在开辟中国针灸史与针灸文献、本草史与本草文献、出土中医药文献、佚失中医药文献辑复、海外收藏中医药文献研究领域与创建中医药文献学科等方面作出诸多尝试，曾分别荣获国家与部局级、院级科研成果奖19项，1994年被批准为国家首批有突出贡献专家，享受政府特殊津贴，并荣获全国民族团结进步模范称号。2000年又荣获全国先进工作者称号。如今他已年逾八旬，依旧默默从事研究工作，未曾停辍，认为这是实现自身价值最合适的方式。

《马继兴医学论文集》收录马继兴章90余篇，它涵盖马继兴六十余年中医科研工作的各个领域，较全面地反映了马继兴学术研究成果，从中也体现了中医药历史及其古代文献数十年来学术研究发展的历程。书中也包括上个世纪50年代译自俄文的一些文章（介绍东欧医学动态），这是那个时期马继兴工作的历史记录。收录的论文大部分曾发表于国内外专业期刊，如《新史学》（台湾）、《日本医学史学杂志》、北京大学出版社《敦煌吐鲁番研究》等，由于发行地域、发行范围等原因，其中部分论文中医界人士不易读到，影响了其学术的传播，此次结集出版将弥补这一不足。本书还收录马继兴未曾发表的论文与著作，如“中医文献研究中的科学思维方法举隅”、“人类催眠性抑止的理论与实践”（书稿）、“考察当前流散海外中医药善本古籍及其回收途径的研究”（书稿），前二者系早年论著，后者为近年作品。收录的文章上个世纪50、60年代发表者占有一定比例，当时期刊文字及其编辑体例与现在存在不少差异，如繁体字、书名号、引号的使用处理方法等。论文中还经常出现出土亡佚医学文献内容，其中很多文字属于历代的俗体字、避讳字、冷僻字等，为保持论文原貌，所收论文基本未做文字改动。某些文章提及的姓名采用中俄双语，删去俄文，保留中文译音名。发表的论文在文章之后均注明来源出处，便于读者查询。书后附录马继兴工作年表、马继兴论著题录及本人撰写的“马继兴学术研究概论”一文，可增加读者对马继兴的了解。

2005年中医古籍出版社出版了马继兴《出土亡佚古医籍研究》一书，为避免与其中论文重复，尊重其本人意见，本书未予收入，它们的论文题目是：

1. 全国各地出土的秦汉以前医药文化资源；
2. 当前世界各地收藏的中国出土卷子古医药文献备考；
3. 关于敦煌卷子中《备急单验药方》书名的确定；
4. 敦煌写本的《平脉略例》及其近似文献：
5. 千佛洞中发现的隋唐古针灸图；
6. 敦煌本张仲景《伤寒杂病论·辨脉法》残文出处考；
7. 敦煌汉文针灸图俞穴名称部位考；
8. 陇、湘、鄂三省相继出土的《内经》古诊法残文考；
9. 新发现一种最古的中成药刻本仿单；
10. 张家山汉墓出土《脉书》初探。

《马继兴医学文集》汇集了众多颇为难得的研究成果，如今古代中医文献研究，尤其辑佚与考古方面人才匮乏，希冀本书面世能为促进中医的学术传承尽一份绵薄之力。

万芳

2008**年**12**月**

目　　录

传世古代中医文献研究

1. 汉代及汉以前非医学文献中有关预防医学的记载

一、预防医学观念的产生

预防医学观念是在我国医学观念中最早产生的、最科学而进步的一种指导思想。这种思想曾具体地表现在今日尚存的我国最古的医学著作中，譬如《黄帝内经·素问》一书的“上工治未病”的思想，或是如《金匮要略》一书中的“肝病治脾”的思想等都是。当然，这种预防医学思想体系的产生，必然会是受到当时的先进哲学思想的影响的。因此，如果我们暂时先抛开古代的医学著作去研究一下汉代及汉以前的非医学著作时，也同样可以看到学者们在涉及到医学看法的讨论中，在很多方面都是深刻地表现了这种先进的预防医学观点的。现在，我们不妨引证先秦时代的一部早期著作——《书经》中的一段话。

《书经》：“若跣弗视地，厥足用伤。”(1)

——这意思就是：若是赤着足走路时，眼睛不看地面，足部就不免于受伤。

这虽然是简短的几句话，但是也可以充分看出预防医学的观点了。此外，我们还可以引证前汉学者刘安氏在他所写的《淮南子》一书中的话来研究一下。

“人皆务于救患之备，而莫能知使患无生。夫使患无生，易于救患，而莫能加务焉。”(2)

——这意思就是说任何灾患（当然也可以包括疾病在内），都可以先行预防，使之不能发生。即使发生，也因为有所准备，是可以减小灾患危害的严重性的。这当然是一种很科学的说法。

如果进一步把这种观念推展到医学的范畴中去，也就是我们所说的预防医学观念了。关于在这一方面，刘安氏也有过进一步的说明，因此，他又说：

“良医者常治无病之病，故无病；圣人者常治无患之患，故无患也。”(3)

又：“是故人皆轻小害，易微事，以多悔，患至而多后忧之，是由病者已惓而索良医也。虽有扁鹊、俞跗之巧，犹不能生也。”(4)

这里所说的扁鹊、俞跗都是相传古代的良医，其中关于名医扁鹊的传说在战国时代的学者著作中尤其是很多的。其中之一就是盛传扁鹊在见某诸侯时(5)，初次见面就认为他有疾病，应加治疗。但该诸侯不肯相信，而此后扁鹊每见到该诸侯时，都指出了病已加深，需要及早治疗的劝告，都未被采纳。最后当该诸侯发觉自己真正是有病，病情已很严重，而要请扁鹊来治的时候，扁鹊早逃到别处去了。

从上面这个故事的内容中也可以看出，在古代预防医学思想中所出现的这种早期治疗观念，也是颇值得重视的。因为早期治疗就可以防止疾病的扩大，加速治愈过程，减少疾病对于机体的破坏与延长人们的寿命。因此，从这意义上来看，这当然也是属于预防医学思想的一种。这里，不妨引证前汉学者王符氏的一段话：“是故养寿之志，先病服药；养世之君，先乱任贤。是以身常安而国脉永也。上医医国，其次下医医疾。夫人治国，故治身之象。疾者，身之病；乱者，国之病也。身之病待医而愈，国之病待贤而治。”(6)

此外，在先秦时代的著作《春秋左传》一书中所记载的医和、医缓的故事(7)，《鹖冠子》一书中所记载的扁鹊的两位哥哥的医术故事[8]等，都可以说明了只有能够防病于未患及具有早期治疗的预防观念的医生，才是真正符合良医标准的具体事例。

可见，作为预防医学的这个先进的科学观念，应当是早在周代或其以前就萌芽和产生了，而在战国以后的秦、汉著作中，这种思想就更为发展起来，并形成为医学的主导思想之一。

不仅这样，我们还要知道，古代的学者们对于预防医学并不仅是停留在这样一个先进的科学观念上，而且也更进一步地作为一个具体的实践任务被提出了。这也就是古人对于养生的原则与方法的提出。从而，在祖国预防医学的内容中就更为丰富充实与具有切实有效的宝贵意义了。

二、古人对于养生的认识

作为养生术这个任务来看，乃是属于预防医学范畴的一个极为重要的组成部分，也可以说是一种积极地为防止疾病而斗争的手段。

这种有关养生的记述，不仅见于古代的医学著作中，而是作为一般的知识，广泛地被学者们所重视着。

当然，在养生的具体措施方面，是会有各种各样的方法的，但是，作为指导养生方法的却是有一定的科学原则的。古代学者对于这种养生法则的说明，可以引证如下。

《春秋左传》："谚有之曰：'心则不竞，何惮于病，既不能强，又不能弱，所以毙也'。"[9]——这意思就是说，身体的抵抗力和疾病的产生是有密切关系的，如果体力强壮，就没有生病的可能性。

《吕氏春秋》："凡食无强厚味，无以烈味重酒，是以谓之疾首。食能以时，身必无灾。凡食之道，无饥无饱（指饮食要有节制，不要过饥与过饱——著者），是谓五脏之葆。口必甘味（指饮食必需要引起高度的食欲来——著者），和精端容，将之以神气。百节虞欢，咸进受气，饮必小咽，端无直戾。"[10]

——这内容就是说饮食和疾病的关系。在不注意正常的饮食节律与内容的条件下，是会要引起疾病的。因此，这里也指出了正确的饮食法则，如：不要过饥与过饱、不要吃烈味重酒、要充分引起食欲，并且在饮食时心无他用等。这都是有关养生的一些基本的道理。

《素书》："绝嗜禁欲，所以除累。……贬酒阙色，所以无污。"[11]

——这里所说的养生之道，要禁绝嗜欲，乃是指人们不要过份的追求嗜欲，其中包括食欲、性欲等等。《素书》一书，相传是秦、汉之际的黄石公的著作，黄石公有无其人还是个问题。这书虽可能是假托之书，但至少也是汉代的作品。而像这样的说法在其他先秦及汉代学者的著作中也可以看到。如：

《淮南子》："……是故以中制外，百事不废。中能得之，则外能收之。中之得，则五脏宁，思虑平，筋力劲强，耳目聪明，疏达而不悖，坚强而不鞼，无所大过而无所不逮"。[12]

又："天地之道，至纮以大，尚犹节其章光，爱其神明；人之耳目，曷能久熏劳而不息乎？精神何能久驰骋而不既乎"？[13]

《荀子》："扁善之度，以治气养生，则后彭祖（彭祖是相传古代一位长寿的人——著者）；以修身自名，则配尧禹……凡用血气志意知虑，由礼则治通；不由礼则勃乱提僈。食饮衣服，动静居处，由礼则和节；不由礼则触陷生疾。”[14]

——上面所说的“由礼”与“不由礼”，也就是合乎养生原则与否的意思。

《申鉴》：“或问曰：‘有养性乎’？曰：‘养性秉中和，守之以生而已，爱亲、爱德、爱力、爱神（指精神——著者），谓之啬，否则不宜，过则不澹（“否”是不及的意思，“过”是太过的意思——著者）。故君子节宣其气，勿使有所壅闭滞底，昏乱百度则生疾。故喜、怒、哀、乐、思、虑，必得其中，所以养神也。善治气者，由（当系“犹”字之误——著者）禹之治水也。若夫导引蓄气，历藏内视，过则失中，可以治疾，皆非养性之圣术也。’”[15]

以上都是说要重视精神体力，节制过分嗜欲，就可以达到养生目的的一些说法。

《素书》：“病莫病于无常。”[16]

——这即是说，如果起居生活没有一定的规律（即所谓“无常”），就是致病的基本原因。

现在从上面所引的这些片断的非医学文献资料看来，不能不认为，古代学者们对于养生原则方面的研究是有过很大启示与贡献的。也可以认为，古人所指示的这些原则，作为科学的意义来讲，有很多一直到现在都仍然具有着极高的评价的。但是，也必须指出自从秦代以后，由于当时的统治者秦始皇、汉武帝等迷信世界上有长生不死之药，而一般的方士骗子之流遂乘机谎造编制了各种神奇的长寿方法，例如服食药石、吞食空气等，这些说法当然都是非常荒诞的无稽骗术，但是这种错误的养生理论，却一直在人民中间，起了不好的影响。因而这类缪说在当时是曾引起过某些学者的严正批判的。例如汉代杰出的唯物主义者王充氏（公元27～？）[17]在他所写的《论衡》一书中，就曾对于当时术士们所提倡的食气与食药而致长生不死的说法，予以详尽地驳斥。[18]

当然，提倡正当合理的养生，是有一定的崇高的目的的。这个目的也就是要达到使人们长寿的要求。而在这个目的上，最为人们所称颂的羡慕的一位古代传说中的长寿者，就是彭祖氏。据说彭祖氏是殷代的大夫享年凡数百岁之多。这里不妨引证一段古人对于这个传说的看法如下：

《申鉴》：“或问：‘有数百岁人乎’？曰：‘力称乌护，捷言羌亥，勇期贲育，圣云仲尼，寿称彭祖（原注——彭祖者，殷大夫，姓钱名鉴），物有俊杰，不可诬也。’”[19]

但是怎样才是长寿呢？对于长寿问题应当具有怎样正确的认识呢？王充先生曾有过以下的说明：

“凡人，禀命有二：一曰：所当触值之命。二曰：强弱寿夭之命。所当触值，谓兵、烧、压、溺也；强弱寿夭，谓禀气渥薄也。”[20]

这就是说和长寿有关的因素有二，其一就是后天因素（即“所当触值”），其二就是先天因素（即“强弱寿夭”）。后天因素当然是与人为的社会环境有关。而在先天因素方面，虽有强壮、虚弱、长寿、早死等的不同，但是王充氏认为，对于一个正常人的生活年龄来说，至少是应当活一百岁的。所以他接着又说：“若夫强弱寿夭，以百为数。不至百者，气自不足也。”[20]

这种见解，并不是一种单纯揣想的认识，而是有着实际的根据的。我们知道，根据苏联科学家们对于长寿的看法来说也是和这种观念相符的。在1938年12月于苏联基辅所召开的“研究早衰的发生和防止问题”会议上，曾确定了衰老有两种情况：一种是自然的生理的，或叫正常的衰老，这种衰老是从一百岁以后才开始；另一种是早衰，这种衰老是由于机体耗损的结果，这种衰老的到来是非常早的，从六、七十岁就开始。”(21)

可见王充氏的这种主张是有一定科学根据的。王充氏在《论衡》一书的卷一中对于这个问题申述甚详，这里就不再引述了。

此外我们还要知道，像王充氏的这种主张人能活百岁的说法在古代也不是很个别的，譬如我们翻开《黄帝内经素问》第一篇《上古天真论》的内容时，也同样看到了记有“上古圣人”可以享年百岁的事，都可以说明这种思想也同样深入到医学的著作中去了。

最后，我们还要提要汉代的有些术士之流，还伪造出返老还童的说法来惑骗群众。对于这一点，王充先生也有过严正的驳斥。他反对有所谓返老还童不合实际的说法，但是对于长寿问题却是他提倡的。他说：

“凡可冀者，以老翁变为婴儿。其次白发复黑，齿落复生，身气丁强，超乘不衰，乃可贵也。徒变其形，寿命不延，其何益哉！且物之变随气，若应政治，有所象为，非天欲长寿之故，变易其形也。又非得神草珍食之而变化也。人恒服药故寿，能增加本性，益其天年也。”(22)

我们知道王充先生的见解虽然由于当时的历史条件限制，还存在某些不正确的成分。但是至少在提倡长寿，反对返老还童这个主张上是非常正确的。

总的来说，从汉代及以前的一些片断的非医学文献中古代对于预防及养生的观念，可以有了下面的一些初步认识。

1. 至少在周代（或周代以前），祖国人民都已产生了先进的预防医学思想和作为实践这种预防医学思想的养生术的原则与方法。

2. 这种先进的预防医学思想知识，不但是在古代劳动人民的努力研究与实践下，逐渐累积丰富起来的。而且也是在和一系列的迷信的、唯心的错误学说的斗争下，所成长起来的。

【注释】

(1)《书经》卷三，商书，说命上。

(2)《淮南子》卷十八，人间训。

(3)《淮南子》卷十六，说山训。

(4)《淮南子》卷十八，人间训。

(5) 这段故事可见《韩非子》卷七、喻老第二十一，司马迁氏《史记》、扁鹊仓公列传及刘向氏《新序》、杂事第二等书中。扁鹊所见的某诸侯的记载，在《韩非子》作蔡桓公，《史记》及《新序》则均作齐桓公（或侯）。

(6) 王符氏《潜夫论》卷二，思贤第八。

(7) 关于医和的记载见《左传》卷十二、景王四年，医缓的记载见《左传》卷九、简王五年，原文均从略。

(8) 故事见《鹖冠子》卷下，世贤第十六，原文从略。

(9)《春秋左传》僖公七年。

(10)《吕氏春秋》卷三，季春纪第三。

(11)《素书》，求人之志章第三。

（12）《淮南子》卷一，原道训。
（13）《淮南子》卷七，精神训。
（14）《荀子》卷上，修身篇第二。
（15）《申鉴》，俗嫌第三。
（16）《素书》，本德宗道章第四。
（17）王充氏的生卒年代见于钱氏《中国历史纲要》P60（人民出版社，1955）。
（18）参王充氏《论衡》卷七。
（19）《申鉴》卷三，俗嫌第三。
（20）王充氏《论衡》卷一，气寿篇。
（21）见罗赫里娜教授著《长寿的途径》，中译本P9（1951）。
（22）王充氏《论衡》卷二，无形篇。

（1956年7月《新中医药》）

2. 汉及先秦诸子论疾病

甲、对于疾病的认识和所提出的一些病名

一、关于医疗范围和对于疾病的诊断问题

我们知道，汉以前的时代，人们是很注重与信赖医疗的，人们把医疗作为救治生命的一种最好的手段。但是，医疗虽然能够解决不少的疾苦，但也无可否认医疗的作用是有一定范围的。人们很早就已知道，有些疾病是无法用医疗或其他方法治好。这样的病，在汉代及先秦诸子中也就是被称之为“死病”的。当然，医疗的范围是不能够包括“死病”在内的。这就是为什么古人常说的下面一些论调：

汉·孔鲋氏：“夫子曰：‘夫死病无可为医。’”(1)

又：“且死病无良医。”(2)

汉·刘向氏：“吾闻病之将死也，不可为良医；国之将亡也，不可为计谋。”(3)

汉·桓宽氏：“文学曰：‘扁鹊不能治不受针药之疾；贤圣不能正不食谏诤之君。’”(4)

汉·刘安氏：“与死者同病，难为良医；与亡国同道，难与为谋。”(5)

以上从汉代学者的说明中都可以说明医疗是有一定范围的。这里不妨引证一个故事来说明医生不能治好已死亡的人的实例。

《晏子春秋》：“景公之嬖妾婴子死，公守之，三日不食。肤着于席不去。左右以复，而君无听焉。晏子入复曰：‘有术客与医俱。’言曰：‘闻婴子病死，愿请治之。’公喜，遽起曰：‘病犹可为乎？’晏子曰：‘客之道也，以为良医也。请尝试之。君请屏洁，沐浴饮食。问病者之宫，彼亦将有鬼神之事焉。’公曰：‘诺。’屏而沐浴。晏子令棺人入敛。已敛而复曰：‘医不能治病，已敛矣。不敢不以闻。’公作色不悦曰：‘夫子以医命寡人而不使视，将敛而不以闻。吾之为君，名而已矣。’”晏子曰：‘君独不知死者不可以生耶？(下略)’”(6)

——上面这段故事是晏子说明死人不可复生的。关于这一点，晏子论述甚长，因文长我们就从略了。

正是由于医疗是有一定范围，因此，医生就应当在能够医疗的范围内首先要作好诊断的工作。正如下面所说的。

刘安氏：“所以贵扁鹊者，非贵其随病而调药，贵其蛎息脉血，知病之所从生也。”(7)

——这就是说，要作一个像扁鹊那样良好的医生，并不是因为他只会单纯地对症下药，而是因为他具有按脉等的诊断技术。

可见，作为诊断要项之一的“切脉”法，这时已被人们广泛地重视着了。

作为祖国医学的诊断方法，依照后代学者们的归纳，主要是有：“望”、“闻”、“问”、“切”，所谓“四诊”。

“四诊”之中，“问”诊方面和“闻”诊方面只是一般的病状。因此，这里只提一下“望”诊和“切”诊的问题。

在“望”诊方面，在汉以前“子”书中我们看到了下面的一段记载：

汉·王充氏："犹人温病而死，色见于面部也。"[8]

在"切"诊方面，下面的记载是比较详细的。

桓宽氏："扁鹊抚息脉，而知疾之所由生，阳气盛则损之而调阴；寒气盛则损之而调阳。是以气脉调和，而邪气无所留矣。夫拙医不知脉理之腠，血气之分。（下略）"[9]

以上这些材料虽然都很片断，但是却可以从这里认识到那时的诊断方法，还是具有了一定的成就的。

建筑在诊断学的基础上，产生了以下我们所要说的古人命名的各种疾病的名称。

二、内科方面的病名

汉以前学者所提出的各种病名，也是散见于各书的字里行间的。现在把它们收集归纳地看一下。

1. 传染性疾病：——首先，我们提到一般季节性疾病与急性传染病的问题。

《周礼》："四时皆有疠疾。春时有痟首疾（按即头痛——著者注），夏时有痒疥疾，秋时有疟寒疾，冬时有嗽上气疾。"[10]

——以上是说季节性的各种疾病。

《晏子春秋》："景公疥且疟，期年不已。"[11]

《墨子》："若疟病之人于疟也。"（原注——《说文》云："疟，热寒休作。[12]"

《左传》："夏，许悼公疟。五月戊辰，饮大子止之药卒。大子奔晋。书曰：'弑其君。'"[13]

——以上都是有关疟病的记载。

《淮南子》："夫病湿而强之食，病暍饮之寒。此众人之所以为养也，而良医之所以为病也。"[14]

——以上是说时令病。

汉·应劭氏："祝恬，字伯休，公车征道，得温病。……诸生曰：'今君所苦沉结，困无医师。'"[15]

——以上是"温病"的记载。

《墨子》："然即敢问今岁有疠疫，万民多有勤苦冻馁（原注——馁当为餧），转死沟壑中者，既已众矣。"[16]

《周易》："象曰：豚尾之厉，不往何灾也"。[17]

又："九三，系豚，有疾厉。"[18]

——以上是记述疠疫，即急性传染病的危害性，并说明这种疾病的死亡率是相当之高的。

《孟子》："王使人来曰：'寡人如就见者也，有寒疾，不可以风。……'"[19]

——以上指出了"寒疾"这个病名。

1. 内脏方面的疾病：——除了上述的传染性疾病外，在内脏的疾病方面，也有以下的一些病名记录。

汉·王符氏："贾谊痛于偏枯躄痱之疾。"[20]

——这是中风病的早期记录之一。

《战国策》："若木之有蠹，人之病心腹。"[21]

——上面所说是指"心腹之疾。"

《庄子》："有张毅者，高门县薄，无不走也，行年四十，而有内热之病以死。"(22)

——以上是指"内热病"。

王充氏："故夫天地之有湛也，何以知不如人之有水病也。其有旱也，何以知不如人之有瘅疾也。"(23)

以上是提出"水病"与"瘅病"这两个病名。

吕不韦氏："轻水所多，秃与瘿人。重水所多，尰与躄人。甘水所多，好与美人。辛水所多，疽与痤人。苦水所多，尪与伛人。"(24)

——上面所说的是指在饮料中所含的各种不同成分也会使人们罹致各种的疾患。如其中所谓瘿人，就是指甲状腺肿大。我们知道，甲状腺肿大往往是一种地方病，多为水中缺乏碘质所致。其他如"秃"、"尰"、"躄"、"疽"、"痤"、"尪"、"伛"等病的原因，虽不一定完全与水料有关，但是所提出的这各种病名，也是值得注意的。

《楚辞》："箕子披发而佯狂。"(25)

《墨子》："此譬如喑者，而使为行人，聋者，而使为乐师。"(26)

王充氏："人目不见青黄曰盲，耳不闻宫商曰聋，鼻不知香臭曰痈。"(27)

汉·杨雄氏："聋睉，聋也。半聋，梁、益之间谓之睉（原注——言胎睉烦愦也。）。秦、晋之间，听而不聪，闻而不达，谓之睉。生而聋，陈、楚、江、淮之间谓之耸（原注——言无所闻，常耸耳也。）荆、杨之间及山之东西，双聋者谓之耸。聋之甚者，秦、晋之间，谓之耳关（原注——言无所闻知也，外传聋聩）。吴、楚之外郊，凡无有耳者，亦谓之耳阙。其言耳阙者，若秦、晋中土谓堕耳者，明也。"(28)

——上面都是关于感觉器官的一些疾病名称。其中杨雄氏所说的多是在汉代各地的一些方言。

1. 其他：——

孔鲋氏："梁丘据遇尪毒，三旬而后瘳。"(29)

《左传》："赵孟曰：何谓蛊？对曰：淫溺惑乱之所生也。于文，皿虫为蛊。谷之飞，亦为蛊。在《周易》女惑男，风落山，谓之蛊䷑。皆同物也。赵孟曰：良医也。厚其礼而归之。"(30)

《周易》："蛊。"（宋·朱熹注："蛊，坏极而有事也。"）(31)

又："六二，噬肤，灭鼻。无咎。"(32)

《诗经》："使我心痗。"（朱注："痗，病也。"）(33)

——以上所记的"毒"、"蛊"、"噬肤"、"灭鼻"和"心痗"等，都是古代的一些病名。

2. 外科方面的病名

在有关外科方面的病名，我们见到的材料并不很多，主要的有以下几种。

《孟子》：万章问曰："或问孔子于卫主痈疽。于齐主侍人瘠环，有诸乎？"孟子曰："否然也，好事者为之也。"(34)

以上是外科方面最常见的痈疽。

《左传》："齐侯疥，遂痁。期而不瘳。"(35)

《国语》："今王非越是图，而齐、鲁以为忧。夫齐、鲁譬诸疾疥癣也，岂能涉江淮而与我争此地哉！"(36)

——以上也是皮肤病科常见的疥癬。

《论语》:“伯牛有疾,子问之,自牖执其手,曰:‘亡之,命矣夫!斯人也,而有斯疾也。’”(37)

——上面的资料并不能说明伯牛是得的什么病,但是依宋人朱熹氏的《论语集注》中的解释却作:“有疾,先儒以为癞也。”如果这个说法是对的话,那么伯牛得的病就是麻疯了。不过我们只能姑存此说,是不能依此定论的。

乙、古人对于病原及病理的解释

在我国古代的历史上,很早以前人们可能就对于疾病的发生产生过各种的推测。特别是在其后迷信的巫术的影响下,这些推测就是更披上了一层骗人的外衣,如托之鬼神之类。但是,作为科学医学的病因论学者,也是在祖国很早的历史上就出现了,并且他们对于唯心的玄学的病因论也是进行了勇敢的斗争与反对的。因此,下面我们所要介绍的主要是在非医学文献中学者们所论述的属于科学方面的病因论范畴,最后并介绍一下古代的唯物主义学者们是如何地在向着玄学的病因论者展开了斗争的。

一、关于致病的一般原因

在致病的一般原因方面,古代学者们认为有属于内因方面的,也有属于外因方面的。在前者方面如:

刘安氏:“夫喜怒者,道之邪也。忧悲者,德之失也。好憎者,心之过也。嗜欲者,性之累也。人大怒破阴,大喜坠阳。薄气发喑,惊怖为狂。尤悲多恚,病乃成积。好憎繁多,祸乃相随。(下略)”(38)

又:“人大怒破阴。大喜坠阳。大忧内崩。大怖生狂。”(39)

所谓过份的“喜”、“怒”、“忧”、“悲”、“嗜欲”……等病原都可以使人致病。这显然都是属于内因方面的病理刺激因素。这些内因的形成。当然都是和罹病者本人的体质与精神状态有关的。也就是说,由于精神作用所致病的因素是很重要的。在这一方面,我们不妨引证《诗经》中的一段话来看一下。

《诗经》:“既见君子,云胡不瘳。”(40)

——这是说一个少女由于想念爱人成疾,但既然相见后,疾病即痊愈,在这个简短的说明中,却深刻地画出了由思虑作用而致疾的病原。

下面我们还要引证汉人应邵氏在《风俗通》一书中对于这种由于心理作用致病的两个实例来看一下。

《风俗通》:“谨按《管子》书:“齐公出于泽,见衣紫衣,大如毂,长如辕,拱手而立,还归寝疾,数月不出。有皇士者,见公语,惊曰:‘物恶能伤公?公自伤也。此气谓泽神委蛇者也。唯霸主乃见得之。’于是桓公欣然笑,不终日而病愈。”(41)

又:“予之祖父郴为汲令,以夏至日诣见主簿杜宣,赐酒。时北壁上有悬赤弩,照于杯形如蛇。宣恶畏之,然不敢不饮。其日便得胸腹痛切,妨损饮食。大用羸露,攻治万端,不为愈。后郴因事过,至宣家窥视。问其变故。云畏此蛇,蛇入腹中。郴还听事,思惟良久,顾见悬弩,必是也。则使门下史,将铃下,侍徐扶辇,载宣,于故处设酒,杯中故复有蛇。因谓宣:‘此壁上弩影耳,非有他怪。’宣遂解其夷怿,由是瘳矣。”(42)

上面这些例子都是很清楚生动地说明了由于心理作用的内因所致病的实例。

除了病的内因之外，在病的外因方面，如：

《墨子》："故百姓冬不仞寒，夏不仞暑。作疾病死者，不可胜计也。此其为败，男女之交多矣。"(43)

又："故当若天降寒热不节，雪霜雨露不时，五谷不熟，六畜不遂，疾灾戾疫，飘风苦雨，荐臻而至者，此天之降罚也。"(44)

——以上所说的不正常的四时季节，都可以作为致病的原因，这就是古人所说的外因。

不仅四时的不正寒暑可以致病，而且在当时对于人民带来最大危害性的战争危害和暴政也可以造成更大的疾病灾难。如：

《墨子》："厕役以此饥寒冻馁疾病，而转死沟壑中者，不可胜计也。"(45)

又："今师徒唯五毋兴起。（中略）则百姓饥寒冻馁而死者，不可胜数。（中略）与其涂道之修远，粮食辍绝而不继，百姓死者，不可胜数也。与其居处之不安，食饮之不时，饥饱之不节，百姓之道疾病而死者，不可胜数。丧师多不可胜数，丧师尽，不可胜计。"(46)

又："天子赏罚不当，听狱不中，天下疾病祸福霜露不时。"(47)

除了上述的病的内、外因之外，也有的人是把病因的认识迷信地托之于鬼神者，如：

《左传》："晋侯有疾，韩宣子逆客，私焉，曰：'寡君寝疾，于今三月矣，并走群望，有加而无瘳，今梦黄熊入于寝门，其何厉鬼也?'"(48)

又："晋侯有疾，郑伯使公孙侨如晋聘，且问疾。叔向问焉，曰：'寡君之疾病。卜人曰：实沈台骀为祟。'史莫之知。敢问此何神也?"(49)

《墨子》："人之所不欲者何也！曰：疾病祸（原注——旧脱此字，据下文增）祟也。若已不为天之所欲，而为天之所不欲，是率天下之万民以从事乎祸祟之中也。故古者圣王，明知天鬼之所福，而辟天鬼之所憎。以求兴天下之利，而除天下之害。是以天之为寒热也，节四时，调阴阳雨露也，时五谷熟，六畜遂，疾灾戾疫凶饥则不至。"(50)

二、关于个别疾病的致病原因

在个别疾病的致病原因方面，只有一些不够完整的材料，现在就简单分别说明如下：

1. 疫病的原因：——

《吕氏春秋》："季春行冬令，……。行夏令则民多疾疫。"(51)

又："仲夏行冬令，……。行秋令，则草木零落，果实早成，民殃于疫。"(52)

又："故子华子曰：'夫乱世之民，长短颉啎百疾，民多疾疠，道多褓繦，盲秃伛尪，万怪皆生。'"(53)

又："冬行夏令，……。行春令，则虫螟为败，水泉减竭，民多疾厉。"(54)

2. 蜂虿之毒：——

《左传》："君其无谓邾小，蜂虿有毒，而况国乎?"(55)

3. 疯犬病：——

《左传》："十一月甲午，国人逐瘈狗。瘈狗入于华臣氏，国人从之。华臣氏惧，遂奔陈。"(56)

——由上面这段记载中，可见当时的人们对于狂犬病是非常惧怕。

4. 由于不同的饮水料的成分可以致病：——关于这个问题曾见之于《吕氏春秋》卷

三中，前面我们已经引过，这里从略。

5. 由于过分性欲可以致病：——

《左传》："侨又闻之：'内官不及同性，其生不殖，美先尽矣，则相生疾。君子是以恶之。'故志曰：'卖妾不知其姓则卜之。'违此二者，古之所慎也。男女辨姓，礼之大司也。今君内实有四姬焉。其无乃是也乎？若由是二者，弗可为也已。四姬有省犹可，无则必生疾矣。"(57)

——上面所说的结婚不要同姓的说法和节制性欲的说法，都是很合乎科学观念的。

6. 痈疽的病因：——

王充氏："由是以论痈疽之发，亦一实也。气结关阏积，聚为痈，溃为疽，创流血出脓，岂痈疽所发，身之善穴哉！营卫之行，遇不通也。"(58)

三、有关病理的认识

古代学者有关病理方的讨论，有以下的记录：

子华子："子华子居于苓塞，北宫意公仲承侍，纵言而及于医。子华子曰：'医者理也，理者意也。药者沦也，沦者养也。'（下略）"(59)

——子华子是春秋时晋人，名程子华，在这部由后人搜集的有关他的言论的著作中，曾详细地讨论到病理问题。其中提到了五行、五脏、六气（风、寒、暑、温、燥、火）、六腑等人体生理与致病原因的关系，其内容方面与《内经》中之说，颇多类似，可视为《内经》的根据之一。因为文长，这里就从略了。(60)

《淮南子》："夫积爱成福，积怨成祸。若痈疽之必溃也，所浼者多矣。"(61)

又："若火之得燥，水之得湿，浸而益大。痈疽发于指，其痛遍于体。故蠹啄剖梁柱，蚊虻走牛羊，此之谓也。"(62)

——以上都是说明了局部的病变可以影响到全身的道理。

《吕氏春秋》："形气亦然，形不动则精不流。精不流则气郁郁。处头则为肿，为风。处耳则为挶，为聋。处目则为䁾，为盲。处鼻则为鼽，为窒。处腹则为胀，为府。处足则为痿，为蹷。"(63)

——以上是说明了"形"与"气"有病的结果，是可以影响全身各部分而产生各种不同的疾病的。

《风俗通》："风疾恍惚，有加无瘳。"(64)

——以上是利用"风"疾来说明疾病的发展过程的。对于任何如果不及时的加以适当治疗的话，是会日益沉重的。

汉·徐干氏："（上略）斯述之于斯民也，犹内关之疾也。非有痛痒烦苛于身情志慧，然不觉疾之已深也。然而期日既至，则血气暴竭，故内关之疾，疾之中夭。而扁鹊之所甚恶也。以卢医不能别，而遘之者不能攻也。"(65)

——上面一段文字也是说明了疾病的发展过程的。

四、反对迷信的病因论

在古代的唯物主义学者们反对迷信的病因论，即认为鬼神可以致病方面，可以以汉代的学者王充氏为代表。他说：

"世俗信祸祟，以为人之疾病死亡，乃更患被罪，戳辱欢笑，皆有所犯。起功移徙，祭祀丧葬，行作入官嫁娶，不择吉日，不避岁月，触鬼逢神，忌时相害，故发病生祸，绁法入罪，至于死，殚家灭门，皆不重慎，犯触忌讳之所致也。如实论之，乃妄言也。（以下本文详驳“祟”之为致病致害之原，因文长从略。）”[66]

当然，像这种反对迷信的病因论说法，绝不止王充氏一人，但是限于手头资料，这里就不再引述了。

【注释】

(1)《孔丛子》卷上，嘉言第一。
(2)《孔丛子》卷下，执节第十六。
(3) 刘向氏《说苑》卷十三，权谋。
(4) 桓宽氏《盐铁论》，相刺第二十。
(5) 刘安氏《淮南子》卷十七，说林训。
(6)《晏子春秋》，内篇，谏下，景公嬖妾死，守之三日不敛，晏子谏第二十一。
(7)《淮南子》卷二十，泰族训。
(8) 王充氏《论衡》卷十七，治期篇。
(9)《盐铁论》卷上，轻重第十四。
(10)《周礼》，天官家宰第一。
(11)《晏子春秋》，内篇谏上，景公病久不愈，欲诛祝史以谢晏子谏第十二。
(12)《墨子》卷十，经说下第四十三。
(13)《左传》，昭公十九年。
(14)《淮南子》卷十八，人间训。
(15) 应邵氏《风俗通》，卷七，穷通。
(16)《墨子》，兼爱下第十六。
(17)《周易》卷二，下经，遁，艮下乾上。
(18) 同上。
(19)《孟子》，卷四，公孙丑章句下。
(20) 王符氏《潜夫论》，实边第二十四。
(21)《战国策》，卷五，秦三，范睢至秦。
(22)《庄子》，外篇，达生第十九。
(23)《论衡》卷十五，顺鼓篇第四十六。
(24)《吕氏春秋》卷三，季春季第三，尽数。
(25)《楚辞》卷十一，惜誓第十一。
(26)《墨子》，尚贤下第十。
(27)《论衡》卷十三，别通篇。
(28) 杨雄氏《方言》卷六。
(29)《孔丛子》卷上，嘉言第一。
(30)《左传》昭公元年。
(31)《周易》卷一，上经，蛊，巽下艮上。
(32)《周易》卷一，上经，噬嗑震下离上。
(33)《诗经》卷二，伯兮。
(34)《孟子》，卷九，万章上。
(35)《左传》卷十三，昭公二十年。
(36)《国语》，吴语，吴王夫差既许越成。

(37)《论语》，雍也第六。

(38)《淮南子》卷一，原道训。

(39)《淮南子》卷七，精神训。

(40)《诗经》卷三，风雨。

(41)《风俗通》卷九，世间多有见怪惊怖以自伤者。

(42) 同上。

(43)《墨子》卷六，葬下第二十五。

(44)《墨子》卷三，尚同中第十二。

(45)《墨子》卷五，非攻下第十九。

(46)《墨子》卷五，非攻中第十八。

(47)《墨子》卷七，天志下第二十八。

(48)《左传》卷十二，昭公六年。

(49)《左传》卷十二，昭公元年。

(50)《墨子》卷七，天志中第二十七。

(51)《吕氏春秋》卷三，季春纪第三，三月纪。

(52)《吕氏春秋》卷五，季春纪第五，五月纪。

(53)《吕氏春秋》卷六，季夏纪第六，明理。

(54)《吕氏春秋》卷十一，仲冬纪第十一，十一月纪。

(55)《左传》卷六，僖公二十二年。

(56)《左传》卷十，襄公十七年。

(57)《左传》卷十二，昭公元年。

(58)《论衡》卷二，幸偶篇。

(59)《子华子》卷下，北宫问第九。

(60) 按张骥氏曾注有《子华子医道篇注》一卷，于1935年刊刻于成都义生堂。书中对于子华子论医的部分叙述甚详，可以参考。

(61)《淮南子》卷十八，人间训。

(62) 同上。

(63)《吕氏春秋》卷三，季春纪第三。

(64)《风俗通》卷四，过誉。

(65)《中论》卷下，考伪第十一。

(66)《论衡》卷二十四，辩祟篇。

(1956年11月《广东中医》)

3. 宋代的人体解剖图

我国宋代的人体解剖学领域有了飞跃的发展，这些成就的获得乃是和祖国当时若干解剖学家们实践研究工作的努力所不能分开的。

这个阶段的人体解剖学发展特征就是：这时不仅进行了相当多的尸体解剖，并且也开始根据尸体实物加以描绘出来，编成有系统的具有图谱的解剖学著作。其中特别是在1041~1048年时吴简的《欧希范五脏图》和1102~1106的《存真图》二书，在解剖学领域是具有重大的科学贡献。这些十一世纪中叶与十二世纪初叶的人体解剖学著作不仅是承继了祖国科学的优良传统，而且在内容方面也是有相当科学的根据和对于当时及后代医学方面产生深远影响的。而这些在世界上有系统的人体解剖学著作是远早于维塞利斯氏的著作四百年之前的。下面我分别地介绍一下。

一、《欧希范五脏图》

《欧希范五脏图》是在我国文献上最早记载的根据实物的尸体解剖所编绘的一部比较有系统的人体解剖学著作，是由宋代的吴简(1)（一作灵简）(2)通过了详细的人体解剖后绘制而成的。当时吴简共解剖了56个尸体并由绘工宋景绘图谱。(3)被解剖的尸体都是由当时的反动统治阶段所残酷屠杀的起义者，其中的领导人即欧希范，而刽子手即杜杞。

虽然这部人体解剖学著作在其后的《宋史·艺文志》中未经收录，但是与吴简同时代的学者如范镇(4)（1007~1087年）、沈括(5)（1030~1094年）、叶梦得(6)（1077~1148年）以及在此后不久的南宋初期学者赵与时(7)（1172－1228年）等的著作中都详细地记载了这部著作的编绘始末和这部著作的内容与缺点问题。而在《宋史》中所记的当时杀人者杜杞本传中也提到了这次镇压起义者的经过。可见本书确实是在宋代中叶一部非常重要的著作，可惜这在宋代以后即已佚传了。

在本书的内容方面，依有关文献的记载看来，主要是有关人体内脏解剖方面的。此外也涉及到某些病理解剖的部分。在内脏解剖的记载方面我们不妨从下面的记载中看出：

僧幻云《史记标注》引《存真图》，吴简云：“……肺之下，则有心、肝、胆、脾。胃之下有小肠。小肠下有大肠。小肠皆莹洁无物。大肠则为滓秽。大肠之旁则有膀胱。若心有大者、小者、方者、长者、斜者、直者，有窍者、无窍者，了无相类。惟希范之心，则红而硾，如所绘焉。肝则有独片者、有二片者、有三片者。肾则有一在肝之右微下，一在脾之左微上。脾则有在心之左。”(8)

又：“其中黄漫者，脂也。”(9)

从上文的简略介绍中不难看出其中所说的像肝、肾、脾、心等各种内脏的解剖记载基本上都是很正确的。特别是所记的“黄漫者脂也”一句，更是解剖学者在亲自解剖时看到了大网膜的一个很好证明。

在有关病理解剖方面，本书中提到了嗽病患者的肺脏病变和眼病患者的肝脏病变问题。

不过，这次的人体解剖还是有一定缺点的，譬如认为人的喉部下面连接三个管道，即气、水、食。但是，不久之后这个错误在杨介进行解剖时就被改正过来了。

二、大解剖学家杨介和他的贡献

杨介是北宋末期的一位著名医生，他的传记虽未见于《宋史》，但是在南宋初期的学者王明清（1121 年 ~？）的著作中已作过简略的介绍(10)。从这里我们知道他是泗州人，字吉老。此外，在南宋人赵希弁的《郡斋读书后志》(11)及僧幻云《史记标注》中都曾介绍了杨介在从事人体解剖的基础上所编绘的一部更为精确的人体解剖学图谱，即《存真图》（又名《存真环中图》）一书。

这次的解剖图从文献上的记载看来，其精确方面是远超过《欧希范五脏图》(12)，特别是纠正了后者的一些错误。

很可能，自从这部《存真图》问世之后，在解剖学领域中很快就取代了《欧希范五脏图》的位置，并且已开始对当时的医学著作方面起了很大的影响。这里不妨先从本书的流传情况来看一下。

我们知道，本书不仅流传到明代尚存(13)，而且在清代初期的一些文献中也记有本书之称(14)，但是此后本书就已失传了。

虽然本书原著在今天已佚，但是这部伟大的人体解剖学著作中的图谱部分却仍然被下面我们所发现的一个文献中所保存下来。这里我们所指的就是孙焕重刊《玄门脉诀内照图》一书。(15)

本来，《玄门脉诀内照图》一书是伪托华佗的一部著作。这部书的最早刊行年代不详，现在仅知道早在 1095 年时即在杨介《存真图》一书尚未问世之前，曾由沈铢校正刊行一次。(16)这是一部包括有人体解剖图的著作，不过，当时的解剖图根据是什么还不知道。

但是在《存真图》问世后，元代的学者孙焕在 1273 年重刊上书时，却是完全根据了杨介的解剖图将原来的图加以很大的修改的，也就是说从孙氏刻本起，本书中的解剖图基本上已经是被保留下来的杨介《存真图》的原形了。关于这个问题，可以从以下我们所引的文献中证明。

孙焕序：“……一日，复见宋人杨介《存真图》。……因取介图左注说，参附其中”。(17)

清人瞿镛：“华佗《元门脉诀内照图》二卷，明刊本，题华佗编。集后有序：云：图左之注，宋人杨介撰。……是作序者名兰，因序末一叶已失，其姓（按即撰序者之姓——笔者）不可知矣。”(18)

此后，到了明代即 1487 年时又有名仲兰者重将孙刊付梓，但这次付梓并未更改原书内容(19)。

这一仲兰付梓的明刊本，到清代末年即 1877 年(20)时私家之藏书者如常熟瞿镛仍有保存，但此后就下落不明了。

不过，虽然仲兰的刊本已佚，但早在 1811 年即清嘉庆十六年时陈鳣曾重抄此书并撰跋文一篇。此本虽然未获刊行，但却幸被保存下来，也就是现在被收藏在中国协和医学院中的手抄本二册。

可见，杨介的《存真图》一书中的基本图形，至少在这部书中还是可以让我们认识的。

从这本抄本的内照图的文字中值得注意的是，经常提到有："以今之脏象（或今图）校之"的话和"于欧本则非"的对照语。这样看来，所谓"欧本"自然是指的《欧希范五脏图》，而今图当然就是指杨介的《存真图》了。

既然可以认为《玄门脉诀内照图》一书中的解剖图就是《存真图》的保留形象，那么如果我们再拿宋以后，迄于明代的下列著作中所绘的人体内脏解剖图的部分对照时，就可以更加能证实《存真图》一书对于医学界的影响是多么巨大了。这些著作主要有：

1118年（政和八年）朱肱《内外二景图》[21]

（成书年不详）施沛《脏腑指掌图》[22]。

1546年（嘉靖二十六年）高武《针灸聚英》，在本书的参考书目中引有《存真图》一书。

1601年（万历二十九年）杨继洲《针灸大成》，本书的参考书目有《存真图》一书。

1606年（万历三十四年）钱雷《人镜经》[23]

1607年（万历三十五年）王忻《三才图会》、《身体图会》[24]

1630年（崇祯三年）龚居中《万寿丹书藏腑图》。

此外，在明代年代不详的抄本有凌云《针灸秘法全书》及手抄本《针灸铜人图说》[26]等书。

上列各书中的藏腑解剖图的图形，经本人细加以校对的结果可以说基本上完全相同于现存的《内照图》一书中所保留下来的杨介《存真图》的图形，特别是从《针灸聚英》、《针灸大成》等书的引用参考书目中有《存真图》一书的名字看来，更足以看杨介《存真图》一书对于当时及其后解剖知识的影响是如何的巨大与深刻了。

在这里，我们不妨就根据杨介《存真图》的遗形来研究一下这部伟大的人体解剖学著作内容问题。

三、《存真图》一书的科学内容

如果先从今存的抄本《内照图》看来，首先在解剖图谱方面不仅有胸腹腔内藏的前面图（所谓"人身正面图"）及后面图（所谓"人身背面图），而且有下面的一些各系统的分图：

"肺侧图"是绘出胸部内藏的右侧面全形图。

"心气图"绘出右侧胸、腹腔的主要血管关系。

"气海膈膜图"绘出了横膈膜及在其上穿过的血管、食道等的形态。

"脾胃包系图"这是一幅消化系统的全图。

"分水阑门图"绘出了泌尿系统。

"命门、大小肠膀胱之系图"绘出了生殖系统图。

以上各图都有很详细的说明，而其中所绘的解剖位置与形态可以说基本上都是正确的。（见附图）

如果再从根据了《存真图》一书所编绘的《针灸聚英》卷一与《针灸大成》卷六中的内藏图看来，虽然没有藏腑正背面但却绘有人体左矢状断面之图，而藏腑的位置也都是和内照图所绘相一致的。此外尚绘有五藏六腑的各别形态图几十个（其中三焦及心包均未绘图），而这些图大部分也是很符合实际的。

在明代王圻的《三才图会》一书中也绘有脏腑正、背面图，各脏腑的分图及论说。这些图说均与《内照图》者相同，惟多出题名“肝有两叶之图”一图，实际上也就人体右侧面的矢状断面图。（见附图）

此外像《人镜经》、《万寿丹书·脏腑图》等书所绘的解剖图均与上述相似，这里就不再介绍。

当然，本书内容虽有很多特点，但是缺点方面还是有的。例如像《内照图》一书中所记的小肠下口与膀胱上口相通的问题等都是。

可见，杨介确实是经过实际的人体解剖，把内脏的位置与形态如肝、胃、脾、肺、心、肾、肠、胆、膀胱、膈膜、气管、食管、脑和脊髓等的记述与描绘都提供了更为科学的论证，为祖国人体解剖学的发展道路开辟了更为广阔的道路。

参考文献

（1）依《医籍考》卷十六转引杨介之说。

（2）依南宋人赵与时《宾退录》卷四。

（3）绘工宋景名字可见陈氏抄本《玄门脉诀内照图》卷上，喉咙一节中。

（4）范镇著有《东斋记事》一书，这里所引的是该书卷一。此外关于范氏的生卒年代系根据自钱大昕《疑年录》，以下所引人物的生卒年代均同。

（5）沈括著有《梦溪笔谈》一书，这里所引是该书卷二十六。

（6）叶梦得著有《岩下放书》一书，这里所引是该书卷下。

（7）赵与时《宾退录》卷四。

（8）依丹波元胤《医籍考》卷十六。

（9）同上。

（10）见王明清《挥麈余话》卷二。

（11）见赵希弁《郡斋读书后志》卷二，医家类。

（12）同上。

（13）见明代的《菉竹堂书目》卷五。

（14）见《文渊阁书目》卷十五及《汲古阁毛氏藏书目录》医家类均引有《存真图》一书。

（15）《内照图》一书有被清人周学海收刊于《周氏医学丛书》中者，但内容已有节略，且已删去图谱序跋。

（16）见《玄门脉诀内照图》，绍圣二年，沈铢校序。

（17）见《玄门脉诀内照图》，至元癸酉孙焕序。

（18）见瞿绍基《铁琴铜剑楼书目》卷十四，子部，医家类。

（19）见《玄门脉诀内照图》，嘉庆十六年陈鳣的跋文及《铁琴铜剑楼书目》卷十四。

（20）按1877年即光绪三年，为瞿绍基《铁琴铜剑楼书目》的刊行年代。

（21）此书已佚，主依《存真图》撰成。见钱会《读书敏求记》卷三下，医家。

（22）此书已佚，主依《存真图》撰成，见《医籍考》卷十六。

（23）上述名书现存中医研究院针灸研究所。

（24）现存北京图书馆。

（25）现存中国科学院图书馆。

（26）现存中医研究院针灸所。

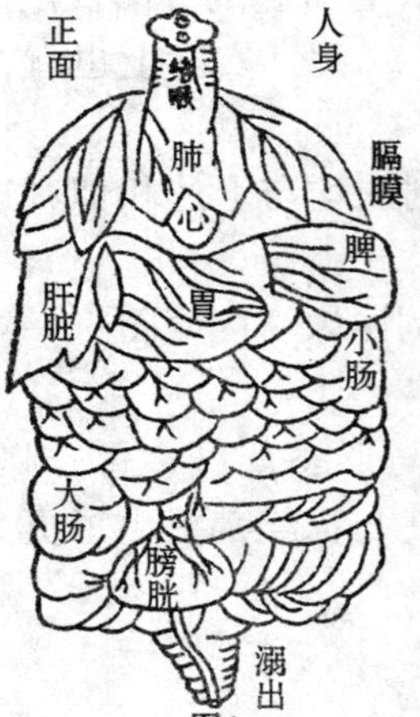

图1

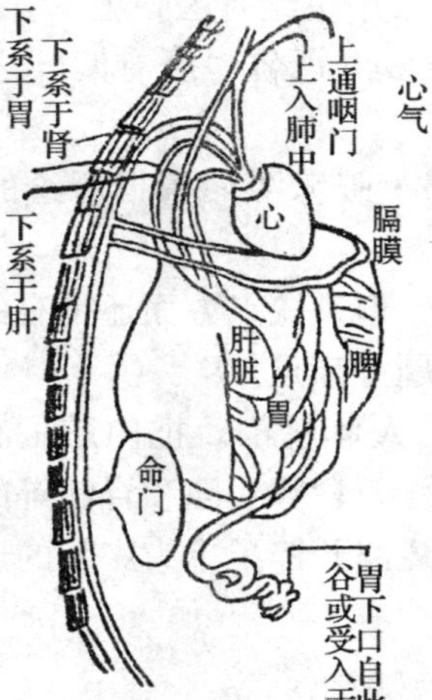

图2

命门大小肠膀胱之系

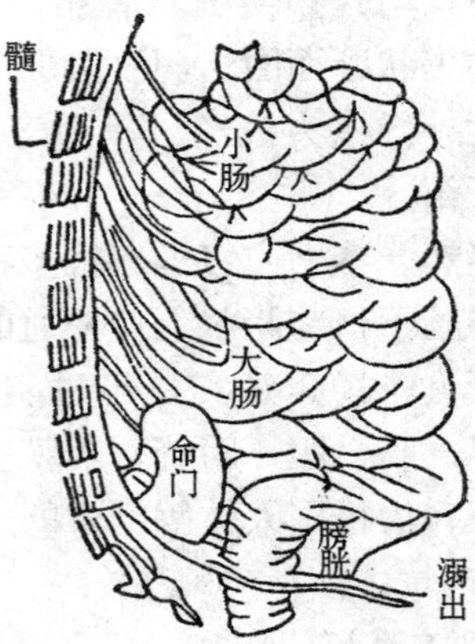

图3

肝有两叶之图

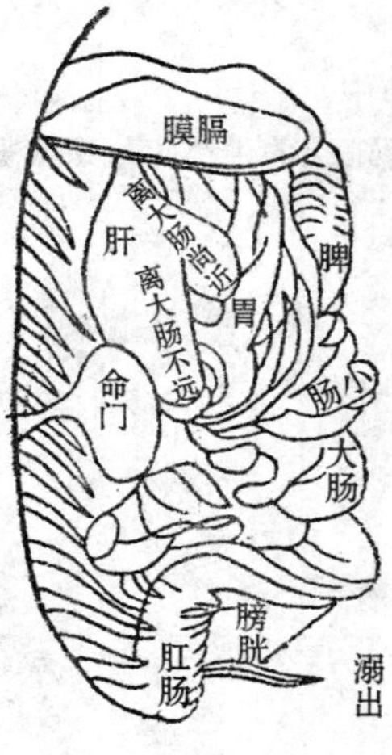

图4

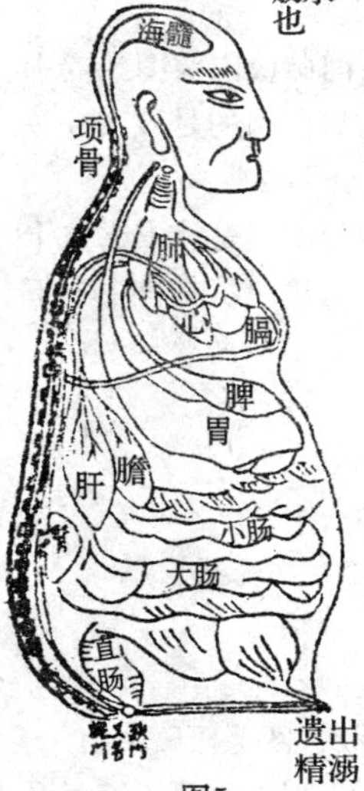

图5

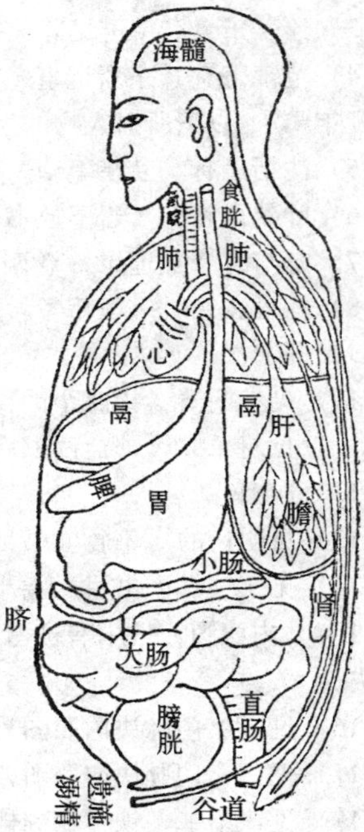

图6

脏腑正面图

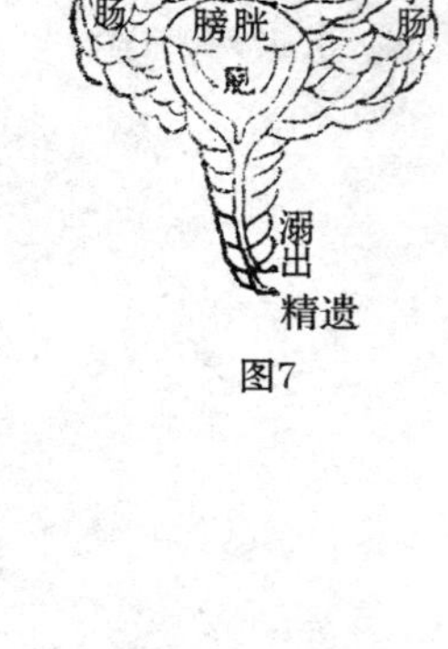

图7

藏腑背面图

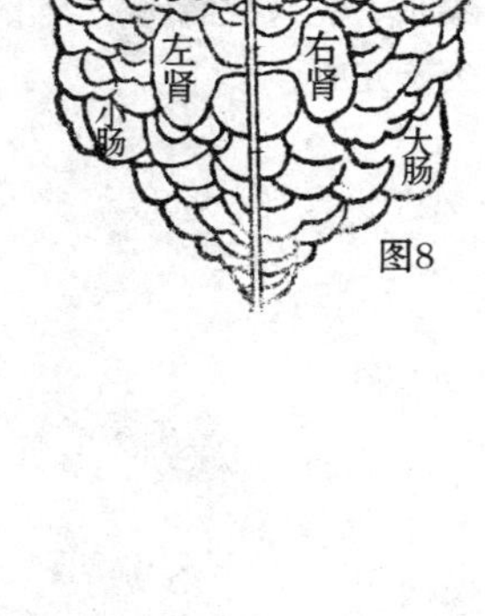

图8

附图说明

图1，在《玄门脉诀内照图》一书卷一所保存下来的杨介《存真图》之一：正面内脏图（依陈抄本描绘）。

图2，《内照图》一书中所保存下来的《存真图》之二，循环系统略图（心气图）。

图3，《内照图》一书中所保存来来的《存真图》之三，“命门大小肠膀胱之系”图。

图4，明王圻《三才图会》，身体图会卷二所保留下来的《存真图》，按此图即系将附图2与附图3的内容加以合并者（仿万历刊本描绘）。

图5，明，钱雷刊《人镜经》卷八所保留下来的《存真图》：内藏图（仿雍正癸丑刊本描绘）。

图6，明，杨继洲《针灸大成》卷七所保存下来的《存真图》：内脏图（仿万历板描绘）。

图7，明龚居中《万寿丹书·脏腑篇上》中所保留下来的《存真图》。

图8，同上，内脏后面（仿崇祯本描绘）。

（1957年6月《医史与保健组织》）

4. 从三种古经脉文献看经络学说的形成和发展

在毛主席的无产阶级革命路线指引下，1973 年我国文物考古工作者在湖南长沙马王堆三号汉墓出土的一批帛书中有用秦篆文字手录的两种经脉学专著，即《足臂十一脉灸经》（以下简称《足臂》）和《阴阳十一脉灸经》（以下简称《阴阳》）。[1]它们的发现，为研究古代经络学说的历史，提供了原始的实物根据。

《足臂》和《阴阳》这两种古医学文献不仅是已知最早的经脉学专书，也是最早的灸疗学著作。它们的基本内容与编写体例都和《黄帝内经》的《灵枢·经脉篇》（以下简称《经脉》）有很多相似之处。但又各自在其文字和具体内容方面分别有由简到繁，由少至多，由不完备到逐渐周密完整的明显趋势，特别在有关经脉的问题上，更是如此。这一事实充分体现了由《足臂》到《阴阳》、再《经脉篇》之间代表了经络学说在其早期形成过程中的三个不同发展阶段。本文就对这三部古书中的有关经络学说历史问题作一初步探讨。

一、脉的名称、数目和排列次序

根据中医理论，“经脉”是在人体内疏通气血、调和阴阳的一种脉络组织。它不仅在生理学上，而且在病理学和治疗上也有着重要的意义。但是早在《足臂》和《阴阳》二书中还没有出现“经脉”一称，而是只有“脉”字。其中《阴阳十一脉灸经》（甲本）书作“眽”字（为“脉”的假借字），（乙本）书作“胍”字；在《足臂十一脉灸经》则书作“温”字。“温”是“脉”字的古写，也是迄今为止第一次见于古医学文献中的。

从三部古经脉书所记载的人体（经）脉数目来看，《足臂》和《阴阳》各有 11 条脉，而《经脉》中却多出 1 脉（手厥阴脉），共 12 脉（“十二经脉”）。它们之间的演化关系如表 1。

这里需要指出的是，《阴阳》的成书时期虽较《足臂》为晚，但其中也保存了《足臂》以前某些更古脉名的痕迹。即该书没有手太阳、手少阳和手阳明三个脉名，而分别称为之肩脉、耳脉和齿脉。这种命名方法是根据脉的循行过程中的主要部位作为脉名的。由于这三个脉名既不分“手”、“足”，也没有阴脉与阳脉的概念，因而具有更加淳朴的原始性质。

表1　　脉的名称和数目的演化关系

书名	《足臂十一脉灸经》	《阴阳十一脉灸经》甲本 乙本	《灵枢·经脉篇》
脉的总名	温（脉）	脈（脉） 月巛	经脉
各脉的名称（均依原书的顺序编号）	足泰阳脉1→	足钜阳脉1→	膀胱足太阳之脉7
	足少阳脉2→	足少阳脉2	胆足少阳之脉11
	足阳明脉3→	→足阳明脉3→	胃足阳明之脉3
	足少阴脉4→	足少阴脉9→	肾足少阴之脉8
	足泰阴脉5→	足大阴脉7→	脾足太阴之脉4
	足卷（厥）阴脉6→	足厥阴脉8→	肝足厥阴之脉12
			肺手太阴之脉1
	臂泰阴脉7→	臂钜阴脉10→	心手少阴之脉5
	臂少阴脉8→	臂少阴脉11→	小肠手太阳之脉6
	臂泰阳脉9→	肩　脉4→	三焦手少阳之脉10
	臂少阳脉10→	耳　脉5→	大肠手阳明之脉2
	臂阳明脉11	齿　脉6→	心主手厥阴心包络之脉9
全部脉数	共11脉	共11脉	共12脉

在各脉的排列次序方面如上表所示《足臂》是根据先“足”脉，后“手”脉的原则；《阴阳》是根据先“阳”脉，后“阴”脉的原则；在《经脉》中不仅考虑了“手”、“足”、“阴”、“阳”的特点，而且更补充了各脉之间的表里配合关系进一步加以归纳充实，使之更加系统化。

二、脉的循行规律和径路

在脉的循行基本规律方面，《足臂》中的11脉都是从四肢末端流躯体中心的胸腹或头面方向，也就是全部属于向心性的。在《阴阳》中对脉的循行径路作了初步调整，即全身9个脉仍是由四肢流向躯体中心（向心性的），其他2脉（即肩脉和手太阴脉）则恰好与之相反，而改为远心性的由躯体中心的头或少腹部流向四肢末端。到了《经脉》中则出现了更复杂的循行方法，即按照：手三阴脉，从胸走手；手三阳脉，从手走头；足三阳脉，从头走足；足三阴脉，从足走胸的方式。其演变过程可从表二及附图1－3中看出。[(2)]

不仅如此，在《足臂》和《阴阳》二书中，每条脉的循行各自独立，互不相干。脉在全身的分布也未能形成上下纵横，联络成网，密布于体内、体表各处无所不到的经络系统。而是不论在体表或体内仍有很多区域或脏腑没有脉的分布的空白部位，同时也没有各脉之间互相传递的记述。只有在《经脉》中脉的分布才更加完整严密，并且正式提出了全身各脉均依次衔接，构成了“经脉流行不止，环周不休”（见《举痛论》），“如环无端，……终而复始”（见《动输篇》）的概念。（参见表3）

更进一步，如果我们再研究一下每条脉的循行具体径路时，也可以看出三部古经脉文献中的记述是逐步充实完整的发展过程，特别是为了弥补《足臂》与《阴阳》的不足，在《经脉》中对每条经脉全都增入了支脉（原文作“其支者”）的路径，这就更扩大了经脉分布的范围。

兹将各脉的循行径路在三部古文献中的记述分别整理对照如下。（以下均按《经脉》

的顺序）：

（一）《足臂十一脉灸经》的十一脉循行示意图

（二）《阴阳十一脉灸经》的十一脉循行示意图

（三）《内经·经脉篇》的十二经脉体表循行示意图

表2　　三部古书中脉的循行规律的演变

书名		《足臂十一脉灸经》	《阴阳十一脉灸经》	灵枢·经脉篇
手（臂）部	阴脉	由手→胸胁	由手→胸（或臑）	由胸→手
	阳脉	由手→头	由手→头 （但肩脉［即手太阳脉］相反，由头→手）	由手→头
足部	阳脉	由足踝（胻）→头	由足踝→股、头	由头→足
	阴脉	由足→股、腹	由足→腹 （但足太阴脉相反，由少腹→足踝）	由足→胸

表3　　《经脉篇》中关于十二经脉的循环过程表

（经脉名）	躯体中心部	经过	四肢末端部	（经脉名）
（手太阴肺经）→	（起）胸部→	上肢内侧→	手大指（止）→	
	（止）头部←	上肢外侧←	手次指（起）←	（手阳明大肠经）
（足阳明胃经）→	（起）头部→	胸腹部、下肢外侧→	足中趾（止）→	
	（止）胸部←	腹部、下肢内侧←	足大趾（起）←	（足太阴脾经）
（手少阴心经）→	（起）胸部→	上肢内侧→	手小指（止）→	
	（止）头部←	上肢外侧←	手小指（起）←	（手太阳小肠经）
（足太阳膀胱经）→	（起）头部→	背部、下肢外后侧→	足小趾（止）→	
	（止）胸部←	下肢内侧←	足小趾（起）←	（足少阴肾经）
（心厥阴心包经）→	（起）胸部→	上肢内侧→	手次指（止）→	
	（止）头部←	上肢外侧←	手次指（起）←	（手少阳三焦经）
（足少阴胆经）→	（起）头部→	侧胸腹部、下肢外侧→	足大趾（止）→	
	（止）胸部←	腹部、下肢内侧←	足大趾（起）←	（足厥阴肝经）

1）手太阴脉径路（附图4）[(3)]

《足臂》：（起）（臂）筋上廉——臑内——腋内廉——心（止）

《阴阳》：（起）手掌中——内阴两骨间——（上骨下廉）筋之上——臂内阴——心中（止）

《经脉》：（起）中焦——（络）大肠）——胃口——膈——（属）肺——肺系——腋下——臑内——肘中——臂内（上骨下廉）——寸口——鱼际——大指端（止）

［支者］：胸后—次指内廉（止）

2）手阳明脉（《阴阳十一脉》作"齿脉"）径路（附图5）

《足臂》：（起）中指间——（臂）骨上廉——臑×——䐦（枕部）——口（止）

《阴阳》：（起）次指与大指上——臂上廉——肘中——臑——颊——齿中——（挟）鼻（止）。

《经脉》：（起）大指次指——合谷两骨间——（臂）两筋之中——肘外廉——臑外前廉——肩（髃骨前廉）——柱骨之会上—缺盆——（络）肺——膈——（属）大肠（止）

［支者］缺盆——颈——颊——下齿——（挟）口——（交）人中——（挟）鼻孔（止）

3）足阳明脉径路（附图6）

《足臂》：（起）胻中——膝中——股——（挟）少腹——乳内廉——嗌——（挟）口——鼻（止）

《阴阳》：（起）骭骨外廉——髌——鱼股外廉——乳——颊——目外廉——环颜（止）

《经脉》：（起）鼻——鼻外——上齿——（挟）口——（环）唇——承浆——颐——大迎——颊车——客主人——额际——额颅（止）

［支者］：大迎——人迎——喉咙——缺盆——膈——（属）胃——络脾（止）

［直者］：缺盆——乳内廉——（挟）脐——气街（止）

［支者］：胃——腹里——气街——髀关——伏免——膝髌——胫外廉——足跗——（足）中指内间（止）

［支者］：下廉三寸——（足）中指外间（止）

［支者］：跗上——（足）大指（止）

4）足太阴脉径路（附图7）

《足臂》：（起）（足）大指内廉——内踝上廉——胻内廉——膝内廉——股内廉（止）

《阴阳》：（起）胃——鱼股阴下廉——腨上廉——内踝之上廉（止）

《经脉》：（起）（足）大指——核骨——内踝前廉——腨内，胫骨后（交出厥阴之前）——膝股内前廉——（属）脾——（络）胃——膈——（挟）咽——舌本——舌下（止）

［支者］胃——膈——心中（止）

5）手少阴脉径路（附图8）

《足臂》：（起）（臂）筋下廉——臑内下廉——腋——胁（止）

《阴阳》：（起）臂两骨之间——（下骨上廉）筋之下——臑内阴（止）

《经脉》：（起）心中——（属）心系——膈——（络）小肠（止）

［支者］：心系——（挟）咽——目系（止）

［直者］：心系——肺——腋下——臑内后廉——肘内——臂内后廉——掌后锐骨——小指内端（止）

6）手太阳脉（《阴阳十一脉》作“肩脉”径路）（附图9）

《足臂》：（起）小指——（臂）骨下廉——臑下廉——肩外廉——项——×——目外眦（止）

《阴阳》：（起）耳后——肩——臑外廉——×××——手背（止）

《经脉》：（起）小指——腕——（手）踝——臂骨下廉——肘内——臑外后廉——肩解——肩胛——肩上——缺盆——（络）心——咽——膈——胃——（属）小肠（止）

［支者］：缺盆——颈——颊——目锐眦——耳中（止）

［支者］：颊——𩓐——鼻——目内眦——颧（止）

7）足太阳脉径路（附图10）

《足臂》：（起）外踝娄中——腨——䏿（郄）——（支）下胂

［直者］×——（夹）脊——项——脰（项部）——（支）颜下——耳

［直者］：目内眦——鼻（止）

《阴阳》：（起）外踝娄中——郄中（郄中）——踬（臂）——厌中——（夹）脊——项——头角——颜——（夹）頯——目内廉

《经脉》：（起）目内眦——额（交巅）

［支者］巅——耳上角

［直者］巅——（络）脑——项——肩髆内——（挟）脊——腰中——膂——（络）肾——（属）膀胱

［支者］腰中——（挟）脊——臂——腘中

［支者］髆内——胛——（挟）脊内——髀枢——髀外后廉——腘中——腨内——外踝后——京骨——（足）小指（止）

8）足少阴脉径路（附图11）

《足臂》：（起）内踝娄中——腨——胎（郄）——股——腹——脊内上廉——肝——胠——舌（止）

《阴阳》：（起）内踝外廉——腨——胎中央——脊×廉——肾——（挟）舌（止）

《经脉》：（起）（足）小指——足心——然谷之下——内踝后——跟中——腨内廉——腘内廉——股内后廉——脊——（属）肾——（络）膀胱（止）

［直者］：肾——肝——膈——肺——喉咙——（挟）舌本（止）

［支者］：肺——（络）心——胸中（止）

9）手厥阴脉径路（附图12）

《足臂》：无此脉

《阴阳》：无此脉

《经脉》：（起）胸中——（属）心包络——膈——（络）三焦（止）

［支者］胸——胁——下腋三寸——腋下——臑内——肘中——臂两筋之间——掌中——中指（止）。

［支者］掌中——小指次指（止）

10）手少阳脉（《阴阳十一脉》作："耳脉"）径路（附图13）

《足臂》：（起）中指——（臂）上骨下廉——耳（止）

《阴阳》：（起）手背——臂外两骨之间——上骨下廉——肘中——耳中（止）

《经脉》：（起）小指次指——腕——臂外两骨间——肘——臑外——肩——缺盆——膻中——（络）心包——膈——（属）三焦（止）

［支者］：膻中——缺盆——项——耳后——耳上角——颊——䪼（止）

［支者］：耳后——耳中——耳前——客主人——颊——目锐眦（止）

11）足少阳脉径路（附图14）

《足臂》：（起）（外）踝前——（支）骨间——膝外廉——股外廉——胁——（支）肩髆

［直者］：腋——项——耳——𦞦（枕部）——目外眦（止）

《阴阳》：（起）外踝前廉——鱼股之外——胁上——目前（止）

《经脉》：（起）目锐眦——头角——耳后——颈——肩上——缺盆。

［支者］：耳后——耳中——耳前——目锐眦后

［支者］：锐眦——大迎——颇——颊车——颈——缺盆——胸中——膈——（络）肝——（属）胆——胁里——气街——毛际——髀厌

［直者］：缺盆——腋——胸——季胁——髀厌——髀阳——膝外廉——外辅骨之前——绝骨之端——外踝前——足跗——（足）小指次指（止）

［支者］：跗——（足）大指（止）

12）足厥阴脉径路（附图15）

《足臂》：（起）（足）大指间——胻内廉——（上八寸交足太阴）——股内（廉）——脞（胜）(4)（止）

《阴阳》：（起）足大指丛毛上——足跗上廉——内踝一寸——上踝五寸（出太阴之后）——鱼股内廉——少腹——大眦旁（止）

《经脉》：（起）（足）大指——足跗上廉——内踝一寸——上踝八寸——上腘内廉——股阴——阴器——小腹——（挟）胃——（属）肝——（络）胆——膈——胁肋——喉咙——颃颡——目系——额——巅（止）

［支者］：目系——颊里——唇内（止）

［支者］：肝——膈——肺（止）

三、脉的主病病候

从三部古经脉文献对各脉主病的记载中也可以看出其明显的发展关系，其主要表现有三：

其一是各脉主病病候的数目在《足臂》一书中所记的病候最少，《阴阳》一书虽已有不少新的病候增加，但直到《经脉篇》中病候的数目才更多地丰富补充起来，这种关系可以从表4中清楚地看出。

表4　　三部古文献中各脉主病病候数目的对照

	《足臂十一脉灸经》	《阴阳十一脉灸经》（"是动病"+"所产病"=主病病候数字）	《经脉篇》（"是动病"+"所生病"=主病病候数字）
手太阴	3	(4+5=)9	(5+13=)18
手阳明	1	(2+5=)7	(2+9=)11
足阳明	12	(10+10=)20	(11+24=)35
足太阴	10	(5+10=)15	(7+13=)20
手少阴	1	(4+1=)5	(4+5=)9
手太阳	1	(4+4=8)	(4+10=)14
足太阳	15	(10+12=)22	(9+17=)26
足少阴	12	(9+10=)19	(9+14=)23
手厥阴	无此脉	无此脉	(8+4=)12
手少阳	2	(2+3=)5	(3+10=)13
足少阳	16	(5+12=)17	(7+17=)24
足厥阴	5	(5+5=)10	(5+7=)12
合计	78	147	217

其二是表现在对各种病候的分类方面，即《足臂》一书中各脉的病候还没有进行分

类。而《阴阳》一书中则开始将各脉的病候按照致病原因的不同，区分为“是动病”与“所产（生）病”两大类。而这种分类方法不仅同样被《经脉篇》所继承下来，而且还在手太阴、手阳明及足阳明等脉的“所生病”中更进一步区别了“气有余”和“所不足”两小类的病候。

兹将各脉主病病候在三部古文献中的记述分别整理对照如下（以下按《经脉篇》的顺序）：

1）手太阴脉病候

《足臂》：心痛，心烦，噫（3病）。

《阴阳》：[是动病]：心滂滂如痛，缺盆痛，交两手而战，臂厥（4病）。[所产病]：胸痛，瘛（脘）痛，心痛，四末痛，瘕（5病）。

《经脉》：[是动病]：肺胀满，膨膨而喘咳，缺盆中痛，交两手而瞀，臂厥（5病）。[所生病]：肺所生病，咳，上气喘渴，烦心，胸满，臑臂内前廉痛厥，掌中热。气盛有余——肩背痛，风寒汗出，中风，小便数而欠。气虚——肩背痛寒，少气不足以息，溺色变（13病）。

2）手阳明脉病候

《足臂》：齿痛（1病）。

《阴阳》：[是动病]：齿痛，朏肿（2病）。[所产病]：齿痛，朏肿，目黄，口乾，臑痛（5病）。

《经脉》[是动病]：齿痛、颈肿（2病）。[所生病]：津液所生病，目黄，口乾，鼽衄，喉痹，肩前臑痛，大指次指不用。气有余——当脉所过者热肿。（气）虚——寒慄不复（9病）。

3）足阳明脉病候

《足臂》：足中指废，胻痛，膝中肿，腹肿，乳内廉痛，×外肿，頯（颧）痛，鼽衄、数癫（疾），热汗出，脞瘦，颜（颜）寒（12病）。

《阴阳》：[是动病]：洒洒病寒，喜龙（伸），数吹（欠），颜黑，病肿，病至则恶人与火，闻木音则惕然惊，心惕然欲独闭户牖而处，甚则欲登高而歌，弃衣而走，此为骭厥（10病）。

[所产病]颜痛，鼻鼽、颔颈痛、乳痛、心痛、胠痛，腹外肿，肠痛，膝跳，跗×（乙本作：“膝、足为痹”）（10病）。

《经脉》：[是动病]：洒洒振寒，善伸，数欠，颜黑，病至则恶人与火，闻木声则惕然而惊，心欲动，欲独闭户塞牖而处，甚则欲上高而歌，弃衣而走，贲响腹胀，是为骭厥（11病）。

[所生病]：血所生病者，狂，疟，温淫汗出，鼽衄，口喎，唇胗，颈肿，喉痹，大腹水肿，膝膑肿痛，循膺、乳、气街、股、伏兔、骭外廉、足跗上皆痛，中指不用。气盛——身以前皆热，消谷善饥，溺色黄。气不足——身以前皆寒慄。胃中寒——胀满（24病）。

4）足太阴脉病候

《足臂》：足大指废，胻内廉痛，股内痛，腹痛，腹胀，××，不嗜食，善噫，心×，善疛（10病）。

《阴阳》：［是动病］，上当走心，腹胀，善噫，食则欲呕，得后与气则快然衰（5病）。

［所产病］：××，心烦死，心痛，腹胀死；不能食，不能卧，强欠（三者同则死）；溏泄死，水与闭同则死（10病）。

《经脉》［是动病］：舌本强，食则呕，胃脘痛，腹胀，善噫，得后与气则快然如衰，身体皆重（7病）。

［所生病］：脾所生病者，舌本痛，体不能动摇，食不下，烦心，心下急痛，溏瘕泄，水闭，黄疸，不能卧，强立，股膝内肿厥，足大指不用（13病）。

5）手少阴脉病候

《足臂》：胁痛（1病）。

《阴阳》：［是动病］：心痛，嗌乾，渴欲饮，此为臂厥。（4病）。

［所产病］：胁痛（1病）。

《经脉》［是动病］：嗌乾，心痛，渴而欲饮，是为臂厥（4病）。

［所生病］：心所生病者，目黄，胁痛，臑臂内后廉痛厥，掌中热痛（5病）。

6）手太阳脉病候

《足臂》：臂外廉痛（1病）。

《阴阳》：［是动病］：嗌痛，颔肿不可以顾，肩似脱，臑似折（4病）。

［所产病］：颔痛，喉痹，臂痛，×痛（4病）。

《经脉》［是动病］：嗌痛，颔肿不可以顾，肩似拔，臑似折（4病）。

［所生病］：液所生病者，耳聋，目黄，颊肿，颈、颔、肩、臑、肘、臂外后廉痛（10病）。

7）足太阳脉病候

《足臂》：足小指废，腨痛，郄挛，脽痛，痔，腰痛，夹脊痛，×痛，项痛，手痛，颜寒，聋，目痛，鼽衄，数瘨疾（15病）。

《阴阳》：［是动病］：肿，头痛，（目似脱），（项如拔），脊痛，腰似折，髀不可以运，腘如结，腨如裂，此为踝厥（10病）。

［所产病］：头痛，耳聋，项痛，耳彊，疟，背痛，腰痛，尻痛，痔，郄痛，腨痛，足小指痹（12病）。

《经脉》［是动病］：冲头痛，目似脱，项如拔，脊痛，腰似折，髀不可以曲，腘如结，腨如裂，是为踝厥（9病）。

［所生病］：筋所生病者，痔，疟，狂，瘨疾，头顖项痛，目黄，泪出，鼽衄，项，背，腰，尻，腘、腨脚皆痛，小指不用（17病）。

8）足少阴脉病候

《足臂》：足热，腨内痛，股内痛，腹街，脊内廉痛，肝痛，烦心，咽×，舌辂，××，数喝，牧牧嗜卧，咳（12病）。

《阴阳》：［是动病］：喝喝如喘，坐而起则目瞙（䀮）如毋见，心如悬，病饥，气不足善怒，心愓恐人将捕之，不欲食，而黭若灺色，咳则有血，此为骨厥（9病）。

［所产病］：××，××，舌坼，嗌乾，上气噎，嗌中痛，瘅，嗜卧，咳，瘖（10病）。

《经脉》[是动病]：病饥不欲食，面如漆柴，咳唾则有血，喝喝而喘，坐而欲起目䀮䀮如无所见，心如悬若饥状。气不足——善恐，心惕惕如人将捕之，是为骨厥（9病）。

[所生病]：肾所生病者，口热，舌干，咽肿，上气，嗌干及痛，烦心，心痛，黄疸，肠澼，脊股内后廉痛，痿厥，嗜卧，足下热而痛（10种）。

9）手厥阴脉病候

《足臂》：无此脉。

《阴阳》：无此脉。

《经脉》：[是动病]：手心热，臂肘挛急，腋肿，胸胁支满，心中憺憺大动，面赤，目黄，喜笑不休（8病）。

[所生病]：脉所生病者，烦心，心痛，掌中热（4病）。

10）手少阳脉病候

《足臂》：聋，×痛（2病）。

《阴阳》：[是动病]：耳聋煇煇焞焞，嗌肿（2病）。

[所产病]：目外眦痛，颊痛，耳聋（3病）。

《经脉》[是动病]：耳聋煇煇焞焞，嗌肿，喉痹（3病）。

[所生病]：气所生病者，汗出，目锐眦痛，颊痛，耳后、肩、臑、肘、臂外皆痛，小指次指不用（10病）。

11）足少阳脉病候

《足臂》：足小指次指废，胻外廉痛，胻寒，膝外廉痛，股外廉痛，髀外廉痛，胁痛，×痛，马（马刀?），缺盆痛，瘘，聋，䐜痛，耳前痛，目外眦痛，胁外肿（16病）。

《阴阳》：[是动病]：心痛。胁痛不可以反侧，甚则无膏，足外反，此为阳厥。（5病）。

[所产病]：××，头颈痛，胁痛，疟，汗出，节尽痛，髀（外）廉痛，X痛，股痛，膝外（廉）痛，振寒，足中指痹（12病）。

《经脉》：[是动病]：口苦，善太息，心胁痛不能转侧，甚则面微有尘，体无膏泽，足外反热，是为阳厥（7病）。

[所生病]：骨所生者，头痛，颔痛，目锐眦痛，缺盆中肿痛，腋下肿，马刀侠瘿，汗出振寒，疟，胸、胁、肋、髀、膝外至胫绝骨、外踝前及诸节皆痛，小指次指不用（17病）。

12）足厥阴脉病候

《足臂》：脞瘦，多溺，嗜饮，足胕肿，痹（5病）。

《阴阳》：[是动病]：丈夫隤疝，妇人少腹肿，腰痛不可以仰，甚则嗌乾，面疵（5病）。

[所产病]：热中，癃，癞偏疝，××，烦心死（5病）。

《经脉》：[是动病]：腰痛不可以俛仰，丈夫㿉疝，妇人少腹肿，甚则嗌乾，面尘脱色（5病）。

[所生病]：肝所生病者，胸满，呕逆，飧泄，狐疝，遗溺，闭癃（7病）。

其三，三部古经脉书中对各脉病候的记述，不仅反映在病证数量的增长，而且在病候的具体内容方面也有很多增补和修定。例如足厥阴脉在《足臂》中共五个病候，但在

《阴阳》和《经脉篇》中均没有记载，而是另外增加了其他许多病候。从这类事实中完全可以看出在经脉学说形成过程中所不断总结的知识，是和劳动人民长期累积的临床实践不能分开的。

四、脉病的治疗

在治疗方法上，《足臂》、《阴阳》二书与《经脉》的显著不同的是：二书均专用灸法，不用药物和针法。也就是当某一脉出现了与其相应的病候时，就在同一脉上进行灸治。而在《经脉》中已不单用灸法，同时也广泛地使用了其他治疗手段。

此外《经脉》中还进一步提出："盛则泻之，虚则补之，不盛不虚以经取之。"等符合辨证施治规律的治疗原则，以及提出了用对比人迎脉与气口脉大、小各 1－3 倍的方法作为诊断的客观指标。这些事实都充分说明《经脉》不论在治疗方法和理论上都已比两部灸经有了很大的丰富和提高。

五、脉和中医基本理论体系的关系

脉和阴阳五行学说的关系——在两部古灸经中已把全身十一条脉按照阴、阳两大类来分别命名，但尚没有和五行学说联系起来，而在《经脉》中已经用五行干支的生克规律对于疾病的重笃、死亡问题进行了阐述。

脉和脏腑学说的关系——在《足臂》和《阴阳》二书中都没有直接在脉名上附加以脏腑名称，但是从 11 条脉的阴脉有 5，阳脉有 6 的数字上可以认为这时已开始出现了脉与"五脏、六腑"相互配合的迹象。而到了《经脉》一书时，不仅在 11 脉的名称上，而且在其循行、主病等方面均已分别和五脏六腑紧密地联系起来，从而更大的丰富了经脉学说的具体内容。

在脉的循行与脏腑的联系方面，《足臂》和《阴阳》二书中也只记有个别的两、三条脉分布在脏腑上，而且和《经脉》的记述也有很大不同。这可以从表 5 中清楚地看出。

表 5　　三部古经脉文献中脉与脏府的联系

书名/脉名	足臂十一脉灸经	阴阳十一脉灸经	灵枢·经脉篇
手太阴	心"之心"	心"入心中"	肺
手阳明	——	——	大肠
足阳明	——	——	胃
足太阴	——	胃"是胃脉也"	脾
手少阴	——	——	心
手太阳	——	——	小肠
足太阳	——	——	膀胱
足少阴	肝"出肝"、"肝痛"	肾"系于肾"	肾
手厥阴	无此脉	无此脉	心包
手少阳	——	——	三焦
足少阳	——	——	胆
足厥阴	——	——	肝

（表中引号内系该书之原文）

由此可见，在经脉学说形成的早期阶段，医学理论似尚没有完全统一的见解，脉与脏腑的关系还没有定型，因而存在着各种不同的意见是很自然的。

六、三种古经脉文献以后经络学说的发展

1.《黄帝内经》所保留的有关十一脉的资料——自从十二经脉学说出现后，开始逐渐取代了十一脉的概念。在现存的《黄帝内经》中虽然没有“十一脉”的字样，但是有关十一脉的具体内容还是保存了一些痕迹。如：

在《灵枢·本输篇》中虽然提到了“必通十二经络”的话，但其具体内容在分别论述每条脉的五俞穴时，却没有“手厥阴经”之名，全部只有十一个脉名。

又如，在《灵枢·阴阳系日月》的开始时也有“十二经脉”一称。但在论述每条经脉与干支配合时，全部却只有十一个经脉名称，同样是独缺“手厥阴经”。

可见，尽管在《黄帝内经》的上面两段文字冠用了“十二经脉”的主题，但并没有改动十一脉的实际内容，而“手厥阴经”一脉是在十二经脉中最晚出现的一个，也是非常清楚的。

2. 经络学说的完整化和经络体系的构成——在《经脉篇》中虽然将11条脉扩充为12条经脉，但是还没有“络脉”和“孙脉”等名称。更没有“经别”、“经水”、“经筋”等提法。至于在十二经脉以外的“奇经八脉”……等名称应当都是在十二经脉基础上进一步发展的结果。

除了在脉名和脉数有所补充外，随着针灸俞穴名称的不断增多。也出现了十二经脉和各俞穴之间的从属关系，这在《素问·气穴论》、《气府论》等篇节中都有所体现，从而使经脉学说的理论体系更加充实起来。

七、几点初步看法

以上所述，我们可以看出经络学说到了《黄帝内经》成书的战国时期，业已经历了较长的历史过程。综括起来有以下几方面：

“经脉”一称是在“脉”的名称之后出现的。

全身的脉数是在实践、认识的基础上不断丰富的，是经历了由11脉到12经脉的演变过程的。而“十五络脉”、“奇经八脉”……等名称的出现，更加扩大了经络学说的范畴。

个别脉的名称，也体现了在朴素经验的基础上不断概括的迹象，最早很可能就是用身体上的某些局部解剖位置和疾病证候部位命名的，像帛书中的“齿脉”、“耳脉”、“肩脉”之类。以后由于认识的提高和哲学理论的运用逐渐结合了手（臂）、足和阴、阳等学说，重新厘订了经脉的名称，而总括了“三阴”、“三阳”以及“六经”、“十二经脉”等称，同时还进一步把经脉名称和体内的脏腑名称相联系。

全身各脉的循行路线，最初都分布在身体表面，分布区域也是比较局限的，而且也很少和体内脏腑相连系。脉与脉之间除了个别相交叉者外，没有直接连系。此后逐渐发展为全身体表几乎经脉密布，并深入体内和其相应的脏腑联接。在脉与脉之间也出现了“表”与“里”相对应的关系，直到各脉依次衔接成为周而复始的循环系统。

脉和临床疾病的关系也不断有了更多的补充和修定。对于经脉有关病证治疗的手段和理论也不断地丰富起来。

（注）

（1）此二书的简介见《文物》75年6期，《马王堆帛书四种古医学佚书简介》。

（2）本文中的全部插图均湖南省博物馆周世荣同志绘制，

（3）本图及以下各图中：

［I］→代表《足臂十一脉灸经》的循行径路

［II］→代表《阴阳十一脉灸经》的循行径路

（4）按“脞”即“胜”字，原据《洪武正韵》释“髀胵”为“胃脘”部，现经进一步考证知其说有误。兹据《鬼遗方》、《诸病源候论》及《医心方》等书（引文从略）脞的确切部位即大腿根部，相当股部内上方的鼠溪部。但本文付印时所绘附图1及附图15尚未能及时改正，特此申明。

附件

《足臂十一脉灸经》释文

（马王堆汉墓出土医书之一）

［说明］

1. 以下释文均依《文物》杂志1975年6期转载。但经帛书小组释文略有修定，仅供参考。今后当依文物出版社正式出版的该书定稿为准。

2. 释文中所用各种符号，数码为原件行次，古体、异体字尽可能用通行字排印，并以圆括号注明是今之某字。缺文以文框为记。可以补出的文字加方括号。

足　足泰阳温：出外踝窶（娄）中，上贯膞，出于胎（郤）；枝之下胂；其直者，贯□，夹（挟）脊，□□，上于豆（脰）；枝颜下，之耳；其直者，贯目内渍（眦），之鼻。2其病：病足小指废，腨痛，胎（郤）（挛），脽痛，产寺（痔），要（腰）痛，夹（挟）脊痛，□痛，项痛，手痛，3颜寒，产聋，目痛，𫰛（鼽）汭（衄），数瘨（癫）疾。诸病此物者，皆久（灸）泰阳温。4

足少阳温：出于踝前，枝于骨间，上贯厀（膝）外兼（廉），出于股外兼（廉），出胁；枝之肩薄（髆）；5其直者，贯腋，出于项、耳，出脮，出目外渍（眦）。6其病：病足小指次［指］废，胻外兼（廉）痛，胻寒，厀（膝）外兼（廉）痛，股外兼（廉）痛，脾（髀）外兼（廉）痛，胁痛，□7痛，产马，缺盆痛，瘻（瘘），聋，脮背，耳前痛，目外渍（眦）痛，胁外种（肿）。诸［病］此物者，皆8久（灸）少阳温。9

足阳明温：循胻中，上贯厀（膝）中，出股，夹（挟）少腹，上出乳内兼（廉），出脇（嗌），夹（挟）口，以上之鼻。10其病：病足中指废，胻痛，厀（膝）中穜（肿），腹穜（肿），乳内兼（廉）痛，□外穜（肿），頯痛，𫰛（鼽）汭（衄），数［瘨］，11热汗出，脞瘦，颜寒。诸病此物者，皆久（灸）阳明温。12

足少阴温：出内踝窶（娄）中，上贯膞（腨），入胎（郤），出股，入腹，循脊内上兼（廉），出肝，入胠，较（系）舌□。13其病：病足热，膞（腨）内痛，股内痛，腹街、脊内兼（廉）痛，肝痛，烦心，洇（咽）□□□□14舌辂□旦尚□□□，数腸（喝），牧（昧）牧（昧）耆（嗜）卧，以咳。［·诸］病此物［者，皆灸］足少阴［温］。15

足泰阴温：出大指内兼（廉）骨蔡（际），出内踝上兼（廉），揗（循）胻内［廉］，

□㕁（膝）内兼（廉），出股内兼（廉）。16 其病：病足大指废，胻内兼（廉）痛，股内痛，腹痛，腹张（胀），复□，不耆（嗜）食，善意（噫），心□，17 善肘（疛）。诸病此物者，皆久（灸）足泰阴温。18

足卷（厥）阴温：循大指间，以上出胻内兼（廉），上八寸，交泰阴温，□股内，上入脞间。19 其病：病脞瘦，多弱（溺），耆（嗜）饮，足柎（跗）穜（肿），疾畀（痹）。诸病此物者，［灸］卷（厥）阴温。20 皆有此五病者，有（又）烦心，死。三阴之病乱，不过十日死。揗温如三人参春，不 21 过三日死。温绝如食顷，不过三日死。烦心有（又）腹张（胀），死。不得卧有（又）烦心，死。唐（溏）［泄］22 恒出，死。三阴病杂以阳病，可治。阳病北（背）如流汤，死。阳病折骨绝筋而无阴病 23 不死。24

臂　臂泰阴温：循筋上兼（廉），以奏（湊）臑内，出夜（腋）内兼（廉），之心·其病：［病］心痛，心烦而意（噫）。诸病 25 此物者，皆久（灸）臂泰阴温。26

臂少阴温：循筋下兼（廉），出臑内下兼（廉），出夜（腋），奏（湊）胁·其病：［病］胁痛。诸病［此］物者皆［灸］27 臂少阴［温］。28

臂泰阳温：出小指，循骨下兼（廉），出臑下兼（廉），出肩外兼（廉），出项□□□［目］外渍（眦）。其［病：病］29 臂外兼（廉）痛。·诸病此物者，皆久（灸）臂泰阳温。30

臂少阳温：出中指，循臂上骨下兼（廉），奏（湊）耳［·］其病：［病］产聋，□痛。·诸病［此物者，皆］31 久（灸）臂少阳之温。32

臂阳明温：出中指间，循骨上兼（廉），出臑□□上，奏（湊）腄，之口。［·其］病：病齿［痛］，□□□□33［诸］病此物者，皆久（灸）臂阳明温。上足温六、手［温五］。34

《阴阳十一脉灸经》释文

（马王堆汉墓出土医书之二）

甲本

［足］钜阳脉：潼外踝娄中，出却中，上穿臀，出厌中，挟脊，出于项，□头角，下颜，挟 35 䪼，系目内廉。是动则病：肿，头痛，□□□□，脊痛，腰似折，髀不可以运，胴如 36 结］，腨如［裂，此］为踝蹶（厥），是巨阳脉（脉）［主治。其所产病：头痛，耳聋，项痛，耳 37 彊］，疟，北（背）痛，要（腰）痛，尻痛，肨（痔），䏿痛，腨痛，［足小指痹，为十］二病。38

少阳脈（脉）：较（系）于外踝之前廉，上出鱼股之［外，出］□上，［出目前］。是动则病：［心与胁痛，39 不］可以反稷（侧），甚则无膏，足外反，此为阳［厥］，是少阳［脉主］治，其所产［病］：□□□，［头 40，颈］痛，胁痛，疟，汗出，节尽痛，脾［髀］［外］廉痛，□痛，鱼股痛，［膝外廉］痛，振寒，［足中指］41 踝（痹），为十二病。42

阳明脈（脉）：较（系）于骭骨外廉，循骭而上，穿膑，出鱼股□□□□，穿［乳］，穿［颊，出目外］43 廉，环［颜］□。是动则病：洒洒病寒，喜龙（伸），娄（数）吹（欠），颜［黑，病肿，病至则恶人与火，闻］44 木音则伤（惕）然惊；心肠（惕），欲独闭户牖而处，病甚则［欲登高而歌，弃］衣［而走，此为］45 骭蹶（厥），是阳明脈（脉）主治。其所产病：颜痛，鼻肌（鼽），頟（颔）［颈痛，乳痛］，心与胠痛，46 腹外穜（肿），阳（肠）痛，厀（膝）跳，付（跗）□□，为十病。47

肩脈（脉）：起于耳后，下肩，出臑［外廉，出□□□，乘手北（背）。］是［动则病］：［嗌痛，颔肿］，不可以顾，肩48以（似）脱，臑以（似）折，是肩脈（脉）主治。［其所产病］頷（颔）痛，［喉痹，臂痛，］□痛，为四病。49

耳脈（脉）：起于手北（背），出臂外两骨之间［上骨］下廉，出［肘中］，入耳中。是动则病：耳聋50煇煇焞焞，嗌种（肿），是耳脈（脉）主治。其所产病：目外渍（眦）痛，颊痛，耳聋，为三病。51

齿脈（脉）：起于次指与大指，上出臂上廉，出肘中，乘臑，［穿］颊，入齿中，夹（挟）鼻。是［动］52则病：齿痛，朏穜（肿），是齿脈（脉）主治。其所产病：齿痛，朏穜（肿），目黄，口干，臑痛，为五［病］。53

大（太）阴脈（脉）：是胃脈（脉）殹（也），彼（被）胃，出鱼股阴下廉，腨上廉，出内踝之上廉。是动则病：上［当］54走心，使复（腹）张（胀），善噫，食欲欧（呕），得后与气则怢然衰，是巨阴脈（脉）主治。其所［产病］：55□□，心烦死；心痛与复［腹］张（胀）死；不能食，不能卧，强吹（欠），三者同则死；唐（溏）泄死；［水与］56闭同则死，为十病。57

厥阴脈（脉）：毄（系）于足大指蕟（丛）［毛］之上，乘足［跗上廉］，去内髁（踝）一寸，上髁（踝）五寸，而［出太阴之后］，58上出鱼股内廉，触少腹，大渍（眦）旁。是动则［病：丈］夫隤（癞）［疝，妇人则少腹肿，腰痛］59不可以卬（仰），甚则嗌干，面疵，是厥阴脉（脉）主治。［其］所产病：热中，［癃，癞，偏疝］，□□60。有而心烦死，勿治殹（也）。有阳脉（脉）与之俱病，可治殹（也）。61

少阴脈（脉）：毄（系）于内髁（踝）外廉，穿腨，出胎中央，上穿脊之□廉，毄（系）于肾，夹（挟）舌。［是动则病］：62恂（喝）恂（喝）如喘，坐而起则目瞙（眊）如毋见，心如悬（悬），病饥，气［不］足，善怒，心肠（惕）恐［人将捕之］，63不欲食，面黭若灺（炮）色，咳则有血，此为骨蹶（厥），是少阴脉（脉）主［治］。其所［产病］：□□64舌柝（坼），嗌干，上气饐（噎），嗌中痛，瘅，耆（嗜）卧，咳，音（瘖），为十病。［少］阴之脈（脉），久（灸）［则强食产（生）肉，缓带］，65皮（披）发，大丈（杖），重履而步，久（灸）几息则病已矣。66

臂巨阴脈（脉）：在于手掌中，出内阴两骨之间，上骨下廉，筋之上，出臂［内阴，入心中］。67是动则病：心滂滂如痛，缺盆痛，甚［则］交两手而战，此为臂蹶（厥），［是臂巨阴脉主］68治。其所产病：胸（胸）痛，瘛痛，［心痛］，四末痛，叚（瘕），为五病。69

臂少阴脈（脉）：起于臂两骨之间，之下骨上廉，筋之下，［出］臑内阴。［是动则病：心］70痛，嗌［干］，渴欲饮，此为臂蹶（厥），是臂少阴脉（脉）主治。其所产病：［胁痛］，为［一病］。71

乙本

［足巨阳脉·］潼外髁（踝）娄中，出郄中，上穿賑，出猒（厌）中，夹（挟）脊，出于项，□头角，下颜，夹齃，毄（系）目内廉，是僮（动）则病潼（肿），头9［痛］，□□□□，［脊］痛，要（腰）以（似）折，脾（髀）不可以运，［腘如结，是为踝］厥，是巨阳脉主治。其所产病：头痛，耳聋，项痛，耳彊，瘧（疟），北（背）痛，要（腰）、尻痛，痔（痔），胠痛，腨痛，足小指［痹］，为［十10二病］。

［少阳］脉·毄（系）于外腂（踝）之前廉，出［鱼股之］外，出□，上出目前。是动则病：心与胁痛，不可以反则（侧）；甚则无膏，足外反，是为阳厥。是少阳脉主治。其11［所产病］：□□，头，颈痛，胁［痛］。虐（疟），汗出，节尽［痛，髀外］廉痛，□［痛］，股痛，厀（膝）外痛，振痛，足中指淠（痹），为十二病。

阳明脉·毄（系）于骭骨外廉，揗（循）骭［骨］而［上］，穿宾（髌），出鱼［股］12□□□□，［穿］乳，穿颊，出目外廉，环颜□□□。［是动则］病寒，喜信（伸），数吹（欠），颜黑，病肿；病至则亚（恶）人与火。闻木音则易（惕）然惊，欲独［闭］户牖而处，病甚［则13欲登高］而歌，弃衣而走，此为骭厥，是［阳明脉］主治。其所产病：颜甬（痛），鼻肌（鼽），領（颔）、颈甬（痛）、乳甬（痛），心与胠痛，腹外肿，肠甬（痛），厀（膝）足管（痿）淠（痹），［为十病］。14

肩脉［·起于耳后，下肩，出肘］外廉，出臂外，出指上廉。［是动则病：嗌痛］，領（颔）肿甬（痛），不可以雇（顾），肩以（似）脱，臑以（似）折，是肩［脉］主治。其所产病：領（颔）甬（痛），侯（喉）淠（痹），臂甬（痛），肘□甬（痛），15为四病。

耳脉·起［于手背，出臂外两骨］之间，上骨下兼（廉），出肘中，入耳中。是动则病：耳聋煇煇谆谆，嗌肿。是耳脉主治。其所产病：目外瞔（眦）甬（痛），颊甬（痛），耳聋，为16三病。

齿脉·起于□指，上出臂上廉，入肘中，乘臑，穿颊，入齿中，夹（挟）鼻。是动则病：齿甬（痛），朏肿。是齿脉主治。其所产病：齿甬（痛），朏肿，目黄，口干，臑甬（痛），为五病。17

［足巨阴］脉·是胃（胃）脉也。被胃，出鱼股阴下廉，腨上廉，出内腂（髁）之上廉。是动则病：上当走心，使腹张（胀），善意（噫），食则欲欧（呕），［得后］与气则逢然衰，是巨阴18［脉主治。其所产病］：□□，心烦死；心甬（痛）与腹张（胀）死，不食，不卧，强吹（欠），三者同则死；唐（溏）泄死；水与闭同则死。为十病。

少阴脉：毄（系）于内腂（踝）外廉，穿腨，出19［𦝫中央，上穿脊之□廉，系于肾，夹（挟）舌。是动则病：喝喝如喘］，坐而起，则目芒然无见，心如绝，病饥，气不足，善怒，心易（惕）恐人将捕之，不欲食，而黭若炧色，咳20［则］有血。此为［骨厥，是］少阴之脉主治。其所［产病］：□□□□□□□，［舌坼，嗌干，上气］意（噎），嗌中甬（痛），单（瘅），耆（嗜）卧，咳，音（瘖），为十病。少阴之脉，久（灸）则强食产（生）肉，［缓带］，21大杖，被（披）发，重履而步，久（灸）希息则病已矣。

厥阴脉：毄（系）于足大指菆（丛）毛上，乘足胕（跗）上廉，去内腂（踝）一寸，上腂（踝）五寸，［而出］大阴［之后，上出鱼］22股内廉，触少腹，［大］资（眦）旁。是动则病：丈夫则隤（瘄）山（疝），妇人则少腹肿，要（腰）甬（痛）不可以印（仰），甚则嗌干，面疵，是厥阴之脉主治。其所产病：热中，降（癃），隤（瘄），扁（偏）山（疝），□□23病，病有烦心死，勿治也。有阳脉与俱，病可治也。

臂巨阴脉：在于手常（掌）中，出内阴两骨之间，上骨下廉，筋之上，出臂内阴，入心中。是动则病：心滂滂［如］24甬（痛），缺汾（盆）甬（痛），甚则交两手而单（战），此为臂厥，是臂巨阴之脉主治。其所产病：胸甬（痛）；瘛甬（痛），心甬（痛），四䏙（肢）甬（痛），假（瘕），为五病。

臂少阴脉：起于臂两骨25之间，下骨上廉，筋之下，出臑内阴，入心中。是动则病：

心甬（痛），嗌［干，渴欲饮］，此为臂厥，是臂少阴脈脉主治。其所产病：胁甬（痛），为一病26。

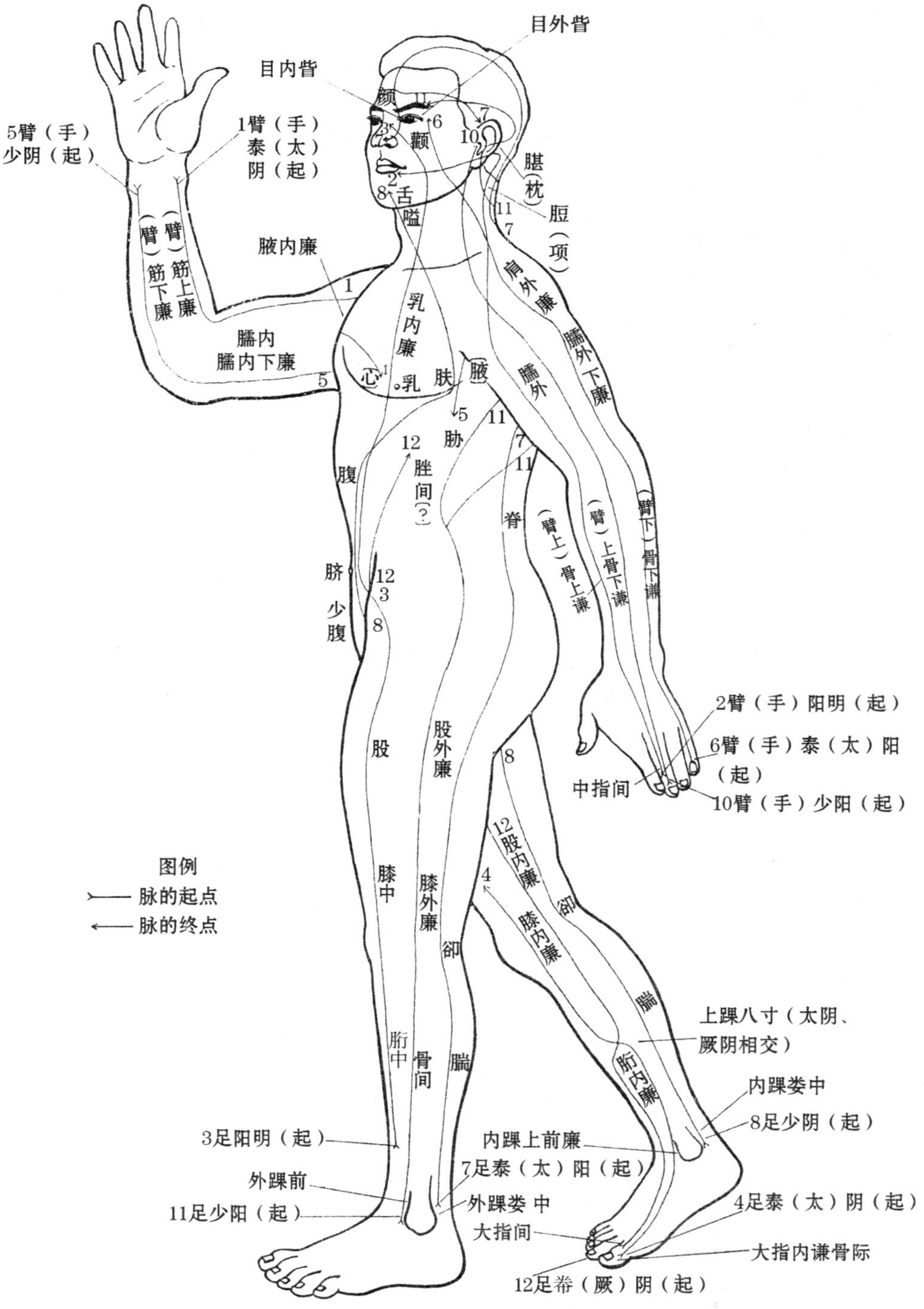

一、《足臂十一脉灸经》的十一脉循行示意图

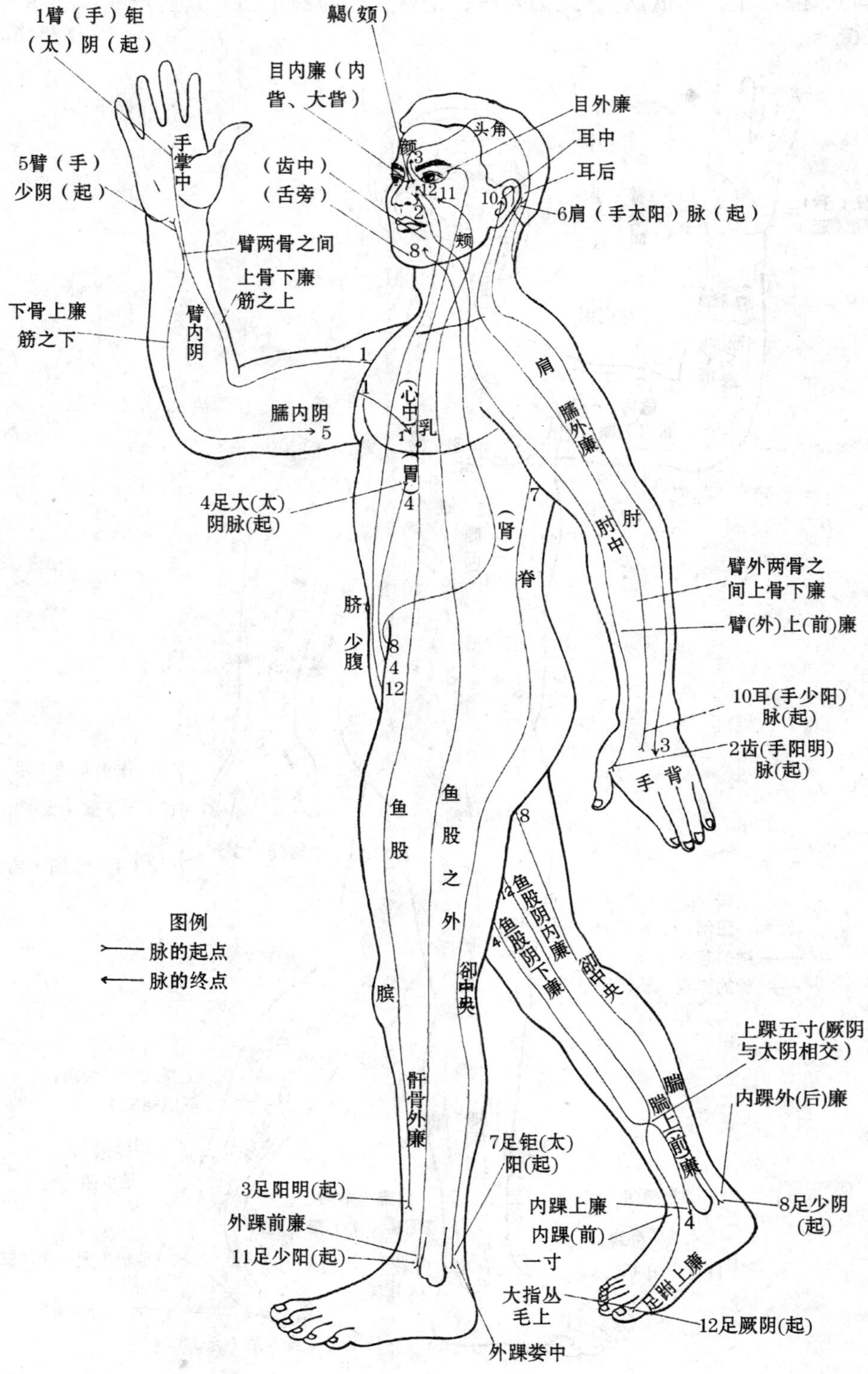

二、《阴阳十一脉灸经》的十一脉循行示意图

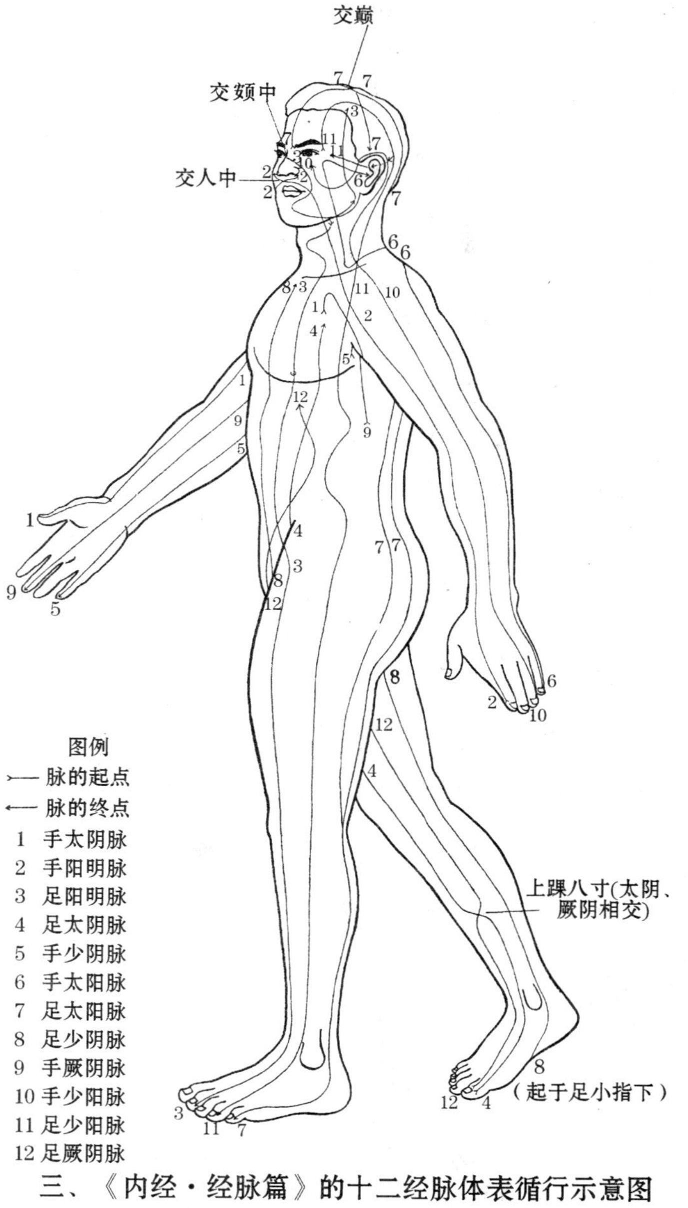

三、《内经·经脉篇》的十二经脉体表循行示意图

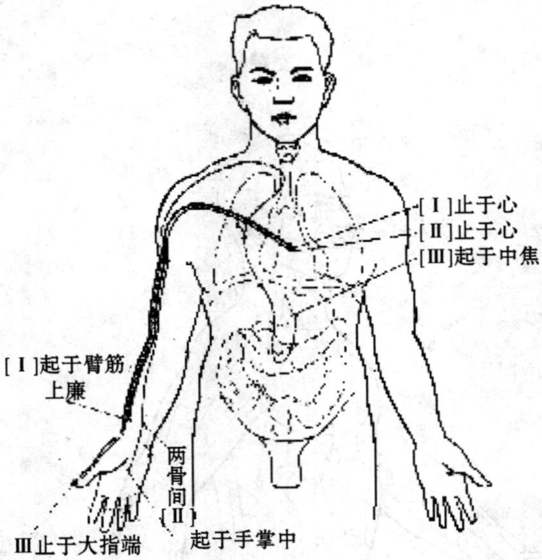

四、手太阴脉

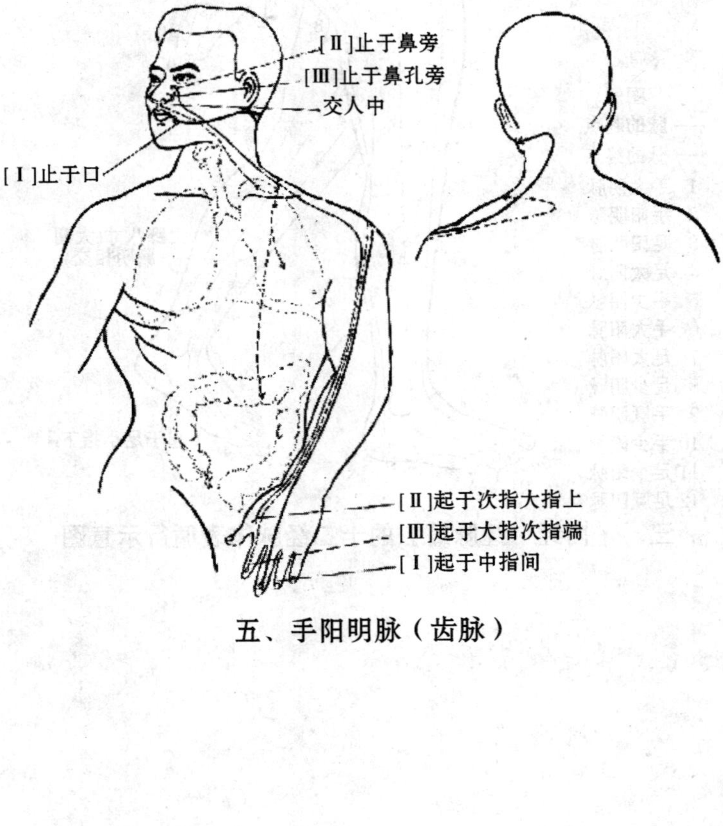

五、手阳明脉（齿脉）

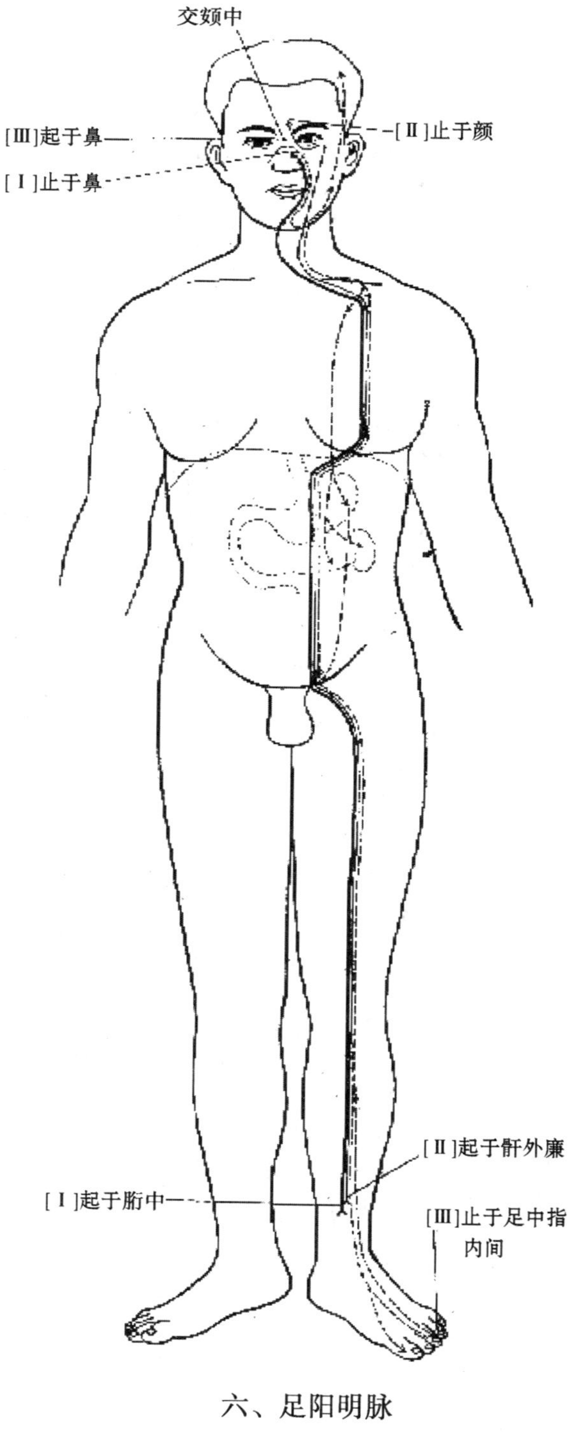

六、足阳明脉

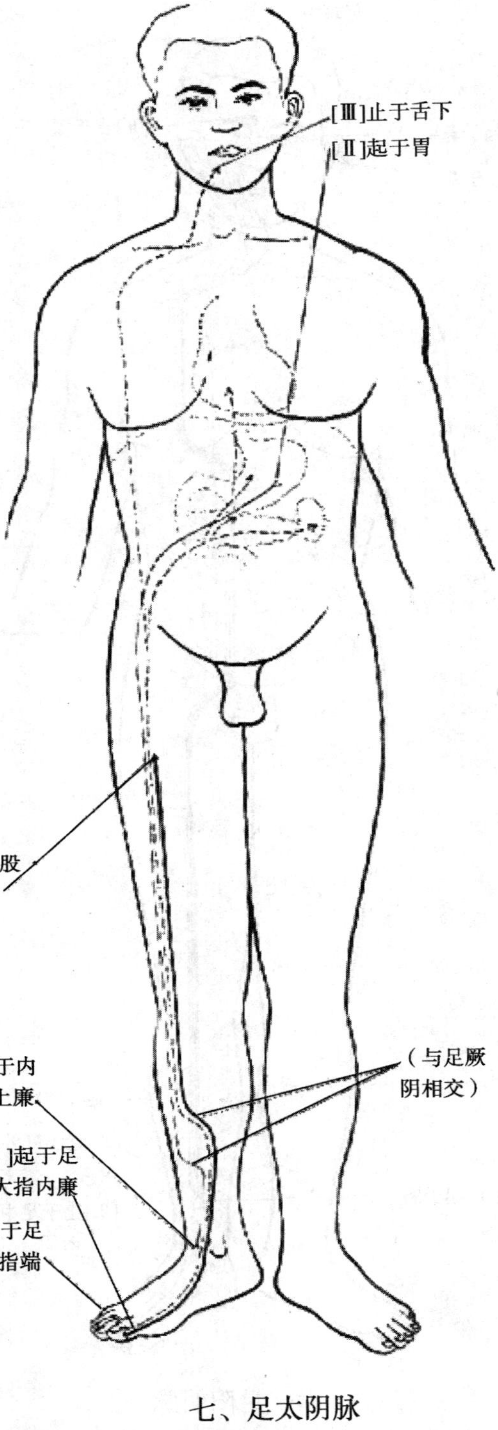

七、足太阴脉

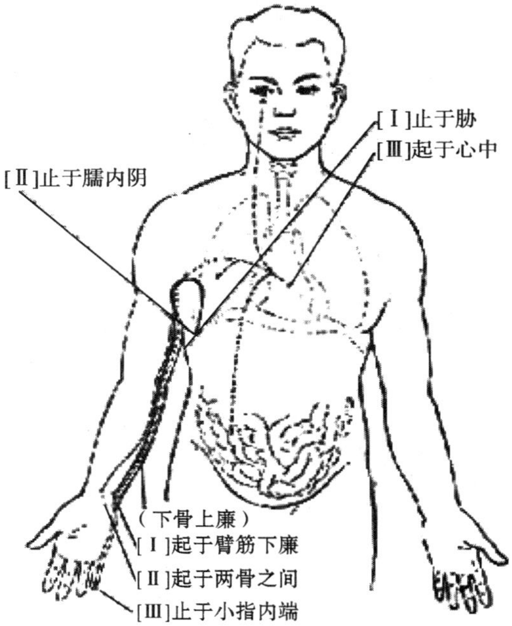

八、手少阳脉

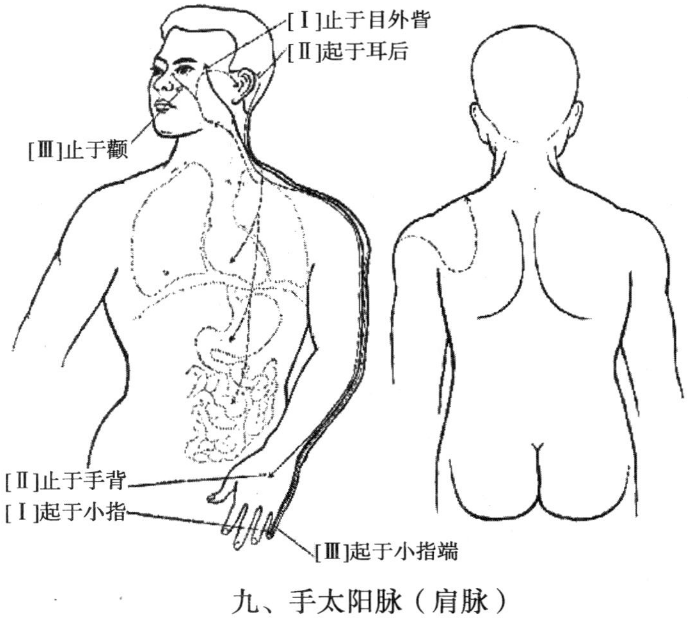

九、手太阳脉（肩脉）

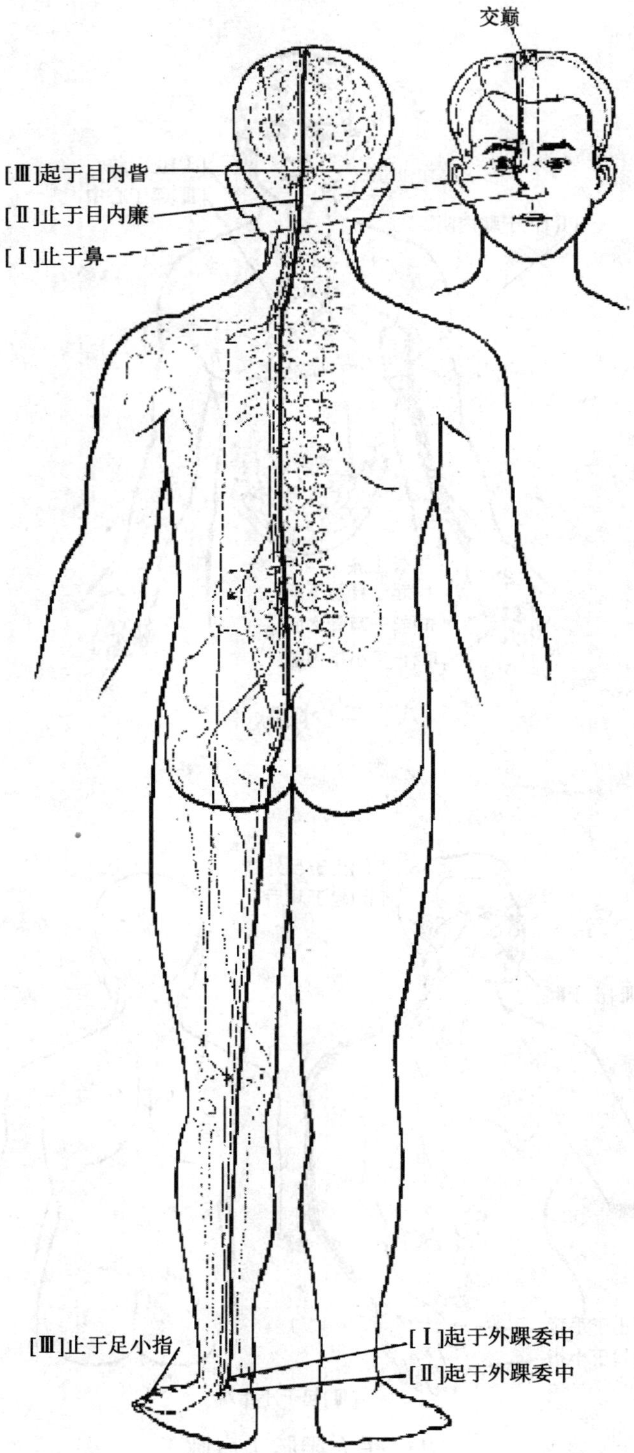

十、足太阳脉

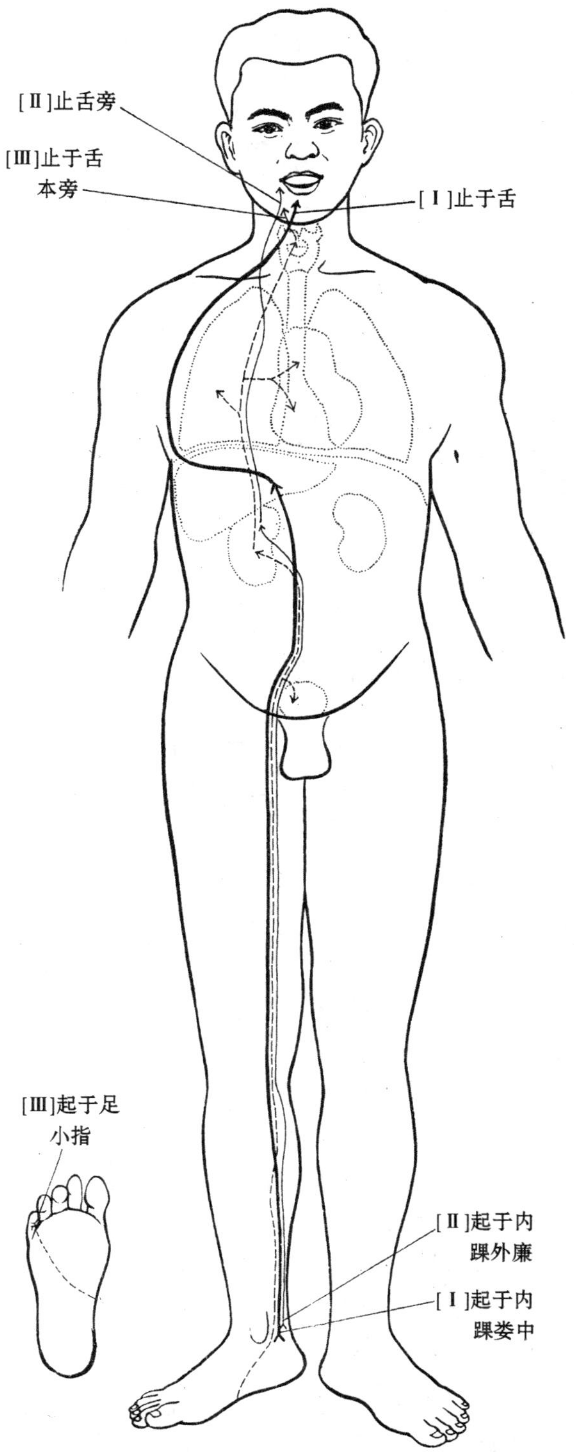

十一、足少阴脉

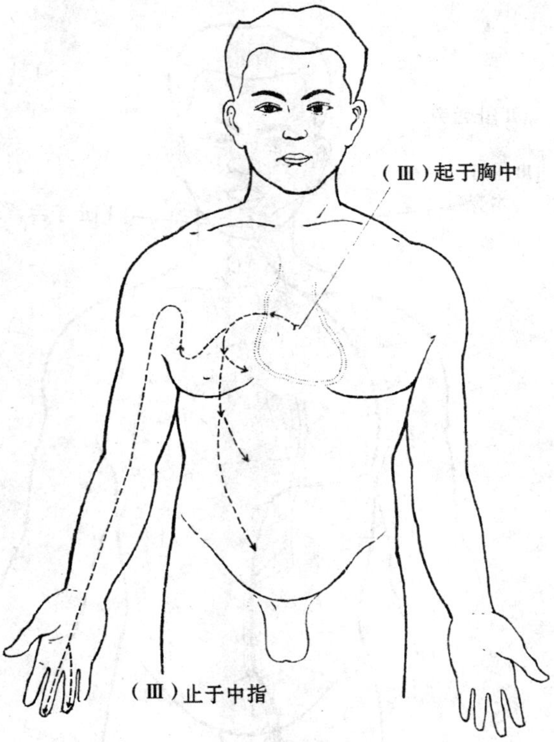

十二、手厥阴脉

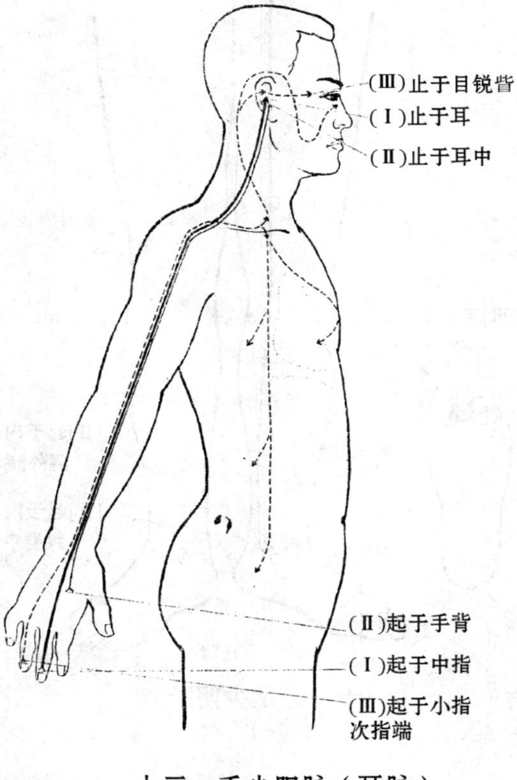

十三、手少阳脉（耳脉）

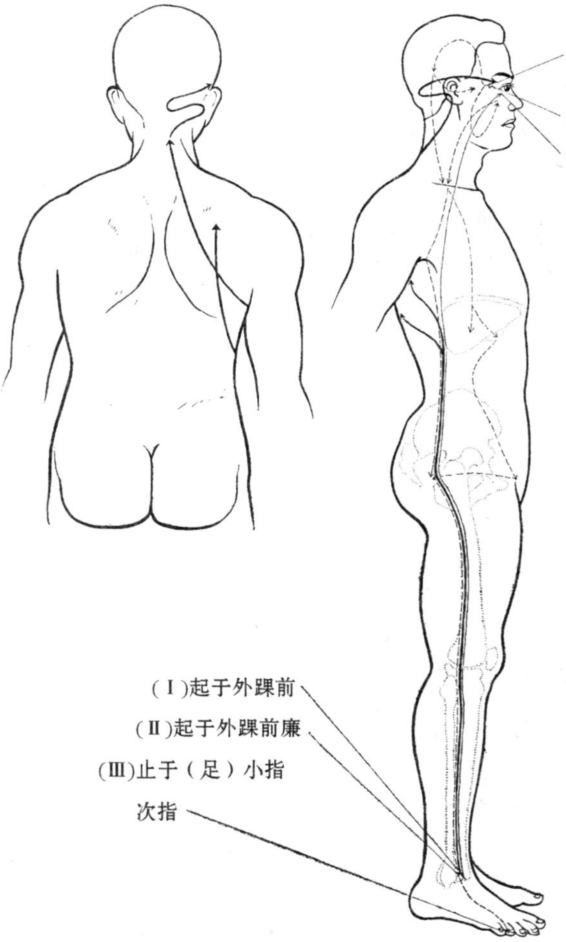

十四、足少阳脉

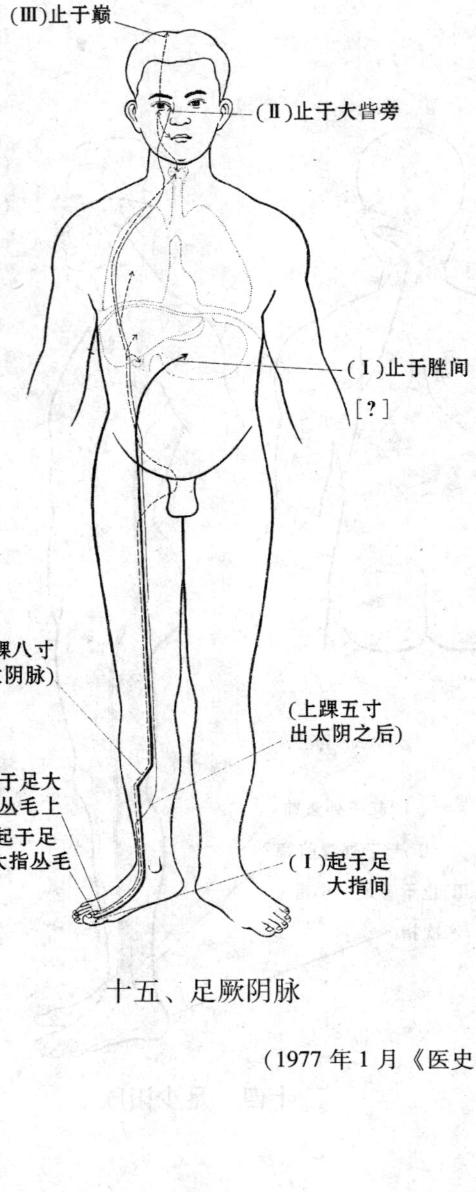

十五、足厥阴脉

（1977 年 1 月《医史与文献研究》第 1 期）

5.《伤寒论》版本概说（提要）

一、《伤寒论》的原书——《伤寒杂病论》

《伤寒论》是东汉末名医张机（仲景）撰著，书的原名是《伤寒杂病论》，共16卷，撰写年代约公元206年（建安10年）左右。但此书原本早已失传，即原本内容至少包括6个部分。

1. 脉法部部分——主要见于今本《伤寒论》的是“辨脉法”。

2. 伤寒病部分——为今本《伤寒论》或《金匮玉函经》的主要内容，分别见于六经病证治及“可”与“不可”诸篇。

3. 杂病部分——为今本《金匮要略》的主要内容，包括内科和外科疾病。

4. 妇人病部分——在今本《金匮要略》中尚存三篇，但缺文较多。

5. 小儿病部分——在今本《金匮要略》中只存一个处方。在今本《脉经》中尚存一篇，缺文极多。

6. 食禁部分——在今本《金匮要略》中有两篇。可见后世流传的《伤寒论》就是以上述伤寒病部分为主要内容，单独析出成书的。至于原书的编写形式，据现存最早的一些佚文（如《脉经》传本）来看，可以认为：有关伤寒病辨证的条文方面基本上是按照各种治疗方法的“可”与“不可”为篇次进行排列的。此后在唐代《千金翼方》中开始将“可”与“不可”等各类中的条文分别归纳入六经分类法的各篇，而将无法分入六经各篇的条文仍用“可”与“不可”的篇目罗列于“伤寒宜忌”及“发汗吐下后病状”二篇。

北宋校定医书局在校定《伤寒论》及《金匮玉函经》二书时仍利用以六经为主的方法，也将无法分入六经的“可”与“不可”条文附于后面。形成了传世《伤寒论》篇目的主要结构方式。

二、11世纪中期以前的古传本

《伤寒杂病论》撰成后，直到1065年北宋校定《伤寒论》以前，曾广泛存在着多种形式的古传抄本。

1. 收入传世医书的古本

①《脉经》本《伤寒杂病论》——在《伤寒杂病论》写成后不久约在公元220－256年间由王叔和氏进行了第一次整理修定，原书虽未保存下来，但在王叔和所撰的《脉经》10卷中却有三分之一以上的内容收录了张仲景《伤寒杂病论》的文字，因而也可以认为这是《伤寒杂病论》现存最早的一种古本。

今本《脉经》所载《伤寒杂病论》佚文均未记引书名称。属于伤寒病部分均见该书卷7，杂病部分见卷8，妇人、小儿病部分见卷9，其他有关脉法等佚文则散见卷2、3、5、6等卷。

②《千金》本和《千金翼》本《伤寒杂病论》——在唐孙思邈《千金要方》和《千金翼方》二书中分别收录了《伤寒杂病论》的两种古本。这两种古本均不完整，其中

《千金》本的文字较少，其伤寒病部分主要见于该书卷9，而杂病部分则见于卷10。《千金翼》本文字较多，但只有伤寒病部分，见该书卷9、10，也都是只有佚文未记引书名称。

③《外台》本《张仲景伤寒论》——这是在唐王焘《外台秘要方》中直接引用的一种古本。所记的书名虽是《张仲景伤寒论》，但内容并不全是伤寒。其佚文散见今本《外台》各卷。如伤寒病部分见卷1、2、3；杂病部分见卷4至于10至18、20、25、28、31；妇人病部分见卷33；小儿病部分见卷30；食禁部分见卷31。而且据《外台》旧注所引原书的卷数虽已有18卷之多，但残缺尚多，并非全佚。

④淳化本《伤寒论》——北宋建国初期曾将受降的荆南国末主高继冲进献的《伤寒论》传本重加修定，收入992年（淳化三年）医官院纂修的大型医书《太平圣惠方》卷8，这也是一种只有佚文，未记所引书名的古本，其内容也仅限于伤寒病部分。

2. 近代出土及发现的古本

（1）敦煌出土的3种医书——20世纪初在甘肃敦煌莫高窟出土的大批轴文书中有3种医书与《伤寒论》个别篇节的内容全部或部分相同。

①残卷S. 202，现存103行，约1300字左右。当是唐初以前人写录。全篇文字大致完整。

②残卷P. 3287。现存149行，约近3千字；第32－50行（约480字左右）的文字均与宋本《伤寒论》“伤寒例第三”内容大同。

③残卷S. 5614——按此卷子合抄4种，均题有书（篇）名。全轴共201行。似五代或宋初抄录。其中《平脉略例》一书为第84－164行，全文约2100字左右，内容多散见王叔和《脉经》中，仅第86－88行大致与宋本《伤寒论》“平脉法第二”相同。

（2）康治本《伤寒论》——这是在19世纪中叶日本发现的一种唐人手抄《伤寒论》卷子本。其卷末记有：“唐贞元己酉岁（805年）写之”及“康治二年（1143年相当南宋初）亥九月书写之。沙门了纯”二行。全书共1卷，仅65条，50方，系节录性质。

（3）康平本《伤寒论》——此本的来源是1063年（日本康平3年）侍医丹波雅忠抄录的卷子本（按：其时期在林亿等氏校定此书之前）。此后于1346年（日本贞和2年）和气朝臣又重新抄录，但均未刊行。直到1937年才由大塚敬节增入眉注，由日本汉方医学会印行。

全书共1卷，12篇。从书中不避宋讳来看，其原始传本当在北宋之前而具有一定的历史价值。

3. 其他古本

早期目录学所载古本——《伤寒杂病论》的古本除以上所述者外见于隋、唐前后史志中的还有多种，其名称、卷数互有不同。（从略）

三、伤寒论文字的定型及其版本系统

1. 校定医书局的修定

早在隋、唐之际，《伤寒杂病论》已经没有完整的传本，特别是原书的伤寒病部分和杂病部分多被折散而单独成书。

1057年（嘉祐二年）北宋政府设立的校定医书局校刊张仲景医书时，将伤寒病部分（包括脉法部分）的两种不同传本分别整理成《伤寒论》（所世所称的“宋本”）10卷和

《金匮玉函经》8 卷，并把伤寒部分以外的内容（包括杂病、妇、儿病、食禁）整理成《金匮要略方论》3 卷。由于开始了镂版印刷，自此以后《伤寒论》各种版本的原文也趋于统一定型，未再有较大的变动。

2. 宋本《伤寒论》

①北宋原刻本——1065 年（治平 2 年）林亿等氏整理的《伤寒论》共 10 卷，21 篇，附加校注（即书中所记的“新校正云”字样）。先后刊行了大字本、国子监刊小字本和浙路小字本三种。统称宋本。由于其内容只有白文和校注，没有进一步的注释，因此到了南宋以后已流传不广。

②赵开美影宋刻本——16 世纪中期，明赵开美氏在刊刻成无己《注释伤寒论》之后，又获见了一种宋本《伤寒论》，予以影摹并于 1599 年刊刻，由于宋本原刻已佚，故一般也简称赵氏影本为“宋本”。

3. 《金匮玉函经》是《伤寒杂病论》的另一种古代本，与《伤寒论》均以伤寒病为主，二书内容不同，但编次互异。推溯“金匮”书名的渊源，首先于晋代的葛洪氏，此后尚可见于唐·吴升氏（约 7 世纪末）、王焘氏（8 世纪）诸氏著作中。

《金匮玉函经》的首次校定是在 1066 年（治平 3 年）由林亿等氏继《伤寒论》刊行后的第二年。全书 8 卷，29 篇。内容与《伤寒论》大同。但卷 1“证治总例”中有经过后人重编或掺入的一些文字。

《金匮玉函经》再次刊行于 1086－1094 年左右。南宋以后历元、明各代均未见有本书的复刻，仅个别著作中偶有引用本书者。

直到 1717 年（康熙丁酉）本书再由陈世杰氏据何焯氏手抄本校勘后刊行。

4. 成无己《注解伤寒论》

宋本《伤寒论》在宋代以后复刻的版本很少，其原因主要是由于书中只有白文，没有注释，因此很快就被 1144 年刊行的金成无己《注解伤寒论》所取代，成为宋以后《伤寒论》广泛流行的主要传本，但成注本的原刻也已早佚，其第二次刻本（约 1172 年）曾保存到明末，此后也佚。

南宋以后直到现代，成注本不论在国内或日本方面都出现了大量的复刻、影刊、影印以及铅印、石印等本，其数量远远超过《伤寒论》的其他传本，而其内容均大体相同（刊本名称从略）。

四、《伤寒论》的注释、重辑、编次与伪托著作

1. 《伤寒论》的后代注本及其原文问题，绝大多数后代注本中的《伤寒论》原文虽然都是源自成注本，但却对成注本中的某些原文提出了异议，并予以删除。而首先提出异议主张的学者是明初的黄仲理氏。黄氏在其所撰《伤寒类证辨惑》一书中提出辨脉法、平脉法和伤寒例三篇均非张仲景氏原文。从而对此三篇是否原文的问题上出现了不同的争议。

2. 重辑本

18 世纪以后某些医家认为传世的《伤寒论》一书已非原貌，故多根据古书佚文予以重辑。如：

①《伤寒论注》——6 卷。清王丙辑，约 18 世纪中期。

②《伤寒论正文》——1卷。日本佚名氏辑，原刊于1797年（宽政9年）。

③《和训伤寒论》——10卷。日本种杏道人辑。

④《伤寒杂病论》——清观光氏所辑。但仅成书4篇。

⑤《伤寒杂病论古本》——4卷。廖平辑。刊于1913年左右。

3. 删定、编次本

删定、编次本是后代医家将传世的《伤寒论》文字加以取舍，或重新编次而成的单纯原文著作，多见于17世纪以后。其中主要如：

①《伤寒尚论篇编次仲景原文》——1卷。1668年徐彬汇编。

②《金匮玉函伤寒论定本》——2卷。1786年日本高谷彰德删定。

③《古文伤寒论》——1卷。系1793年日本吉益东洞删节。

④《伤寒论脉证式正文》——系1804年日本川越正淑氏辑录。

⑤《订字标注伤寒论》——1卷。系1840年日本小原良直氏。

4. 伪托本

①所谓“长沙古本”《伤寒论》（又称刘昆湘传本）。

②所谓“桂林古本”（又称《仲景十二稿伤寒杂病论》，或张绍祖传）及“陵涪古本”。

（1982年2月《中国医史文献研究所建所论文集》）

6.《千金方》的版本及其保存的古本草著作

唐代著名医学家孙思邈所撰的医学著作有两部，即《备急千金要方》及《千金翼方》，再统称之为《千金方》。本文主要谈以下二个问题。

一、《千金方》的版本

（一）《备急千金要方》

简称《千金要方》、《千金》，共30卷，是孙思邈氏在7世纪初所撰（按：659年成书的《新修本草》乌芋等条已引《千金要方》之文，故其撰年当在此之前）。此书系参考了大量唐以前医学文献，并结合孙氏学术见解撰写的综合性医学著作。30卷的内容是：卷1序例（为总论性质），卷2～4妇人方，卷5少小婴孺方，卷6七窍病，卷7风毒脚气，卷8诸风，卷9～10伤寒方，卷11～20为脏腑病论（五脏、五腑各1卷），卷21消渴诸病，卷22疔肿痈疽，卷23痔漏，卷24解毒并杂治，卷25备急，卷26食治，卷27养性，卷28平脉，卷29－30针灸孔穴。

1.《千金要方》的早期传本

《千金要方》原本早佚，其在北宋以前的早期传本均为手写抄录，其数量当不在少数；但既知存下来的资料，只有以下几种：

（1）早期传本的部分佚文：主要见于唐、宋之际752年的《外台秘要》（引有446处，共1578条），以及984年的《医心方》（引有480处，共1141条）二书。

（2）宋代保存的古本：在宋代民间曾刊行了一种未经宋臣校改过的古本。这一刊本，直到清代嘉庆四年（1799年）始被藏书家黄丕烈氏在书肆西山堂发现；但尚缺10卷，余卷均配补，其中卷6～10、卷16～19均配补明版，仍缺卷20一卷，后由黄氏购得后乃将卷6～19改配以元版，卷20改补以明版。19世纪末，此书由陆心源皕宋楼收藏，1907年为日人购去，存于东京静嘉堂文库迄今。其流传过程见表1。

这种宋本《千金要方》经黄丕烈氏与北宋校定本对照考察，提出其特点有三。即：甲、各卷篇目多有不同；乙、文义有所“增减”；丙、“药名、分量、法制，殊有不合”（见《荛圃藏书题识》卷4）。

表1　　黄丕烈藏宋本《千金要方》残卷的下落

收藏经过	卷1－5 11－15 21－30	卷6－10 16－19	卷20
（清）西山堂藏	宋版	配补明版	原缺
↓ （清）黄丕烈藏	（未经宋臣校改者）	改配补元版	配补明版（慎独斋本）
↓ （清）陆心源藏			
↓ （日本）静嘉堂藏			

可见此本是根据未经宋臣校改的祖本所刊刻，保持了一定程度的古貌。关于此本的刊行年代，黄丕烈及陆心源二氏均以为北宋本。但著者据《荛圃藏书题识》卷4在记载此本时黄氏曾吟诗赞之，其中有“嫌名却避敨”一句，原注云：“此书遇敦字避作敨，避光宗嫌名。”据此，则其版刻应在南宋初。

（3）日本保存的古本残卷：1315年（日本正和4年）和气嗣成氏根据唐、宋之际的一种《千金要方》写本，并参照1277年（日本建治3年）日本仲景氏写本在卷子上抄录并题跋（见《经籍访古志》）。此后在1338～1573年间，和气氏后裔多次予以重抄，并有题记（据《日本访书志》及张骥氏刊本）。但这种写本未能流传，旋即散逸。直到1832年（日本天保3年），只有卷1一卷始被发现，经松本幸彦影摹后题跋，由丹波元坚撰序刊行，书名题为《真本千金要方（残卷）》，但此本只有一卷，因其本内容未经宋臣校改，故保存了更早的旧貌。

此外，1940年张骥氏据1831年（天保2年）丹波赖常氏的上述手校本，予以集注刊行，书名《唐本千金方第一序例注》。但内容只有卷1的第6至第8篇。

2.《千金要方》的北宋官本系统

1066年（治平3年）北宋校正医书局参考唐以前医籍，对《千金要方》重加整理校定后，由高保衡、林亿等氏撰写序文及（凡）例刊刻印行。也就是北宋治平官版。但这种北宋官版早已失传。

（1）南宋初官本：19世纪初，日本江户医学馆曾发现宋版《千金要方》一部。丹波元坚等氏曾据该本的讳字定为北宋本。其说如下：

“米泽大守上杉氏所藏宋椠一部，较诸元版笔画端楷，更为清朗，检其缺讳，其为北宋本不疑。间有乾淳间朴刻，亦唯寥寥数纸，则仍是为林亿等校正之旧，厘然可复按也。”（《影宋本备急千金要方·序》）

据此，森立之又进一步提出：

“按此本……实系宋治平三年所镂版施行者，其版心无题记，文字宽裕，栏界长大，玄、匡、贞、殷、癓、恒、敦等字皆有缺笔，是也。

“其原版漫灭，或全纸补刊，或数字填入者亦往往有之。盖其款式字样仿佛相类，而版心记癸酉、丁卯、庚午字者，考其干支，殆为元祐补刊。”

“其版心举字数者，及栏界狭隘文字紧小者，俱玄、癥等字不缺笔。惟慎字缺笔，是乾道、淳熙间所补刊也。”（见《经籍访古志》卷8）

按：以上的考证材料，虽已作出此书是北宋原刊本的结论；但如细加探索，仍有很多破绽无法自圆其说，故需要进一步加以分析纠正。

首先，从此书讳字缺笔的时期来看，不仅有北宋仁宗以前帝讳，而且有南宋初帝讳。即玄——避宋始祖讳赵玄明；殷——避宋太祖父讳赵弘殷；匡——避宋太祖讳赵匡胤；恒——避宋真宗讳赵恒；癥——避宋仁宗讳赵祯（以上均北宋时，以下均为南宋时）；慎——避宋孝宗讳赵昚（公元1163－1189，即隆兴至淳熙间）；敦——避宋光宗讳赵惇（公元1190－1194，即绍熙间）。其次，从此书版心刻工所记的干支年代来看，共有三个，即“丁卯”、“庚午”及“癸酉”。如果从此书初刊年代，即1066年（治平三年）向后推算时，每个干支的具体年代都可有以下两种可能：丁卯年为1087年（北宋元祐二年）或1147年（南宋绍兴十七年）；庚午年为1090年（北宋元祐五年）或1150年（南宋绍兴二十年）；癸酉年为1093年（北宋元祐八年）或1153年（南宋绍兴二十三年）。

以上于支年代，不论从“元祐”或“绍兴”年号计算，均前后相差6年，证明是同一次刊刻的。但元祐丁卯（1087年），距此书初刊的1066年仅隔21年，时间过短，其时官版原刻未毁，无重刻可能。故“丁卯”等干支纪年应指绍兴之时。

综上所述可以得到以下的初步结论：《千金要方》自1066年北宋初刊后，在南宋时期1147～1153年（绍兴丁卯至癸酉）曾重行官刊一次，而到了1163～1194年间（孝宗、光宗朝）再次重刊。这两次南宋官刻，才是现存日本版《千金要方》的真正刊年，而该书绝非北宋原椠。

按：日人宫下三郎氏在1958年《米泽善本之研究与解题》一文中也对此版本作了考察，并结合此版书中所记刻工姓名的时代也定为南宋初期所刻，同样否定它是北宋刊本。

这种南宋初官本除卷4有缺页外，其馀均完整。此本约在南宋、元之际传入日本后，在1315年（日本正和4年）为北条显时所藏。但在其后500年左右的长期内，中日两国医家均未知晓此本保存，直到1800年，始知此本为日人上杉氏所藏。1849年（日本嘉永2年）江户医学馆即根据此本影摹后刊行，并将缺损的卷4部分据元刻予以补足。这就是影宋刻本。

（2）影刻、影印宋本：日本影宋刻本的版本在1878年（光绪戊寅）由中国独山莫氏购回中国予以重印（重印江户医学馆本——据《丛书书目汇编》）。而1908年（光绪三十四年）的《千金要方》石印本及清末麟端堂重印本均系其派生的衍化产物。

1955年人民卫生出版社将江户医学馆的影宋刻本用四合一版面影印。1965年台北“中国医药研究所”也据此本影印。1974年日本每日新闻开发公司更据此本的原大精工影印500部，并附曼殊景嘉氏的《多纪氏本<千金要方>据北宋本重校》一书（1册）（这里所谓“多纪氏本”系指江户医学馆影宋刻本；所谓“北宋本”即江户医学馆本所据的祖本，实为上文所说的南宋初刊本）。其前面有小叙云：

“按多纪本所刊影宋本《千金要方》，悉依北宋治平3年初刊本。然初刊本有脱页、脱字等处，则据元刊本补足之，洵可谓之完善矣。至于文字之异同，语句之偶误，多纪氏往往以己意更订之。今复据初刊本以校多纪本。……”

按：此书共有校注约六、七百条。从这些校注中可以看出，江户医学馆在影刻宋本时，除全文一依宋本原貌外，同时也有将宋本中的很多明显讹误处加以改正的痕迹。

（3）其他宋刊本：《千金要方》除治平刊本外，既知有宋代“西蜀经进官本”（见元刊本《千金要方》目录后题记）。此本序文中“凡涉及宋帝事皆跳行顶格”（据王颂蔚《古书经眼录》）。此外据《经籍访古志》认为，尚有北宋元祐刊本及南宋补刻本，但并没有确证。上述各种宋本今均不存。

（4）元刊本及其复刊本：现存的元刊《千金要方》，在日本方面有原为多纪氏聿修堂旧藏，今藏日本宫内厅的一部；又有原为陆心源氏皕宋楼旧藏，今藏静嘉堂文库的一部。

我国现有元刊本两部，一部完整，一部残存2卷（卷11、24）。

至于明、清目录学中记载的一些元刊本，下落不详。

根据元刊本的复刊本，既知有明刊本一种，即明初1521年（正德十六年）刘洪慎独斋刊本。又有日本刊本二种，即1785年（天明五年）后藤敏（京都）刊本，及1799年（宽文十一年）的重刊本。

（5）建宁本及豫章本：据《千金要方》乔世宁序（1543年）：“《千金方》世罕刻本，……后得建宁本颇全，乃脱误不可读。”

又，据《千金要方》方中声序（1603年），谓此书“再镵豫章藩邸，……惜藩本豕鱼，且多脱漏”。

以上两种刊本具体年代不详，但均在南宋后至明代以前。惟今均佚。

3. 道藏本系统

（1）道藏本的形成：早在唐宋之际，道教徒已将《千金要方》收入《道藏》中。因而在1066年校正医书局在此书的序文中，即提出校定此书时曾参考了当时的道藏书（原文是：“探道藏之别录”），这可以说是一种早期道藏本。

及1449年前后（明正统中），在道教徒编的正统本《道藏》中继续收入“太平部”中，名《孙真人备急千金要方》，并将原书30卷改析为93卷，但内容基本未变。这是后期道藏本，也是现存世的一种。

（2）明代以后的重刊本：明代中期以后，《千金要方》的30卷本在国内已不多见。这一阶段的刊本主要是以93卷的道藏本为其主要依据。其中有1544年（嘉靖二十三年）乔世定刊本，1588年（万历十六年）祝氏刊本，1604年（万历三十二年）方中声刊本，1689年（康熙二十八年）张、喻二氏刊本，解放前刊本及日本刊本（1695年，万治2年）等。

《千金要方》流传系统，详见表2。

表 2　　《千金要方》流传系统

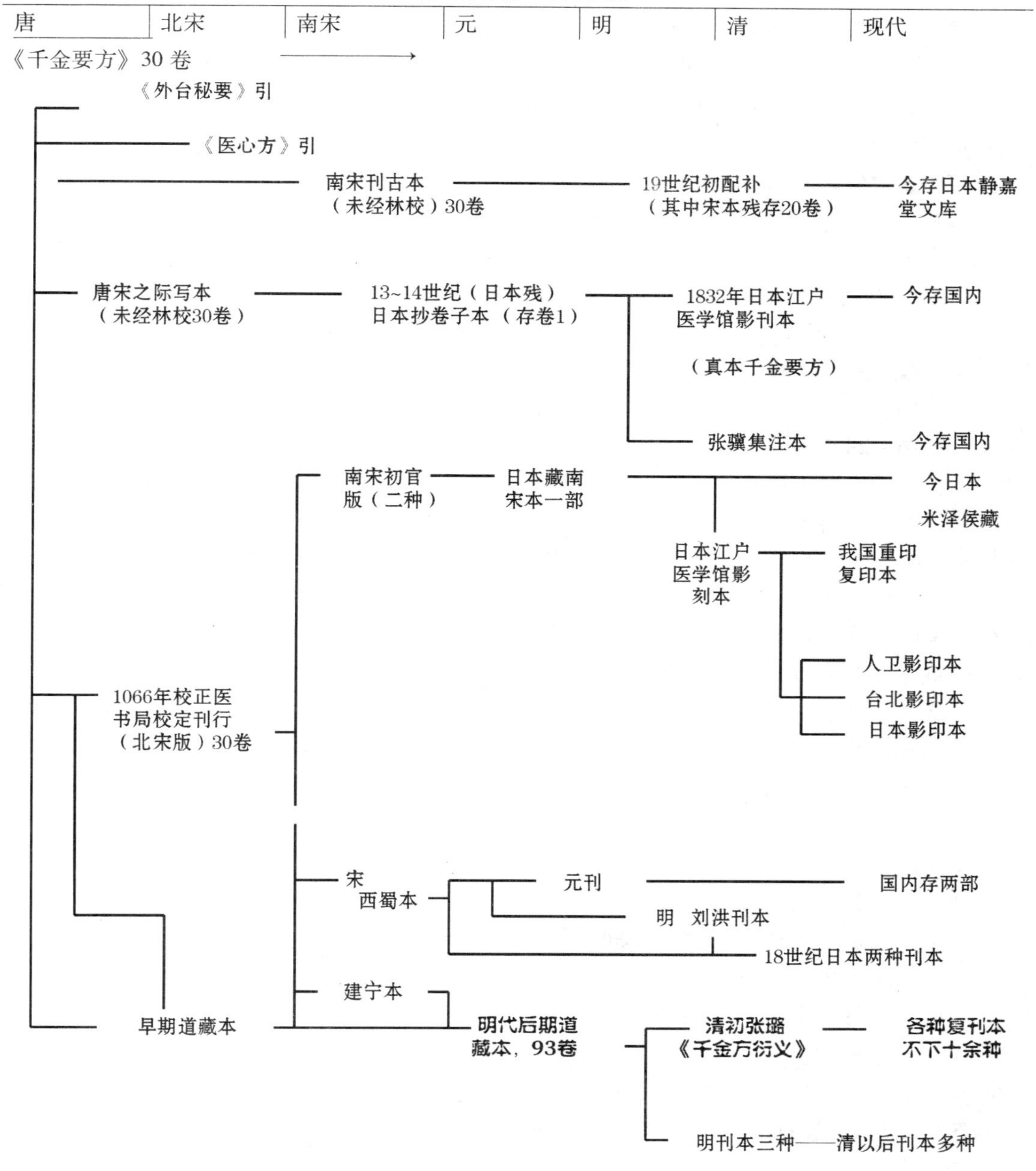

4.《千金要方》的评注本及节选本

（1）《千金宝要》：此书是 1124 年（北宋宣和六年）敦思氏选录《千金要方》中的单方，并续附有关验方编成，刻石于华州公署。

1443 年（正统 8 年）刘整氏再次在华州刻石。1455 年（景泰六年）杨胜贤氏改刻本版 8 卷印行。此后，1516 年（正德十一年）敦勋氏及 1537 年（嘉靖十六年）张翰氏均有木刻本。1572 年秦靖王朱敬镕（守中）将此书并为 6 卷，在耀州第三次石刻并镂版刊行。自此以后，清代至 1949 年间的各种重刊本（包括石印、铅印本）近十种均系以此为据。

(2)《千金方衍义》：1698年张璐氏根据乔世定刊本（93卷本）重新改编为30卷，并附加详注（即“衍义”部分）而成，称为《千金方衍义》。其后此书的各种复刊本（木版、石印等）及钞本不下十余种之多，在清代中末期很大程序上取代了《千金要方》的传播。

（3）《唐千金类方》：1908年（光绪34年）黄思荣氏将《千金要方》本进行分类，改编成《唐千金类方》24卷，附加按语刊行，也是以道藏本（93卷本）系统为依据的。

（二）《千金翼方》

简称《千金翼》，共30卷，是孙思邈晚年为补充《千金要方》不足续撰的综合性医书。其撰年约7世纪中末期，在759年《新修本草》撰成以后。

本书30卷的内容是：卷1－4为本草（卷1主要节录《新修本草图经》，卷2、3系《新修本草》本文部分，但删去原注），卷5－8妇人（方），卷9、10伤寒（系据《伤寒论》古传本的一种改编），卷11小儿（方），卷12养性，卷13辟谷，卷14退居，卷15补益，卷16、17中风，卷18－20杂病，卷21万病，卷22飞炼，卷23、24疮痈，卷25色脉，卷26－28针灸，卷29、30禁经。

1. 早期传本及宋代刊本：《千金翼方》撰成后，其早期传本之一曾为唐代的《外台秘要》所引用（共引录249条，但《医心方》未引此书）。北宋校正医书局成立后也将《千金翼方》进行校定后刊行，其时间约在1066年（《千金要方》初刊年代）稍后，也是此书最早的刊本。至于本书的其他宋刊本情况尚不详。

2. 宋以后各种复本：元代刊本既知有1307年（大德十一年）梅溪书院刊本。明代有正德间1506－1521年刊本，万历三十三年（1605年）王肯堂刊本及华氏刊本（刊年不详）。清代有1763年（乾隆二十八年）保元堂复刻本（华希闳重刊），1868年（同治七年）扫叶山房刊本，1908年（光绪三十四年）与《千金要方》合刊石印本。1912年江文书局本，湖南益元书局刊本，1915年江左书林石印本，1920年中原书局石印本及年代不详的鸿宝书局石印本等。

日本方面有1770年（明和7年）望月三英刊本（据王肯堂本）及被我国收藏的年代未详的一种刊本。

3. 影刻与影印元刊本：明代时期不仅《千金翼方》的宋刊本早佚，又未被收入《道藏》中，即使元刊本在国内也极罕见。直到18世纪末，日本聿修堂藏有元·梅溪书院本一部（见《经籍访古志》），1829年（文政12年）日人据以影刊行世，1955年及1982年人民卫生出版社也据此本影印。1878年（光绪四年）我国灵芬阁据日本影刊本重印。1965年台北“中国医药研究所”即据此影印。

至于聿修堂所藏的元刊本，自明治维新后，在19世纪末已下落不详（据《日本访古志》）。

《千金翼方》历代流传系统见表3。

二、《千金方》中保存的古本草著作

在《千金要方》及《千金翼方》二书中所保存古本草内容主要有：《神农黄帝食禁》、《本草经集注》和《新修本草》等书。由于《千金要方》在北宋时期曾进行校定和修改，因而在考察以上三种古本草著作时还应就《真本千金要方》（未经宋臣校改本）的现存卷1部分加以对照。现将这三种古本草在《千金方》中的出处列于表4。

（一）陶弘景《本草经集注》

此书共7卷，约撰于5世纪末。首为序例（序录）部分，系药物总论性质，包括陶弘景序，论药性、制药、采药、药量、诸病通用药、用药宜忌、药物七情等。其次为本文部分，共记述了730种药物（包括《神农本草经》药365种，《名医别录》药365种）的主治和用途等。

《本草经集注》的序例部分，在《千金要方》中曾予引用，可见于《真本千金要方》卷1“用药第六”与“和合第七”两篇。但通行本的《千金要方》由于业已在1066年（即北宋治平3年）时校正医书局已重新进行了校定，校定时曾将以上两篇的文字按照《新修本草》的序例加以调整，已不再是《本草经集注》之旧。

《本草经集注》的大字本文部分，主要是由《神农本草经》和《名医别录》两部分所组成，共730种药物。在《千金要方》卷26“食治”篇中共收录154条，约占陶氏原书的1/6。

表3　《千金翼方》流传系统

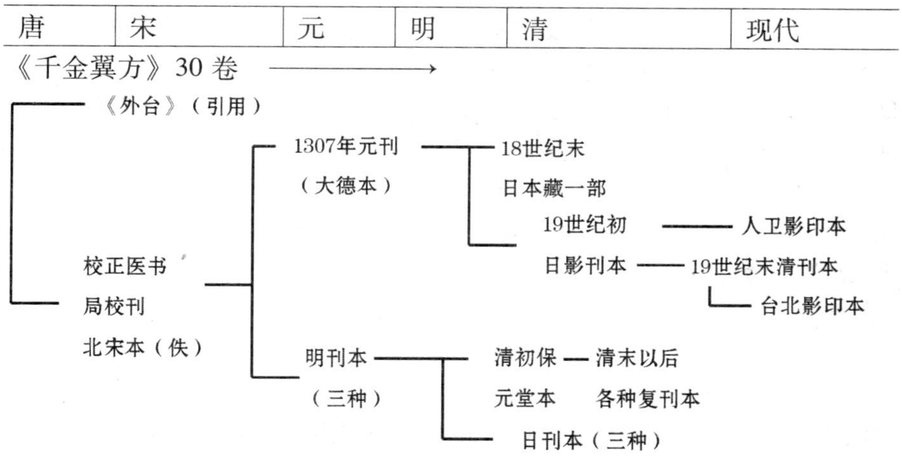

表4　三种古本草在《千金方》中出处

	陶弘景《本草经集注》		《新修本草》			《神农黄帝食禁(忌)》
			正文部分		《图经》部分	
	序例	本文	序例	本文		
《真本千金要方》	本文(见)《真本千金要方》卷1,用药第6及合第7	(今本不存)				(今本不存)
《千金要方》		见《千金要方》卷26“食治”(共引154条)	全文(见《千金要方》卷1用药第6及和合第7)			部分文字见《千金要方》卷26食治及卷24解食毒第1
《千金翼方》				全文(见《千金翼方》卷2～4,但删去注文)	部分文字见《千金翼方》卷1,采药第1及药出州土第3	

（二）《新修本草》

此书撰于659年，为唐政府组织医官所撰，全书共54卷，包括《新修本草》（正文）20卷、目录1卷；《新修本草图经》25卷，目录1卷，《新修本草图》7卷。

在《新修本草》（正文）20卷中又包括序例2卷，及本文（有大字本文及小字注文）18卷。序例的部分内容主要见《千金要方》卷1的用药第六及和合第七两篇中，前文已有说明。

《新修本草》的大字本文部分，共收有药物850种。分为玉石部、草部、木部、人兽部、虫鱼部、果部、菜部、米谷部、有名未用部共9类，均被收入《千金翼方》卷2-4。在分类法及次序方面均全部按照《新修本草》原文，惟删去了《新修本草》的注文。由于《新修本草》原书早佚，因而这三卷内容也是辑校《新修本草》本文的一种重要依据（《新修本草》药名目录可见《千金翼方》卷1“药名第二”一篇）。

《新修本草图经》是主要记述药物采、制、产地等内容的著作。其书虽佚，但其部分内容仍被《千金翼方》卷1“采药第一”及“药出州土第三”两篇所收录。其中提到“圣唐开辟，四海无外，州县名目，事事惟新……凡一百三十三州，合五百一十九种。其余州土皆有，不堪进御，故不繁录耳”的话，足证是在唐政府组织的一次全国性药物调查工作，决非孙思邈个人所能办到的。进一步证明系《新修本草图经》中的佚文。

（三）《神农黄帝食禁》

此书名首见于《汉书·艺文志》中，共七卷（唐代贾公彦《周礼注疏》引《汉书·艺文志》则作《神农黄帝食药》）。此书虽然早佚，但其内容论述均系托名“神农”及“黄帝”二氏论述食物药品的禁忌事宜。而此书的部分佚文也被收入《千金要方》的以下两卷中。

其一，在《千金要方》卷26“食治”篇共收载154种食物本草，均分记其名称、性味、有毒与否及主治等文字，与《本草经集注》中的大字本文基本相同，其中也包括见于《神农本草经》中的条文（前面已经说过）。

卷26还引用了题为：“黄帝云”的有关食物药禁忌的文字共51处。文字古朴，而同样的文字也见于张仲景《金匮要略方论》卷下（“禽兽虫鱼禁忌并治第二十四”及“果实菜谷禁忌并治第二十五”两篇）。可见其由来已久，是《神农黄帝食禁》的佚文之一。

其二，在《千金要方》卷24“解食毒第一”前有小序：“今述神农、黄帝解毒方法……”云云，其内容系治疗各种食物中毒的药方39首，也是收载了《神农黄帝食禁》的部分佚文的。

（1983年5月《中医杂志》）

7.《食疗本草》文献学的研究

《食疗本草》是我国唐代一部著名的饮食疗法专书，具有内容丰富、实用有效等特点。原书早已散佚。近代虽发现有出土的此书古钞本残卷一种及其个别的辑佚资料，但前者的内容只能看到片断，极不完整；而后者限于条件，也难免有所疏漏和错误。因此，有必要在既知各种原始资料基础上，对此书进行尽可能完整的重辑和校勘，力求更好地反映本书的内容，以供学者研究和参考。现仅就有关此书的主要情况分以下五个方面加以说明。

一、《食疗本草》以前的食疗类著作

我国古代的食物疗法历史渊源甚古。在记述周代礼制的《周礼》一书中，曾记录了当时的医事制度。医学共分为四科，即医师（疾医）、疡医、兽医和食医。其中食医就是掌管王室贵族饮食卫生的医生。其职责是："掌和王之六食、六饮、六膳、百羞、百酱、八珍之齐"（《周礼·天官》）。可见饮食与医疗的关系，已为当时的人们高度重视。

我国现存最早的医学理论著作《内经》中，更是经常采用饮食之物，作为讨论药性理论和药物治疗的例证。

现知最早的食疗专著，当推《汉书·艺文志》所载《神农黄帝食禁》。该书共七卷，约成书于先秦。书虽早佚，然部分内容仍散见于后世医药典籍中。如《千金要方》卷26"食治"篇（简称《千金·食治》），记有注出"黄帝云"的食药宜忌条文48条（约50余种食药）。同书卷24"解食毒第一"篇也保留了《神农黄帝食禁》的一些解救食物中毒的药方（此篇前有小序云"今述神农黄帝解毒方法"可资证明）。此外，汉·张仲景《金匮要略方论》的"禽兽虫鱼禁忌并治第二十四"及"果实菜谷禁忌第二十五"两篇中，也收有关于食禁和食治的材料。其内容与《千金·食治》所引《神农黄帝食禁》有不少地方完全相同。可知其材料就是来源于《神农黄帝食禁》。又《医心方》卷29引有《神农食经》佚文2条，卷30引《神农经》10条；《证类本草》卷28、29引《黄帝》计2条，内容也多与《千金要方》所存《神农黄帝食禁》的佚文相同。而《太平御览》卷867也引有《神农食经》佚文。综上所述，可以看出《神农黄帝食禁》一书，曾在很长一段历史时期内产生过相当大的影响。

秦汉以后迄隋、唐以前，仅就现存古代目录书所载，属食疗类的著作已不下三十余种之多。如以《食经》二字名书者，在梁《七录》中有《食经》2卷，又《食经》19卷，《太官食经》5卷。《隋书经籍志》有《神仙服食经》10卷，《老子禁食经》1卷，《崔氏食经》4卷，《食经》14卷，《四时御食经》1卷。《唐书经籍志》及《新唐书艺文志》均有：《神仙药食经》1卷，崔浩《食经》9卷（又，10卷），竺暄《食经》4卷，诸葛颖《淮南王食经》120卷（《新唐志》作130卷），《淮南王食经目》10卷，卢仁宗《食经》3卷。

早期医药典籍中所收载一些食疗著作的佚文。如日人丹波康赖的《医心方》即记有多种唐以前的食疗著作，如《扁鹊食禁》、《华佗食论》、《马琬食经》、《崔禹锡食经》等。

以上这些早期的食疗类著作，每多直接或间接对孟诜的《食疗本草》产生了影响，而孟诜正是在总结前代成就的基础上，进一步予以发展，使之更加系统化，内容也更加丰富。

二、《食疗本草》的著者、成书及其特色

《食疗本草》的著者是唐代的孟诜，此后不久张鼎氏又作了补充。孟诜是汝州梁人（今河南临汝县）。生于公元621年（唐武德四年），自幼喜好医药方术，年长考取进士。公元674年（上元元年）结识了名医孙思邈，并以师礼事之。7世纪末孟诜先后担任了凤阁舍人、台州司马、春官侍郎、侍读、同州刺史加银青光禄大夫等官职。八世纪初辞官回到家乡的伊阳山区居住养老，并从事医药治疗和食物补益的研究，不再应召为官，直到公元713年（开元初）亡故，享年93岁。

孟诜平生撰有《家祭礼》1卷，《丧服正要》（按《唐书》本传缺“正”字，今据《新唐书·艺文志·仪注类》补）2卷，《必效方》3卷，《补养方》3卷（以上均见《唐书》卷196“孟诜列传”，但《唐书·经籍志》及《新唐书·艺文志》均作“《必效方》10卷”）。

此外，据《新唐书·艺文志》孟诜尚撰有《食疗本草》3卷。但据中尾万三氏考证意见，认为《食疗本草》一书乃张鼎增补改编孟诜《补养方》而成，孟诜的原著尚无《食疗本草》之称。其根据是《食疗本草》不见于孟诜本传中，而《食疗本草》的内容也附有很多补养类的医方。同时，再根据《嘉祐本草》所引书传（载于《证类本草》一书）的记载，提出以上观点。《嘉祐本草》所引书传原文为：

“《食疗本草》：唐同州刺史孟诜撰。张鼎又补其不足者八十九种，并旧为二百二十七条，凡三卷。”

中尾氏这种主张是有一定道理的，可暂从此说。

据上引《嘉祐本草》的记载，《食疗本草》经张鼎增补89种之后，共计条目227条，故可推知原著至少有条目114条。因无目录存世，其具体分条情况尚无法确知。

孟诜撰写《食疗本草》（或《补养方》）的具体时间不详，但必在其卒年（公元713年）以前。而唐人陈藏器在开元27年间（公元739年）所撰的《本草拾遗》（据钱易《南部新书》）一书中曾引有“张鼎《食疗》”之文数条（见假苏、桃竹笋等条），可知张鼎补充此书的时间应在公元713－738年之间。中尾万三氏根据《嘉祐本草》所记，认为孟诜是在任同州刺史时撰写《食疗本草》的，据推算约在公元704年（长安四年）。其说仅供参考。

关于张鼎的史料甚少，仅知《宋史·艺文志》记有“《脴玄子安神养生方》一卷，张鼎撰”。另《医心方》引“脴玄子张（《食经》）”13条，经校核即《食疗本草》的一部分。是知“脴玄子”即张鼎之道号。日人渡边幸三认为张鼎可能是开元间（713－741）的道士而兼通医者。”

《食疗本草》的编著除参考唐以前的各种食疗著作外，还广泛参考了《神农本草经》、《名医别录》、陶弘景《本草经集注》及唐《新修本草》等有关论述。这在本书内容中都有一定的反映。但除此之外，孟诜、张鼎二氏根据其耳闻目见及亲自实践所得，增入的药效与验方还是在本书中占很大比重的。

此外，《食疗本草》还引有《灵宝五符经》、《淮南方术》等道家类著作，这与孟诜、张鼎均受道家影响较深有关。

《食疗本草》不仅内容丰富，而且大都切合实用，在本草史上占有一定的地位。该书收载了227条（本次辑佚得260味）食药，凡可供食用且又兼医疗效果之物均予收录（包括瓜果、菜蔬、米谷、鸟兽、虫鱼以及加工制品），是为我国唐代较全面的一部营养学和食疗专著。书中对于多数食品疗效的论述，至今仍有很高的研究价值。本书收载了不少唐代初期本草书中的未录之品，如鱼类中的鳜鱼（桂鱼）、鲈鱼、石首鱼（黄花鱼）等；以及菜类的雍菜（空心菜）、菠薐（菠菜）、莙荙、白苣（莴苣）、胡荽等；米谷米的绿豆、白豆、荞麦等，都是首出于《食疗本草》的。

本书还特别收载了较多的动物脏器的食疗方法和藻菌类食品的医疗应用。对于某些药物的禁忌，本书也有不少切合实际的记载。如安石榴“多食损齿令黑”；沙糖“损牙齿，发疳䘌”；河豚“有毒，不可食之，其肝毒杀人”。

对于不同地域所产食品本书也广收博采。如书中记：石蜜，“波斯者良”；又榆荚条：“高昌（我国新疆地区古国名）人多捣白皮”，均反映了当时来自亚洲中部位地区的某些药物品种。另外在醋、覆盆子、杨梅等十几味药物下，还比较了南方，北方不同的饮食习惯及食用同一物的不同效果，充分注意到食疗一法的地区性。

又，书中也提出了妊、产妇应加注意的饮食问题。如藕条云：“凡产后诸忌，生冷物不食。唯藕不同生类也。为能散血之故。”本书对小儿的饮食要求也比较重视，指出了一些影响小儿发育以及不适合小儿食用之品。在书中某些药物之下，常注明由于多食、久食所能产生的副作用。此外，本书还能注意到食品因久贮陈坏及加工时夹入杂质等问题，并指出其危害。如云“面有热毒者，为多是陈黦之色”；“又，为磨中石末在内，所以有毒，但杵食之即良。”说明当时已比较重视食品防护。以上这些都表明本书在正确合理地使用食用药品方面，已较它以前的同类著作有了很大的发展。

当然，限于时代条件等因素，本书也存有某些宗教迷信的内容和个别错误的论述。这些都需要我们阅读《食疗本草》时，认真地加以分析，去粗取精，去伪存真。

三、传世的《食疗本草》佚文

由孟诜撰写、张鼎增补的《食疗本草》原书虽佚，但本书的很多内容仍被后世一些医药著作保留下来。其中文献价值较高的主要是唐及北宋时期的著作。因其时距《食疗本草》的撰年尚近，还能目睹该书原貌。故一般来说，其引文的真实程度也就越大。至于元、明以后的文献虽也引有《食疗本草》佚文，但均系间接转录，故文献价值不大。

既知最早记明引用《食疗本草》原文的主要有唐代陈藏器的《本草拾遗》，日本丹波康赖的《医心方》（公元984年）及北宋的《嘉祐本草》、《证类本草》等书。但这些著作的引文方式各有其独自的特点，特别是《本草拾遗》与《嘉祐本草》二书也早已失传，现存佚文均系从《证类本草》辗转引录而来（即第二级引书）。兹简述如下。

1. 今存《本草拾遗》佚文所引的《食疗本草》，是通过《证类本草》（包括《大观本草》与《政和本草》，下同）的间接引用保存下来的。其相互关系是：

《证类本草》引——→《本草拾遗》……第一级引文

——→引《食疗本草》……第二级引文

在《证类本草》刊本中，这种引文的表现形式有以下三种：

1）引书名略称为“陈藏器”三字（系在墨盖子）“︻”标记下的黑大字）。引文为双行小字，其中第二级引书名称即“张鼎《食疗》”（见假苏条）。

2）所引书名略称为“陈藏器馀”四字（位于各卷之末）。引文作黑色大字。其中第二级引书名称为“张鼎”或“张鼎《食疗》”（见鼋、桃竹笋条）。

以上均为唐慎微编《证类本草》时所引。

3）引书名略称为“陈藏器”三字，位于“臣禹锡等谨按”之后，黑底方框白小字。第二级引书名称为“张鼎”（见鮀鱼甲条）。这种形式的引文原系掌禹锡等修《嘉祐本草》时所引。

2.《医心方》均系直接引用《食疗本草》佚文。其引文方式有以下三种：

1）所引书名略称为“孟诜食经云”（共16条），散见于卷29以前的若干卷帙中。

2）所引书名略称为“孟诜云”三字（共62条），除卷11有2条书作小字外，余皆书作大字，集中在卷30。

3）引书名略称为“腒玄子张云”或“腒玄子张《食经》云”（13条），分布在卷29及卷30。此类引文经对照，均位于敦煌残卷各药文中的“案（经）”或宋代本草所引的“谨案”之后。当系张鼎增补的内容。但经查考，《医心方》未注“腒玄子张”的条文中，也有一部分系张鼎所增。所以“腒玄子张”代表张鼎补述的内容，而“孟诜（食经）云”则代表整个《食疗本草》。

3.今存《嘉祐本草》佚文所引的《食疗本草》也是通过《证类本草》间接引用保存下来的。其相互关系又有二级引文和三级引文之别：

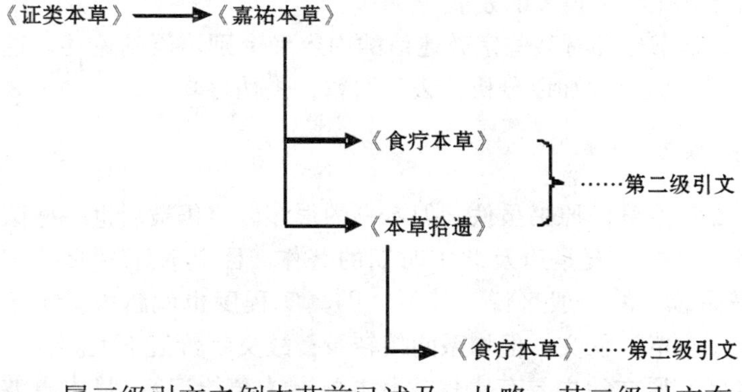

属三级引文之例本节前已述及，从略。其二级引文在《证类本草》中有如下形式：

1）引文为小字注，其前有黑底方框白小字的标题“孟选云”。再往上溯，则有同样标记的“臣禹锡等谨按”六字。此类引文计有160条。

2）《嘉祐本草》新增药条（大字）之末注有小字“新补见孟诜……”字样者（计22味药）。另还有《嘉祐本草》附加注释的4味药（蚶、蛏、淡菜、虾）其下注有小字“新见孟诜……”。这种形式的引文虽包含有孟诜之文，但因系揉合诸家内容而成，因此尚无法一一甄别原出处。

4.由《证类本草》一书直接引用的《食疗本草》佚文有如下二种形式：

1）所引书名略称为“食疗”（系在墨盖子标记下的大字），引文为双行小字注。共计

176 条。

2）卷 20 之末在“八种食疗馀”标题之下，引有 8 种鱼类。

5. 除上述北宋以前几部医药著作中较大量地保存了《食疗本草》佚文之外，宋代本草书及医书中还收有零星佚文。如北宋的《本草图经》、《本草衍义》，南宋的《幼幼新书》、《宝庆本草折衷》等，可资辑佚校勘。至于明代的《本草纲目》及中尾万三氏引用的《延寿类要》等书，虽也可见引有《食疗本草》，但其取材均系本于《证类本草》，为转手资料，故不宜作为辑佚的主要依据。

四、出土的《食疗本草》残卷及其有关资料

1907 年英人斯坦因（Sir Aurel Stein）在我国甘肃敦煌莫高窟中获有大批隋唐五代时人手书的卷子，其中之一即《食疗本草》残卷。此残卷现存英国伦敦博物馆（British Museum），馆藏编号为 Stein Rolls No. 76。该残卷每行 20 余字，朱、墨分书，收药 26 味。原件无书名，经与《大观本草》、《政和本草》等书对校，可确认为《食疗本草》残卷。

据日人中尾万三亲检卷子原件，在其背面可见数人的牒、诗、书状。其中陈鲁佾牒记有：“长兴五年（公元 934 年）正月一日行首，陈鲁佾牒”字样。故此残卷抄成亦当在此前后。

《食疗本草》残卷虽非完璧，但所存佚文仍可作为推考原书体例的可靠依据。

残卷用朱、墨二色杂书，其中朱书之处为：（1）药名；（2）各方前的“又”、“又方”；(3）用以分隔句、段的朱色点。这种朱书与《本草经集注》、《新修本草》不同，它不代表出处及药性。王国维认为，“其药名皆朱书。余所见唐写本《周易》释文之卦名，《唐韵》之部首皆然。但用以与余文识别，更无他义。”

各药之下均注药性（温、平、寒、冷四种），不注药味。其次则分记该药的功效、禁忌及单方等。其间或夹有药物形态、修治、产地等论述。部分药物内容被“案”或“案经”分作前后两部份。这里的“经”字所指具体书名不详，但其中每引神仙家言，应指唐以前某部《食经》而言。残卷书作“案经”字样之处，在《证类本草》刊本中均作“谨按”。前已谈及，“案”（或“按”）字以前的文字为孟诜原著，以后的为张鼎增补。

全部残卷所存的 26 味药，以瓜果菜蔬为主。另有石蜜、沙糖两味加工品。无米谷及禽兽虫鱼。可知应是按物类分卷的。因目录不存，无法复原原书排列顺序。

这一《食疗本草》残卷由于其抄写年代较早，在一定程度上保存了该书的原始形态。当然，也必须看到，在抄写时还存在某些讹误或脱漏之处，如木瓜、甜瓜等药项下均有成段脱文。

近代对《食疗本草》残卷进行了一些研究。日人狩野直喜氏首先抄录了英伦收藏的这一残卷。1924 年，罗振玉氏根据狩野的转抄本，并参照此残卷的另一影本，命其儿子罗福葆誊抄（计药 26 种），编入他所主编的《敦煌石室碎金》一书中。1925 年，以《食疗本草残卷》为名，由东方学会据罗氏重抄本影印刊行（书末附王国维、唐兰及罗振玉等氏的跋文）。这一抄本在转录过程中也存在着少数疏略之点（如莲子条将“服”字误作“肥”等）。

1930 年日本中尾万三氏以《食疗本草之考察》为题，对敦煌《食疗本草》残卷的发现、食疗类著作的渊源等问题进行了考察（见《上海自然科学研究所汇报》第一集 3

号）。全书共分两编。第一编“敦煌石室发现食疗本草残卷考”，第二编“食疗本草佚文”。在第二编中采录残卷文字，结合其他有关文献中的佚文进行了补充和校注。共载有药物241种，是近代最早辑注的较完整的一种《食疗本草》辑本。

中尾万三的辑本虽搜集了不少佚文，但在处理这些佚文时只限于按原出处悉数堆积，故同一条目的文字重叠之处不少，且引用了明代李时珍《本草纲目》及日人竹田昭庆的《延寿类要》（公元1456年）等书源自《证类本草》的转手资料。在校勘与编印方面也有很多失误。漏收的药目有苡仁、邪蒿、同蒿、罗勒、石胡荽、橙、樱桃、乳腐等多种。在鹿、鲈鱼、胡荽、蚶、蛏、酱、竹、鼋等药条中也有脱失的条文。然而本书作为《食疗本草》最早的辑注本，还是具有重要学术价值的。

1931年，范凤源将中尾万三整理的《食疗本草》辑本摘出，删去校注及日文假名旁注，正文内容基本未动，冠以《敦煌石室古本草》之名，由大东书局铅印发行。在传播《食疗本草》方面起了一定的作用。

此后，国内外陆续有少数关于研究和介绍《食疗本草》的文章，如：

赵燏黄：重刊古本草食疗本草序（按：此文原载范凤源《敦煌石室古本草》一书之前，亦可见于《医药评论》，1931年6月）。

侯详川：中国食疗之古书（《中华医学杂志》，1936年11月）。

戴志勋：食疗本草之研究（《真知学报》，1942年2月）。

陆曼炎：中国的食治与食疗本草（《新中医药》，1956年7月）。

朱寿民：《食疗本草》及其作者（《新中医药》1957年7月）。

朱中翰：敦煌石室古本草の考察（《浙江省立图书馆刊》4卷5期）。

日本渡边幸三：食疗本草的书志学研究（《日本医学史杂志》1949年，3期）。

但以上诸文较之中尾万三的研究，均少新的发挥。近五十年来，也未见有新的辑本问世。

五、重新辑校《食疗本草》的几点原则和经过

《食疗本草》作为我国唐代一部食疗名著，至今仍具有临床实用价值，值得进一步发掘整理。因此，很有必要重新辑校《食疗本草》。本人在五十年代中，即热衷于古医书辑佚及出土医书的研究工作。《食疗本草》亦为其中辑录内容之一，但仅限于收集原始资料。多年来由于从事其他医药课题的研究，未得以进一步开展《食疗本草》的辑校工作。去秋中医研究院广安门医院谢海洲主任、北京中医药学院翁维健讲师，应人民卫生出版社之约，拟辑注此书。谢老约以合作。我因出国任务在即，无法参加具体工作，因而除提供所掌握的全部资料及有关线索外，还推荐了我的学生郑金生医师参加。为了避免重犯前人辑校时的某些弊病，经商定将以下四点作为重新辑注《食疗本草》的原则：

1. 底本选择　此次重辑所据底本务取精良。敦煌出土的《食疗本草》残卷采用英国博物馆馆藏原件的缩微胶片。罗振玉《敦煌石室碎金》誊写本及中尾万三辑本仅作参考。

《医心方》采用人民卫生出版社1955年影印日本手抄本。《证类本草》则同时选用目前学术界公认为佳本的二种刊本。其一为《经史证类大观本草》（清光绪三十年武昌柯逢时影宋刊本），其二为《重修政和经史证类备用本草》（金·张存惠晦明轩本，人民卫生出版社，1957年影印）。此外，在本书校勘中所用《神农本草经》、《名医别录》、《药性

论》、《开宝本草》等书，亦采自二种《证类本草》刊本。

2. 佚文的处理 由于《食疗本草》原书目录无存，因此其药品次序及分卷法不详。今参照残卷所反映的分类方式，将佚文仍分三卷。上卷除盐、石燕外，均为草木、果实类；中卷为鸟兽、虫鱼；下卷为米谷、菜蔬。各药先后顺序大致依《证类本草》，并适当加以调整。比如将果品移在动物之前，以期各卷份量相仿。

对于同一条目内容相同的佚文则迳予合并。选用文字详细而准确者为据，余则作校补用。凡增补文字，均加括号，不与底本相混。对疑似同条，但文字出入较大者，仍依原引，并存其文。孟诜、张鼎之文，能区分者则予以区分。无可考者，则依药用部分，归并条文。各条之前冠以序号，以利阅读。每条之末，注出佚文来源，以备查考。

3. 校注的要求 在确定所用底本原文的基础上，凡依他本校勘的增、删、缺、衍及疑似文字，均在校注中记明。个别冷僻字词，加以注音或注释。

4. 按语的撰写 按语主要是用以补充校注所不及的有关事项。如今存的《食疗本草》佚文中常有缺乏主治功效者（为引录者所略），需补之以使本书更切实用。又，对书中各药的动、植物的现代分类学品种，也加以叙述或作必要的考证，以期便于使用及供在辑本中确立条目时参考。此外，按语中也简要地介绍了某些药物的成分和用药新发展。

除了拟定以上辑注《食疗本草》的原则之外，还商定由我另撰有关《食疗本草》文献学考察的专文，作为本书的附录（即本文）。为此，我在年初出国前曾拟出全文提纲并口述内容要点，请郑君代执笔。今夏自外归来后，郑君已将初稿完成，爰重加删改，遂成此文。谬误与不妥之处，请读者指正。

（1984 年人民卫生出版社出版《食疗本草》）

8.《本草纲目》版刻简录

明代李时珍所撰《本草纲目》共刊行约80余版。关于《本草纲目》的各种版本，近世以来已有赵燏黄、黄胜白、渡边幸三、冈西为人等撰文加以介绍。本文初步考察了现存的《本草纲目》各版及各种目录学著作中所著录的版本，认为除原刻胡成龙刊本外，本书其余各版大体可分为夏良心本系统、钱蔚起本系统、张绍棠本系统等三大系统。下面分别介绍各个版本系统的特点及各次版刻概况，以期对《本草纲目》的版本系统与源流有一轮廓性的了解，对本书各版的特点及使用价值有初步判断。为了便于参考，以下各版介绍均按版本系统及版行年代排列。所述各版，则主要列出版本名称、刊书年代、地点、刊刻者姓名（或堂号），以及需要特别说明的问题。由于《本草纲目》各版命名较混乱，本文为了统一起见，对所录各种版本均以已知的刊刻者姓氏作为命名的第一根据。如缺刊刻者姓氏时，命名的根据顺次为：刊刻堂号、刊书地点、刊书年代。

一、《本草纲目》的初刻本

1. 胡成龙本（又称金陵本）：1593年（万历二十一年癸巳）由胡成龙刊行于金陵。《本草纲目》全书共52卷，另附本草图2卷，计1109图。本书始撰于1552年，完稿于1578年（见《本草纲目》序例第一卷："始于嘉靖壬子，终于万历戊寅"）。1593年李时珍逝世后不久，本书方由金陵胡成龙氏刻成初版（见李建元《进本草纲目疏》："甫及刻成，忽值数尽"），1596年（万历二十四年丙申）李建元将此书进呈朝庭。此本存世者不多，既知国内有少数图书馆保存外，国外有日本内阁文库、狩野文库、伊藤笃太郎、美国国会图书馆、德国柏林国立图书馆均各藏一部。

2. 摄元堂本：胡成龙本在1640年（崇祯十三年庚辰）又由程嘉祥氏再次印行，但剜去原版的"辑书姓氏"，改题作"校书姓氏"而补上程氏姓名及摄元堂字样。现存美国国会图书馆。

二、《本草纲目》的夏良心本系统

1. 夏良心本（又称江西本）　1603年（万历三十一年癸卯）由夏良心、张鼎思刊行于江西。除原刻本王世贞序外，另增有李建元《进本草纲目疏》、夏良心《重刻本草纲目序》、张鼎思《重刊本草纲目叙》。

以夏良心本与胡成龙本相比较，可发现已有差异。在文字上除有少数误刻外，"威灵仙"、"白英"两条均各漏刻一行计23字，个别条目还杂有张实之的训诂注文。药图2卷，计1109幅，图版接近胡成龙本。附刊有李时珍所撰《濒湖脉学》、《奇经八脉考》各1卷。自夏良心本刊行后，在明末清初刊行的《本草纲目》各版，多以此为底本，形成了夏良心本（江西本）系统。

2. 万历间翻刻本　万历年间后期据江西本翻刻。刊刻者姓氏及地点不详。

3. 杨道全本（又称湖北本）　1606年（万历三十四年丙午）由薛三才、杨道全等刊行于湖北。除江西本诸序外，另增有杨道全、董其昌二序。

4. 石渠阁本（又称梅墅烟梦阁本） 约刊行于明末。扉页题作："石渠阁重订本草纲目全书梅墅烟梦阁藏板。"此本的特点是将药图附刊于各卷正文之首。

5. 立达堂本 明末由立达堂刊行，具体刊年不详。

6. 十竹斋本 明末崇祯年间（1628～1644年）由胡正言、胡正心刊行于南京十竹斋。丁济民、赵燏黄及冈西为人均提及此本，惜书未见。

7. 野田弥次右卫门本（又称宽永本） 1637年（日本宽永14年、崇祯十年丁丑）日本京都书店以石渠阁本为底本，用和文加以训点由野田弥次右卫门刊行。现存日本杏雨书屋。

8. 久寿堂本 1640年（崇祯十三年庚辰）久寿堂据万历中金陵刊小字本刊行。现存日本杏雨书屋。

9. 张朝璘本 1658年（顺治十五年戊戌）张朝璘刊行于江西。除夏良心本诸序外，另增有张朝璘、李明睿、熊文举、李元鼎、黎元宽等五序，并记有"古越参将韩泓淳参阅、江右医官沈长庚校正"字样。

10. 金阊绿荫堂本（又称文雅堂本） 1684年（康熙二十三年甲子）由绿荫堂文雅堂刊行于苏州。

11. 五芝堂本 清代初期由五芝堂刊行，题款、序、药图均同于张朝璘本。

12. 人卫校点本 1977年至1981年由人民卫生出版社以夏良心本为底本校勘加标点出版。校点者刘衡如。

三、《本草纲目》的钱蔚起本系统

1. 钱蔚起本（又称武林本、钱衙本） 1640年（崇祯十三年庚辰）钱蔚起刊行于杭州六有堂。新增有钱氏小引。该本以夏良心本为底本翻刻，除沿袭夏良心本在文字方面的添改误脱外，有少数文字系误订。药图扩充为三卷，共1110幅，图像由绘工陆喆重绘，亦有较大的改换。此本现存中国医学科学院图书馆、沈阳医学院图书馆及汤溪范氏栖芬室等处。

自钱蔚起本在17世纪中期刊行后，迄19世纪末期国内及日本重刊的各种《本草纲目》版本，已知不下50种，均是在此基础上衍化出来的，形成了钱蔚起本系统。

2. 重刊野田弥次右卫门本（又称承应本） 1653年（日本承应2年，顺治十年癸巳）野田弥次右卫门重刊于洛阳。此本用宽永本正文，钱蔚起本附图。现存日本杏雨书屋。

3. 吴毓昌本（又称太和堂本） 1655年（顺治十二年乙未）吴毓昌刊行于杭州太和堂。今将此本与钱蔚起本相比较。其版刻全同，仅剜去钱氏姓名及堂号，抽去钱氏小引而补以吴毓昌、吴本泰、吴太冲诸序，可知该版即为直接将钱蔚起本原版修改后印行者。

4. 万治本 1659年（日本万治2年，顺治十六年己亥）日本江户野村观斋加训，据武林钱衙本重刊。现存日本杏雨书屋。

5. 松下见林本 1669年（日本宽文9年，康熙八年己酉）日本松下见林校正刊行。见冈西为人《本草概说》。

6. 宽文12年本 1672年（日本宽文12年，康熙十一年壬子）刊行，刊行者不详。现存美国国家医学图书馆。

7. 贝元益轩本　1673 年（日本宽文 12 年，康熙十一年壬子）贝元益轩监修。有和文训点，附有"傍训本草纲目品目""本草名物附录"。见《本草概说》。

8. 本立堂本　1713 年（康熙五十二年癸巳）本立堂刊行于苏州。

9. 含英豫章堂本　1714 年（日本正德 4 年，康熙五十三年甲午）日本书林含英豫章堂刊行。该本附假名旁注，又附有稻生若水结髦居别集 4 卷，本草图翼 4 卷，均汉文。

10. 本立堂重刊本　1717 年（康熙五十六年）本立堂再次刊行。

11. 竹田刊本　1734 年（日本天保 9 年，雍正十二年甲寅）日本竹田氏近畿书肆刊行。

12. 三乐斋本　1735 年（雍正十三年甲戌）三乐斋据张朝璘本刊行。

13. 大字正误和刻本　约 18 世纪初期在日本刊行。见冈西为人《本草概说》。

14. 三乐斋重刊本　1767 年（乾隆三十二年丁亥）三乐斋再次刊行。

15. 文会益本　约刊行于 18 世纪中期。题作《精绘五色图注本草纲目》。其文字部分及药图均同钱蔚起本。惟药图部分虽是墨印，但却另以人工敷加色彩。故冠以"精绘五色图注"一名。

16. 四库全书本　自 1772 年至 1782 年（乾隆三十七年壬辰至乾隆四十七年壬寅）由清代翰林院据吴毓昌本手抄而成。

17. 书业堂本　1784 年（乾隆四十九年甲辰）书业堂刊行。此本在清中叶以后曾多次刊行。

18. 广大堂本　1796 年（日本宽政 11 年，乾隆六十一年丙辰）日本皇都书肆广大堂刊行。

19. 芥子园巾箱本　清代中叶由芥子园刊行于北京。

20. 务本堂本　1826 年（道光六年丙戌）务本堂刊行。

21. 英德堂本　1826 年（道光六年丙戌）英德堂刊行。

22. 务本堂重刊本　1835 年（道光十五年乙未）务本堂重刊。

23. 英德堂重刊本　1845 年（道光二十五年乙巳）英德堂重刊。

24. 文光堂本　1845 年（道光二十五年乙巳）文光堂刊行。

25. 翰苑阁本　1850 年（道光三十年庚戌）翰苑阁校刊。

26. 英德堂再刊本　1850 年（道光三十年庚戌）英德堂再次刊行。

27. 藜照书屋本　1851 年（咸丰元年辛亥）藜照书屋据芥子园本刊行。

28. 天德堂本　1867 年（同治六年丁卯）天德堂刊行。

29. 善成堂本　1872 年（同治十一年壬申）善成堂刊行。

30. 芥子园重订本　1872 年（同治十一年壬申）芥子园重订刊行。巾箱本。

31. 书业堂重刊本　1872 年（同治十一年壬申）书业堂重刊。

32. 经香阁本　1875 年（光绪元年乙亥）经香阁书庄刊行于上海。石印本。此本在 1875 年、1904 年、1909 年均曾发行。

除上述有确定刊行年代的各版外，清代中后期尚有部分年代无法确定的《本草纲目》版本，均属于钱蔚起本系统。现根据时代先后叙列如下：连云阁本，约刊行于清中叶；崇云阁本，约清中叶以后崇云阁刊行；拾芥园本，约清中叶以后拾芥园重刊，现存日本杏雨书屋；三让睦记本，约清代中后期三让睦记刊行；学源堂本，约清代中后期学源堂刊行；

春明堂本，清代中后期春明堂据芥子园本重刻；书蒙堂本，清代后期书蒙堂刊行，坊刻本，见《本草概说》；其他尚有学库山房本、衣德堂本、天宝楼本、敦化堂本、福文堂本和同文堂本等。

另外，属于钱蔚起本系统的日本汉文刻本，据日本白井光太郎《关于本草纲目的翻刻本》（见1933年，《本草学论考》第一册）及牧野富太郎《本草纲目的日本刻本》（《见植物研究杂志》1卷8号、12号，1918年。三卷8号，1920年）等论文，还提到以下七种年代不详的日本刻本；《新刻本草纲目》（据宽永本刻成）；《新刻本草纲目》；《新刊本草纲目》（小型美浓纸判）；《和名入本草纲目》；《校正本草纲目》；《和名入本草纲目（校正）》；《增补本草纲目》（半纸判）。

以上几种因暂未见更详细的资料，谨录此以俟查考。

四、《本草纲目》的张绍棠本系统

1. 张绍棠本（又称味古斋本）　1885年（光绪十一年乙酉）合肥张绍棠刊行于南京。此本对《本草纲目》重新作了校订，但是张氏的校注文字均被混入《本草纲目》正文中，将此本与《本草纲目》的初刊本即胡成龙本加以对校时，在文字方面两者相异处达1600余条。此本药图3卷，计1122幅。图象据钱蔚起本改绘，变动较大者有400余幅。加刻有张绍棠《重刻本草纲目序》。附刊医书有李时珍《濒湖脉学》、《奇经八脉考》各1卷，蔡烈先《本草万方针线》8卷，赵学敏《本草纲目拾遗》10卷。此本为自清末以后各种刊本的底本，形成了《本草纲目》的张绍棠本系统。

2. 鸿宝斋本　1888年（光绪十四年戊子鸿宝斋印行于上海。加刻有沈祖燕序。分普通本、巾箱本、袖珍本、均石印本。曾于1888年、1893年、1907年、1909年、1912年、1916年多次印行）。

3. 图书集成印书局本　1894年（光绪二十年甲午）始由上海图书集成印书局首次用铅字排印。在1894年至1908年间有多次印行。

4. 同文书局本　1904年（光绪三十年甲辰）上海同文书局石印刊行。

5. 萃珍书局本　1906年（光绪三十二年丙午）萃珍书局石印刊行。

6. 商务石印本　1908年（光绪三十四年戊申）商务印书馆石印刊行于上海。此本在1908年、1913年、1914年、1923年、1929年均重印。

7. 章福记本　1912年由章福记书局刊行于上海。石印本。

8. 半田屋本　1913年（日本大正4年）日本半田屋始刊于日本东京。题作《补注本草纲目》，附有“汉药本别名共通索引”。此本于1913年初版，1919年再版，见《本草概说》。

9. 扫叶山房本　1925年由扫叶山房刊行于上海。

10. 万有文库本　1930年商务印书馆排印刊行于上海。此本为《万有文库》丛书之一，在1933年再版。

11. 大东书局本　1936年上海大东书局在刊行大型医学丛书《中国医学大成》时，将《本草纲目》排列刊行。

12. 世界书局本　1937年由上海世界书局影印张绍棠本，附有索引，精装3册发行。

13. 商务重印本　1954年至1955年商务印书馆刊行于北京。此本据《万有文库》本重印，抽去原附刊的《本草纲目拾遗》等，另附以四角号码检索。

14. 台北文光本　1955 年由台湾省台北市文光图书有限公司铅印刊行，底本即《万有文库》本，据那琦《本草学》。

15. 九龙求实本　1957 年由九龙求实出版社据《万有文库》本刊行，见那琦《本草学》。

16. 人民卫生出版社影印本　1957 年由人民卫生出版社根据张绍棠本影印刊行于北京。精装 2 册，附有与金陵胡成龙本对校“校勘表”、“药名索引表”、“释名索引表”。

17. 香港商务本　1965 年香港商务印书馆排印本，附有四角号码检索。

现将《本草纲目》金陵本及江西本、武林钱衙本、味古斋本三大版本系统的主要特点对照列表，附于下，以供参考。

版本	版行时代	主要序跋	文字内容（与金陵本比较）	药图	附刊医书	主要版本	其他
金陵本	《本草纲目》成书于1578年，王世贞序署于1590年，约刊成于1593年	王世贞序	个别文字有误刻、空缺现象	药图2卷，计1109幅，每半页4－6幅图，绝大部分为自绘写实图		金陵本，摄元堂本	金陵本为后世各版的祖本
江西本系统	江西本以金陵本为底本，刊行于1603年	王世贞序，李建元进疏、张鼎思序，夏良心序（以上江西本）；杨道全序、董其昌序（以上湖北本）；张朝璘序、李明睿序、熊文举序、李元鼎序、黎元宽序（张朝璘本）。	（1）有少量文字误刻 （2）威灵仙，白英条各漏刻一行 （3）杂有个别张实之训诂注文	药图2卷，计1109幅，每半页4－6幅图，图版接近金陵本	李时珍：《濒湖脉学》、《奇经八脉考》	江西本，湖北本，张朝璘本，人卫点校本	江西本为明末清初各版的底本
武林钱衙本系统	武林钱衙本刊行于1640年	王世贞序，夏良心序，李建元进疏，张鼎思序，钱蔚起小引，吴毓昌序，吴太冲序，吴本泰序，张朝璘本五序，蔡烈先《万方针线》自序	（1）沿袭江西本的增删误脱 （2）钱刻本的误订误刻 （3）体例的小改动	药图3卷，计1110幅，每半页图4幅，据江西本改绘，改动图约800幅，有失真	李时珍：《濒湖脉学》、《奇经八脉考》 自18世纪中期以后始加入蔡烈先《本草万方针线》	武林钱衙本，吴毓昌太和堂本，三乐斋本，书业堂本，四库本，芥子园本，文会益，张云中重订本	武林钱衙本及吴氏太和堂本为清中叶各版的底本。文会益、张云中本药图为墨印加彩本

版本	版行时代	主要序跋	文字内容（与金陵本比较）	药图	附刊医书	主要版本	其他
味古斋本系统	张绍堂味古斋本刊行于1885年	张绍棠序，张朝璘本五序，夏良心序、张鼎思序、吴毓昌本三序，李建元进疏，蔡烈先自叙，赵学敏《拾遗》小序	（1）沿袭钱刻本的谬误 （2）与金陵本相较，不同处约1600余条，其中大部分校文混入正文 （3）少数条目增入后世医书内容	药图3卷，计1122幅，每半页图4幅。据钱刻本改绘，部分本之《植物名实图考》改绘，有400多幅	李时珍：《濒湖脉学》、《奇经八脉考》 蔡烈先：《本草万方针线》 赵学敏：《本草纲目拾遗》	味古斋本，鸿宝斋本，商务排印本，人卫影印本	味古斋本为清末以来各版的底本

本文得到邬家林、郑金生、郭君双、严康维、王树芬等同志协助搜集资料，谨此致谢。

（编者注：本文马继兴为第一作者，胡乃长为第二作者）

（1984年8月《中医杂志》）

9.《（华佗）内照图》源流考

我国古代的内脏解剖学资料，虽然早在《黄帝内经》即有记述。如《灵枢·经水》："若夫八尺之士，皮肉在此，外可度量切循而得之，其死可解剖而视之。"西汉时也进行过人体内脏解剖（见《汉书·王莽传》），但均无内脏图的记载。

《内照图》原书旧题汉·华佗撰，是既知我国最早的一类带有内脏解剖图的书，约撰成于晋及南北朝时期（约5—6世纪前后）。所谓"内照"是指可以洞视体内脏腑而言。由于此书的原著早已失传，而其后的传本大都由于流传不广，影响面不大，而且传本种类不一，出名也多有改动。其中有的传本中合并入他书内容，有的传本则多次变易原图，有的传本则仅存部分文字而图像已佚，有的则只有书目或佚文见引于其他古籍中，因而出现了混乱的情况。为了彻底搞清此书的来龙去脉和现在存世的情况，以便有利于学者的深入研究参考，故必须追溯源流，加以考察。本文仅就本人初步了解所及予以总括的简要说明。

1.《内照图》的撰写与早期流传——《内照图》的撰者虽题名华佗，但是否果系后汉时华佗原著或华佗的弟子与传人所撰，均乏资料可考，已无确证。但其撰年至少应在晋及南北朝之际（即公元5～6世纪前后）。其书名未见隋、唐时薄录中，但唐初（约8世纪初）医家杨玄操已引用其文。证据如下：

《医心方》卷2"诸家取背输法第二"：杨玄操曰："黄帝正经（按，指《黄帝明堂经》）椎有二十一节，华佗、扁鹊、曹翕、高湝（?）之徒，或云：二十四；或云：二十二；或云：长人廿四椎，短人廿一椎。此并两失其衷。

……然华佗、扁鹊并往代名医，遗文旧迹岂应如此，当是后人传录失其本意也……

……诸输皆两穴侠背相去三寸，诸家杂说多有不同，或云：肺输第五椎，心输第七椎；或云：相去二寸半，或云：二寸；或云：三寸三分……。"

上文系引自杨玄操注解的《黄帝明堂经》一书。文中提到华佗等氏取穴法中的：肺输穴在第5椎，心输穴在第7椎以及去脊中行二寸等方法，不仅与《黄帝明堂经》不同，而且也未见后代各家记载。杨氏虽未记出书名，却记有华佗之名。同时值得注意的是，在今存的华佗《内照法》（有《周氏医学丛书》本等）及华佗《玄门脉诀内照图》等传本中，所记的五脏输（腧）穴位置正与杨玄操所引旧文相符。说明这决非偶然巧合，而是为《内照图》的成书年代早在隋唐以前提供了有力的实物证据。

为了便于学者考察，兹将《内照图》中的心、肺二俞穴位原文节录如下：

"（心俞）——背第七椎（脽），相去二寸二分。……"

"（肺俞）——从大椎（脽）下行至第五椎，夹椎去二寸二分。"（据《玄门脉诀内照图》本及周学海注，原文均作二寸三分）。

公元7世纪以后（隋唐之际），《（华佗）内照图》的传本中，根据其不同的书名及内容特点，形成了早期的三个传本系统。即：《内照图》传本系统，《玄门内照图》传本系统和《玄门脉诀内照图》传本系统，现分述如下：

2.《内照图》传本系统——自唐代以后，《内照图》又衍化为三类传本：

①仍沿用《内照图》书名的传本：

甲、唐宋时代的《内照图》传本——唐代《内用图》的书名虽不见于唐代史志中，但如上文所说，在8世纪初（唐初），杨玄操氏《黄帝明堂经》注文中已引用了《内照图》的佚文。984年（日本永观2年，相当北宋雍熙元年），日人丹波康赖氏在《医心方》一书中，再次辑录了杨玄操氏的引文。

以上两次引用的《内照图》，就是唐宋之际的一种早期传本。这种早期《内照图》传本的特点是既有论，又有图。论的内容包括：四时平脉及五脏主病及其脉象、灸法。五脏病传变（包括病入他脏，病入五腑）、脏腑所用药名及脏腑病死候等。图的内容即脏腑图（内脏解剖图）及俞穴图。其中在脏腑图方面，据《内照法》卷末原文云："以图之于象，合物会之，刻心思惟，察深理于皮骨之内，露五脏焉（原注：按，图今佚）。又据《古今医统大全》卷1"采摭诸书"的《华佗内照》条记有："五脏六府之图像。"等均可证明。在俞穴图方面，据《内照法》"五脏之病第二"最末原文云："……恐不审细，仍为图记之后，人背面（原注：按，图今佚）。）"也可证明。

在这种早期的《内照图》原书中，虽记述了脉法，但尚无"七表，八里"等脉象名称。

乙、后世的《内照图》传本——自公元10世纪的《医心方》间接引用《内照图》的佚文后，在宋、金、元时期的有关文献中，尚未再见到引用，也未见到有关此书刊本或抄本的记载。直到明代末期（17世纪以后）又出现了《内照图》的一些刊本和传抄本，其中包括：

国内方面：有万历（1573～1626年）间胡文焕刊印的《百名家书》中收入《（华佗）内照图》2卷（今日本内阁文库藏一部）。明末刊《格致丛书》中也收入《内照图》1卷（以上二种本人均未见）。1644年殷仲春《医藏目录》中也记有《内照图》1卷之目。

日本方面：1711年（宝永辛卯）日人青柳安真氏据胡文焕本重刊（此书今在日本杏雨书屋及内阁文库均有藏本，惟本人尚未见）。

朝鲜方面：有1611年许浚《东医宝鉴》所记的"《内照图》，华佗著"之目。

②《华佗内照》传本系统——明代中期1566年（嘉靖36年），徐春甫在《古今医统大全》卷1的"采摭书目"中记载了："《华佗内照》——图五脏六腑之形象。"可知这种传本的书名虽无"图"字，但其内容仍存图象。在《古今医统大全》中虽辑有部分佚文，但原书已佚。

③《内照法》传本系统——将《内照图》之名改为《内照法》，在《古今医统大全》中已见有此称。但此种传本在后代的正式刊刻，却是晚至1891年（光绪17年）由周学海氏辑入《周氏医学丛书》中，共1卷。此本的特点是只存有文字，而内脏图已无。今此本在国内外各大图书馆均有收藏。

1981年辽宁人民出版社据《周氏医学丛书》本，重新排印了《内照法》一书。

3.《玄门内照图》传本系统——约在隋唐之际已有命名为《玄门内照图》的传本，虽未见于文献著录，但在唐代末期形成的《玄门脉诀内照图》，却是在此本基础上掺入《王叔和脉诀》内容而产生的。

到了宋代，《玄门内照图》的书名因避宋始祖赵玄朗之讳，改"玄"为"元"字。而这种传本流传到明初，其中的一种即收载于1418年顷杨士奇等的《文渊阁书目》中，原文是："《元门内照》一部，一册，阙"。

此后约在1436年左右叶盛氏又在《箓竹堂书目》卷5，再次收载了《元门内照》1册的书目。

以上两次仅见于明代目录学中，此后这种传本已佚。

4.《玄门脉诀内照图》传本系统——《玄门脉诀内照图》是《内照图》的另一种早期传本。其出现约在唐末至五代时期（9～10世纪顷）。这种传本的特点是：在《内照图》一书中开始将《王叔和脉诀》的内容掺入其中，因而书名也增入“脉诀”二字。《王叔和脉诀》是隋唐以前的古脉学著作之一。主要论述“七表、八里、三部脉”的诊脉之法。由于《内照图》与此书相掺合，故在此后《玄门脉诀内照图》的传本系统中均同时收载有“七表、八里”脉的内容。

1095年（北宋绍圣2年）沈铢氏将《玄门脉诀内照图》予以校刊并附有跋文。此本的特点是将原书中的脏腑图像根据1048年吴简氏撰绘的人体内脏图即《欧希范五脏图》予以改绘，并加入了吴简氏的序文（以上据明刊本沈铢序），从而使内脏图的部分已不尽是原书之旧。

1273年（元至元癸酉），孙焕氏重刊《玄门脉诀内照图》时，有鉴于《欧希范五脏图》中的内脏图像有一定错误，而在1106年顷杨介氏撰绘的人体内脏解剖图谱著作《存真图》一书中均已得到改正。因而将此书中的脏腑图全部按照《存真图》再次加以改正。并新增刊了禹益之《妇人产育》及郭之才《小儿方》各1卷于书末。此本的另一特点则是在图侧注文中引有杨介氏原文。

1465年（明成化初）彭文宪氏有抄本一种（见《铁琴铜剑楼藏书目》卷14）。1487年（成化二十三年）仲兰氏即据以重刊，内容未变，书名则改作《新刊华佗玄门脉诀内照图》，2卷。

以上所记的各种早期传本均已不存，但直接根据仲兰氏刊本的传抄本与刊刻本却有多种仍继续保存下来。如：

明代嘉靖间（1522—1566年）刊本（今栖芬室藏）。嘉靖间周与国氏抄本，此抄本清代叶天士有眉抄（中医研究院图书馆藏）。明代未详年代刊本（北京图书馆藏）。1811年（嘉庆16年）陈鳣氏抄本（中国医学科学院图书馆藏）。日本江户医学馆抄，多纪元昕手校本3卷（日本内阁文库藏），日本古抄本2卷（杨守敬氏旧藏，见《观海堂书目》，今存台北“故宫博物院”）及其他抄本等。

总括上述，《内照图》在历史上的传本种类虽多，但现尚存世者却只有三类，即：

《玄门脉诀内照图》系统的多种刊本与抄本；

《内照法》系统的刊本；

后世《内照图》系统的《百名家书》本和日本宝永刊本。

可以认为，《内照图》不仅是我国现存最早的一种内脏解剖图谱专著，在世界解剖学史上也是遥遥领先的。如能广集佚文，参校各本，重新辑复，必将为发掘我国古代医学遗产增添很有价值的新内容。

按：1981年辽宁人民出版社出版的《内照法》卷首有彭氏序文，略谓《中藏经》及《内照法》最早见于《华佗别传》中，考《华佗别传》佚文最早见唐人撰修的《后汉书》注文，说明其书早在唐以前。但彭氏据光绪六年徐沛刊本的《华佗别传》（所谓“《内照法》一卷，合以《中藏经论》四十八篇，共分八卷，刊以问世。”）系属赝本，非《后汉书》所引之旧。故不能据以为判定年代依据。

附表：《（华佗）内照图》的源流系统

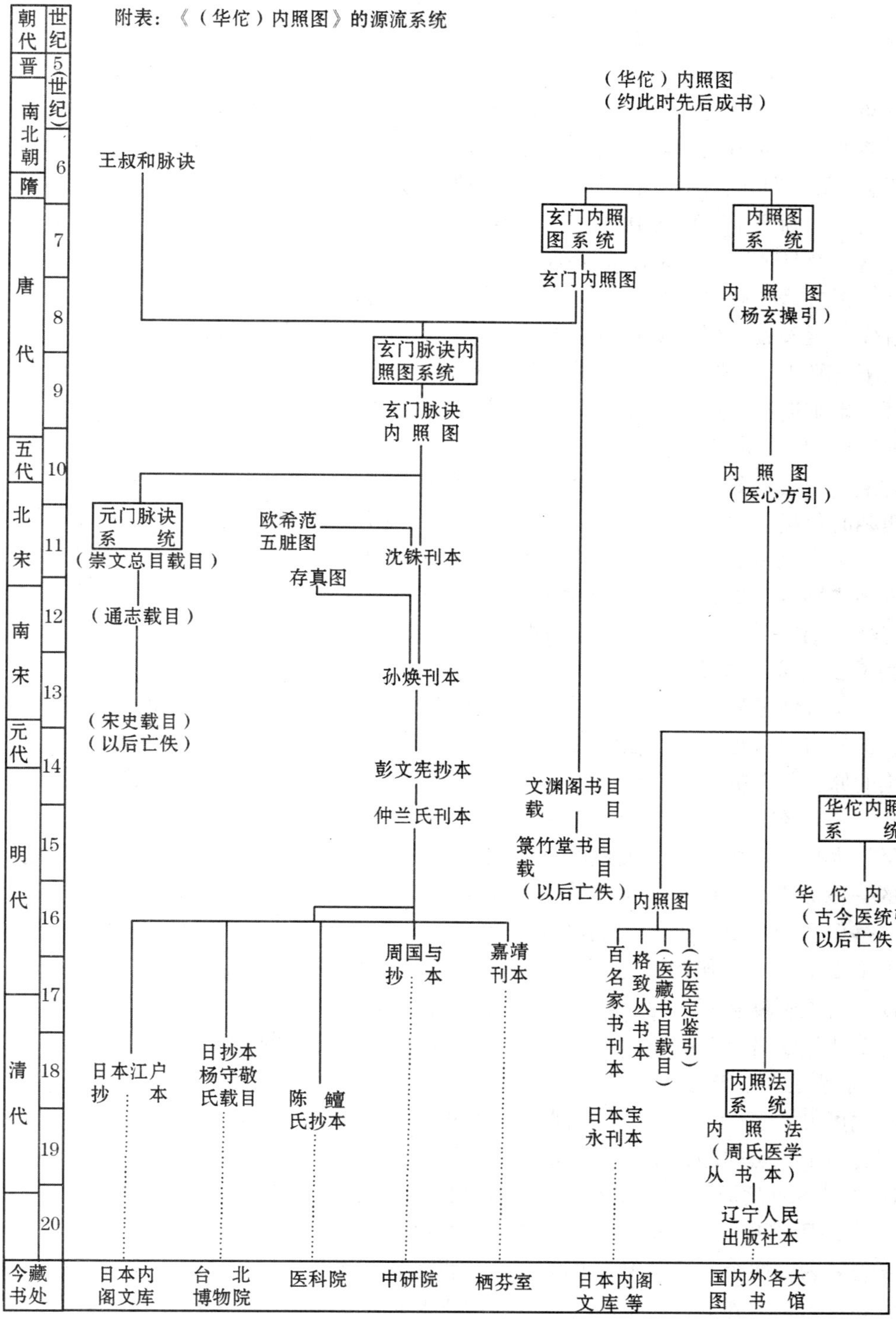

（1984年1月《北京中医》）

10. “三焦有二”说的启示

按照中医习惯说法，人体有十二条正经经脉分别与其相应的脏腑相联系，其中与三焦腑相联系的是手少阳三焦经。假定现在有人说三焦的经脉并非“手”脉一条，而是另有“足”脉一条，即共有两条时，那么一定会被认为是远离“经旨”之言。但如果我们能够尊重史实时，则两个三焦（脉）理论却恰恰是明文书写在医学经典著作——《黄帝内经》上的。这也就是名医李东垣撰文所称的“三焦有二”说。

在中医古籍中有关“足三焦”脉的记述，主要有以下一些：

首先在《黄帝内经太素》中记载（手）三焦（少阳）脉的同时，又记有：“足三焦者，太阳之别也。上踝五寸，而别入贯腨肠，出于委阳，并太阳之正，入络膀胱下焦。盛则闭癃，虚则遗溺，遗溺则补，闭癃则写”。(见卷11“本输”)

如所周知，《黄帝内经太素》即《汉书·艺文志》中所载的《黄帝太（泰）素》，是先秦时期《黄帝内经》的古传本之一。而这段话正是《黄帝内经》的原文。

唐朝时代杨上善氏在《太素》注文中进一步对足三焦（脉）作了阐述。而王冰氏则在其注文中，直接引用《灵枢经》的有关足三焦脉原文多条，以及《灵枢经》所说“足三焦太阳之别也”的论点（均见《素问》“宣明五气论”及“金匮真言论”两篇王冰注）。这些《内经》原文都是八世纪时王冰氏所见到的《灵枢经》古本，因而进一步有力地证实了在《黄帝内经》中确实有足三焦（脉）的内容。

不仅唐人所见到的《灵枢经》古传本有上述记载。就是到了金、元时代著名的医家李东垣、王好古等人也先后在他们的著作中引用了当时还保存的个别《灵枢经》古本中有关足三焦的原文。并据此而一致证实了“三焦有二”的说法。(见《此事难知》卷上“问三焦有几”及“东垣二十五论”等篇)。

至于为什么在传世本《灵枢经》中看不到“足三焦”的字样呢？原来上面所引《太素》的一段原文虽然同样也载于传世本《灵枢经》的“本输”篇中，但由于南宋史崧氏在首次整理刊行《灵枢经》时将“足三焦者，太阳之所将，……”一段话误书为“三焦者足少阳太阴（一本作阳）之所将……”，而把“足”字颠倒在“者”字之后。一字之差，遂使后人不复看到“足三焦”的痕迹。

此事清代学者顾观光的《灵枢校记》中也表达了同样的看法，即：“今本《灵枢》‘足’字脱误在下，当依王冰乙转。”

由此可见《黄帝内经》原文有两个三焦的说法的确无疑的了。

通过两个三焦问题的论证，可以使我们初步得出下述的启示：

1. 传世古书的原书中存在着不少错讹之处，必须认真整理，去伪存真。

2. 在一段很长的历史时代被“公认”的古医书内容，往往并非该书的原文。由于传抄失误等原因，两个三焦“脉”的问题在后世个别学者虽有所发现并提出，但迄今为止并未能得到中医学术界的广泛了解与公认，这在很大程度上不能不与囿于传统势力的束缚等原因有一定影响。因此在深入挖掘古医学遗产方面应当突破框框，尊重事实，开扩视野。

3. 两个三焦（脉）学说的存在，意味着在人体内与脏腑直接联系的经脉共有 13 条。

此种概念显然与《灵枢·经脉》篇共有12条正经经脉不同，这说明在经脉数字问题上，古人是有不同的见解，也就是不同学派。同类事例在《黄帝内经》书中已有很多反映，此事仅其一例而已。

4. 联系到钻研古代医学遗产的治学方法问题，切不可盲目轻易附会古人或今人的多数主张，必须严格遵循唯物史观和唯物辩证原则，实事求是，才能正确分析问题，得出可靠结论。

5.《黄帝内经》中有关足三焦脉的循行、主病及治则等论述，均是经络学说的古医学遗产之一，今后尚有待于结合临床与科研实际予以深入地探讨研究。

（1986年《北京中医杂志》第1期）

11.《幼幼新书》校后记

本书刘昉撰。刘昉，字方明1124，北宋末～南宋初人（？～1150），原籍广东（宋代的广南东路）潮州县[1]。1124年（宣和四年）考中进士，初任礼部员外郎，三甲龙图阁直学士及太常寺少卿等职。1140年（绍兴十年）因议事受黜罢官，但不久之后又被起用为地方官吏。在迄1150年（绍兴二十年）的十年间先后任荆湖转运副使、虔州知州（治所在江西赣州）、夔州知州（治所在四川奉节）、潭州知州（治所在湖南长沙）兼荆湖南路经略安抚使等职。刘氏在从事政事之余，喜好钻研医学方书，尤其是留意儿科。曾积累了大量的古今医学典籍中有关儿科方论，并不断采集了同时代的名士、世家、医者、技工以及广大民间流传的儿科验方。在刘氏晚年潭州任所期间即命其属下的干办公事王历及进士王湜二氏编集成四十卷的儿科学专著，即《幼幼新书》。但是正当此书撰成三十八卷时，刘昉病殁。接任荆湖安抚使的楼璹氏（原系荆湖南路转运判官）秉承刘氏遗志，继续主持完成了此书最后两卷的编撰工作，并予以刊行。[2]

综括《幼幼新书》的内容特点，主要有二：

其一是本书全面系统地总结了我国北宋以前的儿科学医疗经验与理论的主要成就。举如：在儿科疾病的诊断方面，提供了望面部形色和观察手指三关锦纹的诊断方法。在婴幼儿的生理特征、疾病预防与保健、医疗与护理等方面，都作了较详尽的阐述。在疾病的分类与辨证方面，能够从临证需要出发，不拘一格地兼采各家之长。在辑录各种经验效方及医案方面，更是博取诸书精华。因而本书对于儿科临床应用具有很高的参考价值。

其二本书保存了很多极有价值的古医学文献内容。如所引用的唐代及以前的儿科专书有：《颅囟经》、《石壁经》、《水鉴》（即唐·王超的《仙人水镜图诀》之略称）、《婴孺方》（唐·孙会撰）等。引用北宋时儿科专书有：《婴童宝鉴》（栖真子撰）、《张涣方》（即《小儿医方妙选》之略）、《谭氏殊圣》（谭永德撰，《谭氏小儿方》之异名）等。这些都是未见他书所载的重要儿科学史料，弥补了儿科文献中的一大空白。

至于本书所引用的其他各种古医学文献，除了部分传世医书（如《黄帝内经》、《诸病源候论》、《千金要方》、《千金翼方》、《外台秘要》、《太平圣惠方》……等）外，还有大量未载于簿录或早已佚亡的重要典籍。如《华佗九候》、《太医局方》、《养生必用》、《茅先生方》、《灵苑方》、《汉东王先生方》、《庄氏家传》、《疮疹诀》……等。此外还有为数众多的来自民间的经验方。这些都是其他儿科专书中很少看到的宝贵资料。特别是本书所引文献均标明出处，并基本忠实原貌。至于本书撰者本人虽无所发挥，但从编写方法及有关理论阐述、方药取舍等方面，同样可以体现出撰者的编写意图及其学术思想。

为了作好本书的点校整理工作，必须选用现存的最佳版本。现先将此书版本的流传过程作简要地说明：

《幼幼新书》在1150年（宋·绍兴二十年）刘昉逝世时仅撰有三十八卷，又由其继任楼璹氏续成此书，即将原稿中最末二卷合为一卷（卷四十），又补辑历代有关求子方论为一卷，冠于书首（卷一）。同年，《幼幼新书》共四十卷（据石才孺“后序”，第一次在湖南刊印，这也就是明人陈履端所称的“南版”。此后约在十三世纪左右，又有陈氏所见的“北版”（以上均据陈履端“重刻幼幼新书序”）。但以上二版的具体情况不详。

宋代以后，直到明代末叶，此书未再刊行。当时此书存世的宋刊本据陈履端记载尚有两部。其一为宫内藏书，据陈序“印本世唯存二，一留□（缺文，当是“禁”字，指禁中）中，秘远不可得。……”。另一部由钱氏（佚名）收藏。其后钱氏转归顾研山。后一藏本的特点是用南、北两版配补而成，但仍缺三卷余。

为了收集此书版本，陈履端曾与友人某氏（佚名）共购得顾本，并各分得半部。但此后某氏所藏半部因不慎而损于火。陈氏复访得徐永锡氏藏有抄本一种，已转人程大纲氏之手，后自程氏处获见全帙，予以抄配完整。据此，陈氏乃将《幼幼新书》重加整理，删减原书十分之三文字（以上均见陈序），仍袭用原书四十卷，六百六十七门的旧本篇目，于1586年（万历十四年）刊行。惟这种陈氏刊本存世也才仅有数部（包括北京图书馆、中医研究院及日本静嘉堂文库等）。

明代以后，《幼幼新书》在国内未再刊行，但在日本却于1821年（文政四年）据陈本重刊了一次，系高野征休氏（修纪堂）所刻印。这种日本刊本也为数不多，现仅存数部，藏于日本内阁文库及杏雨书屋等处。

迄清代，宋版的《幼幼新书》既知者尚有个别藏书家保存的三种残本。其中包括黄丕烈藏有残卷一册（见《求古居宋本书目》），王士钟藏有抄补本七卷（见《艺芸书舍宋本书目》）及日本聿修堂收藏的宋版卷三十八残本一册（见《聿修堂藏书录》）。但前面两种残本均佚，仅后一种残本，现藏日本内阁文库（1986年11月在日本得见后，与底本作了补校）。

除了以上的刊本外，传世的《幼幼新书》尚有若干种早期抄本。

现存的明代影宋抄本有两部。一部存上海市图书馆（尹少川抄本），一部存日本宫内厅书陵部。（后者曾载于日本《帝室和汉图书目录》及《宫内厅书陵部藏善本书目》中）。

既知的日本抄本有五部。一部藏栖芬室；一部藏日本内阁文库（宽政三年写本）；一部残存第十八一卷（见《宝素堂藏书目录》）；一部系日人抄明代写本（见《聿修堂藏书目录》）；一部见《元治增补御书籍目录》。但后三种均不详下落。

综上所述，《幼幼新书》的传世本只有数种，特别是完整的全书，更是极为罕见的孤善珍籍。为了更好地继承发扬祖国医学遗产，亟需将这部濒临失传的优秀儿科学巨著，按照原书旧貌予以校勘整理，重予刊行，以供广大医学界的学习与参考。

最初我们选用国内所藏的早期最佳传本，即上海市图书馆藏明人影抄宋本为底本。以明·陈履端刊本为主校本。此后得知，在日本现尚存有两种早期抄本，即宫内厅藏明人影宋抄本及内阁文库藏1791年（宽政三年）日人抄本各一种，后者虽系多纪元坚手校本，但并非直接摹自宋椠。我们请日本朋友代为拍摄了全部宫内厅藏明人影宋抄本。经过与上海本对勘结果，可以确认二本虽分别出自明代不同写工之手，但在行款、体例、字数及正文等方面基本相同，足证出自同一宋版祖本。但由于上海本的缺损较多，遂重新确定改用日本抄本为底本，上海抄本为主校本，陈本为旁校本。至于陈本虽系节本性质，但也有个别文字是不见于以上两个抄本的（如卷二十六疳热第一“殊圣治热黄疸”、“伤寒六物黄芩汤”、疳渴第二“庄氏治疳热青黛圆”以下十方……等均是）。这说明日本与上海所保存的两个抄本不仅源自同一祖本，而且该祖本似为本书第二次刊行的北版。由于陈本所据祖本乃钱氏依南北两版配补而成，其中也有少量为北版所遗之文，故陈本的校勘价值也是弥足珍贵的（参见文末所附本书流传表）。在校勘本书所用的他校本方面，则以所引著作之传世本为主。

在组织校勘的工作中，我们于1981年起即拟定了初步整理规划，并着手收集有关资料与培训学员的筹备事宜。在此基础上，先后进行初校、重校、复校和审校定稿四个阶段的工作。初校与重校是组织“中医古籍进修高级班”的学员及本所的部分研究人员进行的。然后又请所内的研究人员王咪咪、王淑民、朱定华、陈湘萍四同志进行了全书的统稿与复校，最后予以审定。

在这里需要说明的是：由于此书的文字较多，内容涉及的范围较广，参加工作人员虽然进行了统一安排和多次商讨，但终因参与点校的人员较多，步调不齐，而且此书现存的个别早期抄本又一时未能获见，对本次校勘实为遗憾；加之我本人的水平及能力有限，未能精审全稿，因此在最后定稿时，仍然存在不少问题。在人民卫生出版社呼素华同志的大力协助下，发稿前又进行一次复修，所内部分同志，特别是余瀛鳌、王淑民、陶广正、王亚芬、陈湘萍等同志作了大量的核查工作，最后使全书得以完成。虽然我们尽了主观上的努力，但缺陷和错误肯定还是存在的，希望读者随时赐予指正，以便在我们今后的工作中得以改进。

附：参加点校本书的其他同志姓名（以姓氏笔划为序）：

一、参加此书部分卷（篇）复校和整理的中医研究院医史文献研究所研究人员：丁鉴塘，伊广谦，李洪晓，盛维忠，刘晖桢。

二、参加第一、二两阶段点校的中医古籍进修高级班学员：方文贤，方启中，王洪兵，王连清，孔庆奎，冉铁，田立，李立，李世华，李树义，林善桢，尚博文，吴子明，周超凡，周镇苏，俞凤祥，崔进九，张桂芝，贺思圣，路京达，翟所铁，刘金城，刘蕴，鲁承业，魏建庆，严康维。

三、参加第一阶段点校的中医古籍进修高级班学员：孔嗣伯，王阿芳，王华生，李巍，呼素华，金庆荣，施如雪，高庄飞，桑亚雄，徐百孝，徐杰生，郭永镇，张清海，张婕，董秀琴，赵世生，刘世勤，刘银洲，苏霭祥。

注

（1）据本书李庚序，刘昉为潮州人。但据石才孺后序则作扬阳人。按：揭阳系潮州邻县。

（2）刘昉的传记可见《潮州先贤像传》、《南宋馆阁续录》卷八、《南宋制抚年表》卷四十三及《广东通志》卷六十六选举表。

（1987年4月人民卫生出版社出版·校点本《幼幼新书》）

12. 从《素问》王注探讨《灵枢经》在唐代的三种古传本

现在传世的各种《灵枢经》刊本，其原文均是依据南宋绍兴乙亥（1165）史崧氏的校刊本为其祖本的。至于在史崧氏以前，《灵枢经》从未刊印，而悉为各种抄录的早期传本。其书名也不一致，除了《灵枢经》一称外，尚有《九卷》、《针经》、《九灵》、《九墟》等异名。这些早期传本都是属于《黄帝内经》之一的古《九卷》传本系统，虽均已失传，但仍可在某些古籍中见到其佚文。其中唐代宝应元年（762 年）王冰氏在为《素问》所写的注文（以下简称《素问王注》）中就引用当时他所见到在唐代时期仍保存的三种古传本即古本《灵枢经》、古本《针经》及《九卷》的多处佚文。这些佚文的内容虽与传世本《灵枢经》（均属史崧本系统。以下简称今本《灵枢经》。本文均据自赵府居敬堂刊本）大致相近，但也不尽全同。同时也与传世本《素问》（指北宋林亿校注《素问》以后刊本。本文均据自明、顾从德影刻本）的文字也有一定相关之处。为了进一步考察这三种唐代的《灵枢》古传本与传世本《黄帝内经》（包括《灵枢》与《素问》）的相互关系，以及三种古本的内容特征。现特将《素问》王注所引的全部佚文辑出，并与传世本《黄帝内经》文字加以对照考察。

1 《素问》王注所引古本《灵枢经》佚文的考察

1.1 引文对照

先将《素问》王注中所引《灵枢经》的全部佚文与传世本《黄帝内经》的原文对照如下：

（1）“《灵枢经》曰：人百岁，五藏皆虚，神气皆去，形骸独居而终矣。”（见《上古天真第一》）

按：此条今本《灵枢·天年第五十四》，无“人”字。

（2）“《灵枢经》曰：邪气不得其虚，不能独伤人。”（同上）

按：此条今本《灵枢·百病始生第六十六》原文作：“不得虚邪，不能独伤人。”

（3）“《灵枢经》曰：足阳明之脉，起于鼻，交于頞中，下循鼻外，入上齿中；还出侠口，环唇，下交承浆，却循颐后下廉，出大迎，循颊车，上耳前，过客主人，循发际，至额颅。手阳明之脉，上颈贯颊，入下齿缝中；还出侠口。”（同上）

按：此条今本《灵枢·经脉第十》，大同。

（4）“《灵枢经》曰：足阳明之脉……至额颅。”（同上）

按：此条与上条（第 3 条）所引足阳明脉之全文同，但未引手阳明脉文。

（5）“《灵枢经》曰：五藏主藏精，藏精者不可伤。”（同上）

按：此条今本《灵枢》无。

（6）“《灵枢经》曰：冬日在骨，蛰虫周密，君子居室。”（见《四气调神大论第二》）

按：此条今本《灵枢经》无此文，但见于“素问脉要精微论第十七”，原文全同。

（7）“《灵枢经》曰：天有日月，人有眼目。”（同上）

按：此条今本《灵枢·邪客第七十一》“眼”作“两”字。

(8)“《灵枢经》曰：血气者人之神，不可不谨养。”（见《生气通天论第三》）

按：此条今本《灵枢》无此文，但见于《素问·八正神明论第二十六》，原文全同。

(9)“《灵枢经》曰：卫气者，所以温分肉充皮肤，肥腠理而司开阖。”（同上）

按：此条今本《灵枢·本藏第四十七》。无二“而”字，“开”作“关”，“阖”后有“者也”二字。

(10)“《灵枢经》曰：盛怒而不止则伤志。”（同上）

按：此条今本《灵枢·本神第八》全同。

(11)“《灵枢经》曰：目开则气上行于头，卫气行于阳二十五度也。”（同上）

按：此条见今本《灵枢·卫气行第七十六》，但此二句，不连属相，文字亦小异。即：“故卫于气之行……昼日行于阳二十五度……目张则气上行气头。”

(12)“《灵枢经》曰：三焦者，上合于手心主。”（见《金匮真言论第四》）

按：此条今本《灵枢·本输第二》原文作：“三焦者，上合于手少阳。”

(13)“《灵枢经》又曰：足三焦者，太阳之别名也。”（同上）

按：此条今本《灵枢·本输第二》大同。

(14)“《灵枢经》曰：心为牡藏。”（同上）

按：此条今本《灵枢·顺气一日分为四时第四十四》全同。

(15)“《灵枢经》曰：肺为牝藏。”（同上）

按：此条今本同上，全同。

(16)“《灵枢经》曰：肾为牝藏。”（同上）

按：此条今本同上，全同。

(17)“《灵枢经》曰：肝为牝藏。”（同上）

按：此条今本同上，全同。

(18)“《灵枢经》曰：脾为牝藏。”（同上）

按：此条今本同上，全同。

(19)“《灵枢经》曰：明目者，可使视色。耳聪者，可使听音。捷疾辞语者，可使论语。徐而安静，手巧而心审谛者，可使行针艾，理气而调诸逆顺，察阴阳而兼诸方论。缓节柔筋而心和调者，可使导引行气，病毒言语轻人者，可使唾痈咒病。爪苦手毒，为事善伤者，可使按积抑痹。由是则各得其能，方乃可行，其名乃彰，故曰：非其人勿教，非其真勿授也。”（同上）

按：此条今本《灵枢·官能第七十三》个别文字有出入。

(20)“《灵枢经》曰：智者之养生也，必顺四时而适寒暑，和喜怒而安居处。”（见《阴阳应象大论第五》）

按：此条今本《灵枢·本神第八》大同。

(21)“《灵枢经》曰：太阴阳明为一合，少阴太阳为一合，厥阴少阳为一合，手足之脉各三，则为六合也。”（同上）

按：此条今本《灵枢·经别第十一》与此文出入较大。

(22)“《灵枢经》曰：恐惧而不解则伤精。”（同上）

按：此条今本《灵枢·本神第八》全同。

(23)“《灵枢经》曰：人年四十，腠理始疏，光华稍落，发斑白。”（同上）

按：此条今本《灵枢·天年第五十四》有若干出入。

（24）“《灵枢经》曰：胃为水谷之海。”（同上）

按：此条今本《灵枢·海论第三十三》大同。“为”作“者”字。

（25）“《灵枢经》曰：卫气者，所以温分肉而充皮肤，肥奏理而同开合。”（同上）

按：此条今本《灵枢·本藏第四十七》大同。

（26）“《灵枢经》曰：足少阴之脉者，肾脉也，起于小指之下，邪趣（斜趋）足心。”（见《阴阳离合论第六》）

按：此条今本《灵枢·经脉第十》大同。

（27）“《灵枢经》又曰：足太阳之脉者，膀胱脉也，循京骨至小指外侧。”（同上）

按：此条见今本《灵枢·经脉第十》。此系节录。

（28）“《灵枢经》曰：命门者，目也。”（同上）

按：此条今本《灵枢·卫气第五十二》全同。

（29）“《灵枢经》曰：天为阳，地为阴。腰以上为天，腰以下为地。”（同上）

按：此条今本《灵枢·经水第十二》全同。

（30）“《灵枢经》曰：足太阴之脉者，脾脉也。起于大指之端，循指内侧白肉际，过核骨后，上内踝前廉，上腨内，循行骨之后。”（同上）

按：此条今本《灵枢·经脉第十》大同。

（31）“《灵枢经》曰：足阳明之脉者，胃脉也，下膝三寸而别，以下入中指外间。”（同上）

按：此条今本《灵枢·经脉第十》“下膝”作“下廉”。

（32）“《灵枢经》曰：足厥阴之脉者，肝脉也，起于足大指聚毛之际，上循足跗上廉。”（同上）

按：此条今本同上，大同。

（33）“《灵枢经》曰：足少阳之脉者，胆脉也，循足跗上，出小指次指之端。”（同上）

按：此条今本同上，“端”作“间”。

（34）“《灵枢经》曰：冲脉者，与足少阴之络皆起于肾下，上行者过于胞中。”（同上）

按：此条今本《灵枢·动输第六十二》。“络”作“大络”。无“上行者，过于胞中”。

（35）《灵枢经》曰：足太阴之脉，起于大指之端，循指内侧，及上内踝前廉，上腨内，循骱骨后。”（同上）

按：此条今本《灵枢·经脉第十》“骱”作“胫”，其他小有出入。

（36）“《灵枢经》曰：足少阴之脉，起于小指之下，斜趣（斜趋）足心，出于然骨之下，循内踝之后，以上腨内。”（同上）

按：此条今本同上，小有出入。

（37）“《灵枢经》曰：足少阴脉，循内踝之后，上腘内廉。”（同上）

按：此条今本同上，大同。

（38）“《灵枢经》曰：足厥阴脉，循足跗上廉，去内踝一寸，上踝八寸，交出太阴之后，上腘内。”（同上）

按：此条今本同上，大同。

(39)“《灵枢经》曰：地有九州，人有九窍。”（见《六节藏象论第九》）

按：此条今本《灵枢·邪客第七十一》全同。

(40)“《灵枢经》曰：一盛而躁在手少阳，二盛而躁在手太阳，三盛而躁在手阳明。手少阳，三焦脉。手太阳，小肠脉。手阳明，大肠脉。一盛者，谓人迎之脉大于寸口一倍也。余盛同法。四倍以上，阳盛之极，故格拒而食不得入也。”（同上）

按：此条今本《灵枢·禁服第四十八》有所出入。

(41)“《灵枢经》曰：一盛而躁在手厥阴，二盛而躁在手少阴，三盛而躁在手太阴，手厥阴，心包脉也。手少阴，心脉也。手太阴，肺脉也。盛法同阳。四倍以上，阴盛之极，故关闭而溲不得通也。”（同上）

按：此条今本同上，有所出入。

(42)“《灵枢经》曰：阴阳俱盛，不得相营，故曰关格。关格者，不得尽期而死矣。”（同上）

按：此条今本《灵枢·脉度第十七》大同。

(43)“《灵枢经》曰：身半以下，湿之中也。”（见《五藏生成篇第十》）

按：此条今本《灵枢·邪气藏府病形第四》“之中”作“中之”。

(44)“《灵枢经》曰：风从东方来，名曰婴儿风，其伤人也，外有筋纽，内舍于肝。风从东南来者，名曰弱风，其伤人也，外有于肌，内舍于胃。风从南方来，名曰大弱风，其伤人也，外在于脉，内舍于心。风从西南来，名曰谋风，其伤人也，外在于肉，内舍于脾。风从西方来，名曰刚风，其伤人也，外在于皮，内舍于肺。风从西北来，名曰折风，其伤人也，外有于手太阳之脉，内舍于小肠。风从北方来，名曰大刚风，其伤人也，外在于骨，内舍于肾。风从东北来，名曰凶风，其伤人也，外在于腋肋，内舍于大肠。”（见《移精变气论第十三》）

按：此条今本《灵枢·九宫八风第七十七》排列次序与王注引文小异，文字也互有出入。

(45)“《灵枢经》曰：阳受气于四末。”（见《汤液醪醴论第十四》）

按：此条今本《灵枢·终始第九》全同。

(46)“《灵枢经》曰：足太阴之脉动，则病食则呕，腹胀善噫也。”（见《诊要经终论第十六》）

按：此条今本《灵枢·经脉第十》作：“脾足太阴之脉……是动则病舌本强，食则呕，胃脘痛，腹胀善噫……”

(47)“《灵枢经》曰：肝者，筋之合也。筋者，聚于阴器而脉络于舌本。”（同上）

按：此条今本《灵枢·经脉第十》大同。

(48)“《灵枢经》曰：风从东方来，名曰婴儿风，其伤人也，外有筋纽。风从东南来，名曰弱风，其伤人也，外有于肌。风从西南来，名曰谋风，其伤人也，外在于肉。风从北方来，名曰大刚风，其伤人也，外在于骨。”（见《脉要精微论第十七》）

按：此条见今本《灵枢·九宫八风第七十七》，乃王氏节录者，与上面第44条引文重出。

(49)“《灵枢经》曰：胃为水谷之海也。”（见《平人气象论第十八》）

按：此条今本《灵枢·海论第三十三》同。与上面第24条引文重出。

(50)"《灵枢经》曰：荣气之道，内谷为实。谷入于胃，气传与肺，流溢于中，而散于外，精专者行于精遂。"（同上）

按：此条今本《灵枢·营气第十六》大同。

(51)"《灵枢经》曰：目黄者病在胸。"（同上）

按：此条今本《灵枢》无。

(52)"《灵枢经》曰：少阴无输，心不病乎？岐伯云：其外经病而藏不病，故独取其经于掌后锐骨之端。"（同上）

按：此条今本《灵枢·邪客第七十一》大同。

(53)"《灵枢经》曰：肝气实则怒。"（见《玉机真藏论第十九》）

按：此条今本《灵枢·本神第八》大同。

(54)"《灵枢·持针纵舍论》：问曰：少阴无输，心不病乎？对曰：其外以病而藏不病，故独取其经于掌后锐骨之端。"（见《三部九候论第二十》）

按：此条今本《灵枢·邪客第七十一》大同。与上面第52条引文重出。

(55)"《灵枢经》曰：经脉为里，支而横者为络，络之别者为孙络。"（同上）

按：此条今本《灵枢·脉度第十七》"孙络"作"孙"字。

(56)"《灵枢经》曰：上焦如雾，中焦如沤。"（见《经脉别论第二十一》）

按：此条今本《灵枢·营卫生会第十八》全同。

(57)"《灵枢经》曰：下焦如渎。"（同上）

按：此条今本同上，全同。

(58)"《灵枢经》曰：形寒寒饮则伤肺。"（见《藏气法时论第二十二》）

按：此条今本《灵枢·邪气藏府病形第四》全同。

(59)"《灵枢经》曰：肝气实则怒。"（同上）

按：此条今本《灵枢·本神第八》大同，与上面第53条引文重出。

(60)"《灵枢经》曰：中气不足，则腹为之善满，肠为之善鸣。"（同上）

按：此条今本《灵枢·口问第二十八》作，"中气不足，溲便为之变，肠为之苦鸣。"

(61)"《灵枢经》曰：足三焦者，太阳之别也，并太阳之正，入络膀胱，约下焦，实则闭癃，虚则遗溺。"（见《宣明五气第二十三》）

按：此条今本《灵枢·本输第二》大同。与上面第12条、第13条引文重出。但前2条引文不全。此条在"三焦"前多"足"字，《太素》卷八、《本输篇》亦作"足三焦"。

(62)"《灵枢经》曰：喜乐无极则伤魄。"（同上）

按：此条今本《灵枢·本神第八》大同，前有"肺"字。

(63)"《灵枢经》曰：悲哀动中则伤魂。"（同上）

按：此条今本同上，大同。前有"肝"字。

(64)"《灵枢经》曰：愁忧不解则伤意。"（同上）

按：此条今本同上，大同。前有"脾"字。

(65)"《灵枢经》曰：恐惧而不解则伤精。"（同上）

按：此条今本同上，全同。

(66)"《灵枢经》曰：怵惕思虑则伤神。"

按：此条今本同上，大同。前有“心”字。

(67)“《灵枢经》曰：两情相簿谓之神。”（同上）

按：此条今本同上，全同。“簿”作“搏”，系通假字。

(68)“《灵枢经》曰：并精而出入者，谓之魄。”（同上）

按：此条今本《灵枢·本神第八》全同。

(69)“《灵枢经》曰：随神而往来者，谓之魂。”（同上）

按：此条今本同上，全同。

(70)“心有所忆谓之意。”（同上）

按：此条今本同上，全同。

(71)“意之所存谓之志。”（同上）

按：此条今本同上，全同。

(72)“《灵枢经》曰：天之在我者德，地之在我者气，德流气簿而生者也。”（《宝命全形论第二十五》）

按：此条今本《灵枢·本神第八》大同。

(73)“《灵枢经》曰：水下一刻，人气在太阳；水下二刻，人气在少阳；水下三刻，人气在阳明；水下四刻，人气在阴分。”（见《八正神明论第二十六》）

按：此条见今本《灵枢·卫气行第七十六》，此王注节引之文。

(74)“《灵枢经》又曰：日行一舍，人气行于身一周与十分身之八。日行二舍，人气行于身三周与十分身之六。日行三舍，人气行于身五周与十分身之四。日行四舍，人气行于身七周与十分身之二。日行五舍，人气行于身九周。然日行二十八舍，人气亦行于身五十周与十分身之四。”同上。

按：此条今本同上，此王注节引之文。

(75)“‘筋度’、‘脉度’、‘骨度’，并具有《灵枢经》中。”（见《通评虚实论第二十八》王注）

按：此条“脉度”即今本《灵枢·脉度第十七》。“骨度”即今本《灵枢·骨度第十四》。“筋度”即今本《灵枢》第十三篇，但篇目作“经筋”。

(76)“《灵枢经》曰：手之三阴，从藏走手。手之三阳，从手走头。足之三阳，从头走足。足之三阴，从足走腹。”（见《太阴阳明论第二十九》）

按：此条今本《灵枢·九针十二原第一》全同。

(77)“《灵枢经》曰：脉之所注为俞，所行为经，所入为合。”（见《咳论第三十八》）

按：此条今为《灵枢·九针十二原第一》大同。

(78)“《灵枢经》曰：盛怒而不止则伤志。”（见《举痛论第三十九》）

按：此条今本《灵枢·本神第八》全同，与上面第10条引文重出。

(79)“《灵枢经》曰：荣气之道，内谷为实，谷入于胃，气传与肺，精专者上行精隧。”（《痹论第四十三》）

按：此条今本《灵枢·营气第十》大同。与上面第50条引文重出。

(80)“《灵枢经》曰：冲脉者，十二经之海。”（见《痿论第四十四》）

按：此条今本《灵枢·海论第三十三》,《灵枢·动输第六十二》大同。

（81）“《灵枢经》曰：回肠当脐，右环回周叶积而下。广肠附脊，以受回肠、左环叶积，上下辟大。”（见《奇病论第四十七》）

按：此条今本《灵枢·肠胃第三十一》“回肠当脐，左环回周叶积而下，回运环反，十六曲，大四寸，经一寸寸之少半，长二丈一尺。广肠传脊，以受回肠，左环叶脊，上下辟，大八寸，经二寸寸之大半，长二尺八寸。”

（82）“《灵枢经》曰：热即筋缓，寒则筋急。”（同上）

按：此条今本《灵枢·经筋第十三》“寒则反折筋急，热则筋弛纵不收。”

（83）“《灵枢经》曰：甘多食之令人闷。”（同上）

按：此条今本《灵枢·五味论第六十三》，“甘走肉，多食之，令人悗心。”

（84）“按《灵枢经》说足阳明流注，并无至心者。‘太阴脉说’云：‘其支别者，复从胃别上膈注心中。’法应以此络为阳明络也。”林注：“详王氏以足阳明流注并无至心者。按《甲乙经》：‘阳明之脉上通于心，循咽出于口’。宜其经言阳明络属心为噫。王氏安得谓之无。”（见《脉解第四十九》“故曰上走心为噫也”条）

按：以上面一段中可看出：王冰所见的古本《灵枢经》中没有阳明脉至心的文字，而林亿据《甲乙经》有这段文字。（见今本《甲乙经》卷二第一，再查今本《灵枢·经别第十一》也有此说，即：“足阳明之正，……上通于心，上循咽。出于口。”）

又按：此处所记的“太阳脉说”乃古本《灵枢经》篇目，但今本无此称。

（85）此一篇殊与前后经文不相连接，别释经脉发病之源，与《灵枢经》流注略同，所指殊异（同上，见篇末王注）

按：此处王注所记之《灵枢经》，虽无引文，但所指内容可见今本《灵枢·经脉第十》。

（86）“《灵枢经》曰：荣气之道，内谷为实，谷入于胃，气传于肺，精专者上行经脉。”（见《刺志论第五十三》）

按：此条今本《灵枢·营气第十》大同，与上面50条及79条引文重出。

（87）“《灵枢经》曰：下焦溢为水。”（见《水热穴记第六十一》）

按：此条今本《灵枢·九针论第七十八》全同。

（88）《素问》原文：“邪客于足阳明之经……刺足中指次指爪甲上……。”条下王注云：“‘中’当为‘大’，亦传写中‘大’之误也。据《灵枢经》、《孔穴图经》中指次指爪甲上无穴，当言刺大指次指爪甲上，乃历兑穴、阳明之井，不当更有次指二字也。”（见《缪刺论第六十三》）

按：此条所指刺足阳明之经于“足中指次指爪甲上。”王注已指出“中”乃“大”字之讹。在今本《灵枢经·本输第二》有：“胃出于历兑，历兑者，足大指内次指之端也。……是足阳明也。”与此说相符。

（89）“《灵枢经》曰：因虑而处物谓之智。”（见《五运行大论第六十七》）

按：此条今本《灵枢·本神第八》全同。

（90）“《灵枢经》曰：酸走筋，筋病无多食酸。”（同上）

林注：详（王）注云：《灵枢经》云，乃是《素问·宣明五气篇》文。按《甲乙经》以此为《素问》，王云《灵枢经》者误也。

按：林亿当时所见之《灵枢经》不全，欲作出结论，认为王注所引非《灵枢经》之文。实际上，据现存《灵枢·九针论第七十八》确存其文。原文即："酸走筋，……病在筋，无食酸。"文字虽小有出入，但不得云无。而另一方面，今本《素问·宣明五气篇第二十三》，也确有此文，文字全同。乃《素问》与《灵枢》二书互相重出之文。

(91)"《灵枢经》曰：恐惧而不解则伤精。"(同上)

按：此条今本《灵枢·本神第八》全同。与上面第22条引文重出。

(92)"《灵枢经》曰：淡利窍也。"(见《至真要大论第七十四》)

按：今本《灵枢·九针论第七十八》仅有："淡入胃"之文，无此语。

(93)"太阴为正阴，太阳为正阳，次少者为少阴，次少者为少阳，又次为阳明，又次为厥阴。厥阴为尽，义具《灵枢·系日月论》中。"(同上)

按：今本《灵枢经》篇目作《阴阳系日月第四十一》，文义虽近，但文字迥异。

(94)"《灵枢·系日月论》曰：辰者三月，主左足之阳明。巳者四月，主右足之阳明。两阳合于前，故曰阳明也。"(同上)

按：此条今本《灵枢·阴阳系日月第四十一》大同。

(95)"《灵枢·系日月论》曰：戌者九月，主右足之厥明。亥者十月，主左足之厥阴。两阴交尽，故曰厥阴也。"(同上)

按：此条今本同上。大同。

(96)《灵枢·系日月论》云："亥十月，左足之厥阴。戌九月，右足之厥阴。此两阴交尽，古曰厥阴。辰三月，左足之阳明。巳四月，右足之阳明。此两阳合于前，故曰阳明。"(同上)

按：此条同上，大同。

(97)"《灵枢经》曰：天之在我者德也。"(见《疏五过论第七十七》)

按：此条今本《灵枢·本神第八》全同。与上面第72条引文重出。

(98)"《灵枢经》曰：淡利窍也。"(见《微四失论第七十八》)

按：此条与上面第92条引文重出，不见今本《灵枢》与《素问》。

(99)"《灵枢经》曰：亥为左足之厥阴，戌为右足之厥阴。两阴具尽，故曰厥阴。"(见《阴阳类论第七十九》)

按：此条今本《灵枢·阴阳系日月第四十一》大同。与上面第95条引文重出。(互有详略)。

(100)"《灵枢经》曰：辰为左足之阳明。巳为右足之阳明。两阳合明，故曰二阳者阳明也。"(同上)

按：此条今本同上，大同。与上面第94条引文重出。(互有详略)。

(101)"《灵枢·经备》有阴阳合五诊，故引之曰以在'经脉'也。'经脉'则《灵枢》之篇目也。"(见《方盛衰论第八十》王注)

按：今本《灵枢经》无"经备"篇目。

(102)"《灵枢经》曰：所谓交通者，并行一数也。"(同上)

按：此条今本灵枢·五十营第十五》全同。

(103)"《灵枢经》有悲哀涕泣之义。"(见《解精微论第八十一》)

按：今本《灵枢·口问第二十八》有专论"人之哀而泣涕出者"节。王注所指即此。

以上是王注所引古本《灵枢经》之文共103条(103处)，如除去其中重出的11个条

(处)数，实有91(条)。

1.2 分析考察

根据上记古本《灵枢经》103条文字，可从以下两个方面进行考察。

1.2.1 王冰所见古本《灵枢经》与今本《灵枢经》的两个关系：

古本《灵枢经》佚文也见于今本《灵枢经》者共有97条。但在97条佚文之中有11条系重出的佚文。如果减去此数则实有佚文86条。在全部古本《灵枢经》佚文中，这86条佚文共占实有条数(91条)的95%。可参见表1。

(1) 古本《灵枢经》佚文虽不见于今本《灵枢经》者——又有两种情况：

①见于今本《素问》(据明影宋本《重广补注黄帝内经素问》)者共2条，即上面所引的第6条(见《素问·脉要经微论第七》及第8条)(《素问·生气通天论第三》)。在全部古本《灵枢经》佚文中，这2条佚文占实有总数91条的2%。

②古本《灵枢经》佚文既不见于今本《灵枢经》，也不见于今本《素问》及其他传世古医籍者共4条，即上面所引第5、51、92及98各条，但在此4条佚文之中，第92条与第98条，引文重出，故实有佚文3条。在全部古本《灵枢经》佚文中，这3条佚文共占实有总条数91条的3%。

(2) 古本《灵枢经》佚文不见于今本《灵枢经》。

现在通过以上古本与今本《灵枢经》佚文的对比，其内容相同的文字达95%之多。这个事实充分说明了它们均本自渊源相同的祖本，都是分别属于古本《九卷》系统的两类早期传本。在古籍的流通主要依靠手抄誊录的时代，它们之间具有个别文字大同小异的差异是非常自然的。

1.2.2 王冰所见古本《灵枢经》的特点：

1.2.2.1 文字方面内容

(1) 古本《灵枢经》佚文与今本《灵枢经》文全同(即一字不差)者——有27条。即上面引文的第10，14～18，22，28，29，39，45，56～58，65，67～71，76，78，87，89，91，97及102各条。

(2) 古本《灵枢经》佚文与今本《灵枢经》文大同(仅有个别文字出入)者——有44条。即上面所引的第1，3，4，7，13，19，20，24～26，30～33，35～38，42～44，47～50，52～55，59，62～64，66，72，77，79，80，86，94～96，69，100各条。

(3) 古本《灵枢经》佚文与今本《灵枢经》文基本相同(文字出入较多，或系节录之文)者——有21条。即上面所引的第2，9，11，12，21，23，27，34，40，41，46，60，61，73，74，81～83，88，90，93各条。

⑷王注只引有古本《灵枢经》之名，但未直接引用原文者——有6条。即上面所引的第75，84，85，88，101及103各条。

1.2.2.2 篇目方面：在《素问》王注引用古本《灵枢经》佚文时，大多略去其原来的篇目。但偶也附记了个别的篇目，统计全书所出现的篇目名称共有8个。如将它们与今本《灵枢经》的篇目加以对照，又有三种情况。

表1

见于今本《灵枢》第X篇	引用X条（条数）	引文见于《素问》第X篇（X）条	除去重复条数之数字
1	1	《素问》38	1
2	4	4（2条），23（以上3条重出），63	2
4	2	10，22	2
8	21	3，5，（2条），19，22（以上2条），23（10条），25，39（与素3所引重出）；67（3条其中1条重出），77（与素25所引重出）	18
9	1	14	1
10	14	1（2条），（6）9条，16（2条），49	14
11	2	5，49	2
12	1	6	1
13	1	47	1
15	1	80	1
16	3	18，43，53（此3条均重出）	1
17	2	9，20	2
18	2	21（2条）	2
28	1	22，81	1
31	1	47	1
33	3	5、18（以上两条重出），44	2
38	1	29	1
41	6	74（4条），79（2条均重出）	5
44	5	4（5条）	5
47	2	3，5	2
48	2	9（2条）	2
52	1	6	1
54	2	1，5	2
62	2	6，44	2
63	1	47	1
66	1	1	1
71	4	2，9，18，20（后2条重出）	3
73	1	4	1
76	3	3，26（2条）	3
77	2	13，17，（此2条重出）	1
78	4	61，67，74，78（后2条重出，但与灵78有出入）	3
以上共29篇	以上共引用97条		

（1）古本篇目与今本篇目全同者——有3个，即：《脉度》《骨度》与《经脉》。前两篇目见《素问·通评虚实论》王注（引文见上记第75条），后一篇目见《素问·方盛衰论》王注（引文见上记第101条）。

（2）古本篇目与今本篇目相异者——有三个，即：

①“持针纵舍论”——此篇目见《素问·三部九候论》王注，其佚文见今本《灵枢经·邪客》（引文见上记第54条），今本虽无此称，但在今本“邪客”篇内容中却有一大

段讨论何谓“持针纵舍”之文。原文即：

“黄帝曰：持针纵舍奈何？岐伯曰：必先明知十二经脉之本末，皮肤之寒热，脉之盛衰滑涩。其脉滑而盛者，病日进。虚而细者，久以持。大以涩者，为痛痹。阴阳如一者，病难治。其本末尚热者，病尚在，其热已衰者，其病亦去矣。持其尺，察其肉之坚脆、大小、滑涩、寒温、燥湿。因视目之五色，以知五藏而决死生。视其血脉，察其色，以知其寒热痛痹。”

足征“持针纵舍论”应为“邪客”篇之原始篇目。

②“筋度”——此篇目也见《素问·通评虚实论》王注（引文见上记75条）。在今本《灵枢经》无此称，而是改为“经筋”篇目（第十三篇）。

③“系日月论”——此篇目见《篇问·至真要大论》王注（引文见上记第93、94条、95条及96条）。此篇即今本《灵枢经》的第四十一篇，篇目作：“阴阳系日月”。如从文字对照，二者全同。可知篇目已略有改易。

（3）古本篇目为今本所无，亦不详其为今本何篇者——有2个，即：

①“太阳脉说”——此篇目见《素问·脉解》王注（引文见上记第84条）。由于无佚文可考，故不能判断其相当今本何篇。

②“经备”——此篇目见《素问·方盛衰论》王注（引文见上记101条）。亦系无佚文而不详其相当于今本何篇者。

2　《素问》王注所引古本《针经》佚文的考察

2.1　引文对照

兹先将《素问》王注中所引《针经》的全部佚文与传世本《黄帝内经》的原文对照如下：

（1）“《针经》曰：刺之气不至，无问其数；刺之气至，去之勿复针。”（见“诊要经终论第十六”）

按：此条今本《灵枢·九针十二原第一》大同。

（2）“《针经》曰：一其形，听其动静而知邪正。”（《宝命全形论第二十五》）

按：此条今本《灵枢·九针十二原第一》大同。“而知”作“知其”。

（3）“《针经》曰：泻曰迎之，迎之意，必而持内之，放而出之，排阳出针，疾气得泄。补曰随之，随之意，若忘之，若行若悔，如蚊虻止。如留如还。”（同上）

按：此条见今本《灵枢·九针十二原第一》，但文字上有不少出入，可供互勘。

（4）“《针经》曰：刺之而气不至，无问其数；刺之气至，去之勿复针。”（同上）

按：此条今本《灵枢·九针十二原第一》大同（王冰注第4条与上第1条重）。

（5）“《针经》曰：经气已至，慎守勿失”（同上）

按：此条今本《灵枢》无此文。见《素问·宝命全形论第二十五》及《素问·针解第五十四》，全同。（林注云：“详王引《针经》之言，乃《素问·宝命全形论》文，兼见于《针解论》耳。”）

（6）“《针经》曰：凡刺有五，以应五藏。一日半刺。半刺者，浅内而知发针，令针伤多，如拨发状，以取皮气，此肺之应也。”（见《刺要论第五十》）

按：此条今本《灵枢·官针第七》大同。

（7）“《针经》曰：热则筋缓。”（同上）

按：此条今本《灵枢·经筋第十三》与此大同。其全部原文是：“寒则反折筋急，热则筋弛纵不收。”

又按：《素问·奇病论第四十七》王注引《灵枢经》文：“热则筋缓，寒则筋急。”亦与此大同。

（8）“《针经》曰：髓海不足，则脑转耳鸣，胻酸眩冒。”（同上）

按：此条今本《灵枢·海论第三十三》大同。“胻”作“胫”字。

（9）“《针经》曰：经气已至，慎守勿失。”（见《针解第五十四》）

按：此条今本《灵枢》无此文。见《素问·宝命全形论第二十五》及《素问·针解第五十四》，全同。与上面第5条重出。

（10）“《针经》曰：无实实，无虚虚。”（同上）

按：此条今本《灵枢·九针十二原第一》作：“无实，无虚”。

（11）“《针经》曰：谨候其气之所在而刺之，是谓逢时。”（同上）

按：此条今本《灵枢·卫气行第七十六》大同。

（12）“《针经》曰：持针之道，坚者为实。”（同上）

按：此条今本《灵枢·九针十二原第一》大同，“实”作“宝”字。

（13）“《针经》曰：病浅针深，内伤良肉，皮肤为痈。”（见《长刺节论第五十五》）

按：此条今本《灵枢·官针第七》大同。

（14）“（《针经》）又曰：针太深则邪气反沉，病益甚。”（同上）

按：此条今本《灵枢·九针十二原第一》无“甚”字。

（15）“《针经》曰：寒则筋急，热则筋缓，寒胜为痛，热胜为气消。”（见《皮部论第五十六》）

按：此条引文的前8字与今本《灵枢·经筋第十三》大同。与上面第7条部分引文重出。但无最后9字。

（16）“《针经》所谓刺之则欯不能者欠也。”（见《气穴论第五十八》“上关二穴”下之王注）

按：此条今本《灵枢本输第二》大同，原文作：“刺上关者，呿不能欠。”

（17）“《针经》所谓刺之则欠不能欯者也”（见《气穴论第五十八》“下关”二穴下之王注）

按：此条今本同上，原文作：“刺上关者，欠不能呿。”

（18）“《针经》曰：迎之五里，中道而止，五至而已，五注而藏之气尽矣，故五五二十五而竭其俞矣。”

按：此条今本《灵枢·玉版第六十》大同。“注”作“往”，“俞”作“输”。

（19）“（《针经》）又曰：五里者，尺泽之后五里。”（同上）

按：此条今本《灵枢经》无。

（20）“《针经》曰：冲脉者十二经之海，与少阴之络起于肾下，出于气街。”（见《骨空论第六十》）

按：此条今本《灵枢·海论第三十三》无后二句。

（21）“（《针经》）又曰：冲脉，任脉者，皆起于胞中，上循脊里，为经络之海；其浮

而外者，循腹各行会于咽候，别而络唇口。血气盛则皮肤热，血独盛则渗灌皮膏，生毫毛。”（同上）

按：此条今本《灵枢·五音五味第六十五》大同。小有出入。

（22）“《针经》曰：两神相薄，合而成形，常先身生，是谓精。上焦开发，宣五谷味，熏肤充身泽毛，若雾之溉，是谓气。腠理发泄，汗出溱溱，是谓津。津之渗于空窍，留而不行者，为液也。”（见《调经论第六十二》）

按：此条今本《灵枢·决气第三十》前面大同，最后一段出入较多。

（23）“《针经》曰：所谓节之交三百六十五会，皆神气出入游行之所，非骨节也。”（同上）

按：此条今本《灵枢·九针十二原第一》文字有出入。

（24）“《针经》曰：心藏脉，脉舍神。心气虚则悲。实则笑不休也。”（同上）

按：此条今本《灵枢·本神第八》全同。唯少“也”字。林注：“悲。一为忧，误也。”

（25）“《针经》曰：经脉为里。支而横者为络，络之别者为孙络。”（同上）

按：此条今本《灵枢·脉度第十七》大同，但缺最末一“络”字。

又按：《素问·三部九候论第二十》王注引《灵枢经》，文全同此。

（26）“《针经》曰：肺气虚则鼻息利少气，实则喘喝胸凭仰息也。”（同上）

按：此条今本《灵枢·本神第八》小有出入。

（27）“《针经》曰：肝藏血，肝气虚则恐，实则怒。”（同上）

按：此条今本《灵枢·本神第八》大同。

（28）“《针经》曰：脾气虚则四肢不用，五脏不安。实则腹胀泾溲不利。”（同上）

按：此条今本《灵枢·本神第八》大同。

（29）“《针经》曰：肾藏精，精舍志。肾气虚则厥，实则胀。”（同上）

按：此条今本《灵枢·本神第八》大同。

（30）“《针经》曰：追而济之，安得无实。”（同上）

按：此条今本《灵枢·九针十二原第一》大同。

（31）“《针经》曰：阴跻脉入鼽，属目内眦，合于太阳阳跻而上行。”（见《缪刺论篇第六十三》）

按：此条今本《灵枢·脉度第十七》大同。

以上是王注所引古本《针经》之文共31条（即31处）。如除去其中重出2个条（处）数，实有29条（处）。

2.2　分析考察

根据上记古本《针经》31条文字，可从以下三个方面进行考察：

2.2.1　王冰所见古本《针经》与今本《灵枢经》的关系：

2.2.1.1　古本《针经》佚文见于今本《灵枢经》者共有28条。其中有1条佚文系重出者，如减去重出者，实有佚文27条。在全部古本《针经》佚文中，这27条佚文占实有总条数29条的93.1%。可参见以下表2。

2.2.1.2　古本《针经》佚文不见于今本《灵枢经》者——又有两种情况：

（1）古本《针经》佚文虽不见于今本《灵枢经》，却见于今本《素问》者，共2条，即上面所引的第5条及第9条。但此2条引文重出，故实有1条。在全部古本《针经》佚文中，这1条佚文共占实有总条数27条的3.4%。

（2）古本《针经》佚文既不见于今本《灵枢经》，也不见于今本《素问》及其他传世古医籍者1条，即上面所引的第19条。在全部古本《针经》佚文中，也占实有条数3.4%。

现在通过以上古本《针经》与今本《灵枢经》佚文的对比，其内容相同的佚文达93.1%之多。这个事实也充分说明了它们均本自渊源相同的祖本，都是分别属于古本《九卷》系统的两类早期传本，它们的书名虽异，但其文字内容却是基本一致的。

2.2.2　古本《针经》与古本《灵枢经》的关系：

此二种古本医籍的佚文均见于《素问》王冰注中，上面均已分别引录。将它们比较对照有以下三点值得重视。

2.2.2.1　古本《针经》佚文、古本《灵枢经》具有内容全同的佚文——根据上面所辑出的两种古本佚文数量虽然不多，但在其中仍可看出有3条古本《针经》佚文是和古本《灵枢经》佚文完全相同的。这就是：

古本《针经》佚文、古本《灵枢经》佚文第7条（见《素问》第五十篇）王注，第82条（见《素问》第四十七篇王注）、第15条（见《素问》第五十六篇王注）同上，第82条（见《素问》第六十二篇王注）、第55条（见《素问》有第二十篇王注）

由于上面古本《针经》第7条与15条佚文内容重出，故实有二条佚文为古本《针经》与古本《灵枢经》全同者。这一情况早已引起宋代医家林亿等氏的注意。正如他在《素问·调经论第六十二》该条的校注中说的：

“详此（王）注引‘《针经》曰’与《三部九候论》（王）注两引之；在彼云《灵枢》，而此曰《针经》。则王氏之意，指《灵枢》为《针经》也。按今《素问》注中引《针经》者多《灵枢》之文，但以《灵枢》今不全，故未得尽知也。”

通过这一例证，可以看出古本《针经》与古本《灵枢经》之间同样也存在着非常密切的亲缘关系，共同属于古本《九卷》系统的早期传本。

2.2.2.2　古本《针经》与古本《灵枢经》均有共同见于今本《灵枢经》相同篇次的佚文——如上所述，古本《针经》佚文共31条，分别见于今本《灵枢经》者，隶属于11篇中（见表2）；而古本《灵枢经》佚文共97条，分别于今本《灵枢经》者隶属29篇中（见表1）。将以上种篇次加以对照时，则两种古本佚文均见于今本《灵枢经》相同的篇数共7篇。即今本《灵枢经》的《九针十二原第一》、《本输第二》、《本神第八》、《经筋第十三》、《脉度第十七》、《海论第三十三》及《卫气行第七十六》。通过王氏引用同一篇文字时，曾分别记载了两种古书名称这一事实来看，也可佐证这两种古本均系同属古本《九卷》本系统。

2.2.2.3　两种古佚文均有大量（93%以上）佚文与今本《灵枢经》相同——根据古本《针经》大同于今本《灵枢经》，而古本《灵枢经》也大同于今本《灵枢经》的事实，故也可以进一步推断古本《针经》也必然大同于古本《灵枢经》。

2.2.3　古本《针经》的特点：

2.2.3.1　将古本《针经》佚文与今本《灵枢经》文对照时，其结果是：

（1）古本《针经》佚文与今本《灵枢经》文全同，（即一字不差）者一未见。

（2）古本《针经》佚文与今本《灵枢经》文大同（仅有个别文字出入）者——有20条。即所引的第1，2，4，6～8，11～14，18，21，24～31各条。

（3）古本《针经》佚文与今本《灵枢经》文基本相同（文字出入较多）者——有8条。即上面所引的第3，10，15，16，17，20，22，23各条。

2.2.3.2 古本《针经》佚文和古本《灵枢经》佚文均可弥补今本《灵枢经》之不足——根据两种古本佚文中均有个别条文为今本《灵枢经》所无这个事实，说明今本《灵枢经》一书较之其原著（即古本《九卷》）已有所脱遗，并非完本，故可用以上佚文加以弥补。

2.2.3.3 从古本《针经》及古本《灵枢经》佚文中所见到的与《素问》一书重出内容来看《黄帝内经》原著——首先可以看出在今本《灵枢经》中也有很多与《素问》重出之文，以上三本中文字内容之文字虽然各不相同，但它们均有少量与《素问》相同的文字，这一点上则是完全一致的。此种情况应当是和《黄帝内经》原书系由《九卷》与《素问》两个部分组成，而在其传抄过程中所出现的编次错简互易现象之历史因素形成的。

表2

见于今本《灵枢》第X篇	引用X条（条数）	引文见于《素问》第X篇（X）条	除去重复条数之数字
1	9	16，25，27（2条），54（2条）55，62（2条）	9
2	2	58（2条）	2
7	2	50，55	2
8	5	62（5条）	5
13	2	50，56（以上2条重出）	1
17	2	62，63	2
30	1	62	1
33	2	51，60	2
60	1	58	1
65	1	60	1
76	1	54	1
以上共11篇	以上共引用28条		实有27条

3 《素问》王注所引未记书名的其他《九卷》古本佚文的考察

在《素问》王注中除直接引用上述古本《灵枢经》及古本《针经》两种传本的多处（条）佚文外，近有三处未记书名的引文是来自唐代尚存的另一种古《九卷》传本者。为了说明这个问题，先将引文对照如下。

3.1 引文对照

3.1.1 《素问·八正神明论第二十六》王注："候日月者，谓候日之寒温、月之空满也。星辰者，谓先知二十八宿之分，应水漏刻者也。

略而言之：常以日之加于宿上，则知人气在太阳否，日行一舍，人气在阳与阴之分矣。

细而言之：从房至毕十四宿，水下五十刻，半日之度也，从昴至心亦十四宿，水下五十刻，终日之度也。是故从房至毕者为阳，从昴至心者为阴，阳主昼也。阴主夜也。凡日行一舍，故水下三刻与七分刻之四也。”（以下是王冰直接引“《灵枢经》曰…”及“《灵枢经》又曰……”两段文字，均见今本灵枢·卫气行》中，今从略）

按：以上王冰“略而言之”与“细而言之”以后的两段文字均见于今本灵枢·卫气行》中，但其前后排列次序颇有颠倒。同样的文字也见于《太素》卷十二“卫五十周”和《甲乙经》卷一、卷九。现将今本《灵枢经·卫气行》的有关原文并加以校语（用括号）如下，以供参考。

“《大要》曰：常以日之加于宿上也，人气在太阳，是故日行一舍，人气行（按，据《太素》及《甲乙经》“行”字乃衍文，当删。）三阳行与阴分，常如是无已，天与（按，据《太素》及《甲乙经》“天与”二字互倒）地同纪……”

“是故房至毕为阳，昴至心，（按，《太素》作“尾”）为阴；阳主昼，阴主夜……”

“从房至一十四舍，水下五十刻，日行半度，回（按，《太素》作“迴”）行一舍，（按，“日行半度，回行一舍”八字《甲乙》作：“从昴至心亦十四度，水下刻五十，终日之度也。日行一舍者”）水下刻与七分之四（按，《太素》“四”误作“二”。杨上善注：“言七分刻之二者错矣。置五十刻，以十四舍除之，得三刻十四分之八，法实俱半之，得七分之四也。”）

3.1.2 《素问·八正神明论》王注：“‘制…谓制度，定星辰则可知日月行之制度矣。略而言之，周天二十八宿，宿三十六分，人气行一周天，凡一千八分，周身十六丈二尺，以应二十八宿，合漏水百刻，都行八百一十丈，以分昼夜也。故人十息，气行六尺，日行二分。二百七十息，气行十六丈二尺，一周于身，水下二刻，日行二十分。五百四十息，气行再周于身，水下四刻，日行四十分。二千七百息，气行十周于身，水下二十刻，一万三千五百息，日行五宿二十分。气行五十周于身，水下百刻，日行二十八宿也。细而言之：则常以一十周之一分又十分分之六，乃奇分尽矣。是故星辰所以制日月之行度也。”

按：以上在“略而言之”以后的文字均见于今本《灵枢经·五十营》中，同样的文字也见于《太素》卷十二及《甲乙经》卷一、第九两篇，现将今本《灵枢经·五十营》中，原文并加以校语（用括号）附录如下，以供参考。

“黄帝曰：余愿闻五十营奈何·岐伯答曰：天周（按，《甲乙经》作“周天”）二十宿，宿三十六分，人气行一周，千八分。日行二十八宿，人经脉（按，《甲乙经》作“络”）上下、左右，前后二十八脉，周身十六丈二尺，以应二十八宿，漏水下百刻，以分昼夜。故人一呼，脉再动，气行三寸，呼吸定息，气行六寸。十息气行六尺，日行二分。二百七十息，气行十六丈二尺，气行交通于中，一周于身，下水二刻，日行二十五分（按，“五”字衍文，此处当依《太素》作“二十分”。《甲乙经》作“二十分有奇”则更为精确）。五百四十息，气行再周于身，下水四刻，日行四十分（按，《甲乙经》“分’’字后有“有奇”二字）。二千七百息，气行十周于身，下水二十刻，日行五宿二十分（按，《甲乙经》“分”字后有“有奇”二字）。一万三千五百息，气行五十营于身，水下百刻，日行二十八宿，漏水皆尽，脉终矣。所谓交通者，并行一数也，故五十营备，得尽天地之寿矣，凡（按，《甲乙经》作“凡气”）行八百一十丈也。”

3.1.3 《素问·八正神明论》王注：“八正’，谓八节之正气也。‘八风’者，东方婴儿风、南方大弱风、西方刚风、北方大刚风、东北方凶风、东南方弱风、西南方谋风、西北方折风也。‘虚邪’，谓乘人之虚而为病者也。‘以时至’，谓天应太一移居，以八节之前后，风朝中宫而至者也。”

按：以上八风的名称及八节前后风朝中宫之义均见于今本《灵枢经·九宫八风》一篇，而王注所引并非全文。

3.2　分析考察

从上面三处王冰注文来看，同时也都见于今本《灵枢经》及《甲乙经》三书中。虽然其中各别文字有出入，排列次序也有所调整（颠倒），但其内容都是属于古《九卷》传本系统则是毫无疑问的。王冰在这三处注文均未记明引文的书名出处，但却在第一处引文之末另引有《灵枢经》的两段文字。据此事实不难证明王冰在当时除直接见到古本《灵枢经》及古本《针经》两种传本外．尚参考引用了其他一种《九卷》古传本，而这也就是上面三处王注引文的来源。

（1998年10月中医古籍出版社《中医药文献论坛》）

13.《食物本草》序

我国自古以来即有以日常食物用于养生保健并兼作医疗药物的优良传统。早在周朝时代中央政权中就已设立了专门的“食医”官制与相应的食医调摄措施。[(1)]到了秦汉时期已出现了食医的专门著作。即《神农黄帝食禁》一书，共有七卷之多。[(2)]汉代以后直迄近代，又相继产生了不少用食物医疗的专书。其中不少又被称之为：“食经”、“食性”、“食馔”、“食方”、“食制”、“食法”、“食谱”和“食鉴”……等书名。[(3)]因而形成了中国本草学中独具特色的一门重要学科，为世人的卫生医疗事业作出了巨大贡献。

惟在历代众多的食疗古籍中虽然记载了各种食用药物的文字，但却大都缺乏与其配合的食用药品图像。现在由国家图书馆出版社将该馆珍藏的明代写绘孤本《食物本草》一书精心影印问世。书中除以墨笔写录正文外，还特别用彩色绘制出每种食物本草的图像。这在传世的各类食物本草古籍中别具一格，使读者得以见图识物，因而是极为难能可贵的。

此书共有四卷，现其全部正文及彩图均极完整，但其扉叶、撰人、画家姓氏、序跋、目录以及撰写年代等则均已缺脱。故需要略加考证说明。

首先，将此书与明代卢和氏撰《食物本草》的多种传世刊本[3]相互对照时，后者只有文字部分，没有各种食物图像。但二者无论在全书卷数（共4卷）、食物本草类别（共8类，即水、谷、菜、果、禽、兽、鱼、味）、全部食药数目（共386种）、编写次序及文字内容等方面均完全相同，因而足以证明此书即卢和《食物本草》的一种明代彩绘本。至于此书是否即卢氏原著底本，抑或早期复写后的重绘本，则有待续考。

其次，从版式上看，此书用朱丝栏格纸写录，不仅书法精良，字体工整秀丽，而且丹青图像细致。举凡各类动、植、矿物及加工食品的天然形象均极尽工笔逼真之能事。如果再结合此书的包背装帧，纸质优良等特征来看，其外形酷以明代宫禁中写录的《永乐大典》一书形制，不禁使人疑其也属内库中收藏之佚物。

此书内容除了文图并茂外，还对某些同类食物的不同品种进行解说与插图。如将梨分为11种，李分为21种，茶有10种，鸡和鸭各有5种等，均为提供鉴定食物品种提供了很好的参考资料。

最后再附带说明一下，在明清时期尚有数种同样以《食物本草》命名的书。其中有将此书妄改撰人姓名者（如明末汪颖氏），也有将此书假托撰者为元代名医李杲、或明代名医薛己等人者，都是需要加以辨识澄清的。

参考文献

（1）见《周礼·天官冢宰下》有“食医”专篇，记述食医官制及食物调摄诸事。

（2）见《汉书·艺文志·方技略》。

（3）以上各种食物本草的古籍收名分别见《隋书·经籍志》，以及唐、宋时期诸传世书目中，此处从略。

（2002年国家图书馆出版社，《食物本草》卷首页）

14. 在日本新发掘的几种《黄帝内经》注本

1.《素问标注》

2.《灵枢标注》

《素问标注》卷与《灵枢标注》卷均为日本尾州藩的医学世家浅井氏数代著名医家对《素问》与《灵枢》二书所作的标注。所谓标注就是对古书原文附加的校释性注文。

浅井氏是近代日本久负盛名的医学家族。如果从开始从事医业的浅井盛政（1547—1637年）作为第一代算起，直到本世纪初为振兴汉医事业竭尽全力的浅井国干（1848—1903年），前后共连续十代都是对医学研究卓有成就的学者。这两部为《黄帝内经》标注的书就是浅井家数代名医反复添加的注本。

《素问标注》全书分为9卷，共81篇。各篇的原文除72及73两篇外，均依据唐·王冰注、宋·林亿等校注的《重广补注黄帝内经素问》24卷传本，但删去王、林等氏的古注只采用《内经》的白文，其中也包括了王冰氏补入的七篇大论在内。至于第72篇刺法论与第73篇本病论在王、林注本均作为已经亡佚而付之缺如。在本书中则仍根据宋代以后刊刻流传的《素问佚篇》中的第72与73两篇白文予以补足81篇之数，并分别合并在9卷之内。

《灵枢标注》全书也是9卷，81篇。各篇的原文均全依自宋·史崧氏校刊的《灵枢经》24卷传本。因该传本只有《内经》白文没有注文，故也将此81篇分别并入9卷之内。

此二书之所以将传世本的《素问》与《灵枢》均合并为9卷，是因为根据《汉书·艺文志》所记《黄帝内经》原书共18卷，而《素问》与《灵枢》（古称《九卷》或《针经》）各为9卷之故。

浅井氏家族标注的这两种《内经》原文就是按照上述体例的一种镂版刻印本。在版式方面，版心为上、下黑口。栏框为四周双边。在其上框上方则以栏外耳格的形式，依照明·张介宾《类经》，将《内经》各篇不同章节段落所论述的内容主题分为十二大类（即摄生、阴阳、藏象、脉色、经络、标本、气味、论治、疾病、针刺、运气与会通等类），并逐段再排以一、二、三、四……等序号的方法列出相应的小标题以醒眉目。

浅井氏对这两部书所作的标注，均用手书小字写记于栏框上方（眉注）及正文的旁侧（旁注）。从标注的内容来看又可大别为自注与他注两类。

这里所说的自注是指浅井氏数代医家通过研读《内经》的心得体会先后撰写的注文。由于这种注文原系供家传习医的稿本性质，尚未正式出版，故在各书首尾均未能直接记明注文的时代先后与每一注者的人名。因此只能参考记有干支纪年及简化称谓的标注注文蛛丝马迹地对照《浅井氏家谱大成》一书来考察其端倪。

通过这类标注注文可以稽考的浅井氏注家有以下几位：

其一，三代的浅井正纯——在《素问标注》书前的附叶上记有一条："祖公按"的标注，其后又记有“丙辰五月四”数家。此条及在本书全部标注所称的“祖公”虽未记其人名，但据《灵枢标注》一书书末由浅井氏九代孙浅井正赟署名手写的一行小字注文中所称的“祖公”即系指浅井正纯而言。而“丙辰”年在正纯氏生平相当延宝4年，也即1676年，当时正纯为34岁。

此外，在《灵枢标注》书末的附叶上也见两段未记撰人的“后记”，并附有小注“祖公”二字，同样也可据以佐证“后记”一文系浅井正纯（即“祖公”）所写，而小注乃其裔孙浅井正赟所记。

在这两段浅井正纯的“后记”中虽未记明其撰写年代，但却特别提到他曾多年深入钻研《黄帝内经》，并参考各种注家旧说，殚精竭虑以撰成这两部《标注》的意旨。同时也申明当时他已33岁，和充分具有力求阐明《内经》一书的坚定信念与决心。

此外，在《素问标注》卷8的书前附叶上有三篇“祖公曰……”的题记，和每篇题记之末的干支纪年日期。即：

“丙辰十一月三日午时”

“戊午八月”

“辛酉八月八日薄暮”

其中丙辰年正是上面所说的1676年。戊午即1676年，适值正纯34岁。辛酉即1681年，为正纯氏39岁之时。

考浅井正纯又名周伯，号称策庵。生于1643～1705年，系名医味冈三伯氏的四位杰出门人所谓“四杰”者之一。在《浅井氏家谱大成》中称其为浅井氏家族研究《内经》学之祖。因此，凡此书小字之首冠有“祖公”（“曰”或“按”）字样者，也是在两部《标注》中最早的一种注文。

其二，四代的浅井正仲及五代的浅井政直——在《素问标注》书末有“享保十一年（1726年）十一月浅井政直（署名：浅子赖”，据《家谱》乃政直的别名）手写的跋文。在《灵枢标注》书末也有政直在同一时期手写的跋文。这两篇跋文谈到了撰写《标注》的目的，以及其父正仲与其本人为本书所作的工作。正如在《素问标注》跋文中说：

“《素问》九卷，精蕴之要。王氏发于前，马氏、吴氏、张氏举于后，其说尽矣。然或得于彼而失于此，通于前而失于后，故取所得、所通而以作之《标注》。其中有诸注共失者，则别附师说、愚意。惟备已之遗忘，而不敢为人也。”

《灵枢标注》的跋文也说：

“《灵枢》之书，去古既远，谬误遗失不为不多。且中古失传，而注者亦少。数千年来独有马（指马莳）、张（指张隐庵）而得其说。然二氏所论，得失不一，善恶混淆。故父、祖往来劳心而作之《标注》，始得其说之全。惜哉其书未脱稿祖父（指三代的浅井正纯）已逝。家严（指四代的浅井正仲，即政直之父）就（原书假作“禄”）于是。余（政直自称）继其志，而改记再校（原书假作“较”），间附愚意，盖使父、祖之功不湮没焉耳。”

据此可见浅井家四代传人的浅井正仲曾为此书作过传录、授子工作。五代传人的浅井政直则更进一步作了更多附加的标注工作，而属于这一类的标注均系在其注文之首大都记有“政直曰……”字样。

考浅井正仲号东轩，生于1672～1953年，曾任职侍医。而浅井政直号图南，生于

1706～1782年。长于《内经》研究，有门人百余人。

其三，七代的浅井正封——在《素问标注》卷7之末的附叶上有署以“正封识”三字的一则草书题记。题记中自称其曾多年学医。并将其“父祖师友”钻研《内经》的成果于“乙卯”年（按，即1795年）重予整理装订之事。

考浅井正封字贞庵，生于1770～1829年。曾任职医学教授。又曾建立过医学馆。也是在发现仁和寺古写本《黄帝内经太素》残卷后不久最早的传写者之一。

其四，九代的浅井正赟——浅井正赟在《灵枢标注》书后引用了浅井正纯的一段话作为两部《标注》的结束语。其原文即：

“祖公曰：‘《素问》为根，《灵枢》为干，《伤（寒）》、《金（匮）》为枝。其他数多医书为花、叶，可以植一株大木’。信乎斯言。赟谨识”。此外正赟氏还在此二书中将其“祖公”（正封）的注文重新抄录整理，并作了补充注释发挥。其中还特别有用其本人的署名附记于某些注文中首者。例如《素问标注》卷2之末的小注是：

“庆应四年丁卯（按，即1867年）补注赟”。

又在上书卷7之末记有小注：

“辰（按，“辰”前疑脱“戊”字，戊辰即1868年）闰四月廿五日了。”

此外，在《灵枢标注》卷一，26叶之后及27叶之前均明确记有署名“赟曰……”的注文。卷六，24叶之后则记有“赟按……”的注文……等。

以上这些也者为浅井正赟撰写注文一事提供了明证。

考浅井正赟号九皋，生于1828～1884年。曾任医学馆监督、代讲及讲授《素问》等工作。

其五，十代的浅井国干——浅井国干为正赟之子，生于1848～1903年。毕生为日本汉医救亡事业作出了极大贡献。在其20～24岁时曾任医学代讲之职．现于《灵枢标注》卷六之末仍保留有下记的小注一则。即：

“干按：上寿百岁，中寿八十岁，下寿六十岁也。然……”。

据此可见浅井国干也曾从事过《标注》的个别补注工作。

总的来看，在《素问标注》及《灵枢标注》二书中的自注部分是先后累积了浅井氏医家数代成果而成。自三代的浅井正纯，经四代的正仲，五代的政直，七代的正封，直至九代的正赟，十代的国干，始自17世纪中期终于19世纪末期，经过多次充实补释，历时凡二百馀年。故其注文的总字数虽然不多，但却充分反映了浅井家特有的学术见解。

在两部《标注》中除了浅井家的自注外，浅井氏在他注方面还征引选录了其他各种《内经》古注及有关文史资料作为补充内容。从他注所引的古书来看，有迳引自《内经》其他篇原文作释者，有引自《难经》、《甲乙经》及其以下明代以前医书者，也有选自明代以前的多种《内经》古注者。浅井氏还在《素问标注》卷首的“素问诸注”一文（按，此文未记撰者之名，但文中指《太素》一书已亡，故此文撰年应在七世的浅井正封以前。惟仍不详是否出自正纯之手，抑或政直手笔?）中对十馀家《内经》古注进行了一家之言的评论。评论大致可分为以下几类（引号内均为浅井氏原文）：

（1）浅井氏尚未见到的《内经》古注本————

“杨上善《太素》——甚古。《和名抄》存，今无。”

“全元起《训解》——不（未）渡于本朝。”

"藩景升《黄海》——五百卷。渡。然今失传。"

（2）浅井氏认为优点为主的古注本————

"唐·王冰次注——功多无加。始多易篇次，而人读之。

宋·补注——林亿、高保衡、孙奇新校正。

孙兆改误"（按，以上三条为同一古传本）。

（3）浅井氏认为优缺点互见的注本————

"马玄台《注证发微》——有发明。文恶。故不闻多。"

"吴崑（昆）注（《素问》）——过于笔削。亦可。"

"张介宾《类经》——多发明，又多误。……所谓功不弊过也。且分类非。"

"张隐庵《集注》——多异说续类而可用者。"

"李士材《（内经）知要》——间有发明，多袭《类注》。"

（4）浅井氏认为以缺点为主的注本————

"王九达《（黄帝内经素问灵枢经）合类》——不足取。"

"丁瓒《内经补正》——同上。"

"高士宗《（素问）直解》——少发明而迂远，不足取。"

（5）其他，尚有数种未评或未作深述者，包括："熊宗立《（内经）补遗》"，"孙应奎《内经类抄》"，"元·滑伯仁《素问抄》"，"明·汪（原讹"江"）机《续素问抄》"等。

以上，谨就《素问标注》及《灵枢标注》二书的撰写宗旨，撰写时代，注文特点，注者人名的演变关系，以及注者对其他《内经》注本的评价等问题作了初步考证。至于在此二书中对于《内经》原文的发挥性论述还有很多，可请学者自行参阅，这里从略。

（附记）《素问标注》与《灵枢标注》二书曾一度为日本土肥庆藏氏的鹗轩文库旧藏。现收藏于日本东京大学图书馆。在1978年出版的东京大学总合图书馆《古医学书目录》P. 12著录时仅将此书名记为：

"《黄帝内经素问》（江户刊）九卷 （浅井正赟补注）土九（册） VII 1490"。

"《黄帝内经灵枢》（江户刊）九卷 （浅井正赟书入本）土三（册） VII 1496"。但在书名及注者姓名方面均未能全面反映出来。

3.《黄帝内经太素九卷经纂录》

《黄帝内经太素九卷经纂录》全书共24卷，是十九世纪中叶日本名医喜多村直宽（1804～1876年）根据当时新发现的古卷子本杨上善《黄帝内经太素》进行纂辑的一种《灵枢经》古注本。

喜多村直宽字士栗，号栲窗。生于1804～1876年。曾在医学馆讲学。撰有《伤寒论疏义》、《伤寒论劄记》、《伤寒论汇考》、《金匮要略疏》及《太素经考异》（此书现下落不详）等多种医学著作，本书也是其中之一，但只存其自笔写本，从未刊印出版。现收藏于东京大学图书馆内，也是本次影印所据的底本。

关于《黄帝内经太素》（简称《太素》）一书，原是早在先秦时期《黄帝内经》的另一类古传本，即《黄帝太（泰）素》20篇，经隋朝杨上善增入注释改编为30卷后所重新拟定的书名。由于此书包括了传世本《黄帝内经素问》和《灵枢经》二书的内容，而且作为《黄帝内经》最古的传本之一，其所保存的原文本貌，也有更多优胜之处。同时此书又兼有《黄帝内经》现存最古注文之一的隋·杨上善注。因而也为整理研究《黄帝内经》及杨注提供了重要基础。

至于采用卷子本的《太素》，主要是因为《太素》及杨上善注文的《黄帝内经太素》早在8~9世纪的中国唐代末期以后已告失传。此书虽曾很早传入日本，但自14世纪以后迄19世纪初期日本国内也未能流传。直到1820年才陆续发现了在日本仁和寺保藏的杨上善注《黄帝内经太素》残存卷子本。其中在1830年（日本文政13年）由小岛学古氏闻讯后，延请书手杉本望云去该寺抄录了当时已发现的23卷（较原书尚缺7卷）。此后不久在1842年（天保13年）喜多村直宽又据此重抄副本，同时也与传世本《内经》的篇节作了核查（即所谓“对经”）。此事经过可见其在1842年（即天保13年）的《太素经考异》跋文中。即：

“近来侍医小岛君学古得仁安间（1166~1198年）写本杨上善《太素》，以为希世之珍，遂钞其副本而藏之，即以其堂号‘葆素’为题，并作目录曰‘对经’，以使检查。盖不肯妄出门庭之外也。而壬寅（按，即指1842年）夏月，宽（按，此喜多村直宽自称）偶借得，遂取读《内经》，予以比勘。”（据1956年《汉方の临床》特集号《现代汉方医学大观》P. 32石原明《内经の真本、国宝《黄帝内经太素》に关する书志学的考察》一文转引，原系日文）。

本书书名中所用的“九卷经”一称，也就是取用了《灵枢经》一书的古名。正如喜多村直宽在自序所说的：

“考《灵枢》名，盖出于道家者流。杨氏注中称《九卷》，又称《九卷经》，今因题曰《黄帝内经太素九卷经纂录》。当与《素问》王注并传而可也。”

关于纂辑本书缘起，在自序中有如下的说明：

“我邦昔时尝传上善《太素》。其后久属绝响。而近复显于世，虽有遗佚，卷帙颇存。刘庭先生（按，即当时的医学大师多纪元坚氏之号。多纪氏家族在公元984年时被赐姓丹波宿祢。而追溯其远祖则系后汉灵帝刘协之后裔。故其家人也自称刘姓。）尝就其书校钞《素问》（按，丹波元坚据《太素》校钞的《素问》一书今已不详其下落。在森润三郎所著的《多纪氏之事迹》一书中也未能提及）。且嘱针科侍医山崎次圭（琦）令誊录《灵枢》。次圭书将全稿，而乍罹于火，遂归乌有。次圭更欲缵其绪而未果也。顷先生令宽为绍续。宽惟《素问》既有王注，《灵枢》乃唐代至宋除上善未有注本。因录《太素》原文，校诸今本（按，指传世本的《灵枢》）。为举同异，并上善注，别为一书。仍附目录（按，指当时在不久前刚发现的残存《太素》23卷的目录），以存其旧矣。”

至于在本书中只取杨上善注一家，则是有鉴于《灵枢》一书只有明代以后的马莳、张隐庵等注本传世，去古已远的缘故。

本书撰成时期，据自序所记为“嘉永戊戌中秋后二日”。但考之在嘉永年号共14年，其中并无戊戌之年。而嘉永元年正当戊申，也即公元1848年。故“戌”字应属笔误。其撰年似戊申年。又据1944年《汉方と汉药》第10卷，第5号《汉方医学论集》P. 25矢数有道《国宝仁和寺藏本〈黄帝内经太素〉に关する研究》一文中也专门提到了本书的这一自笔写本。其中在本书撰年的“戊戌”二字项下记以“注曰：戊当为庚”，据此则系指嘉永庚戌，也即嘉永三年，公元1850年。这是另一种说法。以上二说前后时期仅相差2

年，也是非常接近的。

本书纂辑的方法是：全书卷81篇的数目、各篇篇目名称及原文先后的顺序均全依照传世本的《灵枢经》一书。但《内经》原文则一律采用《太素》中的字句及与其相应的杨上善注文。同时又在各篇分别记出该篇原文在《太素》卷、篇的名称，以便学者参考。

本书中的注文，除收辑的杨上善古注外，喜多村直宽还附加了用《灵枢》对照《太素》异文的校注。其中，凡杨注均用大字低于正文一格排列，而校注则用小字双行排列于正文之后。至于喜多村直宽氏并未添加其本人的注释。因此也可以说这是一部最早辑成的《灵枢经》杨上善注本。对于深入研究《灵枢经》一书具有重要学术价值。

然而由于时代限制，在本书中也存在一些不足之处，例如喜多氏当时只见到已发现的仁和寺藏《太素》残存本23卷。而到了本世纪时又在仁和寺及福井氏家中又继续新发现的第16卷及第21卷两卷尚未能见到。又如本书所依据的《太素》原文中个别残缺的文字可以据传世本补齐者，仍尚有待补入（如本书营气篇第16篇首正文尚可据《灵枢》补入20字即可通篇文义通顺之类）。此外，本书手写的文字尚杂有若干通假及俗字如邪作耶，纵作从，络作胳，喬作高，焦作膲，脊作脊之类，对于现代读者也是需要说明的。

4.《太素後按》

5.《大论讲义》

《太素后按》（又称《太素补缺后按》）24卷及《大论讲义》9卷二书均是19世纪中期田泽仲舒为《黄帝内经太素》（杨上善注）、《黄帝内经素问》中的七篇“大论”及《素问佚篇》撰写的补注本。但仅存此手稿，均从未付梓刊行，知者甚少，故在这里拟将其撰写的时代背影、编纂情况与其内容特点进行必要的解说。

首先，对《太素后按》一书加以考察。关于本书的书名将“太”字写作“泰”，将“按”字写作“案”，是因为依据古音假借之故，而《泰素》二字和《汉书·艺文志》所记的古称也是相符的。至于“后按”一词则系田泽氏指其在《太素》一书中补充的续注而言。

《黄帝太素》原书共20篇，本是先秦时期《黄帝内经》的古传本之一。隋朝时期经杨上善以《黄帝经太素》的书名将其扩编为30卷，并增加了自己的注文。这种杨注本的《太素》由于在19世纪以前的数百年间曾一度失传，直到19世纪初期始在日本仁和寺中发现了杨上善注《黄帝内经太素》的日本卷子古写本残存23卷。这23卷即：卷2、3、5、6、8～15、17、19、22、23～30。其中卷17只存下半卷，卷22则缺卷首部分。其他卷1、4、7、16、18、20、21共七卷则全都缺如。而这种23卷本正是田泽氏撰写本书所依据的蓝本。

鉴于卷1已佚，但据卷2的卷名“摄生之二”可以推知卷1的内容应为“摄生之一”。故田泽氏将《素问·上古天真论》中有关摄生的原文为此卷进行了辑复。在注文方面则分别选自王冰、林亿、张介宾及马莳等各家及田泽氏本人的注释。同时还特称此卷为：“太素补缺一（卷）”。

在此卷中田泽氏新拟了“真至圣贤”，“百岁不衰”和“圣人教”三个篇目。《太素后按》一书正是由于新辑了此卷，连同引录的23卷，合计本书实有24卷。

至于仁和寺本的卷22因缺卷首的部分文字和未能记明其卷数，故在本书的此卷中也同样未记出“卷二十二”字样，而只记有“泰素后按”四字。

本书的撰成年代可以从本书手稿各卷卷末田泽氏的自笔小注看出。其在卷2之末的小注是：

“癸卯二月十五日稿成”。（其馀在卷5、6、8、9、10、11、12各卷卷末小注均记有月日，但未记年代）。

“在卷30之末的小注是：

“天保癸卯十月二十八日稿成。”

按，癸卯即天保14年，也即公历1843年，当时正值日本仁和寺所藏《太素》残本刚被发现不久，日本国内有识之士竞相传抄之际。其中在1834年（天保5年）医史学家奈须恒德氏也系影抄者之一（按，奈须恒德氏影抄本的《黄帝内经太素》残本23卷后碾转流入中国。曾由藏书家潘祖荫〔见《滂喜斋藏书记》卷2〕、范行准〔见《栖芬室架书目录》P. 10〕及中国中医研究院图书馆收藏）。而田泽仲舒及奈须恒德的实弟（即亲生兄弟之过继他人者），二人均系名医奈须玄竹之裔孙，对于医学皆有相当造诣，并且同样对《太素》一书寄予很高的关怀。因此在本书中所撰的“后按”，也是在仁和寺残本发现后最早的一种《太素》杨注的续注本。

田泽仲舒的生平不详，仅据卷二之首题记知其字安倍，曾任日本征夷府散官医。为18世纪末19世纪初人。

本书的编纂方法是凡属《太素》原文均在各行用大字顶格书写。凡杨注均在原文之後用方框记以“注”字，仍用大字书写。而田泽氏的注文则或用双行小字方式直接记于与其相应的原文之下，或用大字在其注文之首记以“按”字，并低一格书写。此外田泽氏还在本书中全部加以逗点。

田泽氏在注文中除据《素问》、《灵枢》等书与《太素》原文进行校核比勘外，田泽氏本人还对于原文中某些内容的义理进行了诠释与发挥，成为研究《太素》一书有很好的学术价值的专著。

其次，再考察一下《大论讲义》一书。所谓“大论”，是指传世本《黄帝内经》一书中的专门论运气学说的七篇（即：《天元纪大论篇第六十六》、《五运行大论篇第六十七》、《六微旨大论篇第六十八》、《气交变大论篇第六十九》、《五常政大论篇第七十》、《六元正纪大论篇第七十一》及《至真要大论篇第七十四》）的篇名均称为“大论”而言。宋代的林亿等氏曾怀疑这七篇均是古佚医书《阴阳大论》之文经唐代的王冰补入《素问》一书者。故田泽仲舒在本书中仍取其书名为“大论”。

除了《素问》中七篇“大论”外，由于在传世本的《素问》中第七十二篇的“刺法论”及第七十三篇的“本病论”已经亡佚。而在宋代以后出现的《素问佚篇》（又名《黄帝内经素问遗编》，或《素问亡篇》）一书中则将此二篇全部收入。尽管宋代的林亿（见《重广补注黄帝内经素问》卷22篇首新校正注）及日本丹波元胤（见《医籍考》卷2）均以此二篇为唐以后人伪托，但仍有不少学者对此持有异说。例如明代的马莳氏认为《素问遗编》中的刺法论与本病论二篇虽系“正本所佚”，但其文中有“折其郁气，资其化源”等语，大义见《六元正纪大论》中，但“彼则引而不发，至此二篇始得有下手处。……”等理由认为此二篇“窃出于私传，不入官本”。而承认其并非伪托，且加以注释。

至于田泽仲舒氏，不仅也完全赞同马莳氏等人的这种主张。同时更进一步认为《遗篇》一书中“刺法论”等名的“论”字之上“疑佚一‘大’字”（见本书卷八之首），故也应列为“大论”之中。

因此田泽氏根据以上的认识，在本书中除了七篇“大论”外，再加上《素问佚篇》中的两篇“大论”，共九篇“大论”，将每篇列为1卷，共同组成了本书的9卷，惟由于其中的《六元正纪大论》与《至真要大论》二篇因文字较多，又将此二卷各分为上、下卷，故本书实有卷数应为11卷。兹将其卷数与该篇出处，该篇原文出处的书名与篇数对照如下：

本书卷数	篇　　名	原文出处书名及篇数
1	天元纪（大）论	《素问》第66篇
2	《五运行（大）论》	《素问》第67篇
3	《六微旨（大）论》	《素问》第68篇
4	《气交变（大）论》	《素问》第69篇
5	《五常政（大）论》	《素问》第70篇
6上 6下	《六元正纪（大）论》	《素问》第71篇
7上 7下	《至真要（大）论》	《素问》第74篇
8	《刺法（大）论》	《素问》第72篇
9	《本病（大）论》	《素问》第73篇

至于本书书名所以称为“讲义”，是因为书中除引用各篇“大论”的原文外，还用了大量篇辐进行了注释，可以用作研究与教学之需的缘故。

本书的撰者虽未在各卷之首署名，又无序跋题记可考。但本书手稿系紧邻《太素后按》手稿之後书写，其书册的装帧、行款及字体全同。板式均为单边，白口本，书口下方除分别记有各卷的叶数外，其最下方均刻印有：“庚子函碕文库”六字。足征此书乃田泽仲舒氏继《太素后按》之后所撰无疑。此手稿本在本世纪初曾一度为医史学家富士川游氏收藏（有其印鉴可证）。现入藏于京都大学图书馆内（按，此书在1942年《京都帝国大学和汉图书分类目录》第四册《医学》一书中未见著录，及属脱遗者）。

总括本书的学术特点，主要有以下几方面：

其一，采用各家注释之长——本书内容除采用《素问》七篇“大论”及《素问佚篇》两篇的全部原文外，在注文方面基本采用他家之注为主，撰者自注为辅的方式。撰者自注均在注文首冠以“按”或“愚按”字样，但注文数量不多。

本书中的他注，除在卷8刺法篇兼采马莳、张介宾二家注文，在卷9全采张介宾一家注文外，在卷1—7各卷中均大量选用了唐·王冰注，宋·林亿等校注，明·马莳（《黄帝内经素问注证发微》、《灵枢注证发微》）及张介宾（《类经》）四家注文。在这些注文中凡属精要者均全文引录。除此之外还引用了有关医书及经、史、杂家、道家、术数等类文献中的论述作为补充。前者如：刘完素（《素问玄机原病式》）、王安道（《医经溯洄集》）、刘温舒（《素问入式运气论奥》）、汪机（《读素问抄》）、李梴（《医学入门》）等。后者如：《尚书·尧典》、《史记》、《隋书》、《白虎通》、沈存中（《梦溪笔谈》）、《蠡海集》、《困学纪闻》、《灵曜乾凿度》、《皇极经世书》、《修真传道集》、《理数日钞》及《运气全书》等。此外在注文中还引用了日本学者松下见林的有关论述。以上这些都说明本书充分采纳吸收了各家注释之所长。

其二，揭示传本中的衍文——本书撰者对于“大论”传世本中某些内容应属衍文者，均在该文字周围用方框“□”号圈起，并在注文中说明。举如：《大论讲义》卷1，26叶原文中有：“君火以明，相火以位”六字。王冰等人虽有注文加以解说，但田泽氏却认为应属衍文而用方框号圈起。同时注云：“按此八字准上下文之语，文理不伦，盖衍文也。”

又如：卷1，24叶原文中的：“木火土金水。火，地之阴阳也，生长化收藏”诸字，本书也用方框号圈起作衍文处理之类。

其三，对比不同学者的异说——撰者在注释本书时，对于古籍中有不同学说者多加以对比说明。举如本书卷1，16叶将三阴三阳气之多少的三种异说（王冰注及马莳注各为一说，《修真传道集》又为一说）以“三家异说图”的标题对照列出加以说明。

又如卷3，20叶也将“八刻二十分”的两种异说（《理数日抄》及张介宾氏为一说，《困学纪闻》为另一说），列出对照表说明。

再如卷1，26—32叶在注释原文“凡六十岁而为一周”的运气学说时，特别还在注文中引用了明代王逵氏《蠡海集》一书中的六十花甲子学说，作为对照。正如田泽氏的注文所说：“按，右六十花甲子，虽与运气不同，然亦太过、不及之一端，故并以记之。”

其四，发挥个人独到见解——田泽氏在其注文中对于其本人观点与其他注家见解不同者时，均在引述他注的同时阐述了自己的解释。例如本书卷3，35—37叶对于原文“初中”二字的涵义虽然引用张介宾氏的注释。但田泽氏仍对这一运气学名词重新作了精辟的注解。其他还有类似的注文，这里从略。

其五，辅以解说性之图表——为了对较复杂的运气学说理论更好地为读者理解，本书撰者还仿效张介宾《类经图翼》采取绘制成图表的方式使文中义理易于表达。这些图表如“交六气节全图”、“六十年客气旁通图”、“六十年化数图”、“十二变图”……等均是，不再例举。

总的来说，本书是一部具有学术价值，研究中医五运六气学说渊源的专著。它和《太素后按》二书都是田泽仲舒氏钻研《黄帝内经》，发挥个人心得的成果。故它们的重新被发掘问世，是非常难能可贵，值得欣慰的。

6.《黄帝内经素问讲义》

《黄帝内经素问讲义》又名《素问讲义》（见封面），系日本中村伊敬（景庵，又玄先生）所撰。原书卷数不详，现仅存卷一至卷六，共6卷手稿本。据卷首钤盖的“称意馆藏书记”（卷六之末钤有“称意馆之宝”），此稿本原系吉田西峨旧藏，后经富士川游博士之手，现入藏于京都大学图书馆。此6卷中除卷一为总论性质的论述外，卷二以下均分别对《素问》各篇加以注释。各卷的内容是：

卷一，包括：“叙《素问》之为书”，“《素问》撰注姓氏表”，“《黄帝内经素问》讲义题号”（引自《汉书·艺文志》），“素问传授源流之事”（记述岐伯与黄帝传记），“《素问》撰集之事”，“注者次第之事”，“新校正之事”诸文，及对“校正”、“内经”及“素问”三词作了解说。又载有唐·王冰及宋·林亿等氏的《素问》序文及本书撰者为此二序作的注释。最后附有12卷本的《素问》八十一篇目录。

卷二，为《素问》《上古天真论第一》及《四气调神大论第二》。

卷三，为《生气通天论第三》。

卷四，为《金匮真言论第四》及《阴阳应象大论第五上》。

卷五，为《阴阳应象大论第五》下，《阴阳离合论第六》及《阴阳别论第七》。

卷六（原讹为“二”），为《灵兰秘典论第八》、《六节藏象论第九》（按，此篇只有前半部分，即自开首的“黄帝问曰：余闻天……”至“……皆归始春”。而自“未至而至……”，至本篇最末的“……则死矣”后半部分全无。至于自第十篇以下至第八十一篇也全部缺如。

以上各篇中均分段先引录《素问》原文，再对该段原文作注。其中除主要选录王冰及林亿等注外，并用“讲义曰”三字开头记出中村氏本人的补注。此外，书中还间或用眉注的形式将所注未尽之义加以补充（如注文中记有治疗方剂名者，在眉注中均补记出该方的药物组成及服法等）。

本书所据的《内经》底本属于《素问》一书在元代以后的12卷本系统。这可以从本书卷一“黄帝内经素问总目”一篇之末的记文中明确看出。该记文即：

“王氏元（原）本二十四卷，今从于校正本，而并为一十二卷”。

按《素问》12卷本最早出现于元代1339年（后至元五年）的胡氏古林书堂本，其书名为：“新刊补注释文《黄帝内经素问》”其内容即为王冰注、林亿等校注者，这也就是本书所据的底本。

由于这是作者的手稿，故书写的文字比较潦草，且字里行间时有涂改增删，及大字、小字、假名旁注、眉注等杂其间。从第六卷之末又重复出现第九篇标题及两行“新校注”文来看，似又为作者尚未完成其后的内容。

本书撰者中村伊敬的生平不详，仅知其为洛阳（据卷一首叶的撰人落款）医家，故本书撰年也不详。惟据卷首“《素问》撰注姓氏表”（亦即本书主要参考书的撰者）来看，其中时代最晚的均为中国明代中后期，即嘉靖间医家（其中有汪机、张懋、李象、楼英等），并无明末及清代以后注家。同时在该表中也全未记日本的《内经》注家。按，日本医家的专门《内经》著作均在16世纪以后，如曲直濑道三（1507～1594年）及其流派、飨庭东庵（1615～1673年）、名古屋玄医（1628～1696年）等人著作均是。故本书的撰写年代约在16世纪后期。

根据本书书名及各篇注文经常使用的“讲义”、“讲义曰”来看，原系中村氏教授生徒学习《内经》之用。故注文中除选用了一些古注外，还在“讲义曰”三字之下记出了撰者本人的注释。后一类注释除对《内经》原文作了补充解释外，还有不少属于撰者本人独到的学术见解。特别是书中对于《内经》原文中某些与临床相关的疾病机理及治法都作了发挥。如《阴阳别论篇》的“二阳之病发心脾”一段原文在引证了李东垣、王安道、王玺、虞庶等医家之说后，进一步阐述了心脾两经之病导致的男子少精、女子不月的病因，同时还在眉注中记出了治疗方剂的组成和用法。又如，对《阴阳大论篇》中的“清气在下则生飧泄，浊气在上则生䐜胀”二句，中村氏根据张仲景、李东垣等的医学理论结合元代罗谦甫治愈䐜胀的医案实例作了充分解说，这也是本书的一个特点。

7.《素问明义》

本书系日本·田扬（子显，限水）撰，现在台北仅存抄本一种。此钞本原系清代学者杨守敬访日时所购，卷首钤有杨氏藏书印鉴数方及杨氏画像。今此书入藏于台北故宫博物院图书馆内，系与撰者另一部著作《难经明义》的写本合订为一册者。考田扬在1782年（“壬寅”）曾撰有《伤寒（论）夷考》（又名《医经四部伤寒夷考》），据其自序：“余尝作《内经》、《八十一难》及《神农本草经》、《伤寒论》等四部之考，是（书）即其一也。”可知包括《素问明义》、《难经明义》和《伤寒夷考》在内，均属撰者的医经“四部之考”的组成部分，而此《素问明义》的撰写年代也应在1782年以前和1706年以后（按，此书引有1706年，即宝永3年竹中通庵氏《黄帝内经素问要语》）。惟迄今为止，这四部医经考的著作中除《难经明义》和《伤寒夷考》的两种写本均仍保存完整外，所撰《神农本草经》考一书业已失传，而《内经》考的部分也只有这部《素问明义》钞本一种。唯在此钞本中只存《上古天真论第一》与《四气调神大论第二》两篇。至于《素问》第三篇以后的各篇则尚未及钞录。

撰者生平不详，仅知其为18世纪前、中期的东奥医家（据《医经四部伤寒夷考》自序）。

此书内容，卷首载有“内经之辨”、“全元起本篇目”、“素问诸注家之目录”、“素问之辨”及“黄帝之辨”五文，均为总论性质。以下即依次对《素问》各篇作注。其编写体例则系逐篇分段摘引《素问》该段起、讫原文中的若干文字作为标题，将该段全文略去，并在该标题之下将该段《内经》原文中需待诠释的字词予以评注。注文主要选录自唐代王冰、宋代林亿、明代吴崑、马莳、张介宾、清代张志聪及日本竹中敬（通庵、敬昌）等氏之说，并附以撰者本人之考证。全书文字简明扼要，义理易晓，有助于学者诵习。

至于本书这一旧钞本的抄录时期，据其卷尾（《四气调神大论篇》之后）所记的“文政3年庚辰正月26日抄竟”字样来看，正值1820年，距其撰年约半世纪左右。

正是由于此钞本非撰者手稿，故转录时也不乏明显的失误之处。举例如下：

P.7将张志聪的“志”字讹为“思”。

P.8《晋书天文志》的“书”字讹为“書”。

P.12《山海经》的“经”字讹为“径”。

P.15倒7行与倒4行，P.19第5行……“竹中氏”的“竹”字讹为“并”。

P.17《云笈七籤》的“云”字讹为“灵”。

P.25，10行：“左传·昭二十三年史黑对赵简子曰：物生有两，有三，有五，有陪贰，故天有三辰，地有五行，体有左右。”一段引文中，“昭二十三年”乃“昭公三十二年”之讹。“史黑”乃“史墨”之讹，在上记引文的“五”字之后又脱漏“有陪贰”三字。

P.31，P.5“病态曰：恕狂者生于阳，名曰阳厥。”一段引文乃引自《素问·病能论》一篇者，但在以上引文中却将“能”字讹为“态”，“怒”字讹为“恕”，所引原文也不完整，原文应是：“帝曰：有病怒狂者，此病安生？岐伯曰：生于阳也。（中间一段原文的20馀字，从略）……病名曰阳厥”。

所有这些手民之误，虽与原著无关，但在参考阅读此书时也是值得注意的。

8.《灵枢三注》

本书系《灵枢经》的一种扼要集注本，日本·佐田定（子宜）辑。全书6卷。原书从未经刊行，现在日本内阁文库中仅藏有钞本一种，装订为6册。书中未见序、跋、凡例及目录，也未记撰写年代。全书内容主要选录了三种《灵枢》注本。但只记引书略称，也未记其所据版本。这三种注本即：

明·马莳（元台）注本（原书名即《黄帝内经灵枢注证发微》，凡9卷，成书于1588年），在本书中均略称为“马”。

明·张介宾（景岳）注本（原书名即《类经》，凡32卷，成书于1642年），在本书中均略称为“张”。

清·张志聪（隐庵）注本（原书名即《黄帝内经灵枢集注》，凡9卷，成书于1672年），在本书中均略称为“志”。

此外在本书中也摘录了日本丹波元简（桂山）《灵枢识》（原书6卷，成书于1808年）中的部分注文，在本书中均略称为“桂”。

本书编写的特点，主要有以下几方面：

（1）本书卷一为《灵枢》1—9篇，卷二为10—19篇，卷三为20—40篇，卷四为41—56篇，卷五为57—72篇，卷六为73—81篇。

（2）全书次序系按照《灵枢经》一书八十一篇的先后顺序编次。但各篇均未引录《灵枢经》原文，仅将每篇的原文划分为若干大段落。每段落分别用该段的起始二字及末尾二字作为标题。至于各段的文字顺序则前后依次相联结。例如《九针十二原第一》一篇，共分为15大段落。各段落的标题即：

“黄帝至九焉”——按，此段原文可参见1956年人民卫生出版社影印本的《灵枢经》P.5上3行——P.5上10行（以下同此）。

“请言至毕矣”——见P.5上10—P.5下3

“凡用至诛之”——见P.5下3—P.5下12

“持针至独坚”——见P.5下13—P.5下16

“九针至毕矣”——见P.6上1—P.6上14

“夫气至毕矣”——见P.6上14—P.6下4

“刺之至毕矣”——见P.6下5—P.6下8

“黄帝至骨也”——见P.6下8—P.6下16

“覩（睹）其至去之”——见P.6下16—P.7上2

“凡将至四末”——见P.7上2—P.7上7

“刺之至痈疡”——见P.7上7——P.7上9

“五藏至者也”——见P.7上9—P.7下5

“胀取至三阴”——见P.7下5—P.7下5

“今夫至术也”——见P.7下5—P.7下11

“刺诸至泉也”——见P.7下11—P.7下15

其馀各篇所引原文同上。

由于此书只引（灵枢）原文各段起始与终止的二字，未能将全部原文引出，因此在读者阅读三家注文时必须另置《灵枢》一书以便对照原文。

（3）此书所汇集引的马莳、张介宾、张志聪三家注文多系选录其主要内容，并非全部注文，同时辑注者在不损原文旨义的情况下还将各注文的个别字句也作了某些改动或调整。

（4）此书中除三家注文及部分丹波元简注文外，尚间引有其他医家注文如“徐注”（徐大椿《内经诠释》），杨注（杨上善《太素》注），楼氏（指楼英《医学纲目》注文）之类。

（5）此书中除辑自各家注文外未见辑者佐田氏本人的注文。

（6）本书撰者的生平不详，仅知其为江都人。据卷一、三、四、五、六各卷之首第二行落款均记为：“江都（地名）　佐田（姓）定穀（名）子宜（号）辑”。

但在卷二之首第二行落款却记作：

“江都　佐田道生子立辑”

“道生”疑即定穀之别名，“子立”应为“子宜”二字之形讹。据此，本书这一写本应非佐田氏本人的手稿，而为抄录者笔误。

（7）此书撰成的时期上限不超过1808年（《灵枢识》），故约在江户末期至明治初期之间，为19世纪顷的产物。

（8）作为《灵枢》一书的集注本早在1723年清人蒋廷锡等纂集的《古今图书成医部全录》的卷47—48卷内已将《灵枢经》全文及马莳、张志聪二家的全部注文予以合编，在19世纪末坊刻本的《素问灵枢合注》（又名《张马合注内经》）中也属二家合注的《灵枢》，多次复刻重印已成为中国国内通行的《内经》注本。而本书辑注时似未见到该书，但却增加了张氏《类经》一家注文。

9.《黄帝内经素问大传》

《黄帝内素问大传》一书为日本芳村玄恂（如也、原谷、者甫）撰著。从未印行，现仅存手稿本一种。此稿本原系高井氏及富士川游旧藏，卷首钤有“高井图书”及“富士川游寄赠”及“富士川游寄赠”之印。现藏日本京都大学图书馆。全书除卷首载有释《内经》及《素问》二文外，共分81卷，每卷1篇，均与其相当的《素问》各篇对应。但在此本中尚缺六篇，其中除包括《素问》原书久已亡佚的第72（刺法论）、73（本病论）两篇外，尚缺原书未佚的第75（著至教论），77（疏五过论），78（微四失论）及80（方盛衰论）四篇。收藏者将此稿本又分装订为12册。即一册为1～4卷（篇，下同），二册为5～7卷，三册为8～16卷，四册为17～18卷，五册为20～30卷，六册为31～40卷，七册为41～50卷，八册为51～65卷，九册为66～69卷，十册为70，71卷，十一册为74卷，十二册为76、79及81卷。

本书撰者芳村玄恂（1678～1757）在《皇国医林传》中载有其传。略谓：“玄恂，字如也。姓平。织田氏之支裔。其生隐于和之吉村，因称氏。有故，改以为芳，移宅于洛。世以医为业。曾祖父某筑野墅于北山原谷，操以为己号，亦惯称芳原谷。就学于伊藤仁斋。学医乎名氏丹水。激励以忘饮啖。所著《素问大传》、《难经而知》、《伤寒论训古》、《金匮要略条记》、《医学楝宇》行于世。尝应梶井一品亲王之召，奉敕叙法桥，复进法眼。延享乙丑（1745年）陪王驾赴东都，谒幕府。赐服金币。宝历七年（1757年）卒，寿八十岁”。

但上文所记撰写的各书（包括本书在内）均未见刊行传世。本书这一稿本因尚未经最后整理，故均用草写及简、俗字体，且时有增删涂抹之迹，或书写注文字体过小，难以辨识者。同时书写体例也极不一致，如在各卷卷首所记撰人姓氏的落款方面就有以下多种写法：

“芳　玄恂　如也”——见卷首（以下只记卷数）。

“芳村　玄恂　如也”——卷5。

“芳　如也　原谷”——1，18。

“芳　原谷　如也”——8、14、22。

“芳　如也”——3、6、7、9、11、13、17、20、21、23～26、34、35、56、68、70、71、76、79。

“芳　原谷　者甫”——10。

“芳　者甫”——15。

“芳　如也　者甫”——66、74、81。

“芳如也”——见全书各篇正文首行。

在撰者姓氏之下所记的撰述字样也有以下的多种写法：

“……述”——见卷首、1～8、18、22、34、76、79、81。

“……述纂”——9、13。

“……著”——10。

“……纂”——11。

“……注”——11、14、15、17、19～21、23～26、35、36、66、68、71。

“……传”——70。

本书虽是《素问》的一种全注本，但并未引录《素问》全部原文，而是在每一篇中按原文的先后次序逐句或逐段的只引该句（段）开首的2—5字原文，并在该原文下用引号“——”，或在该原文旁加记小圆圈“。。。。”，然後再作注释。由于所引的原文极简略故在阅读此书时，必须另行配置《素问》一书以便与其所省略的原文对照。

芳村玄恂氏为世代医家，其父芳村恂益，字栗夫（甫）、谦受，又号天仙子、五雨亭，曾撰《内经纲纪》百二十四卷（又二卷），《医学正名》百卷，《灸科须知》三卷，及《手泽囊》、《温泉考》等，但未见刊行，今均失传。此外还撰有《北山医话前集》（1713年刊）三卷和《二火辨妄》三卷（1715年刊），今仍传世，故芳村玄恂秉承家学，在本书注文中除广泛引用各种文献外，也引有其父对《素问》所作的部分注文（题“栗甫按……”）。

在芳村玄恂本人的注文中除根据各种古籍文献进行考证外，还广泛征引了在其以前的历代医家对《素问》一书的研究论述。其中主要包括唐代王冰（作“王冰”、“次注”、“王注”、“太仆”）、明代马莳（作“马注”）、吴崑（作“吴注”）、张景岳（作“张介（宾）”、“张氏”）、李中梓（作“李注”，当指《内经知要》），清初的张志聪（作“集注”，“张隐庵”）、高世栻（作“高士宗《直解》”）、冯兆张（作“《锦囊》，指《冯氏锦囊秘录》中的《内经纂要》）等。按，《冯氏锦囊》撰于1702年，结合芳村玄恂生卒年代，可知本书撰年约在18世纪前期。

在本书中还可看到芳村氏对于各家注释中的不同观点或错误意见加以评述，并提出了自己的学术认识。这种治学精神也是十分难能可贵的。例如，在卷首释《内经》名义一文中，芳村氏对于吴崑、张介宾氏解释《内经》一书命名涵义的错误解说作了驳斥。即：吴注认为："五内阴阳谓之内，万世宗法谓之经"。而张注认为："内者，性命之道；经者，载道之书"。而芳村氏则援引《前汉（书）艺文志》的书目，认为"《黄帝内经》十八卷、《外经》三十七卷、《扁鹊内经》九卷、《外经》十二卷、《白氏内经》三十八卷、《外经》三十六卷"等记载已明确指出内、外经的说法"明是内外相对之书号矣"。（又，此页眉注也说："殊非吴氏、张氏所注之意趣。但内是对外之称，乃犹朱子小学有内、外篇也。（又）《庄子》内、外篇"。可见，芳村氏的这种见解无疑是有所依据的。

此外，《素问》论述的五运六气学说主要集中在第66～71及74七篇"大论"中，这也是在本书中芳村氏特别重视并详加注释发挥的内容特色之一。

（中医古籍出版社2003年10月，《医学求真集览》第1－26页）

出土医学文献与文物研究

1. 马王堆汉墓出土医书释文（一）

马王堆三号汉墓出土的帛书和竹简，其中有一部分是久已亡佚的古代医书。从各种医书的内容、字体等方面推断，这些书不是一个时代的著作，抄写的时期也有先后之别。这里发表的是经初步整理的部分医书释文。其他医书的释文，将在以后发表。

由于医书原来没有篇题，参加整理的同志对如何定名，意见也没有完全一致，所以我们在释文中没有加上篇题。第一部分原抄在导引图前，字体是尚有篆书意味的隶书；第二部分抄在另一幅帛上，字体为篆书。在本期发表的介绍这些医书的文章中，为了便于称引，书名均由作者自行拟定。

释文中所用各种符号，均和以前本刊所发表的帛书释文相同。数码为原件行次。古体、异体字尽可能用通行字体排印，并以圆括号注明是今之某字。缺文以方框为记，可以补出的文字加方括号。缺文在五字以上或字数难以确计的，以▨为记。

一、

·去（却）谷者食石韦。朔日食质，日驾（加）一节，旬五而［止］。［月］大始铫，日［去一］节，至晦而复质，与月进退。为首重、足轻、体轸，则昫（呴）1炊（吹）之，视利止。食谷者食质而□，食［气］者为昫（呴）炊（吹），则以始卧与始兴。凡昫（呴）中息而炊（吹），年［廿者朝廿莫廿，二日之］莫（暮）二百；年卅者朝卅莫（暮）卅，三日之莫（暮）三百，以此数准之。春食一去浊阳，和以□光、朝暇（霞），［昏清］2可。夏食一去阳风，和以朝暇（霞）、行暨，昏［清可。秋食一去］□□、霜雾，和以输阳铫，昏清可。冬食一去凌阴，［和以沆瀣］、□阳铫光，输阳输阴，［昏清可］。□□□3［凌阴者］□四塞，清风折首者也。·霜雾者▨。浊阳者黑四塞，天之乱气也，及日出而雾也。［阳风者］□风也，热而中人者也，日□□者入骨4□□□□，［四］者不可食也。·朝暇（霞）者▨者日出二千，春为浊▨云如盖，蔽□□□□者□□□者苑夏昏清风也。·凡食▨气者食员，员者无也。卜▨者北乡6▨多食。·则和以□阳□暇（霞）▨多阴日夜分7▨［清］附，清附即多朝暇（霞）。朝□失气为日□，日□即多铫光。昏失气为黑附，黑附即多输8［阳］。▨得食毋食。

［足巨阳脉·］潼外踝（踝）娄中，出郄中，上穿踬，出猒（厌）中，夹（挟）脊，出于项，□头角，下颜，夹髃，毄（系）目内廉。是僮（动）则病潼（肿），头9［痛］，□□□□，［脊］痛，要（腰）以（似）折，脾（髀）不可以运，［胭如结，是为踝］厥，是巨阳脉主治。其所产病：头痛，耳聋，项痛，耳彊，疟（疟），北（背）痛，要（腰）、尻痛，肨（痔），胠痛，腨痛，足小指［痹］，为［十10二病。

少阳］脉·毄（系）于外踝（踝）之前廉，出［鱼股之］外，出□，上出目前。是动则病：心与胁痛，不可以反则（侧）；甚则无膏，足外反，是为阳厥。是少阳脉主治。其11［所产病］：□□，头、颈痛，胁［痛］。虐（疟），汗出，节尽［痛，髀外］廉痛，□［痛］，股痛，厀（膝）外痛，振寒，足中指湃（痹），为十二病。

阴明脉·毄（系）于骭骨外廉，揗（循）骭［骨］而［上］，穿宾（髌），出鱼

［股］12□□□□，［穿］乳，穿颊，出目外廉，环颜□□□。［是动则］病寒，善信（伸），数吹（欠），颜黑，病肿；病至则亚（恶）人与火。闻木音则易（惕）然惊，欲独［闭］户牖而处，病甚［则13欲登高］而歌，弃衣而走，此为骭厥，是［阳明脉］主治。其所产病：颜甬（痛），鼻肌（鼽），領（颔），颈甬（痛），乳甬（痛），心与胠痛，腹外肿，肠甬（痛），䣛（膝）足管（痿）淠（痹），［为十病］。14

肩脉［·起于耳后，下肩，出肘］外廉，出臂外，出指上廉。［是动则病：嗌痛］，領（颔）肿甬（痛），不可以雇（顾），肩以（似）脱，臑以（似）折，是肩［脉］主治。其所产病：領（颔）甬（痛），侯（喉）淠（痹），臂甬（痛），肘□甬（痛），15为四病。

耳脉·起［于手背，出臂外两骨］之间，上骨下兼（廉），出肘中，入耳中。是动则病：耳聋煇煇谆谆，嗌肿。是耳脉主治。其所产病：目外賸（眥）甬（痛），颊甬（痛），耳聋，为16三病。

齿脉·起于□指，上出臂上廉，入肘中，乘臑，穿颊，入齿中，夹（挟）鼻。是动则病：齿甬（痛），朏肿。是齿脉主治。其所产病：齿甬（痛），朏肿，目黄，口干，臑甬（痛），为五病。17

［足巨阴］脉·是胃（胃）脉也。被胃，出鱼股阴下廉，腨上廉，出内腂（髁）之上廉。是动则病：上□走心，使腹张（胀），善意（噫），食则欲欧（呕），［得后］与气则逢然衰，是巨阴18［脉主治。其所产病］：□□，心烦死；心甬（痛）与腹张（胀）死，不食，不卧，强吹（欠），三者同则死；唐（溏）泄死；水与闭同则死。为十病。

少阴脉：毄（系）于内腂（踝）外廉，穿腨，出19［胠中央，上穿脊之□廉，系于肾，夹（挟）舌。是动则病：喝喝如喘］，坐而起，则目芒然无见，心如绝，病饥，气不足，善怒，心易（惕），恐人将捕之，不欲食，面黭若炲色，咳20［则］有血。此为［骨厥，是］少阴之脉主治。其所［产病］：□□□□□□□，［舌坼，嗌干，上气］意（噎），嗌中甬（痛），单（瘅），耆（嗜）卧，咳，音（瘖），为十病。少阴之脉，久（灸）则强食产（生）肉，［缓带］，21大杖，被（披）发，重履而步，久（灸）希息则病已矣。

厥阴脉：毄（系）于足太指菆（丛）毛上，乘足跗（跗）上廉，去内腂（踝）一寸，上腂（踝）五寸，［而出］太阴［之后，上出鱼］22股内廉，触少腹，［大］资（眥）旁。是动则病：丈夫则隤（㿗）山（疝），妇人则少腹肿，要（腰）甬（痛）不可以印（仰），甚则嗌干，面疵，是厥阴之脉主治。其所产病：热中，降（癃），隤（㿗），扁（偏）山（疝），□□23病，病有烦心死，勿治也。有阳脉与俱，病可治也。

臂巨阴脉：在于手常（掌）中，出内阴两骨下廉，筋之上，出臂内阴，入心中。是动则病：心滂滂［如］24甬（痛），缺汾（盆）甬（痛），甚则交两手而单（战），此为臂厥，是臂巨阴之脉主治。其所产病；胸甬（痛），瘛甬（痛），心甬（痛），四始（肢）甬（痛），假（瘕），为五病。

臂少阴脉：起于臂两骨25之间[1]下骨上廉[2]，筋之下，出臑内阴，入心中。是动则病：心甬（痛），嗌［干，渴欲饮］，此为臂厥，是臂少阴脉主治。其所产病：胁甬（痛），为一病。26

二、

足　足泰阳温[3]：出外踝窶（娄）中，上贯膊，出于胎（脚）；枝之下濵；其直者，贯□，夹（挟）脊，□□，上于豆（脰）；枝顜下，之耳：其直者，贯目内渍（眥），之鼻。2 其病：病足小指废，膊痛，胎（脚）䜌（挛），脽痛，产寺（痔），要（腰）痛，夹（挟）脊痛，□痛，项痛，手痛，3 颜寒，产聋，目痛，𡜵肌（鼽）汭（衄），数瘨（癫）疾。·诸病此物者，皆久（灸）泰阳温。

足少阳温：出于踝前，枝于骨间，上贯𨄉（膝）外兼（廉），出于股外兼（廉），出胁；枝之肩薄（髆）；5 其直者，贯腋，出于项、耳，出䏶，出目外渍（眥）。6 其病：病足小指次［指］[4]废，胻外兼（廉）痛，胻寒，𨄉（膝）外兼（廉）痛，股外兼（廉）痛，脾（髀）外兼（廉）痛，胁痛，□7 痛，产马，缺盆痛，瘢（瘘），聋，䏶痛，耳前痛，目外渍（眥）痛，胁外穜（肿）。·诸［病］[5]此物者，皆 8 久（灸）少阳温。9

足阳明温：循胻中，上贯𨄉（膝）中，出股，夹（挟）少腹，上出乳内兼（廉），出膉（嗌），夹（挟）口，以上之鼻。10 其病：病足中指废，胻痛，𨄉（膝）中穜（肿），腹穜（肿），乳内兼（廉）痛，□外穜（肿），頯痛，𡜵（鼽）汭（衄），数［瘨］，11 热汗出，脞瘦，颜寒。·诸病此物者，皆久（灸）阳明温。12

足少阴温：出内踝窶（娄）中，上贯膊，入胎（脚），出股，入腹，循脊内上兼（廉），出肝，入胠，毄（系）舌□。13 其病：病足热，膊内痛，股内痛，腹街、脊内兼（廉）痛，肝痛，心痛，烦心，洇（咽）□□□□14 舌辂□旦尚□□□，数腸（喝），牧（昧）耆（嗜）卧，以咳。［·诸］病此物［者，皆灸］足少阴［温］。15

·足泰阴温：出大指内兼（廉）骨蔡（际），出内踝上兼（廉），揗（循）胻内［廉］，□𨄉（膝）内兼（廉），出股内兼（廉）。16 其病：病足大指废，胻内兼（廉）痛，股内痛，腹痛，腹张（胀），复□□，不耆（嗜）食，善意（噫），心□，17 善肘（疛）。·诸病此物者，皆久（灸）足泰阴温。18

足帣（厥）阴温：循大指閒，以上出胻内兼（廉），上八寸，交泰阴温，□股内，上入脞閒。18 其病：病脞瘦，多弱（溺），耆（嗜）饮，足柎（跗）穜（肿），疾畀（痹）。·诸病此物者，［灸］帣（厥）阴温。20 皆有此五病者，有（又）烦心，死。三阴之病乱，不过十日死。揗温如三人参春，不 21 过三日死。温绝如食顷，不过三日死。烦心有（又）腹张（胀），死。不得卧有（又）烦心，死。唐（溏）□22 恒出，死。三阴病杂以阳病，可治。阳病北（背）如流汤，死。阳病折骨绝筋而无阴病 23，不死。24。

臂　臂泰阴温：循筋上兼（廉），以奏（凑）臑内，出夜（腋）内兼（廉），之心·其病：［病］[6]心痛，心烦而意（噫）。·诸病 25 此物者，皆久（灸）臂泰阴温 26。

·臂少阴温·臂：循筋下兼（廉），出臑下兼（廉）出夜（腋），奏（凑）胁·其病：［病］胁痛。·诸病［此］物者皆［灸］27 臂少阴［温］。28

·臂泰阳温：出小指，循骨下兼（廉），出臑下兼（廉），出肩外兼（廉），出项□□□［目］外渍（眥）。其［病：病］□□，29 臂外兼（廉）痛。·诸病外物者，皆久（灸）臂泰阳温。30

·臂少阳温：出中指，循臂上骨下兼（廉），奏（凑）耳［·］其病：［病］产聋，□痛。·诸病［此物者，皆］31 久（灸）臂少阳之温。32

·臂阳明温：出中指閒，循骨上兼（廉），出臑□□上，奏（湊）𦞦，之口。[·其]病：病齿[痛]☒33[诸]病此物者，皆久（灸）臂阳明温。上足温六、手[温五]。34

[足钜阳脉：起于外踝娄中，出却中，上穿踬，出厌中，挟脊，出于项，□头角，下颜，挟35䪼，系目内廉。是动则病：肿，头痛，□□□□，脊痛，腰似折，髀不可以运，胭如36结]，腨如[裂，此]为踝蹶（厥），是巨阳脈（脉）[主治。其所产病：头痛，耳聋，项痛，耳37]彊]，疟，北（背）痛，要（腰）痛，尻痛，肘（痔），胠痛，腨痛，[足小指痹，为十]二病。38

少阳脈（脉）：毄（系）于外踝之前廉，上出鱼股之[外，出]□上，[出目前]。是动则病：[心与胁痛，39不]可以反稷（侧），甚则无膏，足外反，此为阳[厥]，是少阳[脉主]治。共所产[病]：□□，[头40，颈]痛，胁痛，疟，汗出，节尽痛，脾（髀）廉[痛]。□痛，股痛，[膝外]痛，振寒，[足中指]41踝[(7)]（痹），为十二病。42

阳明脈（脉）：毄（系）于骭骨外廉，循骭而上，穿膑，出鱼股□□□□，穿[乳]，穿[颊，出目外]43廉，环[颜]□。是动则病：洒洒病寒，喜龙（伸），娄（数）吹（欠），颜[黑，病肿，病至则恶人与火，闻]44木音则伤（惕）然惊；心肠（惕），欲独闭户牖而处，病甚则[欲登高而歌，弃]衣[而走，此为]45骭蹶（厥），是阳明脈（脉）主治。其所产病：颜痛，鼻肌（鼽），領（颔）、[颈痛，乳痛]，心与胠痛，46腹穜外（肿）、阳（肠）痛，膝（膝）跳，付（跗）□□，为十病。47

肩脈（脉）：起于耳后，下肩，出肘□□，出臑□□，乘手北（背）。是[动则病]：[嗌痛，颔肿]，不可以顾，肩48以（似）脱，臑以（似）折，是肩脈（脉）主治。[其所产病]領（颔）痛，[喉痹，臂痛，]□痛，为四病。49

耳脈（脉）：起于手北（背），出臂外两骨之閒，[上骨]下廉，出[肘中]，入耳中。是动则病：耳聋50煇煇脖脖，嗌穜（肿），是耳脈（脉）主治。其所产病：目外渍（眥）痛，颊痛，耳聋，为三病。51

齿脈（脉）：起于次指与大指，上出臂上廉，入肘中，乘臑，[穿]颊，入齿中，夹（挟）鼻。是[动]52则病：齿痛，朏穜（肿），是齿脈（脉）主治。其所产病：齿痛，朏穜（肿），目黄，口干，臑痛，为五[病]。53

大（太）阴脈（脉）：是胃脈（脉）殹（也），彼（被）胃，出鱼股阴下廉，腨上廉，出内踝之上廉。是动则病：上□54走心，使复（腹）张（胀），善噫，食欲欧（呕），得后与气则快然衰，是巨阴脈（脉）主治。其所[产病]：55□□，心烦死；心痛与复（腹）张（胀）死；不能食，不能卧，强吹（欠），三者同则死；唐（溏）泄死；[水与]56闭同则死，为十病。57

厥阴脈（脉）：毄（系）于足大指菆（丛）[毛]之上，乘足[跗上廉]，去内腂（踝）一寸，上腂（踝）五寸，而[出太阴之后]，58上出鱼股内廉，触少腹，大渍（眥）旁。是动则[病：丈]夫隤㿉[疝，妇人则少腹肿；腰痛]59不可以印（仰）；甚则嗌干，面疵，是厥阴【脈去月换目】（脉）主治。[其]所产病：热中，[癃，㿉，偏疝]，□□60有而心烦死，勿治殹（也）。有阳脈（脉）之与俱病，可治殹（也）。61

少阴脈（脉）：毄（系）于内腂（踝）外廉，穿腨，出肤中央，上穿脊之□廉，毄

（系）于肾，夹（挟）舌。[是动则病]：62 㑇（喝）㑇（喝）如喘，坐而起则目䀮（𥆧眼）如毋见，心如縣（悬），病饥，气[不]足，善怒，心肠（惕）；恐[人将捕之]，63 不欲食，面黭若𪉦（炲）色，欬则有血，此为骨蹶（厥），是少阴脈（脉），主[治]。其所[产病]：64 舌柝（坼），嗌干，上气饐（噎），嗌中痛，瘅，耆（嗜）卧，欬，音（瘖），为十病。[少]阴之脈（脉），久（灸）[则强食产（生）肉，缓带]，65 皮（披）发，大丈（杖），重履而步，久（灸）几息则病已矣。66

臂巨阴脈（脉）：在于手掌中，出内阴两骨之間，上骨下廉，筋之上，出臂[内阴，入心中]。67 是动则病：心滂滂如痛，缺盆痛，甚[则]交两手而战，为此臂蹶（厥），[是臂巨阴脉主]68 治。其所产病：胸（胸）痛，瘛痛，[心痛][8]，四末痛，叚（瘕），为五病。69

臂少阴脈（脉），起于臂两骨之間[9]，之下骨上廉，筋之下，[出]臑内阴。[是动则病：心]79 痛，嗌[干][10]，渴欲饮，此为臂蹶（厥），是臂少阴脈（脉）主治。其所产病：[胁痛]，为[一病]。71

以脈（脉）閒（法）明教下。脈（脉）亦听（圣）人之所贵殹（也）。气殹（也）者，到下☒72 焉。听（圣）人寒头而煖足，治病者，取有余而益不足殹（也）。□上而不下☒73 过之，庞（笼）会环而久（灸）之。病甚，阳上于环二寸，而益为一久（灸）。气出胠与肘，□一久（灸）而□。74 用碧（砭）启脈（脉）者，必如式。瘫（痈）穜（肿）有膿（脓），则称其小大而□□之。□□为四□：膿（脓）深 75 有（痏）輚（浅），谓之不遝[11]，一害；膿（脓）輚（浅）而（碧）砭深，胃（谓）之过，二害；膿（脓）大□□□□□而大□76 □□，三[害；脓]小而碧（砭）大，胃（谓）之碧（砭）□，□者□食（蚀）肉殹（也），四害。☒喜殹（也）☒77 此☒膿（脓）小☒此□78 ☒捭之☒走而求之☒79 □者，不□□□病脈（脉）☒80 □虚，则主病心脈（脉），□此□□则□□心脈（脉）☒81 之少阴，臂之太阴、少阴。氏□□□则□此☒82 脈（脉）之县（玄），书而孰（熟）学之。季子忠谨，学□□□□见于为人☒83 言不可不察殹（也）。84

凡三阳，天气殹（也），其病唯折骨列（裂）肤一死。凡三阴，地气殹（也），死脈（脉）殹（也），□病而乱，则[不]85 过十日而死。三阴㱙（腐）臧（脏）炼肠而主杀。□□五死：唇反人盈，则肉[生死]；☒，[则]86 骨先死；面黑，目环（还）视衺（斜），则气先死，汗出如丝，傅而不流，则血先死；舌掐（陷）橐卷，[则筋]87 先死；五者扁（遍）有，则不活矣。88

【注释】

（1）“之”原误作“上”。

（2）“廉”原误作“庯”。

（3）此字读释有两种意见：一种意见认为即“温”字，假为“笏（腱）”，本篇十一笏相当《灵枢·经筋篇》的经筋，而《经筋篇》“筋”字系“笏”字之讹。另一种意见认为此字从“目”从“𠂢（脉）”，系“脉”字异体，帛书本篇22行“温绝”的“温”则是“温”字笔误。

（4）“指”字原脱。

（5）“病”字原脱。

（6）“病”字下原脱重文符。

（7）“踝”字系“踝”（痹）字之误。

（8）“心痛”原脱。

（9）原衍“之閒”二字。

（9）“干”字原脱。

（11）“之”原误作“上”。

（1975年6月《文物》）

马王堆汉墓出土医书释文（二）

本刊1975年第6期发表了《马王堆汉墓出土医书释文（一）》，这里发表的是医书第二部分的初步释文。

这一部分医书内容是治疗五十二种病症的二百七十余个古医方，原无书名，今定名为《五十二病方》。书首有目录，正文中每种疾病都有抬头标题，两者基本一致。每种病名标题下分别记载各种不同的方剂和疗法，各以“一”字作为标志，少则一二方，多则二三十方不等。

释文中所用各种符号，均和以前本刊所发表的帛书释文相同。古体、异体字尽可能用通行字体排印，并以圆括号注明是今之某字。缺文以方框为记，可补出的文字加方括号。缺文在五字以上或字数难以确计，以⧅为记。黑体字是原件标出的病名。

过去发表的帛书释文，都按原件书写形式各行连排，行次数字标于每行之后。这里排印的医方，为使眉目比较清楚，各行另起分排，并把行次数字标于每行之前。同时，原书书首列有目录，自右顺序而左，分为上下四行（见图版拾壹），排印时改为自上顺序而下，分为左右四行。

诸伤	大带	肠積（癞）	久□
伤痉	冥（螟）	脉者	蛊
婴儿索痉	□蠸者	牡痔	魃（鬾）
婴儿病閒（痫）	□者	牝痔	去人马尤（疣）
婴儿瘛	痎	朐养（痒）	治疒
狂犬啮人	人病马不閒	雎（疽）病	
犬筮（噬）人	人病□不閒	[□] □	·凡五十二
巢者	人病羊不閒	[□烂者]	
夕下	人病蛇不閒	[胻膭]	
毒[乌喙]	诸□病	[胻伤]	
虿	诸□病	[痂]	
蛭食（蚀）	癃病	[蛇啮]	
蚖	弱（溺）白□者	[痈]	
[疣]者	膏弱（溺）	[鬃]	
[癫]疾	[肿囊]	[武]	
[白处]	[□骚]		

1　**[诸伤]**：□□膏，甘草各二，桂、畺（姜）、椒⧅

2　□□毁一垸音（杯）酒中饮之，日壹饮，以□其⧅

3　[一]，□□□□朐，令大如荅，即以赤荅一斗并⧅

4　孰（熟）□□□[饮]其汁，汁宰（滓）皆索食之自次（恣），解⧅

5　一，冶齐□，□淳酒渍而饼之，煏瓦鬵炭⧅

6　煏之如□，即冶，入三指最（撮）半音（杯）温酒⧅

7　百冶，大□者八十，小者卌，冶精。

8　一，燔白鸡毛及人发，冶□等，百草末八⊠

9　饮之。

10　一，以刃伤，卌羊矢傅之。

11　一，止血出者，燔发以安其痏。

12　一，令伤者毋痛，毋血出，取故蒲席厌□□□燔⊠痏。

13　一，伤者血出，祝曰："男子竭，女子截。"五画地□之。

14　一，令伤者毋般（瘢），取彘膏、□衍并冶，傅之。

15　一，以男子洎傅之，皆不般（瘢）。

16　一，金伤者，以方（肪）膏、乌家（喙）□□皆相□煎，钷（施）之。

17　一，伤者，以续醫（断）根一把，独□长支（枝）者二廷（梃），黄歈（芩）二梃，甘草□□□□廷（梃），秋乌家（喙）二□，

18　□□□者二瓯，即并煎□孰（熟），以布捉取，出其汁，以陈缊⊠

19　［一］，□者，冶黄黔（芩）与⊠彘膏□□之，即以布捉［取］，⊠

20　泥之。

21　一，久伤者，荠（齑）杏霰（核）中人，以职膏弁，封痏，虫即出，□□□。

22　一，稍（硝）石直（置）温汤中，以洒痈。

23　一，令金伤毋痛方，取鼢鼠干而冶，取彘鱼燔而冶，□□、薪夷、甘草各与［鼢］

24　鼠等，皆合挠，取三指最（撮）一，入温酒一音（杯）中而饮之。不可，财益药，至不痈而止。［令］。

25　一，令金伤毋痛，取荠孰（熟）干实，熠（熬）令焦黑，冶一；林根去皮，冶二。凡二物并和，取三

26　指最（撮）到节一，醇酒盈一衷桮（杯），入药中挠饮。不者，酒半桮（杯）。已饮有顷不痛。

27　复痛，饮药如数。不痛，毋饮药。药先食后食次（恣）。治病时毋食鱼、彘肉、马肉、龟、

28　虫、荤、麻洙采，毋近内，病已如故。治病毋时。□治药足治病。药已治，裹以

29　缯臧（藏）。冶林，暴（曝）若有所燥冶。令

30　**伤痉**：痉者，伤，风入伤，身信（伸）而不能诎（屈）。治之，炊盐令黄，取一斗，裹以布，卒（淬）醇酒中，入

31　即出，蔽以市，以熨头。热则举，适下□□裹更□［熨，熨］寒，更熠（熬）盐以熨，熨勿

32　绝。一熨寒汗出，汗出多，能诎（屈）信（伸），止。熨时及已熨四日内，□□衣，毋见风，过□日自

33　适。熨先食后食次（恣）。毋禁，毋时。·令

34　一，伤而颈（痉）者，以水则煮李实，疾沸而抒，浚取其汁，寒和，以饮病者，饮以□□

35　故。节（即）其病甚弗能饮者，强启其口□灌之。节毋李实时，⊠

36　煮炊，饮其汁，如其实数。毋禁。尝［试］。令。

37　一，诸伤，风入伤，伤痈痛，治以枲絮为独，□□□伤，渍□□□□□彘膏煎汁□

38　□□沃，数□注，下膏勿绝，以欧（驱）寒气，□□□□举□□□□以傅伤空（孔），蔽（蔽）□

39　休得为▨痈□□□□□

40　傅药先食后食次（恣）。毋禁，毋时。□□□不□□□□尽□。

41　一，伤而颈（痉）者，小䣛一犬□与薛半斗，毋去其足，以□并盛，渍井𨻵□□□□□。

42　出之，阴干百日。即有颈（痉）者，冶以三指一撮，和以温酒一音（杯）饮之。

43　一，伤胫（痉）者，择薤一把，以敦（淳）酒半斗者（煮）潰（沸）［饮］之，即温衣陕（夹）坐四旁，汗出到足，乃［可］。

44　一，冶黄黔（芩）、甘草相半，即以彘膏财足以煎之，煎之潰（沸），即以布足（捉）之，予（抒）其汁，□傅□。

45　**婴儿索痉**：索痉者，如产时居湿地久，其肎（肯）直而口釦筋挛（挛），难以信（伸），取□殖土冶之，□□

46　二，盐一，合挠而烝（蒸），以扁（遍）熨直肎（肯）挛筋所，道头始，稍□手足而已。熨寒

47　复烝（蒸），熨乾更为。·令。

48　**婴儿病闲**（痫）方：取雷尾（矢）三果（颗）冶，以猪煎膏和之。小婴儿以水□斗，大者以一斗，三分和，取

49　胜一分置水中，挠以浴之，浴之道头上始，下尽身，四支毋濡。三日一浴，三日已。已浴，辄弃其

50　水图中。间（痫）者，身热而数惊，颈脊强而复（腹）大。间（痫）多众，以此药皆已。

51　**婴儿瘛**：婴儿瘛者，目解䀮然，胁痛，息瘿（嘤）瘿（嘤）然；尿（屎）不化而青。取屋荣蔡，薪燔之而□

52　匕焉，为湮汲三浑，盛以桮（杯）。因唾匕，祝之曰："喷者虞喷，上

53　如彗星，下如䘑血。取若门左，斩若门右，为若不已，磔薄若市。"因以匕周揗

54　婴儿瘛所，而洒之桮（杯）水中。候之，有血如蝇羽者，而弃之于垣。更取水，

55　复唾匕浆以揗如前。毋征，数复之，征尽而止。·令。

56　**狂犬啮人**：取恒石两，以相靡殹（也），取其靡如麋（糜）者，以傅犬所啮者，已矣。

57　一，狂［犬］啮人者，孰澡湮汲，注音（杯）中，小（少）多如再食浆，取灶末灰三指最（撮）□

58　水中，以饮病者。已饮，令孰奋两手如□□间手□道▨

59　□□□狂犬啮者□□□莫傅。

60　一，狂犬伤人，冶礜与橐莫，□半音（杯），饮之。女子同药。如▨

61　**犬筮（噬）人**：伤者，取丘（蚯）引（蚓）矢二升，以井上甕𨻵处土与等，并

熬之，而以美醯□□□□□

62　之，稍垸，以熨其伤，犬毛尽，傅伤而已。

63　一，煮茎，以汁洒之。冬日煮其本。

64　一，犬所啮，令毋痛及尽瘳方，令啮者卧，而令人以酒财沃其伤。已沃而□

65　越之。尝试，毋禁。

66　**巢者**：侯（候）天甸（电）而两手相□，乡甸（电）祝之曰："东方之王，西方□□□□主冥冥人星"二七而□。

67　一，取牛胆、乌豙（喙）、桂，冶等，殽□，熏以□□。

68　［夕］下：以黄柃（芩），黄柃（芩）长三寸，合卢大如□，□豆卅去皮，而并冶⊠捣（捣）而煮之，令

69　沸，而滑去其宰（滓），即以□□□凄夕［下］，已，乃以脂⊠所冶药傅

70　之。节（即）复欲傅之，凄傅之如前。已，夕下靡。

71　**毒乌豙（喙）者**：炙□，饮小童弱（溺）若产齐赤，而以水饮⊠

72　一，屑勺（芍）药，以□半桮（杯），以三指大捽（撮）饮之。

73［一］，取杞本长尺，大如指，削，舂（舂）木臼中，煮以酒⊠

74　一，以□汁粲叔（菽）若苦。已。

75　一，煮铁，饮之。

76　一，禺（遇）人毒者，取麋芜本若□荠⊠

77　一，穿地□尺，而煮水一瓮⊠

78　［虿］：□□□□□以财馀薤⊠

79　⊠

80　一，濡，以盐傅之，令牛吔（舐）之。

81　一，以疾黎，白蒿封之。

82　一，涶（唾）之："贲，兄父产大山，而居□谷中，□□不而⊠

83　寻寻豙且贯而心。"

84　一，"父居蜀，母为凤，凤蓐毋敢上下寻，凤□而心。"

85　**蛭食（蚀）**：人胻股䣛（膝），产其中者，并黍、叔（菽）、林三，炊之，烝（蒸）⊠

86　一，圣蚘，傅之。

87　**蚖**：戾（齑）兰，以酒沃，饮其汁，以宰（滓）封其痏，数更之，以⊠

88　一，以蓟印其中颠。

89　一，以产豚豙麻（磨）之。

90　一，以堇一阳筑封之，即燔鹿角，以弱（溺）饮之。

91　一，吙："诶（嗟），年蠚，杀人今兹"，有（又）复之。

92　一，以青粱米为鬻（粥），水十五而米一，成鬻（粥）五斗，出，扬去气，盛以新［瓦］瓮，冥（幂）口以布三，

93　即封涂厚二寸，燔令泥尽火而歠之，痏已。

94　一，亨（烹）三宿雄鸡二，洎水三斗，孰（熟）而出，及汁更洎，以食□逆甗下，炊五榖（谷）、兔头

95　肉□甗中，稍沃以汁，令下盂中，孰（熟），饮汁。

96　一，贲（喷）吙："伏食，父居北在，母居南止，同产三夫，为人不德，已；不已，青傅之。"

97　一，湮汲一音（杯）入奚蠡中，左承之，北乡（向），乡（向）人禹步三，问其名，即曰："某某年□□□

98　饮半音（杯）曰："□□□已，徐去徐已。"即复（覆）奚蠡，去之。

99　一，煮□肉若野彘肉食之，歠汁，·精。

100　一，燔貍皮，冶灰，入酒中饮之。多可殹（也），不伤人。煮羊肉，以汁□之。

101　[一]，取井中泥以还（环）封其伤，已。

102　**尤（疣）**：取敝蒲席若藉之弱（蒻），绳之，即燔其末，以久（灸）尤（疣）末，热，即拔尤（疣）去之。

103　一，令尤（疣）者抱禾，令人嘑（呼）曰："若胡为是?"应曰："吾尤（疣）。"置去禾勿顾。

104　一，以月晦日之丘井有水者，以敝帚骚（掃）尤（疣）二七，祝曰："今日月晦，骚（掃）尤（疣）北。"入帚井中。

105　一，以月晦日日下餔时，取由（块）大如鸡卵者，男子七，女子二七。先[以]由（块）置室后，令南北□，

106　以晦往之由（块）所，禹步三，道南方始，取由（块）言曰："今日月晦，靡（磨）尤（疣）北。"由（块）一靡（磨）□。

107　已靡（磨），置由（块）其处，去勿顾。靡（磨）大者。

108 一，以月晦日之内后，曰："今日晦。"弱（溺）。又内北靡（磨）又（疣）内辟（壁）二七。

109　一，以朔日葵茎靡（磨）又（疣）二七，言曰："今日朔。"靡（磨）又（疣）以葵戟（干），有（又）以叔（菽）本若道旁莿（蒴）根，二七，投

110　泽若□下。·除日已望。

111　一，祝尤（疣），以月晦日之室北，靡（磨）宥（疣），男子七，女子二七，曰："今日月晦，靡宥（疣）室北，"不出一月宥（疣）已。

112　**颠（癫）疾**：先侍白鸡，犬矢。发，即以刀剥其头，从颠到项，即以犬矢□之，而中剥鸡□

113　冒其所以犬矢□者，三日而已。已即孰（熟）所冒鸡而食之，□已。

114　一，瘨（癫）疾者，取犬尾及禾在圈垣上□段，冶，湮汲以饮之。

115　**白处方**：取灌青，其一名灌曾，取如□□盐廿分斗一，灶黄土十分斗一，皆治而□

116　□□，先食饮之。不已，有（又）复之而□灌青，再饮而已。·令。

117　[一]，□其□□□□□与其真□□，治之□鸟卵勿毁半斗，甘盐□□□□

118　▨者□□□□□[其]中，卵次之，以□□□□□

119　▨

120　冥（幂）蘁以布四▨

121　蔡，已涂之，即县（悬）阴燥▨

122　厚蔽肉，扁（遍）施所而止。□□□□之于□□□□热弗能支而止，而止□□。

123　虽俞（愈）而毋去其药。药□□而□□殹（也）。□□□□炙之之时□食甚□□□

124　搜，及毋手傅之。以旦未食傅药。已傅药，即饮善酒，极厌而止，即炙□。已炙

125　之而起，欲食即食，出入饮食自次（恣）。旦服药，先毋食□二三日。服药时毋食

126　鱼，病已如故。治病毋时。·二三月十五日到十七日取乌卵，已□即用之。□

127　乌殹（也），其卵虽有人（仁），猷（犹）可用殹（也）。此药已成，居唯十［六］岁到□岁俞（逾）良。□

128　而干，不可以涂身，少取药，足以涂施者，以美醯□之于瓦鬴中，渍之□

129　可河，稍如恒，煮胶，即置其鬴于𥻘火上，令药已成而发之。发之□□□涂，

130　冥（幂）以布，盖以鬴，县（悬）之阴燥所。十岁以前药乃干。

131　一，白瘧，白瘧者，白毋奏（腠），取丹沙与鳣鱼血，若以鸡血，皆可。鸡湮居二□□之□

132　以蚤（搔）挈（瘛）处令赤，以□之，二日，洒，以新布孰□之，［复］傅如此数，卅□而止。·令。

133　**大带者**：燔𤇈与久膏而□傅之。

134　一，以清煮胶，以涂之。

135　**冥（螟）病方**：冥（螟）者，虫，所啮穿者□，其所发毋恒处，或在鼻，或在口旁，或齿龈，或在手指，

136　使人鼻抉（缺）指断。治之以鲜产鱼，□而以盐财和之，以傅虫所啮□

137　□□□之。病已，止。尝试，毋禁。·令。

138　［□**蠸者**：］□蠸一，入卵中□□□□之，

139　入☒（此行前有缺损，行数不明。）

140　兔皮☒

141　一，湮（鼐）兰☒

142　一，以淳酒☒

143　一，以汤沃☒

144　**痃**：取兰☒

145　一，炙梼☒

146　［**人**］**病马不间者**：☒

147　男子☒

148　燔☒（此行后有缺损，行数不明，自149行已属痔病方。）

149　干葱☒

150　盐隋炙尻。

151　一，逸华以封隋及少［腹］☒

152　一，治筴蓂少半升，陈葵種（种）一□而☒

153　一，湮汲水三斗，以龙须一束并者（煮）☒

154　一，久（灸）左足中指。

155　一，□□三湮汲，取栝（杯）水歕（喷）鼓三□□上☒

156　□□饮之而复（覆）其栝（杯）。

157　一，□□及瘽不出者方，以醇酒入□，煮胶☒

158　火而焠酒中，沸尽而去之，以酒饮病者，☒

159　起自次（恣）殹（也）。不已，有（又）复□如此数。[·] 令。

160　一，瘩，痛于脬及衷，痛甚，弱（溺）□痛益甚，□□□，治之黑叔（菽）三升，以美醯三□

161　煮，疾炊，潰（沸），止火；潰（沸）下，复炊。参（三）潰（沸）止，浚取汁。牡［蛎］一，毒堇冶三，凡二物□□

162　取三指最（撮）到节一，醯寒温适□中□饮，饮先食［后］食次（恣）。壹饮病俞（愈）。日壹［饮］，

163　三日，病已。病已，类石如泔从前出。毋禁，毋时。冶厉（蛎）、毒堇不暴（曝）。以夏日至到□□

164　毒堇，阴干，取叶实并冶，裹以韦臧（藏）；用，取之。岁［更］取毒堇。毒堇□□□

165　堇叶异小，赤，茎、叶从纗者，［其］叶实味苦，前［夏］至可六七日秼（秀），□□□

166　泽旁。·令。

167　一，以水一斗煮葵穜（种）一斗，浚取其汁，以其汁煮胶一廷（梃）斗，为汁一参，而☒

168　一，赣戎盐若美盐盈□，有以涂□下及其上，而暴若☒

169　一，亨（烹）葵而饮其汁，□□□□沃以□□。

170　一，亨（烹）葵；热歠其汁，即□□隶以多为故，而□□尻厥（𣍧）。

171　一，以酒一音（杯）渍襦颈及头垢中，令沸而饮之。

172　一，**瘩**，弱（溺）不利，脬盈者方：取枣穜（种）鼠肩二升、葵穜（种）一升，合挠，三分之，以水一斗半［煮一］

173　分，孰（熟），去滓，有（又）煮一分，如此以尽三分。浚取其汁，以𧗿（蜜）和，令䰍（才）甘，寒温适，

174　饮之。药尽更为，病［已］而止。·令。

175　一，瘩，取景天长尺、大围束一，分以为三，以淳酒半斗，［三沥］煮之，孰（熟），浚取其汁，歠

176　之。不已，复之，不过三饮而已。先莫（暮）毋食，旦饮药。·令。

177　一，瘩，坎方尺有半，深至肘，即烧陈稾其中，令其灰不盈半尺，薄洒之以美酒，□

178　茜（潸）荚一、枣十四、豙（藾）之朱臾、椒，合而一区，燔之坎中，以隧下。已，沃。

179　一，潸，燔陈刍若陈薪，令病者北（背）火炙之，两人为靡其尻，潸已。

180　一，以水一斗煮胶一参、米一升，孰（熟）而啜之，夕毋食。

181　一，取赢牛二七，薤一拼，并以酒煮而饮之。

182　一，以己巳时晨逯（寝）东乡（向）弱（溺）之，不已复之。

183　一，血瘩，煮荆，三温之而饮之。

184　一，石瘩，三温石韦若酒而饮之。

185　一，膏瘩，澡石大若李樺，已食饮之，不已复之。

186　一，女子瘩，取三岁陈霍（藿），烝（蒸）而取其汁，□而饮之。

187　一，女子瘩，煮隐夫木，饮之；居一日，咨（齏）阳□□之。

188　一，以醯、西（酒）三乃（沥）煮黍稷而饮其汁，皆□□。

189　一，以衣中衽繢约左手大指一，三日□。

190　**弱（溺）白□者**方：取⊠，先取鹊棠下蒿。

191　**膏弱（溺）**：是胃（谓）内复。以水与弱（溺）煮陈葵種（种）而饮之，有（又）齏（齏）阳□而羹之。

192 **種（种）囊**：種（种）囊者，黑实囊，不去。治之取马矢觕者三斗，孰杌，沃以水，水清，止；浚去汁，洎以酸浆□

193　斗，取芥衷荚。壹用，智（知）；四五用，種（种）去。［毋］禁，毋时。·令。

194　**穨**：操柏杵，禹步三，曰："賁者一襄胡，濆者二襄胡，濆者者三襄胡，柏杵臼穿，一母一□，□

195　独有三。賁者種，若以柏杵七，令某傥毋一。"必令同族抱□穨者，直（置）东乡（向）窗道外，

196　改椎之。

197　一，令斩足者清明东乡（向），以箭（踊）趆之二七。

198　一，瘩，以月十六日始毁，禹步三，曰："月与日相当，日与月相当，"各三，"父乖母强，等与人产子，独

199　产穨九，乖已，操葭（锻）石毄（击）而母。"即以铁椎改段（锻）之二七。以日出为之，令穨者东乡（向）。

200　一，渍女子布，以汁亨（烹）肉，食之，歠其汁。

201　一，破卵音（杯）醯中，饮之。

202　一，炙蚕卵，令篓篓黄，冶之，三指最（撮）至节入半音（杯）酒中饮之，三、四日。

203　一，以辛巳日古，曰："賁，辛巳日"，三。曰："天神下干疾，神女倚序听神吾（语），某狐叉非其处所，已，不

204　已，斧斩若。"即操布改之二七。

205　一，以日出时令穨者屋霤下东乡（向），令人操筑西乡（向），祝曰："今日□，某穨九今日已，某穨已□，

206　而父与母皆尽柏筑之颠，父而衡（衝），子胡不已之有"？以筑衡（衝）穨二七。已备，即曰："某起。"穨□。

207　一，以辛卯日立堂下东乡（向），乡（向）日，令人挟提穨者，曰："今日辛

卵，更名曰禹。"

208　一，取枲垢，以艾裹，以久（灸）穨者中颠，令阑（烂）而已。

209 一，令穨者北首卧北乡（向）庑中，禹步三，步嘑（呼）曰："吁！狐麃"，三。"若智（知）某病狐☐

210　一，穨及瘻，取死者叕（裰）烝（蒸）之，而新布裹，以╲前行╲

211　一，阴干之旁蠭（蜂）卵，以布裹☐☐。

212　一，穨者及股痈、鼠复（腹）者，☐中指蚤（搔）二☐，必瘳。

213　一，以秆为弓，以甗衣为弦，以葛为矢，以☐羽上，旦而射，莫（暮）☐☐小。

214　一，以冥蚕穜（种）方尺、食衣白鱼一七、长足二七，熬蚕穜（种）令黄，靡（磨）取蚕穜（种）冶，亦靡（磨）白鱼、长

215　足节三；并以醯二升和，以先食饮之。·婴以一升。

216　一，穿小瓠壶，令其空（孔）尽容穨者肾与朡，即令穨者烦夸（瓠），东乡（向）坐于东陈垣下，即内（纳）肾

217　朡于壶空（孔）中，而以采为四寸杙二七，即以采木椎窡（剟）之，一☐☐再靡之，已窡（剟），辄椄

218　杙垣下，以尽二七杙而已。为之恒以入月旬六日☐☐尽日，一为再为之，为之恒以星出时

219　为之，须穨已而止。

220　一，穨，先上卵，引下其皮，以砭（砭）穿其［隋］旁，☐☐汁及膏☐，挠以醇☐，有（又）久（灸）其痏，勿令风

221　及，易瘳；而久（灸）其泰阴泰阳☐☐。·令。

222　一，治穨初发，伛挛而未大者，☐☐全虫蜕一☐☐☐皆燔☐酒饮财

223　足以醉，男女皆可。·令。

224　一，穨，以奎蠡盖其坚（肾），即取桃支（枝）东乡（向）者以为弧，取☐母☐晦壹

225　射以三矢，☐☐饮乐（药）。其药曰阴干黄牛胆，干即稍☐饮之。

226　［一］，冶困（菌）　［桂］尺，独☐一升，并冶而盛竹甬（筩）中，盈甬（筩）☐

227　☐☐☐即幂（幂）以布，而傅之隋下，为二处，即道其☐

228　☐☐☐☐之，炊者必顺其身，须其身安定☐

229　☐☐☐穨已，敬以豚塞，以为不仁，以白☐

230　☐☐县茅比所，且塞寿（祷）以为☐

231　［一］，☐☐女子月事布，渍，炙之令温☐

232　☐☐☐四☐☐燔量簧，冶桂五寸☐

233　穨☐，久（灸）左胻☐

234　一，夕毋食，旦取丰（蜂）卵一，渍美醯一桮（杯），以饮之。

235　**［脉］者**：取野兽肉食者五物之毛等，燔冶，合挠［之，先］食取三☐☐☐☐，以温酒一杯和饮之。饮

236　莫（暮）有（又）先食饮，如前数。恒服药廿日，虽久病必□。服药时禁毋食彘肉、鲜鱼。·尝［试］。

237　**［牡］痔**：有嬴肉出，或如鼠乳状，末大本小，有空（孔）其中，□之，疾久（灸）热，把其本小者而盭（戾）绝之，取

238　内□旁祠空（孔）中，黍腏、燔死人头皆冶，以膱（脂）膏濡，而入之其空（孔）中。

239　一，多空（孔）者，亨（烹）肥羭，取其汁湑（渍）美黍米三斗，炊之，有（又）以脩（滫）之，孰（熟），分以为二，以□□□□□

240　一分，即取養（鋊）末、菽酱之宰（滓）半，并舂（舂），以傅痔空（孔），厚如韭叶，即以厚布裹，□□更温，

241　二日而已

242　一，牡痔居窍旁，大者如枣，小者如枣覈（核）者方；以小角角之，如孰（熟）二斗米顷，而张角，絜以小

243　绳，剖以刀，其中有如兔髕，若有坚血如拍末而出者，即已。·令。

244　一，牡痔之居窍𤷍（廉），大如枣覈（核），时养（痒）时痛者方：先剥之，弗能剥，□龟𦞦与地胆虫相

245　半，和以傅之。燔小隋（椭）石，淬醯中以熨。不已，有（又）复之，如此数。·令。

246　［牝］痔之入窍中寸，状类牛幾（蟣）三，□□然，后而溃出血，不后上乡者方：取弱（溺）五斗，以煮青蒿

247　大把二，鲋鱼如手者七，冶桂六寸、干薑（姜）二果（颗），十沸，抒置瓮中，貍（埋）席下，为窍，以熏

248　痔，药寒而休。日三熏。因（咽）敝饮药将（浆），毋饮它。为药浆方：取䔮茎干冶二升，取

249　署苽汁二斗以渍之，以为浆，饮之，病已而已。青蒿者，荆名曰□；䔮者，荆名曰卢茹，

250　其叶可亨（烹）而酸，其茎有剌（刺）。·令。

251　一，牝痔有空（孔）而郁血出者方：取女子布，燔置器中，以薰痔，三日而止。·令。

252　一，牝痔之有数窍，蛲白徒道出者方：先道（导）以滑夏铤，令血出。穿地深尺半，袤尺□

253　三寸，燔□炭其中，段骆阮少斗，布炭上，□布周盖，坐以熏下窍。烜威（灭），取肥□

254　肉置火中，时自启窍，□烧□节火威（灭）□□，日一熏，下□□而□。五六日清□□□。

255　骆阮一名曰白苦、苦浸。

256　一，痔者，以酱灌黄雌鸡，令自死，以菅裹，涂上（土），炮之。涂干，食鸡，以羽熏纂。

257　一，冶麋芜本、方（防）风、乌豙（喙）、桂皆等，渍以淳酒而垸之，大如黑

叔（菽），而吞之。始食一；不智（知），益一，□

258　为极。有可，为领伤，恒先食食之。

259　一，未有巢者，煮一斗枣、一斗膏，以为四斗汁，置般（盘）中而居（踞）之，其虫出。

260　一，巢塞直（脏）者，杀狗，取其脬，以穿籥，入直（脏）中炊（吹）之，引出，徐以刀割去其巢，冶黄黔（芩）而娄（屡）傅

261　之。人州出不可入者，以膏膏出者，而到（倒）县（悬）其人，以寒水戋（溅）其心腹，入矣。

262　血肨（痔），以弱（溺）孰（熟）煮一牡鼠，以气熨。

263　**朐养（痒）**：痔，痔者其直（脏）旁有小空（孔），空（孔）兑兑然出，时从其空出有白虫，其直（脏）痛寻（燖）然类辛

264　状，治之以柳蕈一、捼艾二，凡二物。为穿地，令广深大如盉。燔所穿地，令之干，而置艾

265　其中，置柳蕈艾上，而燔其艾、蕈，而取盉，穿其断，令其大圜寸，以复（覆）之。以土雍（壅）

266　盉，会毋□，烟能烛（泄），即被盉以衣，而毋盖其盉空（孔），即令痔者居（踞）盉，令直（脏）直（值）盉

267　空（孔），令烟熏直（脏）。熏直（脏）热，则举之；寒，则下之；圈（倦）而休。

268　一，取石大如卷（拳）二七，孰（熟）燔之，善伐米大半升，水八米，取石置中□□孰（熟），即歠之而已。

269　**睢（疽）病**：冶白薟（蔹）、黄耆、芍乐（药）、桂、畺（姜）、椒、朱臾，凡七物。骨睢（疽）倍白薟（蔹），肉睢（疽）□黄耆，肾睢（疽）

270　倍芍药，其余各一，并以三指大最（撮）一入音（杯）酒中，日五六饮之。须已☐

271　一，三沥煮逢蘽，取汁四斗，以洒睢（疽）痈。

272　一，睢（疽）始起，取啻牢渍醯中，以熨其穜（种）处。

273　［一］，睢（疽），以白薟（蔹）、黄苢（耆）、芍药、甘草四物者（煮）□□□焦、樹（朱）臾四物而当一物，其一骨□□□□

274　□□以酒一桮（杯）□□□□筋者倏倏翟翟□□之其□□□□□。日四饮，一欲溃止。

275　一，☐者方：以□□

276　斗□□□□□半升☐

277　以籔□洒□□傅☐

278　一，睢（疽）未□□□孰（熟）乌家（喙）十四果（颗）☐

279　令如□□□□石□炙手以靡☐之以☐

280　不痛已□□・令。

281　一，益（嗌）睢（疽）者，白蔹三、罢合一，并冶☐饮之。

282　一，烂疽，烂疽者□□起而☐骨，冶，以彘膏未湔（煎）者☐

283　乐（药），□乐（药）前洒以温水。服药卅日□已。尝试。·令。

284　一，诸疽物初发者，取大叔（菽）一斗，熬孰（熟），即急抒置甑⧅

285　醇酒一斗淳之，□即取其汁尽饮之。一饮，病未已⧅

286　饮之可。不过数饮，病已。毋禁，尝试。[·] 令。

287　□一，血雎（疽）始发，倏倏以热，痛毋适，⧅雎（疽）⧅

288　戴蘽、黄芩，白蔹（蘞），皆居三⧅

289　之，令汗出到足，已⧅

290　一，气雎（疽）始发，涓涓以痒，如⧅

291　二果（颗），令□叔□鋻可⧅

292　出而止。

293　一，□雎（疽）发，出礼（体），如人瘁之⧅

294　□□半斗煮成三升⧅

295　⧅

296　⧅虽⧅（此行前有缺损。）

297　⧅雎（疽），橿（姜）、桂、椒□居四⧅

298　⧅淳酒半斗，煮，令成三升⧅

299　⧅三汧，细切，淳酒一斗⧅

300　⧅即□而□之⧅

301　⧅桂、椒⧅（此行后有缺损。）

302　一，煮麦、麦孰（熟），以汁洒之，□□□膏⧅

303　一，炙梓叶温之。

304　**□阑（烂）者**方：以人泥涂之，以犬毛若羊毛封之。不已，复以⧅

305　一，阑（烂）者，爵（嚼）蘖米，足（捉）取汁而煎，令类胶，即冶厚柎和傅。

306　一，热者，古，曰：“肸诎肸诎，从灶出毋延，黄神且与言”，即三涶（唾）之。

307　一，煮秫米期足，毚（才）孰（熟），浚而敖（熬）之，令为灰，傅之数日。干，以汁弁之。

308　一，以鸡卵弁兔毛傅之。

309　一，冶蘖米，以乳汁和傅之，不痛，不瘢。

310　一，燔鱼衣，以其灰傅之。

311　一，燔敝褐，冶，布以傅之。

312　一，渍女子布，以汁傅之。

313　一，烝匽土，裹以熨之。

314　一，浴汤热者熬彘矢，渍以盜（醯），封之。

315　一，以汤大热者熬彘矢，以酒挐，封之。

316　一，般（瘢）者，以水银二、男子恶四、丹一并和，置突上二三日，盛（成）即□□□令囊而傅之。傅之，居室

317　塞窗闭户，毋出私内中，毋见星月一月，百日已。

318　一，去故般（瘢），善削瓜壮者，而其瓣材其瓜□，其□如两指□，以靡（磨）般（瘢），令□□之以□□

319　傅之；干，有（又）傅之，三而已。必善齐（斋）戒，毋□而已。

320　[一]，□□者，靡□□□□以汁傅，产肤。

321　一，⧄者，燔之令灰，以□，□如故肤。

322　一，⧄

323　一，取秋竹者（煮）之，而以气熏有痏，已。

324　**胻膭**：治胻膭，取陈黍、叔（菽），冶，以犬胆和以傅。

325　一，取无夷中覈（核），冶，豶膏以𢷎，热膏沃冶中，和以傅。

326　一，取雉式，孰（熟）者（煮），□疾鸡羽自解，隋（堕）其尾，□□□□□，皆燔冶取灰，以猪膏和[傅]。

327　一，夏日取堇叶，冬日取其本，皆以甘沮而封之，□，辄封其上。·此皆已□。

328　**胻伤**：取久溺中泥，善择去其蔡、沙石，置泥器中，旦以苦酒□□，以□□伤，傅□□

329　之，伤已。已用。

330　一，胻久伤，胻久伤者痈，痈溃，汁如靡（糜），治之煮水二[斗]，□一参、朮一参、□一参，·凡三物。□、朮皆□□

331　汤中。即炊汤，汤温适，可入足，即置小木汤中，即□汤居□□，入足汤中，践木汤□。

332　汤寒则炊之，热即止火，自适殹（也）。朝已食而入汤中，到餔时出休，病即俞（愈）矣。病不□

333　者，一入汤中即瘳；其甚者，五、六入汤中而瘳。其瘳殹（也），□痈，□痈而新肉产。肉产，即毋入[汤]

334　中矣，即自合而瘳矣。服药时毋禁，及治病毋时。·令。

335　**加（痂）**：以少（小）婴儿弱（溺）渍羖羊矢，卒其时，以傅之。

336　一，冶雄黄，以彘膏□，少殽以醯，令其□温适，以傅之，傅之毋濯。先孰洒加（痂）以汤，乃傅。

337　一，冶仆累，以攻□鐠而傅，傅炙之，三、四傅。

338　一，刑赤蜴，以血涂之。

339　一，冶亭磿（苈）、莁荑、熬叔□□皆等，以牡□膏、鳣血鐠，[先]以酒洒，燔朴炙之，乃傅。

340　一，冶牛厀（膝）、燔髶灰等，并冶□□，孰洒加（痂）而傅之，炙牛肉，以久脂涂其上。虽已，复傅

341　勿择（释）。

342　一，以□□若豹膏□而炙之，□□□□而不痛，娄（屡）复[之]。先饮美□令身温，乃□□。

343　一，善洒，靡（磨）之血，以水银傅□，以金鐐（鋊）冶末皆等，以彘膏鐠而[傅]。

344　一，寿（擣）庆良，鐠以醯，封而炙之，虫环出。

345　一，取庆良一斗，去其甲足；以鸟豙（喙）五果（颗），礜大如李，并以截□一斗煮之，汽以傅之。

346　一，大皮桐以盖而约之，善。

347　一，燔牡鼠矢，冶，以善截饍而封之。

348　一，燔礜，冶乌礜（喙）、黎卢、蜀叔（菽）、庶、蜀椒、桂各一合，并和以头脂□□布炙以熨，卷（倦）而休。

349　一，以小童弱（溺）渍陵枝，以瓦器盛，以布盖，置突上五六日，□［傅］之。

350　一，冶莁夷、苦瓠瓣，并以彘职（脂）膏弁傅之，以布裹［而］约之。

351　一，冶乌豙（喙）四果（颗）、陵枝一升半，以南（男）潼（童）弱（溺）一斗半并□□□□□米一升入中，挠以傅之。

352　一，冶乌豙（喙），炙羖脂弁，热傅之。

353　一，取陈葵茎燔冶之，以彘职（脂）膏殽，弁以傅痏。

354　一，濡加（痂），冶巫夷半参，以肥满剡豮膏□夷▨，善以水洒加（痂），乾而傅之，以

355　布约之，□□死人胕骨燔而冶之，以识（脂）膏▨

356　一，产痂，先善以水洒，而炙蛇膏令消，傅，三傅▨

357　一，痂方：取三岁织（脂）猪膏傅之，燔胕（腐）荆箕，取其灰，□□□□□三□□□［·］令。

358　一，干加（痂），冶蛇床实，以牡彘膏饍，先括（刮）加（痂）溃，即傅而□□□□□乾去□目▨

359　一，以水银、谷汁而傅之，先以潪脩（滫）□□□傅▨

360　一，加（痂）方，财冶犁卢，以蠭（蜂）骀（饴）弁和之，即孰（熟）□□□□煮孰（熟）而已。尝试，毋禁。

361　**蛇啮**：以桑汁涂之。

362　**痈**：取□□□□二、□二，禹步三，□□一音（杯）▨

363 一，痈自发者，取桐本一节所，以泽泔煮▨

364　一，痈穜（肿）者，取乌豙（喙）、黎卢冶之，▨之以熨穜（肿）所，有可，□

365　手，令痈穜（肿）者皆已。

366　一，痈首，取茈半斗，细剸，而以善截六斗▨医以此教惠□。

367　一，身有痈者，自睪（择）取大山陵："某蚤（早）病痈，我直（值）百疾之□□我以明月，炻若寒□，□

368　以柞枪，桯若以虎蚤，抉取若刀，而割若苇，而刖若肉，□□若不去，苦。"涶（唾）□□□

369　朝日未□，□乡（向）涶（唾）之。

370　一，白茝、白衡、菌桂、枯姜、薪雉·凡五物等。已冶五物□□□□□牛脂一斗细□□□，

371　并以金铫煏桑炭，毚（才）鬻（沸），发享，有（又）复煏煏鬻（沸），发

□□□□布抒取汁，即取水

372 银靡（磨）掌中，以和药，傅。旦□以濡浆细▨。傅药毋食□

373 彘肉、鱼，及女子。已，面类□□者。

374 一，身有体痈穜（肿）者方，取牡□一，夸就▨炊之，□其洎不尽

375 一斗，抒臧（藏）之，稍取以涂身體（体）穜（肿）者而炙之，▨穜（肿）尽去，已。尝试，·令。

376 一，颐痈者，冶半夏一、牛煎脂二、醯六，并以鼎□□□如□粖以傅，勿尽傅，圜一寸。

377 干，复傅之，而以汤洒去药，已矣。

378 **髶**：唾曰："歕，桼（漆）"三，即曰"天啻（帝）下若，以桼（漆）弓矢，今若为下民疕，涂若以豕矢。"以履下靡抵之。

379 一，祝曰："啻（帝）右（有）五兵，壐（尔）亡，不亡，□刀为装。"即唾之，男子七，女子二七。

380 一，"歕，桼（漆）王，若不能桼（漆）甲兵，令某伤，奚（雞）矢鼠襄（壤）涂（塗）桼（漆）王。"

381 ［一］□□□鼠□□，饮其□一音（杯），令人终身不髶。

382 ［一］，▨傅之。

383 ［一］，▨

384 ［一］，□□□以朝未食时傅▨

385 □□已如故。治病毋时，治病禁勿▨

386 ［一］，□□□以木薪炊五斗米，孰，□之，即▨

387 □□□时取狼牙根。

388 **［𧊒］**：□□者，在于脧（喉）若在心所，其病所在曰▨鬘（核）毁而取□□

389 而□□以□洒之，令仆仆然，即以傅，傅之▨汤，以羽靡（磨）□□

390 □□□即傅药，傅药□□□盈空（孔）而止。明日有（又）洒以汤□□

391 傅□□如前。日壹洒，□日壹傅药，三▨肉产，伤□□□

392 肉而止。止即洒去［药］。已去药，即以彘▨疕瘳而止。□□

393 三日而肉产，可八、［九日］而伤平。伤平▨日而瘳如故。伤□□

394 欲裹之则裹之，□欲□勿▨傅药先旦，未傅□□

395 傅药，欲食即食。服药时▨

396 一，燔扇□，冶之，以杜（牡）猪膏和▨

397 一，取雄鸡矢，燔以熏其痏。▨鼠令自死，煮以水，□

398 布其汁中，傅之，毋［以］手操痏。

399 一，虫蚀，取禹灶□塞伤痏，▨·令。

400 一，䖵食（蚀）口鼻，冶䓛葵▨令汁出，以羽取□□□□

401 虡斩乘车髤桧▨

402 ［一］，□食（蚀），以猪肉肥者▨

403 ▨

404 一，冶陈葵，以▨

405　一，戜食（蚀）齿，以榆皮、白□、美桂而并□□□□傅空（孔）☒

406　□骚（瘙）方：以雄黄二两、水银两少半、头脂一升，□□黄，靡（磨）水银□手☒

407　雄黄，孰挠之。先孰洒蚤（瘙）以汤，溃其灌，抚以布，令□□而傅之，一夜一☒

408　一，熬陵敊一参，令黄，以淳酒半斗煮之，三沸止，□其汁，夕毋食饮。

409　一，以服零，最（撮）取大者一枚，寿（捣），寿（捣）之以舂（春），脂弁之，以为大丸，操。

410　一，取茹卢本鳌（齏）之，以酒渍之□日一夜，而以［涂］之，已。

411　一，取犁卢二齐、乌家（喙）一齐、礜一齐、屈居□齐、芫华一齐，并和以车故脂，如□□□□

412　裹。善洒，干，节（即）炙裹乐（药），以靡（磨）其骚（瘙），□靡脂□□脂，骚（瘙）即已。

413　一，取阑根、白付小刌一升，舂之，以截、沐相半洎之，毚（才）□□，置温所三日，而入猪膏□□

414　者一合其中，因炊［三］沸，以傅疥而炙之，干而复傅者□。居二日乃浴，疥已。·令。

415　一，煮桃叶，三汚，以为汤。之温内，饮热酒已，即入汤中，有（又）饮热酒其中，虽久骚（瘙）［已］。

416　一，乾骚（瘙），煮弱（溺）三斗，令二升，豕膏一升，冶黎卢二升，同傅之。

417　东（冻）疕：疕毋（无）名而养（痒），用陵叔熬冶之，以犬胆和，以傅之。傅之久者，辄停三日。三，疕已。·尝试，·［令］。

418　一，疕，鳌（齏）葵，渍以水，夏日勿渍，以傅之，百疕尽已。

419　一，以黎卢二、礜一，豕膏和而膝，以熨疕。

420　一，久疕不已，干夸（刳）灶□以傅之，已。

421　一，行山中而疕出其身，如牛目，是胃（谓）日☒

422　一，露疕，燔饭焦，冶，以久膏和傅。

423　一，☒

424　一，以槐东乡（向）本枝叶，三汚煮，以汁☒

425　一，其祝曰："浸熘浸熘虫，黄神在灶中，□□远，黄神兴。"

426　一，涿（瘃），先以黍潘孰洒涿（瘃），即燔数年陈藁，□其灰，冶□□□傅涿（瘃）。已傅灰，灰尽渍□□□□

427　摹以捏去之。已捏，辄复傅灰，捏如前，□□涿（瘃）。汁尽，即可瘳矣。傅药时禁□□□□□

428　尝试，·令。

429　一，烝（蒸）冻土以熨之。

430　一，以兔产出涂之。

431　一，咀薤以封之。

432　一，践而涿（瘃）者，燔地穿而入足，如食顷而已，即□葱封之，若烝（蒸）

葱熨之。

433 □**蛊**者：燔扁（蝙）辐（蝠）以荆薪，即以食邪者。

434 一，燔女子布，以饮。

435 □蛊而病者，燔北乡（向）并符，而烝（蒸）羊尼，以下汤敦符灰，即□□病者，沐浴为蛊者。

436 一，病蛊者，以乌雄鸡一、蛇一并直（置）瓦赤铺（鬴）中，即盖以□，□东乡（向）灶炊之，令鸡、蛇

437 尽燋，即出而冶之，令病者每旦以三指三最（撮）药入一棓（杯）酒若鬻（粥）中而饮之。日壹饮，

438 尽药，已。

439 一，蛊，渍女子未尝丈夫者布，□□□音（杯），冶桂入中，令毋臭，而以□饮之。

440 **魃（魃）**：禹步三，取桃东枳，中别为□□□□之倡，而笄门户上各一。

441 一，祝曰："濆者魃（魃）父魃（魃）母，毋匿□□□北□巫妇求若固得，□若四體（体），编若十指，投若

442 □水，人殹（也）人殹（也）而比鬼。"每行□以采蠡为车，以敝箕为舆，乘人黑猪，行人室家，□□

443 ▨若□□彻胆魃（魃）▨所。

444 **去人马疣**方：取段（锻）铁者灰二▨

445 以鍑煮：安炊之，勿令疾沸，□不□可一升，□□以金▨

446 去，复再三傅其处而已。尝试，毋禁，·令。

447 一，去人马疣，疣其末大本小□□□者，取夹□，白柎▨手结□□□□

448 疣去矣。毋禁，尝［试］，·令。

449 ［**治㾮**：㾮］者，痈痛而溃，㾮居右□马右类□□□左▨，燔冶之，鬻（煮）叔（菽），取汁洒□。

450 以彘膏已湔（煎）者膏之，而以治马▨更裹，再膏傅

451 而洒以叔（菽）汁。廿日，㾮已。尝试，·令。

452 一，㾮，㾮者有牝牡，牡高肤，牝有空（孔），治以丹▨为一合挠之，以猪织（脂）

453 膏和傅之。有去者，辄逋之，勿洒▨面皰赤已。

454 一，㾮，㾮者，痈而溃，用良叔（菽）、雷矢各▨而捣之，以傅痈空（孔）

455 中。傅□必先洒之，日一洒，傅药。傅药六十日，㾮▨

456 □筮（噬）：取莓（莓）茎暴干之▨

457 毋□□，已饮此得卧，卧覺（觉），更□□□□□已解弱（溺）

458 □□根干之，剡取皮□□采根▨

459 □十斗，以彘膏▨

（1975年9月《文物》）

2. 马王堆帛书四种古医学佚书简介

马王堆出土的帛书中有四种关于医学理论的著作，即两种古经脉学佚书——《足臂十一脉灸经》和《阴阳十一脉灸经》（甲、乙本）；两种古诊断学佚书——《脉法》和《阴阳脉死候》

《足臂十一脉灸经》、《阴阳十一脉灸经》甲本、《脉法》、《阴阳脉死候》均与《五十二病方》的前半部五种医书一起抄录在一幅长帛上。除《五十二病方》外，其余四种见本期发表的释文二。

《阴阳十一脉灸经》乙本系抄录在另一帛幅上，上接《去（卻）谷食气》（见本期释文一，第1-8行），下接《导引图》和地图各一种。乙本开头的文字紧接《去谷食气》抄录，不另起行，加之两书抄录时的相邻部分都有残缺，易被误认为是同一篇文字。由于另有甲本作为参照，同时较之《去谷食气》的思想内容、文字体例也迥不相涉，所以应当认为它和《去谷食气》是两种著作，可能是为了充分利用帛书的面积因而拼抄在一起。

《足臂十一脉灸经》和《阴阳十一脉灸经》

帛书《足臂十一脉灸经》和《阴阳十一脉灸经》出土后，经拼合整理修复，内容基本完整，均论述人体内十一脉的循行、主病和灸法[(1)]。原来均无书名标题。参照我国古代医学典籍中的旧例，如《七录》有《程天祚灸经》，《隋书·经籍志》有《曹氏灸经》等，暂把这两种书定名为《足臂十一脉灸经》（原书分足、臂两篇）和《阴阳十一脉灸经》（原书依阴、阳脉次序排列）。

《足臂十一脉灸经》一书共三十四行，即本期发表的释文二中第1-34行。

《足臂十一脉灸经》共有“足”和“臂”两个篇目，分别书写于帛的上端空白处。也就是将全身的脉（本书均写作“温”）分为两大类。“足”是代表下肢部的脉，共有六条；“臂”是代表上肢部的脉，共有五条。其名称是

足：足泰阳脉，足少阳脉，足阳明脉，足少阴脉，足泰阴脉，足帣（同“厥”字）阴脉。

臂：臂泰阴脉，臂少阴脉，臂泰阳脉，臂少阳脉，臂阳明脉。

在以上每一条脉的项下均分别记有该脉的名称，循行过程、主病病候和灸法。全文体例很接近现在的《黄帝内经·灵枢·经脉篇》（以下简称《经脉篇》）中论述了十二经脉的部分，但内容却有很大差异，主要有以下几方面：

（1）《经脉篇》共十二条脉，较《足臂十一脉灸经》多手厥阴脉一条。

（2）《足臂十一脉灸经》和《经脉篇》均将每一条脉在人体循行的起点、所经过的部位和止点作了记述，但具体的路线有所不同。而且前者说明简略，后者详细、具体。前者多由四肢末端起始，经上肢或下肢而止于头部或躯干部，后者则根据脉分手（上肢）、足（下肢）和阴、阳等属性的不同，分为四种不同类型的循行方式。

（3）《足臂十一脉灸经》和《经脉篇》均记述了各脉主病的病候。但前者在疾病的数目方面远较后者为少，在所记的病名方面也有不少出入。特别是《足臂十一脉灸经》对于各种病候没有进行分类，这也是和《经脉篇》将各脉的病候区分为“足动病”与“所生

病”两大类有所区别的。

（4）在《足臂十一脉灸经》中对于每条脉病的主治方法都是单纯用灸法，也没有关于治疗原则的论述。而在《经脉篇》中除灸法外，还利用针法和药物疗法，同时还进一步反映了辩证施治的思想。

（5）《足臂十一脉灸经》在足厥（帛书原文作“滁”字）阴条之后，特别记述了诊断疾病生死的一些症候（即有八种死候，一种可治候，一种不死候），这是《经脉篇》所没有的内容。

《阴阳十一脉灸经》现存有内容基本相同的甲本和乙本。甲本抄录在《足臂十一脉灸经》之后，共三十七行，即释文二中的第35－71行；乙本缺文较甲本为多，但首尾比较完整，共十八行，即释文一中的第9－26行。全部书中除分记十一个脉名外，没有篇目。在叙述脉的先后次序上两本略有不同，其中甲本的排列次序是：

（足）钜（同“泰”或“太”字）阳脉、（足）少阳脉、（足）阳明脉、肩脉、耳脉、齿脉、足大（同“太”字）阴脉、（足）厥阴脉、（足）少阴脉（乙本足少阴脉在前，足厥阴脉在后）、（手）钜阴脉、（手）少阴脉。

需要说明的是，上面的肩脉、耳脉和齿脉三个脉名都没有冠以手（或臂）、足、阴阳的字样。从这三条脉的循行过程来看也并不仅是分布于肩部、耳部和齿部，而是和《经脉篇》中的手太阳、手少阳和手阳明三脉大体一致的。由此可知，这三个脉名正是在本书这一传本中保留下来的手部三阳脉的原始旧称。这是因为，一方面“阴阳”的概念尚未直接与脉的名称相结合；另一方面，“肩”、“耳”、“齿”之类的脉名只能说明脉所在的一个局部，既不能恰当地表明起点或止点，又无法表达脉的循行特点，是很不全面的。

《阴阳十一脉灸经》全文的体例和《足臂十一脉灸经》及《经脉篇》均很相近。对每一条脉分别记述了该脉的名称、循行过程、主病病候和灸法。其论述则较《足臂十一脉灸经》为详，而较《经脉篇》为略。在内容上三者也互有很多不同之点，主要有以下几方面：

（1）《阴阳十一脉灸经》中虽然还没有出现“经脉”一称，但已将“温”字改写为“脉”。

（2）关于脉的循行方向，在《足臂十一脉灸经》中完全是遵循由四肢末梢（手部或足部）起始，止于躯体中心部（胸腹部或头部）的原则，即向心性的方向。但在《阴阳十一脉灸经》中这种循行方向的基本原则已不存在，而是开始出现了个别的两条脉即肩脉（相当手太阳脉）和足太阴脉在相反的循行方向上的改变。其中肩脉改为由头部起始，经上肢外侧，止于手部。足太阴脉改为由少腹部起始，经下肢内侧，止于足部。也就是均改为由躯体中心部向四肢末梢部的方向循行，即远心性的方向。到了《经脉篇》，则有了更大的调整，即除了十二经中的六条经脉（手三阳脉和足三阴脉）仍为向心性的循行方向外，其他六条经脉（手三阴脉和足三阳脉）均改为远心性的循行方向。

在两部灸经中脉与脉之间均没有相互衔接的联系，因而也没有构成脉的全身循环系统。这也是和《经脉篇》中将经脉依次联接，构成“如环无端”，“周而复始”的径路有很大区别的。

（3）在脉的主病病候方面，《阴阳十一脉灸经》和《经脉篇》同样地将疾病分为“足动病”和“所产（同“生”字）病”两大类，较《足臂十一脉灸经》有所发展。在各脉的病候数目方面，《阴阳十一脉灸经》较之《足臂十一脉灸经》也有不少补充和修订，但仍较《经脉篇》为少，内容方面，《经脉篇》也有进一步的修订。以手少阴脉为例，在《足臂十一脉灸经》中只有胁痛一病；《阴阳十一脉灸经》中只有心痛、咽干、渴欲饮、臂厥和胁痛等共五病；《经脉篇》中则有：咽干、心痛、渴而欲饮、臂厥、心所生病、目黄、胁痛、臑臂内后廉痛厥和掌中热痛等共九病。其他各脉的病候也都有同样的情况。

（4）《阴阳十一脉灸经》中的治法仍是灸法，没有针、药等其他疗法，也没有表现辩证施治的思想，这也是和《经脉篇》有所不同的。

两部古灸经的编写的具体年代现已不能确知，但通过有关资料的研究，可以大体上推断出成书的时期。

首先从两部灸经与《黄帝内经·灵枢·经脉篇》的内容对照分析中，根据其繁简、精粗，可以有理由认为它们的成书年代早于《黄帝内经》，而《足臂十一脉灸经》的成书年代则更早于《阴阳十一脉灸经》。这三种古经脉文献即由《足臂十一脉灸经》到《阴阳十一脉灸经》再到《经脉篇》的产生，反映了人体经脉学说理论的发展由单纯到复杂，由低级到高级的过程。其中，对于各种不同学说与见解的争论与修订，特别是像新增的脉名、脉数，以及彻底改变脉的方向（由向心性到远心性）等医学基本理论问题，绝不是少数人在很短时期内所能解决，而必然是群众在较长时间内，通过“实践、认识、再实践、再认识”而提高、总结、发展的。同时，从这两部古灸经的内容中也可以看出在《黄帝内经》成书之前，有关经脉的理论还是处于比较幼稚的、尚未成熟和定型化的阶段。自从《黄帝内经》中有关十二经脉学说的确立和不断完整系统化之后，人们对人体经脉学说的认识产生了由量变到质变过程的飞跃。由十二经脉所组成的经脉系统开始被公认而定型。虽然在《经脉篇》写成后（包括《黄帝内经》中的其他有关篇节）经脉理论又不断有所发展，但十二经脉的学说却始终是中医学理论的一个基础。由此可见，两部古灸经要早于《黄帝内经》的这一论断是有足够的根据的。如果从《黄帝内经》成书于战国时期来推定，那么两部灸经的成书年代至少可以上溯到春秋战国之际甚至更早。

其次，两部灸经成书较《黄帝内经》为早，还可以从其他方面找到旁证。例如“经脉”一称是在“脉”和“温”的名称之后出现的。而“经络”或“络脉”之称又是在十二经脉学说形成后的基础上产生的。“经络”之称，除了在《黄帝内经》中已有很多论述外，在春秋战国之际的名医扁鹊已提到“中经、维络”的话。西汉初名医淳于意传授弟子时已有《经脉高下》、《奇络结》、《上、下经脉》等专著出现（以上均见《史记》）。《汉书·艺文志》在论述西汉以前的“医经”类著作时也提到有“血脉、经络”的内容。而在这两部古灸经中既没有“经脉”，更没有“络脉”的提法，这种情况，也是表明其时代的一个标志。

再如，不仅在两部灸经中只用灸法，未用针法，就是在马王堆三号墓同时出土的《五十二病方》和《脉法》等书中也是如此。该二书中虽无针法，但却有砭石疗法。如所周知，针法的前身是砭石疗法，这表明灸法的产生要早于针法。而两部灸经和医方中之所以没有针法，至少是由于当时金属制的医疗用针尚未得到广泛使用的结果。根据《史记》的记载，春秋时代的扁鹊已经施用针法，如他在治虢太子尸厥案中有“厉针、砥石，以取外三阳五会”；在为齐桓公诊病时提到：“（病）在血脉，针、石之所及也”的话都是证明。由此也可为灸经的成书时代得到另一旁证。

至于两部灸经帛书的钞录时期，从其书写文字来看基本是秦代通行的小篆字体，看不到汉代隶书的形象，估计当是秦代或秦、汉之间的写本，而较墓主人的生活时期为早，这也是可以肯定的。

《脉法》和《阴阳脉死候》

《脉法》和《阴阳脉死候》是同时抄录在《阴阳十一脉灸经》甲本之后的另外两种论述脉法的诊断学著作，在这里也附带作一简略的说明。其中有一些比较重要的问题，还有待于今后在作深入研究以后继续阐明。

《脉法》一书共12行，约400字左右（现可识出180余字，见本期发表的释文二中第72～84行），由于文字缺损较甚，现尚不能了解其全貌。但从其第一句所说的："以脉法明教下"来看，此书是以脉法教授学生的。因此我们仍沿用原来的书名，称为《脉法》。据《史记·扁鹊仓公列传》记载，在西汉初名医淳于意就曾提到"故古圣人为之《脉法》，以起度量，立规矩，縣权衡，案绳墨，调阴阳"的话，可知《脉法》一书的名称由来已久。但《史记》所引的《脉法》佚文却与此书不尽相同，后者还记述了一些脉象名称，如浮、沉、数、长、弦、代……等，似较此书更为具体详细。此外帛书《脉法》中还特别提到用灸法和砭（原文作"碧"，是砭字的古写，今《黄帝内经》等书中仍保存了"砚"字的写法，与此同义）法治疗的问题。

《阴阳脉死候》一书共四行，约一百余字，（现可识出九十八字，见本期发表的释文二中第85－88行）。其内容论述三阳脉的死候有"一死"，三阴脉的死候有"五死"，因此我们暂名为《阴阳脉死候》。关于"五死"的内容又可见于《黄帝内经》中（见今存传本的灵枢·经脉篇》及《甲乙经·十二经脉络脉支别第一上》），但内容已有了很大变动。即将原来的五种"先死"症候的肉、骨、气、血、筋，改为筋、血（脉）、肉、（皮）毛，骨，并新增了五行干支生克等内容作为其理论根据，而在帛书中却完全没有掺入五行学说的痕迹。由此也可以看出帛书《阴阳脉死候》的写成年代必然也是早于《黄帝内经》的。

以上我们简要地介绍了四种古医学佚书。它们的发现，填补了我国早期医学史上的一大空白，对于研究我国古代医学理论特别是对经脉学的起源与发展以及诊断学的脉法，都是极其宝贵的文献资料。

毛主席教导我们："人的正确思想是从那里来的？是从天上掉下来的吗？不是。是自已头脑里固有的吗？不是。人的正确思想，只能从社会实践中来，只能从社会的生产斗争、阶段斗争和科学实验这三项实践中来。"这些医书的发展，再一次证明了我国古代的医学理论体系绝不是在春秋战国时期突然产生的，而是广大劳动人民在长期和疾病斗争的基础上，经过不断总结经验而逐步发展建立起来的。它不仅粉碎了医学的起源始自上古"神农"、"黄帝"的"天才论"，同时也更加确切地证明了我国最古的医书和理论决不是自《黄帝内经》始，而是在《黄帝内经》以前早已出现了多种更为古老的医学著作和医学理论。而《黄帝内经》正是在这些更古的医学著作基础上进一步发展产生的成果。这些医书还对于中医药科研工作中正在深入探讨的经络实质问题提供了新的研究课题和丰富资料，同时也为研究针灸、按摩、诊断等临床医疗的理论和方法开辟更为广阔的途径。

当然，对于这些古医学佚书的整理工作只是一个开始。帛书中的一些文字考释以及修整复原等工作，都还有若干尚未能解决的问题。象某些古代的人体部位名和病名，以及某些缺残的部分等都需要继续深入探讨。而在这些古文献中所论述的各种人体解剖生理学及病理治疗学问题，也是有待于进一步用现代科学方法予以认真的验证与阐明的。

(1) 按《黄帝内经》中虽无“十一脉”一称，但《灵枢》的“本输”和“阴阳系日月”两篇在提到“十二经脉”时却只举出十一个脉名，同样没有“手厥阴脉”。可见它在某种程度上保存了有关“十一脉”的一些早期资料。

(1975年6月《新医药学杂志》)

3. 马王堆三号汉墓帛画导引图的初步研究

帛书《去（却）谷食气》和《阴阳十一脉灸经》之后，是一张绘有各种运动姿势的帛画，共有图像四十余幅。图前没有总名，每幅图侧均有简短标题。经初步研究，我们认为是属于西汉早期的导引图。

导引图帛画幅高约53，宽约110厘米。图上所绘人像高9～12厘米，有男有女，有老有少，或著衣，或裸背，均为工笔彩绘，以黑色线条勾画轮廓，填以朱红或青灰带蓝。除个别人像手持器物外，别无背景。由于帛画残破断裂比较严重，虽经初步复原，全图前后、上下已很难恢复原来的顺序。但每一个图像的运动姿势尚基本保存，仅有少数图像残破难辨，并有约半数的标题文字无法识别。

为了弄清导引图的内容，有必要首先说明一下什么是导引，同时还要回顾一下西汉前后导引疗法的情况。

一、导引和导引图的早期历史

我国古代的导引，是呼吸运动和躯体运动相结合的一种医疗体育方法。据《庄子·刻意》李颐注，导引就是“导气令和”和“引体令柔”。这恰当地说明了组成导引这一运动方法的特点和要求。由于呼吸动作是这一运动过程中的重要环节，因此也被称为“导引行气”或“行气”。

这一种保健医疗方法，在我国已有悠久的历史，早在春秋战国时期就已经普及。例如，我国最早的医药文献之一《黄帝内经》就有以下一些记载：

1. 导引是医疗方法之一。灵枢·病传篇》：“或有导引行气、乔摩、灸、熨、刺、焫、饮药之一者。”

2. 导引是我国中原地区人民群众所创造和推广的。《素问·异法方宜论》：“中央者，其地平以湿，……故其病多痿、厥、寒、热，其治宜导引、按乔。故导引、按乔者亦从中央出也。”

3. 导引疗法的适应症除了“痿、厥、寒、热”以外，《素问·血气形志篇》还提到“形苦志乐，病生于筋，治之以熨，引”。《素问·奇病论》又说导引可以治疗“息积”等病症。

在其他的非医药文物中，最早有关导引气功的记载是约在战国初期（公元前380年前后）的一篇《行气玉佩铭》。这是刻在一个十面体小玉柱上的铭文，原文共四十五字，释文是：

“行气，深则蓄，蓄则伸，伸则下，下则定，定则固，固则萌，萌则长，长则退，退则天。天几春在上，地几春在下。顺则生，逆则死。”(1)

“行气”就是古人所说的“导引”，今人所说的“气功”，这段铭文正是记述了这一运动的全过程和作用。铭文的大意是：吸气深入则多其量，使它往下伸，往下伸则定而固；然后呼出，如草木之萌芽，往上长，与深入时的径路相反而退进，退到绝顶。这样，天机便朝上动，地机便朝下动。顺此行之则生，逆此行之则死。

在春秋战国时期不仅已有了一些专门从事气功的养生家，而且这种导引行气的呼吸运动，也形成了一门专学，其中包括从事导引行气的具体操练方法、一些术式的名称和治疗有关的理论等。当时把呼吸运动称之为“吹响呼吸”和“吐故纳新”，躯体运动的术式主要是模仿一些动物的形象和姿态，常见的有所谓“熊经”、“鸟伸”等名目，其目的是为了治病、保健和长寿。

《老子》中已经提到了“吹”“响（嘘）”，《庄子·刻意》中则更加明确地提出了：“吹响呼吸，吐故纳新，熊经，鸟伸，为寿而已矣。此道引之士，养形之人，彭祖寿考者之所好也。”往后，西汉时期出现了导引和按摩方面的专书，如在《汉书·艺文志》中即记有《黄帝杂子步（当系“导”字之讹）引》十二卷及《黄帝岐伯按摩》十卷等，但这些书均早已失传了。在刘安的《淮南子·精神训》中提到导引的术式时，有熊经、鸟伸、凫浴、蝯（猿）躩、鸱视和虎顾等六种名称。后汉崔寔（二世纪中叶）在他写的《政论》中也提到了“熊经鸟伸”和“吐故纳新”在强身延年方面的作用(2)。

后汉末的著名医学家华佗、张仲景，也非常重视导引疗法。华佗在继承前代有关导引的理论和实践的基础上，把导引术式归纳总结为五种方法，名为“五禽戏”，即虎戏、鹿戏、熊戏、猿戏、鸟戏(3)。由于“五禽戏”比较全面地概括了导引疗法的特点，而且简便易行，因此对于后代医疗和保健都起了推进的作用。华佗还进一步提出了导引的理论：“人体欲得劳动，但不当使极耳。动摇则谷气得消，血脉流通，病不得生，譬犹户枢，终不朽也。”“为导引之事，熊经鸱顾，引挽腰体，动诸关节，以求难老。”(4)此外，《中藏经》一书中也提出了导引“可以逐客邪于关节”(5)。这些论述具有朴素的唯物主义和辩证法的观点，我们应当给予充分的重视。

西晋以后，各种导引的专书和导引图不断出现，导引的术式和名称也更加繁多，象葛洪在《抱朴子》一书中就记述有龙导、虎引、熊经、龟咽、燕飞、蛇屈、鸟伸、天俛、地仰、猿据、免惊等各种名称(6)。由隋朝医官巢元方等编写的《诸病源候论》一书中，辑录了《养生方导引法》等导引专书的大量文字，对于在各种疾病时所应用的导引近三百种的具体术式和操作方法，都作了详细的说明，其中也提到一些摹拟动物的名称，如龙行气、蛇行气、龟行气、鹜行气、雁行气、虾蟆行气等(7)。

有关导引图的书目名称已知最早的记述有《行气图》一卷，《道引图》三卷（原注：“立一，坐一，卧一”）(8)，这些大约都是六朝时期的作品，原图已亡失。至于隋唐以后，由导引所衍化派生出来的各种保健运动术式如八段锦、十二段锦、易筋经、太极拳等以及气功方面的著作和图形，更是名目繁多，这里从略。

但是，导引的方法除了用于保健和医疗的目的外，也被神仙家和方士之流所利用，导引的理论和内容被他们作了玄学的解释，披上了神学的外衣。针对这种情况，法家人物王充肯定了导引的实际价值，而对道家的长生不死等谬论进行了批判(9)。作为法家的曹操也很重视导引，并且和养生家皇甫隆作过专门的探讨。

总括上述导引方法，尽管各有不同特点，但是它们具有共同的继承关系则是无疑问的。这些对于我们了解马王堆三号墓出土帛画的历史背景和源流提供了依据。

二、帛画导引图内容的考察

这次出土的帛画导引图，由于其中有若干画面残缺，有些图形或文字不能识别，现仅就初步复原的情况，加以考察。

导引图全部共有图像四十余幅，均整齐地分绘成行，上下凡四层，每层平列十至十二人不等。图侧附有标题，字数多至五六字，少至一二字。现将初步可以辨识的图像暂行编号（图一、二）说明如下：

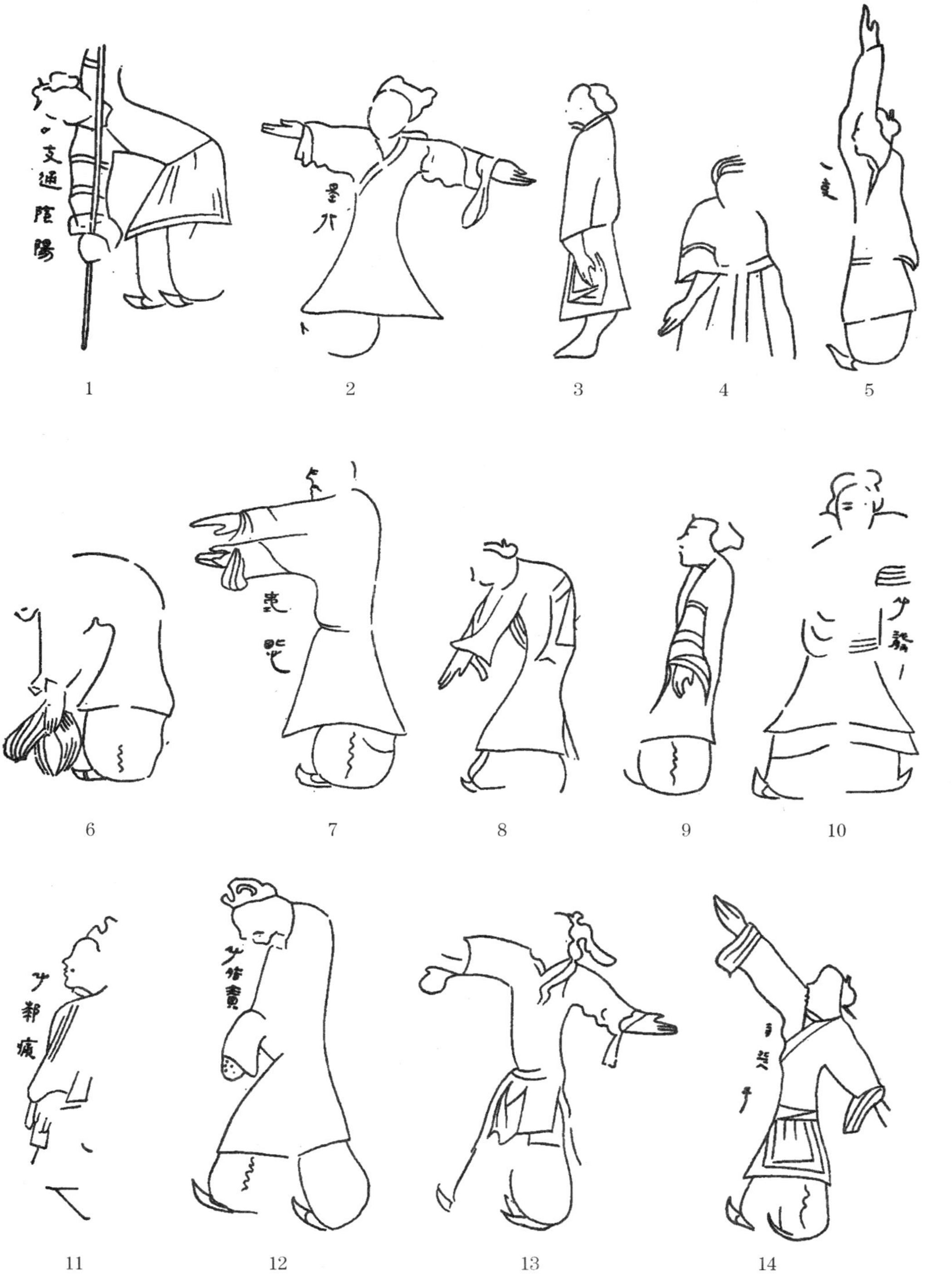

图1　马王堆三号汉墓帛画导引图（部分图象）摹本

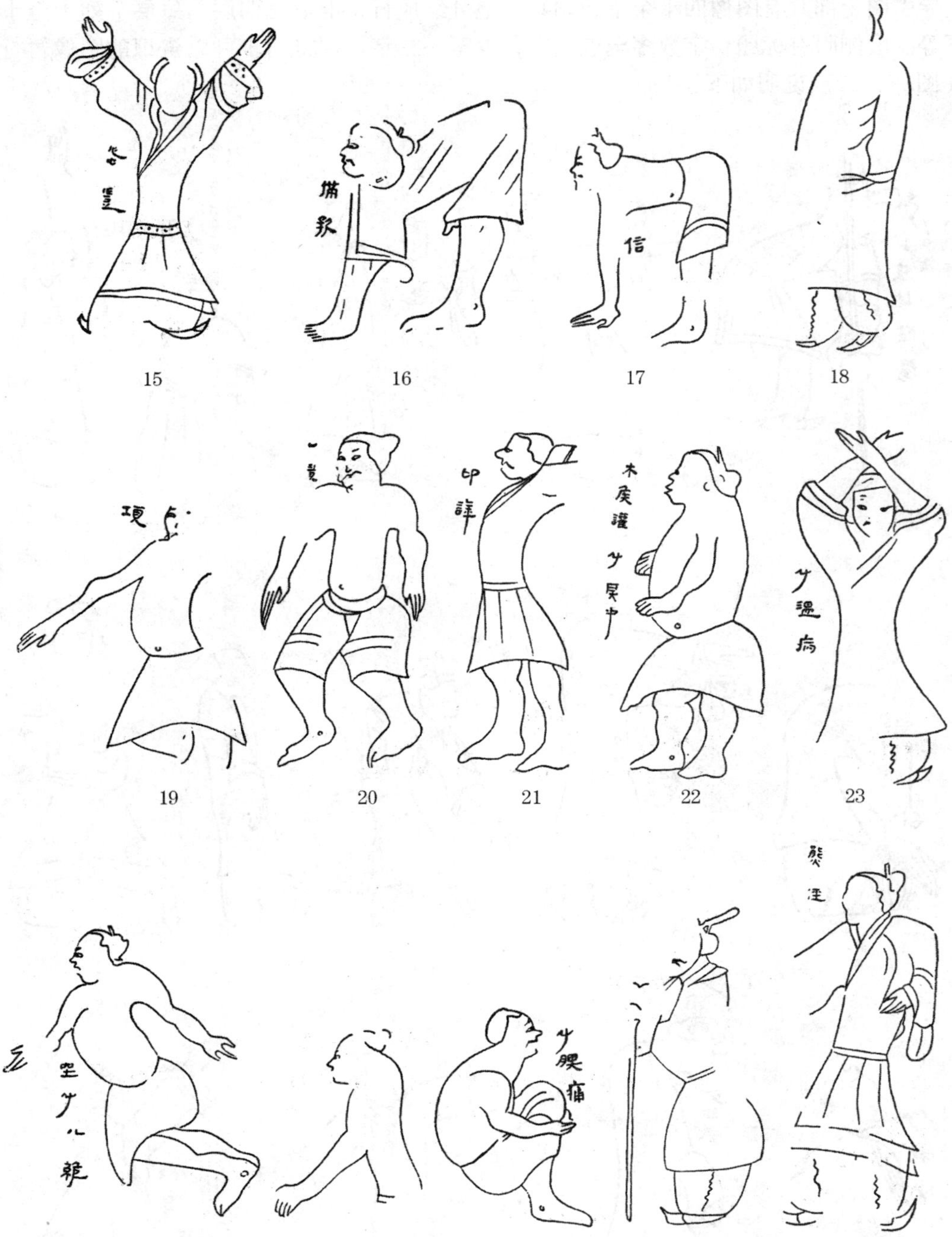

图2　马三堆三号汉墓帛画导引图（部分图象）摹本

1. 题“以丈（杖）通阴阳”。一妇女，两臂分向上下伸开，持长杖作弯腰拄地状。

2. 题“番（鹞）北（背）”。一妇女（？），直立，两臂向左右方平伸。

3. 缺题。一妇女，直立，转体向右，上肢两侧下垂。

4. 缺题。一妇女，直立，右臂下垂，手掌向后微仰，左臂残缺。

5. 题字义不详。一妇女，直立，转头向右，右臂向上高举，左臂向后方下垂。

6. 缺题。一妇女，向前弯腰下俯，手持物向下。

7. 题“臾恨（？）”。一男子，直立，向右转体，两臂向前平伸。

8. 缺题。一妇女，微弯腰，两臂向下。

9. 缺题。一妇女（？），转体向右直立，两臂下垂。

10. 题“引聋”。一妇女，直立，耸肩，两臂似向两侧外展，两脚外分。

11. 题“引郄（膝）痛”。一男子，上身挺立，转体向右，下肢似作屈膝状。

12. 题“引胠责（积）”。一男子，著冠，低头，垂臂拱立，若步行状。

13. 题“鹤□”。一妇女，直立，半转体向右，两臂向外平展。

14. 题字义不详。一妇女，直立，半转体向右，头向右上方，右臂斜前上举，左臂斜后下伸。

15. 题“龙登”。一妇女，直立向前，两臂向外上方伸展，若展翅飞翔状。

16. 题“俿（滤）欮（厥）”。一男子，向前弯腰，两手支地，头向前仰。

17. 题“信（伸）”。一男子，动作如图16，惟赤背。

18. 缺题。一男子，直立，动作不明。

19. 题“项”。一男子，赤背，右臂向前下方斜伸，左臂残缺。

20. 题“□（引）喟”。一男子，赤背，直立，头微前俯，双目下视无神，两臂微外展而下垂，双膝向前微曲。

21. 题“印（仰）謼（呼）”。一男子，直立，向前挺胸，两臂举向后上方，如深呼吸状。

22. 题“木（沐）侯（猴）讙引炅中”。一肥胖男子，侧身，赤背，直立，两手握拳下垂，微抬至腹部。

23. 题“引温病”。一男子，直立，两手向上，在额前左右交叉。

24. 题“坐引八绝（维？）”。一男子，赤背，下跪，两臂前后斜伸。

25. 缺题。一男子，赤背，左手向前，其他动作不明。

26. 题“引膑（痹）痛”。一男子，裸背面坐，以两手抱两膝向上引向胸前。

27. 缺题。一男子，向前微俯，两手拄杖而立。

28. 题“熊经”。一男子，直立，两臂向前凌空环抱。

除上述二十八图以外，尚有十余图，由于漫漶断裂比较严重，一时不易确定拼接。图侧说明文字尚可辨认的尚有“□狼”、“烦”、“痛明”（明）、“覆中”、“鹯”、“笈（猿）墣”等。

上述四十余幅图象，由于没有总的标题和说明文字，故只能就动作形态及分图的标题来对它们的内容加以考察。

从人体外形上来看，各图虽有年龄、性别以及裸背或着衣等不同，但在导引医疗的目的方面，尚未能看出其具有不同的意义。从可以辨认出的标题文字来看，大致可分为以下三类。

第一类，题有病名的导引图

这类标题的第一字或中间一字多记作“㇉”字形，按“㇉”字即今“引”字，就是《素问·血气形志篇》中“治之以熨、引”的“引”。也就是导引。此外，“引”字也可以释为“引体令柔”的躯体运动。

兹将可辨出的病名分别考释如下：

1.“烦”：“烦”是先秦以来医家习用的病症名称之一，有心胸烦闷之意。《内经》中有“心烦”、“烦心”、“烦惋”、“烦冤”“心惋”等称[10]，《金匮要略》中也有“虚烦”症状的记载[11]。因此这是一幅用于治疗心烦的导引图形，可惜具体动作姿势已不够完整了。

2.“聋”（图10）：“聋”即耳聋。《内经》中有“聋”和“耳聋”及“耳闭不可以听”等称[12]。治疗耳聋的导引方法也有多种。象六朝时的《养生方导引法》一书中所记“坐地交叉两脚”和“脚着项上”的两种术式是治疗耳聋的另外一些导引方法[13]，和这幅耳聋导引图式中所绘的站立、左右平伸两臂的姿势完全不同。这种导引术的实际作用，也是值得在医疗实践中进一步探索的。

3.“膝痛”（图11）：膝痛在《内经》中亦作“膝中痛”或“膝髌肿痛”[14]。本图中所绘的导引图式，画面虽不完整，但仍可辨认出屈膝之状。这种屈膝动作与《养生方导引法》中所记的两种医疗膝痛的术式颇有相似之处，兹转录如下以供参考：

“舒两足坐，散气向涌泉，可三通。始收右足屈卷。将两手急捉脚涌泉，悗足踏手，挽一时取势，手足用力，逆气向下三七，不失气数行，去肾冷气，膝冷脚疼也。”

“一足屈之，足指仰使急，一足按膝头，心散心两足跟，出气向下，一手拓膝头向下急捺，一手向后拓席，一时极势。左右亦然二七，去膝髀疼急。”[15]

4.“胠积”（图12）：《素问·五藏生成篇》在论述肝痹的症状时写道“青脉之至也，长而左右弹。有积气右心下支胠，名曰肝痹。”又在论述手阳明太阴病时也说：“腹满腹胀，支鬲胠胁，下厥上冒，过右手阳明太阴。”“胠”的部位，据唐代王冰注，是在“胁上”，据《说文》则在“腋下”[16]。而《广雅》一书则直接提出是“胁”部的说法[17]，也就是相当于侧胸部。胠积也就是在胠部的积气或积聚，呈现侧胸部胀满作痛的症状，这是一个秦汉以前的古病名。在后汉以后包括现存的张仲景著作在内，均已见不到这一病名了。

此外，从“胠积”的症状特征来看，又与《内经》中所记的“息积”相同，值得注意的是《内经》在《素问·奇病论》中不但记述“息积”的症状较详细，而且还主张用导引加服药的综合疗法，强调了导引对于治疗此病的重要作用，原文是：“帝曰：‘病胁下满，气逆，二三岁不已，是为何病?’岐伯曰：‘病名曰息积。此不妨于食，不可灸刺。积为导引、服药。药不能独治也。’”现在，这幅导引图图象完整，在治疗胠积或息积的病症方面，是有其一定的实用参考价值的。

5.“懑厥”（图16）：“懑厥”一称不见《内经》、《本草经》及《伤寒论》、《金匮要略》等书。但《史记·扁鹊仓公列传》在记述淳于意为菑川王治病时所作的诊断则与此病名相合：“意诊脉曰：‘蹶。上为重头痛，身热，使人烦懑。’”按：“蹶”字同“厥”，是先秦时的古病名之一。《内经》一书中有论述厥病的专篇及专文多处[18]，但无“懑厥”一称，仅在灵枢·口问篇》中有“痿厥心悗”字样。从这幅治疗懑厥的导引图象上看，其姿势又与“鸟伸”的术式（图17）相似。

6.“喟”（图20）：此字只有右侧的“贵”字形，缺左侧偏旁。根据字形，可能是“聩”、“瞶”、“穨”三字中的一个。但“聩”字义同“聋”字，由于上面已有了“聋”

病的导引图，不应重复。“瞶”字在《内经》等医书中均不见此称。据字义，系眼科方面的视物模糊之类的症状。在《养生方导引法》中治疗与此相似病症的有“目暗不明候”等六种导引方法及治疗“目茫茫候”的一种导引方法。“穨”字《说文》释作“秃貌”，应是秃疮一类的病。今据帛书《五十二病方》中的“穨”字均为“癞”字（见《素问·脉解》）通假之例，当指癞疝而言。

7. “戾中”（图22）：“戾中”一称，在《汉书》中虽有“天降灾戾”的记载，但不见于现存的汉以前古医书中。隋代的《诸病源候论》卷十中记有“人感乖戾之气而生病，则病气转相染易，乃至灭门”之说。直到明代的吴有性的《温疫论·杂气论》中才开始以“戾气”一称作为温疫病的病原。这幅导引图所记的“戾中”很可能也具有同样的意义。所谓“中”，是指邪恶不正的“戾”邪侵袭人体的意思。如果这个意义说得通，那么这应当是有关“戾”气的一个最早资料了。用现代医学名词来说，戾气是属于急性传染病的病原因素，而戾中则是急性传染病之类的病名。这幅导引图提供了古代用医疗体育治疗急性传染病方面的一个重要史料。

8. “温病”（图23）：按“温病”，在《内经》和《伤寒论》中均有此称，或又称为“病温”[19]。但治法主要是用药物，这种导引治疗温病的方法，也是迄今仅见的。

9. “痛明”：《礼记·檀弓》有子夏丧子而“丧其明”的记载，《千金要方》卷六有“五藏客热上冲眼内外受风不明方”。痛明，当指眼珠疼痛的症状。

第二类，题有动物形象的导引图：

这类导引图的标题除了图22兼记有动物形象和其所治疗的病名“沐猴讙引戾中”外，均直接记以动物形象的名称，没有“引”字，也不记病名，与第一类导引图仅记病名、不记动物图象的标题有显著不同。这似乎表明此类导引图具有普遍的强身保健目的，而不仅限于某些个别的病症。

1. “鹞背”（图2）：“鹞”是鹰类的一种，《说文》中原作“鷂”。这幅导引和治“聋”的导引图象（图10）相似。

2. “□狼”：“狼”字上面文字不详，据六朝梁代陶弘景的《养性延命录》引《导引经》有称为“狼踞”的导引方法，并有“左右自摇”之说[20]，不悉与此有无关系。

3. “龙登”（图15）：图象显示两臂外展如鸟之飞翔状。《养生方导引法》所记导引术式有“龙行气”，“治风疥恶疮”，可供参考。

4. “信（伸）”（图17）：“信”字上当缺“鸟”字。“信”即为“伸”。从图象上来看，俯地弯腰，状若鸟之伸躯。这种命名为“鸟伸”的导引图为时最古，在前面已提到过的《庄子》、《淮南子》、崔寔《政论》以及《黄帝内经·太素》的杨上善注等均有记述，并多与“熊经”一称相提并论，可以说是最古老而又最常用的一类导引方法。但长期以来却只见文献记载，没有形象的说明。现在这里所见到的“鸟伸”和“熊经”图恰恰弥补了这个缺陷。至于华佗五禽戏中的“鸟戏”虽然也是在此基础上发展出来的，但其姿势与此却大不相同。兹附记“鸟戏”的动作术式如下，以供参考：“鸟戏者，双立手，翘一足，伸两臂，扬眉鼓力右二七，坐伸脚，手足距各七，缩伸二臂各七也。”[21]

5. “沐猴讙引戾中”（图22）：戾中，病名，前面已经说过。沐猴就是猕猴。讙，《说文》：“哗也。”《广雅》：“鸣也。”当是指猕猴喧哗之状。

6. “鹯”：“鹯”是属于鹰鹞一类的猛禽，在《师旷禽经》中曾对鹯（鸇）的迅猛捕食动作作了以下的描述："向风摇翅，其回迅疾，……搏燕雀食之。"[22]所谓"向风摇翅"的形象，和这个图上的扬臂后举的术式正好相符。《淮南子·精神训》中所记的"鸱视"当也是同属一类的导引动作。

7. "笈"（猿）墟：《淮南子·精神训》有"蝯（猿）躩"，《抱朴子·杂应》有"猿据"，不知是否与此有关。又"墟"字或疑作"謼"，即古"呼"字，有呼号之义。此外，五禽戏中有"猿戏"："猿戏者，攀物自悬，伸缩身体，上下一七，以脚拘物自悬。左右七，手钩却立，按头各七。"[23]动作与此不同。

8. "熊经"（图28）："熊经"也是先秦以来最常用的导引方法之一，其出处前面已说过。这幅图象和五禽戏中的"熊戏"也有很大不同，后者是："熊戏者，正仰，以两手抱膝下举头，左辟地七，右亦七。蹲地以手左右托地。"[24]

9. "鹤□"：（图13）此图名义不详，从图象来看，似模仿仙鹤展翼之状。

第三类，其他名称标题的导引图：

除了以上两类外，有一部分是以人的运动姿势命名的导引图，还有一些是标题的字迹模糊、文义待考的导引图。

1. "以杖通阴阳"（图1）这幅导引图既没有主治的病名，又没有动物的形象名称，特别是画面上的人物不是徒手而是手执长棍，弯腰下俯，利用棍棒的长度使双手上下呈直线状极力开展，以促使人体上半身位置下移，下半身位置相应上举。所谓"通阴阳"正是用长棍的帮助来改变体位的上下，以调和阴阳的意思。因此，从图形和标题来看，这完全是一幅健身运动的导引图。

2. "仰呼"（图12）这幅导引图的标题也没有病名及动物形象。图的名称和《抱朴子》中的"地仰"有类似之处。是用仰举双臂的动作促进深呼吸的运动。全部导引图中动作虽然都配合着一定的呼吸运动（"行气"），但以这种突出"呼"字的标题的动作更加强化和鲜明，特别是和上面所说战国时的《行气玉佩铭》上所记"行气"的具体方法和要求非常类似。

3. "坐引八绝"（图24）按："绝"系"维"之音转。《淮南子·地形训》称："八殥之外，而有八纮，亦方千里。"注："纮，维也。维落天地而维之表，故曰纮也。"又《精神训》称："天地之道，至纮以大。"据此"坐引八绝"可能表示手足四肢气血透达之意。

三、帛画导引图的意义

帛画导引图的出土是我国古代医学科学资料的一个新发现，它进一步填补了我国医学史和体育史在秦汉时期有关导引疗法的一段重要空白。我国的导引疗法虽然起源很早，但其早期的发展情况仅限于部分的简略文字记载和个别的图书存目。现在出土的这幅导引图其绘作时间至少在西汉初期，为研究我国独特的导引疗法的源流和发展提供了极有价值的资料和线索。

导引图所记的多种疾病和姿势名称以及动作形象，说明我国古代劳动人民在和疾病、衰老斗争的过程中，不断地进行了实践经验的总结。这些锻炼身体和治病的经验显然是以朴素的唯物主义作为理论基础的，它和儒家宣扬"天命"，以及方士、道家所宣扬的唯心主义"养生"哲学毫无共同之处。

导引疗法不仅是我国医学上重要治疗方法的一种，而且也是很好的保健体操运动。从医疗的意义上说，它不是靠药物、手术或针灸等外界因素来达到治病的效果，而是充分发挥病人本身的内在因素，积极地向疾病作斗争，具有简、便、验、廉的特点。从保健的意义上说，可以锻炼身体，焕发精神，它的基本精神是符合我们今天预防为主的卫生工作方针的。

毛主席号召“发展体育运动，增强人民体质”。我们必须本着“古为今用”、“推陈出新”的原则，对于古代劳动人民所创造的导引疗法深入地进行研究和探讨，更好地做到批判地继承和发扬，使之为广大工农兵服务，为现实的无产阶级政治服务。

附记　本文的写作曾得到湖南省博物馆的大力协助。

（1）铭文拓片见《三代吉金文存》第20卷，49页。释文和诠解是根据郭沫若同志《古代文字之辩证的发展》一文的意见，见《考古》1972年第3期。

（2）《后汉书・崔寔传》。

（3）见《养性延命录・导引按摩篇》。

（4）《后汉书・华佗传》。

（5）《中藏经・论诸病治疗交错致于死候第四十七》。按此书为后人辑录，其中保存了不少华佗著作的佚文。

（6）《抱扑子・杂应第十五》

（7）该书卷1、3、14、20、21、35。

（8）《隋书・经籍志》。

（9）王充在七十岁时曾著有“养性之书凡十六篇”（见《论衡・自纪篇》）。又《太平御览》卷720引《会稽典录》也提到他晚年“养气自守，闭明塞聪，爱精自辅，服气导引”，说明王充本人对于合理的导引方法还是很重视的。同时，在《论衡・道虚篇》中他还对披着玄学外衣的导引理论进行了驳斥。但是他强调静止，反对动作的主张，也是有一定局限性的。

（10）见《素问・诊要经终论》、《灵枢・五乱篇》、《素问・调经论》、《素问・气交变大论》、《灵枢・口问篇》。

（11）《金匮要略・血痹虚劳病脉证并治》。

（12）见《灵枢・经脉篇》、《灵枢・决气篇》、《素问・生气通天论》。

（13）据《诸病源候论》卷29转引。

（14）见《灵枢・杂病篇》、《灵枢・经脉篇》。

（15）据《诸病源候论》卷13转引。

（16）《说文》“肉”部：“亦下也。”据段注，“亦”为“腋”之古字。

（17）《广雅・释亲》：“膀、胠、胆、胁也。”

（18）如《素问・厥论篇》、《灵枢・厥病篇》。

（19）见《素问・六元正纪大论》、《伤寒论・辨太阳病脉证并治》、《素问・阴阳应象大论》等篇则称之为“病温”。

（20）《养性延命论・导引按摩篇第五》，见正统《道藏》洞神部第575册。

（21）（23）（24）见《云笈七签》卷32。

（22）见《说郛》卷15引，商务印书馆版。

（1975年6月《文物》）

4. 1972 年和 1973 年我国出土的最古医书

在毛主席的无产阶级革命路线指引下，在无产阶级文化大革命和批林批孔运动取得一个又一个伟大胜利的大好形势下，我国考古工作也捷报频传，其中重要的成果之一，就是1972 年和 1973 年先后在甘肃省和湖南省两座汉墓出土的两类古医书，即武威汉墓医书和马王堆汉墓医书。这两批医书都是迄今为止我国发现最古的一些医书。这些古佚书的大量出土和能够比较完整地保存下来，是在我国医学历史上从未有过的一件大事，它不仅进一步地丰富了祖国医学遗产的内容，弥补了我国医学史上的重要空白，同时也为研究我国儒法斗争对医学发展的影响提供了宝贵的资料。

这些埋藏在地下达两千年左右的古医书的发现，再一次说明，只有在新中国，在毛主席的无产阶级革命路线指引下才有可能。以下仅作一些简要的介绍。

一、武威汉墓医书——《治百病方》

武威汉墓医书是 1972 年甘肃省武威县柏树公社下五畦大队在旱滩坡兴修水利时于一座汉墓中发现的。在墓棺内一男性骨骼的头顶上放有囊袋，袋内装有很多木质简牍，全部都是医方。根据墓室的形制、其他随葬品以及简文中章草字体的年代印证等特征，墓葬时期为一世纪中叶（汉光武帝至章帝之间）。至于这部木简医书的写成年代，当然更早于此时。也就是说，较之东汉末期张仲景的《伤寒杂病论》问世至少要早一、二百年，故汉墓医书当系秦汉之际的产物。由于年代久远，已有部分的残损脱失。经过整理，包括残简在内共存 92 枚。其中属于木牍的（宽度均在 1. 1 厘米至 4 厘米间）有 14 枚，多在前、后两面写有文字。属于木简的（宽度均在 1 厘米以内）有 78 枚，均单面书写，并编联成册。出土时编联已断，仅留有简侧的缺痕。在最后一枚简上书有："右治百病方"五字，可以说就是这部医书的总名——《治百病方》。

由于书中没有作者姓名和序、跋、目录，简的编联又早已中断，故只能把文字内容近似的木简串联一起作到初步的复原。经复原后可辨识的方论条文名称有以下一些。

属于医方的有：1. 治久咳上气喉中如百虫鸣状，三十岁以上方。2. 治伤寒逐风方。3. 治雁声（即声音嘶哑如雁鸣）X（难?）言方。4. 治诸癃（石癃、血癃、膏癃、泔癃……）方。5. X 瘀方。6. 治金疮止痛令创中温方。7. （止便血方）。8. 治金创肠出方。9. 治金创内痉，创痒不痛，腹胀方。10. 治目痛方。11. 治百病膏药方。12. 两手不到头，不得卧方（下缺）。（以上各简均宽 0. 5 厘米）。13. 鲁氏青行解腹方。14. 治心腹大积，上下如虫状，大痛方。15. 治伏梁裹脓在胃肠之外方。16. 去中冷病后不复发 XX 方。17. 治金创内漏血不出方。18. 治金创止痛方。19. 治金疮肠出方。20. 治 XXX 溃，医不能治方。21. 治千金膏药方。22. （治大风方）。23. （鼻病方——包括：鼻中当腐，血出，若（或）脓出，去死肉，鼻不利）。（以上各简均宽 1 厘米）。24. 治久咳上气喉中如百虫鸣状，三十岁以上方（重出）。25. 治久咳逆上气汤方。26. 治痹手足痈肿方。27. 治久泄肠澼××方。28. 公孙君方。29. 白水候所奏男子有七疾方。30. 吕功君方。31. 东海白水候所奏男子有七伤方（重出，但方论均有所修补）。32. 恶病大风方。33. 治痂、灸疮、马膏（似为骑马时的臀部磨损）方。34. 治狗啮、灸疮痛方。35. 治妇人膏药方（二条，重出）。36. 百病膏药方（重出，药味增加）。（以上均木牍）。

属于针灸的有：1. 寒气在胃脘（针刺法）。2. 黄帝治病神魂忌（论一岁至百岁的针灸禁忌部位）。3. （针灸禁忌时日）。

其他还有：1. “右治百病方”。2. 药价账单。除此之外均为有关医方与针灸的零星碎片。

在上述医方中能辨识出的药名约百余种，将这些药物与现存最早的药物学《神农本草经》对照时，可以看出本书中的大部分药名均可见于《本经》。此外，还有若干药物是《本经》没有收载的一些品种。现将这些药名附记如下：

(1)见于《神农本草经》的有 80 种，即：丹沙、雄黄、曾青、滑石、长石、磁石、消石、矾石、代赭、赤石脂（一作石脂）、戎盐、石膏、禹余粮、礜石、石钟乳、柴胡、当归、牡丹、漏芦、代庐如（即《本经》之蔄茹，产代郡者）、术、泽泻、附子、大黄、狼毒、藁本、半夏、白敛、甘草、芍药、细辛、麻黄、厚朴、苦参、乌喙（即乌头）、天雄、黄连、姜（《本经》作干姜）、黄芩、葶苈、甘遂、藜芦、人参、防风、牛膝、续断、桔梗、菖蒲、远志、杜仲、山茱萸、肉苁蓉、柏实、薯蓣、芎穷、门冬（《本经》有天门冬及麦门冬二种，此处不详）、款冬、秦艽、萆薢、瞿麦、菟丝实（《本经》作菟丝子）、白芷、皂荚、巴豆、蜀椒、赤豆（《本经》作赤小豆）、大枣、栝蒌根、虻（即《本经》贝母之别称）、蛇床子、茱萸（《本经》作吴茱萸）、龙骨、䗪虫、桑螵蛸、斑猫、鸡子中黄（《本经》作鸡）、白蜜（《本经》作石蜜）、猪肪（一作贲猪肪，《本经》作豚肪膏）、地胆、虻头（疑即《本经》之木虻）。

(2)《神农本草经》所未载的有 21 种，即：玄石、桂、大麦、乳汁、（白）羊矢、蚕矢、醇（一作温酒，《别录》作酒）、酢浆（一作醯，《别录》作醋）、豉、（以上均见《名医别录》）橐吾、（以上见《急就篇》）五谷、骆酥、米汁、小椒、牡麴、弓大鄵、河菆、寒水、焦（?）、二者（?）、大黄丹（?）。（以上不见于汉以前文献或不详者）

在本书中所记述的针灸疗法方面也有一些特点，象“泉水”一穴就是不见于其他针灸文献的。又如“三里”、“肺俞”二穴其名称虽与一般针灸文献相同，但其位置却不相同。还有在本书中所记的由一岁至百岁的禁针灸部位也是其他针灸书中所无的。

书中还详细地介绍了以“千金膏药方”为代表的“膏摩”疗法，以及具有西北牧区特色的烧白羊矢熏烟等外治法的具体操作和适应症。

在本书的个别木简中还有记载病人姓名（如“公孙君”）的处方，药物价格的账单（如“牛膝半斤直五十……”）等。此外，还有禁用针灸药物干支时日的记述，也反映了这个时代的特点。

二、马王堆汉墓医书

马王堆汉墓医书是 1973 年在湖南省长沙市马王堆三号汉墓中发现的。根据湖南省博物馆的发掘简报，该墓葬年代为公元前 168 年（汉文帝初元十二年），墓主人是当地统治阶级轪侯家族的成员之一。在该墓的很多随葬品中有一个大型的长方形漆盒（奁），盒内放有很多用简和帛写成的古书。其中帛书数量最多，大都是写在一些整幅或半幅长帛上，并折迭成长方形平放盒内，除有部分破损外，大都基本完整。内容是多种先秦古籍，如

《易经》《老子》《战国策》等，以及有关天文、历法、阴阳、地图等方面的文献，其中也包括了若干种古医学佚书，总字数约在十余万字以上。简书竹简约有200枚，均完整保存，内容全部是医书。

这些简、帛医书的文字主要是小篆和隶书，字体也互不一致，说明这些文献大都是在秦汉之际经多人之手分别写录的。

考虑到医生在当时的社会地位很低，而墓主人是当时的大地主贵族，并非医生，但却把很多医书相当重视地作为葬品，因而表明这批医书即使在当时来说，也是比较稀见和珍视的。

这些医书根据马王堆帛书整理小组的初步整理编目有以下几种：

(1)《足臂十一脉灸经》——也可称为《十一脉灸经》第一种。全书基本完整，共分“足”和“臂”两篇。内容记述了人体十一个脉（原文均无“经脉”字样，“脉”写作“温”字）的循行径路、主病病候及治疗法。治法均为灸法，没有针法和药物。十一个脉的顺序是：

足：足泰（太）阳脉、足少阳脉、足阳明脉、足少阴脉、足泰（太）阴脉、足卷（厥）阴脉。

臂：臂泰（太）阴脉、臂少阴脉、臂泰（太）阳脉、臂少阳脉、臂阳明脉。

将以上十一条脉和《黄帝内经·灵枢·经脉篇》中所记的“十二经脉”相比较，本书中独缺“臂（即手）厥阴脉”一脉，这是和《经脉篇》的记载明显不同的。从本书中关于脉的循行方向和径路以及各病的主病病候来看，不仅均较《经脉篇》简略，而且彼此多有很大的不同，有的论述甚至完全相反。例如在循行路径上，足部的阳脉（足太阳、足少阳、足阳明）在本书中均由足部起始上行，终止于头部；而《经脉篇》则均由头部起始下行，终止于足部。又如手部的阴脉（手太阴、手少阴）在本书中均由手部起始上行，终止于胸胁部；而《经脉篇》则均由胸部起始下行，终止于手部。此外，在《经脉篇》中不仅记明了各脉所属的脏腑，而且还进一步提到与其相表里的脏腑之间的络脉关系，这些都是在本书中所没有的。

(2)《阴阳十一脉灸经》——也可称为《十一脉灸经》第二种。此次出土的共有本书的两个写本，分别和其他医书抄录于不同的两处长帛上，但内容文字基本相同。第一个写本（称为“甲本”）系书写在《足臂十一脉灸经》之后，《脉法》之前同一半幅的长帛上，开首有阙文二行。第二个写本（称为“乙本”）系书写在《却谷食气》之后，导引图之前同一整幅的长帛上，文字也有部分的残损。通过甲、乙两本相互校补，大致可以恢复全貌。本书也是记述全身十一个脉（甲本作“眽”字，乙本作“脈”字，均无“经脉”字样）的循行径路、主病病候和灸法，但均较《足臂十一脉灸经》为详，具体内容也有很大差别。全部脉的排列顺序也不是按照先“足”脉，后“臂（手）脉”的方式，而是先阳脉，后阴脉的次序，即：

（足）巨（太）阳脉、少阳脉、阳明脉（以上三脉均缺“足”字）。

肩脉、耳脉、齿脉（以上三脉均无“臂（手）”字，也没有“阳”脉字样，实际上它们就是手太阳脉、手少阳脉和手阳明脉的古名）。

（足）大阴脉（乙本作“巨阴”）、厥阴脉、少阴脉（以上三脉均缺“足”字）。

臂巨（太）阴脉、少阴脉。

以上共十一脉，数目和《足臂十一脉灸经》相同，也缺少手厥阴脉。本书的内容虽较《足臂十一脉灸经》为详，但仍较《经脉篇》为略。如果将这三种文献加以对照时，相互都有很大的出入。例如在臂巨阴脉（《经脉篇》作手太阴肺脉）的循行部位上，《足臂十一脉灸经》是：起于（臂）筋上廉→臑内→腋内廉→心（止）。本书中则是：起于手掌中→内阴两骨间→（上骨下廉）筋之上→臂内阴→心中（止）。而《经脉篇》则是：起于中焦→（下络）大肠→胃口→（上）膈→（属）肺→肺系→腋下→臑内→肘中→臂内（上骨下廉）→寸口→鱼际→大指端（止）。（支脉从略）

又如：本书中的主病病候是将每一脉的主病分为“是动病”和“所产病”两类，和《经脉篇》中对每一经脉的“是动病”和“所生病”的分类方法相同，而在《足臂十一脉灸经》中则尚无此种分类方法。

至于每一条脉所出现的病候数目，本书虽较《足臂十一脉灸经》为多，但却较《经脉篇》为少。例如：臂巨阴脉（即手太阴脉）在《足臂十一脉灸经》中只有：心痛、心烦、噫，共三病。在本书中，其“是动病”有：心滂滂如痛、缺盆痛、交两手而战、臂厥，四痛；其“所产病”有：胸痛、瘛（脘）痛、心痛、四末痛、瘕，五病。共九病。在《经脉篇》中，其“是动病”有：肺胀满、膨膨而喘咳、缺盆中痛、交两手而瞀、臂厥，五病；其“所生病”有：咳、上气喘渴、烦心、胸满、臑臂内前廉痛厥、掌中热，（气盛有余）肩背痛、风寒汗出、中风、小便数而欠、（气虚）肩背痛寒、少气不足以息、溺色变，十三病，共十八病.（其他各脉也都如此，这里从略）

（3）《脉法》——本书系抄录于《足臂十一脉灸经》和《阴阳十一脉灸经》甲本之后，并在《阴阳脉死候》和《五十二病方》之前的同一帛上。全文共约四百字左右，但由于现存文字残损过半，因此内容尚不易通读畅解。从本书第一句话所说的“以脉法明教下，脉亦圣人之所贵也”来看，本书重点是论述脉学的。据《史记》记载，西汉初名医淳于意就曾提到过：“故古圣人为之脉法”，可知以《脉法》命名的著作由来已久。但在《史记》中所引《脉法》的部分佚文却与本书不同，后者还记述了一些脉象的名称，似较本书更为具体。此外，在本书现存文字中，还记载了应用灸法和砭石治疗的资料，却没有提到针法和方药。

（4）《阴阳脉死候》——本书是抄录在《脉法》之后，《五十二病方》之前，全文约百余字的一段有关诊断学论述。其内容和《黄帝内经·灵枢·经脉篇》中有关“五死”的一段文字很近似，但也有不少差异，主要是：本书中论述阳脉死候和阴脉死候两类，但《内经》中只有阴脉死候一类。同时本书中阴脉死候（五死）是指肉先死、骨先死、气先死、血先死和筋先死。而《内经》中有皮先死，没有气先死，并把血先死改为脉先死，而且还进一步把五死病候和五脏、五行生克学说联系到一起。

（5）《五十二病方》——本书是在全部医学帛书中文字最多的一种，分别书写在两张长帛上，前后内容衔接。第一张帛的前面尚有《足臂十一脉灸经》、《阴阳十一脉灸经》甲本、《脉法》及《阴阳脉死候》。书的前面有目录一篇，共记有病名五十二个。整个帛书由于收藏时的折迭关系，迭处两侧边缘年久断裂而分成很多长方形的帛片，此外尚有若干残片和个别缺佚的部分。经初步缀合复原后，全书大体完整。疾病的范畴包括内、外、妇、儿、五官等各科，内容是按照目录所列的病名标题依次叙述了治疗该病的一些药方。这些病名标题按原书次序是：

1. 诸伤（本文缺题）。2. 伤痉。3. 婴儿索痉（据本文，当系妊妇的痉病）。4 婴儿病閒（即小儿癫痫）。5. 婴儿瘈。6. 狂犬啮人。7. 犬筮（噬）人。8. 巢者。9. 夕下。10. 毒乌豙（喙）。11. 瘽（正文缺题）。12. 蛭食。13. 肮（蚖）。14. 尤（即疣）者。15. 颠疾（即癫疾）。16. 白处。17. 大带。18. 冥（即螟）。19. ×蠸者（本文佚）。20. ×者（本文佚）。21. 痎（本文存目缺文，即疟病）。22. 人病马不閒。23. 人病×不閒。24. 人病羊不閒。25. 人病蛇不閒。（以上四病似均指由动物所引起的痫病）。26. 诸×病。27. 诸×病。28. 瘁病（本文缺题，即癃病）。29. 弱白×者。30. 膏弱。（以上二病均为溺病之类）。31. 穜（肿）橐（即阴囊肿大）。32. 穨（㿗，即癞疝）。33. 脉者（“者”字据本文当系“痔”字之讹）。34. 牡痔。35. 牝痔。36. 朐养（痒，即肛门内痒，多系肠寄生虫病引起）。37. 雎病（即疽病）。38. ××（本文佚）。39. ×阑（烂）者。40. 胻膭。41. 胻伤。（以上二病均小腿部的外科病）。42. 加（即痂）。43. 蛇啮。44. 痈。45. 鬃×（即漆疮）。46. ××。47. ×骚（即皮肤搔痒之类。）48. 久疕（本文标题作冻疮，但本文中又记有灸疮之方）。49. 蛊。50. 鬾。51. 去人马尤（当系眼部的疣病）。52. 治蚄（“蚄”系眼病的古称）。

此外，在本文“治蚄”之后又增入“×噬”一病名标题，为目录所无，从字体较本文潦草来看，当是在全书抄录后不久又补入的几条医方。

在本文中作为标题的病名均提高二格书写于帛书上端的空白处，然后以“一”字为标志分别记载各种不同的方药治法。在每一病名标题下面少则一、二方，多则二、三十方不等，但大多有方无论，也没有方剂名称和每个药方所主治的适应症范畴。病名的排列也没有严格的次序。病的种类虽然各科病名都有，但以外科疾病为最多。书中有些病名是不见于现存医学文献记载的，个别病名可以从古代非医学文献中查到（如“蚄”病、“雎”病之类），有的病名则尚待进一步考查。

书中可以初步辨识出的医方有二百八十个，所应用的医疗方法，主要是内服药和外用药两类。内服药大多用水煎剂和酒溶剂，药味一般都很简单。还没有膏、丹之类的剂型。外用药在全部医方中为数最多。其种类也多种多样，象药物外敷以及各种熨法、熏法、浴法等。除了药物治疗外还有灸法、砭石和外科手术等方法。这些疗法绝大多数都是古代劳动人民和疾病斗争中的医疗实践总结。但此外也掺入了少量迷信的祝由疗法。

书中用作治疗的药名多达二百四十余种，其中也有一些药物是不见于现存古医书记载的。全书没有谈到医学理论问题，也没有针法和俞穴的记载。

（6）《导引图》——这是在一幅长帛上用彩色绘出的各种姿势的人形图。其前面和《却谷食气》、《阴阳十一脉灸经》乙本相邻接，其后面则和一地图相毗邻。图的本身没有总的标题和文字说明，其中又包括了很多幅小图，每个小图均为单独的人体运动形象，所绘男女老少均有，姿势也各不相同，在整个帛面上共排成上下四层。小图之旁各有一简短的图名标题。由于这些小图不少已残破游离，因此全部导引图的最后复原工作尚有待于进一步进行。仅初步能辨识出的小图有40余幅。根据这些图的特点及其标题可以清楚地看出，这是我国古代的一种导引图。导引是我国特有的一种医疗体育。它是把躯体运动和呼吸运动相结合的一种运动方法。这种方法在春秋、战国时期已有文字记载，并在民间得到广泛应用。但是作为具体的导引图象，本帛画还是已知最早的一种。通过这些图名标题的分析，使我们得以深入了解每个小图的具体内容和其医疗目的：其中有些图名是带有普遍意义的强健身体和预防疾病的作用，其名称多模仿各种动物的姿势；或记出了该运动方法的基本要领。前者如“熊经”、“（鸟）伸”、“猿墲”（蠼?）、“鹞背”、“X狼”、“鹯X”、“沐猴讙”、“飞登”等；后者如“仰呼”、“以杖通阴阳”、“坐引八绝”等。另外还有些图名则明确地规定为某种具体病症的医疗方法，其名称均直接记出该病的病名，如“戾中”、“温病”、“瘨厥”、“烦”、“聋”、“痛明”、“胠积”、“瘨”（?）、“膝痛”等。

（7）其他——马王堆三号墓出土的医书除上述七种外，还有其他几种待整理的著作（包括帛书和竹简），这里暂不介绍。此外还有《去（却）谷食气》系抄录在《阴阳十一脉灸经》乙本前面的道家类的书。这类著作虽然也属于古代所说的“方技”类书，但实际上内容根本不涉及医学范畴，这里亦从略。

几点看法

通过上面的介绍，我们对于这些最古的医书就其时代性来说，有以下一些看法。

1. 根据两种古灸经和《黄帝内经·灵枢·经脉篇》的对照，可以认为它们都是早于《黄帝内经》的医学文献。而其中《足臂十一脉灸经》的年代更早于《阴阳十一脉灸经》。它们都共同提供了我们最古的经脉理论只有十一个脉的概念，是符合医学史发展规律的，同时也为《黄帝内经》中的十二经脉学说奠定了基础。

在这里需要说明的是：《黄帝内经》中虽无“十一脉”之名，但其个别篇节中在提到“十二经脉”中的具体脉名时却只有十一个脉名，也同样没有手厥阴脉。象灵枢·本输》论十二经脉的“五输”穴及灵枢·阴阳系日月》论十二脉经脉“应十二月”时，都是如此。可见其在某种程度上还是保存了有关“十一脉”的一些早期资料的。但上述两篇中均已出现了“经脉”字样，并且已和脏腑、输穴等联系起来，说明其时代性还是晚于这两部灸经的。

2. 《脉法》和《阴阳脉死候》是我国现存最古的两种诊断学文献。

3. 武威的《治百病方》和马王堆的《五十二病方》，都是迄今为止我国发现最古的两部较完整的医学方书。它们分别反映了两个不同历史时期的医学水平。前者估计是秦汉之际的产物，而后者则是更早于《黄帝内经》成书时期的古医方。

4. 马王堆出土的导引图，是我国现存最古的一种医疗体育著作，其时代至少在西汉初期。

《1972年和1973年我国出土的最古医书》图片

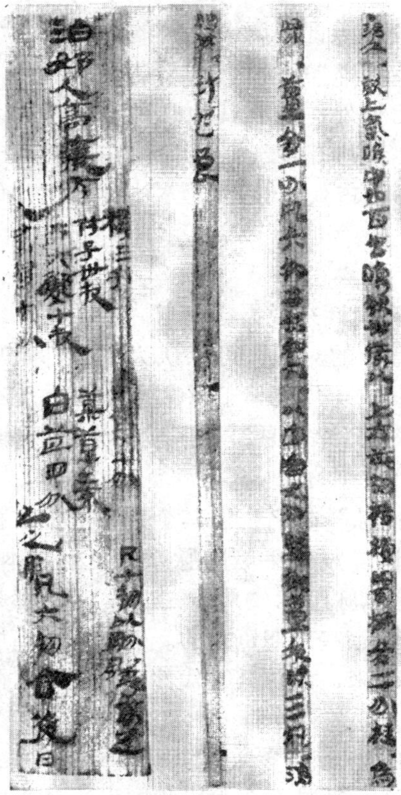

↑ 武威汉墓医书《治面病方》中的治久欬上气方及治妇人膏药方

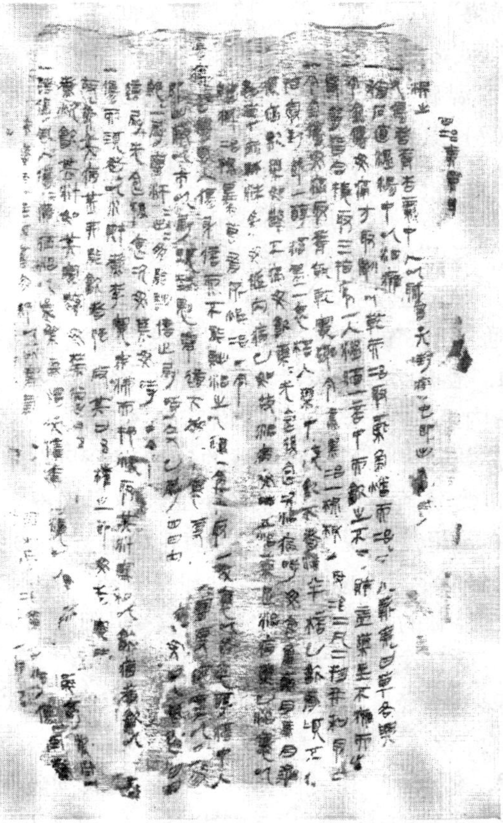

↑ 马三堆三号汉墓医书《五十二病方》中的治诸伤及伤痉部分的药方

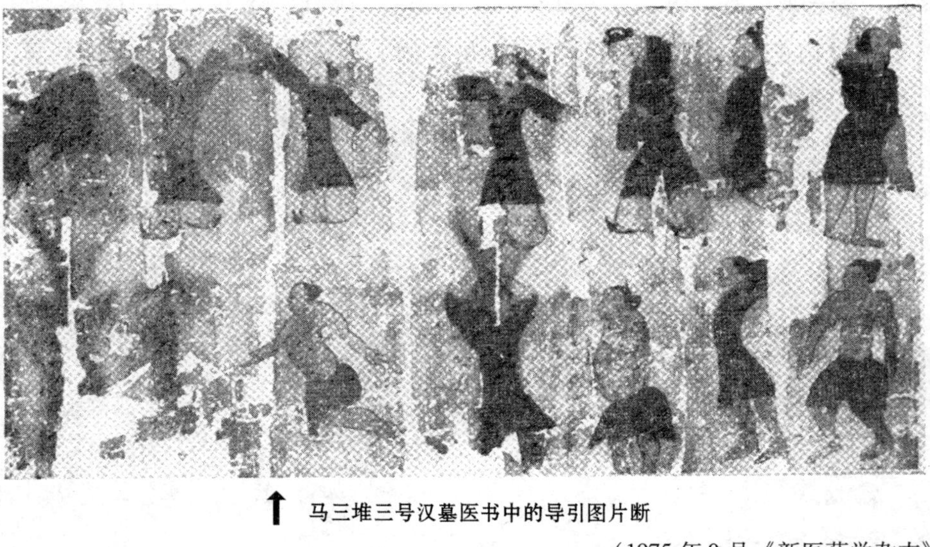

↑ 马三堆三号汉墓医书中的导引图片断

（1975 年 9 月《新医药学杂志》）

5. 明代医疗器械的初步考察

1974年江苏江阴县的一座明墓中出土了一批医疗器械。墓主人夏颧生前从事过医疗活动，说明这些器物都是曾经使用过的。器械的种类和数量不很多，却比较完整，特别是一些中医外科手术工具，过去很少发现，值得我们重视。这些医疗器械的发现，不仅可以补充我国古代医学文献记录的不足，而且也有助于深入了解元、明之际外科手术和外治法的历史。下面，就出土的明代医疗器械作一初步探讨。

一、针

我国最古的医疗器械在先秦时代成书的《黄帝内经》中统称为“针”。在《内经》中把这种广义的“针”分为九种，叫做“九针”。其中除了针灸、按摩疗法用的针外，也包括了外科手术用的工具，如用作治疗痈脓的铍针、锋针和圆利针。(1)《素问·长刺节论》说：“治腐肿者刺腐上，视痈小大深浅刺，……必端内针为故止。”可见所指的针乃是一种刺破“腐肿”的外科工具。用针来刺破痈脓的外科手术，一直被我国后来的医家所使用。象唐·孙思邈《千金要方》说：“（痈疽）随手即起者，疮熟也，须针之。针法要得著脓。”元齐德之《外科精义》说：“（疮肿）久久不消，内溃成脓，即当弃药，从其针。”明龚居中《外科百效全书》说：“凡痈疽脓成，即当验肌之生熟浅深，施针可也。”(2)等等。此外在中医古文献中，“针”除了治疗痈脓外，还可用于除瘜肉以及喉科、眼科疾病。(3)

应当说明的是，中医外科选用“针”来做疮痈手术的工具，在于针的横断面很小，可以穿刺皮肉，便于进入脓疡深部，又可同时采用多针穿刺；能够避免对正常组织的破坏，尽量缩小开口的面积，以减轻病人痛苦，达到简化手术、换药便利以及痊愈后瘢痕微小等效果。至于外科所用针的材料，有金属的，也有用竹、木以及象牙、角质制造的。针尖形态，有尖形、三棱形、四棱形、镰刀形等，往往因施用的医生而异，不过基本要求都是尖端锐利。这次江阴出土的一枚木质医针，长5.7厘米，中段直径约0.5厘米，质地坚韧光滑，针端锐尖，针身挺壮，应是作为刺破较小脓疡的一种外科工具，与针灸疗法所用的毫针不同。

将江阴出土的医针和某些中医文献中所绘的外科医针对照，其形态或是基本相同，或是比较接近（主要是针尖形态的区别），同样可以证明它是用作外科手术的（图一）。

二、刀

既然“九针”是我国古代早期医疗器械的统称，广义的“针”也包括“刀”。像《周礼》中用“劀杀之齐”治疗“肿疡、溃疡，金疡”(4)，以及传说中扁鹊的“割皮解肌”(5)，后汉华佗的“刳破背腹，抽割聚积”(6)等手术，虽未提到工具，但总离不开“刀”一类的器械，遇到“肉厚、肿丰、脓深”(7)，更要用刀。事实上，在石器时代所使用的“砭石”，早已起了原始的外科手术刀的作用。

我国医书中最早出现的“刀”字，见于汉墓出土帛书《五十二病方》。(8)直到六朝以后，在医书中“刀”字才被广泛地应用。如《理伤续断秘方》用“快刀”扩大伤口，《丹溪心法》中用刀切破疔疮以及《疮疡经验全书》中所记的“开刀手法”[9]等。在我国医学文献中虽然多处提到用刀，但是对刀的构造说明和图象却很少记载。这次江阴出土的医刀正好为我们提供了十四世纪时的一些实物。根据形制，我们把出土的医刀分为两种：

①柳叶式铁质外科刀——全长16.7厘米，刀端锐尖呈柳叶形。刃口位于刀端的一侧，约长4厘米左右。由于刃口较长，应是切开较大面积的一种工具。用刀时刀体与皮肤平行，作横向切开，近似现代应用的手术刀状。清高思敬《外科医镜》中所绘的“大小薄口刀”、清沈昌惠《沈元善先生伤科秘本》中所绘的“大、小开刀”[10]也与此外形相似（图二）。

②平刃式铁质外科刀——全长11.3厘米。刃口位于刀的下端，前方扁平薄锐，约长2.5厘米。由于刃口较短，应是切开较小面积和“死腐、余皮”之用。用刀时刀体与皮肤垂直，作纵向切开。其外形颇与清何景才《外科明隐集》所绘的“平刃刀”[11]、《沈元善先生伤科秘本》所绘的“片刀”相似；也和清高文晋《外科图说》中的“小、中、大匕”[12]、《外科医镜》中的“卧刀”及沈善谦《喉科心法》中的“铍针式”等斜刃刀[13]有某些类似之点（图三）。

三、正骨按摩用圆针

出土的两个牛角柄圆针，各长9.8厘米，刃的头端呈卵形，已略有磨损。根据形制特点和有关文献对照，我们初步认为可能是属于正骨按摩用的一种“圆针”，与近代时之藩《时氏家传正骨术》中所绘的圆针图形极为相似[14]（图四）。有人认为这是一种取药用工具的“刀圭”。圆针与刀圭不同。按“刀圭”是古代计药用的一种量器，其形制在陶弘景《本草经集注·序例》中已有记述[15]，与此墓出土的“圆针”不符。

时氏所记的“圆针”，本自《内经》中的“九针”之一，利用其“措磨”、“拨点”筋骨、关节的手法，以广泛治疗各种脊椎骨伤、下颚骨伤、四肢骨错伤以及骨折、筋疼等疾病。

四、剪、镊

剪和镊都是外科手术中辅助刀、针的常用工具，中医古文献中单独论述较少。

剪的用途，清刘济川《外科心法真验指掌》中说：“此剪纯钢，其锋可以去除溃腐乱肉用之。”[16]《外科明隐集》也说：“剪者，取其剪除瘀腐离活未脱。若用刀割必致揪扯内肉，患者必难禁其疼极之苦也。”[17]至于刀和剪的配合应用在明陈文治《疡科选粹》中说：“疮之炽盛者，其中肉色黑黯，乃是死肉，……六、七日之间则赤黯之界自有裂纹，如刀画之状，黯肉斯溃，而用利刀剪割，务使不伤好肉，不见鲜血为妙。”[18]

外科所用剪，大体与家用剪相仿，仅在尖端有方头和尖头区别。江阴出土的两把铁制小剪，各长10.6、11.8厘米，与某些中医著作中所绘剪的形状也很相似（图五）

外科用的镊，也叫做“大钳”、“长钳”、“钗”等。其用途如《外科明隐集》中说：“用以枷捏余皮顽腐，以得刀割之便也。”[19]《外科心法真验指掌》说：“此镊捏溃疮之腐肉，取之，去之，不可伤好肉，伤则血流。”[20]而在《喉科心法》一书中则作为“刺喉（病）之用”。[21]江阴出土的两把铁制镊，各长10、12.3厘米，与某些中医著作中所绘镊的形状相同（图六）。

五、熏药罐

夏墓出土的瓷质冰裂纹熏药罐，外形同酒瓮一样，高8.3、腹径8.2、罐口直径约4厘米。罐口周围有径约1厘米的四个小孔。其用法是将药物放置罐内加热后使药物的蒸气从罐口及四周小孔冒出，使患病局部固定在罐口上方直接熏蒸（图七）。这种临床最常用的外治法（即薰蒸疗法），是水气蒸法，也有用烟气的。早在《五十二病方》中已有这两类方法的记载。其中水气熏法是先把药物加水煮沸后，放入瓮中，埋在席下，中间留孔，用热气熏痔[22]；烟熏法则在地上挖约一尺见方的深坑，密封坑的周围，中间留孔，将药物点燃熏痔。[23]在武威汉简《治百病方》以及我国历代医学著作中对熏蒸法都有所论述，并有很多配方，除痔病外，还可用于多种外科、皮肤科、眼科及某些内科疾病。

熏蒸法用的盛药液容器，除酒瓮外，也用盆、缸之类。江阴出土的熏药罐，罐口周围多出四孔，使邻近患病的组织同时得到熏蒸，从而适当扩大了熏药的面积，可以说，这是一种经过改进了的熏药器（图七）。

有人认为这种薰药罐是放置熏鼻醒脑的开窍药用的。其实，中医一般的开窃药，多属芳香辛窜之品，如麝香、檀香、安息香之类，大多用于卒然昏迷不醒时急救，用量不多，可以直接放入鼻内，无须放入熏药罐中。而且这种方法也不见于文献记载和医家应用。

六、淋洗壶

出土的一把霁蓝色淋洗壶，高11.9、腹径13.6厘米，壶嘴细长，腹部两侧各有一穿带耳。这是中医外科作为淋洗法的一种工具。淋洗法也是我国的传统疗法之一。如《礼记》中说："头有疮则沐，身有疡则浴。"[24]我国古医书中又称为：淋蘸[25]、淋揄[26]、淋煤[27]、淋渫[28]、淋熨[29]及淋射[30]等。淋洗时，把热药汁倒入壶类的容器中，或用软的布帛之类蘸药水反复淋漓患处，以促进机体吸收药物能力。因此淋洗壶的壶腔容积要大，壶口要细。淋洗主要用于多种外科、伤科疾患以及脚气、疼痛等内科疾病，也适用眼科疾病[31]，本器容积较大，不似眼科所用（图八）。

七、其他

江阴出土的医疗器械中还有二个装药膏的木质盛药罐，二把牛角柄猪鬃毛穿的药刷子（制药时收集药末用）。从这些较普通的医疗工具来看，墓主人生前是很重视药物的调制工作的。墓志中还提到夏颧应用过针灸疗法，但没有发现针、艾，说明这些工具不过是夏颧生前用过的部分医疗器械而已。

毛主席教导我们："中国医药学是一个伟大的宝库，应当努力发掘，加以提高。"江阴出土的部分医疗器械，正是反映了我国古代医疗技术的一些成就。这些医疗器械，简单、实用，是我国古代医学发展史上的重要实物资料，可供研究。

参考文献

（1）《灵枢》"九针十二原"及"九针论"。
（2）《千金要方》卷二十二，"痈疽第二"。

《外科精义》卷上，“针烙疮肿法”。

《外科心法》卷六，“针法总论”。

《外科百效全书》卷一，“痈疽辨论”。

（3）清王锡鑫《外科切要》，“痈疽针法歌”（见《医学切要全集三种》本：“取脓除瘜用铍针”）。清金德鉴《焦氏喉科枕秘》卷一，“治喉秘法”。《葆光道人眼科龙木集》“钩割针镰法”及《银海精微》卷下，“开金针法”等。

（4）《周礼·天官》。

（5）《史记·扁鹊仓公列传》。

（6）《后汉书·华佗传》。

（7）明申斗垣《外科启玄》卷三，“明疮疡宜火针论”。

（8）（22）（23）参见《马王堆汉墓出土医书释文二》，《文物》1975年第9期。

（9）唐蔺道人传《理伤断继秘方》“医治整理补接次第口诀”。元朱丹溪《丹溪心法》。明窦梦麟《疮疡经验全书》“开刀手法”。

（10）清高思敬《外科医镜》卷三，“外科用具图”。清沈昌惠《沈元善先生伤科秘本》卷下，“刀针式样”。

（11）（17）（19）清何景才《外科明隐集》卷四，“针刀图式”。

（12）清高文晋《外科图说》卷一。

（13）（21）清沈善谦《喉科心法》卷下，“器具图说”。

（14）时之藩《时氏家传骨术》“内经圆针图”。

（15）见《大观经史证类备急本草》卷一所引。

（18）明陈文治《疡科选粹》卷二，“疮疽针烙第二十一”。

（16）（20）清刘济川《外科心法真验指掌》。

（24）《礼记·曲礼》。

（25）（26）（29）《太平圣惠方》卷四十五，记有十余个淋蘸方，卷六十二，记有八个淋搨处方，卷六十七，记有十余个淋熨法。

（27）宋董汲《脚气治法总要》卷下，记有四个淋煠处方。（《董汲医学论著三种》，商务版）

（28）金李杲《医学发明》“脚气论”中（《古今医统正脉》本）。

（30）元齐德之《外科精义》卷上，“溻渍疮肿法”。

（31）见日本汉医庄俊笃《续眼科锦囊》卷二，第三图，1829年刊。

图一，1. 江阴出土的木质医针。2，3. 见《外科心法真验指掌》。4. 见《外科明隐集》。5. 见《外科图说》。7，8. 见《沈元善先生伤科秘本》。图二，1. 江阴出土的外科刀。2，3. 见《外科医镜》。4. 见《沈元善先生伤科秘本》。5. 见《外科心法真验指掌》。图三，1. 江阴出土的外科刀。2. 见《沈元善先生外科秘本》。3. 见《外科明隐集》。4. 见《外科医镜》。5，6，7. 见《外科图说》。8. 见《喉科心法》。图四，1. 见《时氏家传正骨术》。2. 是江阴出土正骨按摩用圆针。图五，1. 江阴出土的外科剪。2. 见《外科心法真验指掌》。3. 见《外科明隐集》。4. 见《外科图说》。图六，1. 江阴出土的外科镊。2. 见《续眼科锦囊》。3. 见《外科图说》。4. 见《外科明隐集》。5. 见《外科心法真验指掌》。6. 见《喉科心法》。图七，江阴出土的熏药罐。图八，1. 滴水器，见《续眼科锦囊》。2. 江阴出土的淋洗壶。

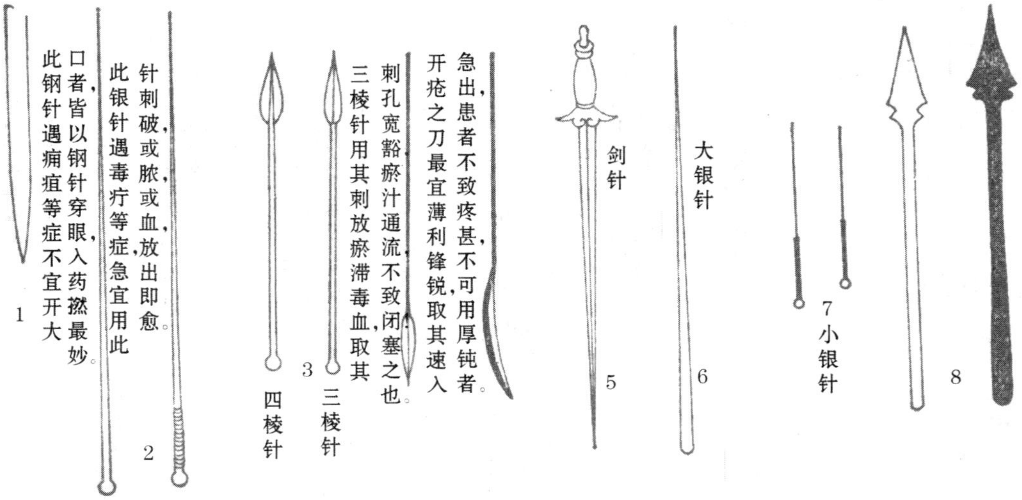

图1　针

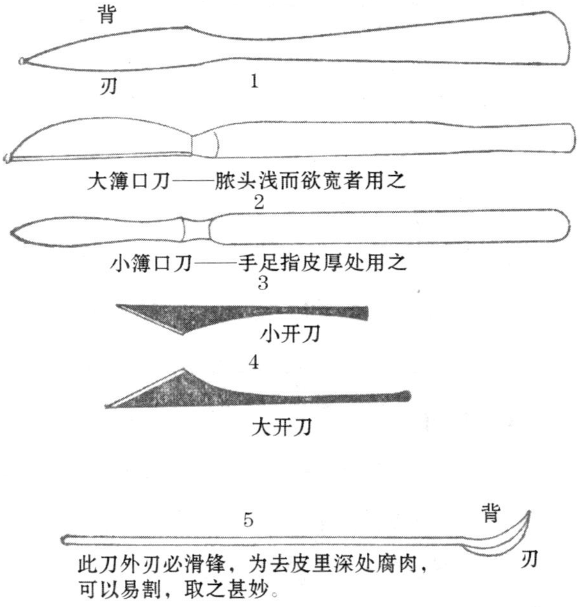

图2　柳叶式外科刀

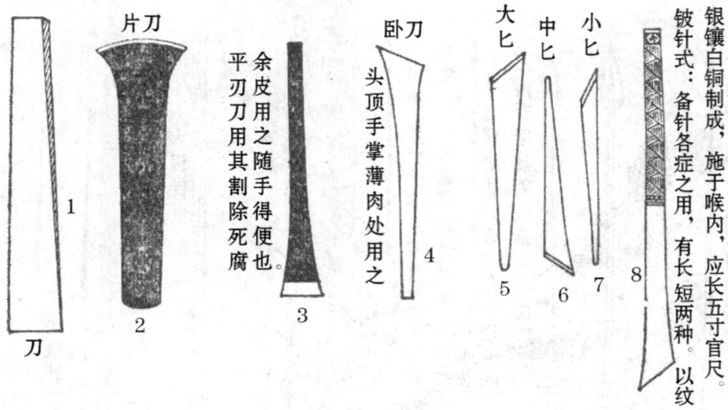

图3　平刃式外科刃

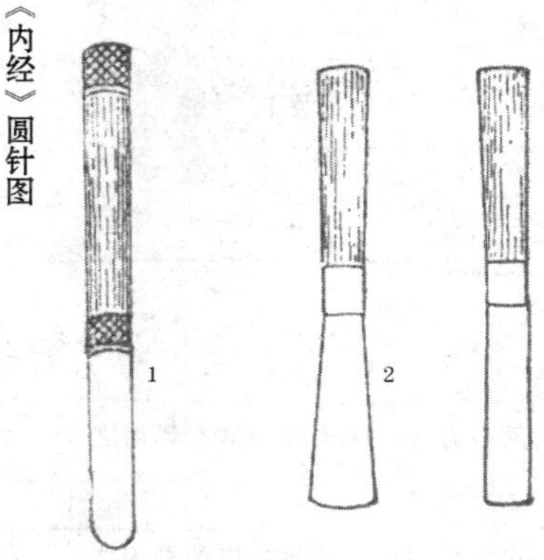

图4　圆针

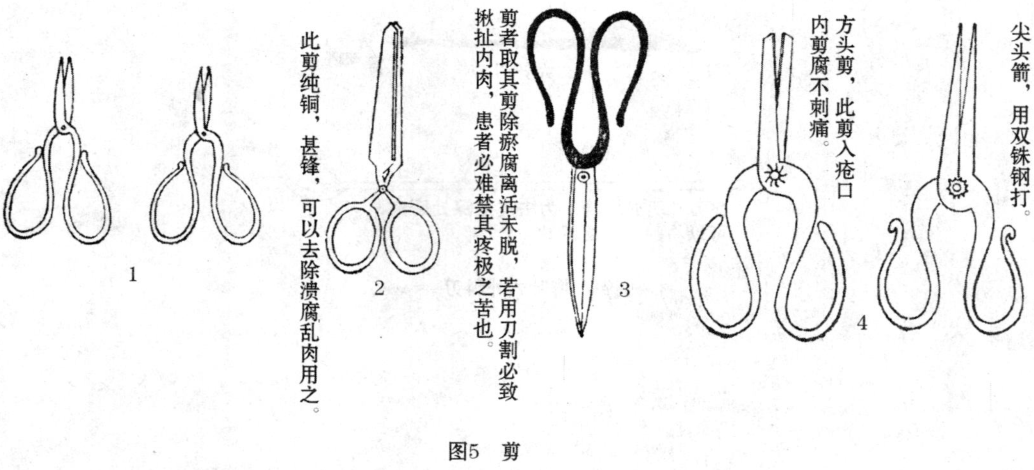

图5　剪

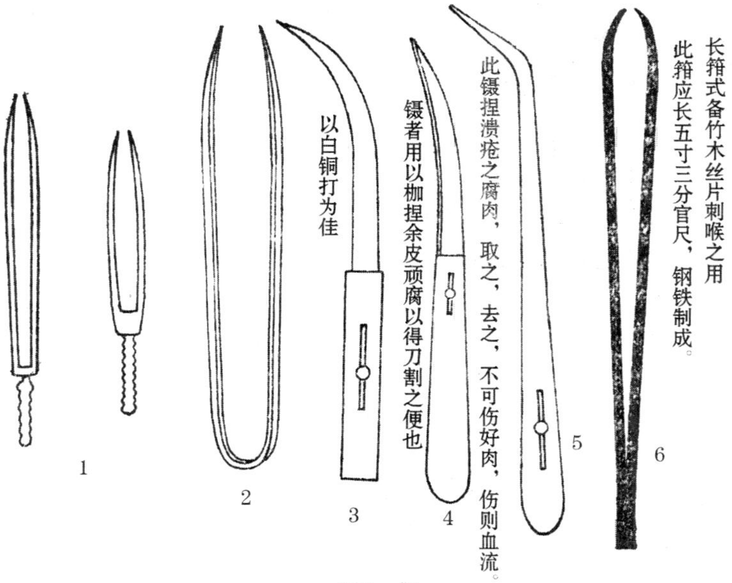
以白铜打为佳
镊者用以枷捏余皮顽腐以得刀割之便也
此镊捏溃疮之腐肉，取之，去之，不可伤好肉，伤则血流。
长箝式备竹木丝片刺喉之用
此箝应长五寸三分官尺，钢铁制成。
1
2
3
4
5
6

图6 镊

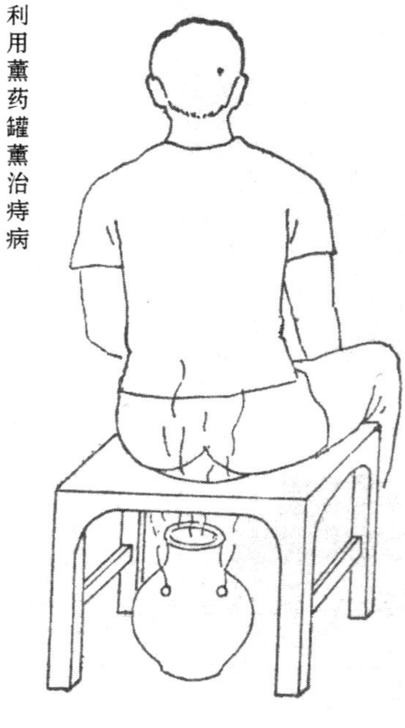
利用薰药罐薰治痔病

图7 熏药图

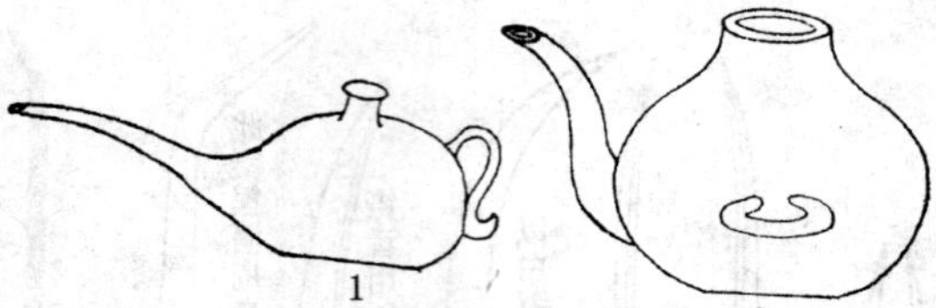
1　　　2

图8　**淋洗壶**

（编者注：原文署名为益公，益公为马继兴的笔名）

（《文物》1977；(2)：44）

6. 解放后出土文物在医学史上的科学价值

毛主席教导我们："中国医药学是一个伟大的宝库，应当努力发掘，加以提高。"祖国医学有悠久的历史，有极丰富的医药科研资料。但在历代反动统治下，医药文物所受的破坏和亡失也是大量的。不少曾发挥过重要作用的医药文物长期淹没无闻，得不到研究和利用的机会。

解放后，在毛主席革命路线光辉指引下，我国考古工作者在短短二十几年时间内，就发掘出大批医药文物，其中包括医药文献、医疗器械、古代药材、制药工具等等。特别是武威和马王堆两处汉墓出土的医药古籍，共十余种，字数达十余万字，是空前的发现。这些医药文物大大地丰富了我国古代科技史的内容，对探讨我国医学发展的客观规律有着重要意义。其科学价值可以综括如下：

一、阐明了某些医药学术的渊源。

在哲学范畴的五行学说和中医理论的联系问题上，将出土帛书《阴阳脉死候》和《黄帝内经》中的同样内容（见灵枢·经脉》）相对照，可以看出前者还没有和五行学说相结合，而后者却将五行学说作为诊断学的一种解释依据，说明后者是在前者基础上发展而来的。

人体的经脉学说，在现存中医文献只有十二经脉系统。通过帛书《足臂十一脉灸经》等原始文献，证明了十二经脉是由十一脉演化而来的，并进一步明确了经络感觉传导的物质基础。

关于妊娠逐月养胎的论述最早见于隋《诸病源候论》和唐《千金要方》二书。后者还记载此说的首创者是北齐医家徐之才。但是从出土帛书《胎产书》中却看到了逐月养胎的更早记载，证明其来源至少要上溯到隋以前七百多年的西汉初期。

在药物产地问题上，某些史料（如《嘉祐本草》引陆机书）曾记载石榴一药是张骞通西域所引进，此后长期以来一直误认石榴是来自国外。现在，通过帛书《杂疗方》中关于"石榴"的确实记录，证明在张骞之前我国早有此物。

在和古代世界医学成就的对照方面，西方医学史籍记载使用水银软膏治疗痈肿和皮肤病的创始者是十二世纪的意大利外科医生罗吉尔（Roger of Polenmo），而在帛书《五十二病方》中，使用水银治疗上述外科疾病不仅已有软膏制，而且还有其他一些剂型。显然这是这种疗法的世界最早科学记录。

二、反映了多方面的医药科学成就。

首先是较集中地反映在出土的医学文献中。如《五十二病方》所记的多种医疗方法（砭法、灸法、药物、手术、角法、浴法、熏法、熨法、贴付、膏摩、按摩），药物剂型（汤剂、散剂、酒剂、丸剂、茶剂）及二百余种药名，《足臂十一脉灸经》等书有关脉的学说，《阴阳脉死候》中的诊断方法，《脉法》中的"砭石启脉"理论，《治百病方》中的针灸禁忌学说，等等，都是先秦及汉代医家在临床和理论方面作的文字性总结。

其次是表现在出土的药品实物和医药器物上。前者如在河北藁城商代遗址、陕西宝鸡西周墓葬、湖南马王堆西汉墓葬、西安何家村唐邠王府遗址、吐鲁番唐代墓葬、泉州后渚港宋代古沉船、云南大理南宋塔基遗址等，都有古药物发现，其中有常见药，也有贵重药；有地方药，也有舶来药；还有金石药、防腐药以及丸药等。后者如藁城商墓砭镰、河北易县燕下都战国陶砭、河南新郑郑韩石针、长沙战国墓药秤及砝码、满城西汉墓金银质医针、淮安汉代合金药罐和江阴明墓中的多种医疗器械等医药工具。

此外，有关医学的文物还有：山东微山县两城山东汉画像石上的“扁鹊”针刺图，徐州汉墓石室中的羽人捣药图，北京明代城墙出土宋代《铜人腧穴针灸图经》刻石残片，长沙马王堆及江陵凤凰山等汉墓中作过防腐处理的尸体等。这些，在一定程序上弥补了文献记载不足，充分体现了我国古代医药学的艳丽多采。

三、发掘出一些久已失传的医学史料。

像我国古代的医疗体育专书早已失传，现在马王堆汉墓《导引图》的发现，使我们看到了一部极有科学价值和形象生动的图谱，填补了这一空白。

在《治百病方》中有关针灸疗法的文字，其方法与穴名均与《针灸甲乙经》等书内容有一定差异，显然是汉代针灸学流派之一的产物。

《五十二病方》等书还记载了很多较原始的医疗手段，一些意义不详的古病名、古药名，以及南方荆楚地区的古民间疗法。《治百病方》记载了西北地区的古民间疗法。武威小西沟岘发现用西夏文字写成的医书残页。这些也都是现存文献中未见过的珍贵科研资料。

也应该指出，在出土古医书中也掺有不少唯心的、形而上学的东西。像巫术的祝由，方士的辟谷、服食、长生术等，都是历史的糟粕。而这些，对于我们批判地继承祖国医药遗产，也是有借鉴意义的。

(1978 年 1 月《文物》)

7. 考古发掘中所见砭石的初步探讨

一

砭石是我国古代最早使用的一种医疗工具，是石器时代的产物。古籍中有关砭石的传说和记载很多。医书方面如《黄帝内经》中提到："东方之域……其病为痈肿，其治宜砭石。"(1)又："故其已成脓血者，岂唯砭石铍（Pī 音披）锋之所取也。"(2)《难经》也说："畜则肿热，砭射之也。"(3)其他如《山海经》记"高氏之山"和"凫丽之山"，"其下多针石"，据郭璞注，针石就是砭针或砭石的别称。(4)《管子》也有"痤疽之砭石"的话。(5)其他类似文字还有不少。

湖南长沙马王堆三号汉墓出土的一批帛书中，有几种著作年代早于《黄帝内经》的古佚医书，也都提到用砭石治病。如帛书《脉法》提到用砭石治疗痈肿，其中"砭"字书作砻(6)，与帛书《五十二病方》中的砭（即砇）(7)相同，都是砭字的古写。在《玉篇》及《黄帝内经太素》的古传本保留了这种"砇"的写法(8)。可见用砭石治病由来已久，而且是民间广泛应用的一种疗法。

我国古代针灸医疗用的针，就是在砭石的基础上产生的。东汉时服虔已提到砭石是铁针的前身："石，砭石也。季世无佳石，故以铁代之耳。"(9)这里说的以铁代石，是在人们开始使用金属工具以后的事。但是从砭石衍化出来的陶针、磁锋之类的简易医疗工具仍延续不断地流传在民间和少数民族地区。(10)沿用砭石旧称及其遗制用于切破痈脓的"砭镰法"，也被一些外科学著作所采用。(11)

然而，尽管我国古代文献中不乏砭石治疗的资料，迄今为止在考古发掘中却极少有关实物发现的报道。这很可能是由于两种原因。一，出土石器中多有尚未确定名称和用途的，有待进一步研究考察。二，有些石器虽已确定名称，但事实上用途并不单一。我们有理由认为，在已出土的小型石器工具中，包括了一定数量的砭石。

根据我们所接触到的部分资料，我们试在本文中初步探索砭石的种类、用法等问题，希望同志们予以指正。

二

早在砭石尚未成为一种特定的医疗工具之前，人们日常生活中广泛使用的石器（包括生产用、生活用以及作战用的小型石器），已有一部分兼用于医疗的目的。例如为了促使肿疡破溃，小型的石刮削器、石刀、石镞、石锛、石凿、石镰之类，可以兼用作刺破皮肉、排除脓血的工具。又如为了解除、减轻、转移肢体或内脏的疾苦，小型的石锤、石核、石环之类，可以兼用作敲击或按摩治疗的工具。这类早期的砭石包括不同类型的打制小型石器。在陕西沙苑地区细石器时代遗址出土的刮削器和石镞等(12)，就是这种早期砭石（图三：1）。

正是这些兼用作砭石的小型石器的基础上，逐步出现了经过磨制加工的某些专供医疗用的砭石。从已发掘的石器中，根据出土环境及器物本身的特色，我们举出以下几种作为例子。

一、用于熨法的砭石——唐初杨上善说："气血未盛，未脓者，可以石熨，写其盛气也。"[13]熨法有水、火二法。《砭经》说："水者，温石于水，以保其热也。""火者，煨于灰，以传其热也。"[14]后者还在醋中淬沾，利用其余热温熨患处。[15]水热的砭石，如1956年江西上高县战国墓出土一件放在鼎内的磨光穿孔石器[16]，可以用绳穿系放进鼎内水中，煮热应用（图一）。火热的砭石，如1964年长沙下麻战国墓（M14）中出土的一种扁圆形石器[17]，长6厘米，两端有琢磨痕和火烧裂痕，一面光滑如镜，显然是经过煨热用于熨烫的（图二：1）。

二、用于按摩的砭石——《砭经》说："摩即按也，摩其周而不必振其骨。"[18]1964年湖南益阳桃博战国墓（M5）出土一件凹面圆石[19]，直径3.2厘米，内外两面都有明显的摩痕，凹槽中能容纳一手指指腹，应是用于按摩体表的（图二：2）。又如1955年长沙燕子嘴汉墓（M5）填土中发现的一件由河卵石磨制成的圆柱形石器[20]，长约9.5厘米，末端窄细而圆钝，颇与"九针"中的员针[21]相似（图二：3）。

三、用于切割痈脓，刺泻瘀血的砭石——杨上善说："气盛脓血聚者，可以砭石之针破去也。"[22]这类砭石的形态种种不一。其中：

有以凿或锛的形式出现的。如1974年云南省故大理国境内一宝塔（公元1153年即大宝七年建）墓中，出土一件装有很多药材的竹篓，篓内有一件锛状磨制砭石[23]，石质细密光洁，长4.7、宽约3厘米，下端具有刃缘，两侧有明显的用手指挟持使用的痕迹（图二：4）。值得注意的是，1965年湖南华容县长岗庙新石器时代遗址中，也出土三件磨制精细的类似的锛状石器。其中I式为长方形，长6厘米，一侧上方有半圆形缺口；II式近方形，长4.8厘米（图二：5）；III式为正方形，长3.2厘米。三件都是单面斜刃，刃口锐利，作为砭石用，可以容易地切开皮肉。

有以刀形出现的。如1966年湖南长沙接驾岭西南新石器时代遗址出土的石刀[24]，长约6、宽约2.3厘米，其上有一圆孔（图二：6）。

有以剑形出现的。如1955年郑州商代遗址中出土的一种玉质小型剑状工具[25]，这是和古"九针"中的铍针（又称鈹针）外形相似的一种玉质剑状砭石（图三：2）。

有以镞形出现的。《本草纲目》提到石砮可用以刺百病痈肿[26]，石砮指镞形的砭石。1964年湖南益阳鹿角山新石器时代遗址发现的五件石镞[27]，就是这种石砮之类（图二：7）。这类镞形砭石发展为"九针"中的锋针，即后代所称的三棱针。

有以针形出现的。其中有石制或骨制的，并由此发展出后来的铜、铁、钢、金等质地的针或锥状器。江苏吴江梅堰新石器时代遗址及邯郸涧沟龙山文化遣址出土的各种骨针、骨锥等[28]，就属于这一类。

四、于叩击体表的砭石——这类砭石形体稍大，多呈棒槌状。如湖南石门皂市商代遗址出土的石棒[29]，长约13厘米，外表光滑，可供叩击之用（图二：8）。

有的砭石带有人工刻划的图饰。1962年湖南霞流市胡家湾春秋墓葬中出土的一种刻有蝉形图饰的石器[30]，石质坚硬，半透明，背面凿有系绳用的双孔，与上述水热的砭石相同（图三：3），在砭石发展过程中还出现完全由人工制造的陶质砭石。如河北易县战国墓葬中出土的一种[31]，略呈椭圆形，上面刻画"雨师"形象，可供熨法及按摩之用（图三：4）。

以上所举各类砭石，只是一些实物例证。由此不难看出，在出土石器中包括的砭石及其代用品，为数是很多的。事实上不仅在石器时代，砭石是一种广泛应用的医疗工具，而且当金属针出现后，砭石和针仍并用了一段相当长的时期。在后一个阶段中，必然也会有一定数量的砭石实物存在。这篇短文，希望能对砭石的发掘、辨识和整理研究工作起到一点抛砖引玉的作用。

参考文献

(1)《素问·异法方宜论》。

(2) 灵枢·玉版》。

(3)《难经·二十八难》。

(4)《山海经·东山经》。

(5)《管子·法法》。

(6) 中医研究院医史文献研究室:《马王堆帛书四种古医学佚书简介》,《文物》1975年第6期。

(7) 帛书《五十二病方》“𤸫”。

(8)《黄帝内经太素》卷19。

(9) 服虔:《春秋左氏传解》(据《骈字类编》卷150)。

(10) 如覃保霖《陶针疗法》(1959年版)所介绍，现在广西壮族自治区少数民族仍用碎瓷片代砭石治病，就是其中一例。

(11) 如元代的齐德之《外科精义》卷上《砭镰法》及清代的《医宗金鉴·外科心法要诀》卷61《痈疽砭法歌》等都是。

(12) 安志敏《陕西朝邑大荔沙苑地区的细石器时代遗存》图二：25,《考古学报》1957年第3期。

(13)(22) 见《黄帝内经·太素》卷19“知针石”杨上善注。

(14)(18) 砭道人:《砭经》，福建图书馆藏本。

(15) 在马王堆汉墓帛书《五十二病方》中就有这类的记载:“燔小隋石，淬醯(醋)中以熨。”

(16) 薛尧:《江西出土的几件古铜器》图六、七,《考古》1963年第8期。

(17)(19)(24)(30) 实物均存湖南省博物馆。

(20) 周世荣《长沙东郊两汉墓简介》图三：2,《考古》1963年第12期。

(21) 灵枢·九针十二原》:“员针者，针如卵形，揩摩分间，不得伤肌肉，以写分气。”

(23) 实物现存云南省博物馆。

(25) 河南省文化局文物工作队:《郑州商代遗址的发掘》图一一：5,《考古学报》1957年第1期。

(26)《本草纲目》卷10砭石条。

(27) 周世荣:《湖南益阳鹿角山发现新石器时代遗址》图一：5,《考古》1965年第10期。

(28) 江苏省文物工作队:《江苏吴江梅堰新石器时代遗址》图版肆：17,《考古》1963年第6期。中国科学院考古研究所安阳工作队:《1972年春安阳后冈发掘简报》图五：7-8,《考古》1972年第5期。

(29) 周世荣:《湖南石门县皂市发现的商殷遗址》,《考古》1962年第3期。

(31) 史树青:《古代科技事物四考》,《文物》1962年第3期。

(编者注：本文第一作者马继兴，第二作者周世荣)

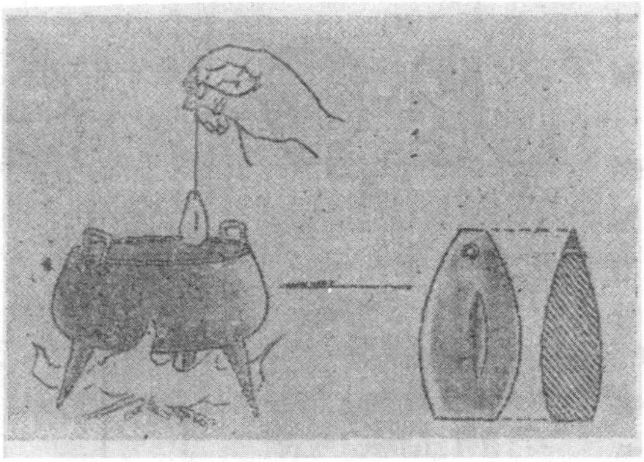

图一　可用于熨法的水热砭石（原长 7 厘米）及水热示意图

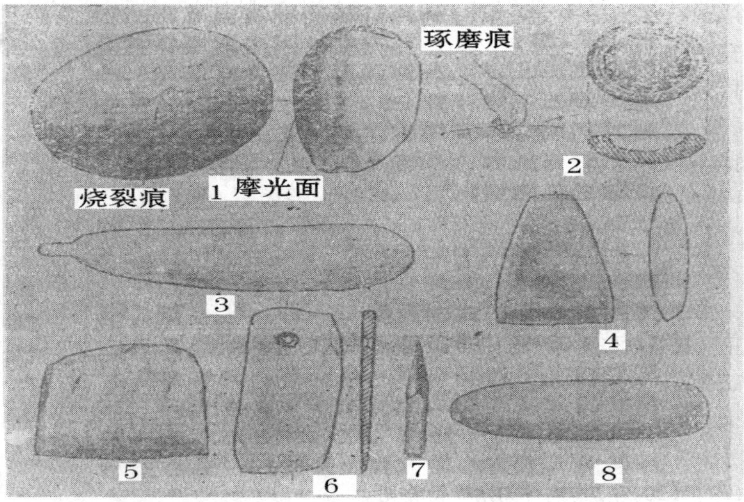

图二　1. 可用于熨法的火热砭石（原长 6 厘米）　2. 可供按摩用的砭石（原径 3.2 厘米）及用法示意图　3. 可供按摩用类似“员针”的砭石（原长 9.5 厘米）　4. 可供切割用的锛状砭石（原长 4.7 厘米）　5. 可供切割用的锛状砭石（原长 4.8 厘米）　6. 可供切割用的刀状砭石（原长 6 厘米）　7. 可供切割刺破用的镞状砭石（原长 4.2 厘米）　8. 可供叩击用的棒状砭石（原长 6.5 厘米）

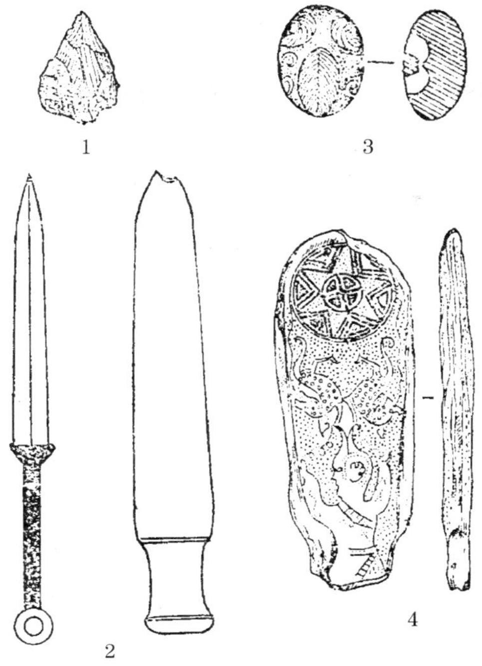

图三　1. 细石器时代可兼作砭用的刮削器（原长 2.7 厘米）　2. 可供切割刺破用的玉质剑状砭石（原长 11.8 厘米）　3. 刻画蝉形图饰的砭石（原长 2.8 厘米）　4. 刻画“雨师”形象的砭石（原长 18.3 厘米）

（1978 年 11 月《文物》）

8. 近年出土古医书的研究

解放后随着考古发掘事业的不断发展，相继出土了很多珍贵的医药文献。特别是长期埋藏在地下的一些古医书的发现，更是为继承发掘祖国医药学遗产增添了丰富的内容。本文重点从以下三个方面谈谈个人肤浅的认识与体会。

一、医书的名称、分类及其年代

1. 出土及整理概况

近代来我国出土的古医书内容较完整的主要有两类，共15种著作，都是从汉代的古墓中发现的。这就是1972年在甘肃省武威县柏树公社旱滩坡汉墓出土的木简书1种和1975年在湖南省长沙市马王堆三号墓出土的大量帛书和简书中的有关医学方技书的著作14种。

这15种出土医书除其中个别著作外，大多均未题书名，也没有序、跋及作者姓名。但它们各自均有其不同的编写体例和独立的内容，基本上首尾完整，是分别成自不同时代和作者之手，有些还有经过加工续补的明显痕迹。为了整理和研究工作的需要，除仍沿用武威出土的一种原名《治百病方》外，其余均已由出土帛书小组研究讨论分别根据原书的主题或其中关键性文字拟定了书名，即：《足臂十一脉灸经》、《阴阳十一脉灸经》（又有两种不同的抄本，分别称之为甲本和乙本）、《脉法》、《阴阳脉死候》、《五十二病方》（附卷末佚文）、《养生方》、《杂疗方》、《胎产书》《却谷食气》（以上9种均为帛书），《导引图》（以上1种系帛画）、《十问》、《天下至道谈》、《合阴阳方》、《杂禁方》（以上4种均竹简书）。

十五种医书在出土时均分别抄录在丝绸织成的帛上或竹、木刻成的简上。其中有些医书由于内容较少，多合写在1张帛上。像马王堆出土的医书有10种，均分别写（或绘）在大小不同的5张帛上（以下暂称为“帛一”至“帛五”）。

帛一——高约24公分，（相当于汉制的一尺）宽约450公分左右。出土时在其折叠处已断裂，分为30余裂片。帛的前1/6依次抄录的著作是《足臂十一脉灸经》、《阴阳十一脉灸经》（甲本）、《脉法》、《阴阳脉死候》四书，后5/6抄录《五十二病方》及其卷末佚文。

帛二——高约49公分，（相当于汉制的二尺），宽约110公分。出土时已断裂为大小不等，形状不一的许多碎片。经过缀补拼合，可以看出前面的1/11先后抄录《却谷食气》及《阴阳十一脉灸经》（乙本）二书，后面的10/11系用彩色写绘的《导引图》。

帛三——高约24公分，宽度待考。出土后大部分断裂残碎，经拼合复原，共抄录《养生方》一书。

帛四——高约24公分，宽度待考。出土后断裂成若干残片。经拼合复原，共抄录《杂疗方》一书。

帛五——高约49公分，宽约49公分左右。出土时断裂为4个残片，经拼合复原，共抄录《胎产书》一书。

至于马王堆出土的其它四种医书均书写在200枚简上，共订为两卷。其书写方法是：

133枚竹简订为1卷，依次抄录《十问》及《合阴阳方》二书；

67枚简订为1卷，其中前11枚为木简，抄录《杂禁方》一书，后56枚为竹简，抄录《天下至道谈》一书。

武威出土的《治百病方》一书，则系分别抄录在宽、狭两种木简和形制更宽的木牍上面，其宽度是：狭简约0.5公分，宽简约1公分，木牍则2－4公分不等。其高度也约汉制的一尺左右。

这些古医书出土后，经过有关单位的多方面和认真细致地修整，大都做到了尽可能的复原，并完成了释文和简注等工作。(1)

2. 医书的类别和字数

将以上这些医书的内容加以分类时，如果按照西汉时官修的目录学著作《七略·方技略》将医学方技书分为四大类的分类法，可以说其范畴基本相同。即：

属于“医经”类的有——《足臂十一脉灸经》、《阴阳十一脉灸经》、《脉法阴阳脉死候》。

属于“经方”类的有——《五十二病方》、《治百病方》。

属于“神仙”类的有——《却谷食气》、《导引图》、《胎产书》、《杂禁方》。

属于“房中”类的有——《养生方》、《杂疗方》、《十问》、《天下至道谈》、《合阴阳方》。

但是这种汉代的医书分类方法并不完全切合实际，有些是非常牵强凑合的，因此我们从现代的医学观点上分析，15种古医书可分为以下四类内容：

其一是有关预防医学思想，属于卫生学的——其中包括医疗体育的专著《导引图》，利用呼吸运动达到保健目的的《却谷食气》，以及在《养生方》、《杂疗方》、《胎产书》中所记录的一些有关强身益气的方剂。

其二是有关医学理论的——其中包括论述生理、病理的十一脉学说专书《足臂十一脉灸经》、《阴阳十一脉灸经》。诊断专书《阴阳脉死候》，论述灸疗感传现象及砭石治疗理论的著作《脉法》，论述胚胎生理及孕妇调摄的《胎产书》，以及关于养生理论的《十问》、《天下至道谈》等书。

其三是有关医疗方法的——其中包括以方药治疗为主的《五十二病方》、《治百病方》，以及用灸法治疗为主的《足臂十一脉灸经》、《阴阳十一脉灸经》和《脉法》等书。

其四是属于带有封建迷信性质的糟粕内容——在《五十二病方》、《治百病方》、《养生方》、《疗杂方》、《却谷食气》、《胎产书》、《十问》、《合阴阳方》、《天下至道谈》、《杂禁方》等书中均有或多或少的成分，是需要加以批判对待的。

从这15种医书的字数上看，估计原书的总字数至少有三万四千余字，即马王堆医书约三万字，其中现存可辨出的有二万三千字左右，武威医书至少有四千字，其中现存可辨出的有二千九百余字。(2)15种医书中字数最多的是《五十二病方》，现存九千九百一十字。其次是《养生方》，现存三千四百字。再次是《治百病方》，现存二千九百七十字。字数最少的是《导引图》，现存五十九字。其次是《阴阳脉死候》，现存八十九字。现将全部出土古医书字数的初步统计表附于文末，供参考。

3. 年代考察

考察出土医书的年代问题，除了其出土年代及其墓葬年代应籍助于考古方面的第一手资料外，从历史学的角度我们还必须注意鉴别其抄录时的年代及其著作年代。

首先马王堆医书的墓葬年代是公元前163年（汉文帝初元12年）。而各书的抄录年代最早的为秦代的小篆体（如《足臂十一脉灸经》等），也就是秦人所录，最晚的是西汉初的隶字（如几种简书），也就是西汉初所录，即相当于公元前3世纪末至2世纪初。

至于各书的著作年代，根据它们与传世最古的医书如《黄帝内经》等书具体内容对比，以及先秦时代的有关典籍史料的考察予以分析，其中有些著作明显地早于战国时期成书的《黄帝内经》。如《阴阳十一脉灸经》和《五十二病方》等。至少要在战国早期即公元前5世纪即已成书，而《足臂十一脉灸经》则更应在《阴阳十一脉灸经》之前，可以上溯到春秋时代，即公元前6世纪前后。其它象《阴阳脉死候》一书，毫无疑问正是灵枢·经脉》中同类文字的祖本，而且两者相较，后者吸收渗入了春秋时代的五行学说，而前者则完全没有这类的痕迹。《脉法》等书则只用砭石和灸法，不谈针法，也都说明了它们的著年是较《内经》更古的事实。

至于其它医书虽然尚未能确切考订其著年代，但至少是在秦汉之际以前，绝大多数是战国中后期至秦初时人写的。

其次，武威医书墓葬年代是在公元1世纪中期（即东汉光武帝至章帝间）。而其抄录年代及著作年代，均不能超过在西汉早期，即相当于公元前2至公元前1世纪左右。

二、出土古医书的内容特点简介

1.《足臂十一脉灸经》——这是迄今为止我国发现最古的一部经脉学著作，书中简要而完整地论述全身11条脉的生理、病理和治疗方法。其分二篇，首为“足（脉）”篇，依次为足太阳脉、足少阳脉、足阳明脉、足少阴脉、足太阴脉，足厥阴脉6节及死与不死候1节；次为“臂（脉）”篇，依次为臂太阴脉、臂少阴脉、臂太阳脉、臂少阳脉、臂阳明脉5节。以上各节均分论该脉在体表的循行路线，所主病症及用灸法治疗。

2.《阴阳十一脉灸经》——这是继《足臂十一脉灸经》之后，《黄帝内经·经脉篇》之前写成的另一种古经脉学著作。在《足臂十一脉灸经》的基础上，此书对全身11条脉的循行及主病均作了很大的调整和补充，为后来《黄帝内经》中的经脉学说奠定了基础。此书出土时共甲、乙两种文本，二本互有残缺，经相互校补，除个别缺文外，首尾其本完整。其内容按照先阳脉后阴脉的顺序，依次是：足巨（太）阳脉，足少阳脉、足阳明脉、肩脉、耳脉、齿脉、足巨阴脉、足少阴脉、足厥阴脉、臂巨阴脉、臂少阴脉共11节，每节均首记该脉循行径路、次记该脉的“是动”及“所产”两类病候，其中在足少阴脉之后还特别记明了灸法及调摄事宜。

3、《脉法》——这是医家传授弟子应用灸法和砭法的一种民间教材。书中所说的“脉法”与《黄帝内经》以后历代诊断学中的诊脉法不同，而是指通过灸法，呈现脉的感传现象来提高治疗效果（所谓“导脉”），以及用砭法治疗由于血脉所致病理痈肿（所谓“启脉”）的有关理论和方法。从文字来看也是一部很古的医书。

4.《阴阳脉死候》——本书是论述在三阴脉和三阳脉疾病中所呈现的死亡症候及有关理论。

5.《五十二病方》——这是一部现已发现的我国最古的医学方书。书中分述了52种疾病的医疗方法，卷首列有目录。每种疾病均作为篇目标题，记于各篇之首。其中除三个病名篇目缺文不详外，其余四十九种绝大多数是外科疾病，包括各种外伤，动物咬伤，痈疽、溃烂、肿瘤，皮肤病及痔病等。其次为内科疾病，包括癫痫，痉病，疟病，食病，疝病，癃病、淋病及寄生虫病等。再次为儿科疾病，包括小儿癫痫，瘈疭及所谓“鬾”病；至于妇科疾病只有1个病名（“婴儿索痉”）。

全书现存291条。每条1方，个别有2方者。各方均以用药为主，包括外用，内服等法，此外尚有灸、砭、熨、薰……等各种外治法及若干祝由方。书末附有卷末佚文若干，系52病篇目以外经后人续增的若干病名及医方。

6.《却谷食气》——这是一部在道家思想影响下利用呼吸运动进行个人保健的书，也是属于气功之类的著作，书中提出在一年四季应当有选择地在特定的自然环境中进行呼吸的方法和要求，同时也论述了各种环境中的空气名称、性质及对人体的影响。但书中也杂有“却谷”之类的迷信资料。

7.《导引图》——这是一部古代医疗体育的“导引”图谱。全书共绘有44幅导引图，分为上下四层排列，每层分绘11图。每图各有一标题，别无文字说明，各图均用彩色绘以多种运动姿态的人形。根据现能辨认出的各图标题，有仅记病名者，如烦、癞、聋、膝痛、胠积，俯厥，炅中，温病……等，有记以动物形象者，如龙登、鹞背，（鸟）伸、熊经、……等。此外各图除大多数系徒手运动外，尚有深呼吸运动及少数利用器械如盘、球、棍、袋等辅助运动者。

8.《养生方》——这是一部以养生为主的方书，共分32篇，前面是本文，最末是目录。本书以医方为主，其中可以辨出的至少79方，其用途主要是为了达到滋补强壮、增强体力之目的。此外还有一些黑发方，健步方以及治疗偏枯，阴部肿胀等医方。书中还提供了各种制药、用药方法及药名等，但本文缺损较多，且杂有若干糟粕性文字。

9.《杂疗方》——本书也是医方书的一种，没有目录，仅在每个处方之首记有其所主治之标题，其中包括益气补益诸方，新生儿埋胞图法，治疗“蜮”虫、蛇、蜂所伤及阴道坐药方等，现能辨识者共38方，其中也掺入了不少封建迷信色彩。

10.《胎产书》——这是一种有关胎产的方技书，但其内容不尽是医方。整个帛呈正方形，上半为所谓“人字”及“禹藏”两种图形，是有关迷信的埋胞方位者，下半的前部为医论一篇，即：“禹问幼频”，论述十月胚胎的形成及产母调摄。其文与隋唐时流传的“十月养胎法”（见《诸病源候论》、《千金要方》等书）大致相同，但内容更为简练，足证是其最早的祖本。上半的后部是医方，现存共21方，包括安胎保产，求子诸方。

11.《十问》——这是一部有关养生的方技书。书中共十篇问答，均托名战国以前的王侯及名家，如黄帝问天师、大成、曹熬、容成、尧问舜，王子巧问彭祖……等。内容包括养生、服食、呼吸吐纳及房中等方面的医学理论。

12.《天下至道谈》

13.《合阴阳方》——以上二书均房中类方技书。

14.《杂禁方》——全书共11方，大多是配合药物内服的一些巫术方。

15.《治百病方》——这是一部西汉时期的医学方书，可惜出土时只剩有包括残简在内的简牍92枚，现能辨识的有30余医方，及部分的医疗理论，针灸法等。书中现存药名约一百种。在方剂的组成、制药、用药的方法等方面都比《五十二病方》有很大改进，辨证施治的运用也更加具体周详。治疗的范围以内、外科疾病为主，其次是妇科病和五官科病。

三、出土古医书的科学价值

通过上述简括地介绍，我们可以看出这15种出土古医书不论在数量上或其内容都是十分丰富的，总括它们的科学价值有以下四个方面：

1. 直接发掘出秦汉以前的医学原著，极大地弥补了现存最古医药文献的不足：——我国传世最古的医书主要是《黄帝内经》、《神农本草经》、《难经》及张仲景著作《伤寒论》、《金匮要略》等书。

《黄帝内经》虽然是战国时成的一部医学理论著作，但在治疗方面，却只有十来个极少量的医方。史料中与其先后同期的医书如《七略》所载的“经方”类著作虽已有11种，274卷（见《汉书艺文志·方技略》），但均全部失传，自汉以降，学者早无从了解它们的踪迹。而现在出土的《五十二病方》、《养生方》、《杂疗方》等书，均是先秦时代的古医书，特别是《五十二病方》的撰年更早于《内经》。书中仅现存的医方就近300个之多。

即使从《内经》中的医学理论方面的内容来看，由于《内经》直接受战国时期哲学思想阴阳、五行学说的影响，从而大量渗入医学中来，成为该书的主导思想。但出土医书《阴阳脉死候》等书与之相同的内容却完全没有五行学说的色彩。又如在《足臂十一脉灸经》等书中只有“脉”字，还没有“经脉”之称，也没有所谓：“如环无端，周而复始”的经络系统循环概念。再如，在《脉法》一书中对于“脉”的理解在一定程度上也和《内经》中的解释不尽相同，而是带有更为淳朴的色彩，……等等。这些都是为《内经》所无的。

再拿《神农本草经》一书来看，这是既知我国最早药物学著作，但其中只收有365种药物。现在通过《五十二病方》、《杂疗方》、《养生方》、《胎产书》等书医方中的药物名称统计，就有药名396个，其数量不仅超过《神农本草经》，而且还有不少都是《神农本草经》和《名医别录》等书所未收载的。这些自然也都在很大程度上补充了先秦时代药物学的不足，

再从东汉末期张仲景的《伤寒论》及《金匮要略》来说，一直为后代医家尊之为最古的“经方”。现在不仅《五十二病方》的年代远在《伤寒论》等书之前，就是《治百病方》一书也是要早于张氏著作数百年之久，成为张氏医学著作的学术渊源和依据。

2. 多方面地反映了西汉以前医药学发展的真实情况：——由于出土的15种医书全部是西汉时代以前的产物，因而其所记述的各方面医药学成就，必然也是该时期的具体写照，同时也为研究我国周、秦及西汉时代医学发展的历史与规律奠定了物质基础。由于篇幅所限，在这里我们只将早于《内经》成书的几部医学著作中所反映出来的周代医药学成就的几个主要方面举例说明如下：

（一）生理学方面的成就。如：

⑴人体体表解剖部位——在《足臂十一脉灸经》等书中已有相当详细地记述，其中有些体表部位名称则是不可见于后代医书的。

⑵体内组织——《阴阳脉死候》所记述的肉、骨、血、筋、气和《内经》中的皮（毛）、肉、（血）脉、筋、骨五种组织不同，是在医学思想中尚未配合五行学说以前人们对体内组织的概括。

⑶脉在人体的分布——在《阴阳十一脉灸经》所保留下来的齿脉、耳脉和肩脉等名称，实际上是在十一脉学说形成之前人们通过脉的感传路线所作的一种早期直观命名。而在此之后出现的十一脉系统，也是曾经经历了前后两次较大的调整充实的演变，即由“足臂十一脉”阶段到“阴阳十一脉”阶段，最后才发展为《内经》中的“十二经脉”阶段，出现了人体经脉的定型化过程的。

⑷砭法和灸、针刺激点的定位（“孔穴”）——在《足臂十一脉灸经》和《阴阳十一脉灸经》中应用灸法的部位，只记有脉名，没有具体的刺激点。在《脉法》及《五十二病方》中应用砭、灸虽记有明确的刺激点，但还没有正式的穴名。因此也可以认为这种具有固定部位的刺激点正是《内经》中“孔穴”的雏形或其前身。

⑸脏腑——在脉与脏府的关系方面，两种《十一脉灸经》中的11条脉都没有和脏府相配合，这是和《内经》中12条经脉各自配合六脏、六府有所不同的。《足臂十一脉灸经》只记有心、肝二脏，《阴阳十一脉灸经》也只记有心、胃、肾三称。这种情况至少说明了当时脏府学说还是处于较低级的阶段。

⑹胎儿发育——《胎产书》中已开始描述了胎儿在母腹中发育成长的变化。即：

“一月名流刑”，“二月如膏”，“三月始脂”，“四月……乃始成血”，“五月……乃始成气”，“六月……乃始成筋”，“七月……乃始成骨”，“八月……乃始成肤”，“九月……乃始成毫毛”，这段文字虽然很简单，并且和实际胎胚发育的具体过程也还有所出入。但在我国生理学史上却是最早的一种论述，并为后来的《诸病源候论》、《外台秘要》等书所引用与发挥。

（二）病理学、诊断学方面的成就——出土医书中虽然没有专论病理的著作，但从《五十二病方》等书还是可以看到一些蛛丝马迹的资料，如发病原因方面，在《五十二病方》的全部疾病中已有不少是记出了其致病原因的。其中：

有因于气候或环境者，如风寒所致的“伤痉”、“湿气”所致的“婴儿索痉”（产妇疾患）；

有因金刃等外伤所致的“诸伤”，“刃伤”；

有因动物咬伤所致的“狂犬啮人”，“犬噬人”，“蚖”（腹蛇和蜥蜴类伤人），“蛇啮”；

有因昆虫咬伤或螫伤的“虿”（蝎螫），“蛭蚀”，“X 蠸者”，“螟病”，“蜮”，“蛊”及由寄生虫蛲虫、白虫所致的各种痔病；

有因过敏性因素所致的“髼”（漆疮）；

有因化学毒质所致的“毒鸟喙”（毒箭伤人）；

有因物理性因素所致的“瘃”（冻疮）；

有因饮食因素所致的“诸食病”；

此外也有该书认为由于所谓鬼邪因素所致的“魃”，以及由于“马，羊，蛇”等因素所致的的各种“痫”病。

从现代医学的观点来看，其中虽然古人对有些病因的认识是错误的，但这是受时代物质条件的限制，而在用唯物观点阐明病原学说方面，该书在当时还是起了具有积极意义的重要贡献的。

在有关发病机制方面，出土医书中也有某些片断地论述，如《天下至道谈》中有关“七损八益”的说明等。

在有关疾病诊断方面，《足臂十一脉灸经》和《阴阳十一脉灸经》都总括出我国最古的一种辨证方法。即将多种疾病的症候分别归纳到全身11条脉病中去，因此也可以称之为“十一脉辨证”。而后来《内经》中的“十二经脉辨证”，“脏腑辨证”，《伤寒论》的“六经辨证”以及后代的多种临床辨证方法，都是在此基础上的不断发展。和《足臂十一脉灸经》相比较，《阴阳十一脉灸经》在辨证方法上对每一种疾病更增加了区分“是动病”和“所产病”两大类，而且在对于鉴别各种病类的症候数目方面，也不断有了明显地发展。

在死亡症状的鉴别诊断方面，除了《阴阳脉死候》是部专书外，在两种《十一脉灸经》中也有部分的论述。

（三）药物学方面的成就——如上所说，在《五十二病方》等书中不仅所记的药物总数超过《神农本草经》一书，而且对于某些植物药的产地、形态、习性、采集部位、季节以及某些昆虫药的特征等都作了充分而必要地描述。对于药物炮制方法，包括对新鲜药材处理手段，以及进一步加工成为各种剂型的步骤等，都作了较广泛而细致地记述。

在《五十二病方》所用的剂型方面，内服药主要是以药末（粉）剂、水溶剂和酒溶剂为主，外用药方面主要是以动物油膏剂为主，该书中还没有“散”“汤”等名称。内服的“丸剂”可以辨识的也只有2方，而且都是用酒或醋制丸的。至于“丹”剂，书中还没有出现。

作为药用的酒，除了酒溶剂外，在《养生方》和《杂疗方》等书中还记述了为治病目的利用药物配合酒曲等物专门酿制成的各种药酒。这也是不同于后代利用一般酒类作溶媒，浸泡药物来制造药酒的。本人曾将《养生方》所载的1张文字较完整的药酒方加以分析，可以清楚地看出其全部酿制的工艺程序共达十个步骤之多。这不仅在世界制药学史上，就是在化学史的酿酒方面也要占有特殊的地位的。

（四）针灸学的成就——在《足臂十一脉灸经》、《阴阳十一脉灸经》、《脉法》和《五十二病方》等书中都只有灸法，砭法，没有针法。这是和《内经》一书中用大量文字重点记述针法有所不同的。如所周知，砭法是针法的前身，也是起源于石器时代的一种最古老的医疗方法。而针之所以取代砭石的地位，是在金属工具特别是铁的广泛使用以后。出土古医书进一步说明了砭和灸都是早于针法的事实。

在《脉法》一书中不仅描述了由于灸法所呈现的脉的感传现象，而且还记述了进一步增强这种感传可能性的措施。为后来的医学著作如《内经》中所说的“气至”、“候气”现象，以及金代何若愚《流注指微赋》的“接经通气”手法，明代《医学入门》的“飞经走气”，《针灸大成》的“通关交经”等手法所呈现的效应进一步证实。

（五）外治法——出土医书中广泛记录了多种多样的外治方法，如：最常用是外敷油脂药膏的方法。也有在疮面或患处直接撒布药末，用药丸涂擦，用药水冲洗、温浴、薰蒸，用药酒剂、药醋及其它剂型外敷，……等方法；此外还有多种热熨法，角法，发泡法，烤炙法，外用剂的腐蚀法，泻血法，按摩法，膏摩法，药巾擦拭法，阴道坐药，点齿药，……等。

《五十二病方》中的一些药方还重视在治疗外科疾患时的清疮，消毒以及复盖，包扎之类的保护疮面措施。

外科手术的应用，也是被埋没已久的先秦时代医疗方法之一。该书中特别记述了利用砭、灸以及某些简单的外科工具（刀、绳、小型探针等）进行开刀手术操作的方法。这些都是我国外科学悠久历史和卓越成就的直接证明。

（六）其它——在马王堆古医书中还在医疗体育，养生理论及方药，食物疗法以及疾病调摄等方面取得了多方面的卓越成就。这里从略。

3. 为研究原始社会医学的发展提供了重要线索和资料：——近代出土医书虽然大都是先秦时的著作，上至原始社会还有相当的距离，但是和各种传世医书比较，相对地在时间上仍然属于最早期的。因而其中所保存的某些原始医学遗迹，对于深入探索原始社会医学的发展必然有很大的稗益。举如在《阴阳十一脉灸经》的足少阳脉病候之后，记有应用灸法治疗的同时还要配合五项饮食起居的调养方法，其中之一即“强食产（生）肉”。这种方法也被《内经》一书所沿用。《太素》传本则作“强食生食”，根据杨上善的注释说：“自火化以降，并食熟肉，生食令人热中，人多不欲食之。肾有虚风冷病，故强令人生食豕肉，温胃补虚，脚腰轻健。人有患脚风气，食生猪肉得愈者众，故灸肾病须食助之”。可见这正是在人类社会尚未完全用火以前所遗留下来的一种原始医疗方法仍为民间所应用者。又如在《五十二病方》约有近 1/10 的药方是直接利用自然界中的某些动、植、矿物而不予加工或非常简易地加工后作为药用外敷于患处的。其中有羊矢、狗矢、活鱼、精液、食盐、灶心土，井中泥，芥子、桑树液汁……等，显然也都是一些非常原始的医疗方法。

4. 出土医书对现实的意义——出土古医书不仅具有重要的历史价值，而且对当前我国的社会主义建设以及我国对国际学术界的影响同样具有重要的意义，前者如古医书中某些医疗方法或药方仍为现在临床医学所采用，有些则尚有待进一步的研究和发掘。后者如在世界医学史上这些出土医书中的一些重要科研成就，很多都是为我国首次发明或发现的，不仅为中国人民争得了荣耀，也为世界医学作出了贡献。

以上只是将近年出土古医书的重要意义和价值举出个别例证加以说明。有关这方面的研究工作也还刚刚在开始，本文所涉及的范围还很不全面，提出的看法也是很不成熟的，希望同志们加以批评指正。

（注 1）：武威医书即《治百病方》已收入文物出版社于 1975 年出版的《武威汉代医简》一书。马王堆医书的部分释方和研究除已发表于《文物》杂志外，即将由文物出版社出版的有：《导引图》（附论文集），《五十二病方》（附其它四种医书，系一种简注本）及《马王堆汉墓帛书》第四册（本书包括十四种医学方技书的全部图影，释文及简注。）

（注 2）：这里所说的字数计算系不包括标点，句读在内的绝对字数。

附表　　出土15种古医学技书字数的初步估算

书名	原书总字数(估数)	现存字数	可补入字数
足臂十一脉灸经	760	703	24
阴阳十一脉灸经(甲本)	950	699	211
脉法	400	190	5
阴阳脉死候	101	89	5
五十二病方	11600	9910	80
五十二病方卷末佚文	60	40	–
却谷食气	400	264	37
阴阳十一脉灸经(乙本)	950	783	135
导引图	120	59	–
养生方	6000	3400	133
杂疗方	1560	990	6
胎产书	1000	679	39
十问	9560	5960	–
合阴阳方			
天下至道谈			
杂禁方	127	127	–
治百病方	4000	2929	57
小计	33988	26822	732

(1979年4月《医史与文献研究》第5期)

9. 台西村商墓中出土的医疗器具砭镰

1973年，河北省博物馆、文管处在藁城台西村商代遗址第十四号墓葬中发现一件石镰，长20厘米，最宽处5.4厘米，形制与过去大量发现的用于农业生产的商代石镰无大差异，但未见安装手柄的痕迹。十分引人注意的是其出土情况极为罕见。十四号墓是一座商代中期的长方形竖穴墓，墓主人是一奴隶主，墓中有较丰富的殉葬物如铜爵、铜觚、铜刀、陶鬲、陶豆、卜骨等，东侧二层台上有一被捆绑手足的殉葬女奴隶。石镰置于西侧二层台上一具长方形漆盒内。漆盒已腐朽，但遗留痕迹清晰可辨，盒里面涂朱色，外面髹黑漆。出土情况显然说明，石镰是奴隶主生前重视的一件器物，在奴隶主死后作为殉葬品入墓（图一、二）。

在等级悬殊的奴隶制社会中，置于精致的漆盒内作为奴隶主独特殉葬品的这一种石镰，不可能是奴隶手里的简单劳动工具。我们认为，它是当时的医疗器具——砭石的一种，即所谓砭镰。

我国早在石器时期就产生了石制的医疗器具砭石。砭镰是砭石中形似镰刀的一种，开始可能是把生产工具中的石镰借用于医疗手术，利用锋利的刃口切割肿疡和泻血等。以后，砭镰由石器发展为金属制成的多种镰状医疗工具，基本的形态特征和使用方法在民间不绝如缕地流传下来。历代医药文献中，有关砭镰的记载最早有先秦名医扁鹊的佚论，其中提到用砭石“镰割”“一切肿疾”。(1)

辑录隋、唐以前大量医学典籍的《千金要方》中记载了作为医疗工具的“刀镰”，并指出它在外科领域中的禁忌范围。(2)

在隋、唐之际成书的《龙树眼论》，叙述了把砭镰进一步应用到眼科的“目内生翳”一类疾病的治疗，而称之为“镰”或“针镰”。(3)

北宋初的《太平圣惠方》一书，除了提到治疗眼科疾病应用“针镰”之法外，还记述了小儿丹毒用“小铍刀散镰去恶血”的治法。(4)

在宋代的另一部医书《圣济总录》中记述了用“镰割”法治疗外科丹毒病和眼科方面的目赤肿硬、目赤兼黑睛忽从下向上，目生黄膜、目忽然赤涩、目胞内胶凝、目风牵睑、睑生风粟和目痛如刺等八种疾病，方法包括“镰洗出血”、“镰出恶血”和“镰上、下睑，散去瘀血”等。(5)

同一时期其他一些眼科著作还将镰法的适应范围进一步扩大。如《葆光道人眼科龙木集》中有用铍针或针镰割除瘜（息）肉的方法。(6)《银海精微》一书中更广泛地提到“劆”（“镰”之俗讹）或“劆洗”法治疗胞肉生疮、睑生风粟、硬睑硬睛、逆顺生翳、拳毛倒睫、飞尘入目、目眩赤眼等多种眼科病症，操作方法有“劆洗瘀血”、“劆至平，血尽方可夹上夹子”，还规定了若干禁忌症如天行赤眼、暴露赤眼生翳、暴风客热、伤寒热病外障等。(7)

到了元代，齐德之在《外科精义》中曾专门撰写了“砭镰法”一文，进一步阐明砭镰就是砭石的一种，在外科领域的应用除了治疗丹瘤（丹毒）外，还广泛用于“但见肿起，色赤，游走不定”等症候，以及“时毒”等病；提出了在用镰法之前“先以生油涂赤上”和“砭镰之法虽治疮疽，不可轻用”的注意事项。此外，书中还明确阐述了外科的治疗方法可以因时制宜地采用多种形式，镰法仅是其中之一的理论。[8] 而危亦林则在《世医得效方》一书中提出了小儿病不宜用“披镰针灸”的主张。[9]

明、清时代的某些医学著作中仍可看到有关砭镰治疗的零星记载。如《普济方》记述了镰洗法在多种眼科病中的应用[10]；《解围元薮》记述了用“锋镰”泄血治疗风疠（指麻风病）的方法[11]；《外科集验方》[12]、《疡医证治准绳》[13]、《外科启玄》[14]及《疡医大全》[15]等书记述了砭镰（或作“刀镰”）治疗疮毒及丹瘤诸病；《刺疔捷法》记述了用“小镰刀”治疗疔症[16]等都是。

除了历史文献的依据外，砭镰的形制可以从我国古代的一些外科器械图像的比较中得到确认：如，

1. 1736 年（清乾隆元年）《沈元善先生伤科秘本》中的“大弓刀”和“小弓刀”[17]（图三）。

2. 1856 年（清咸丰六年）《外科图说》中的“湾刀”、“拖刀”、“柳叶刀”和“勾刀”[18]（图四）。

3. 1887 年（清光绪十三年）《外科心法真验指掌》中的“内湾式”、“外湾式”和“镰式”刀（图五）。原图说明云：“内湾式（刀）：此刀内湾，取皮里暗处溃肉，可以湾割，去之最宜。外湾式（刀）：此刀外刃必滑锋，为去皮里深处腐肉，可以易割，取之甚妙。镰式（刀）：此镰遇疮有粘肌不断，以镊捏住，用镰割之。若不夹去，以剪去之。”[19]

4. 1902 年（清光绪二十八年）《外科明隐集》中的“开疮刀”（图六）。原图说明云：“开疮之刀最宜薄利锋锐，取其速入急出，患者不致痛甚。不可用厚钝者。”[20]

5. 1907 年（清光绪三十三年）《外科医镜》中的“湾刀”（图七）。原图说明云：“发背、搭手、脑疽，割烂肉用之。”[21]

以上所举各种外科手术工具，刀体的宽度、长度、弧度，刀柄的长度，以及柄、体间的角度等都有所差别，但它们共同具有镰刀状的特征，表明都是古代砭镰衍化和发展的结果。形态的差别是因具体用途和使用者的要求形成的。

藁城第十四号商墓中的石镰，从出土情况分析，应该可以肯定是一件古老的砭镰。它与后世的砭镰之间存在着一脉相承的关系。这件砭镰，以及 1973 年在台西商代房址和文化层中出土的桃仁、郁李仁两种种子中药[22]，反映了我国殷商时期医药科学的发展。联系甲骨文中占卜求治的内容，我们看到，在医药领域，唯物主义和唯心主义、科学实践和巫术迷信的斗争从远古以来就在进行着。正是在这种斗争中，我国医药科学不断地发展起来。

参考文献

(1) 北宋《圣济总录》卷四《砭石》：“扁鹊有云：病在血脉者治以砭石。是故一切肿疾，悉宜镰割。”

(2) 唐孙思邈《千金要方》卷二二《丁肿第一》有“禁刺及刀镰割切”的记载。

(3)《医心方》卷五《治目肤翳第十六》引《（龙树）眼论》。

(4)《太平圣惠方》卷三二《眼勾刺针镰法》，卷九一《治小儿赤流诸方》。

(5)《圣济总录》卷四《砭石》、《眼目门》。

(6) 葆光道人《眼科龙木集》中《勾割针镰法》一节。按此书约宋元间编。据《秘传眼科龙木论》，人民卫生出版社 1958 年排印本。

(7)《银海精微》卷上《胞内生疮》、卷下《用夹法》、卷上《天行赤眼》等条目。按此书托名唐孙

思邈撰，实为宋以后所编。

（8）《外科精义》中之《砭镰法》、《论时毒》、《疔疮肿权变通类法》。

（9）《世医得效方》卷一六《眼科总论》。

（10）明朱棣等《普济方》卷八六《眼目门·勾割针镰》。

（11）明沈之问《解围元薮》卷二《药病总说》。

（12）明周文采《外科集验方》，据《疡医大全》卷八《论刀针砭石法》转引。

（13）明王肯堂《证治准绳·疡医准绳》卷一《砭镰》。

（14）明申斗垣《外科启玄》卷三《明疮疡宜正气镰论》。

（15）清顾世澄《疡医大全》卷八《论刀针砭石法》。

（16）清张镜《刺疔捷法》中之《治疔要言》，据《南鸦堂医书七十二种》本。

（17）清沈昌惠《沈元善先生伤科秘本》卷下《刀针式样》，据中医研究院图书馆藏抄本。

（18）清高文晋《外科图说》卷一《刀剪钳各式物件图》，咸丰六年刻本。

（19）《外科心法真验指掌》卷二《刀针图式解释》。

（20）清何景才《外科明隐集》卷四《针刀图式》。

（21）清高憩云《外科医镜》子部，据《外科全书十种》本。

（22）河北省博物馆、文管处台西发掘小组《河北藁城县台西村商代遗址 1973 年的重要发现》，《文物》1974 年第 8 期。

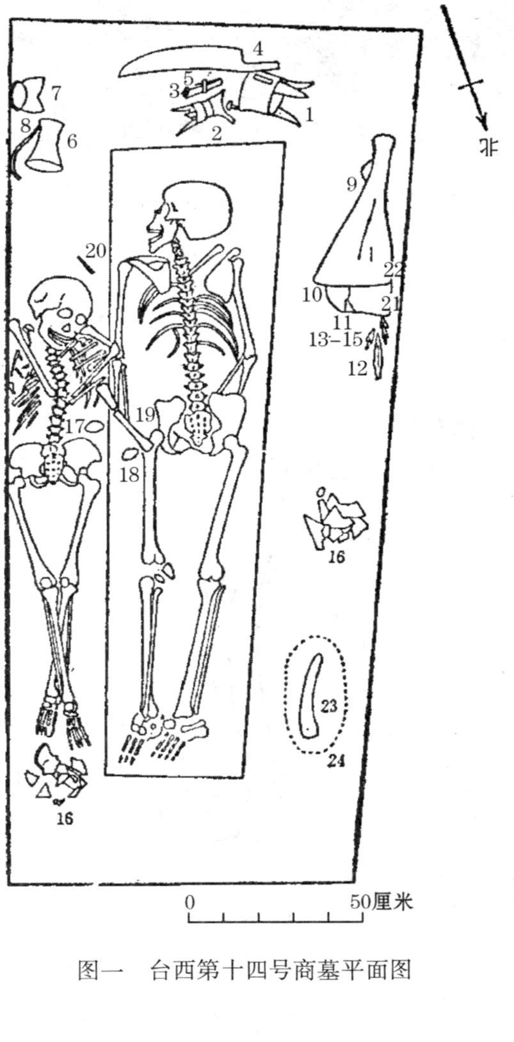

图一　台西第十四号商墓平面图

1. 铜斝 2. 铜爵 3. 铜凿 4. 铜刀 5. 涂朱圆陶片 6. 铜觚 7. 陶鬲 8. 钻花金箔 9、10、11. 卜骨 12. 铜钻 13－15. 铜镞 16. 陶簋 17、18. 蚌饰 19. 骨匕 20. 骨笄 21. 骨珠 22. 铜钺 23. 砭镰 24. 漆盒痕

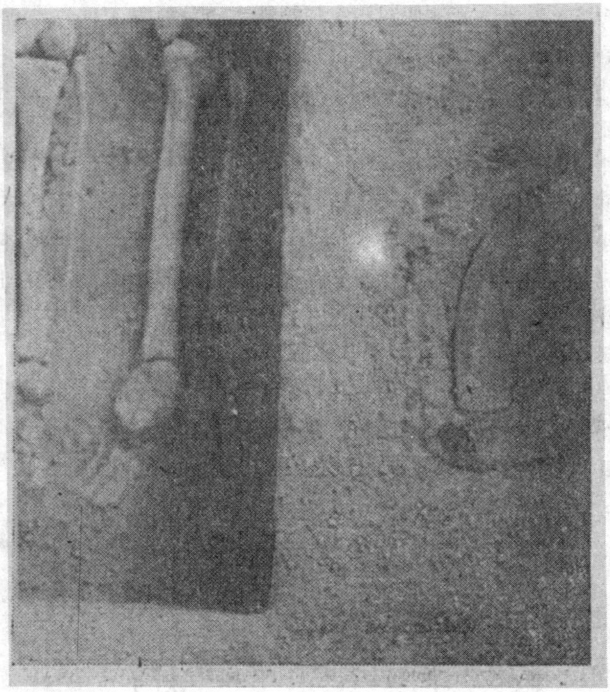

图二 台西商墓出土砭镰

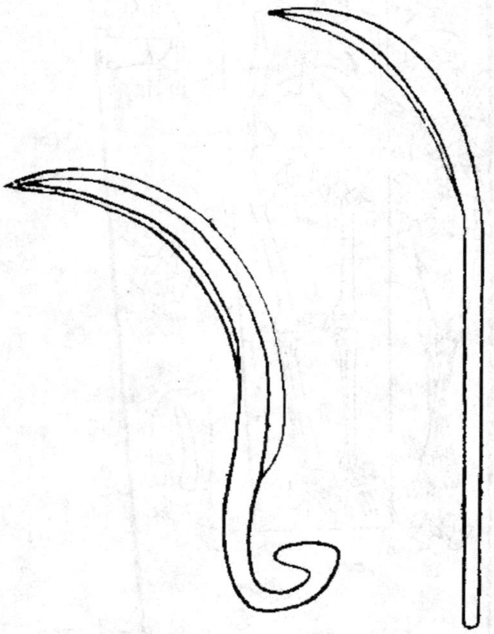

图三 大弓刀（左）、小弓刀（右）

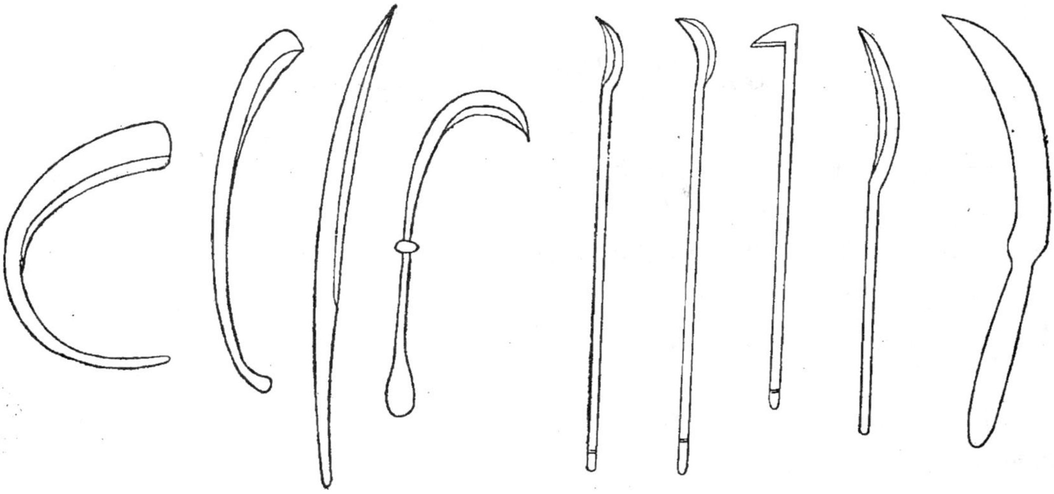

图四　湾刀、掩刀、柳叶刀、勾刀（自左至右）
图五　内湾式、外湾式、镰式刀（自左至右）
图六　开疮刀
图七　湾刀

（1979 年 6 月《文物》）

10. 云梦秦简里的法医检验和医政管理

1975年湖北云梦（县）睡虎地秦墓出土的简书共有10种，大部分都是法律方面的著作。其中有些是属于秦律的节录，有些则是解释法律的书。它们虽然只是反映了秦朝律令的部分内容，但是我们还是可以从这些零星记载中，通过有关法医制度的这个侧面，进一步看到秦代医学事业发展的概况。

一、麻风病的检验和管理措施

我国古代人民认识麻风病的历史很早。首先，在周代《五十二病方》一书中所记的“螟病”，很可能就是麻风病的一种古名。该书说：“螟者，虫所啮穿者X。其所发毋恒处，或在鼻，或在口旁，或齿龈，或在手指XX。使人鼻缺、指断。”(1)在这里所提到的鼻、口、齿龈、手指等部出现溃疡（“所啮穿者”），以及鼻缺、指断等症状都是和麻风病的典型症状非常相似的。

在传世的先秦古书中，麻风病被定名为“疠”病，如《礼记》“仲冬行春令，民多疥疠”(2)，《左传》“疠疾不降”(3)都是，在古医书《黄帝内经》中则称为“疠风”(4)或“大风”。(5)《内经》还对于疠病的症状作了明确地描述。其中特别提到了：皮肉失去知觉、麻木不仁（肉有不仁）、“皮肤疡溃”和“鼻柱坏而色败”等麻风病人的特有症状。(6)

正是由于麻风病是有可以传染他人和对患者身形体肤外貌具有着严重的损害程度，因而引起了人们的高度注意。除了医疗措施外，而且也在国家法律上规定了与之有关的管理办法。表现在这次出土的秦简中主要有以下两个方面。

（一）关于麻风病的法律检验。——从秦律中我们可以看到秦政府规定了对于患有麻风病人必须进行报官（登记）的制度。病者人被报官后，为了要判明是否确是麻风病患者，还要让法医人员进行必要的检验（疾病诊断）过程。象在《封诊式》中所举的一个案例就是很好的说明。在该案例中，丙被人报告官府，怀疑他患麻风病。地方官吏首先听取丙本人自述的患病经过，同时又让担任法医的医生丁检验诊察，从这些材料中知道丙的主诉病史是：

三岁时患有（皮肤）溃疡（“疕”），并出现眉毛脱落（“麋突”）。

现症和体验是：

1. 没有眉毛（“毋麋”）。2. 鼻梁断绝（“艮本绝”）。3. 鼻部因破坏而塌陷（“鼻腔坏”）。4. 用针（或棒）刺激鼻内，不能引起喷嚏（“刺其鼻不嚏”）。5. 肘及膝关节（机能障碍）（“肘，膝XXX到X”）。6. 两腿行步困难（“两足下踦”）。7. 在体表局部有一处皮损溃疡。8. 上肢部汗毛脱落（“其手毋胈”）。9. 让患者呼喊时，他的声音嘶哑（“令澽，其音气败”）。

最后，根据以上的症状主诉及诊断结果分析和判断，得出了丙确实患有麻风病的结论。

通过上面这个案例不仅说明了当时已充分认识到了麻风是一种具有传染性的疾病，必须加以管理与控制，而且对于麻风病的诊断也有了更完整的客观方法。

（二）麻风病人的管理——在秦律中有关麻风病人管理的规定是秦代有关医学政令的一部分，也是在周代建立的卫生行政制度基础上的继续和发展。早在奴隶社会的周代国家政权中，已出现了比较完善的卫生行政分工。根据《周礼》[7]记载，当时医疗机构中已有医师、食医、疾医、疡医和兽医五类人员的不同职掌和分工。同时还定出医务人员的奖评办法（“岁终，则稽其医事，以制其食。……”）和病人的死亡记录（“死终则各书所以”）。

不仅在周王朝的中央政权，而且在某些地方政权的强大诸候列国里也都建立了一些较完善的卫生行政制度。如《管子》[8]记载了春秋时代齐国曾制定了掌老、掌幼、掌孤、掌养疾和掌病等职掌和规定了对于无人供养的残废病患人员（“聋、盲、喑、哑、跛、偏枯、握递不耐自生者”）的收容场所和管理办法（“上收而养之，疾官而衣食之”）。

但是秦代以前的卫生行政措施中还没有看到有专门管理传染病的机构。而作为预防传染病的蔓延由国家所设立的专门收容麻风病人场所的规定却是首次见于秦简中的。在秦简《法律答问》中称这种麻风病人的收容所为“疠所”或“疠迁所。”限于这些秦律内容的范围，虽然还未能详细地记述有关“疠所”的具体情况，我们还是有理由认为这种“疠所”是世界上最早的麻风病院，这是根据以下事实作出的推论。首先，麻风病虽是危害人体机能破坏性很大的一种慢性传染病，但并不是不可救治的。在秦代前后的医学文献中都记有了麻风病的治法。其中包括《黄帝内经》[9]、《神农本草经》、《名医别录》[10]及《治百病方》[11]等。特别是当时所用的丹砂、雄黄等药，直到解放后仍有用于治疗麻风，并有一定疗效。[12]

其次，这种专门为麻风病人设立的收容场所“疠所”的制度，不仅创始于秦代，而且在秦代以后的其它各朝代的卫生行政设施中仍被辗转保留下来。根据现存史料所记载，在南北朝和隋唐时期，以后直到宋、元时代一直被称为“疠人坊”。当时在“疠人坊”中除设有专职吏即“置使专知”负责领导外，并由僧徒参与管理。如在唐道宣《续高僧传》里，就提到疠人坊具有：“收养疠疾，男女别坊，四时供承，务令周给”的使命。[13]该书中还提到唐僧智岩在南京地区的一座疠人坊中为麻风病患者医疗护理的事迹。[14]这些事实都可以佐证秦简中的“疠所”就是后代“疠人坊”的前身。

第三，由国家收容某些病人的专门场所，并不自秦代开始。在秦以前的典籍中已多有关于这方面的记述。如《礼记》[15]“矜、寡、孤、独、废疾者皆有所养”之类。秦代在始皇统一全国后，作为一个庞大封建帝国所建立的“疠所”，当然不可能是单纯地隔离病人的目的，而是兼有着医疗的使命的。

当然，不论在中国或在外国的历史上，在上层封建统治阶级心目中，疠病始终被认为是一种被人极其厌憎的恶疾。疠病患者不仅政治地位受到社会上的歧视，他们的政治地位、生活待遇和医疗条件都是很差的。因而在《法律答问》中规定了麻风病人犯罪时，要定为死刑（“定杀”）。并且写明要把这种病人扔到水里淹死或是用土活埋的办法。（“生定杀水中之谓也，或曰生埋”。）至于在秦政权统治下的充任劳役的各种罪犯（包括当时为修筑长城服役的，所谓“城旦”和为宗庙服役的所谓“鬼薪”等），如果一旦患有麻风病，当然也要送到“疠迁所”里，甚至同样要处以死刑。

第四，从世界医学史的角度来考察。公元 5 ~ 6 世纪时在希伯来人的摩西法中曾将麻风病人视为污秽的人，但没有任何隔离病院之类的组织。直到 13 世纪在整个欧洲的基督教统治国家里把全部麻风病人集中到二千多个隔离住所去，其时代已很晚了。[16]

二、死亡原因的医学鉴定

在秦简《封诊式》里关于死亡的法医鉴别方面，举出了自杀的“经死”，他杀的“贼死”以及流产的“出子”三种典型案例。供官吏审案时的借鉴参考，是有一定的代表意义的。

(一) 缢死——缢死，《封诊式》名“经死”。也就是死者用绳索缠绕颈部悬吊致死。[17]在《封诊式》“经死”一节中，首先举出了缢死者丙的案例。通过对于丙的现场及尸体检查，详细记录了尸体悬吊的场所（“室东内中北壁权”），方向（“南向”），绳索的种类、粗度（“以枲索大如大指”），绳索系结的方法（“旋通系颈，旋终在项，索上终权，再周结索，余末袤二尺”），测量头、足去悬绳处及地面的距离（“头上去权二尺，足不傅地二寸”），尸体和墙壁的接触（“头背傅壁”）等情况，同时也记录死者所呈现的吐舌（“舌出齐唇吻”），遗矢尿（“下遗矢溺，污两脚”），解索后的叹气状外貌（“解索，其口鼻出气喟然”），索沟[18]局部的皮下出血表现（“索迹椒郁，不周项二寸，它度无兵刃、木索迹”），以及其他有关的现场情况等。

其次，在该书中提出了检验缢死的要求和方法。书中特别强调指出：司法检验人员首先要亲自到现场去，仔细地检验死者所遗留的有关痕迹（“诊必先谨审其迹，当独抵死所……”）。具体检验缢死的步骤是：

①“即视索终”——

开始检察绳套按：“终”者，尽也，“索终”指绳索的末端，即吊悬绳索末端的结套，现代法医学上称为“绳套”。

②“终所党（倘）有通迹”——

绳套本身（“终所”）有没有开放套的特征。按：根据现代法医学，缢死时，绳套的形式可分活套（即滑动型）和死套（即固定型）二种，活套是一端固定不动，一端可以滑动。死套又可分为闭锁套和开放套二种。前者是将绳索直接结在颈部。后者是将绳结系在高处，将头伸入套中。此处所说“通迹”即开放的痕迹，系指开放套而言。[19]

③“乃视舌出不出”——

再检查死者舌头是否吐出口外?

④“头足去终所及地各几何”——

测量死者由头顶上距悬绳处及由足底下至地面的高度。

⑤“遗矢尿不也”——

检查死者有无遗屎、尿。

⑥“乃解索，视口鼻渭然不也”——

把绳索解开，观察口鼻有无叹气状外貌。

⑦“乃视索迹郁之状”——

再检查索沟皮下出血情况。[18]

⑧“道索终所，试脱头，”——

试着把死者头部从绳套中能否脱出来。

⑨“能脱，乃X其衣，尽视其身，头发中及篡”——

如果能头部脱出来，就剥下衣服，彻底检视死者全身、头发里面和会阴部。

⑩“舌不吐出、口鼻不渭然，索迹不郁，索终急不能脱，X死难审也。”

如果死者的舌头不吐出，口鼻没有叹气的外貌，索沟没有出血，绳套勒得很紧，不能让头部脱出来，就不能确定是自缢。

⑪“节（即）死久，口鼻或不能渭然者”——

对于死亡已久的人，往往看不到口鼻叹气的状态。

⑫“自杀者必先有故，问其同居，以答其故”——

自杀而死的人事前必有一定的原因。可以询问他的邻居，了解其死因。

（二）砍死——《封诊式》中的“贼死”，是“他杀”的一种。书中举了一个用锐器斧头斫死的案例。通过现场法医检验所作的记录。可分为以下几方面。

①死者的性别、姓氏和生前死后的外貌特征——。

1）男性，姓名不详（“不知何男子一人”）。

2）身“长七尺一寸”。

3）体格健壮（“男子丁壮”）。

4）肤色光泽（“皙色”）。

5）头上梳髻（“结发”）。

6）发长（“长二尺”）。

②死亡地点，尸体位置，现场情况——

1）死者尸体位于某住宅的南面，呈仰卧状（“男子尸在某室南首，正偃”）。

2）现场的地面坚硬，不能察出杀人者的足迹（“地坚不知贼迹”）。

3）现场附近的环境是：尸体距离某亭一百步，距离某里士伍丙的住所二百步（“男子尸所到某亭百步，到某里士伍丙田舍二百步”）。

③被斫伤的部位和数目是：在死者左侧头角有刃伤一处，脊背部有一处（“某头左角［额角］刃伤一所，背一所”）。

④伤口的方向，长度，宽度，外形——

1）刃口均为矢状方向（“皆纵头背”）。

2）每个伤口的长度都是4寸，两端浅而中部涤，呈楔状（“袤各四寸，相耎”）。(20)

3）每个伤口的宽度都是一寸，伤口的中心部凹入（“广各一寸”）。

⑤全身尸检——除了上述刃伤部位外：

1）死者的额角部、颜面部都出血，使头部、背部及地面充满了血迹而无法测量出它的长、宽、大、小。（“脑角、頔，皆血出，被污头背及地，皆不可为广袤。”）

2）死者除刃伤部位外其他体表均完好无损（“它完”）。

3）死者腹部有陈旧的灸疮瘢痕二处（“其腹有灸故瘢二所”）。

⑥死者衣著遗物检验——

1）死者穿一件单布衣裙和一件短上衣（“衣布禅裙、襦各一”）。

2）短上衣的背部和伤口相当的地方有两处砍破，与伤口位置符合。（“其襦背直痏者以刃决二所，应痏。”）

3）短上衣的背面和衣襟者染有污血（“襦背及中衽污血”）。

4）在死者西南面有涂漆的麻制鞋一双。一只离男子六步多，一只离十步远。把鞋给死者穿上，正好合适。（“男子西有鬃秦綦履一两，去男子其一奇六步，一十步，以履履男子，利焉。”）

⑦对尸体临时处理的办法是——

1）让甲用布裙包裹尸体，掩埋在某处，以待命（“令甲以布裙剶埋男子某所，待令”）。

2）将死者穿的短上衣和鞋带到官府（“以襦、履诣廷”）。

⑧调查死者邻舍等人，询问死亡日期及当时是否听到呼救声——（“讯甲亭人及丙，知男子何日死，闻号寇者不也?”）

根据以上检验结果的报告提出了：象斧头砍伤（“类斧”）的初步判断。

可见，以上的这些检验步骤和结论，也都是非常全面和正确的。

（三）暴力性流产——《封诊式》中的“出子”。法医学上称为“死产”。文中所举的一个案例就是属于因外界暴力所致的流产。案情经过是妊娠六个月的甲女和丙女相互殴打，而被摔倒在地。甲女经人解救回家后，开始腹痛，夜间即流产。次日甲女遂将胎尸送官控告丙女。书中对待这一案情的处理是：除了派人捕拿丙女和讯问甲女的丈夫，调查了解甲在被殴打后回家时的腹痛和流产情况外，在法医学的检验方面主要有二：

①胎尸检验——

1）整个胎尸的外观如凝血块状，看不出胎儿来。（“诊甲所诣子，……如衃血状，……不可知子”）；

2）胎尸的大小——象手一般大（“大如手”）；

3）检查胎盘及胎发情况（“生发及胞之状”）；

4）盆水胎尸检验：为了进一步区别妊娠前期早产儿和凝血块，书中采用盆水检验胎尸的方法，就是将胎尸先放到一盆水里，振荡水盆，利用水的缓和冲击作用溶解和清洗附着在胎尸周围的凝血碎片。通过水洗作用的进一步观察，已能分辨出胎儿的头部、躯干部、上肢（由臂到手指）下肢（由股到足趾）都已具备人形，但辨不清眼睛、耳朵、鼻子和男女性别。如果把胎尸从水里取出来，又呈现凝血的形状。（“即置盎［即盆］水中摇之，衃血子也，其头、身、臂、手指、腹以下到足、足趾类人，而不可知目、耳、鼻、男、女，出水中又衃血状。”）

这种用盆水检验胎尸法，虽然还是一种比较简单的方法，但比起单纯用肉眼观察原尸所得出的结论，可以更加正确而且有进步意义的。

②产母阴部检查——经从事司法的“隶妾”多人检查甲女阴部出血及创伤情况，证明：

1）甲女外阴部周围有附着的干燥血块（“甲前旁有干血”）。

2）阴道内仍有少量血液流出，但不是月经。（“今尚血出而少，非朔事也。”）

3）将甲女阴部检查出血情况与另外一孕妇流产时的情况相对照，完全相符（“某尝怀子而变，其前及血出如甲X”，也就是进一步证明甲女确系流产）。

以上我们简要地分析了云梦秦简中有关死亡原因的三类案例，通过这些法医学的现场记录和结果，可以看出秦代法医学对于死亡原因的分析和判断是非常认真和细致的，特别是检验的项目（如自缢时绳索的结套，死者的体检，有关物证和人证等）和结论都和现代法医学检验标准基本相符。

秦代的法医学作为医学的一个重要分科，不仅在当时对于促进医学科学事业起了积极的作用，而且也为以后我国历代法医的发展奠定了重要而坚实的物质基础。其中象我国古代著名的法医学著作，宋代宋慈的《洗冤录》一书里检验自缢的方法和步骤，就是和秦律的内容一脉相承的。(21) 如该书在记述检验缢死的现场时说："检自缢之尸，先要问在甚地方、甚街巷、甚人家、何人见，本人自用甚物，于甚处搭过。……打量尸身四至，面向甚处，背向甚处。其人用甚物踏上，量头悬处所吊处相去若干尺寸，下量脚至地，相去若干尺寸。"

在该书论述缢死的绳套种类时说："自缢有活套头，死套头，单系，十字缠绕系，看死人踏甚物，头在绳套内，须垂得绳套宽人头，方是活套头。死套头脚到地，并膝跪地俱可死。"

此外《洗冤集录》还在论述缢死与勒死的法医学区别等方面都在继承秦代法医学成就基础上有了进一步地发展。这里就不再引述。

【注释】

(1)《马王堆汉墓出土医书释文》二（见《文物》1975年9期）。

(2)《礼记·月令》。

(3)《春秋左传·昭公四年》。

(4) 灵枢·四时气》。

(5)《素问·长刺节论》。

(6)《素问·风论》。

(7)《周礼·天官》。

(8)《管子·入国》。

(9)《素问·长刺节论》记有针刺大风法。

(10) 在《神农本草经》、《名医别录》等本草书中均分别在雄黄、矾石……等药名下记有治疗恶疮、死肌、大风的作用。

(11)《武威汉代医简》86甲"治恶病大风方"。

(12) 如上海中医学院1970年编写的《中医外科临床手册》中用万灵丹（由雄黄、丹沙等药组成）治疗麻风之类均是。

(13)《续高僧传》卷2那连提黎耶舍传。

(14)《续高僧传》卷25智岩传。

(15)《礼记·礼运》。

(16) R. H. Major《医学史》1954. P. 335。

(17)《春秋公羊传·昭公十三年》："灵公缢而死。"原注："经，谓悬缢而死也。"

(18)《封诊式》中的"索迹"，即现代法医学上所称的"索沟"，是指在死者颈部用绳索压迫的痕迹。该书所说的"郁"，义为郁塞不通。此处指皮下有郁血。

(19) 参考陈康颐等《法医学》P. 59。

(20) 按原文"相奭"的奭字，字据《说文》云："奭，稍前大也。"《说文通训定声》："当作'梢前大也。'……所谓本不胜末也，果谓末大必折也。"可见这里所说的"末大"，正是和斧头末端宽大的外形一致，也是和伤口呈楔状的形态符合。又《洗冤集录》卷2"杀伤"条云："若尖刀斧痕，外阔长，内必狭。"也和此说相同。

(21) 宋慈《洗冤录》卷二。

[附] 云梦秦简中有关法医学的原文

甲、以下见《法律答问》：

“疠者有罪，定杀。”“定杀何如？生定杀水中之谓也。或曰生埋，生埋之异事也。”

“甲有完城旦罪，未断，今甲疠，问甲何以论？当迁疠所处之；或曰当迁迁所定杀。”

“城旦，鬼薪疠，何论？当迁疠迁所。”

乙、以下见《封诊式》：

“疠（疠）爰书：某里典甲诣里人士五（伍）丙，告曰：“疑疠，来诣。”讯丙，辞曰：“以三岁时病疕，麋（眉）突，不可智（知）其可（何）病毋（无）它坐。”令医丁诊之。丁言曰：“丙毋（无）麋（眉），艮本绝，鼻腔坏，刺其鼻不疐。肘膝XXX到X两足下踦，溃一所。其手毋胈。令謼（号）其音气败。疠也。”

贼死——爰书：某亭求盗甲告曰：“署中某所有贼死、结发、不知何男子一人，来告。”即令令史某往诊。令史某爰书：与牢隶臣某即甲诊，男子尸在某室南首，正偃。某头左角刃痏一所，背二所，皆纵头背，袤各四寸，相耎，广各一寸，皆臽中类斧，脑角出，皆血出，被污头背及地，皆不可为广袤；它完。衣布禅帬、襦各一。其襦背直痏者，以刃决二所，应痏。襦背及中衽污血。男子西有鬃秦綦履一两，去男子其一奇六步，一十步；以履履男子，利焉。地坚，不可知贼迹。男子丁壮，皙色，长七尺一寸，发长二尺；其腹有久故瘢二所。男子尸所到某亭百步，到某里士伍丙田舍二百步。令甲以布帬剡埋男子某所，待令。以襦、履诣廷。讯甲亭人及丙，知男子何日死，闻号寇者不也？

经死——爰书：某里典甲曰：里人士伍丙经死其室，不知故，来告。即令令史某往诊。令史某爰书：与牢隶臣某即甲、丙妻、女诊丙。丙尸悬其室东内中北北（壁）权，南向，以枲索大如大指，旋通系颈，旋终在项，索上终权，再周结索，余末袤二尺。头上去权二尺，足不傅地二寸，头背傅壁，舌出齐唇吻，下遗矢溺、污两脚。解索，其口鼻出气喟然。索迹椒郁，不周项二寸，它度无兵刃木索迹。权大一围，袤三尺，西去堪二尺，堪上可道终索。地坚不可知人迹。索袤丈。衣络禅襦帬各一，践X。即令甲，女载丙尸诣廷。诊必先谨审视其迹，当独抵死所，即视索终，终所党（倘）有通迹，乃视舌出不出，头足去终所及地各几可（何），遗矢（屎）溺不也。乃解索，视口鼻渭然不也，乃视索迹郁之状。道索终所，试脱头；能脱，乃X其衣，尽视其身、头发中及篡。舌不出，口鼻不渭然，索迹不郁，索终急不能脱，X死难审也，节（即）死久，口鼻或不能渭然者。自杀者必先有故，问其同居，以合（答）其故。

出子——爰书：某里士伍妻甲告曰：“甲怀子六月矣，自昼与同里大女子丙斗，甲与丙相捽，丙偾庰甲。里人公士丁救，别丙、甲。甲到室即病腹痛，自宵子变出。今甲裹把子来诣自告，告丙。”即令令史丙往执丙。即诊婴儿男女、生发及保之状。又令隶妾数字者，诊甲前血出及痈状。又讯甲室人甲到室居处及腹痛子出状。

丞乙爰书：令令史某、隶臣某诊甲所诣子，已前以布巾裹，如衃（衃）血状，大如手，不可知子。即置盎水中摇之，衃血子也。其头、身、臂、手指、股以下到下足，足指类人，而不可目、耳、鼻、男、女。出水中又衃血状。

其一或曰：令隶妾数字者某、某诊甲，皆言甲前旁有干血，今尚血出而少，非朔事也。某赏（尝）怀子而变，其前及血出如甲X。

（1979年7月《医史与文献研究资料》第6期）

11.《脉法》考释

[解题]

本书的脉法，从全文内容来看，与一般古医藉中所谓诊脉之法有所不同，书中所说的“脉”字既有后世医书中的“经脉”之义，又有血脉（血管）之义。前者如在本文中提到了“气”的传导径路问题，后者则在本文中谈到用砭石刺破血管（脉）用以泻血的治疗方法。此外，本书的第一句话及最末一段文字都特别提出了将这种脉法传授给学生的重要性，说明此书是古时师弟授受的一种民间灸法和砭法的教材。

1. [原文] 以脉法明教下，脉亦圣人之所贵也。

[语译] 本书是用刺激脉的方法来传授弟子，以达到治疗目的的。这是因为脉在人体中的重要意义是受到学问道德渊博的圣人高度评价的。

[校注]

以——义同用。《左传·成公八年》：“霸主将德是以。”《论语·为政》：“视其所以，观其所由，察其所安。”注：“用也。”

脉——原作眽，下同。

明——明白，明确。《礼记·中庸》：“虽愚必明。”

教——教育。《一切经音义》引《三苍》：“教，诲也。”

下——旧称在下位的人，《北史·齐文宣帝记》：“推诚接下。”本书则指学生、生徒。

圣——原作听，通假，下同。古代指学识道德很高的人。《周易·乾》：“圣人作而万物覩。”

也——原作殹，下同。

[按语]

本条首先论述全书所以命名为《脉法》的宗旨，并指出脉在人体中具有生理、病理以及治疗上的价值。这里所说的脉和《足臂十一脉灸经》、《阴阳十一脉灸经》二书中的“脉”字同义，也就是《黄帝内经》等医书中所说的经脉或经络。

2. [原文] 气也者，到下一……焉。

[语译] 在人体内运行的气，（此处有“到下一”3 字，其下缺 10 字，文义不详，“到下”二字似指气的运行路线而言）。

[校注]

气——本义指物质的气体状态。在中医古书中的气有人体内气和人体外气的区别；前者系指身体内部的机能状态（活动能力）或传导感觉而言；（如所谓“正气”、“真气”、“元气”、“胃气”等）；后者则指外界致病的因素而言（如所谓“邪气”、“六淫之气”等）。本书中所说的“气”从全文内容来分析，均系指体内的气。特别是指脉的传导活动说的。

到——至。由某处出发抵达另一处。《说文》：“到，至也。”

[按语]

本条似主论“气”在脉上面的传导问题，但缺文较多，文义欠详。

3. ［原文］圣人寒头而煖足，治病者取有余而益不足也。

［语译］按照圣人传授下来的医疗方法，当人的头部受到风寒外邪而致病时，要在下肢部予以温煦的灸法治疗。这也就是根据治病要本着减损其有余，增益其不足的法则。

［校注］

寒——中医所指外因致病的六淫之一，即寒邪。灵枢·刺节真邪论》："阴盛则为寒，寒则真气去，去则虚，虚则寒，搏于皮肤之间。"古医书中多用"寒"字泛称风寒之邪。

头——头面部。《说文》："头，首也。"《急就篇》："头、额、颏、颐、眉、目、耳。"颜注："头者，首之总名也。"

煖——加热，加温。《说文》："煖，温也。"今据下文语译为温热的灸疗。

足——本段"煖足"的"足"字泛指下肢部，参见《足臂十一脉灸经》注1。其下面"益不足"的足字义为满足，"不足"即有所亏损之义。

取——本义为获取。《说文》："取，捕取也"《集韵》："获也"。引伸为损减。

益——增加，补充。《国语·周语》："而益之以三怨。"注："犹加也。"

［按语］

本条论述了早期的辨证治疗原则并举例说明之。文中所提到的"寒头而煖足"，上有病而下取的意思。这和《黄帝内经》中所说的"气反者，病在上取之下，病在下取之上。"（见《素问·五常政大论》）是一致的。在头部因受寒邪而患病时，多由于腠理空虚，机能衰退而引起，和身体下部组织相比，也就是相对地"不足"。而下肢部未受寒邪所袭，和头部组织相比是相对地"有余"。所以本条第二句说："治病者取有余而益不足也。"这种医疗法则，正如《内经》所说的："实则泻之，虚则补之。"（见《素问·三部九候论》），以及："无实实，无虚虚，损不足，而益有余，是谓甚病，病益甚。"（见灵枢·九针十二原》，原文加有缺文，今据《素问》王冰注引文校补）等，都是和这种调整体内阴阳升降的机能使之趋于平衡的思想是一脉相承的。

4. ［原文］□上而不下，□□□□□□过之，庞会环而灸之。

［语译］（本句首缺1字，当仍指"气"字。）全句之义即：凡逆气上行而不能下达者，（以下缺6字，文义不详），可集中在肚脐的部位上进行灸法。

［校注］

庞（lóng，龙）——充实。《诗经·车攻》："四牧庞庞"注："庞庞，充实也。"

会——集合，集中。《说文》："会，合也。"《尚书·禹贡》："会于渭汭。"

环——《内经》中称"环谷"。《太素》卷23杂刺："徒水，先取环谷下三寸，以铍针针之。"唐、杨上善注："环谷，当是脐中也，脐下三寸，关元之穴也。"

灸——原作灸，通假，下同。

［按语］

本条是继续上文，针对逆气上冲头部而不能下达时所用的具体治疗部位和疗法。"环"字本来的字义是围绕、旋转等解释，但在此处均无法释通，而统观全文，"环"字乃是指具体的灸疗部位说的，这和存世古医书中所说的针灸部位"环谷"是一致的，但后世注家对"环谷"的解释也不一致。如明·张介宾《类经》卷21："肾主水。水俞五十七穴注云：环谷，义无所考，或即足少阳之环跳穴"。明·马莳注本无释。清·张志聪注："环谷者，取手足之分内，以泻其水也。"各说均甚牵强，惟上面注文所引的唐人杨上善注，去古未远，其言当有所本，故据以作释。”

5. ［原文］病甚，阳上于环二寸而益为一灸。

［语译］如果病势校重，可以在脐以上二寸处再增加一次灸治。

［校注］

阳——与“扬”通。高举。《诗经·泮水》：“不吴不扬。”疏：“扬者，高举之义。”本句“阳上于环二寸”，指在环谷上方二寸处。

［按语］

本条仍是继续上文对病重者增加灸疗的一个部位，以提高治疗效果。

6. ［原文］气出郄与肘，□一灸而□。

［语译］通过上述灸治如果上冲头部的逆气转而下降，并到达下肢部的膝关节和上肢的肘关节时，（此句首尾各缺 1 字，味其文义当指）可再增加一次灸法，而获痊愈。

［校注］

出——从里到外。《汉书·文帝纪》：“大水溃出。”注：“（出），外达之义。”

郄（xī，细）——原作胳，膝部。参见《足臂十一脉灸经考释》第 1 条注。

［按语］

本条提到通过灸热刺激产生脉的向下传导感觉（即“气”）到达膝、肘关节时再一次补充灸法，以促使病愈。这说明古人认识经络感传的现象是和身体局部的外加刺激（灸、砭、针刺等）有着密切关系的。

7. ［原文］用碧启脉者必如式：痈肿有脓，则称其大小而□□之。

［语译］应用砭石刺破血脉治疗痈肿的方法，必须要按照一定的规则。这是由于痈肿病要引起化脓，所以首先要考察化脓程度的大小深浅等情况来决定（此处缺 2 字，指“启脉”而言，即刺破血脉）的方法。

［校注］

碧——即砭字古写，下同。《疮肿新书》（按此书为日本宪政丙辰文泉堂刊行，系将《刘涓子鬼遗方》一书改名者，中医研究院有藏本一部）卷四：“发于腋下名曰米疽，治之，砭石欲细以长。”日人伊泽信重眉注云：“砭，或本砭。”又：“《集验》及《翼》砭作启。”

启——《小尔雅·广诂》：“启，开也。”《素问·六元正纪大论》：“为璺启。”王冰：“启，开坼（按：坼即裂开之义）也。”此处作割开、刺破解。

脉——此处指血管。

如——遵照，依据。《史记·高祖本记》：“项羽使人还报怀王，怀王曰：如约。”

式——规则，法则。《说文》：“式，法也。”

痈——原作壅，下同。

肿——原作穜，下同。

脓——原作膿，下同。

称——度量，权衡。《广雅·释诂》：“称，度也。”《楚词·堵诵》：“苦称量之不审兮。”注：“称，所以知轻重。”

［按语］

由本条以下五条均系论砭石治疗痈肿的原则和方法，虽未直接提到痈肿的起因，但砭石是用来“启脉”的，这说明古人认为痈肿的产生和治疗都是和脉有直接关系的。

本条重点读到砭石刺破血脉的规则，这在《内经》中也有类似的记载，如《素问·长刺节论》：“治腐肿者，刺腐上，视痈小，大深浅刺。刺大者多血，小者深之。必端内针为故止。”这是根据本书的治疗原理而发挥的。

8.［原文］□□有四害，脓深碧浅，谓之不遝，一害。

［语译］首缺2字，继上文，当仍指“启脉”，即在用砭石刺破血脉治疗痈肿的时候要注意四条禁忌。脓肿的部位很深，但砭刺的位置很浅，砭刺的结果没有达到病所，这叫做不及。此为第一条禁忌。

［校注］

害——禁忌。《史记·屈原列传》：“上官大夫与之同列，争宠而心害其能。”

浅——原作戋，下同。

谓——原作胃，通假。

谓之——“之”原作“上”，字讹。

遝（dá，答）——《方言》卷三：“迨遝，及也。东齐曰迨，关之东西曰遝，或曰及。”《广雅·释言》：“遝，赵，及也。”不遝即不及。

9.［原文］脓浅而碧深，谓之过，二害。

［语译］脓肿的部位很浅，但砭刺的位置过深，破坏了体内深部的正常组织，这叫做太过，是第二条禁忌。

［校注］

过——超过，超越，太过。

10.［原文］脓大而碧小，□□而大，谓之□，三害。

［语译］脓肿的面积很大，但砭刺的区域过小，（此处缺2字，不详），这叫做（此处缺1字，不详），是第三条禁忌。

［校注］

谓之——此二字原缺，今据上、下文义补。

11.［原文］脓小而碧大，谓之碧□。碧□者，石蚀肉也，四害。

［语译］脓肿的面积很小，但砭刺的区域很大，破坏了脓肿周围的正常组织，这叫做砭□（此字缺文，不详）。所谓砭□，是因为用砭石损伤了健康的肌肉组织。是第四条禁忌。

［校注］

石——指砭石。《素问·病能论》：“有病颈痛者，或石治之。”王冰注：“石，砭石也，可以破大痈出脓。”

蚀——原作食。《史记·天宫书》集解：“亏毁为蚀。”“蚀肉”，即伤损了痈肿周围的好肉。

［按语］

由以上第8条至本条，分别根据痈肿的部位的大、小、深、浅和用砭石刺破的程序提出了四条禁忌。与《内经》中用针治疗痈肿的理论也是一致的。即《灵枢·官针》：“九针之宜，各有所为，长短大小，各有所施也。不得其用，病弗能移。疾浅针深，内伤良肉，皮小针大，气泄太甚，疾必为害。病大针小，气不泄泻，亦复为败。”而这种治疗理论直到近代中医外科学中仍治用之。如清·许克昌《外科证治全书》卷5，“针法”云：“……如皮薄针深，则反伤好肉，转增其溃；肉厚针浅，则毒脓不出，反益其痛。”就是其中的一种说法。

12. ［原文］□□□□□ 喜也。□□□□□□□□□□□□□□□□□ 脓小□□□□□□□□□此□□□□□□□□□□□□□□□□□走而求之□□□□□□□□□□者不□□□□□□□□□□□□□□□□□□□□□□□□□□□虚则主病它脉，□此□□则□□它脉□□□□□□□□□□□□□足之少阴，臂之太阴、少阴。

［语译］本条共128字，存31字，缺97字，读不成文，语译略。

［校注］

虚——虚与实是中医论述人体抗病能力的强弱的一种相对地指标。《素问·评热病论》：“邪之所凑，其气必虚。”《素问·通评虚实论》：“邪气盛则实，精气夺则虚。”

它——他。《说文》段注：“俗作他。经典多作它，犹言彼也。”

足之少阴——足少阴脉。

太——原作大。

臂之太阴，少阴——手太阴脉，手少阴脉。

［按语］

从本条可辨识的原文来看，如“脓小”、“病脉”、“虚则主病它脉”，“（实）则（主病）它脉”，“（足）之少阴，臂之大阴，少阴”等，虽然具体内容不详，但仍是结合脉的病理和治疗方面的一些论述。

13. ［原文］氏□□□则□此□□□□□□□□□□□□□□□脉之县，书而熟学之。季子忠谨，学□□□□□见于为人。□□□□□□言不可不察也。

［语译］（本条共54字，存26字，缺28字，语译略）。

［校注］

縣——假作玄。

季——《说文》：“季，少称也。”《仪礼·特牲馈食礼》：“挂于季指。”注：“季，小也。”季子，即幼子、小子、儿童。

［按语］

本条所能辨识的原文主要提到把“脉法”应用临床，是一门很深奥（所谓“脉之玄”）的知识，从事医务工作的人要把它抄录下来并熟练地学习掌握。凡是初学的后生（即所谓“季子”）都要忠诚谨慎地从事。在充分掌握以后再应用于临床病人，最后还再三叮咛说本书所教导的话千万不可等闲视之，而要很好的加以体会考察。

（1980年1月《湖南医学院学报》）

12. 马王堆出土的古医书

一、医书的名称、分类及其年代

1. 出土及整理概况：

1975 年在湖南省长沙市马王堆三号汉墓出土的大量帛书和简书的有关医学方技书的著作共 14 种。这 14 种出土医书除个别著作外，大多均未题书名，也没有序、跋及作者姓名。它们各有不同的编写体例和独立的内容，基本上首尾完整，是分别成自不同时代和作者之手，有些还有经过加工续补的明显痕迹。这些医书经出土帛书小组研究，分别根据原书的主题或其中关键性文字拟定了书名，即：《足臂十一脉灸经》、《阴阳十一脉灸经》（又有两种不同的抄本，分别称之为甲本和乙本）、《脉法》、《阴阳脉死候》、《五十二病方》（附卷末佚文）、《养生方》、《杂疗方》、《胎产书》、《却谷食气》（以上 9 种均为帛书），《导引图》（以上 1 种系帛画）、《十问》、《天下至道谈》、《合阴阳方》、《杂禁方》（以上 4 种均竹简书）。

14 种医书在出土时均分别抄录在丝绸织成的帛上或竹、木刻成的简上。其中有些医书由于内容较少，多合写在 1 张帛上。像马王堆出土的医书有 10 种，均分别写（或绘）在大小不同的 5 张帛上（以下暂称为“帛一”至“帛五”）。

帛一——高约 24 公分（相当于汉制的一尺），宽约 450 公分左右。出土时在其折叠处已断裂，分为 30 余裂片。帛的前 1/6 依次抄录的著作是《足臂十一脉灸经》、《阴阳十一脉灸经》（甲本）、《脉法》、《阴阳脉死候》四书，后 5/6 抄录《五十二病方》及其卷末佚文。

帛二——高约 49 公分（相当于汉制的二尺），宽约 110 公分。出土时已断裂为大小不等，形状不一的许多碎片。经过缀补拼合，可以看出前面的 1/11 先后抄录《却谷食气》及《阴阳十一脉灸经》（乙本）二书，后面的 10/11 系用彩色写绘的《导引图》。

帛三——高约 24 公分，宽度待考。出土后大部分断裂残碎，经拼合复原，共抄录《养生方》一书。

帛四——高约 24 公分，宽度待考。出土后断裂成若干残片。经拼合复原，共抄录《杂疗方》一书。

帛五——高约 49 公分，宽约 49 公分左右。出土时断裂为 4 个残片，经拼合复原，抄录成《胎产书》一书。

至于马王堆出土的其它四种医书均书写在 200 枚简上，共订为两卷。其书写方法是：

133 枚竹简订为 1 卷，依次抄录《十问》及《合阴阳方》二书；

67 枚简订为 1 卷，其中前 11 枚为木简，抄录《杂禁方》一书，后 56 枚为竹简，抄录《天下至道谈》一书。

2. 医书的类别和字数：

如果按照西汉官修的目录学《七略・方技略》的分类法，以上医书可分为四类：

属于“医经”类的有《足臂十一脉灸经》、《阴阳十一脉灸经》、《脉法》、《阴阳脉死候》。属于“经方”类的有《五十二病方》。属于“神仙”类的有《却谷食气》、《导引图》、《胎产书》、《杂禁方》。属于“房中”类的有《养生方》、《杂疗方》、《十问》、《天下至道谈》、《合阴阳方》。

但是，这种汉代的医书分类方法并不完全切合实际，因此我们从现代的医学观点上分析，这 14 种古医书可分为以下四类：

其一是有关预防医学思想，属于卫生学的。其中包括医疗体育的专著《导引图》，利用呼吸运动达到保健目的的《却谷食气》，以及在《养生方》、《杂疗方》、《胎产书》中所记录的一些有关强身益气的方剂。

其二是有关医学理论的。其中包括论述生理、病理的十一脉学说专书《足臂十一脉灸经》、《阴阳十一脉灸经》。诊断专书《阴阳脉死候》，论述灸疗感传现象及砭石治疗理论的著作《脉法》，论述胚胎生理及孕妇调摄的《胎产书》，以及关于养生理论的《十问》、《天下至道谈》等书。

其三是有关医疗方法的。其中包括以方药治疗为主的《五十二病方》以及用灸法治疗为主的《足臂十一脉灸经》、《阴阳十一脉灸经》和《脉法》等书。

其四是属于带有封建迷信性质的糟粕内容——在《五十二病方》、《养生方》、《疗杂方》、《却谷食气》、《胎产书》、《十问》、《合阴阳方》、《天下至道谈》、《杂禁方》等书中均有或多或少的成份，是需要加以批判对待的。

从这 14 种医书的字数上看，估计原书的总数有三万字左右，即马王堆医书现存可辨出的有二万三千余字（不包括标点）。14 种医书中字数最多的是《五十二病方》，现存九千九百一十字。其次是《养生方》，现存三千四百字。字数最少的是《导引图》，现存五十九字。现将全部出土古医书字数的初步统计表附于文末，供参考。

3. 年代考察：

考察出土医书的年代问题，除了其出土年代及其墓葬年代应藉助于考古方面的第一手资料外，从历史学的角度我们还必须注意鉴别其抄录时的年代及其著作年代。

首先马王堆医书的墓葬年代是公元前 163 年（汉文帝初元十二年）。而各书的抄录年代最早的为秦代的小篆体（如《足臂十一脉灸经》等），也就是秦人所录；最晚的是西汉初的隶字（如几种简书），也就是西汉初所录，即相当于公元前 3 世纪至 3 世纪初。

至于各书的著作年代，根据它们与传世最古的医书如《黄帝内经》等书具体内容对比，以及先秦时代的有关典籍史料的考察予以分析，其中有些著作明显地早于战国时期成书的《黄帝内经》。如《阴阳十一脉灸经》和《五十二病方》等，至少在战国早期即公元 5 世纪即已成书，而《足臂十一脉灸经》则更早，可以上溯到春秋时代，即公元 6 世纪前后。其它象《阴阳脉死候》一书，毫无疑问正是《灵枢·经脉》中同类文字的祖本，而且两者相较，后者吸收渗入了春秋时代的五行学说，而前者则完全没有这类的痕迹。《脉法》等书则只用砭石和灸法，不谈针法，也都说明了它们的著年是较《内经》更古的事实。其它尚未能确切考订其著作年代的医书，绝大多数是战国中后期至秦初时人写成的。

二、出土古医书的内容特点简介

1.《足臂十一脉灸经》——这是迄今为止我国发现最古的一部经脉学著作，书中简要而完整地论述全身 11 条脉的生理、病理和治疗方法。其分二篇，首为“足（脉）”篇，依次为足太阳脉、足少阳脉、足阳明脉、足少阴脉、足大阴脉，足厥阴脉 6 节及死与不死候1节。次为“臂（脉）”篇，依次为臂太阴、臂少阴脉、臂太阳脉、臂少阳脉、臂阳明脉5节。以上各节均分论该脉在体表的循行路线，所主病症及用灸法治疗（图1）。

2.《阴阳十一脉灸经》——这是继《足臂十一脉灸经》之后，《黄帝内经·经脉篇》之前写成的另一种古经脉学著作。在《足臂十一脉灸经》的基础上，此书对全身11条脉的循行及主病均作了很大的调整和补充，为后来《黄帝内经》中的经脉学说奠定了基础。此书出土时共甲、乙两种文本，二本均有不同程度的残缺，经相互校补，除个别文外，首尾基本完整。其内容按照先阳脉后阴脉的顺序，依次是：足巨（太）阳脉，足少阳脉、足阳明脉、肩脉、耳脉、齿脉、足巨阴脉、足少阴脉、足厥阴脉、臂巨阴脉、臂少阴脉共11节，每节均首记该脉循行径路、次记该脉的“是动”及“所产”两类病候，其中在足少阴脉之后还特别记明了灸法及调摄事项。

3.《脉法》——这是医家传授弟子应用灸法和砭法的一种民间教材。书中所说的“脉法”与《黄帝内经》以后历代诊断学中的诊脉法不同，而是指通过灸法，呈现脉的感传现象来提高治疗效果（所谓“导脉”），以及用砭法治疗由于血脉所致病理痈肿（所谓“启脉”）的有关理论和方法。从文字来看也是一部很古的医书。

4.《阴阳脉死候》——本书是论述在三阴脉和三阳脉疾病中所呈现的死亡症候及有关理论。

5.《五十二病方》——这是一部现已知的我国最古的医学方书。书中分述了52种疾病的医疗方法，卷首列有目录。每种疾病均作为篇目标题，记于各篇之首。其中除三个病名篇目缺文不详外，其余四十九种绝大多数是外科疾病，包括各种外伤，动物咬伤，痈疽、溃烂、肿瘤，皮肤病及痔病等。其次为内科疾病，包括癫痫、痉病、疟病、食病、疝病、癃病、淋病及寄生虫病等。再次为儿科疾病，包括小儿癫痫、瘛疭及所谓“鬾”病；至于妇科疾病只有1个病名（“婴儿索痉”）。

全书现存291条。每条1方，个别有2方者。各方均以用药为主，包括外用，内服等法，此外尚有灸、砭、熨、薰……等各种外治法及若干祝由方。

书末附有卷末佚文若干，系52病篇目以外经后人续增的若干病名及医方（图2、3）。

6.《却谷食气》——这是一部在道家思想影响下利用呼吸运动进行个人保健的书，也是属于气功之类的著作，书中提出在一年四季应当有选择地在特定的自然环境中进行呼吸的方法和要求，同时也论述了各种环境中的空气名称、性质及对人体的影响。但书中也杂有“却谷”之类的迷信资料。

7.《导引图》——这是一部古代医疗体育的“导引”图谱。全书共绘有44幅导引图，分为上下4层排列，每层分绘11图。每图各有一标题，别无文字说明，各图均用彩色绘以多种运动姿态的人形。根据现能辨认出的各图标题，有仅记病名者，如烦、癫、聋、膝、痛、胠积、俯厥、灵中、温病……等，有记以动物形象者，如龙登、鹞背、（鸟）伸、熊经、……等。此外各图除大多数系徒手运动外，尚有深呼吸运动及少数利用器械如盘、球、棍、袋等辅助运动者。

8.《养生方》——这是一部以养生为主的方书，共分32篇，前面是本文，最末是目录。本书以医方为主。其中可以辨出的至少79方，其用途主要是为了达到滋补强壮，增强体力之目的。此外还有一些黑发方，健步方以及治疗偏枯，阴部肿胀等医方。书中还提供了各种制药、用药方法及药名等，但本文缺损较多，且杂有若干糟粕性文字。

9.《杂疗方》——本书也是医方书的一种，没有目录，仅在每个处方之首记有其所主治之标题，其中包括益气补益诸方，新生儿理胞图法，治疗“蜮”虫、蛇、蜂所伤及阴道坐药方等，现能辨识者共38方，其中也掺入了不少封建迷信包彩。

图2《五十二病方》

图3《五十二病方》

10.《胎产书》——这是一种有关胎产的方技书，但其内容不尽是医方。整个帛呈正方形，上半为所谓“人字”及“禹藏”两种图形，是有关迷信的埋胞方位者，下半的前部为医论一篇，即“禹问幼频”，论述十月胚胎的形成及产母调摄。其文与隋唐时流传的“十月养胎法”（见《诸病源候论》、《千金要方》等书）大致相同，但内容更为简练，足证是其最早的祖本。上半的后部是医方，现存共21方，包括安胎保产，求子诸方。

11.《十问》——这是一部有关养生的方技书。书中共十篇问答，均托名战国以前的王候及名家，如黄帝问天师、大成、曹熬、容成、尧问舜，王子巧问彭祖……等。内容包括养生，服食，呼吸吐纳及房中等方面的医学理论。

12.《天下至道谈》。

13.《合阴阳方》——以上二书均房中类方技书。

14.《杂禁方》——全书共11方，大多是配合药物内服的一些巫术方。

三、出土古医书的科学价值

通过上述简括的介绍，我们可以看出这14种出土古医书不论在数量或其内容上都是十分丰富的，总括它们的科学价值有以下四个方面：

1. 直接发掘出秦汉以前的医学原著，极大地弥补了现存最古医药文献的不足：——我国传世最古的医书主要是《黄帝内经》、《神农本草经》、《难经》及张仲景著作《伤寒论》、《金匮要略》等书。

《黄帝内经》虽然是战国时成书的一部医学理论著作，但在治疗方面，却只有十来个医方。史料中与其先后同期的医书如《七略》所载的“经方”类著作虽已有11种，274卷（见《汉书艺文志·方技略》），但均全部失传，自汉以降，学者早无从了解它们的踪迹。而现在出土的《五十二病方》、《养生方》、《杂疗方》等书，均是先秦时代的古医书，特别是《五十二病方》的撰年更早于《内经》。书中仅现存的医方就近300个之多。

在《内经》中已大量渗主阴阳、五行学说，成为该书的主导思想。出土医书《阴阳脉死候》等书与之相同的内容却完全没有五行学说的色彩。又如在《足臂十一脉灸经》等书中只有“脉”字，还没有“经脉”之称，也没有经络系统循环概念。再如，在《脉法》一书中对于“脉”的理解，在一定程度上也和《内经》中的解释不尽相同，而是带有更为淳朴的色彩，……等等。这些都是为《内经》所无的。

从《神农本草经》一书来看，这是已知我国最早药物著作，但其中只收有365种药物。现在通过《五十二病方》、《杂疗方》、《养生方》、《胎产书》等书医方中的药物名称统计，就有药名396个，其数量不仅超过《神农本草经》，而且还有不少都是《神农本草经》和《名医别录》等书所未收载的。这些自然也都在很大程度上补充了先秦时代药物学的不足。

再从东汉末期张仲景的《伤寒论》及《金匮要略》来说，一直为后代医家尊之为最古的“经方”。现在《五十二病方》的年代远在《伤寒论》等书之前，成为张氏医学著作的学术渊源和依据。

2. 多方面地反映了西汉以前医药学发展的真实情况；——由于出土的14种医书全部是西汉时代以前的产物，因而其所记述的各方面医药学成就，必然也是该时期的具体反映，同时也为研究我国周、秦及西汉是代医学发展的历史与规律奠定了物质基础。由于篇幅所限，在这里我们只将早于《内经》成书的几部医学著作中所反映出来的周代医药学成就的几个主要方面举例说明如下：

（一）生理学方面的成就如：

（1）人体体表解剖部位——在《足臂十一脉灸经》等书中已有相当详细的记述，其中有些体表部位名称则是不见于后代医书的。

（2）体内组织——《阴阳脉死候》所记述的肉、骨、血、筋、气和《内经》中的皮（毛）、肉、（血）脉、筋、骨五种组织不同，是在医学思想中尚未配合五行学说以前人们对体内组织的概况。

（3）脉在人体的分布——在《阴阳十一脉灸经》所保留下来的齿脉、耳脉和肩脉等名称，实际上是在十一脉学说形成之前人们通过脉的感传路线所作的一种早期直观命名。而在此之后出现的十二脉系统，也是曾经经历了前后两次较大的调整充实的演变，即由“足臂十一脉”阶段到“阴阳十一脉”阶段，最后才发展为《内经》中的“十二经脉”阶段，出现了人体经脉的定型化过程的。

（4）砭法和灸、针刺激点的定位（孔穴）——在《足臂十一脉灸经》和《阴阳十一脉灸经》中应用灸法的部位，只记有脉名，没有具体的刺激点。在《脉法》及《五十二病方》中应用砭、灸虽记有明确的刺激点，但还没有正式的穴名。因此也可以认为这种具有固定部位的刺激点正是《内经》中“孔穴”的雏形或其前身。

（5）脏府——在脉与脏府的关系方面，两种《十一脉灸经》中的11条脉都没有和脏府相配合，这是和《内经》中12条经脉各自配合六脏、六府有所不同的。《足臂十一脉灸经》只记有心、肝二脏，《阴阳十一脉灸经》也只记有心、胃、肾三称。这种情况至少说明了当时脏府学说还是处于较低级的阶段。

（6）胎儿发育——《胎产书》中已开始描述了胎儿在母腹中发育成长的变化，即：“一月名流刑”、“二月如膏”、“三月始脂”，“四月……乃始成血”，“五月……乃始成气”，“六月……乃始成筋”，“七月……乃始成骨”，“八月……乃始成筋”，“九月……奶始成毫毛”，这段文字虽然很简单，并且和实际胎胚发育的具体过程也还有所出入。但在我国生理学史上却是最早的一种论述，并为后来的《诸病源候论》、《外台秘要》等书所引用与发挥。

（二）病理学、诊断学方面的成就——出土医书中虽然没有专论病理的著作，但从《五十二病方》等书中还是可以看到一些蛛丝马迹的资料，如发病原因方面，在“五十二病方”的全部疾病中已有不少是记出了其致病原因的。其中：有因于气候或环境者，如风寒所致的“伤痉”、“湿气”所致的“婴儿索痉”（产妇疾患）；有因金刃等外伤所致的“诸伤”，“刃伤”；有因动物咬伤所致的“狂犬啮人”，“犬噬人”，“蚖”（腹蛇和蜥蜴类伤人），“蛇啮”；有因昆虫咬伤或螫伤的“虿”（蝎螫），“蛭蚀”，“X蠸者”，“螟病”，“蜮”，“蛊”及由蛲虫，白虫所致的各种疾病；有因过敏性因素所致的“㵸”（漆疮）；有因化学毒质所致的“毒鸟喙”（毒箭伤人）；有因物理性因素所致的“瘃”（冻疮）；有因饮食因素所致的“诸食病”；还有由于所谓鬼邪因素所致的“鬾”，以及由于“马”、“羊”、“蛇”等因素所致的各种“痫”病。

从现代医学的观点来看，其中虽然古人对有些病因的认识是错误的，但这是受时代物质条件的限制，而在用唯物观点阐明原学说方面，该书在当时还是起了具有积极意义的重要贡献的。

在有关发病机制方面，出土医书中也有某些片断地论述，如《天下至道谈》中有关“七损八益”的说明等。

在有关疾病诊断方面，《足臂十一脉灸经》和《阴阳十一脉灸经》都总括出我国最古的一种辨证方法。即将多种疾病的症候分别归纳到全身11条脉病中去，因此也中以称之为“十一脉辨证”。而后来《内经》中的“十二经脉辨证”，“脏府辨证”，《伤寒论》的“六经辨证”以及后代的多种临床辨证方法，都是在此基础上的不断发展。和《足臂十一脉灸经》相比较，《阴阳十一脉灸经》在辨证方法上以每一种疾病更增加了区分“是动病”和“所产病”两大类，而且在对于鉴别各种病类的症候数目方面，也不断有了明显的发展。

在死亡症状的鉴别诊断方面，除了《阴阳脉死候》是部专书外，在两种《十一脉灸经》中也有部分的论述。

（三）药物学方面的成就——如上所说，在《五十二病方》等书中不仅所记的药物总数超过《神农本草经》一书，而且对于某些植物药的产地、形态、习性、采集部位、季节以及某些昆虫药的特征等都作了充分而必要的描述。对于药物的炮制方法，包括对新鲜药材处理手段，以及进一步加工成为各种剂型的步骤等，都作了较广泛而细致的记述。

在《五十二病方》所用的剂型方面，内服药主要是以药末（粉）剂，水深剂和酒深剂为主，外用药方面主要是以动物油膏剂为主，该书中还没有“散”，“汤”等名称。内服的“丸剂”可以辨识的也只有2方，而且都是用酒或醋制丸的。至于“丹”剂，书中还没有出现。

作为药用的酒，除了酒溶剂外，在《养生方》和《杂疗方》等书中还记述了利用药物配合酒曲等物专门酿制的各种药酒。这也是不同于后代利用一般酒类作溶媒，浸泡药物来制造药酒的。本人曾将《养生方》所载的1张文字较完整的药酒方加以分析，发现其全部酿制的工艺程序共达十个步骤之多。这不仅在世界制药学史上，就是在化学史的酿酒方面也占有特殊的地位。

（四）针灸学的成就——在《足臂十一脉灸经》、《阴阳十一脉灸经》、《脉法》和《五十二病方》等书中都只有灸法，砭法，没有针法。这是和《内经》一书中用大量文字重点记述针法有所不同的。如所周知，砭法是针法的前身，也是起源于石器时代的一种最古老的医疗方法。而针取代砭石则是在金属工具特别是铁的广泛使用以后。出土古医书进一步说明了砭和灸都是早于针法的事实。

在《脉法》一书中不仅描述了由于灸法所呈现的脉的感传现象，而且还记述了进一步增强这种感传可能性的措施。这已为后来的医学著作如《内经》中所说的“气至”，“候气”现象，以及金代何若愚《流注指微赋》的“接经通气”手法，明代《医学入门》的“飞经走气”，《针灸大成》的“通关交经”等手法所呈现的效应进一步证实。

（五）外治法——出土医书中广泛记录了多种多样的外治方法，如：最常用的是外敷油脂药膏的方法。也有在疮面或患处撒布药末，用药丸涂擦，用药水冲洗、温浴、薰蒸，用药酒剂，药醋及其它剂型外敷……等方法；此外还有多种热熨法，角法，发泡法，烤炙法，外用剂的腐蚀法，泻血法，按摩法，膏摩法，药巾擦拭法，阴道坐药，点齿药……等。

《五十二病方》的一些药方还很重视在治疗外科疾患时的清创，消毒以及覆盖包扎等保护创面措施。

外科手术的应用，也是被埋没已久的先秦时代医疗方法之一。该书中特别记述了利用砭、灸以及某些简单的外科工具（刀、绳、小型探针等）进行开刀手术操作的方法。这些都是我国外科学悠久历史和卓越成就的直接证明。

（六）其它——在马王堆古医书中还有在医疗体育，养生理论及方药，食物疗法以及疾病调摄等多方面的成就。这里从略。

3. 为研究原始社会医学的发展提供了重要线索和资料：——近年出土医书虽然大都是先秦时的著作，上至原始社会还有相当的距离，但是和各种传世医书比较，相对地在时间上仍然属于最早期的。因而其中所保存的某些原始医学遗迹，对于深入探索原始社会医学的发展必然有很大的裨益。例如在《阴阳十一脉灸经》的足少阳脉病候之后，记有应用灸法治疗的同时还要配合五项饮食起居的调养方法，其中之一即“强食产（生）肉”。这种方法也被《内经》一书所沿用。《太素》传本则作“强食生食”，根据杨上善的注释说：“自火化以降，并食熟肉，生食令人热中，人多不欲食之。肾有虚风冷病，故强令人生食豖肉，温胃补虚，脚腰轻健。人有患脚风气，食生猪肉得愈者众，故灸肾病须食助之”。可见这正是在人类社会尚未完全用火以前所遗留下来的一种原始医疗方法仍为民间所应用者。又如在《五十二病方》中，约有近1/10的药方是直接利用自然界中的某些动、植、矿物而不予加工或经非常简易的加工后作为药用外敷于患处的。其中有羊矢、狗矢、活鱼、精液、食盐、灶心土，并中泥、芥子、桑树液汁……等，显然也都是一些非常原始的医疗方法。

4. 出土医书的现实意义——出土医书中的医学成就，有些为当前医药研究提供了重要参考资料，有些则在世界医学史上占有首次发现和发明的突出位置，为中国人民争得了荣耀，也世界医学作出了贡献。

附表　　出土14种古医学方剂书字数的初步估算

书名	原书总字数(估数)	现存字数	可补入字数
足臂十一脉灸经	760	703	24
阴阳十一脉灸经(甲本)	950	699	211
脉法	400	190	5
阴阳脉死候	101	89	5
五十二病方	11,600	9,910	80
五十二现方卷末佚文	60	40	–
却谷食气	400	264	37
阴阳十一脉灸经(乙本)	950	783	135
导引图	120	59	–
养生方	6,000	3,400,133	
杂疗方	1,560	990	6
胎产书 760	1,000	679	39
十问			
合阴阳方	5,960	5,960	–
天下至道谈			
杂禁方	127	127	–
小计	29,988	23,893	675

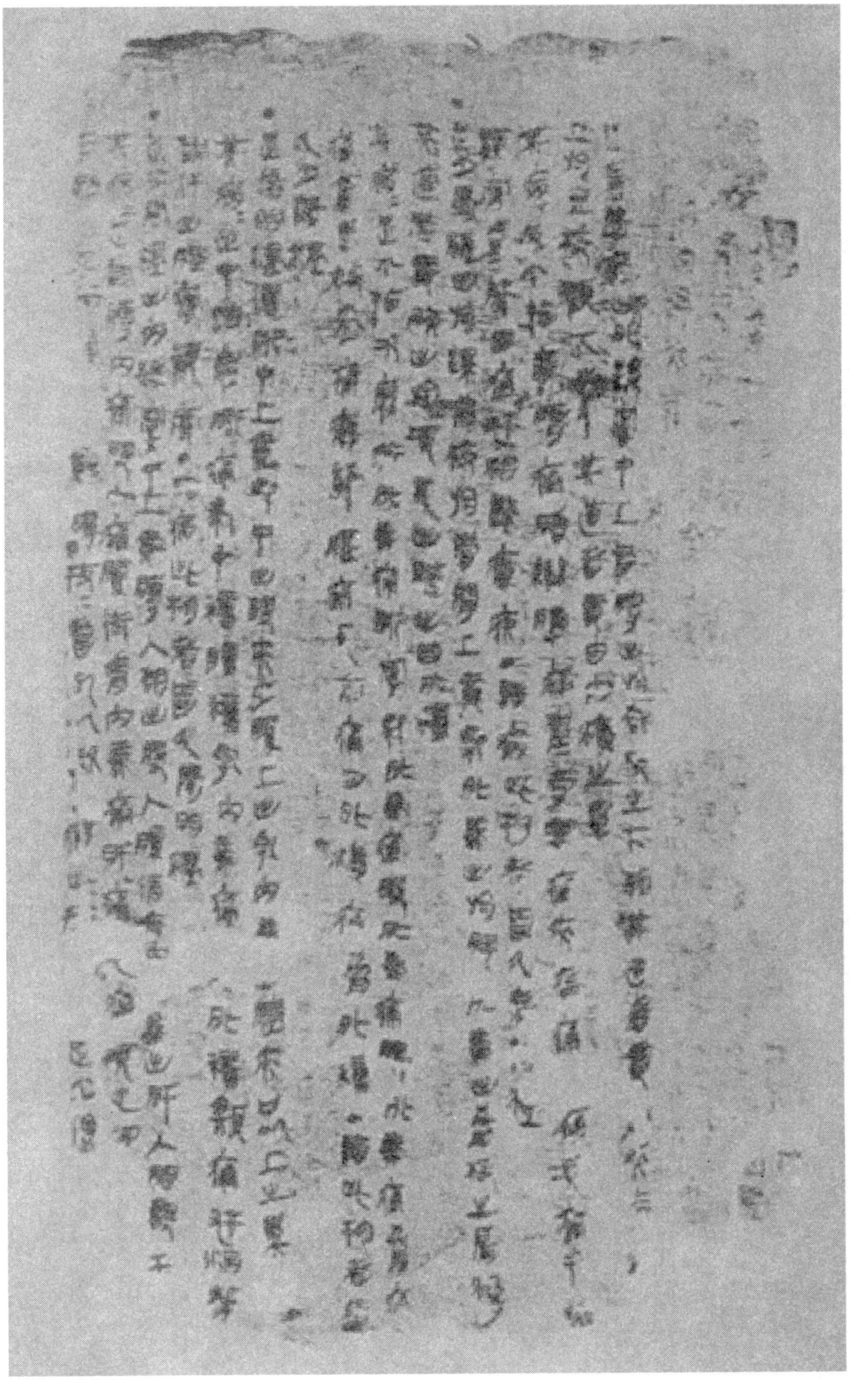

图1 《足臂十一脉灸经》

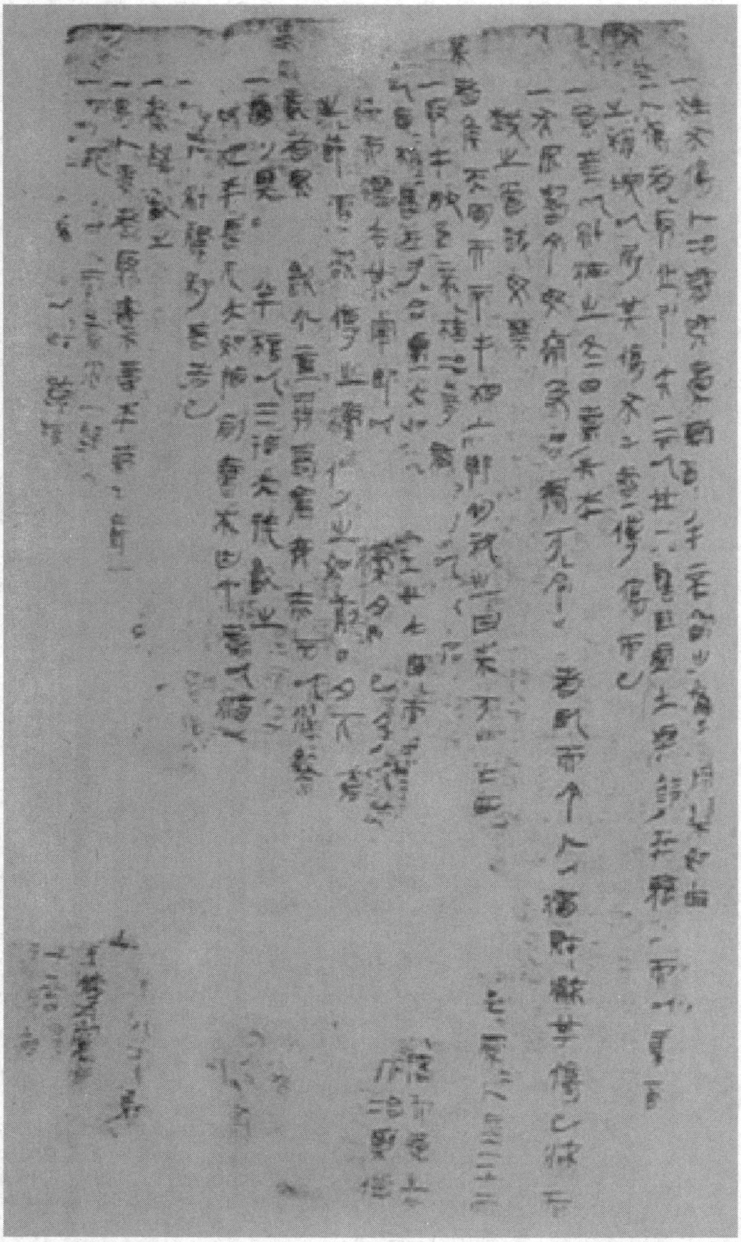

图2 《五十二病方》

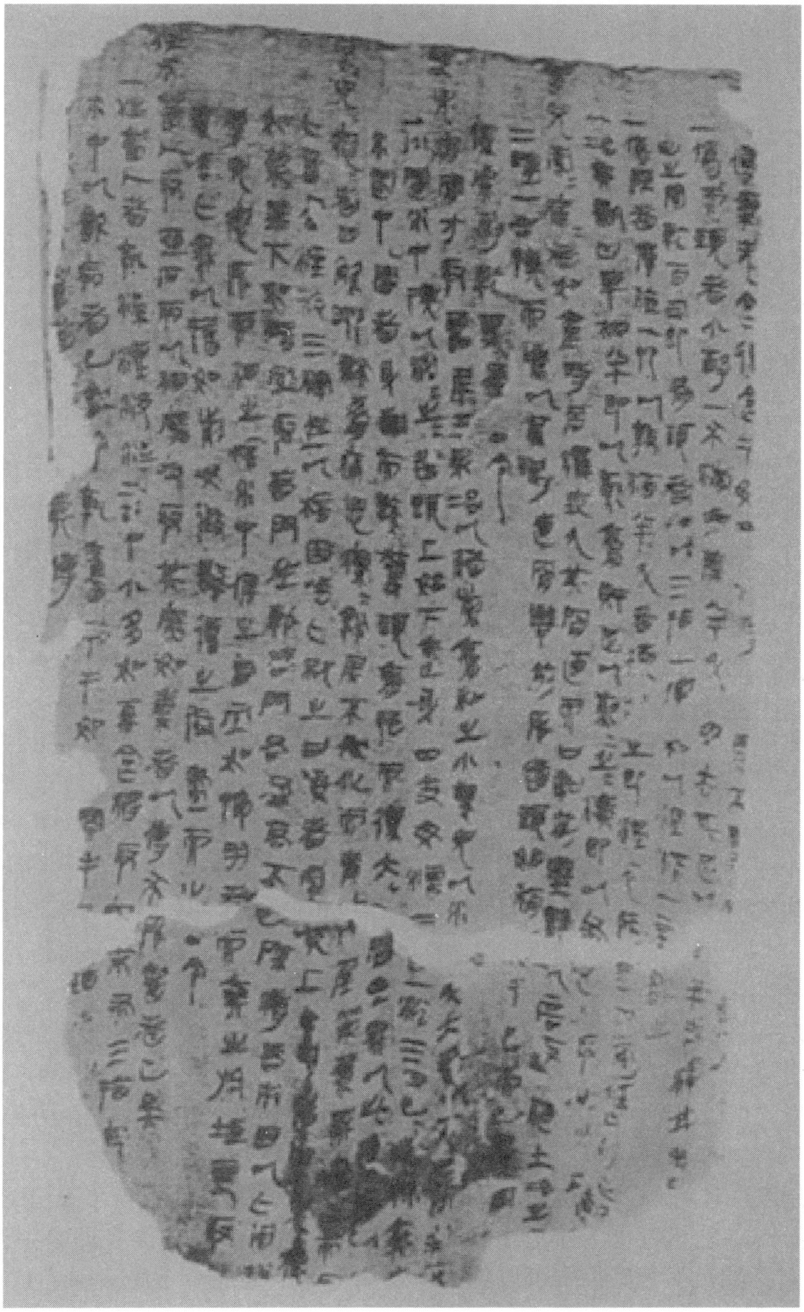

图 3　《五十二病方》

（1980 年《中华医史杂志》第 10 卷第 1 期）

13. 马王堆汉墓医书中药物剂量的考察

在马王堆三号汉墓出土的十四种医书中，记有方、药的著作有四种。其中《五十二病方》的撰年据初步确认要早在战国时期成书的《黄帝内经》之前(1)，约在春秋战国之际。《养生方》、《杂疗方》、《胎产书》从内容分析也属于先秦古籍。从这些古医书中可以反映我国先秦时期有关药物剂量的某些情况。

一、药剂的重量单位

早在我国周代的衡量制度中虽已有斤、两等名称，但在《五十二病方》所记的药物剂量却还没有见到重量单位（包括斤、两等）的应用。这种情况是和在此以后的其他医书中剂量单位主要是以重量为主的方法有很大不同的。后者如：见于《养生方》及《治百病方》的有“斤”、“两”二称；见于《杂疗方》及《流沙坠简》医方的有“两”；见于《黄帝内经》的有“斤”（见灵枢·寿夭刚柔》）；见于东汉张仲景《伤寒杂病论》的除“斤”、“两”外又有“铢”字（二十四铢为一两）的剂量单位。至于衡量制度中的钱、分、厘等单位，都是在唐、宋以后医书中才开始应用的主要剂量标准，当然更是《五十二病方》等古医书所没有的。

二、药剂的容量单位

药剂的容量单位是帛书古医书应用的主要剂量单位，其中尤以“升”、“斗”最为常见。在《五十二病方》中还可见到“合”字。按照古代容量制度是：十合为升，十升为斗，十斗为斛。但帛书中尚未见“斛”字。如果与其他古医书对照，则《黄帝内经》的医方也用升、斗（见《黄枢·痈疽》），而《治百病方》、《史记·仓公列传》及《流沙坠简》的医方也均用升字。张仲景医书则合、升、斗斛四种单位均可见到。

对于不足一升或一斗的单位，则多用“半”或“分开”、“分斗”等字样。如《五十二病方》有“半升”、“半斗”、“少斗升”（即1/3升），“四分升一”（1/4升），“九分升二”（2/9升），“十分升一”（1/10升），“廿分斗一”（1/20斗）。《养生方》又有“二斗二分之”（1/2之斗）等名称。

古容量制度中还有一种单位名称即“参”字，一参的容量相当于三分之一斗。（据《急就篇》第十二：“蠡斗参升半卮箄。”《考异》云：“参，贴作桑，即参字，《玉海》作三。”）这种名称除帛书古医书中可以见到外（如“术一参”，“为汁一参”），其他各种现存古医书均未采用。

至于在汉代医学方书（如《治百病方》、《伤寒论》、《金匮要略》以及《居延汉简》等）所常用的另一类专用于测量药物粉末的容量单位，包括“方寸匕”、“五分匕”、“刀圭”、“钱匕”、“斗钱匕”等名称，在先秦时代的古医书和《黄帝内经》中均未出现，这是值得注意的。在《伤寒论》等书中所用的“钱”和“半钱”单位，均系“钱匕”与“半钱匕”的略称，和唐、宋以后所用的重量单位“钱”字不同，不宜混淆。

三、药剂的长度单位

用长度单位作为计量药物的方法在唐代以后的医书中已极少应用，但在帛书古医书中则仍是一种重要的量药手段。其中常用的有“尺”、“寸”二称。如：“杞本长尺”（见《五十二病方》）、“桂三尺”、“食铺四寸”、“四膱蛇……长三、四寸”、“竹缓节者，大径三寸”（均见《养生方》）等。实际上这种只有长度，未记径度的计量方法也是一种不甚精确的估量方法。这类用长度计量的药方在《黄帝内经》（该书除“尺”、“寸”外，又有“丈”字，见《灵枢·寿夭刚柔》）、《治百病方》和张仲景医书中同样可以见到，也是唐以前医书较常见的。

此外，在《五十二病方》中还可见到个别的面积单位——“方尺”（即一尺见方）的名称。

四、药剂的估量单位

应用估量的名称标明处方中药物剂量是帛书古医书中最常见的一种计量方法。这种估量方法虽然是比较约略而不精确的，但毫无疑问它表达了古医书中在尚未广泛地采用通行的度量衡制度之前所残留的一些更为原始的量药标准。总括这类估量单位，有以下几方面：

1. 撮（古医书作“最”，又作“捽”）——撮是用手指合拢一起捏取细碎物质的一种方法。古医书中多用食、中、拇三指捏取药末而称为“三指撮”，或“三指撮一”、“三指一撮”。比三指撮的数量少些的则称“三指小撮”；比三指撮数量略大些的则称：“三指撮到（又作“至”）节”，“三指大撮（又作“捽”）”；三个三指撮则称为“三指三撮”。而在古医书中单用“撮”字，没有“指”字的药量名称多系三指撮的略称。如《养生方》中有“三撮”、“七撮”二称（“欲廿，用七撮；欲十，用三撮。”）；《史记·仓公列传》的医方中有“一撮”（“芫华一撮”，“莨蓎药一撮”）等就是指七个三指撮、三个三指撮和一个三指撮说的。此外，《黄帝内经》（见《素问·病能论》）及《治百病方》也有“三指撮”一称。用三指撮取药物本是一种大略的药量，但到了汉代已成为一种固定的容量单位，即一撮等于四圭（见《汉书·律历志》）。

2. 具有比例性质的计量单位——在同一处方中有两种以上药物时，往往不记每种药物的实际药用剂量，而是用药各的药量比例。这种具有比例性质的估量单位在《五十二病方》中称之为“齐”。如治疗“X骚”病的一张处方，其药量是：“取犁卢二齐，乌喙一齐，礜一齐，屈居X剂，芫花一齐，并和以车故脂……”这里的“齐”字，义同“分”（即“份”）字，具有份数的意义，也就是在确定一种数量的基础上，同一处方的其他药物均按照相应的份数比例决定其用量。

这种“齐”的名称，到了汉代的医方中虽然继续沿有，但其意义已略有改变，而是和后代所用的“剂”字同样作为整个方剂数的称谓，失去了个别药味的“份”数意义。如《史记·仓公列传》：“消石一齐。”《居延汉简考释·释文》：“饮药十齐”，（见卷一）“饮药五齐”，“饮药廿斋（齐），不愈。”（见卷二）

与“齐”字意义相同的还有“分”字。虽然在《黄帝内经》、《治百病方》、《流沙坠简》医方及张仲景医方中均用“分”作为处方中药物的记量（如《素问·病能论》：“以泽泻、术各十分，麋御五分，合”)，但在《五十二病方》中却没有用于个别的药物方面，仅有：“三分合，取一分”（即：分为三份，取其一份），“取景天……大围束一，分以为三”之类，具有总的份数意义。

需要说明的是：“分”字在秦、汉以前医方中和唐、宋以后医方中的意义完全不同。正如罗振玉在《流沙坠简》按语中所说的：“古医方传世最古者为《伤寒》、《金匮》诸方，凡言药剂皆以两针，其分量同者则日‘等分’，其散剂则言方寸匕。今简中诸方皆言‘几分’，其义与‘等分’之分同，非谓两以下几钱几分之谓。盖汉以前两下但云‘铢’，不云钱与分也”（见《流沙坠简·方技类·医书》）。

3. 具有约略性质的剂量单味——在古医书中有以下一些术语：

“财”——义即适量。(如“不可，财益药”，即“未愈时，可适当增加药量”，“以水财煮李实”，即“用适量的水煮李实”。)

“厌”——同“餍”。即尽量、最大限度地（如：“以厌为故”，即以尽量地饮药为原则，“厌啜”，即尽量饮药。)

“少多”——即多少均可（如：“少多如再食浆”)。

“恣”、“自恣”——二词的意义均与“厌”字相同（如：“恣所用”，即尽量地服用)。

“尽”——义即完全、全部地（如：“尽饮之”，即全部吞服下去)。

此外古医书中还有记述等分意义的术语，如：“各等”，“三等”。或仅记数字而略去剂量单位的术语。如：“细辛四，干姜、菌、乌喙各二”。

4. 根据药材形态的计量单位——用形容药材根条或枝条的数量作为剂量单位的有：“把”（如“续断根一把”，“取车前……大把二”，“取萆薢长四寸一把”)，“束”（如：“XX，X……各一小束”)，“莱”（即小束，如“萆薢、牛膝各五莱”，“XX者一莱””)，“抍”（如：“薤一抍”）和“挺”（如：“桂，尺者五挺”，“黄芩五挺”，“独X长枝者二挺”)。

用形容颗粒状的药材作剂量单位的有“果”（即颗字，如：“姜十果”，“乌喙十果”，“取雷尾三果”）和“枚”（如：“以茯苓撮取大者一枚”)。

用计量液状药物的单位有“杯”字（如：“酒一杯”、“酱一杯”)。

用自然界常见物进行比拟的单位有“枣”（如：“桃可，大如枣”，即桃可这种药，取大如枣状的一块)“手指”（如：“马膂肉……善脯之，令薄如手三指。”)

5. 形容丸药大小的剂量单位——在古医书中对丸药大小的规定有以下几种方式：“如鼠矢”，“如藙”（即如薏苡米大)，“大如荅”（即赤小豆大)，“大如黑菽”（即如黑大豆大)，“大如羊矢”、“大如酸枣”、“大如指端”、“大如牛戒（？)”，“以为大丸”等。

（原稿附有马王堆古医书中的度量衡单位和《黄帝内经》等书的对照表，此处略去。——编者)

【注释】

(1) 马继兴：中华医史杂志，(1)：41，1980

(1981年6月《中药通报》)

14. 马王堆古医书中有关采药、制药和藏药的记述

1975年在长沙马王堆三号汉墓出土的古医书共14种，其中记有药物的著作有4种即《五十二病方》、《养生方》、《杂疗方》和《胎产书》。这些古书系公元前3~2世纪间抄录，于公元前163年埋入地下，但其著作年代则分别在公元前6~4世纪（春秋末至战国）。它们虽非专门的药学专书，但通过其所记述的有关资料却可以充分反映出当时药物学成就的一个重要侧面。本文即重点地就药物的采集、炮制加工与贮藏等问题进行初步地考察。

一、采药

1. 辨认——古医书所记述的辨认药物很少，其中描述最详细的是“毒堇”的外形，即：“（毒）堇叶异小，赤茎，叶纵纗者，X叶实味苦，前（日）至可六七日秀，XXXX泽旁”。——（意译）：毒堇的叶片特别细小，茎带红色，叶上有纵行的叶脉，它的叶子和果实的味道是苦的。每逢在夏至前六、七天种实就能成熟，多生长在水泽的湿地附近。又如“葿”的特征是：“其叶可烹，而酸，其茎有刺”。此外在个别动物药的特征描述方面如记述“杨思”是一种螯（鼤）的小虫，“天牡”是专吃桃花和李花的昆虫。

2. 采期——古医书中所记的采药季节如：“夏日取堇叶，冬日取其本（即根）”。又如“荎”这种药的采制也是夏日用其茎叶中的自然汁，冬天采其根煮水用（“煮X茎，［夏日］以汁洒之，冬日煮其本”）。其他像：“春鸟卵”，“春秋时取冤”，“夏日毒堇”，“秋竹”，“秋乌喙”，“二、三月十五日到十七日取鸟卵”以及五月份采茯苓、莱、蔺、勃嬴，八月份采箟纑实（兔丝子）。再如治疗“痂”病的一个处方中要求采用存放三年以上的猪脂等，都已提出按不同季节采集药物的宝贵经验。

3. 产地——古医书中只记了四个药物的地名，即：骈石产于“泰室、少室”（按：泰室即河南的嵩山），阴菌产于雒（按：雒水经陕西、河南等地），青蒿和葿产于荆（按：荆地包括湖南、湖北等地）。以上记载虽未见述及产地与药物质量的关系，但却是传统“道地药材”的最早期记录。

二、制药

1. 制药的一般技术——制药的一般技术已有多种多样的方法。其中在制药前的处理方面归纳起来有以下几种。

（1）洗涤——古医书中称为“瀳”（如：“以清瀳胞”——用一种称为“清”的酒类［系去滓的甜酒］洗涤胎盘）、“洒”（如：“以洒疽痈”）、“濯”（如：“濯其胞”）。

（2）挑选——古医书称为“择”、“去”和“破”等（如：对“久溺中泥”的处理是：“善泽，去沙石”，对“蜣螂”的处理是：“去其甲足”，对“大牡兔”的处理是“破去肠”。对白术的处理是：“术根去皮”）。对于动物性油脂的处理称为“湔”（如：“湔者［彘］膏”——使猪油洁净）。此外《养生方》还有处理禽类动物拔毛的一种方法，称为“搣”（如：“以雄鸡一，产搣。”——取一只雄鸡，活着把鸡毛拔去。按：“搣”字，《说

文》："捣也"，有捣碎之义）。

（3）过滤——加工制好的药物溶液，有的需要加以过滤。过滤后的药渣，或是弃去，或是连同药液一并服用。古医书中称之为"捉"（如："以布捉取，出其汁。"——用布包盛药物，加压过滤药汁），"索"（"索"字义为尽，引申为压榨。如："索汁而成"，"汁滓皆索食之"），"浚"（如："浚取其汁"，"孰浚"，"浚去其滓"）。"间"（即滤，如"间弃其滓"），"泚"（如："泚取汁"），"湑"（"湑"字原义为抑，引伸为压榨，如：湑去其滓"），"嵩"（有滤净之义，如"嵩其汁"）。此外，弃去的药滓也称为"涿"（如："去其涿者"）。在外治法方面还有用药渣外敷的（如："饮其汁，以滓封其痏"）。

（4）混合和搅拌——古医书对于两种以上的药物混合，多泛称作"置"（如："置一杯醴中"，"置温汤中"），"入"（如："入八丸菽酱中"——把八个药丸放入豆酱里）和"投"（如："投蘖糗中"）。

将两种以上的药物（包括粉末、颗粒、液、脂）充分加以搅拌则称为"挠"（如："挠饮"，"合挠之"，"挠以浴之"），"殽"（"殽"字多用于干燥药物的搅拌，如："以牛或鹿朋殽"——将牛肉末或鹿肉末搅拌），"弁"（"弁"字多用于带油脂或粘液性药物的搅拌：如："以邑枣之脂弁之"，"以鸡卵弁兔毛敷之"，"脂弁之"），"畚"（如："以牝鸟卵畚丸，如鼠矢"），"挐和"（"挐"字在此处同拏，义为烦乱，引伸为相互掺和，如："冶柳付与脂膏相挐和"），"饍"（"饍"字原义为"具食"，见《说文》，古医书中似有搅拌、掺和之义，如："以牝X膏，鳝鱼血饍"，"捧庆良［蜣螂］饍以醯"）。

（5）干燥——干燥是为了减少药物中水分，便于保存的方法。又有阴干和晒干的区别。古医书称为"阴乾"、"暴"（曝）和"旸"等（如用汾菌时"勿令见日，阴干之"。用白术时"曝若有所燥"——在日下曝晒，或用其他方法干燥。用苦堇时"不曝"——不要曝干。制药巾时要"旸之"——晾干。用鼢鼠时要"乾而冶"——干燥后研末）。

2. 药物的粉碎——这是改变药物体积以便制剂和服用。古医书中有：

（1）切削——根据药材本身性质的特点又有不同名称。包括："斩"，即砍断（如："削予木去其上筶亚者，而卒斩之"——砍除栎木茎上的树皮枝桠部分）。"刌"，即切成小块（"刌"又作"剸"或"剷"。如"白付小刌"，"刌颠棘"，"取柴［胡］半寸细剷"）。"剥"，用于切割肉片（如："取牛肉薄剥之"——取牛肉切成薄片）"削"（如："削予木"、"削杞本"）。"屑"，即切碎末（如："屑芍药"，"取枣种粗屑"）。此外尚有"刺"（音掩，即砍断，如"刺貑膏"），"析"（有分解、解碎义，如："细析"、"孰析"）等，都是切削之义。

（2）捣打——古医书称之为"段"，即椎打或捶打之义（如："段乌喙一升"，"段空垒［药名］"，"［马肉脯］即以椎薄段之"）。如果将药物放在特制的臼中（古医书中记有木臼字样）捣打就称为"捧"（捣）（如"……并捣"，"捣而煮之"、"捣之以舂"，"舂之"）。将鸟类的蛋打破时则称为"毁"（如"鸟卵勿毁"）和"溃"（如"取邑乌卵，溃"）。

（3）研磨——古医书中对于绝大多数药物的粉碎方法均将其研成干燥的末，称之为"冶"。如果是研成细末，则称为"冶精"。按："冶"字在汉代《治百病方》中仍沿用之，但到了东汉张仲景医书中则改用"末"字（如《金匮要略方论》大黄䗪虫丸方云："右十二味，末之，炼蜜和丸。"皂荚丸方云："右一味，末之，蜜丸"之类）。对于动物药或新鲜植物液汁较多的研末粉碎，则称为“𪓐”或“䵼”（如：“取茹䕮本𪓐之”，“䵼杏仁”，“䵼蛫（即螃蟹）”。对于矿物性或具有颗粒状药物的研末，则称之为“靡”（即磨：如：“靡水银”，“靡取蚕种”，以及用两块恒石相互磨研，取其磨下的细末作外敷药用。这种用恒石的磨法，似是一种水磨石的悬浊液，类似后代的水飞法）。

（4）咬碎——这是对于质地较疏松细软的药材直接用嘴咬碎的方法，也就是其后所称的㕮咀法。在《五十二病方》中还没有见到“㕮咀”一称，但已出现了“咀”（“咀𪓐以封之”——用口嚼薤白，外敷于［冻疮］），“口咀”（如：“［取堇叶］口咀而封之”——用口嚼堇叶贴敷于患处）及嚼（如“嚼兰米”）等称。此外《五十二病方》卷末佚文还有“咀”及“杂咀”二称，而在《杂疗方》中已开始见到“父且”（即㕮咀）的字样（原文：“取空垒［药名］二斗父且”）。考“㕮咀”一词在文献中最早见于《灵枢·寿夭刚柔篇》，到了东汉张仲景《伤寒杂病论》以后的医书中虽仍沿用“㕮咀”之名，但具体方法已有很大改变。正如梁·陶弘景《神农本草经集注·序例》所说的：“旧方皆云㕮咀者，谓秤毕捣之，如大豆。使吹去细末。……今皆细切之。”可见最初用口嚼，到了后来改用将药捣碎，再进一步改用刀切，是经历了三个阶段的。而在《五十二病方》、《杂疗方》等书中却正是保存了用口咬药这种制药原始方法的面貌，是值得重视的。

3. 液体辅料处理——液体辅料主要是指浸泡药物的溶媒而言，其中除了水以外最常用的还是各种酒类（包括醇、醴、清、醇酒等）、醋（醯）和油脂剂（脂膏、彘膏）以及胆汁、酱汁等。处理液体辅料的方法有：①湿润药物。古医书称为“挐”（假借为“溼”，义为湿。如：“以酒挐封之”。——用酒湿润后贴敷患处）。②用药液溅撒。古医书称为“溅”。③将药物浸泡于溶媒内古医书称为“渍”（如“取啻牢渍醯中”，“以小童溺渍陵叔”，“淳酒渍而饼之”。“餈”字本义为淘米汁，引伸用作以药汁泡饭的称谓。如：“以鞠汁潃之如恒饭”，“以汁餈饭”）。和“滛”（如：“即以犬矢滛之”）。④将液汁浇灌在药物上，古医书称为“沃”（如：“以酒沃”）和“洎”（“洎”字本义为肉汁，引伸有加水浇注之义。如“洎水三斗”）。⑤将煎煮后的药液汲出，古医书称为“抒”（如：“煮李实，疾沸，而抒”）。

4. 加温处理——有些药物需要经过用火加温后应用。其处理方法有：①微火加温。古医书称为“温”（如：“温之无热”）。②烤炙药物。古医书称为“燔”或“燌”（同“燔”。如：“犬骨燔”，“燔螟”，“取彘鱼燔而冶”，“取陈葵茎燔冶之”，“燔狸皮冶灰”，“燌羊矢”）。“烧”（如：“烧盐以熨”，“烧陈蒿取灰”）。“炙”（如：“炙梓叶”）。“熬”即“爊”字，义为干煎，在容器中不加水，隔火干炒（如：“取荠乾实熬令焦黑”，“熬盐以熨”，“熬陵菽参，令黄”）。“煏”（如：“煏桑炭”）。“荻”（如：“以雄鸡一，产荻。——将一只雄鸡活着烧死）。③将油脂类加热溶化。古医书称为“销”（如：“销松脂”）。④将药物放溶器内加水煎煮称为“爨”（如：“以藋坚［稠］节者爨，大沸”），“煮”（如“煮铁”）。“煎”（如：“煎白罂蚯蚓”）。⑤将药物放蒸器上方，其下隔水以蒸之，称为“蒸”（即“烝”，又作“亨”。如：“取三岁陈藿，蒸而取其汁”）。⑥持烧烤的药物，趁热迅速点沾于水（或酒）中，称为“淬”（如：“炊盐令黄，裹以布，淬醇酒中”，“淬铁”）。⑦对于煎水煮沸的次数则称为“沸”或“沥”（“沥”与“沸”义相近，如：煮桃叶“三沥”，“三沥煮以汁”）等。

三、藏药

古医书也记载了个别药物的收藏方法。收藏药物的容器主要是直接用“韦”（即皮革），“缯”（即丝织品）和“布”加以包裹贮存的（如：“善裹以韦”，“裹以韦藏”，“裹以缯藏”）。或将药物放入上述物质制成的口袋（即：“囊”和“橐”。按：《毛传》，“小曰橐，大曰囊”。古医书中如：“以韦橐囊”，“囊盛之”“以缯藤（？）之”。“以布橐盛”）。此外也有将制好的某些芳香类的药品放入竹筒内的容器中密闭保存的（如《杂疗方》中有：“藏筒中，勿令歇”——即铁令泄气）。

古医书对于某些疾病所用的药物还规定了要用贮存多年的。例如治女子癃病时要用存放三年的陈藿，治疗外科“痂”病时要用三年以上的猪油外敷。又如在治疗“白处”病所制造的一种成药药方中则提出了要用贮存十余年到XX年以上的效果最好。

通过以上马王堆古医书中有关资料的分析，可以认为早在我国的春秋、战国时期（公元前6－4世纪前后）的采药、制药和藏药技术已能根据不同药物的特点，广泛利用了多种多样的方法，并制定了与之相应的名称。这些方法不但简单易行，大多数符合科学原理，相传沿用发展成为现代中药制药技术的主要内容；同时也充分反映了这个时期药学事业的发展已达到了一定高度。

（1981年7月《中医杂志》）

15. 我国现已发现的最古医方
——帛书《五十二病方》

长沙马王堆三号汉墓出土的帛书里，有一种久已亡佚的医方专书。这部方书没有书名，现据原有目录共有五十二个以病名为中心的小标题，试定名为《五十二病方》（图版拾贰）。从字体看，帛书的抄写不晚于秦汉之际，而就内容考察，医方的产生年代应早于《黄帝内经》的纂成时期。所以，无论从哪一方面来说，《五十二病方》一书都是现已发现的我国最古医方，对祖国医药学史的研究无疑有非常重要的意义。

一、书的复原

《五十二病方》写在高约24厘米的半幅帛上。帛书埋藏时折成三十余层，出土时折迭处已裂断，成为长方形“页”片，一部分有程度不等的破碎残损。故宫博物院同志们的精心揭裱整理，为拼复工作提供了很大便利。

这部方书编有目录，正文各段也标有抬头书写的小标题，可与目录对照，可惜目录恰恰位于破损部分。幸好这卷帛书在地下受到润渍，相对迭压的帛面文字互相对印，形成了相当清晰的印痕。我们根据目录残片上的印痕，首先缀合了目录（图版拾壹），同时依各“页”对印关系排列拼复，尽可能恢复了这卷帛书的面貌。

拼复的结果，知道此卷帛书在《五十二病方》前还录有四种医学文献，总的次序是：

（一）《十一脉灸经》（第一种）

（二）《十一脉灸经》（第二种）甲本

（三）《脉法》

（四）《阴阳脉死候》

（五）《五十二病方》

前四种的释文已见《文物》1975年第6期。由于《五十二病方》字数最多，成为此卷帛书的主体，我们认为可以援帛书《老子》乙本的前例，把前四种医书合称为《五十二病方》的“卷前佚书”。

帛书有两处缺损较甚，都在《五十二病方》的部分。一处是第14“页”，在可以缀合的两个残片上，保留了“痎”，“人病马不痫”两条标题。对照目录，发现后面佚失了五个标题的正文。考虑折迭情况，应残去两“页”。另一处在“疽病”后半，残存少数碎片，据目录其后佚失一个标题的正文。依此计算，帛书原应折成32“页”，估计全长为430厘米左右。(1)

二、抄写年代的估定

这卷帛书书法秀丽，全卷（除卷尾五行）出于一手，字体为篆书，带有隶草笔意。在马王堆帛书中是字体较早的一种。

古代医书列于方技，应当是用当时通用字体书写。与一些通用字体的铜器铭文相比，这卷帛书的年代显然早于《汉金》122家官钟（汉文帝十三年）和123大官钟（文帝十五年)，文字结构和风格都与这些文帝时期铭文有很大距离。《汉金》21 云阳鼎、22 华鼎，其铭文均系先后两次分刻，第二次所刻“今安陵”、“元年四月”等语应在吕后元年。以帛书字体比较，早于第二次刻铭，而接近于第一次刻铭，可见这卷帛书的写成还要比吕后元年早一个相当时期。

对比已经发表的帛书《老子》，帛书《五十二病方》的字体肯定早于《老子》甲本那种带有篆书意味的隶书。此帛书末尾有五行字体明显不同的文字（图一)，是利用卷尾空白补加的医方，其标题“□噬”是《五十二病方》目录中所没有的。有趣的是，这五行的字体同《老子》甲本相似，如“之”字、“此”字写法全同，“解”字（甲本 32 行)、“暴”字（甲本 138 行)、“弱”字（甲本 166 行）等也都酷肖，这充分说明帛书正文的抄成早于《老子》甲本。《老子》甲本的抄写年代目前尚有不同意见，一种看法认为甲本不讳“邦”字，应抄于汉高祖称帝以前(2)；另一种看法以为汉初避讳不严，可能抄于高祖时或略晚一些。但即使按照后一种见解，这一帛书的抄写也不能晚于秦汉之际。这和我们对照铜器铭文所得结论是一致的。

这卷帛书的文字，有一些特点不同于标准的小篆，而与一些秦铭文相仿。试以图版所示《五十二病方》目录部分为例，可以举出以下几点：

“诸”字与《秦金》47，50 始皇诏椭量同。

“筮”字所从“巫”与《诅楚文》同。

“者”字与《秦金》47、50 始皇诏椭量，76，77、80 二世诏版等同。

“毒”字所从“毋”与二世诏各器“毋”字同。

“大”字与《秦金》60 两诏椭量“去”字所从同。

“去”字与《秦金》24 始皇诏权“法”字所从同。

“疒”旁与《秦金》60 两诏椭量、80 二世诏版“疾”字所从同。

总之，帛书文字的许多特点和秦铭文中所谓“草率”的甚为一致，有的特点还可以在秦统一中国以前的秦人铭文中找到。(3) 帛书“也”字一律作“殹”(4)；“水”旁除一“滜”字外，一律作“氺”；还有个别文字的结构，如目录中“筮”字“竹”头作“艹”，则类似战国时代的楚国文字，这些都是抄写年代很早的证明。我们推断这卷帛书的抄成不晚于秦汉之际，即应为公元前 3 世纪末的写本。

三、《五十二病方》中所记的疾病

《五十二病方》是一部首尾完具的医方专书，现存 459 行，每整行约 32 字。全书五十二题，每题都是治疗一类疾病的方法，少则一二方，多的有二十几方。现存医方（包括残文）总数是 280 方（附表一)，原书应共有 300 方左右。书中的疾病症候名称，包括见于五十二个篇题和本文的在内，初步统计约 103 个，涉及内科、外科、妇产科、儿科，五官科等各个方面，分述如次：

内科疾病：

（一）以肌肉痉挛为主的病　本书有“伤痉”，“伤而痉”等名称。这是一种以项背强直、牙关紧闭为主要症状，相当于破伤风的病。在东汉《伤寒杂病论》的传本中“痉”又作“痓”，并对此病有更详细的记述。

（二）以精神异常为主的病　本书有“癫疾”和各种痫。癫疾也见于《黄帝内经》。

痫有马痫、口痫、羊痫，蛇痫，都是根据发病时所呈异常的体位姿态与某种动物相似而命名的。唐代《千金要方》卷五上所谓“六畜痫”仍沿用着这一类病名。还有本书中的“魃”（鬾，小儿鬼）病，似乎也是精神失常性质的疾病。

（三）以往来寒热为主的病　本书称为“痎”，《说文》：“二日一发疟也。”但《内经·素问·疟论》以“痎疟”为疟疾总称，《内经太素》杨上善注：“痻（即‘痎’字），有云二日一发名痻疟，此经但夏伤于暑至秋为病，或云痻疟，或但云疟，不必以日发间日以定痻也，但应四时其形有异，以为痻尔。”

（四）以小便不利为主的病　本书称为“瘩”，即癃。武威旱滩坡出土的《治百病方》简的五癃方中列举了石癃、血癃、膏癃、泔癃四名。本书则有石癃（指尿中杂有泌尿系统结石成分）、血癃（尿中带血），膏癃（尿液黏稠如含油脂），另有“女子癃”，指妇女癃病。

（五）以小便异常为主的病　有小便混浊、黏稠一类症状，书中有“溺白口”、“膏溺”二病。

（六）以阴囊肿大为主的病　本书有“肿囊”、“穨”和“穨九”等名称。“穨”即“癞”，目录中作“肠穨”，就是穨疝或疝气。书中提到病人不能行走，需要有人抱持挟提。根据此病排列在“膏淋”（类似现代所说的乳糜尿症状）之后看来，本病所指可能包括了具有睾丸肿大症状的丝虫病在内。

附表一　　　　《五十二病方》各题现存方数

	标题	方数		标题方数	方数		标题	方数
1	诸伤	17	20	□者	4	39	□烂者	18
2	伤痉	6	21	痎	2	40	胻膭	4
3	婴儿索痉	1	22	人病马不痫	1	41	胻伤	2
4	婴儿病痫	1	23	人病□不痫	–	42	痂	24
5	婴儿瘈	1	24	人病羊不痫	–	43	蛇齧	1
6	狂犬啮人	3	25	人病蛇不痫	–	44	痈	8
7	犬噬人	3	26	诸蚀(?)病	–	45	髼	7
8	巢者	2	27	诸□病	–	46	𦵔	8
9	夕下	1	28	癃病	27	47	□骚	8
10	毒乌喙	7	29	溺白□者	1	48	冻疕	14
11	蚤	5	30	膏溺	1	49	蛊	5
12	蛭蚀	2	31	肿囊	1	50	魃(鬾)	2
13	蚖	12	32	肠癞	24	51	去人马疣	2
14	疣者	7	33	脉者	1	52	治痏	3
15	癫疾	2	34	牡痔	4	附	□噬	2
16	白处	3	35	牝痔	9		现存方总数	280
17	大带	2	36	朐痒	2			
18	螟	1	37	疽病	16			
19	□蠸者	1	38	□□	2			

（七）肠道寄生虫病　本书提到蛲虫，附见于“朐痒”项下。所说“痒”当即指蛲虫导致的肛门痒痛，关于“出有白虫”的描述表明当时对这种形体细小的寄生虫已作过细致

的观察。

（八）本书所说的“蛊”，其症状当如《内经·素问·玉机真藏论》所述；“病名曰疝瘕，少腹冤热而痛，出白，一名曰蛊。”古人以为中蛊毒所致，详见《诸病源候论》卷二十五《蛊毒候》。《左传》昭公元年医和说“近女室，疾如蛊”，认为是“淫溺惑乱之所生也”，可见此病名来源甚古。

外科疾病：

（一）外伤性疾病　书中外伤性疾病种类很多。属于器械性外伤的，有“诸伤”，包括“金伤”、“刃伤”、“伤者”、“血出”等名称。受严寒引起的冻疮，称为“冻疕”或“瘃”，“践而瘃”（足部冻疮[6]）。书中“髤”，指与漆接触过敏引起的漆疮。“毒乌喙”，应指被毒箭射伤的中毒症。[7]

（二）化脓性疾病　书中主要有“痈”、“疽”两类，又根据发病部位和特征细分为若干病名，“痈”有“颐（下颌部）痈”、“痈首”、“股痈”、“伤痈痛”，“疽”有“骨疽”、“肉疽”、“血疽”、“气疽”、“烂疽”、“嗌（咽喉部）疽”、“肾（指外肾）疽”等。

（三）体表溃疡性疾病　书中有“□烂”。此外，“胻伤”的“伤”字可能是“疡”字的通假，即小腿部的疮疡；所谓“胻久伤”以及“久疕”可能指由于灸疗烫伤而造成的溃疡。

（四）动物咬螫　本书把“狂犬啮人”和一般的“犬噬人”区别开来，说明对狂犬病已有清楚的认识。同样，书中把“蚖”和“蛇啮”分为两病，“蚖”应指蝮蛇咬伤的中毒症。“虿”是蝎螫，“口蠸”也可能是虫类螫伤。[8]“蛭蚀”则指水蛭咬伤。

书中还有“螟”、“蜮”两病。按螟，蟘本来是食谷物的虫，古人认为有的疾病起因于体内有虫咬食，于是借用作为病名。从症状的描述看，“螟病”是：“所啮穿者口，其所发无恒处，或在鼻，或在口旁，或齿龈，或在手指，使人鼻缺指断”，很可能指麻疯病。“蟘”应即后世医书中的“䘌”，其病：“在于喉，或在心所”，或“蚀口鼻”、“蚀齿”，实际包括喉病、口腔病、鼻病等。此外本书卷尾还附有“□噬”一病名。

（五）肛门病　本书对肛门疾患有详细分类，如“牡痔”相当于外痔，“牝痔”相当于内痔，另外还有“脉者”（脉痔）、“血痔”等名。“朐痒”也是痔的一种，帛书《周易》“瓮敝漏”的“漏”写作“句”，所以这里“朐”应即“漏”。所说“未有巢者”的“巢”指肛门漏管，“巢塞脽者”的“脽”即直肠下部。“人州出”就是脱肛。[9]

（六）皮肤病：“白处”和“白瘨”，书中形容为“白毋腠”，应为有皮肤色素消失症状的皮肤病，如白癜风之类。“骚”即“瘙”，《苍颉篇》释为疥，本书这一标题下也明确提到“疥”。“疒马”病下提到的“面皰赤”[10]，是面部的皮肤病，徐锴《说文系传》解释为“面疱”。

（七）肿瘤　“疣”是一种体表的良性肿瘤。“瘿”，据《说文》：“颈瘤也”，多系甲状腺肿大。“马疣”疑指眼部所生肿瘤。

妇产科疾病：书中“婴儿索痉”：“索痉者，如产时居湿地久，其肯直而口钔，筋挛，难以伸”，病者有牙关紧闭、肌肉强直等症状，据《诸病源候论》卷四十二，即子痫一类疾病。另一种意见认为此病为婴儿脐带风。

儿科疾病：“婴儿病痫”是小儿的痫病。“婴儿瘛”，“瘛”即“瘛疭”，系小儿惊风。

五官科疾病：本书有“疒马”。按“疒马”不见于传世医书，《说文》认为有三义：第一是"目病"；第二是"恶气箸身"，即一种传染病；第三是"蚀创"。《五十二病方》叙述㾓"有牝牡，牡高肤，牝有空（孔）"，又说"痈痛而溃"，其位置有"右"有"左"，看来可能是一种眼部的疾病[11]。

以上仅就《五十二病方》中已经初步理解的病名作一简要介绍，书中还有一些病名（如巢者、夕下、大带、胻膭、鼠腹、露疕），有待于深入研讨。

四、与《黄帝内经》《神农本草经》等书的比较

以《五十二病方》与传世古代医书对照，可以看出在医学理论和医疗实际方面，本书都有更为原始古朴的特色。

非常突出的一点是本书看不到五行学说的痕迹，阴阳学说也很少反映。例如在痔、㾓两病的分类上，使用了"牝"、"牡"，而没有以阴，阳表示。这是和《黄帝内经》有显著区别的。

本书很少提到脏腑名称，除"心所"外，所说的"肾"是指外肾，而不是脏腑的肾；"脬"，是指膀胱。书内没有把脏腑名称和病名联系起来，和《内经》也显然不同。如果考虑到《汉志》已有《五藏六府痺十二病方》，《五藏六府疝十六病方》、《五藏六府瘅十二病方》，三书共一百一十卷，可知《五十二病方》成书甚早。

本书没有各个腧穴的名称，只提到过"泰阴"、"泰阳"两个脉名。在使用灸法或砭石等法治疗时，只指出某一体表部位。如治癃病，灸左足中指，或以线缠束左手大指（局部压迫法）。治癞疝，灸头顶中央，或灸左胻，或先砭臀旁，再灸其伤处。可见在本书中还没有具体的腧穴名称，而《内经》中已有系统的经络腧穴记述，两者不同。

在疾病种类方面，本书和《内经》也有很大出入。很多病名，如"婴儿索痉"、"巢者"、"夕下"……等，均不见于《内经》。对若干疾病的概念也往往有所不同，例如《内经》所讲的疽，是生于身体深部属阴性的疾患，而本书记述的"血疽"症状是"倏倏以热"，两者截然相反。本书称白喉一类咽喉急性化脓疾患为"嗌疽"，而《灵枢·痈疽篇》却认为"痈发于嗌中，名曰猛疽"，其病名也不相同。

在药物方面，本书现存药名，初步统计有243种。一部分药名见于《神农本草经》和《名医别录》，也有若干药名为历代文献所未见，已不详其为何物（附表二），如灌曾（又名灌青）、啻牢等。从这里看来，本书要比《神农本草经》的形成早一个时期，有些药物到《神农本草经》撰写时已经失传。这种情形，和后世本草书对《神农本草经》和《名医别录》等书中的若干药名已不知究为何物，只能归于"有名未用"类，可以说是一样的。

关于药物的剂型，书中虽然事实上存在汤剂、丸剂、散剂等，却只提到丸，没有汤和散的名称，至于膏剂和丹剂，更完全没有出现。制药的方法有不少特色，像丸药，在本书里还看不到以水或蜜制作的水丸、蜜丸，而有以下几种显然更为古老的方式：

（一）以酒制丸，内服。

（二）以油脂制丸。

（三）以醋制丸，外用于熨法。

（四）成丸后，粉碎入酒吞服。

值得注意的是，本书各个医方都没有方名。我们知道，在《内经》中已记有"汤

方”、“汤液”一称（见《灵枢·邪客》、《素问·汤液醪醴论》等篇），并有方名半夏汤、鸡矢醴；《史记·扁鹊仓公列传》所记淳于意医案有方名火齐汤、苦参汤。武威医方简《治百病方》也记载有百病膏药方、千金膏药方。到了东汉张仲景的医书里，绝大部分医方都有了方名。

据晋初的皇甫谧说，张仲景的著作是“论广伊尹《汤液》为数十卷”。[12]托名于伊尹的《汤液》，在西汉时已有人扩编为《汤液经法》三十二卷，见于《汉志》。然而《五十二病方》却根本没有出现“汤方”、“汤液”之类字样，这也是本书著作时代较早的一个证明。

本书所用药物剂量单位，除“升”、“斗”外，大都是估量性单位，如“挺”、“束”、“把”、“拼”（即“棄”，小束）、“颗”、“三指撮”、“三指大撮”、“三指撮到节”等等，而不见汉代通用的斤、两、钱、分、铢、刀圭、方寸匕等单位。《素问·病能论》治酒风方有“三指撮”。《说文》：“撮，四圭也，一曰三指撮也。”[13]《汉书·律历志》注引应劭说：“四圭曰撮，三指撮之也。”可见三指撮到汉代已固定为一种容积单位，而在本书中还仅仅是一种不甚精确的估量方法。

除药剂外，书中的治疗方法有灸法、砭法而没有针法，也是引人注意的。如所周知，我国的针法是在砭石疗法的基础上逐渐发展起来的。书中未见针法，说明本书还保留着针法没有广泛使用时期的一些医疗方法，这和《黄帝内经》中不仅有针法，而且有九种形制、用途不同的医针，无疑有一定的时代距离。《五十二病方》卷前佚书两种《十一脉灸经》和《脉法》等，同样没有针法，只有灸法、砭法。《脉法》中详细地讲述了用砭石治疗痈肿的方法，与先秦古籍《管子·法法》“痤雎（疽）之砭石”[14]，和《韩非子·外储说右上》“夫痤疽之痛也，非刺骨髓则烦心不可支也，非如是不能使人以半寸砥石弹之”的记载相合；“用砭启脉”的方法，与《鹖冠子·世贤》所述扁鹊“鑱血脉”相合，可见砭石是当时一种重要的治疗手段。另外，在《五十二病方》里还掺杂着一些祝由方术。《素问·移精变气论》曾提到：“古之治病，惟其移精变气，可祝由而已；今世治病，毒药治其内，针石治其外。”祝由在《内经》一书中，已基本上从医疗中剔除出去。本书中某些祝由疗法的存在正是古代宗教迷信的遗迹，它反映了唯物主义与唯心主义的斗争在医学领域中是十分激烈的。但是，从整体来说，本书的指导思想还是唯物主义的医药学，这是无庸置疑的。

应当指出的是，《五十二病方》一书具有比较浓厚的江南地方性色彩，例如“牝痔”第一方说：“青蒿者，荆名曰□；菌者，荆名曰卢茹。”这是为了便于采集药物，特别记载了青蒿和菌在荆楚地方的土名。[15]书中为了临床实用，列入了南方多见的一些疾病，如漆疮，蛇类、水蛭咬伤，以及类似丝虫病、血吸虫病（“蛊”）的地方病。还有一些药物系南方土产，如厚朴等。有些器物，如竹桶，也是江南的特产。《素问·异法方宜论》记载各种疗法起源的地域时，曾提到砭石“从东方来”，灸焫“从北方来”，九针“从南方来”。本书虽是具有南方地区特点的医书，却只字未涉及针法，也是医方年代早于《黄帝内经》的一个旁证。

五、《五十二病方》的重要意义和价值

《五十二病方》是迄今为止我国已发现的最古医学方书。我们知道，《内经》汇集了

先秦时期许多医学著作的内容，也有某些秦汉时人的增补。本书抄成于秦汉之际，无疑保存着远古时期传流下来的若干医方，是古代劳动人民长期积累的宝贵医疗经验。书中一种疾病有不同疗法，同一药物有不同名称，甚至字的写法前后也不统一，表明这三百个医方是长时期搜集的成果。不少方后注明“尝试”、“已验”、“令”（义为“善”）[16]，它们都曾在人民群众中经历过实践的检证。

对先秦时期时期医药学发展的研究，过去材料较少。《五十二病方》及卷前佚书的发现，弥补了医学史上的重要空白，使我们今天可以看到我国古代劳动人民在与疾病斗争中作出的巨大贡献，这里试举几个例子来说明。

在疽病题下有这样一个医方；

“治[17]白蔹、黄耆、芍药、桂、姜、椒、茱萸，凡七物。骨疽倍白蔹，肉疽［倍］黄耆，肾疽倍芍药，其余各一，并以三指大撮一入杯酒中，日五六饮之。”

这个方子包括七味药，记明针对不同的疽病如何调整各药比例，这是一种早期的辨证施治观念，是非常值得重视的。

书中还记载了当时一些外科手术的成就，例如治疗疣病用破旧蒲席或编席的蒻（蒲子）搓成绳状，点燃绳端，用来灸灼疣部，然后将疣拔除。又如对“牝痔”的“巢塞脏者”（“脏”指直肠），采取巧妙的割治法：

“杀狗，取其脬，以穿籥，入脏中，吹之，引出，徐以刀割去其巢，冶黄芩而屡傅之。”

即把狗的膀胱套在竹管上，插入肛门吹胀，将直肠下端患部引出，然后开刀，这充分反映出古代劳动人民的智慧。对于“牡痔”，也有一种先用小绳结扎，再用刀割治的操作方法。同时，书中以润滑的“铤”作为漏管探针，还有用具有腐蚀作用的地胆等药外敷“牡痔”的方法（类似后世的枯痔疗法），都是配合痔的外科手术治疗的。

书中在治疗某些外科或皮肤科疾病时，强调了清洗患处，对复有脓血或坏死组织的疮面要加以清理，然后敷药；有的方子还指出不要用手直接敷药，这些规定都是合乎科学的。可见我国医学中的外科手术学有非常悠久的发展历史。

外治法在《五十二病方》里占有很大比重，所采用的方法多种多样，除药物外敷外还有：

药浴法：如对“胻久（灸）伤（疡）”的治疗，以术等三味药煮水二斗成汤，把病腿放在盛汤的器皿里，脚下垫上一块小木，使汤保持一定温度。又如用雷矢（即雷丸）煮水浴治“婴儿病痫”，也是一种药浴法。

烟熏或蒸气熏法：如治疗“朐痒”，在地上挖和陶盉（小盆）大小仿佛的坎，用火把土烤干，放进干艾，艾上放好柳蕈（药名），点燃，拿一只底部穿孔的陶盉盖好，使烟从盉孔排出，用以熏治。书中还有用骆阮（药名）熏治“牝痔”，用煮秋竹（药名）的蒸气熏瘢等等疗法。

熨法：种类也很多，如炊盐淬酒熨治“伤痉”，蒸葱熨治冻疮等。

砭法：有两种，一是以砭石直接在皮肤造成创伤（“痏”），治癞；一是用砭石（“小隋石”）作为热熨，治痔。

灸法：也有两种，一是以艾裹“枲垢”（粗麻）的灸法；一是燃点蒲绳之类，类似近代的艾卷灸。此外还有一种用芥子捣敷头顶部使局部红赤发泡（治蚖咬）的疗法，相当于后代医家所说的冷灸或天灸法。

按摩法：有治㿗病时按摩臀部（尻）的方法。

角法：这是类似后代的火罐疗法，用以治疗牡痔。

上述各条都是有关疗法的最早纪录，是我国古代劳动人民在医学方面通过长期实践的光辉成就。

医方所反映的药物学成就也是很突出的。在现存242种药名中，不见于《神农本草经》和《名医别录》两书的接近一半。这证明在先秦时期还有许多民间常用药物，绝不是《神农本草经》365种的数字所能概括的。

本书对个别药物的形态和炮制方法已有详细描写，如“㿗病”项下用来治膀胱结石用的“毒堇”：

“以夏日至到□□毒堇，阴干，取叶实并冶，裹以韦（皮革）藏；用，取之。岁［更］取毒堇。毒堇［者，较恒］堇叶异小，赤，茎叶纵纗（有纵贯的筋脉）者，［其］叶实味苦，前［夏］至可六七日秀（结实），□□□泽旁。”

从这里对“毒堇”的描写看，这种药用植物疑即生有多回羽状复叶的小叶片，叶背呈紫红色，具有一定毒性的罂粟科的紫堇。

分析书中有关处方的主治，可以看到很多药物的适应症，如乌喙，续断的镇痛，石韦、葵种的利尿，燔髶灰（即血余炭）的止血，硝石（芒硝）溶液的消毒杀菌……等等，都和后世医药文献与临床实践一致。

毛主席教导我们：“中国医药学是一个伟大的宝库，应当努力发掘，加以提高。”马王堆三号汉墓出土的十余种医书，确实是缤纷多采的宝藏，需要从各个方面进行仔细的研究。本文仅对《五十二病方》一书作初步介绍，希望同志们对照本刊本期发表的释文，给以指正。

［附记］本文的写成，曾到湖南省博物馆的大力协助。

（1）约当秦至西汉尺一丈八尺。这卷帛书还有个别残片有待缀合，本文各项数字均依目前复原情况计算。

（2）高亨、池曦朝：《试谈马王堆汉墓中的帛书<老子>》，《文物》1974年第11期。

（3）参看裘锡圭：《从马王堆一号汉墓遣册谈关于古隶的一些问题》，《考古》1974年第1期。文中附表所举秦铭文中一些写法多与本帛书相近。

（4）秦始皇诏及更早的秦铭文“也”字均作“殹”；二世诏除平阳权，绝大多数改作“也”。参看商承祚：《秦权使用及其辨伪》，《学术研究》，1965年第3期。

（5）“病”下一字原脱。

（6）《说文》：“瘃，中寒肿覈。”“践”义为跣足，见《汉书·文帝纪》注。

（7）乌喙即乌头，其汁名“射罔”，有剧毒，古代用作毒箭原料，见陶弘景《本草经集注》。参看巢元方《诸病源候论》卷三十六《毒箭所伤候》。

（8）《说文》：“蠸，……一曰大鳌也。”

（9）《尔雅·释畜》注：“州，窍。”

（10）《说文》：“皰，面生气也。”段注：“玄应书一作面生热气也。《淮南》‘溃小皰而发痤疽’，高曰：‘皰，面气也。’玄应引作‘皰’。”

（11）桂馥《说文解字义证》：“目病也者，谓目病生眵也，俗谓之瘖翳。”与帛书不合。

（12）皇甫谧：《针灸甲乙经》序。

（13）据慧琳《一切经音义》卷五十三引文改正。

（14）据《太平御览》卷六五二引文改正。

（15）《楚辞·天问》："荆勳作师。"注："荆，楚也。"可证楚人有时自称为荆。

（16）《论衡·须颂》："今方技之书在竹帛，……若言'已验'、'尝试'，人争刻写，以为珍秘。"

（17）"冶"字在帛书医书中常见，也见于武威医方简和《医心方》。《医心方》卷二十二引《集验方》："已冶艾叶一筥。""冶"字旁有日文训释为"碎"。

附表二　　《五十二病方》现存药名

《五十二病方》药名	《神农本草经》药名	《名医别录》药名
矿物药(20种)		
硝石	硝石	
恒石	长石	
澡石		
□殖土		
灶末灰、灶黄土		伏龙肝
井上罋鐆处土		
匧土		
井中泥		井底泥
久溺中泥		
冻土		
盐		食盐
戎盐	戎盐	
礜	礜石	
丹砂	丹砂	
雄黄	雄黄	
水银	水银	
铁	生铁	
锻铁者灰	铁落	
金鋊、鋊末		
湮汲水、湮汲		地浆(?)
草类药(47种)		
甘草	甘草	
乌喙、秋乌喙	乌头	
续断根	续断	
黄芩	黄芩	
茮、茮根	术	
雷矢	雷丸	
橐莫[1]		
荃	菖蒲(?)	
牛膝	牛膝	
合卢		
芍药	芍药	
麋芜本	芎穷	
蒺藜	蒺藜	
蒿[2]		

《五十二病方》药名	《神农本草经》药名	《名医别录》药名
白蒿	白蒿	
青蒿	青蒿	
兰	兰草	
兰根		
堇、堇叶[3]		
毒堇[4]		
葵、葵干、葵茎、陈葵[5]		
葵种、陈葵种	冬葵子	
龙须	石龙蒭	
景天	景天	
石韦	石韦	
薜	当归(?)	
酸浆	酸浆	
蔮茎、卢茹、茹		
卢本	茜草	
屈居	蕳茹	
防风	防风	
艾		艾
白敛	白敛	
黄耆、戴糞	黄耆、戴糁	
亭历	葶苈	
黎卢	藜卢	
蛇床实	蛇床子	
茈	茈胡(?)	
白茝	白芷	
白衡		
半夏	半夏	
狼牙根	牙子	
服零	茯苓	
白柎		
仆纍	麦门冬	
葥根		
苦		
蓝夷[6]		
麦		
赤荅	赤小豆	
菽、菽汁、良菽		
菽本		生大豆
大菽		
黑菽		
蜀菽		
陵叔、陵叔		
稷		稷

《五十二病方》药名	《神农本草经》药名	《名医别录》药名
黍、美黍米、陈黍		黍
秫米		秫
糵米		糵米
青粱米		青粱米
蔗		
□豆		
藿		
菜类药(8 种)		
姜、干姜、枯姜	干姜	
薤、择薤	薤	
葱、干葱	参见葱实条	
芥、芥衷荚		芥
署蓏	署豫	
苦瓠瓣	苦瓠	
颤葵[7]		
兔头[8]		
木类药(27 种)		
桂		桂
菌桂	菌桂	
美桂		
辛夷、薪雉	辛夷	
椒、椒汁		
良椒		
蜀椒	蜀椒	
漕荚	皂荚	
荆		
柳蕈		参见柳华条
茱萸	吴茱萸或山茱萸	
蓬虆	蓬虆	
厚柎	厚朴	
无夷、无夷中核	芜荑	
朴		
大皮桐		
桐本	桐	
梓叶	梓	
桑实	参见桑根白皮条	
桑汁	参见桑根白皮条	
桑炭	参见桑根白皮条	
榆皮	榆皮	
芫华	芫华	
槐东向本根叶	槐	
桃叶	参见桃核仁条	
莓茎		

《五十二病方》药名	《神农本草经》药名	《名医别录》药名
杞本	参见枸杞条	
果类药(3 种)		
杏核中仁	杏核仁	
李实	李核仁	
枣、枣种鼠屑	大枣	
待考植物药(7 种)		
独□		
逸华		
荚蓂		
隐夫木		
秋竹		
骆阮、白苦、苦浸		
采根		
人部药(9 种)		
人发、发、燔髶灰		
男子洎、男子恶		
小童溺、婴儿溺		
溺		溺
头脂、头垢		
燔死人头		
死人胻骨		
人泥		
乳汁		乳汁
禽类药(6 种)		
雄鸡、白鸡、黄雌鸡、乌雄鸡	参见丹雄鸡条	
白鸡毛		
鸡血		
鸡卵、卵		
雄鸡矢		
雉		雉肉
兽类药(23 种)		
羊肉	参见羖羊角条	
羊矢、羖羊矢		
肥羭		
羊毛		
羊尼(屑)		
犬胆	参见狗阴茎条	
犬毛		
犬尾		
犬矢		
犬□		
马矢	参见白马茎条	

公务员录用考试专用教材

测验》 定价：45.00元

定价：40.00元

测验标准预测试卷》 定价：25.00元

试卷》 定价：20.00元

、申论全真模拟预测密卷》 定价：37.00元

年真题解析》 定价：45.00元

陕西省公务员录用考试专用教材

申论标准预测试卷

中共中央党校出版社
The Central Party School Publishing House

ISBN 978-7-5035-3880-3
9 787503 538803 >
定价：20.00元

《五十二病方》药名	《神农本草经》药名	《名医别录》药名
牛肉	参见牛角䚡条	
黄牛胆		
兔皮		参见兔头骨条
兔毛		
鹿角	鹿茸	
貍皮		参见貍骨条
猪肉	参见豚卵条	
彘矢		
野彘肉		
鼢鼠		鼹鼠
牡鼠		
牡鼠矢		
鱼类药(3 种)		
鳣鱼血		
鲋鱼		鲫鱼
彘鱼		
虫类药(16 种)		
蠃牛		蜗牛
蚕卵、冥蚕种	参见白殭蚕条	
蜂卵	蜂子	
食衣白鱼	衣鱼	
长足		
地胆虫	地胆	
赤蛎		
庆良	蜣螂	
蚯蚓矢		
蝙蝠	伏翼	
牡蛎	牡蛎	
全虫蜕	蛇蜕	
蛇		参见蚺蛇胆条
龟脜	参见龟甲条	
蠸		
蚖		
器物、物品类药(27 种)		
襦颈		
女子布		
死者裰		
敝褐		
故蒲席、敝蒲席		败蒲席
藉之蒻		
荆箕		
枲絮、枲垢		
陈稾		

《五十二病方》药名	《神农本草经》药名	《名医别录》药名
产豚蘈[9]、蘈之茱萸		
蜜	参见石蜜条	
醯、截、苦酒		醋
酒、清		酒
菽酱之滓		
胶	白胶(?)	
谷汁		
泽泔		
黍潘		
饭焦、焦		
肪膏、脂膏		
久膏、久脂		
彘膏、猪膏、豕膏等	参见豚卵条	
牛脂、牛煎脂	参见牛角鰓条	
羖脂	参见羖羊角条	
豹膏		参见豹肉条
蛇膏		参见蚺蛇胆条
车故脂[10]		
泛称类药(11种)		
百草末		
屋荣蔡		
五谷		
禾		
米		
鸟卵	雀卵	
鲜产鱼		
鱼衣		
野兽肉食者五物之毛		
瓣		
块		
待考药名(19种)		
□衔		
荠熟干实		
产齐赤		
□荠		
垱		
椁		
阳□		
量簧		
禾服		
啻牢		
罢合		
□居		

《五十二病方》药名	《神农本草经》药名	《名医别录》药名
攻□		
扁□		
白□		
灶□		
兔产出		
夹□		
灌曾、灌青		

[1] 即槖吾，见《急就篇》。

[2] 蒿有多种，不知何指。

[3] 见《新修本草》。

[4] 疑即紫堇，见《嘉祐图经本草》。

[5] 葵有多种，不知何指。

[6]《尔雅·释草》作菮荑。

[7] 见《千金要方》卷二十六。

[8]《广雅·释草》云："瓜属"。

[9]《新修本草》作食茱萸。

[10]《开宝本草》作车脂。

注：古本草书常在一药下附见有关各药，如白鸡、鸡毛、鸡血、鸡卵等均列于一项；本表则依实际药用部分分列，但鸡依毛色、雌雄区别者仍归为一项，余可类推。

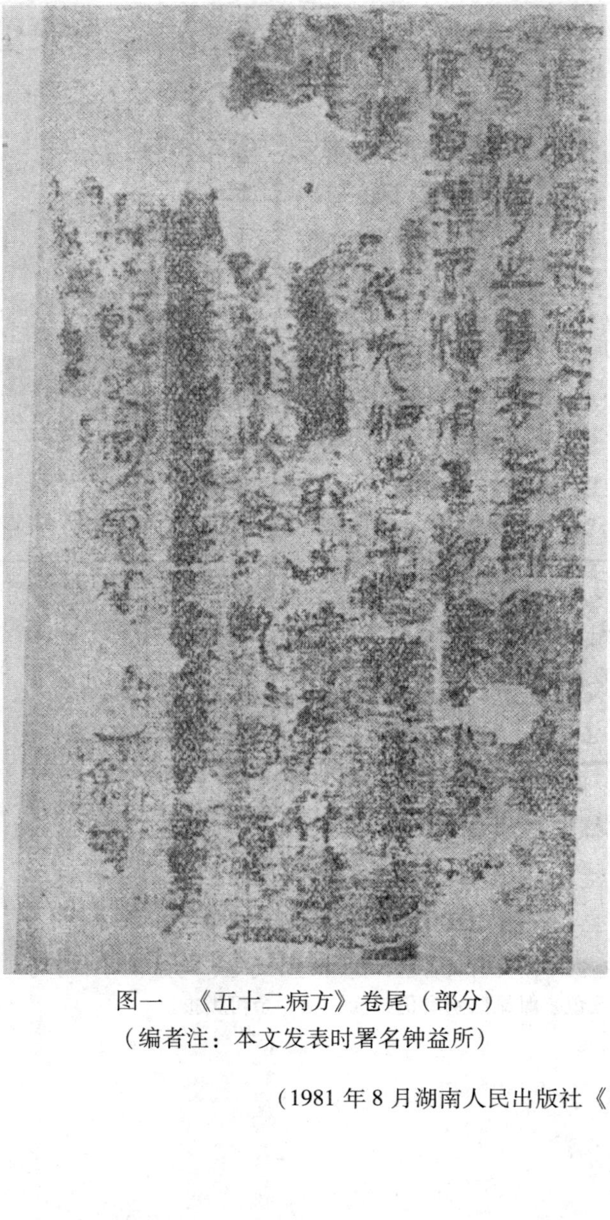

图一 《五十二病方》卷尾（部分）

（编者注：本文发表时署名钟益所）

（1981 年 8 月湖南人民出版社《马王堆汉墓帛书》）

16. 两千多年前的针灸木人

由中国首创的针灸疗法已经历了数千年的发展过程，并广泛地传播到全球各地，其良好的疗效得到人们的高度赞誉。其获得如此巨大成就的原因，应当和中医学理论体系阐明的经脉学说为其指导原则分不开的。根据《黄帝内经》的解释，经脉是在人体内运行气血的通路组织。它不仅具有相应的生理功能，而且在病理、诊断和医疗等方面都能产生极其重要的作用。

但是长期以来，在深入考察经脉学说的渊源问题上，过去只能根据现存古代典籍中的文字记述，缺乏直观的立体形象资料。不久以前即 1993 年，在四川省绵阳市双包山的汉墓发掘中发现的木制人体模型（即针灸木人），正好弥补了这一空白。该墓葬的时代为公元前 2 世纪的西汉早期，距今已有两千多年，较之过去出土的铸刻有经脉、俞穴的针灸铜人（即北宋时的天圣针灸铜人）早一千余年。即使在医学、生理学及解剖学的人体模具中，也属当之无愧的世界之最。

此木人的身高虽然只有 28.1 厘米，相当正常人体的六分之一大小，但其外观特征符合标准体型。木人全体均涂以黑色重漆，在体表各处均刻记有红色鲜明的经脉循行路线，惟由于埋葬年代久远，木人的部分肢体已有所脱失，但可以借身体左右对称的经脉予以复原。

木人全身共有 19 条上下纵行的经脉。其中 1 条主要分布于头面上方及躯干后面的正中线上，称为督脉。其余 18 条分布在身体左右两侧相互对称，每侧各有 9 脉。即：主要分布在上肢屈侧的有手太阴脉、手少阴脉和手厥阴脉，合称手三阴脉。主要分布在上肢伸侧的有手太阳脉、手少阳脉和手阳明脉，合称手三阳脉。主要分布于下肢的有足太阳脉、足少阳脉和足阳明脉，合称足三阳脉。以上 9 脉连同督脉共组成木人经脉的 10 脉系统。

值得注意的是，如将木人的 10 脉系统和传世古医书（包括《黄帝内经》、《针灸甲乙经》等）以及近年出土古医书（包括《足臂十一脉灸经》和《阴阳十一脉灸经》）的经脉系统进行比较时，还有不少异同之处，现综括为以下几点。

其一是经脉数目。按照身体一侧计算，木人共有 10 脉。但传世古医书中则记有正经 12 脉和奇经 8 脉，共 20 脉。较之木人多出足三阴 3 脉及任脉等 7 脉。而出土古医书共有 11 脉。缺少手厥阴脉及督脉，但较木人多出足三阴 3 脉。

其二是经脉分布。木人的 10 脉中除手太阳只分布于上肢部，足少阳分布于侧胸腹及下肢部外，其余各脉均分布于头颈、躯干及上肢（或下肢）等处。在传世古医书的正经 12 脉除各自分布于四肢、躯干及头颈外，还进入体内与脏腑相互连接。而出土古医书中手太阴及手少阴分布于胸部及上肢部，手三阳脉分布于头颈及上肢，足三阳分布于头颈、躯干及下肢。

其三是支脉有无。支脉是经脉发出的旁枝。木人共有 5 条。传世古医书则 12 经脉的每条脉均有 1 －4 条支脉不等。而在两种出土古医书的 11 脉中或无支脉，或只有 4 条支脉。

其四是经脉之间的联系。木人在两条经脉之间有直接会合及交叉两种方式，但在传世及出土医书中也均与之有别。

其五是经脉的循环方式。在传世医书中全身经脉相互联结如环状反复循环运行。但木人及出土医书中均未见此种方式。

以上简要说明了针灸木人与古医书的经脉系统异同之点。这些古医书大都是在秦朝以前写成的。而针灸木人在尚未埋入地下时的很久以前其10脉系统的文字及图像必然已经定型，故其诞生也应在先秦时期。既然它们的时代背景相近，因此可以认为在经脉学说形成的早期尚未臻完备之际，医学界肯定是有多种不同学术见解（或学说）存在的。由此可见针灸木人的发现，不仅显示了中国古代科技的伟大创造发明成就，而且木人经脉系统带来的新启示也必将对深入探讨经脉学说的起源及经脉实质的研究，提供重要的原始根据并开拓更加坚实广阔的道路。

（1982年2月天津人民出版社出版《博导晚谈录》）

17. 敦煌出土的古针灸图

20世纪初，在我国甘肃省敦煌县千佛洞中发掘出一大批卷子图书，其中有不少是医药学的著作。这些著作虽然大多数已残缺不全，但它们都是约在11世纪时，因防避兵乱而封存于洞窟暗室中的隋唐前后手写的实物。距今已经一千多年，不仅具有很高的史料价值，且其内容丰富，也具有非常重要的学术价值。其中属于针灸图谱类的专书，就有用汉文写绘的两种和用藏文写绘的一种，共三种。大约都是出自唐人手笔，是不见传世著作引录的古佚书，因此值得重视。本文主要介绍两种汉文的古针灸图谱著作。

一、《灸法图》

《灸法图》原卷现收藏于英国伦敦博物馆，由于原卷残断为数段，故被该馆上架编目时分别列为两个编号。即Stein 6168及Stein 6262。但是这两个编号的残卷，不仅是同一部书同一卷所折裂，而且在每一个编号中又包括有6个残卷。为便于说明起见，今分别称为甲、乙、丙、丁、戊、己卷。各卷前后互不衔接连属。其中甲卷与乙卷，原编号为S·6168；丙卷、丁卷、戊卷与己卷，原编号为S·6262。

由于各卷均无首尾，故不详原书名称、撰人及具体年代。但各卷内容，均系绘有正（或背）面人体全身的灸穴图象，故现总称为《灸法图》。

从现存的这6个残卷中可以大致看出此书的编写体制。即书中分段论述各类病证的名称、主治及其所应用的灸穴及壮数。每段文字之后，均绘有人体正面或背面的全身图。图上点记灸穴，图的左右两侧则标以穴名（或部位名），文图相兼，亦无篇目及图名。各图的外形轮廓均相似，图中的穴点少则5、6穴，多则10余穴。

图的外观，各正人图中均绘有发际，头顶则绘有发髻左右各一，面部绘有五官，躯干部则示以乳、季肋、蔽骨、脐、鼠鼷及膝盖骨诸部；各状人图中则均绘有左右发髻、两耳、脊骨左、右肋骨、胛骨、臂部等轮廓。

从现存的6个残卷中，可以辨识出的全身外形的灸穴图象及其遗迹，共18图，也即18个段落。可知原书内容至少应在18图（段）以上。这里所说的18幅灸穴图，实际上由于原卷的残断破损，也大多不全。其中有的只存图的半截，有的则只存图前的主治用穴残文。这18幅的具体保存情况如下：

甲卷——存5图。即：图1、2均正人形图，缺下部；图3、4均正人形图，完整；图5为正人形图，缺右半部。

乙卷——存5图。即：图6佚图，只存部分残文；图7、8均伏人形图，完整；图9、10均为正人形图，完整。

丙卷——存2图。即：图11为伏人形图，只存右下部一隅；图12为正人图形图，只存两下肢。惟此卷在出土后整修时误与丁卷残存的伏人图上半身（第13图）拼合为一起。

丁卷——存3图。即：图13为伏人图的上半身（出土后整理时与第12图误合为1图）；图14为伏人图；缺右侧上部；图15只存部分残文，图象已佚。

戊卷——存2图。即：图16为背人形图，缺下半身；图17佚图，只存部分残文。但后一部分残文在整理时，又误与己卷的第18图残文拚合一起。

己卷——存1图。即图18的部分残文，原图已佚。

从这部《灸法图》的内容来看，虽然文字不多，但仍可从其所主治的病证及所用的灸穴中看出：此书是和其他传世古针灸医书不同的医疗经验而来。

首先，自残卷各段的主治文字中，可以辨识出主要有下列的病名及症状名称：风劳、咽喉强、眼睛痛、头痛、面上游风、霍乱、泄利、心烦热、男子五劳七伤、失精、尿血、杂癫、腹中雷鸣、食不消化、小腹绞痛、腰脊痛强、不能饮食、大小便难、羸瘦、足肿、拘急不可屈伸、目瞑、伤寒、妇人带下、胸肋支满、心腹胀满、诸癫狂呆，等。

在所取之穴名方面，可辨识者有：风府、风池、绝骨、天窗、板眉、曲眉、足阳明、手阳明、水道、慈宫、屈骨、横骨、关元（原）、手髓孔、玉茎头、脚五舟、中封、玄角、鼻柱、胃□（按：即中脘）、两手小指头。两足小指头、百会、天门、小腹俞、膀（傍）胱（光）俞、大杼、大小肠俞、聂俞、发际、耳上关、口吻、颊车髓孔、十三椎（槌）节两边相去二寸三分，足太阳、肝俞、手心、完骨、肺俞、肩井、心俞、肾俞、足心、手十指头、大指上三毛、三里、天庭、脊中，等。

从上面的记述中看可以看出，现存英国的这两号残卷，仅系《灸经图》原书内容的一小部分，至于其原书的文字及图至少约数倍或数十倍于此。

考之此书既不见古代簿录所载，又不见与此酷似之佚文，故其史料价值甚高，而其内容方面亦复与现存之其他针灸古籍有不少相异处。兹举此书之主要特点如下：

其一，由于这部卷子是在10世纪以前的写绘本，所以其撰著年代当系唐人或唐代以前。唐代以前学者所撰的医书今存于世者本已极少，这个残卷的发现，在考证唐以前的医籍方面是有很大作用的。

其二，这是今存最古的一部灸疗图谱的专书，约与其同时代先后的唐·王焘《外台秘要》一书中的“明堂灸法”，不仅编排体例有异，而且更为简明通俗，图象丰富，有助于当时灸法的普及推广。并和《外台秘要》一书，在倡导灸法方面亦互有特色。

其三，尽管这一卷子的残脱处甚多，但在各病的治疗配穴方面，较之他书颇有独到之处，似多本自撰人经验或民间经验写成，故在临床工作方面也有一定的参考及实用价值。

其四，此残卷中有很多不见于历代现存针灸书中的穴名，举如：板眉、脚五舟、天门、聂俞等均是。这些宝贵资料，一方面显示了唐代民间灸法用穴范围甚广；另一方面也提供了穴位研究资料的一些线索。

其五，此残卷所记的穴名，有些是以经脉名称命名的。如“手阳明”、“足阳明”、“足太阳”之类。考之这种经脉穴名的记文多见于唐以前的医籍，宋代以后多不复用。另外，卷子中尚有若干唐代以前所习用的腧穴别名，如“手、足髓孔”、“慈宫”、“颊车髓孔”、“胃管”等。而这些资料均将有助于进一步考证穴名的演变过程。

其六，从这一残卷中尚无法看出，其各段主治文字在疾病分类法上的系统性，但对灸法的适应证及疾病史的研究方面，也可供参考。

二、《新集备急灸经》

《新集备急灸经》一书，在古医籍及目录中均未见记载，也不详撰人姓名，自敦煌出土其残卷后，现收藏于法国巴黎图书馆，编号是P·2675。细考在P·2675的编号中又包括了同一部书两种不同的抄本的残卷，现分别称为甲本与乙本。

甲本卷子高28厘米，系正、背两面连续写绘。正面为《新集备急灸经》的前段的开始部分，今称为甲本甲卷；背面为《新集备急灸经》的后段，今称为甲本乙卷。甲本甲卷首记本书书名、刊印处、小序及正面人形穴位图的上半身，至于下半身已残缺。

《新集备急灸经》的乙卷残破更甚，现存只有一块残片，也是正、背两面书写。正面书写的是与医学无关的呈状；背面则是与甲卷乙本基本相同的有关人神禁忌内容，文字略多于后者。但针灸图的部分则全缺如。此书的年代，据原卷首行所记“京中李家于东市印”数字，知其原为刻印本初刊于唐代京都长安者。此卷为其写绘本，卷子高28厘米，卷尾两行记有：“咸通二年岁次辛已十二月二十五日衙前通引并通事舍人范子盈，阴阳氾景询二人写讫”。

按：咸通二年即公元861年，这是根据上述刻本传抄此卷的年代，当然其原刻本必早于此时。从刻版印刷的历史来看，世界上最早的印本书籍既知有公元868年我国刊刻的《金刚经》一书。而这部灸经的刊刻年代至少要早于861年以前，这在世界印刷史也是屈指可数的。

从这部残卷的内容来看，其卷首的部分仅存书名、序文及正人“明堂”图，但图象及其旁注均大半阙损。至于此残卷的卷尾部分，原系裱于同书卷首部分的背面者，其内容主要是有关人神禁忌之文“七星人命属法”及抄写人姓名等项。至于在卷首与卷尾间的残断部分虽已缺如，但据其前面的序文及本书的书名来看，不难辨识这是一部作为普及用的通俗灸法图解著作。兹录此序文的全文如下：

“《灸经》云：四大成身，一脉不调，百病皆起，或居偏远，州县路遥；或隔山河，村坊草野。小小之灾疾，药饵（耳）难求，性命之忧，如何所治。今略诸家灸治，用济不患，兼及年月日等人神并诸家杂忌用之，请审详，神验（俭）无比”。

在上记序文之后即为正人图形，题作“明堂”二字，此外并无论说。正人图形的外观，可见有头顶部之双发髻、发际以及五官等外形。其中并绘有头部前面、胸及肱部前面之穴位圆圈十余处。在正人图形之左右两侧，则旁注以腧穴之名称、部位及其主治、针灸等文，并以朱笔引线于图中之穴法处。但现存的这一正人图形仅存上半身，自上腹部及肱中部以下的人形均缺，而其前后的旁注部分，亦均残脱不全。

自此图形的旁注中，可辨识的腧穴名称及其部位如下（用引号者系原文）：“膊井穴”——在肩部；“四蒲穴”——脐两侧五分，“令人垂两手中指头股上”；“承浆穴”——下唇下；“人中穴”——鼻孔下；“阴会穴”——两耳尖上；“手腕节”；“百会穴”——头心上；“住神穴”——鼻上至发；“光明穴”——在面部；“两脚及手心”。

除上记的这些穴名外，根据本图中现存的残断朱笔引线估计；全部的正人形图中，约绘有穴名三、四十穴。在图象两侧的旁注中，除分别记出穴名及其部位外，还记载了该穴的主治疾病和灸法的壮数。例如在承浆穴旁注：“患邪气、鬼气疰、风痫等病。下唇下名名承浆穴，二七壮立差”。本书中所记的穴名，也有若干是不见于历代一般针灸书中的经验取穴。例如：位于耳尖部的阴会穴，主治眼赤生翳和眼疮等症之类。

如果从本书的编辑体例上考察，则本书内容既首揭以正面的人形图，此后必当继之以背面人形图及侧面人形图。这很可能是当时流行的所谓明堂三人图的简化撮要图。若以正人图中绘有三、四十穴推算，则全书三图合计约百余穴左右，是选用有效的穴位主治编集而成的灸疗图谱。在图的后面则收载了“人神禁忌”等不得灸疗的部位与时间。

最后，在本书序文中所引用的《灸经》，究系何书已无法获见，但序中所提到的“四大”和“百一”的说法，却是明显地杂揉了部分释家的医学思想。

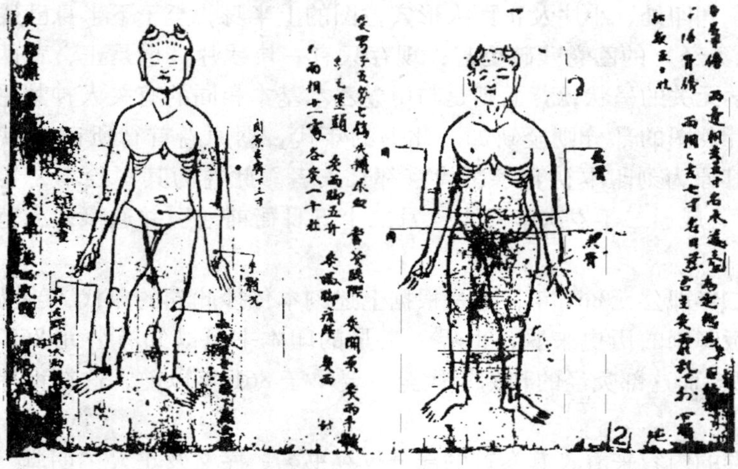

图1　《灸法图》残卷的部分图影＊

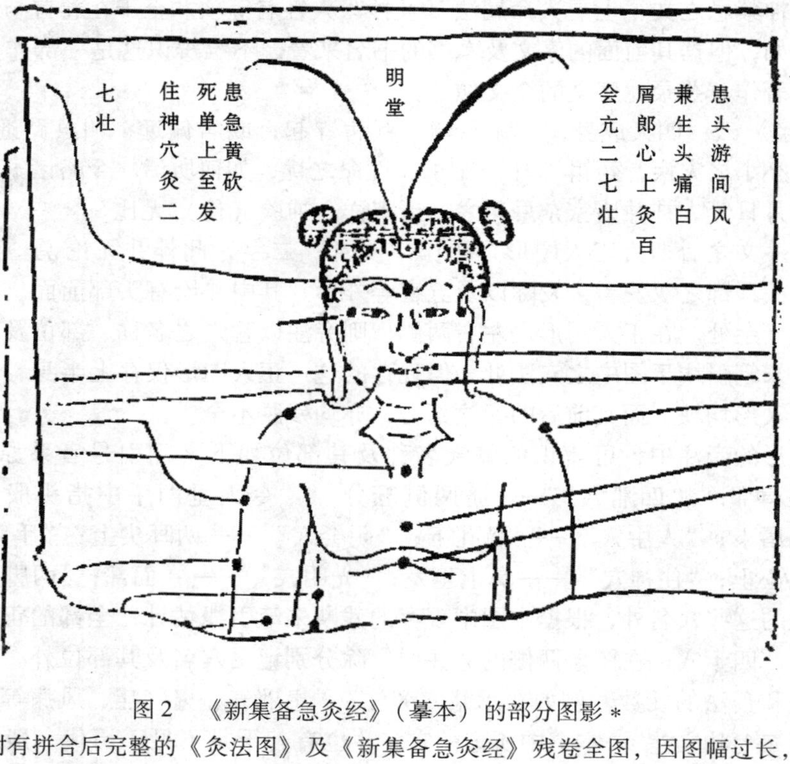

图2　《新集备急灸经》（摹本）的部分图影＊

＊本文原附有拼合后完整的《灸法图》及《新集备急灸经》残卷全图，因图幅过长，今均节采其局部图影

（1985年5月《中国针灸》）

18. 马王堆汉墓医书的药物学成就（一）

1975年在湖南马王堆三号汉墓出土的医书共有14种，迄1985年底，经过国家文物局组织的马王堆帛书整理小组整理后正式发表的只有7种，即：《足臂十一脉灸经》、《阴阳十一脉灸经》、《脉法》、《阴阳脉死候》、《五十二病方》、《导引图》（以上6种分别收入《五十二病方》及《导引图》二书中），及《却谷食气》（释文见《文物》1975年6及9期）。直到今年年初在文物出版社出版的《马王堆帛书》第四集才将14种医书的释文全部正式发表。本人有幸始终参加了此项整理工作，并对马王堆医书中的药物学成就进行了较系统的初步考察。除了已发表的有关采、制、藏药（见《中医杂志》22（7）：541，1981），剂量（见《中药通报》6（3）：41，1981）以及制剂（见《药学通报》14（9）：423，1979）等方面的专文外，值此马王堆医书全部释文公开发表之际，有必要将马王堆汉墓医书药物学成就的其他专题，包括：药物的时代背景、品种、数目、功用、配伍、剂量、使用方法以及它们与本草学著作关系等问题的初步研究配合该书的出版同时发表。

一、药物的品种与数目

（一）记载药物的古医书及其时代考察

马王堆三号汉墓出土的14种医学方技书记有药物和医方的著作共有6种，即《五十二病方》（以下简称《五》）及其卷末佚文（以下简称《末》），《养生方》（以下简称《养》），《杂疗方》（以下简称《杂》），《胎产书》（以下简称《胎》），《却谷食气》（以上5种均帛书）和《十问》（简书）。至于其他8种医书因为均无药物名称，故这里不讨论。

从上述6种古医书的著作年代来看，可以初步确认的是《五十二病方》的撰年要早在战国时期成书的《黄帝内经》之前，估计不晚于春秋战国之际。《五十二病方》后卷末佚文是在《五十二病方》抄录之后续补的，而《养生方》、《杂疗方》、《胎产书》等从其内容分析也都是略晚于《五十二病方》的先秦古书。由于这些医书的内容主要是临床医疗和“养生”为主，均非药物学的专著，因而其中所记载的有关药物学资料都是比较零星，不够完整的。但是由于迄今为止我们对先秦时代医药学历史知识的严重缺乏，因而通过这些医学著作的考察，不难从中窥探反映了当时药物学成就的一个重要侧面。以下仅就这方面的问题进行初步分析。

（二）药物品种的考察

马王堆古医书（以下简称“古医书”）中现存的药名总数根据初步统计有394种。为了方便说明，我们根据这些药物在自然界中的地位，分为矿物药、植物药、动物药、器物药和待考药五类。以下首先将每种药物的通用名称（凡无通用名称者仍用古医书原名）列出，其次将它们在古医书所出现的原名及其出处（即在该古书中的条文号数）列出，最后，再根据传世古籍中有关该药的资料予以必要的考证。

1. 矿物药——古医书共31种

铁（通用药名，下同）——铁《五》40；醉（淬）铁《养》31。按：《本经》有铁，药名全同。（2）煅铁灰——段（煅）铁者灰《五》287。（3）铜屑——金镣《五》216；

鐐末《五》150。按：“鐐”即“鋊”字，本书指铜末。《唐本》作赤铜屑。（4）铅——铅《末》。按：《本经》作钦（铅）。（5）水银——水银《五》197、216、231、239、258。按：《本经》有水银。（6）硝石——稍石《五》15。按：“稍石”即《本经》“消石”，今名硝石。（7）澡石——澡石《五》116。（8）矾石——潘石《养》39；蕃石《杂》9、10、12、13。按：《本经》有矾石。（9）恒石——恒石《五》27。（10）骈石——骈石《养》70。（11）石膏——石膏《养》68、88。按：《本经》有石膏。（12）礜石——礜《五》29、218、221、262、268。按：《本经》有礜石。（13）伏龙肝——灶黄土《五》72，《杂》43；灶末灰《五》28；禹灶×《五》252；禹薰《杂》8、9。按：灶黄土等均《名医别录》伏龙肝之别名。（14）井上甕底土——井上甕鼶处土《五》30。（15）封殖土——封殖土《五》24。（16）囷土——囷土《五》194。（17）冻土——冻土《五》276。（18）井中泥——井中泥《五》62。按：《证类》名“井底砂”。（19）空青——青《五》58。按：《本经》名空青，《周礼·职金》郑注：“青，空青也。”（20）久溺中泥——久溺中泥《五》207。（21）白石脂——白苻（符）《养》63。按：《本经》有白石脂，《吴普本草》别名白符。（22）赤石脂——红符《养》63。按：《本经》有赤石脂，《吴普本草》别名红符。（23）丹砂——丹沙《五》74；丹《五》197、290，《养》29。按：《本经》有丹砂。（24）雄黄——雄黄《五》210、258。按：《本经》有雄黄。（25）云母——云母《养》72。按：《本经》有云母。（26）盐——盐《五》18、24、45、72、77、94；美盐《五》103。按：《别录》名食盐。（27）戎盐——戎盐《五》103。按：《本经》有戎盐。（28）甘盐——甘盐《五》73。（29）湮汲水——湮汲水《五》97；湮汲《五》26、28、59、71、99。（30）流水——流水《杂》4、24，《末》；东行水《养》80。按：《别录》云母条旧注亦名流水，一作东流水，见《本草拾遗》转引。（31）井水——井水《杂》24。按：《嘉祐》名井泉水。

2. 植物药——古医书共169种，又可分为四类。

【1】木类药——有58种

（1）桂——桂《五》1、34、145、153、157、164、179、181、221、284，《养》22、63，《杂》6、10、11、12。按：《别录》有桂。（2）菌桂——囷桂《五》144、239，《养》24、54、62。按：《本经》有菌桂。（3）美桂——美桂《五》257。（4）辛夷——薪夷《五》16；薪雉《五》239。按：《本经》有辛夷。（5）椒——椒《五》164、179、181，《杂》6。按：椒有多种，《本经》分秦椒、蜀椒二种，《纲目》收载已有6种。此处未记具体椒名。（6）良椒——良叔《五》291。（7）秦椒——秦林（椒）《养》54。按：《本经》有秦椒。（8）蜀椒——蜀椒《五》221；蜀焦《五》167，《末》。按：《本经》有蜀椒，今亦名花椒。（9）皂荚——莤（莤）荚《五》109；蕉荚《要》6、9、10、11、12；蕃荚《养》40。按：《本经》名皂荚，莤荚等名均皂荚之音假。（10）荆——荆《五》114；产（生）荆《养》83。（11）柳蕈——柳蕈《五》162。（12）柳付——柳付《养》33。（13）茱萸——朱臾《五》164，《胎》6；树臾《五》167。按：《本经》有吴茱萸、山茱萸二种，此处未详何指。（14）蓬蘽——逢蘽《五》165。按：《本经》有蓬蘽。（15）厚朴——厚柎《五》186。按：《本经》有厚朴。（16）芜荑——无夷中覈（核）《五》204。按：《本经》名芜荑。（17）朴——朴《五》213。（18）大皮桐——大皮桐《五》219。（19）桐根——桐本《五》235。（20）梓叶——梓叶《五》184。按：《本经》有梓。(21)梓实——梓实《养》20。(22)桑汁——桑汁《五》233。按:《嘉祐》名桑枝。(23)桑树——桑枝《杂》5。按:《嘉祐》名桑枝。(24)榆皮——榆皮《五》257。按:《本经》名榆皮。(25)榆——榆×《杂》6。(26)楮——穀《养》38。按:榖即榖桑之略,系楮树别名,又名构树,见《别录》。(27)桐——椅桐《养》38。按:椅桐即桐树,又名白桐,见《诗·定之方中》有《本草经集注》。(28)芫花——芫华《五》262。按:《本经》有芫花。(29)白芫根——白芫本《养》52。按:当即芫花根。(30)槐根及枝叶——槐东乡(向)本、枝、叶《五》273。(31)槐实——槐荚中实《养》69。按:《本草》作槐实。(32)枸杞根——杞本《五》38。按:《本经》名枸杞,一名杞根,一名地骨。今名地骨皮。(33)竹——竹《五》202;竹缓节者《养》55。按:《本经》名竹叶。(34)松——松《十问》。(35)松脂——松脂《养》48、72;白松脂《养》6,《杂》2。按:《本经》有松脂。(36)柏——柏《十问》。按:《本经》名柏实。(37)薜荔根——薜×根《杂》27。按:《本草拾遗》作薜荔。(38)女萝——女罗《杂》31。按:《本经》名松萝,《别录》名女萝。(39)巴豆——巴叔(菽)《杂》11、13。按:《本经》名巴豆。(40)杏仁——杏覈(核)中人(仁)《五》14。按:《本经》名杏核人。(41)李实——李实《五》19。按:《别录》名李核人。(42)桃叶——桃叶《五》264。按:《别录》有桃叶。(43)桃实——桃实《养》23。按:《本经》有桃核人。(44)桃毛——桃毛《杂》3、13。按:《本经》有桃毛。(45)桃可——桃可《养》43。按:据本文即桃小时毛。(46)奈——楪(奈)《杂》33。按:《别录》有柰,今名苹果。(47)莓茎——莓茎《末》。按:《纲目》莓有五种,即蓬虆、树藨、覆盆子、藨田藨、蛇莓,此处未详何指。(48)干莓——干莓《末》。(49)枣——枣《五》109、158;美枣《末》。按:《本经》名大枣,《别录》一名美枣。(50)枣种——枣种《五》107。(51)酸枣——酸枣《养》48。按:《本经》有酸枣。(52)酸枣根——酸枣根《末》。(53)漆——桼《养》63。按:《本经》名生漆。(54)紫葳——茈葳《养》75、78;要苕《养》22。按:茈即紫字,要苕即蔈苕,又名菱苕,均紫葳别名,参见《尔雅》。(55)栎——予木《养》26。按:予木即栎树,一谓栎即槲树。(56)石榴——×石榴《杂》2。按:《别录》名安石榴。×字未详,但非"安"字。(57)楧——楧《末》。按:一作雀梅,见《别录》;定作唐棣,即郁李别名,见陆玑《毛诗疏》。(58)椴——杀本《五》68。按:《说文》:"椴,似茱萸,出淮南。"据《尔雅·释草》注:即地肤,兹录供参考。

【2】草类药——有83种

(1)甘草——甘草《五》1、12、23、167。按:《本经》有甘草。(2)乌喙——乌豙《五》11、12、34、157、169、218、221、224、225、236、262,《养》35、61、62、70、74、77、78、79。按:乌喙系《本经》乌头别名。(3)续断——续𢇍根《五》12。按:《本经》名续断。(4)黄芩——黄芩《五》173;黄黔《五》13、23,159;黄𩸞《五》12;黄柃《五》35。按:《本经》有黄芩。(5)白术——茉《五》208,《养》61;秫《五》49;林根《五》17。按:《本经》名术。(6)雷丸——雷矢《五》291;雷戻。《五》25。按:雷矢即《本经》雷丸别名。(7)橐吾——橐莫《五》29。按:《急救篇》、《治百病方》均作橐吾。(8)牛膝——牛郄《五》214,《养》68、70。按:《本经》有牛膝。(9)合卢——合卢《五》35。(10)芍药——芍爍《五》164、167;勺药《五》37。按:《本经》有芍药。(11)芎䓖——麋(蘼)芜本《五》41、157。按:即蘼芜根,《本经》

名芎藭，今名川芎。(12) 蒺藜——疾黎《五》46。按:《本经》名蒺藜子。(13) 蒿——蒿《胎》20。按:《本经》有多种蒿名，此处不详何指。(14) 白蒿——白蒿《五》46。按:《本经》有白蒿。(15) 青蒿——青蒿《五》153；花生萩《五》153，《养》54。按:《本经》名草蒿，青蒿系别名，萩为青蒿别名，见《五》。(16) 鹊棠下蒿——鹊棠下蒿《五》121。(17) 兰——蕳（兰）《养》6。按:《本经》有兰草。(18) 兰叶——阑叶《杂》44。(19) 兰实——阑实《杂》34。(20) 兰根——阑根《五》263。(21) 堇——堇《五》54；堇叶《五》206。按:《唐本》有堇汁。(22) 堇根——堇本《五》206。(23) 毒堇——毒堇《五》101。按：据本文所记性状，疑即紫堇（见《嘉祐》)。(24) 葵——葵《五》104、105、267；陈葵《五》256；葵茎《五》68；陈葵茎《五》226。(25) 冬葵子——葵穜（种）《五》102、107；陈葵种《五》96、122；冬葵种《养》49。按:《本经》名冬葵子。(26) 葵根——葵本《五》104。(27) 颤葵——颤葵《五》253。(28) 石龙蒭——龙须《五》97。按：龙须即《本经》石龙蒭别名。(29) 景天——景天《五》108。按:《本经》有景天。(30) 石韦——石韦《五》115，《养》78、79，《却谷食气》。按:《本经》有石韦。(31) 酸浆——酸浆《五》123。按:《本经》有酸浆。(32) 茜草——茹卢本《五》261；卢茹《五》153；蘆《五》153；蘆茎《五》153。按：卢茹系茹卢之倒，均《本经》茜根别名，今名茜草。(33) 蕳茹——屈居（据）《五》262。按：屈据即《本经》蕳茹别名。(34) 防风——方风《五》157，《养》50、79；房风《养》51。按:《本经》有防风。(35) 艾——艾《五》133，《养》88；殘艾《五》162。按:《别录》名艾叶。(36) 白歛——白歛《五》167、170；蔹《五》173；白蔹《五》164。按《本经》名白敛。(37) 黄芪——黄蓍《五》164；黄萻《五》167；戴蓍（糁）《五》173。按：戴糁系《本经》黄芪之别名。(38) 葶苈——亭磿《五》213。按:《本经》有葶苈。(39) 藜卢——黎卢《五》221、232、236、262、265、268。按:《本经》有藜卢。(40) 蛇床子——蛇床实《五》230；蛇床《养》22、39，《杂》11。按:《本经》有蛇床子。(41) 柴胡——茈《五》237；如（茹）《养》55。按：茈即《本经》柴胡简称。茹系其别名。(42) 白芷——白莄《五》239。按：白茝系《本经》白芷别名。(43) 白衡——白衡《五》239。(44) 半夏——半夏《五》241。按:《本经》有半夏。(45) 狼牙根——狼牙根《五》248。按:《本经》名牙子。(46) 茯苓——服零《五》260；伏靁《养》24、63；伏靈《养》63；伏兔（菟）《养》79；備夅《养》8。按：伏菟系《本经》茯苓别名。(47) 麦门冬——仆虋《五》211。按：仆虋系《本经》麦门冬别名。(48) 天门冬——瘨（颠）棘《养》2；瘨棘根《养》35；譻（门）冬《养》36、71；满冬《养》53。按：颠棘等均《本经》天门冬别名。(49) 地肤根——莭根《五》68。按：据《尔雅》莭即地肤，此即地肤根。(50) 商陆——啻（商）牢《五》166。按:《本经》有商陆。(51) 车前——车践《养》35。按:《本经》有车前子。(52) 细辛——细辛《养》54、61。按:《本经》有细辛。(53) 白附子——白柎《五》288；白付《五》263。按:《别名》名白附子。(54) 藁本——槀本《养》68。按:《本经》名藁本。(55) 萆薢——萆薢《养》71；萆�《养》51；萆奚《养》61。按:《本经》名萆薢。(56) 防葵——方（防）葵《养》78。按:《本经》名防葵。(57) 桔梗——桔梗《养》71、78。按:《本经》有桔梗。(58) 泽泻——泽舄（泻）《养》48。按:《本经》有泽泻。(59) 莪茉——隨《养》48；莛《养》53。(60) 薏苡仁——蘱《杂》11、13。按:《本经》名薏苡人。(61) 杜衡——牡《胎》20。按:《别录》名杜衡(据《尔雅》注)。(62) 汾菌——汾困《养》36。(63) 阴菌——阴困《养》78。(64) 瓦苔——瓦茝《养》80。按:《别录》名瓦苔。《嘉祐》为屋游别名。(65) 鱼衣——鱼衣《五》191。按:据《周礼·醢人》汪,系水中苔类植物。(66) 百草末——百草末《五》4。按:《本草拾遗》有百草灰。(67) 屋荣蔡——屋荣蔡《五》26。(68) 禾在圈垣上者——禾在圈垣上者《五》71。(69) 漏芦——扇(漏)簏(芦)《五》250。按:《本经》有漏芦。(70) 犬尾——犬尾《五》71。按:疑即狗尾草。(71) 莁荑——莁夷《五》213、223;巫夷《五》227。按:《尔雅》名莁荑。古本草书多以莁荑为芜荑。《嘉祐图经本草》指出实系二物,可参见《尔雅义疏》。(72) 菥蓂子——策蓂(五)96。按:策蓂即荚蓂,《本经》名菥蓂子。(73) 甘遂——陵槁《杂》8。按:陵槁即陵藁。系《本经》甘遂别名。(74) 菟丝子——毚壚实《养》16。按:毚壚实即菟壚实,系《本经》菟丝子别名。(75) 藜——莱《养》6。按:莱(见《诗疏》)即藜(见《纲目》)之别名。(76) 漆茎——桼茎《养》73、75。按:又作桼,系《本经》泽漆别名。(77) 节——节《养》75。按:节即地节,系《本经》女萎别名,今名玉竹。(78) 龙慨——龙慨《养》79。按:当即《唐本草》之龙葵。(79) 紫菀——宛《养》49。按:宛假为菀,即《本经》紫菀之略称(见《急救章》)。(80) 蓏本——蓏本《养》39。按:蓏即秫字,《说文》谓蒿属,《本草拾遗》作藁蒿,又名莪蒿、播娘蒿。(81) 郁金——郁《五》208。按:系《唐本草》郁金略称。(82) 白茅——茅《养》88。按:茅即《本经》白茅之略称。(83) 射干——謝(射)干《养·残》。按:《本经》有射干。

【3】谷类药——有18种

(1) 麦——麦《五》183。按:《别录》有小麦、大麦、穬麦三种。(2) 麦𪍿——麦𪍿《养》72。《说文》:"麦覈屑也",即带麸之面粉。(3) 稻——稻《养》75;稻米《养》4。按:《别录》名稻米。(4) 稷——稷《五》119。按:《别录》名稷米。(5) 黍——黍《五》49、119,《养》75;黍米《养》4;美黍米《五》150;陈黍《五》203。按:《别录》名黍米。(6) 秫米——秫米《五》188,《养》2。按:《别录》名秫米。(7) 蘖米——蘖米《五》186、190。按:《别录》名蘖米。(8) 青粱米——青粱米《五》56。按:《别录》名青粱米。(9) 赤小豆——赤荅《五》2。按:赤荅即《本经》赤小豆别名。(10) 大豆——叔(菽)《五》39、49、174、203、289;大叔(菽)《五》172;良叔(菽)《五》91。按:菽,《别录》名生大豆。(11) 大豆根——叔(菽)本《五》213。(12) 黑豆——黑叔(菽)《五》101、157。(13) 蜀菽——蜀叔(菽)《五》221。(14) 甘蔗——蔗《五》221。按:《别录》名甘蔗。(15) 藿——霍(藿)《五》117。按:原作陈霍。(16) 五谷——五谷《五》57。(17) 谷汁——谷汁《五》231。(18) 米——米《五》111、163、248。按:米有多种,此处不详何指。

【4】菜类药——有10种

(1) 薤——薤《五》22、43、112,《养》10;韰《五》278。按:《本经》名薤。(2) 葱——葱《五》279;乾葱《五》94。按:《本经》名葱实。(3) 芥——葪《五》52;芥衷夹(中荚)《五》123;界《养》50。按:《别录》名芥。(4) 署瓜——著(署)菰(瓜)《五》153。(5) 苦瓠——苦瓠瓣《五》223;苦瓠《养》31。按:《本经》名苦瓠。(6) 韭——韭《十问》。按:《别录》名韭。(7) 荠实——荠孰(熟)干实《五》

17。按:《别录》有荠。(8) 菱芰——陵萩《五》222、224、266;陵攱(芰)《杂》34。按:陵萩即菱芰,即《别录》芰实,俗名菱角。(9) 薑——薑《杂》6、11;畺《五》1、164、167;橿《五》179;乾薑《五》153;枯薑《五》239;乾桓(薑)《养》22、24、62、73;桓(薑)《养》63;乾薑《杂》10;彊《杂》12。按:《本经》名乾薑,《别录》有生薑。(10) 兔头肉——兔头肉《五》57。按:据《尔雅》此为瓜类植物。

(待续)

(1986年5月《中医杂志》)

19. 马王堆汉墓医书的药物学成就（二）（续）

3. 动物药——古医书共112种，又可分为五类。

（1）人部药——有9种

①人发——人发《五》4；发《五》6；鬈灰《五》214。按：《别录》名乱发，《证类》有人发。②人精液——男子洎《五》10；男子恶《五》197。按：《别录》有人精。③童便——小童弱（溺）《五》36、222；少（小）婴儿弱（溺）《五》209；南（男）童弱（溺）《五》224。④人尿——弱（溺）《五》54、122、153、161、265。按：《别录》名人溺。⑤头脂——头脂《五》221、258；头垢《五》106。按：《别录》有头垢。⑥死人头——死人头《五》149。按：指头颅骨。《开宝》名天灵盖。⑦死人胻骨——死人胻骨《五》227。⑧人泥——人泥《五》185。⑨乳汁——乳汁《五》190。按：《别录》名人乳汁。

（2）兽类药——有47种

①羊肉——羊肉《五》61。按：《别录》有羊肉。②羊矢——羊矢《五》5；羖羊矢《五》209。按：《别录》有羖羊矢。③羊毛——羊毛《五》185。④肥羭——肥羭《五》150。⑤羊眉——羊眉（尼）《五》282。⑥羊头——羊头《杂》14。⑦羖脂——羖脂《五》225。按：《嘉祐图经》作羊脂。⑧犬胆——犬胆《五》203、266。按：《本经》有狗胆。⑨犬毛——犬毛《五》185。按：《唐本草》注引《别录》有狗毛。（10）犬矢——犬矢《五》70。按：《唐本草》注引《别录》有狗屎。（11）犬——犬《五》21。（12）犬肝——犬肝《杂》8。按：《本草拾遗》名狗肝。（13）黑鹭犬——黑鹭犬《养》34。（14）黑鹭犬之心、肺、肝——黑鹭犬之心、肺、肝、×《养》34。（15）狗阴——狗阴《胎》22。按：《本经》名牡狗阴茎。（16）犬脯——犬脯《养》76。（17）马脯——马脯《养》71。（18）马膏——马膏《养》79。（19）马膂肉——马膂肉《养》63。（20）母马肉——母马肉《胎》17。按：《别录》有马肉。（21）马酱——马酱《养》52。（22）马矢——马矢《五》123。按：《别录》有马矢。（23）牛肉——牛肉《五》214，《养》51；牛胆《五》34，《养》25。按：《别录》有牛肉。又按，"胆"字之义据《说文》："食肉也"。（24）牛乳——走兽泉英《十问》。按：《别录》名牛乳。（25）牸肉——兹（牸）肉养47。（26）牛脂——牛脂《五》239；牛煎脂《五》241。按：《纲目》名牛脂。（27）牛腮——牛腮《养》24。按：《本经》有牛角鰓。（28）黄牛胆——黄牛胆《五》143。按：《本经》有牛胆。（29）兔皮——兔皮《五》80。按：《唐本草注》有兔皮毛。（30）兔毛——兔毛《五》189。（31）兔脑——兔产（生）出（脑）《五》277。按：《别录》名兔脑。（32）大牡兔——大牡兔《养》61。（33）鹿角——鹿角《五》54。按：《本经》名鹿茸。（34）鹿肉——鹿肉《五》60；鹿胆《养》25。按：《别录》有鹿肉。（35）貍皮——貍皮《五》61。（36）彘——彘《五》16；猪肉《五》255。按：《别录》作猪肉。（37）野彘肉——野彘肉《五》60。（38）豯——豯《养》24。（39）豕骨——豕骨《杂》12。（40）彘膏——彘膏《五》9、13、20、23、171、210、216、289；彘職（脂）膏《五》223、226；牡彘膏《五》230；猪膏《五》205、263，《养》59；猪煎膏《五》25；

織猪膏《五》229；杜（牡）猪膏《五》250；猪織（脂）膏《五》290；豕膏《五》265、268；豮膏《五》204、227。按：《别录》名豚肪膏。（41）彘矢——彘矢《五》195、196。按：《别录》名猪屎。（42）野兽食肉者五物之毛——野兽食肉者五物之毛《五》148。按：《本经》有六畜毛蹄甲，陶弘景注云："六畜谓牛、羊、猪、马、鸡、驼也。"可供参考。（43）鼢鼠——鼢鼠《五》16。按：《别录》名鼹鼠，系其别名。（44）牡鼠——牡鼠《五》161。按：《别录》有牡鼠。陶弘景注："牡鼠，父鼠也"。（45）牡鼠肾——牡鼠肾《养》41。（46）牡鼠矢——牡鼠矢《五》220。按：《别录》名牡鼠粪。（47）豹膏——豹膏《五》215。按：《食疗本草》名豹脂。

（3）禽类药——有16种

①雄鸡——雄鸡《五》57，《养》11。②乌雄鸡——乌雄鸡《五》283；全黑雄鸡《养》34。按：《别录》有乌雄鸡。③黄雌鸡——黄雌鸡《五》156。按：《别录》有黄雌鸡。④乌雌鸡——乌雌鸡《胎》27。按：《别录》名黑雌鸡。⑤白鸡——白鸡《五》70。⑥白鸡毛——白鸡毛《五》4。⑦鸡血——鸡血《五》74。按：《别录》有鸡血。⑧雄鸡血——雄鸡血《养》55。⑨鸡之心、脑、胸——鸡之心、㞗（脑）、匈（胸）《养》34。（10）鸡卵——鸡卵《五》189，《养》15，《杂》25。按：《本经》名鸡子。（11）雄鸡矢——雄鸡矢《五》251。按：《本经》有鸡矢白。（12）鸡才能讙者——鸡㲋（才）能卷（讙）者《养》37。按：即幼鸡初能鸣者。（13）雀卵——乌卵《五》73，《杂》1；春日乌卵《杂》5；牡乌卵《养》16。（14）邑乌卵——邑乌卵《养》41。（15）㱿——㱿《养》27。按：原作"乌产不㱿者"，当指不能孵化的乌卵。（16）雉——雉《五》205。按：《别录》有雉。

（4）鱼类药——有5种。即：

①鳣鱼——鳣鱼《五》213。按《本草拾遗》有鳣鱼。②鳣鱼血——鳣鱼血《五》74。③鲫鱼——鲋鱼《五》153。按：即《别录》鲫鱼别名，见陆。④鱼——鱼《五》16；鲜产鱼《五》77；X鲜鱼《胎》23。⑤鳝鱼——𦌕（鳝）鱼《胎》5。按：《别录》作鳝鱼。

（5）虫类药——有35种

①黄蜂——黄蜂《养》13。按《别录》名大黄蜂。②黄蜂骀——黄蜂骀《养》12。③蜂卵——丰（蜂）卵《五》147；逢（蜂）卵《五》136；蠭（蜂）骀《五》232；逢（蜂）房中子《胎》22。④蝙蝠——扁（蝙）蝠《五》280。⑤杨思——杨思《养》38。⑥天牡——天牡《养》43。按：《别录》名天社虫，牡即社之讹。⑦蜚蠊——非廉《养》78。按：《本经》名蜚蠊。⑧螟——螟《养》77。⑨蜗牛——羸牛《五》112；羸《养》43、76；勃羸《养》21；蛴羸《养》23；弟选《养》42；羸（羸）中虫《养》15。按：《别录》名蜗牛，羸牛等名均系别名。（10）蠸——蠸《五》78。（11）蚕卵——蚕卵《五》129；冥蚕种（种）《五》139。按：《日华子本草》名蚕连。（12）繭——见（绲）《杂》35。按：即蚕茧。（13）食衣白鱼——食衣白鱼《五》139。按：《本经》名衣鱼。（14）蜘蛛网——智（蜘）蛛网《养》31。按：《别录》有蜘蛛网。（15）蜘蛛——长足《五》139。按：《别录》名蜘蛛。（16）地胆——地胆虫《五》152，按：《本经》名地胆。（17）赤蜴血——赤蜴血《五》212。（18）蜣螂——庆良《五》217、218。按：《本经》名蜣蜋。（19）白颈蚯蚓——白罂（婴）丘（蚯）引（蚓）《养》31。按：《本经》

名白颈蚯蚓。(20) 蚯蚓矢——丘(蚯)引(蚓)矢《五》30;丘(蚯)引(蚓)之矢《杂》45。按:《本草经集注》:"(蚯蚓)其矢呼为蚓蝼"。(21) 守宫——守宫《养》28。按:《本经》名石龙子。(22) 赤蟻——赤蛾《养》38。按:《本草纲目》:"蟻,亦曰马蟻,赤者名蚉"。(23) 斑猫——盘冒《养》38。按:《本经》名斑猫。(24) 蝼蛄——牡蝼首《养》43;牡蝼《养》43;白牡狗首《胎》17。按:《本经》名蝼蛄。(25) 鸟甕——爵罋《胎》18。按:《本经》名雀甕,又名蛄蜞,俗称毛虫。(26) 桑螵蛸——卑稍《胎》20。按:《本经》名桑螵蛸。(27) 蛇——蛇《五》283。(28) 蛇蜕——全虫脱《五》142;蛇蜕《末》。按:《本经》名蛇蜕。(29) 蛇膏——蛇膏《五》228。(30) 白螠蛇——白螠蛇《养》78。(31) 苍梗蛇——苍梗蛇《养》78。(32) 牡蛎——牡厉(蛎)《五》101;戊厉《养》54。按:《本经》名牡蛎。(33) 龟脑——鼈𩩲《五》152。按:《本经》有龟甲。(34) 鼈——鳖《杂》42。按:《本经》鳖甲。(35) 蟹——蛫《五》50。按:《本经》名蟹。

4. 器物药——古医书共48种,又可分为三类。

(1) 衣着类——有8种

襦颈——襦颈《五》106。②月经布——女子布《五》127、154、193、281;女子月事布《五》145。按:《本草拾遗》名月经衣。③女子初有布——女子初有布《五》86;女子未尝丈夫者布《五》284;女子未尝男子者布《养》84。④死者裰——死者叕(裰)《五》135。⑤敝褐——敝褐《五》192。按:即粗布衣。⑥善布——善布《杂》3;善白布《杂》7。按:《本草拾遗》有布。⑦善絮——善絮《杂》8。按:《本草拾遗》有绵。⑧丝缯——丝缯《杂》10。按:《本草拾遗》有帛。

(2) 加工食品类——有32种

生豚藙——产(生)豚豙(藙)《五》53;豙(藙)之朱(茱)臾(萸)《五》109。②蜜——蠠(蜜)《五》107,《养》22,《杂》11、14。按:《本经》名石蜜。③醯——醯《五》119、139、166、210、217、241,《养》9、25、43;醢《五》195;美醯《五》30、73、101、147、169,《养》63,《杂》3、8、20;截《五》218、263,《养》42;善截《五》220、237;美㵴《养》23;㵴《养》76;苦酒《五》207;湝(酢)《五》231,《养》76。按:《别录》名醋。④酒——酒《五》32、38、51、61、87、100、106、112、115、129、142、164、167、174、196、213、261、264、283,《末》,《养》6、15、16、79,《胎》3、14;酉(酒)《五》119;善酒《五》73;美酒《五》109、215,《养》10、75;温酒《五》3、4、16、21、148;淳(醇)酒《五》3、17、18、82、100、108、157、172、179、180、259,《杂》25,《养》71;敦(醇)酒《五》22。按:《别录》名酒。⑤清——清《五》76,《胎》12。⑥醪——醪《养》10。⑦醴——醴《养》12。⑧稻醴——稻醴《养》4。⑨称醴——称醴《养》10、33。按:清、醪、醴等均古代不同酒类的名称。(10) 浆——浮(浆)《五》28,《养》1;浛(浆)《末》。(11) 醇糟——淳(醇)曹(糟)《养》59。按:《唐本草》注:名酒糟。(12) 麦麹——麦鞠(麹)《养》75。按:麹有多种,麦麹即小麦麹,见《纲目》。(13) ×麹——×鞠(麹)《养》75。(14) 酱——酱《五》156;将(酱)《养》19;美酱《养》13。按:《别录》名酱。(15) 菽酱——叔(菽)酱《养》16。(16) 菽酱之滓——菽酱之宰(滓)《五》150。(17) 糵糗——糵糗《养》17。(18) 饘糗——疸(饘)糗《养》13。(19) 谷汁——谷

汁《杂》6、7。（20）黍米泔——黍米泔《杂》4。（21）糈泔——滜（糈）泔《五》169、235。（22）黍潘——黍潘《五》275。（23）黍腏——黍腏《五》149。（24）饭焦——饭焦《五》271。（25）美酪——美洛（酪）《养》43。按：《唐本草》名酪。（26）枣膏——枣脂《养》22、78；枣膏《杂》11、12、13。（27）邑枣之脂——邑枣之脂《养》37。（28）肪膏——方（肪）膏《五》11；職（脂）膏《五》14、149；識（脂）膏《五》227；志膏《养》33。按：系动物性脂油之泛称。（29）久膏——久膏《五》75、271；久脂《五》214。（30）豆豉——苦《五》39。按：《别录》名大豆豉。（31）米麴——薛（糵）《五》21。按：糵同蘖字，一作薛，即米麴。（32）胶——膠（胶）《五》76、100、102、111。

（3）日用品类——有8种。

故蒲席——故蒲席《五》7；敝蒲席《五》63。按：《别录》名败蒲席。②籍之蒻——藉之弱（蒻）《五》63。③荆箕——荆箕《五》229。按：系荆巴之属。④枲絮——枲絮《五》20；枲垢《五》133。⑤陈藁——陈稾（藁）《五》109、275。⑥车故脂——车故脂《五》262；釭脂《五》211。按：《开宝》名车脂，又名釭中膏，《本草纲目》名车毂脂，即车轴中油脂。⑦牛车暈——牛车暈（㬎）《养》85。按：即牛车辕上麻绳。⑧灶突墨——突墨《养》86。按：即《本草纲目》百草霜别名。

5. 待考药——共34种

①独×——独×《五》12、144。②逸花——逸华《五》95。③隐夫木——隐夫木《五》118。④骆阮——骆阮《五》155；白苦《五》155，苦浸《五》155。⑤采根——采根《末》。⑥杜虞——杜虞《杂》2。⑦九宗之草——九宗之草《胎》28。⑧产齋赤——产（生）齋赤《五》36。⑨×茾——×茾《五》41。（10）堌——堌（堌）《五》75。（11）榑——榑《五》85。（12）阳×——阳×《五》54、118、122。（13）量簧——量簧《五》145。（14）罢合——罢合《五》176。（15）白×——白×《五》257。（16）牡×——牡×《五》240。（17）夹×——夹×《五》288。（18）灌曾——灌曾《五》72；灌青《五》72。（19）牡腊——牡腊《养》65。（20）空垒——空垒《杂》3。（21）智×——智×《杂》27。（22）×根——×根《杂》39。（23）×鱼——×鱼《杂》41。（24）×柎——×柎《养》44。（25）×化——×化《养》65。（26）北南陈阳×骨——北南陈阳×骨《养》80。（27）女×——女×《养》81。（28）焦××——焦××《养》75。（29）稗×——稗×《养》36。（30）輿——輿《养》71。（31）×荚——×荚《养》71。（32）厚×——厚×《养》71。（33）×脂——×脂《五》215。（34）×朐——×朐（脯）《五》2。

（三）马王堆医书药物的历史特点

综观古医书中的全部药物，从药学发展历史的角度上可归纳出两个特点。

1. 药物命名的方式

（1）一物一名者——这是古医书药物命名最多用的方式，如半夏、酸浆、犬肝等均是。

（2）一物数名者——这是由于古医书均以秦篆文字书写，其字体与后代通行楷体不一，同时药名所用文字多系古音通假（如茜（莤）荚、蕉荚、萩荚均系皂荚之音假），以及存在抄写中所利用的古代俗讹文字（如“漆”作“桼”，“芍药”二字分别作“勺”与

“樂”之类）等原因所造成的。也是后世药物异名之滥觞。

（3）一物分为数药者——由于古人对于同一物品（动、植、矿物）往往采用其不同部位作为药用，故必然各自分别作为药名。如将“兰草”一物的不同部位分别作为4种药物，即“兰”（全草），“兰叶”，“兰实”和“兰根”。又如对不同性别的牛单独命名，即雌牛肉称为“牸（兹）肉”，一般牛肉（或雄牛肉）泛称为“牛肉”或“牛肚”之类。

（4）数药一名者——将数种不同的药物作为一种药物来对待，这种情况充分表现了我国古代早期药物品种区分的较原始状态。即古医书中的一个药名，实际上包括了多种药物，或同一品种的多种部位。如古医书中的“野兽食肉者五物之毛”一药，系指五种食肉类的野兽（具体兽名未详）的兽毛，实际上是五种药物。再如“鸡之心、脑、胸”一药，也是三药共取一个药名。

（5）具体药名的涵义不清者——这种情况应当也是较原始的一种药物命名方式。如古医书的鱼类药中除了明确记出其药物品种的“鳣鱼”、“鲋鱼”和“鳝鱼”外，尚有“鲜鱼肉”、“X鲜鱼”等药名，但后者究为何种鱼类，已不能详。

（待续）

1986年6月《中医杂志》

20. 马王堆汉墓医书的药物学成就（三）（续）

2. 常用药物在古医书中出现的频度

出土的6种先秦古医书虽不能完全代表该时代药学成就的全貌，但作为抽样检查，还是可以在一定程度上反映当时常用药物情况的。现将出现3次以上的药名统计如下（出现1次、2次的药名均不统计）：

出现3次的药名有：流水，蜀椒，茱萸，枣，紫葳，牛膝，芍药，青蒿，艾，黄芪，萆薢，莁荑，米，芥，人发，头脂，鸡卵，鱼，蝼蛄，浆，酱，久膏，骆阮，阳X，女子初有布。

出现4次的药名有：丹砂，松脂，（白）术，茜草，防风，白蔹，蛇床子，童便，牛肉，蜂卵，蜜，胶，雀卵，石韦，椒。

出现5次的药名有：水银，矾石，礜石，菌桂，甘草，冬葵子，天门冬，薤，菱芰，人尿，枣膏，肪膏，月经布。

出现6次的药名有：伏龙肝，湮汲水，黄芩，葵，藜芦，茯苓，黍，大豆。

出现7次以上的药名有：盐，皂荚，蜗牛（以上各出现7次）。姜（15次），桂（16次），乌喙（19次），彘膏（22次），醯（29次），酒（51次）。

从上面的药名出现频率来看，其中以酒、醋（醯）、猪脂（彘膏）等最多。其次属于辛热性药物（姜、桂、乌喙）使用率也很高，剧毒性的药物如水银、礜石及催吐剂藜芦也有较高的频度，说明早在周、秦时期对多种毒性药物的性能功效已有充分的理解，这不仅和当时《周礼·天官》中疡医主要使用“劀杀之齐（剂）”的记载完全一致，而且也可佐证《淮南子》所记的“神农尝百草滋味……一日而遇七十毒”的上古传说，确实是有社会实践的根据的。至于在药物取源的范围方面，古医书多数取自食物和日常生活用品物的事实，正好提供了食疗本草的渊源，也是值得重视的。

二、药物的功用和配伍

（一）药性和主治

马王堆古医书所记载的药性资料很少，既没有寒、热、温、凉、平、有毒、无毒等文字，也没有药物七情的说明，仅记有两种药物的药味，即，葿叶味酸、毒堇的叶和实均味苦。关于每种药物的主治病症在古医书中虽然也没有记载，但通过与其有关方剂所主治的病症，仍然可以有助于了解某些药物的用途。现将《五十二病方》中部分药物的主治初步分析如下：

用于止血的药物有：甘草、桂，蘲，椒，赤小豆，百草末，人发，故蒲席等（见治“诸伤”方）。用于止痛的药物有：荠和术根的合剂，鼢鼠，彘、鱼、辛夷和甘草的合剂等。用于发汗的药物如：酒煮薤白。用于利尿，治疗癃病的药物有：葵种、毒堇、景天、石韦等。用于解救药物中毒、治毒箭（乌喙毒）所伤的药物有：内服的童便（小童溺）、芍药和外用的川芎（麋芜本）等。用于治疗皮肤病，止瘙痒的药物有茯苓、陵菽、茜草（如芦本）、藜芦、芫花、乌喙、屈居、礜石等。特别是水银、雄黄软膏剂的外用，是世界上治疗同类病的最早记录。用于治疗皮肤病之一“痂”病的药物有：雄黄、仆纍、赤蜴血、葶苈、芜荑、牛膝、豹膏等。用于治疗化脓性疾病“痈”的药物有：白芷、白衡、菌桂、半夏等。用于治疗“疽”病的药物有：白蔹、黄芪、商陆、蓬虆、芍药等。用于治疗蛇伤的药物有：兰草、生豚薮、堇、鹿角、桑汁等。用于治疗痔病的内服药物有：川芎、防风、乌喙、桂等。

以上只是部分地举例。从这些例证中可以看出古医书的药物主治病症已有不少均为其后的医疗方法所沿用下来。例如用鸡毛、人发等制成的炭末剂外敷止血法，用冬葵子、石韦、牡荆等药治小便不利等。古医方中还有个别的药方一直被辗转保存到后代并有所发展。如《养生方》中有一张用雀卵和菟丝子制成的丸药方，到了唐代孟诜的《食疗本草》中仍然沿用，而且在该方中更增加了天雄一药。

但是在古医书中也还有很多药物的医疗用途是和后代医籍中所载的同名药物主治不同的，例如景天一药，《五十二病方》用治瘙病，但在《神农本草经》则只记其可治“火热、火疮……”等症，其他医书也未记其治瘙。又如《五十二病方》中用茯苓或茜草治疗皮肤病的一些单方也都是不见于其他医籍的。象这类医疗主治可资分析对比的药物资料虽不甚多，但今后如能进一步发掘研究，还是有一定临床意义的。

马王堆古医书与其他古籍度量衡单位的比较

<table>
<tr><th colspan="2">度量衡单位</th><th>马王堆古医书</th><th>黄帝内经</th><th>治百病方</th><th>伤寒论、金匮要略</th><th>备考</th></tr>
<tr><td rowspan="3">衡（重量）</td><td>铢</td><td rowspan="3">《五十二病方》无铢、两、斤；《养生方》有两、斤、无铢；《杂疗方》有两，无铢、斤</td><td>无</td><td>无</td><td>有</td><td></td></tr>
<tr><td>两</td><td>有</td><td>有</td><td>有</td><td>《流沙坠简》医方、《灵枢·骨度》、《后代书·华佗传》均有“两”字</td></tr>
<tr><td>斤</td><td>有</td><td>有</td><td>有</td><td>《内经》见《灵枢·寿夭刚柔》</td></tr>
</table>

<table>
<tr><th colspan="3">度量衡单位</th><th>马王堆古医书</th><th>黄帝内经</th><th>治百病方</th><th>伤寒论、金匮要略</th><th>备考</th></tr>
<tr><td rowspan="12">量（容量）</td><td rowspan="5">一般容量</td><td>合</td><td>仅见《五十二病方》</td><td>有</td><td>未见</td><td>有</td><td>《流沙》医方有“合”，《内经》见《灵枢·骨度》，《史记·仓公传》有“合”字。</td></tr>
<tr><td>升</td><td>有</td><td>有</td><td>有</td><td>有</td><td>《五十二病方》又有“廿分斗一”。《内经》见《灵枢·痈疽》。《后汉书·华佗传》有“升”字。</td></tr>
<tr><td>斗</td><td>有</td><td>有</td><td>未见</td><td>有</td><td>《五十二病方》又有“廿分斗一”。《内经》见《灵枢·痈疽》。《后汉书·华佗传》有“斗”字。</td></tr>
<tr><td>斛</td><td>未见</td><td>未见</td><td>未见</td><td>有</td><td>《三国志·华佗传》有斛。</td></tr>
<tr><td>参</td><td>仅见《五十二病方》和《杂疗方》</td><td>无</td><td>无</td><td>无</td><td>即1/3斗</td></tr>
<tr><td rowspan="7">药末容量</td><td>方寸匕</td><td rowspan="7">无</td><td rowspan="7">无</td><td>有</td><td>有</td><td rowspan="7">1. 以刀圭及方寸匕等物作为容量单位的仅限于用药物粉末剂量的用途。
2. 居延汉简医方作“刀封”字样（见“甲篇”NO. 509）
3.《后汉书·华佗传》有“钱”（即“钱匕”略称）。</td></tr>
<tr><td>五寸匕</td><td>有</td><td>未见</td></tr>
<tr><td>刀圭（刃）</td><td>有</td><td>未见</td></tr>
<tr><td>钱匕（钱、钱五匕）</td><td rowspan="2">无</td><td rowspan="2">有</td></tr>
<tr><td>半钱匕</td></tr>
<tr><td>（半钱）</td><td>无</td><td>有</td></tr>
<tr style="display:none"></tr>
<tr><td rowspan="4">度（长度）</td><td colspan="2">寸</td><td>有</td><td>有</td><td>有</td><td>未见</td><td>《内经》见《素问·缪刺篇》</td></tr>
<tr><td colspan="2">尺</td><td>有</td><td>有</td><td>有</td><td>有</td><td></td></tr>
<tr><td colspan="2">丈</td><td>未见</td><td>有</td><td>未见</td><td>未见</td><td>《内经》见《灵枢·寿夭刚柔》</td></tr>
<tr><td colspan="2">方尺</td><td>仅见《五十二病方》</td><td>未见</td><td>未见</td><td>未见</td><td></td></tr>
</table>

<table>
<tr><td colspan="2">度量衡单位</td><td>马王堆古医书</td><td>黄帝内经</td><td>治百病方</td><td>伤寒论、金匮要略</td><td>备考</td></tr>
<tr><td rowspan="4">估量单位举例</td><td>分(同份)</td><td>有</td><td>有</td><td>有</td><td>有</td><td>此“分”字与分、两的“分”意义不同。</td></tr>
<tr><td>齐</td><td>有</td><td>无</td><td>无</td><td>无</td><td>《史记·仓公传》、《居延汉简考释》医方有“齐”</td></tr>
<tr><td>三指撮</td><td>有</td><td>有</td><td>有</td><td>无</td><td>1.《五十二病方》、《杂疗方》、《养生方》等又有：三指大撮，三指撮至(到)节，三指一撮，三指撮一，三指小撮，七撮，捽。
2.《史记·仓公传》医方有“一撮”。
3.《居延汉简考释·释文之部》医方有：“三指挾三”。</td></tr>
<tr><td>其他</td><td>把，挺，束，枼、大围束，颗</td><td>—</td><td>颗，枚，本，束</td><td>把，枚，片，个，粒，茎，握</td><td>《流沙》医方有“枚”</td></tr>
</table>

（二）方剂的组成

在药物学发展的历史上，方剂的组成首先是经历了单味药的应用阶段的。由单味药到药物的配伍应用是一个很大的跃进过程，也是进一步扩大、强化和调整单味药物用途的重要途径。值得注意的是《五十二病方》中所收载的方剂，绝大部分都是属于单味药（1、2种药）范畴的。从统计资料中可以看出，《五十二病方》现能辨识出的条文共292条。其中每条大都记有1方，个别也有2方的。在全部方剂中如果除去缺损不全，无法准确统计药数的方剂外，全书中尚存完整药名、药数的方剂总数共189方。在这189个方剂中组成每个方剂的药数，少则1药，最多7药。药数和每个方剂的关系是：

每个方剂中的药数(不包括水、酒、醋、油4种溶媒)	有1药者－110方 有2药者－45方 有3药者－21方 有4药者－4方	有5药者－4方 有6药者－3方 有7药者－2方 8药以上者－无

从上表可见由1、2味药物组成的方剂有155方，占全总共知方的82%；其次是由3味药物组成的方剂21方，占11%；至于由4味以上药物组成的方剂只占全部医方的7%，是极少数。这一事实充分反映了《五十二病方》是属于方剂形成阶段中早期产物的性质。这也是较其他古医书如《养生方》等书的方剂组成更为淳朴的特色。

关于方剂中的药物配伍规律，在《五十二病方》中也已有了初步地反映。如以白蔹一药为例，在该书中用以治疗疽病的就有以下4方：1. 白蔹、罢合（2药）——治嗌疽。2. 白蔹、黄芪、黄芩（3药）——治血疽，3. 白蔹、黄芪、芍药、甘草（4药）——治疽。4. 白蔹、黄芪、芍药、桂、薑、椒、茱萸（7药）——治疽。以上4方的药物配伍都是以白蔹为中心，增减其他药物而组成的，也是由单味药（单方）不断地演变为多味药（复方）的必然结果。除了增减药味来改变方剂的组成外，该书中还采用了药量的加减法。如在上记第4方的最后记有："骨疽倍白蔹，肉疽倍黄芪，肾疽倍芍药"。就是用调整药量来改变方剂组成的。这种加减法在《五十二病方》中虽然只有1方，但却不失为"辨证施治"思想萌芽的具体体现。

三、药物剂量

关于马王堆出土医书中药物剂量问题，本人以前曾发表过文章（马继兴：中医通报3(3)：41，1981)，此处从略。现将马王堆古医书和见于传世的早期古籍中的度量衡单位加以比较，列表对照（见上页表)。

（待续）

（1986年《中医杂志》第7期）

21. 马王堆汉墓医书的药物学成就（四）（续）

四、使用药物的广泛

（一）内服药：

1. 服药时间——古医书中的内服药方虽然多数还没有记载服药时间，但也已有若干药方的用法开始注意到用药时间问题。特别是提出了一天之中的早晨（如：“每朝饮之”）中午（如：“日中饮之”）和晚上（如：“旦、暮饮之”）三个时间。对于服药和日常饮食的关系也有所规定，即在饭前称为“先饭”（如：“皆先饭”），饭后称为“后饭”（如：“以为后饭”）。不拘饭前、饭后服药则称为“药先食后食次”，或“先食饮之”。如果服药时间没有季节和时间的限制则称为“治病无时”，或“毋禁毋时”。此外还有“夕无食饮”和“服药时毋禁”等记载。

2. 服药方法——服药的一般要求是针对病情服药，像对于金刃外伤所引起疼痛病人的止痛药服法是：服药以痛止为目的，如果再痛，就仍按原法服药，直到不痛时才不服药（“……已饮，有顷不痛。复痛，食药如数……不痛毋饮药”）。如果药量不够，还可以适当增加药量（“不可，财益药，至不痛而止”）。这种仍按原方继续服药的原则也同样适用于癃病等的治疗（即所谓：“不已，复之”——服药不效时，再如法服用。）

对于某些牙关紧闭、肌肉痉挛的患者不能饮药时，就需要用灌药的方法（即：“病甚，弗能饮者，强启其口而灌之。”）此外古医书还记载了可以多服，不限数量的若干药方（如用狸皮炭末和酒内服治蚖蛇咬伤时，提出：“多可也，不伤人”）。

内服药末所用的送服饮料和后世服用散剂方法不同的是大多数均用酒送服，而极少用水送服。《五十二病方》中用水送服的只有2方（如：“……湮汲以饮之”），而用酒送服的则有11方（如：“入温酒一杯中而饮之。”“醇酒盈一衷杯，入药中挠饮。”“和以温酒一杯饮之”，“入酒中饮之”……等）。这个事实再一次说明了酒在药末剂的应用和酒剂一样，在当时的药物治疗中同样起着很重要的作用。

除了用酒和水外，还有个别用醋和尿送服药物的。（如：“……醯，寒温适X中X饮”，“以溺饮之”）。

丸药的内服也和后代丸药的用法不尽相同。如《五十二病方》中共有两张内服的丸药方。其中的一方是先将制好的丸药粉碎（“毁”）后，再放入酒内饮服，而不是直接用饮料送服丸药。

（二）外用药

1. 傅药——傅药就是外敷剂。古医书中除用“敷”字外，也有用“封”字的（按：《广雅·释室》释“封”字为“涂也”）。一般的傅药多用于所患伤、痛、痈、肿的局部，但也有少数是利用药物的作用外傅于非患处部位的。后者多具有类似灸法、熨法等外治法的作用。

在《五十二病方》的一些处方中已开始强调了于施用傅药之前先用清水洗涤患处的措施。如对痂病患者未用药时先用水充分洗濯患处（“先善以水洒”，又“先熟洒痂以汤，乃傅”)。对于“瘑”病也是:“傅(药),必先洒之”之类。关于傅药的用法,首先是药末剂的傅药。《五十二病方》中共有8方,全部是用药炭末直接撒于患处的(如:“煮秫米……令为炭,傅之。”“燔鱼衣,以其灰傅之”)。

水溶剂的傅药大都是用水煎煮或浸泡药物的浓汁(或糊状物)傅于伤处的(如:“嚼蘖米,捉取汁而煎,令类胶,即冶厚朴和付。”“渍女子布以汁傅之。”“鋻葵,渍以水……以傅之”)。此外也有用矿物药的悬浊液外傅的(如:取两块恒石相互研磨,取其和水的悬浊液外用)。至于用酒、醋、油脂和其他赋形剂的傅剂,其用法也都是直接外用于伤处,均不另行包扎。

2. 其他——药物的外用方法除了上述的傅药外,在古医书中还有洗法,浴法,薰法,熨法……等,可参见外治法一章,这里从略。

(三)用药禁忌

古医书中也零星记载了一些用药时的注意事项。在内服药方面,如规定:服某些止痛药物后已达到止痛效果的,就不要再服(“不痛,勿饮药”)。吃药时不要同时再服其他的东西(“饮药浆,毋饮它”)。在治疗时不要吃鱼、猪肉、马肉、龟、虫、荤、麻洙菜。并禁止房事(“治病时无食鱼、彘肉、马肉、龟、虫、荤、麻洙菜,毋从内。”“服药时毋食彘肉、鲜鱼”等)。

外治法方面,如规定:在敷药的部位不要用水洗涤(“傅药毋濯”)。用药熨法后,在四日内“毋见风”。用灸法治疗疝气病,在施灸处不要受风,就容易治愈(“又灸其痏,勿令风,及(即)易瘳。”)。以上这些记载大都是符合科学道理的。

(四)不合理和迷信的药方

古医书中除了上述各种药物剂型的使用方法外,还存在着很多不合理的或迷信的药方。其中有些是属于不卫生的医疗方法。例如,不作任何加工处理,直接用羊矢、人泥(即汗垢)、灶心土、井底泥以及婴儿尿泡羊矢等物外傅伤口,都是和科学的无菌原则相违背的。有些药方显然接近比较原始的疗法。例如有一张治癫疾的药方是:在癫痫病发作的病人头部和颈部用刀切破皮肤,再用狗屎涂在上面。其外面更用刚剥下来的白鸡皮加以复盖。经过三天后,再将鸡皮取下,煮熟后食用。有些药方的应用很值得商榷。如治疗狂犬咬人有用礜石和橐吾研末内服的药方。按礜石即砷硫化铁,具有剧毒和强烈腐蚀组织的作用,古人曾用作毒鼠药,历代也罕有内服者。因而这类处方也是决不能轻易应用的。

还有些药方掺有迷信色彩,如烹蝼蛄(即“白牡狗首”)让孕妇吃,可使胎儿出生后“美皙”(容颜美丽,皮肤光泽)和易生。按,蝼蛄虽具有治疗难产和良好的利尿作用,但所谓“美皙”的说法则显然是唯心的。除此之外,古医方中还有不少祝由方。这类祝由方在伴随着咒语和术式施用的同时也掺有某些药物处方。例如在《五十二病方》的现存药方中就有39个这类的处方。这些反映了原始时代的巫术对医学的影响是有一定历史根源的。

五、古医书药物和本草学著作的关系

上述古医书中药物应用所反映的本草学发展情况,对认识我国古本草学著作的形成是具有十分重要的参考价值的。通过这些古医书药物种类所提供的大量客观旁证,再一次有力地证明了我国既知最早的本草学著作《神农本草经》的成书年代至少要在战国时期,而绝不可能晚于秦汉以后。这可以从下述的事实中得到确认。

首先可以肯定的是汉墓古医书中几部记有药物的著作（包括《五十二病方》、《养生方》、《杂疗方》和《胎产书》等），其成书年代均在春秋战国之际到战国时期，这是在上述有关文章中已经论证的问题。

其次将古医书与《神农本草经》的药物加以比较时，则：

（一）、古医书中可辨识的药名总数共394种，而《神农本草经》的药物共365种，即古医书的药名多于《神农本草经》29种。

（二）、古医书中的同一药名也互见于《神农本草经》者只有120种，其中包括矿物药14种，植物药82种（木类药26种，草类药51种，谷类药1种，菜类药4种），动物药23种（兽类药6种，禽类药2种，虫类药15种），其他药1种。

（三）、古医书的药名不见于《神农本草经》者共245种。

由此可知，古医书所用药物除了有相当数量（约1/3的）的来源与《神农本草经》一致者外，还有更多数量（约2/3）的药物虽已在民间使用，但并未被《神农本草经》所收载。尽管在马王堆出土的这些古医书中没有也不可能概括当时民间应用的全部药物。但仍有如此庞大的数量。这个事实本身不仅证明了早在春秋战国时期我国本草学已发展到一个相当高的水平，而且也已具备了编写本草学著作的强大物质基础。可见我国最早的本草学著作出现正是医药学不断发展的需要和总结前一阶段学术成就的必然产物，决不是偶然的。据此，《神农本草经》一书的成书年代当然也绝不会晚于战国时期，也可以说通过古医书中药物资料的考察，再一次为本草学著作的时代问题提供了有力的旁证。

六、小结

以上综括地分析了马王堆古医书中药物学的主要成就。限于这些医书的方剂性质和体例，有关药物资料的记载还可能限于某些方面，但通过这些资料的初步分析，不论从药物品种和数目以及采、制、藏、用药等各方面都充分反映出其所代表的春秋战国时期药物学的突出成就，也有力地推动了我国医学的蓬勃发展。（续完）

（1986年8月《中医杂志》）

22. 张家山汉简《脉书》中的五种古医籍

一、前言

1983～1984 年湖北荆州地区博物馆在江陵县张家山挖掘三座西汉初期古墓时，于其中两座（编号：M. 247 及 M. 249）椁室内发现了约千余枚竹简古书。其中除了法律、军事、数学和遗册等数类文献外，还有两类医学古籍，分别题名为《脉书》和《引书》。这是迄今为止继 1973 年湖南长沙马王堆三号汉墓出土古医书后，我国考古工作者再一次对医学考古事业的重大贡献，是十分值得注目的。

张家山墓的年代，根据张家山汉简整理小组（以下简称整理小组）对其墓葬形制、出土葬具以及 M. 247 随葬竹简的历谱推算，其墓葬年代为汉代吕后至文帝初年，相当于公元 2 世纪中期左右，与马王堆三号汉墓墓葬的时代基本一致。在《引书》的释文尚未正式发表以前，现仅就《脉书》加以分析和考证。

《脉书》竹简在出土时已有散乱，今据整理小组发表的释文（见《文物》1989 年 7 期，江陵张家山汉简“脉书”释文）予以计数，全部《脉书》共63 简，2028 字（不包括缺文和已补的字数在内)。按照竹简的次序和内容，《脉书》本身又包括了五种古佚医书。每种书的前面虽然均未题书名，但其中三种均为马王堆医书的不同古传写本，故今仍用其原名不变，称之为《阴阳十一脉灸经》丙本，《阴阳脉死候》乙本和《脉法》乙本，另外二种则均系首次发现而不见于其他任何传世文献的古佚医书。为了便于考察说明，兹根据马王堆出土古医书的命名原则，暂分别称之为《病候》及《六痛》。

这五种古医书在汉简《脉书》中的抄录顺序，依次是《病候》、《阴阳十一脉灸经》丙本、《阴阳脉死候》乙本、《六痛》和《脉法》乙本。它们共同组成了张家山《脉书》的整体，故从古书发展过程上看，这部张家山《脉书》实际上也是一种具有原始医学丛书性质著作。

本文就是要在《脉书》释文的基础上，分别对五书内容予以评价，并试将其中的一些古、俗、通假字体改用通行简化字对照书写。其间肯定尚有不妥及失误之处，尚希读者予以指正。

二、两种古佚医籍

（一）《病候》

此书是《脉书》中的第一种著作。出土的汉简其文字基本完整。据释文统计，共存 524 字。而所能辨识出的缺文，则只有近 30 字左右。现在将其全部原文引录，并用括号附记笔者注文解说。

（1）病在头，脓（原作“农”，通假。下同）为䕎（此古病名，不见传世字书中，待考）。

（2）（头病）疕，为秃。

（3）（头病）痒（原作“养”，下同），为𩯭（古病名，待考）

（4）（病）在目，泣出，为浸（古病名，待考）。

（5）（目病）脉蔽瞳（原作“童”）子，为脉浸（古病名，待考）。

（6）（病）在目际，糜（原作“靡”。溃烂。下同），为赧（古病名，待考）。

（7）（病）在鼻，为鼽（原作“肒”）。

（8）（鼻病）其疕，痛，为蟦（《说文》作“蟦”，云：“虫食苗叶者”）蚀（原作“食”。按，此即《五十二病方》中“蟦蚀口鼻”之病）。

（9）（病）在耳，为聋。

（10）（耳病）其脓出，为浇（古病名，待考）。

（11）（病）在唇，为口（缺文）。

（12）（病）在口中，糜，为篡（按，疑为“焖”之假）。

（13）（病）在齿，痛，为虫龋（原作“禹”，下同）。

（14）（齿病）其痈，为血龋。

（15）（病）在龇，痈，为腄（古病名，待考）。

（16）（病）在喉（原作“脥”同）中，痛，喉痹也（原作“殴”）。

（17）（病）在面，为皰（原作“包”）。

（18）（病）在颐下，为瘿。

（19）（病）在颈，为瘘。

（20）（病）在肩，为口（缺文）。

（21）（病）在腋下，为马（按，“马”指马刀病，既瘰疬）。

（22）（病）在背（原作“北”），痈，为王身（古病名，待考）。

（23）（病）在掌中，为蠘（古病名，待考）。

（24）（病）在身，颡（原作“颡”）颡然，口之（缺文），不知（原作“智”）人，为痹（原作“踝”。按，据所记症状，应系《素向·本病论》所说的：“卒中，偏痹”，即中风）。

（25）（病）在身，疕如菽（原作“踈”。按，指疕的外形大小如豆），痒，为痂（原作“加”。《说文》：“痂，疥也”）。

（26）（病）在身，炙痛以行身，为火疢（按，《说文》：“疢，热病也”）。火疢，赤气也。

（27）（病）在戒（指人体阴部），不能溺（原作‘弱”），为闭（按，《素问·标本病传论》，名“小便闭”）。

（28）其塞人鼻、耳、目，为马蛕（按，《说文》：“蛕，腹中长虫。”马蛕为古病名）。

（29）（病）胃脘（假为“管”），痈，为膈（原作鬲）”）中。

（30）（病）在肺，为上气，欬。

（31）（病）在心，胠（《广韵》：“胠，腋下。”《集韵》：“胠，肋也”）下坚痛，为口口烝口（按，此古病名缺文不详）。

（32）（病）在肠中，小者如马屎（原作“枺”），大者如杯，而坚，摇（原作“榣”），为牡瘕。

（33）（病）在肠中，痛，为血瘕。

（34）疛（假为“肘”。《说文》：“疛，小腹病”），其从脊胸起，使腹胀（原作

“张”。下同），得气而少可，气瘕也。

（35）其腹胗胗如肤胀状，鸣如蛙（原作“鼃”，古写）音，膏瘕也。

（36）其衷约隋，上下不通，屎（原作“柣”）瘕也。

（37）（病）在肠中，痛，左右不化，泄，为溏（原作“唐”）瘕。

（38）（病）在肠，左右不化，为寒（原讹“塞”字。今据张家山《脉书》中的《阴阳十一脉灸经》丙本‘阳明之脉’“恶寒”条改正。下同）中。

（39）（病）在肠，有脓血，篡（按，即会阴部）、髀（原作“脾”）、尻，少腹痛，为肠澼（原作“辟”）。

（40）（病在肠），食即出，为泄。

（41）（病在肠），左右血先出，为脉（按，据《五十二病方》，有脉痔［者］，即此病，当补“痔”字）。

（42）（病）肠热，而渴，为寒中。

（43）口口口口，非时而血出（按，指妇女月经不能按时排出），滴（原作“瘛”。按，滴指点滴，少量出血），为瘉（古病名，待考）。

（44）（☒，非时而血出）其渍（按，指浸渍，月经大量出血），为浚。

（45）溺出白如沐（按，“沐”当为“浊”之借字。“如”字义为“而”。全句指色白而混浊），为白瘕（按，即后世医书所称之白浊）。

（46）前（据此条上下邻条均妇科及下部病。复据此条症状，‘前”字疑指妇女阴道外口）出如拳（按，此即《集验方》：“妇人阴下挺出”所呈现的症状），为暴（古病名，待考）。

（47）乳痈，为醉（古病名，待考）。

（48）字（临产。《广雅》：“字，生也”）而肠痛，溺（假为“弱”）而痛，为血口（古病名，不详）。

（49）☒不能口右（?，为口（此条缺文，不详）。

（50）橐（假为“橐”。阴囊）痈，为血癞（原作“穨”下同，疝病）。

（51）（橐痈），其痈上下鸣，为肠癞。

（52）（病）在篡（会阴部），痈如枣，为牝痔。

（53）（病在篡），其痈有孔（原作“空”），汁出。

（54）（病）在胻，疕，赤滘（古字，不详），为膫（按，《五十二病方》，名“胻膫”）。

（55）（病在胻），其疕就就然，为露（原作“潞”，即《五十二病方》中的露疕，今据改）。

（56）（病）在踝下，痈，为瘪（古病名，待考）。

（57）（病）在足下，为殿（古病名，待考）。

（58）内（按，“内”为该简首字，依此简文义，其上似有缺文）瘅，身痛，眼早（原作‘艮蚤’）黄，为黄瘅。

（59）身、面、足、腑尽盈，为肤胀（原作“肤张”）

（60）腹盈，身、面、足、胻尽消（原作“肖”），为水。

（61）身痛，面盈，为风。

（62）头、身痛，汗不出，而渴，为温。

（63）身寒热，渴，四节痛，为疟。

（64）身病痒，脓出，为搔（原作“骚”）。

（65）四节疕，如牛目，眉堕（原作“麋突”）为疠（原作“癘”。疠即大风，或麻风病）。

（66）身时债（强直，僵硬。《尔雅·释言》：“债，僵也。”），沫出，羊鸣，［为］口（缺文，据所记症状，疑为“癫”字）。

（67）口口见（?），不能息，为瘛。

（68）（身）反折，为痫（原作“间”）

以上是《病候》一书重新予以分类说明的全部内容。综括此书特点，主要有以下几点：

1. 此书是现已发现我国最早的一部疾病症候学专著。全书共记有67种疾病（其中“寒中”病先后共有两条，每条的症状均不相同，由于其病名全同，故在这里仍作为1条计数）。大体上是按照头部、上肢、躯干、下肢及全身的先后顺序依次排列各病。每病则均简要记有症状及其病名，但均未涉及有关诊断及医疗方法等内容。

2. 在全部67病中，除了1种疾病因缺文无法作分类统计外，如果按照传统中医学的疾病分类法，属于内科病的有27种，约占全部病数的40.3 %。其范畴主要包括一些外淫病，个别脏腑病，七种瘕病和其他内科杂病。其名称即：风，寒中（在此书中前后记有2条，但其症状各自不同），温，火疢（热病），疟，（偏）痹，（癫疾），疠，（?）烝，上气咳，水，肤胀，黄疸，膈中，牡瘕，血瘕，气瘕，膏瘕，屎瘕，溏瘕，白瘕，肠澼，泄，闭，血癞，肠癞和马蛔。外科病有19种，占全部病数的28.4 %。其范畴主要包括身体各部的痈，疕，瘰疬，瘿病，七种痔病和两种皮肤病。其名称即：赣，秃，髻，皰，瘿，瘘，马，王身，蛾，牡痔，牝痔，脉（痔），（胻）膫，露（疕），寖，殿，痂，搔和一种有缺文的病名。妇科病有5种，占全部病数的7.5%。其范畴包括月经病，产乳病和子脏（子宫）病。其名称即瘠，浚，暴，醉和血口。儿科病只有2种，占全部病数的2.9%，即瘛和痫。五官科病有13种，占全部病数的19.4 %，其范畴包括眼，耳，鼻，口、齿、喉等疾病。其病名即：浸，脉浸，赧，鼽，蟦蚀，聋，浇，焖（?），虫龋，血龋，朧，喉痹和一种有缺文的病名。全部病名以内科病为数最多，其次是外科病，再次是五官科病，而妇、儿科病最少。其同时产物《五十二病方》中外科病占57.7 %，内科病占28.8%，其他各科病占13.7 %。说明在两部古医书中内、外科病互有其优势比重。

3. 将《病候》所记的疾病或症候名称和马王堆汉墓出土的各医书相比较，其中完全相同的古病名很多，为二书的成书年代非常接近提供了重要依据。同时此二书中的很多古病名不见于《黄帝内经》，这也说明它们成书的时代均在《黄帝内经》以前。现将《病候》与马王堆医书相同的一些主要病名列在下面，供参考。

蟦蚀，虫龋（蟦蚀齿），皰（包），瘿，马，痂（加），脉痔（者），颓（包括血颓，肠颓），牡痔，牝痔，（胻）膫，露（潞，露疕），风（风入伤），搔（骚），瘛（婴儿瘛），痫（婴儿病痫）（以上均见《五十二病方》）。疛，欬，溏瘕（唐叚）（以上见《足臂十一脉灸经》。肍（鼽），喉痹，上气，牡瘕（叚），泄，（黄）瘅，水，疟（以上均见《阴阳十一脉灸经》）。温（见《导引图》）。瘘（见《十问》）。（火）疢（见《养生方》）。蛾（见《杂疗方》）等。

（二）《六痛》

《六痛》，在汉简《脉书》中是在《阴阳脉死候》乙本之后和《脉法》之前，原书只有111字，首尾完整无缺。也没有标记书名及撰人姓氏。兹据其本文中的“六痛”二字及其中心主旨，称之为《六痛》。全文为四言协韵体，一气呵成。内容则论述人体内的六种组织即骨、筋、血、脉、肉、气的生理机能，及其发病为“痛”的症候特征，并指出必须特别重视加强调摄预防，以免疾病的发作与演变，而危及健康生命。由于文字简短，及文体所限，对于六种疾病均未能作进一步论述，也没有提出具体治疗及预防的对策。现将其原文抄录如下，并在括号内简注说明。

“夫骨干者拄（原作“柱”。支撑）也（原作“殴”。下同）。筋者，束（约束，束缚）也。血者濡（濡润）也。脉者，渎（沟渠，水道）也。肉者附（增益，附着）也。气者煦（原作朐。按，煦有温暖、温润之义。《说文》：“煦，一曰温润也。”《礼记·乐记》孔颖达疏：“天以气煦之。”）（按，以上一段论六种组织的生理机能）。

故骨痛如斲（即“斲”字。原讹作斵，形近致误。按斲音琢。《说文》：“斫也。”形容用刀斧利器斫削时痛苦之状）。筋痛如束（形容被捆绑束缚时痛苦之状）。血痛如浞（音濁。《广雅·释诂》：“浞，溃也。”按，溃字有散、乱之义，形容疼痛部位捉摸不定）。脉痛如流（形容疼痛如水流动不断之状）。肉痛如浮（形容疼痛感觉如漂浮在外状）。气痛则忧（《玉篇》：“忧，心动也。”形容强烈疼痛伴随有心悸不安症状）。（按，以上一段论六种组织的疾病如“六痛”的症状）。

夫六痛者，皆存在于身，而莫之知（原作“智”）治，故君子痞（原作“肥”。《说文》：“痞，痛也。”《广韵》：“痞，腹中结痛也。”按，以上四句是指当出现六痛的病症而未能及时治疗时，必然要引起腹部内脏的疼痛，而使病情加剧）。而失其度，是谓（原作“胃”）筋骨，不胜其任。其气乃多，其血乃淫（淫指混乱不纯。《吕氏春秋·古乐》：“有正有淫”。注：“淫，乱也”），百节皆沈（沈，指滞涩。《文雅》：“沈，滞也”）。款（至，到达。《文选·西京赋》：“绕黄山而款牛首。”注：“款，至也。”）二十末（末，指四肢末梢。人左右手足十指，〔趾〕之端为二十末），返（原作“反”）而走心（按，以上两句是指病邪遍传至全身四肢又返抵至心脏的演变过程）。不此與（原作“豫”）治，且闻哭音（按，此二句是指不能及时医疗必致危及生命的后果）。”

从上面所引的《六痛》原文中，可以看出此书主要有以下一些特征：

1. 全文均为四言协韵体，其中拄，束，濡，渎，附，朐，均古候部韵。斵、束、浞、均古幽部韵。治、痞均古之部韵。流，浮，忧均为古幽部韵，而任，淫，沉，心，音均古侵部韵。

2. 全文论述人体六种组织。气，血，肉，筋，骨，脉六种组织比《阴阳脉死候》中的五种人体组织增加了1种，即“脉”的组织。同时《六痛》和《阴阳脉死候》均论述疾病的死候，而其所论述症状又是各不相同，这些都进一步说明它们是两种性质近似而内容迥异的古医书。而《六书》的六种组织应是在上述五种组织学说基础上进一步的发展。

3. 此书中虽强调必须及时合理地医治“六痛”，但未记医疗应采取的措施。疑原撰者在此书之外另有专文，或另以口传方式传授治法。惟今已不可得知。

（待续）

（1990年5月《中医杂志》）

23. 张家山汉简《脉书》中的五种古医籍（续）

三、三种与马王堆医籍相同的古传本

（一）《阴阳十一脉灸经》丙本

张家山《脉书》的第二部分，即《阴阳十一脉灸经》丙本。此本与马王堆医籍中的《阴阳十一脉灸经》甲、乙两本（见《马王堆汉墓帛书》第四册，文物出版社出版）内容全符，为同书的不同古传本。因而在这里不再抄录该书原文，仅将丙本的特点说明如下。

1. 将此丙本文字和甲、乙两本互勘时，则其内容以丙本最为完整，共保存有 915 字（不包括整理小组补入的 21 字），而甲本存 583 字（被补入 237 字），乙本存 793 字（被补入 130 字）。由此可见丙本较之甲本多 332 字，比乙本多 122 字，也是三种《阴阳十一脉灸经》保存最全的写本。

2. 丙本所记述的全身十一脉脉名、各脉的循行部位，是动病与所生（产）病以及各脉主病的数目等，均与甲、乙两本基本相同。惟甲、乙两本在足厥阴脉之后脱“为五病”的概括。特别是丙本在全书结尾又有 17 字的总结，也是甲、乙两本所无有者。其文即：

“凡阳脉十二，阴脉十，大（原作‘泰’）凡二十二脉（按，以上均指身体左右两侧的脉数），七十七病。”

3. 丙本在个别内容的脱、衍、误以及古、今、俗、假文字方面和甲、乙两本各有不同之处，正好可予以相互补缺与校正。而通过丙本的出现，也进一步证明了马王堆整理小组所补缺的甲、乙两本文字基本上都是正确相符的。而三本相互校合，正好为《阴阳十一脉灸经》原书得到更大程度的全部复原。

4. 甲、乙、丙本各脉记文相同，但十一脉的先后排列顺序小异。即甲本与丙本的（足）厥阴脉均在（足）少阴脉之前，而乙本将（足）厥阴脉排在（足）少阴之后。这很可能是抄录时的疏忽。

5. 在丙本的足少阳脉结尾“为十二病”之后，足阳明脉文之前多出：“及温”二字。又在齿脉结尾“为五病”之后。（手）太阴脉文前也多出：“及□”若干字。后者的缺文乃实有其字而模糊不清者。而这两段补记有“乃……”字样的文字，既不见于甲、乙两本，又均超出足少阳的“十二病”和齿脉的“五病”数字以外，特别的“及”字具有和、与之义，这说明是在《阴阳十一脉灸经》成书之后为抄录者所附加的内容痕迹。

（二）《阴阳脉死候》乙本

张家山《脉书》的《阴阳脉死候》乙本直接抄录在《阴阳十一脉灸经》丙本之后，和马王堆帛书将《阴阳脉死候》甲本直接抄录在《脉法》一书之后的次序截然不同。这也说明了这两部著作更古渊源的独立性质。至于从内容来看则此甲、乙二本也基本相同。故在这里不再引用原文，仅将乙本的特点记出。

1. 《阴阳脉死候》一书内容主论三阳脉的死亡证候有 1 种（“一死”），和三阴脉的死亡证候有 5 种（“五死”）。其中在论三阴脉时，乙本有几句话与甲本的先后次序略有颠倒，并有个别文字不同。即：

（甲本）：“〔阴〕病而乱，则〔不〕过十日而死。三阴腐脏，烂肠而主杀。□□五死：……”

（乙本）：“腐脏烂肠而主杀。阴病而乱，则不过十日而死。凡视死征……”（按，此处所引的原文均已改用现代通用字，不再出注）

2. 乙本现存166字，而甲、乙本共存89字（不包括补入的6字）。这主要是因为甲、乙两本在“则不活矣”一句的前面本文基本全同，仅有个别脱、衍、讹、异之别。而在上句之后，乙本又多出四段。凡69字的论述文字，为甲本所无者。现将其文录下，并略加注释。

“凡证（原作“征”）五。一证见，先活人。（按，此一段共三句，9字。是以上三阴脉“五死”文的小结）

夫流（原作“留”）水不腐，户枢（原作“貙”）不蠹（原作“蠹”），以其动，动则实四肢（原作“支”）而虚五脏（原作“臧”，下同），五脏虚则玉体（泛指身体而言）利矣。（按，此一段共五句，29字。是在既知古籍医书中最早用“流水”与“户枢”的比喻论述人体必须运动的原理。较《吕氏春秋》、《后汉书·华佗传》等书所记同样文字更古。

夫乘车食肉者（指上层贵族阶级），春秋必浛（按，此字系古写，其义不详。下同），不浛则脉烂（原作“阑”）而肉死。（按，此一段共二句，18字。但其文义待考）。

脉盈而洫（音序，《管子·小称篇》注：“洫，虚也”）。虚而实之（按，以上两句与《素问·三部候论》的“实则泻之，虚则补之”同义），静（原作“铮”）则待（原作“侍”）之（按，此句是指平脉时要平心静气地耐心等待体察脉象。亦即《素问·脉要精微论》所说“是故持脉有道，虚静为保”之义）。

3. 由于《阴阳脉死候》是一部诊断类的古医书。因而也未提出治疗方法。至于丙本的最后四段文字均与前面的死候诊断无关，且各段文义不相连属，应系后来抄录此书时所增的文字。

4.《阴阳脉死候》所记的人体五种组织（前述），与《灵枢·经脉》论“五阴气绝”一段的体内五种组织大致相似，惟《死候》组织中有“气”字，《经脉》则无“气”而有“毛”字，且《死候》文字更为简要古朴为异。

（三）《脉法》乙本

张家山《脉书》中最末的第五部分即《脉法》一书的乙本，如将其与马王堆医书中的《脉法》甲本对照，二者内容也基本相同，惟《脉法》甲本只存188字（未包括补入的7字），其间的缺文过多。而《脉法》乙本却保存了312字，多于甲本124字。因而不仅在很大程度上弥补了甲本的缺损部分，而且也将甲本残文中的某些因模糊失误的释文得以纠正。

《脉法》一书通过甲、乙两本互补，虽仍有少量文字残缺，但其全貌已可基本复原。从全书内容分析。又可分为七个自然段（七节），而各段均有其相对地独立性。如果粗略的予以概括，大致第一段论脉的重要性。第二段论（脉）气的生理和治疗原则。第三段论脉气病所用灸和砭的医疗方法。第四段论痈脓病用砭石“启脉”理论与方法。第五段论诊脉方法及六种脉象。第六段论诊脉的方法和要求。第七段结尾。但第七段在甲、乙两本的内容完全不同。其中甲本为结术语性质共23字。而乙本则以论述察脉的次序而告终，共

25 字。现在为了全面评介此书，现仍以乙本为依据，将原书逐段释文改用现代通用字体，并附加简要解说和甲本对照如下（括号内的分段数字为原文所无者）：

“（1）夫脉者，圣人之所贵也。（按，甲本在此句之前又有“以《脉法》明教下”六字）

（2）气（按，此处应指“脉气”而言）也者，利下而害上，从煖而去清。故圣人寒头而煖足。（按，这三句是指脉气在人体作用的生理规律。所谓“利”与“害”、“从”与“去”，都是在一定的条件下相对的意义而言，没有绝对化的概念。所谓“寒头而煖足”的主张则是和《难经·四十七难》的“人面独能耐寒”理论相一致的）治病者，取有余而益不足（按，此句是指出脉气有病时的治疗原则）。

（3）故气上而不下，则视有过之脉，当环而灸（原作“久”下同）之。病甚，而上于环二寸益为一灸（按，以上数句是指在脉气运行异常，而出现疾病时，利用灸治的医疗方法）。气一上一下，当郄（原作“胎”，膝部，与肘原讹作“胕”，据甲本改）之脉而砭（原作“砚”，古写。下同）之（按，这两句是指脉气致病利用砭石的治疗方法）。

（4）用砭启脉者，必如式（即按照一定的原则。《说文》：“式，法也。”）。痈肿（原作“种”）有脓（原作“农”），则称（权衡。《广雅》：“称，度也。”）其小大而为之砭。砭有四害（意即四种禁忌）。

一曰：脓深，而砭浅，谓（原作“胃”）之不还（即不及）。

二曰：脓浅，而砭深，谓之太（原作“泰”）过。

三曰：脓大，而砭小，谓之отп（沾染，浸渍。《文选·海赋》李注：“澰，渍也。”《周礼·考工记》）郑注：“渍，犹染也。”）。澰者，恶不毕（按，即除恶未尽之义）。

四曰：脓小，而砭大，谓之泛（泛滥。按，甲本“泛”作“砭”，下同）。泛者，伤良肉也（按，此句甲本作“石蚀肉也”）。

脓多而深者，上黑下大。脓少而深者，上黑而小。脓多而浅者，上白而大。脓少而浅者，上白而小。此不可不察也。（按，以上各句是辨识脓的深浅大小之法）。

有脓者不可灸（原作“久”）也（此句是说痈肿在化脓之后禁用灸法）。

（5）相（意即考察、观察）脉之道，左□□□□□按（原作“案”，互通）之（按，此句约有 5 字缺文，待考。但据以下文意，应指左手的切脉部位）。右手直踝而弹（原作“簞”）之（这是利用左、右的手按、弹体表动脉进行诊脉的一种相当古老的诊脉方法。有关这个问题的详细研究，本人特另撰文论述。这里暂略）。他（通“它”，下同）脉盈，此独虚则主病（按，这里所说的“他〔脉〕”和“此〔脉〕”应系指人体两侧同一部位的诊脉而说的。“盈”和“虚”，也即《黄帝内经》所说的实脉和虚脉）；他脉滑，此独涩（原作“衛”）则主病；他脉动，此独静则主（释文作“生”，当系排印之误）病。（按，以上所说共有六种脉象，即盈、虚、滑、涩、动、静。其中盈相当实脉，静相当于平脉，在《黄帝内经》中均可看到与之相同的脉名）。

（6）夫脉固有动者，骭之少阴（按，此处指诊脉的部位，也即足少阴脉在体表的动脉搏动处。据《素问·三部九候论》王冰注，相当太溪穴部位），臂之大（原作“钜”）阴（按，手太阴脉在体表的动脉搏动处，相当经渠穴部位）、少阴（按，即相当手少阴在体表的动脉搏动处，相当神门穴部位。又按，以上共三处位于体表的诊脉部位，均位于四肢部的三条阴脉上）。是主动，疾则病（按，这两句是说，在上述三处诊脉部位上均有动脉应手，但如遇有脉搏异常加速时，则均属病象）。此所以论有过之脉也。其余谨视当脉之过（按，所谓“有过之脉”是指以上三处诊脉部位所出现的各种异常现象。所谓“当脉之过”是指全身十一条脉各自所主的病候而言。这些病候可参见《阴阳十一脉灸经》，这里从略）。

（7）治病之法，视先发者而治之。数脉俱发病，则择其甚者而先治之，（按，本段共25字，论察脉治病的先后顺序，作为本书的结语，惟这25字并不见于甲本。在甲本则另有一段文字的结语，与此全异。即：“脉之玄，书而熟学之。季子忠谨，学☒见于为人☒言不可不察也。”）

以上是《脉法》的全文，从内容分析，可以认为此书所记述的有关人体的生理、病理及治疗思想较之《黄帝内经》均具有更为古朴的早期特色。现举两例说明如下。

1. 此书所记在体表诊脉的部位，只有足少阴等三处。而与此三处完全相同的诊脉部位在《素问·三部九候论》一篇中则被扩充为：上部天，上部地，上部人，中部天，中部地，中部人，下部天，下部地，下部人等九处。其中的手太阴为“中部天”，手少阴为“中部人”而足少阴为“下部地”。再如《脉法》中所论病脉的脉象只有盈、虚、滑、涩、动、静六种，在《内经》中脉象名称数目均已大大增多。

2. 在此书所采用的医疗手段，只提到灸法和砭石，没有涉及针刺（包括《内经》的“九针”）和药物，特别是砭石的应用和用其治疗痈脓的理论，这也可说明早在应用金属医用针具的时代之前，医家所取得的治疗成就和客观总结。而这些文字记录如今尚能完整地保存下来，确实是非常难能可贵的。

总之，在《脉法》一书和其他马王堆古书、张家山古书一样，还有很多值得研究、探索和发掘、借鉴的内容和问题，需待学者们进一步考察，这里就不再多说。

四、张家山墓医书的其他特征

将张家山汉墓医书和马王堆汉墓医书加以比较，除了在医书的内容方面有不少一致之处外，还具有其他方面的一些共同特征。将这些特征予以总括，将有助于加深对这些古医籍的理解和客观评价。现分为以下三个方面。

（一）两类汉墓医书墓葬时代与地点的近缘关系

张家山汉墓和马王堆汉墓的墓葬时代均系公元前二世纪初期，这在上文已经谈过。至于墓葬的地点，两汉时期的江陵称为南郡，长沙则称为长沙国。两地相距不足三百公里，又均同属荆州刺史部所管辖。不仅时间和地域十分接近，而墓主人又均属上层贵族阶级。这些都充分为当时为相互交流传写这些古医书提供了必要条件。另一方面，这些医书之所以作为随葬品埋入地下，不仅可以看出葬主人生前的好尚，而且也说明即使在西汉初期，它们也是具有相当珍贵价值的稀见古本。

（二）两类汉墓医书本身的文献结构形式

张家山和马王堆汉墓医书分别书写在竹简和缣帛上。书写工具虽异，但在同一块帛或同一编联的简册上，大都不止仅限于只有一书，以便充分利用简帛的书写面积。因而也相应的出现了在不同的简册或绵帛上抄写同样古书时，互有先后次序颠倒的情况。

此外，由于这些古医书均是《黄帝内经》以前的产物，因而它们大都缺乏书名和撰者。这次张家山出土的汉简虽有《脉书》与《引书》之名，但在《脉书》中所编集的五种更古医书则和马王堆帛书相同没有其相应书名。实际上这五种医书在《脉书》中均相当于后世书籍形成与发展中的“篇”或“节”，但究其渊源，它们均是古代书籍在形成与发展过程中的一种早期形式，因而称之为“书”还是符合历史面貌的。

（三）两类汉墓医书写本的文字特征

两类汉墓医书既为秦汉时人据古籍所抄录，则其写录之文除了个别失误者外，必然掺有当时流行的文字和抄录者本人的习惯书法。其中特别是为数众多的通假字充斥其间。如不予以深入全面考察，厘定复原，势必极大影响对古医书中有关人体组织、病名病机、医疗手段以及其他专用名词的辨识与理解。而这些古书中借用的假字又均是按照周秦时代古音韵系统（即上古音韵系统）的规律取代其本字者。因而在复原这些通假文字时不仅要严格尊循古韵学原理的要求，同时也必须建立在符合客观实际的古医籍内容本身的基础上。当然，绝不能袭用隋唐以后的中古音韵，乃至更晚时期的音韵来取代复古字而产生不应有的谬误与曲解。事实上，这两类写本文字的特征也是所有出土古籍写本的共有特征。而这正是与其时代相同但叠经历代抄、印、厘定的传世古籍，其文字具有规范化、统一化的特征迥然有别的。

（1990年6月《中医杂志》）

24. 继敦煌残卷中发现《内经》古诊法后的再发现

提要　在《黄帝内经素问·三部九候论》中的小腿部诊脉法，因原文有所缺损，不能得到确切的解释。根据《针灸甲乙经》和《黄帝内经太素》予以对核，并通过敦煌出土的古医书残卷，明确了这一古诊脉法原文的涵义。此后，马王堆汉墓医书的出土，张家山汉墓医书的出土，对于上述《内经》诊法中的个别文字与考证结果，不仅阐明了小腿诊脉法具有悠久的历史渊源，而且纠正了存在于《内经》等传世古医书中个别文字的误解，使古诊法的应用得到更全面地认识。

关键词　敦煌残卷　小腿　古诊脉法

一、《内经》古诊脉法中的未解之谜

在传世本的《黄帝内经素问》一书中曾保留了一种古老的在人体小腿部诊脉方法的文字记载。但是由于原文文字有所脱损改易，因而这种方法一直未能得到确切解释，而成为长期以来未解之谜。这段文字的原文见于该书的《三部九候论》一篇中。其原文是：

“以左手足上，上去踝五寸按之，庶右手足当踝而弹之。其应过五寸以上蠕蠕然者不病；其应疾，中手浑浑然者病；中手徐徐然者病；其应上不能至五寸，弹之不应者死。”

上文的前三句话据王冰注：“手足皆取之，然手踝之上，手太阴脉。足踝之上，足太阴脉。……”

由于以上原文中的“左手足上”及“庶右手足”等字样的涵义在王注中并未能正确搞清楚，故其解释也甚为牵强。

二、传世古医书中的旁证

在上述《素问》所记的这段诊脉法虽然文字费解，但是如将传世的《针灸甲乙经》和《黄帝内经太素》所载的这段文字加以对照，却可以初步弥补并改正原文的不足，使这种诊脉方法有了比较明确的说明。即：

《针灸甲乙经》卷4“三部九候·第三”：“以左手足上去踝五寸而按之，右手当踝而弹之”。(《素问》宋臣“新校正”注转引全元起本《素问》同此)。

《黄帝内经太索》卷14“诊候之一”首篇，“以左手上去踝五寸而按之，右手当踝而弹之。”

将以上这三类原文对勘时，就不难看出传世本（即王冰注本）的原文在这三句话中缺“而”字，衍“上”、“庶”、“足”三字，遂使全部文义无法确释。而《太素》本在“左手”后又脱“足”字，文义也欠通顺。故通览全文，当以《甲乙经》本及全注本中的原文更为明确，正如全元起氏在其注文中所说的：

“内踝之上，阴交之出，通于膀胱，系于肾，肾为命门，是以取之，以明吉凶。”

据此则在以上《素问》中的诊脉法的原文就可得到较完整地理解，用现代的话来说就是：“医生将左手放在病人足内踝的上方五寸处压按，同时用右手手指弹动内踝时，在左手处即可出现相应的波动感觉。”

三、敦煌卷子中的发现

为了印证上述原文的可靠程度，继上述《太素》《甲乙经》等古医籍的校本对勘之后，本人在五十年代末从事敦煌出土医药残卷的科研工作中又发现了一段《黄帝内经素问·三部九候论》的古本佚文。其内容正好与传世本的《内经》基本相同。该残卷现存法国巴黎国立图书馆，其编号为 p. 3287。兹录其原文如下：

“以左手去足内踝上五寸，指微按之。以右手指当踝上微而弹之。其脉中气动应过五寸已上。蠕蠕然者，不病也（蠕蠕者，来有力）；其气来疾，中手恽恽然者，病也（恽恽者，来无力也）；其气来徐徐，上不能至五寸，弹之不应手者，死也（徐徐者，似有似无也）；其肌肉身充，气不去来者，亦死（不去来者，弹之全无）。”（以上括号内的文字均原卷子之注文。）

通过敦煌卷子中的这段文字，特别是着重提出了“足内踝上五寸”和“指微按之”的字样，遂使《内经》中的这种古诊脉这段原文中的操作方法更加明朗易解。因而也可以说是对《内经》古本佚文的一次重要发现。

四、马王堆帛书中的痕迹

七十年代初本人在参加湖南长沙马王堆汉墓出土医学帛书的整理研究工作中，开始看到了其中《脉法》一书的残帛。由于在该帛书中的《脉法》原文缺损过半，全部只保存有 188 字。因而尽管在这部《脉法》中也记载了上述在足踝部上方的这种诊脉法文字，但所余的蛛丝马迹已无法窥觅其完整记载。当然更未能知晓与印证此书中尚有上述诊脉方法佚文的事实。

五、张家山汉简中的再发现

1989 年 7 月湖北省江陵县张家山发掘出土的汉代竹简《脉书》释文发表后，在其所包括的五种古医籍中同时也有和马王堆出土帛书《脉法》（即甲本）相同的《脉法》乙本一种，值得注意的是在《脉法》乙本中共保存了 319 字，较之甲本多出 124 字，因而在很大程度上弥补了甲本文字严重缺损的不足，特别是同时也在很大程度上弥补了在《脉法》原书所记载的在足内踝上方的上述古老诊脉的方法。兹抄录有关的这段原文如下：

“相脉之道，左□□□□□□而按之，右手直踝而箪之。”（下略）

本人将以上原文进一步加以考释时。曾得出以下的一些结论。

第 1，上文第三句的“箪”字可以假为“弹”。因为箪与弹上古音均定母纽。弹为元部，箪为侵部，系双声通假。而“右手直踝而弹之”一语恰好和上述包括敦煌出土及传世的《内经》各本的“右手当踝而弹之”的文字相同。（按“当”与“直”古字同义。《广雅·平·唐》“当，宜也。”《玉篇·田部》同）

第 2，上文第 2 句在“左”字后原缺 6 个字，而从同一句的最后 3 个字“而按之”及第 3 句“右手直踝而弹之”来看，在“左”字之后正好可以根据《内经》各本中的佚文补入“手上去踝五寸”6 字。这样，全部三句话即可重新复原为：

“相脉之道，左手上去踝五寸而按之，右手直踝而弹之。……”

由此可见，这次张家山汉简《脉法》乙本的出土，再一次弥补与印证了踝上部位的古诊脉法原文。也是继敦煌出土卷子后的再发现。而追溯其历史渊源也更为古老，是很值得重视的。

基于上述认识，本人曾在1990年《中医杂志》第5、6期发表的《张家山汉简脉书中的五种古医籍》一文中将《脉法》乙本的上记原文予以补缀和评述，作了如下的说明：

“……这是利用左，右双手按、弹体表动脉进行诊脉的一种相当古老的诊断方法。”

六、古老诊脉法文字的重厘定

根据张家山汉简《脉法》乙本佚文中将“箪”字释为弹，虽然传世古医书的《内经》和敦煌出土本完全相符，但这里面还有一个问题，就是“弹”字的字义问题。如果按照现在通常的解释将弹字释为弹拨、弹击，就很难释通用手指弹击内踝上的体表局部对于诊察脉象究竟能起到何种作用问题。因而本人曾试图根据《淮南子·本经训》“牢笼天地，弹压山川”高诱注中所说的“山川令出云雨，复能压止之也”一段话，认为弹字似有弹压、镇压之义。但这种将《脉法》乙本“箪”字厘定为“弹”的解释，虽然已具有多种古籍佚文的有力佐证，但究竟从训诂古义方面尚感有勉强之处，因而重新又对文字古音方面着手考察，而终于重新将“箪”字改释为“探”字。兹申述其根据如下：

首先，“箪”字从上古音韵可假为“撢”。因箪与撢均属侵部，叠韵相假。而“撢”又为“探”之古异写，其音、义均同（均透母，侵部），古代学者也多以此二字有同源关系。如《周礼·夏官·序官》有“撢人，去撢序王意以语天下”一段。《经典释文》卷九《周礼音义下》在“撢人”条下释云：“（撢）与探同。”又如在《集韵》一书中也多次提出探为撢之或字。即在《平·覃》的“探”字条下释云：“（探），或作撢。”又在《去·勘》的“撢”字条下释云：“撢，或作探。”又《平·侵》：“撢，探也。”。《说文》段注“（撢、探），许书则（二字）义同，而各自为字。”近人王力在《同源字典》中也说：“按，探、撢实同一词”（见p.609）。据此，则将箪字确定为“探”，是有充分证据与理由的。

至于“探”字的字义，为探索、试探、深入探求。《尔雅·释诂》，“探，取也。”晋·郭璞注：“探者，摸取也。”同上书《释言》：“探，试也。”《汉书·淮南王安列传》：“深探其狱。”颜师古注：“探，穷其根源。”《说文·手部》：“探，远取之也。”朱骏声《说文通训定声》：“远取，犹深取也。”

由此可见，“探”字较之弹字不仅在字音方面而且在字义方面也更能符合以手指诊脉法操作的实际。因而这一重新发现不仅解决了张家山《脉法》乙本的释文，而且也能进一步纠正长期以来存在于《黄帝内经》各传世古本中的“弹”字本为“探”字的问题，同时也进一步阐明了《内经》多种古本中所假用的“弹”字其历史已经相当悠久。

（1991年5月《上海中医药杂志》）

25. 马王堆古医书中的呼吸养生法

在我国古代历史中，随着封建社会的形成，自然科学技术与医疗保健事业也得了相应的长足发展，同时还创造与总结出了一系列保持和增进人体自身健康与长寿的条件与规律，由此也产生了与之相应的医学卫生理论，并形成了我国独具特色的养生学内容。而其中以调整与改善呼吸养生方法就是其中的一类。在既知的传世史料中虽然可以从先秦文献中看到不少有关呼吸养生法的名称或提法，但却未能看到有关呼吸养生具体操作方面的记述。通过湖南长沙马王堆汉墓出土的帛书与简书医籍，使我们得以看到有三种呼吸养生法的原文。通过这些原文，不仅可将业已失传两千余年前的三种呼吸养生法加以发掘与认识，而且对这些养生法的实施与其相应理论得到较为深入地理解，并为进一步发掘我国古代养生学遗产提供了很珍贵的原始资料，现在就将它们的内容进行剖析，并进一步分析其有关的哲学思想基础。

一、“六气”呼吸养生法

“六气”呼吸养生法的原文可见于马土堆出土帛书《却谷食气》一书中，即：

“春食一去浊阳，和以銧光、朝霞，昏、清可。夏食一去汤风，和以朝霞、行暨，昏、清可。秋食一去XX（“X”号为原缺文字）、霜雾，和以输阳、銧光，昏、清可。冬食一去凌阴，和以正阳，銧光、输阳、输阴，昏、清可。”

“XX者，X四塞，清风折首者也。霜雾者，XXXXXX。浊阳者，黑四塞，天之乱气也，及日出而雾也。汤风者，X风也，热而中人者也，日X。陵阴者，入骨XX也。此五者不可食也。”

根据上述原文，本养生法的要点可概括说明如下：

首先，本养生法特别注意到，由于在自然环境中空气（大气）质量的优劣，关系到从事养生的人进行练功时可以直接吸入体内，并对人体生理机能产生不同的反应而影响健康的要求，因而必须分辨出在自然环境中究竟哪些是属于优良质地的大气，以及在哪些场合可以出现这种大气的问题。按照本养生法的观点，在自然界中大气质量变化的主要因素和每一天昼夜的不同时间及其周围环境密切相关。正常情况下，自然环境中有益于人体呼吸练功的优良空气，一昼夜间可出现4～6次。古人分别有不同的命名。

第一次，名朝霞（又称平旦之气）。是在清晨，太阳将要从地平面升起，天空已出现红黄色的时间。

第二次，名输阳（又称地黄之气）。是在太阳刚升起后不久，离地面约二根竹竿高（约相当于午前7、8点）的时间。

第三次，名正阳（又称日中之气。按：“正”字帛书原作“端”。系秦人避始皇讳所改）。是在中午太阳位于天空正中（12点）的时间。

第四次，名銧光（又称玄之气）。是在午后，太阳被轮盖状的密云所遮掩的场合。

第五次，名输阴（即沦阴。又名日入之气，飞泉之气）。是傍晚太阳已经降落地平面之后，天空出现红黄色的时间。

第六次，名行暨（即沆瀣，又名日没之气）。是在夜半（夜间12点）的时间。

另外，本养生法特别指出了不宜于呼吸练功的五种天气环境，称为“五不食”。即：

1. 浊阳：浓雾笼罩的天气。
2. 汤风：酷暑加热风天气。
3. 霜雾：出现霜雾的天气。
4. 清（冷）风：风沙侵袭，冷风瑟缩的天气。
5. 凌阴：严寒森冷的天气。

具体的练功方法是，一年四季分别利用出现六气的有利天气环境时间，进行有节奏的深呼吸，但禁止在有害的天气时练功。这就是：

春天——选用朝霞或銚光之时，禁止在浊阳天气。不拘迟早。

夏天——选用朝霞或行暨之时，禁止在汤风天气。不拘迟早。

秋天——选用输阳或銚光之时，禁止在霜雾或清风天气。不拘迟早。

冬天——选用输阳、正阳、銚光、输阴之时，禁止在凌阴天气。不拘迟早。

二、“呴吹”呼吸养生法

“呴（xū，音虚）吹”呼吸养生法的原文也见于马王堆出土帛书《却谷食气》一书中。即：

“食气者为呴吹，则以始卧与始兴。凡呴，中息而吹。年二十者，朝二十，暮二十，二日之暮二百。年三十者，朝三十，暮三十，三日之暮三百。以此数推之。

根据上述原文，本养生法的要点概括说明如下：

呴（xū，音虚）和吹都是指呼气。但二者的排气方法不同。呴是张开口腔，呼出暖气的方法；而吹是将口腔闭拢，从口缝中吹出冷气的方法。呴吹呼吸的练功要求是：在每次呼气时，先将胸中之气，用呴法呼出。当呼到一半时，即将口闭上，再改用吹法把胸中余气排出。至于每次吸气，则听其自然。这种呴吹呼吸养生法，要求每天临睡前与早上起床后进行。凡年满20岁的人，每天早晚各作20次。每间隔两天改为只在晚上作200次，早上不作。年满30岁的人早晚各作30次，每间隔两天改为只在晚上作300次。其它年龄，按此比例类推。

三、昼夜呼吸养生法

“昼夜”呼吸养生法的原文可见于马王堆出土竹简《十问》一书。在该书的“四问”一篇（“黄帝问于容成”）中有以下的记载：

“朝息之治，其出也，务合于天。其入也，揆彼润满，如藏于渊，则陈气日尽，而新气日盈，则形有云光。以精为充，故能久长。

昼息之治：呼吸必微，耳目聪明，阴阴喜气，中不溃腐，故身无疴殃。

暮息之治：呼吸必徐，使耳勿闻，且以安褪，魂魄安形，故能长生。

夜半之息也：觉寐毋变寝形，深徐去势，六府皆发，以长为极。将欲寿神，必以腠理息。”

根据上述原文，本养生法的要点可概括说明如下：

呼吸的方式按照每一天昼夜时间的不同分为四次。

第一次，早晨呼吸的要求是：在每次呼气时都深深地呼出胸中陈气，力求排除净尽，而与天空的新鲜空气相沟通。在每次吸气时同样最大限度的吸气，使新鲜空气充满，滋润胸腔，好象使之深深地埋入水池底部一样。这样去做，就可以达到胸中产生的陈气逐渐不断地排除干净，而进入体内的新鲜空气日益充实。从而可以促练功者的容颜光泽滋润。这是由于精气得以充实，所以能具有长期的效果。

第二次，白天呼吸的要求是：每次都要轻微地呼气或吸气。这样就可以增强听力和视力。并使精神旺盛不衰，而使练功的人不患疾病。

第三次，晚上呼吸的要求是：每次呼吸都能做到深长而缓慢。而这种缓慢的标准是在安静的条件下，使人完全听不到呼吸的声响，并且每晚操作这种呼吸方法一直要持续到每晚临睡以前为止。通过这种呼吸的结果，练功者本人的精神更加坚强，并且使躯体得到安定，因而可以具有使人长寿的效果。

第四次，（也即夜间睡眠时间）呼吸的要求：是在睡着后觉醒的时候，不要改变睡卧时的身体姿势。呼吸也要深长而缓慢，但要顺其自然出入，不要用力。

为了便于对照起见，现将这 4 次呼吸方法的要点列表如下：

呼吸名称	原文	每次呼吸深度	每次呼吸的速度	每次呼吸的强度（所用的力量）
朝息	出——务合于天 入——揆彼润满，如藏于渊	最大深度	中速	具有一定强度（用力）
昼息	呼吸必微	浅度	中速	弱度（不用力）
暮息	深息、徐长，使耳无闻	一般深度	慢速	中等度（微用力）
夜半息	深、徐、去势	一般深度	慢速	弱度（不用力）
		——	第 1、2 栏“中速”二字是根据原文中没有“徐”字，与其它二息比较而推定的。	——

从上表来看，以上 4 次呼吸的方法虽然不同，但从每次呼吸量的方面来看，其总的规律则是白天的呼吸（昼息）要浅，自天黑以后至深夜间的呼吸要深，而在清晨日出后一段时间的呼吸更要深长。此外，这种呼吸养生法的特点更是不拘于地点，不限于特定时间，更没有练功的次数限制。也就是说可以随时作为呼吸方式的一种为日常生活所经常采用。

总括上述三种呼吸养生法，它们所依据的理论及练功方法各其有不同特点，显然是分别属于三种学派所指导与实践的总结，是很值得重视的。这些失传已久的古老养生方法，虽然其生理学与临床学的价值及其作用机理有待进一步深入考察，但是不难看出中国古代的医学家与养生家早已树立了以增强自身防御能力来治病、强身、延寿的科学概念。特别是对于生物时间医学的认识以及合理利用自然优质空气环境的理论与实际方面已获得了相应的成就。而这也必然将对现代发展中的自然医学提供极为有益的启示。

四、呼吸养生法的哲学思想基础

上述三种先秦时代的呼吸养生法，都是在当时哲学思想基础上产生。这种哲学思想主要可反映在以下两个方面。

其一，是呼吸精气，吐故纳新，可以长寿的思想——呼吸机能本来是人类赖以生存而不可或缺的一项重要生理活动。但是吸入和呼出的气体其性质和作用却是截然不同的。古人不仅对此已具有深刻地认识，而且也提出了具体的要求。即吸入的气体一定要达到最佳的“质”和最大“量”的标准要求。

所谓最佳“质”的气，也就是“六气”，呼吸养生法中所说的朝霞、输阳、正阳、銧光、输阴和行暨6种气。在传世的一些先秦古籍中，对于这种“佳质”气的记述还可见到类似的记载或其他一些名称与解释。例如在《楚辞·远游》中提到的“餐六气而饮沆瀣兮，漱正阳而含朝霞”，在《韩非子》一书中称为“日华”（所谓“日华”，系指太阳精华之气），在《庄子》一书中称为“真人之息”，《素问·上古天真论》称为“呼吸精气”，《灵枢·刺节真邪》称为“所受于天”的“真气”，以及《淮南子·泰族训》在评述先秦养生家王乔、赤松子等人呼吸养生时所说的“吸阴阳之和，食天地之精”等。

以上各书所记的这种气名称虽然各异，但其本质则都是一致的。

所谓最大“量”的气，则不仅是每次吸入的良质气要达到最高的肺活量标准，而且更重要的是还要最大限度地把胸腔内的“浊气”利用鼻和口以吹和呴的方式充分排出体外。这也就是上述“呴吹”呼吸养生法和“昼夜”呼吸养生法。

其二，是宇宙自然整体观的思想——按照自然界一切事物均具有相对性（对立与统一）的法则，我国古代学者所高度概括的阴阳学说同样也深刻地剖析了人体与宇宙（天、地）相互一致的规律性。有关这方面的哲学思想论述早在先秦时期已有很多的记载。其中在有关哲学思想的著作方面一些较典型的论述可以举如：

《礼记·礼运》：“故人者，天地之德，阴阳之交，鬼神之会，五行之秀气也。”

同上：“人者，天地之必也，五行之端也。食味，别声，被色而生者也。”

《管子·内业》：“凡人之生也，天出其精，地出其形，合此以为人。”

《老子道德经·二十五章》：“人法地，地法天，天法道，道法自然。”

《庄子·外篇·秋水》：“吾在天地之间，犹小石、小木之在大山也。方存乎见少，又奚以比自多？……人卒九州，谷食之所生，舟车之所通，人处一焉。此其万物也。不似毫末之在于马体乎？”

同样，这种人与宇宙密切相关的思想也必然深刻地反映在当时医学著作中。有关这方面的一些较典型的论述可以举如：

《素问·宝命全形论》：“人生于地，悬命于天，天地合气，命之曰人。”

《素问·气交变大论》：“善言天者，必应于人。”

《素问·至真要大论》：“天地之大纪，人神之通应也。”

《灵枢·顺气一日分为四时》：“春生，夏长，秋收，冬藏，是气之常也，人亦应之也。”

由此可见，正是根据这种宇宙与人体相应思想在医学领域中进一步的扩延与发展，包括在一年四季中不同气候的变化，以及在一昼夜间不同时间的天气变化等因素都能直接影响于人体，从而对人体的生理、病理机能产生相应的变动，同样也对疾病的治疗和预防等起着重要的作用。在这一方面《内经》的《金匮真言》、《营卫生会》、《藏气法时》、《一日分为四时》等篇章都有着相应地论述。而马王堆出土的“六气”养生法正是这种哲学思想的养生产物，并不是偶然的。

（1994年5月湖南出版社出版《马王堆汉墓研究文集》）

26. 双包山西汉墓出土经脉漆木人型的研究

一、针灸木人出土后的情况

1993年春，在四川省绵阳市永兴镇双包山发掘的西汉二号木椁大墓（编号YSMZ）后寝中有出土的一具髹有黑色重漆的小型木质人型，其上镌记有红色漆线的针灸经脉循行径路，但无文字及经穴位置标记。这些遍布于全身的经脉循行径路，在黑漆肤色的烘托下格外清晰分明，使人不难辨识这是迄今为止不仅在中国，也是在世界上所发现最古的标有经脉流注的木质人体模型。为了便于说明，以下简称为“针灸木人”。

据绵阳市博物馆何志国等报导：此木人“出土于墓室西北近底部，出土时身着数层红色纺织品，胎髹黑漆，裸体直立，左手和右脚残，人体造型比例协调，高28.1厘米。”(1)

本人闻讯后在1994年10月专程去该博物馆参观时，所见木人左上肢自肱中部以下有较整齐的截面断裂，截面以下仅存有与肱中部衔接的肱下部至前臂中部一段，而左侧前臂下部及手部均已不存。左下肢则自小腿下部与足踝部之间也断裂为二，使左足单独离体。唯左足部因伤残过重，已另行浸置于防腐液中保管。右下肢则自膝部下方，有向前方倾斜的断裂遗痕，而自此以下的小腿及足部也全都不存。除此之外木人的其他躯身则依然完好无缺。

在整体造型方面，木人虽仅为正常人体的约六分之一，但工艺精致光洁，头、颈、躯干及四肢各部分尺度比例合理，符合解剖学标准。凡属明显的体表特征，如骨、腱及正常皮皱的隆起与凹陷，五官、乳、脐等外观均能充分表现。由于未显示外阴，故无男女性别的差异。至于木人出土时虽已有上述部分的肢体残损，但所幸木人左右侧肢体的结构均对称整齐，故不难用正常侧肢体补齐亡失肢体之所缺。

关于双包山汉墓的发掘工作，由于该墓葬原址本系永兴镇二砖厂，故在最初挖掘时，规模较小仅能见到该墓的后寝。后寝原系棺椁所在之室，但早年被盗，留有被凿的盗洞遗迹，而棺木被毁。惟尚残存数百件各种随葬明器，其中也包括漆木针灸人型在内。

嗣后又经继续扩大发掘范围，始将该墓的前堂及墓道部分显露，使该大墓的全部形象方得见天日。据本人于1995年10月再度去绵阳市访问时得知，整个大墓全长约25米，宽约15米。此次发掘的前堂结构，又可分为五室，即除位于正中的通室外，在其左、右两侧又各有配室二个。前堂的通室与后寝以及各配室之间，均隔有墙板与扇门。门上也可见到盗洞，而劫余的随葬器物仍有近千件之多。在这批器物中除大批髹漆木器、彩绘陶俑以及银、玉、铜、铁、陶、竹等各类明器外，特别值得重视的是有百余件髹以黑漆的小型木质战马（约高70厘米，长60厘米），与之相配套的武士黑漆木俑，以及小型黑漆木牛约30余件。此外尚有若干半两钱及一些银镂玉衣的碎片(2)。这些都足以说明墓主人生前必是有相当地位的王公贵族阶层。而针灸木人当也属于其生前珍藏之一。

二、木人经脉系统的时代及地点背景

关于双包山二号汉墓的墓葬时代，由于该墓早年被盗严重，虽仍保存有不少遗物，但却未有文字资料可考，故应从与此墓相毗邻的一号汉墓发掘结果及本墓葬的形制、遗物特征等多方面资料综合研究得出初步结论。据史学家李学勤教授实地考察结果，认为从墓葬中残存的半两钱及漆器等遗物分析，此墓的下限应在汉武帝之前（公元前140年），相当汉文帝与景帝（公元前179～前141年）的西汉中早期，即公元前2世纪左右。[(3)]

在墓葬的时期基本确定后，还应当进一步考察木人体表的经脉循行路线的渊源。鉴于木人的经脉系统属于立体模型性质，在立体人型上按照当时已有一定标准的具体经脉循行路线规范化地进行厘定镌记工作以前，必须首先具有用笔墨绘制的人体经脉平面图像的基础。而图像的制定又必须首先具备有记述系统的文字，文字正是通过针灸临床实践归纳总结经脉分布规律所得出的结果。也就是说，从整个发展过程来看，至少要先有文字，后绘图像，最后才有模型三个历史阶段。事实上，经脉的图像古人称之为“明堂”、“明堂图”、或“明堂流注”。而这种根据经脉图像标准作为确定针灸部位准则的教诲在汉代名医张仲景氏的论述中早已明确指出。其原文即：

“凡欲灸者，当详所宜，审应灸处，疏孔穴名，应灸壮数，出之以疏临图像，依注明（詺）寸数，量度点灸之，疏如《经》所记壮数也。”[(4)]

又：“吾常见愚人疾病有三不治。……又自非究明医术，素识明堂流注者，则身中荣卫，尚不能知其所在，安能用针药以治疾哉。”[(5)]

追溯既知最古的针灸经脉明堂图的种类很多，由于撰者不同，其名称也各异。如在《隋书·经籍志》及其所转引的梁《七录》中就有不少前代这类著作的存目。如《七录》有：《神农明堂图》一卷，《明堂流注》六卷，《明堂孔穴》二卷。《偃侧图》八卷，《偃侧图》二卷。《隋志》也有：《明堂孔穴》五卷，《明堂孔穴图》三卷，《黄帝明堂偃侧人图》十二卷，《扁鹊偃侧针灸图》三卷等。[(6)]又如在唐代王冰氏在《黄帝内经素问》注文中多次引用的“古《经脉流注图经》”[(7)]都是。

可见按照逻辑推理，立体化明堂人型的出现乃是在经脉文字与图像以后最晚出的一个历史阶段，则此种木人经脉系统的文字定型，自然早在西汉初期以前，而木人经脉学说的形成与诞生必属先秦时代医学理论体系范畴之一。同时更可进一步看出我国先秦时代已有的诸多医药学成就久被湮没而无闻者其数量还是相当大量的。

针灸木人出土地点在四川省绵阳县永兴镇双包山位于绵阳市东邻涪江之畔，涪江即汉代的涪水。[(8)]据《后汉书》在这里曾产生过三代师传的著名针灸家，即涪翁及其弟子程高，再传弟子郭玉。郭玉在东汉初任职太医丞，史书曾记载他受汉和帝之命为贵人治病“一针即瘥”的故事。至于涪翁，不仅针术高明，医德超群，而且还撰有专门的《针经》与《诊脉法》等书。[(9)]这些著作虽早失传，但其时、其地都和绵阳针灸木人相接近。特别是四川位于我国西南区域，正如《黄帝内经·素问》所说的“九针者亦从南方来”[(10)]，也即自古以来南方即为针法盛行之地的记载相符合。因而针灸木人的诞生地出自四川，当然也不是偶然的。

三、木人经脉系统的构成

将针灸木人体表标记的经脉路径进行考察，可以见到这种木人经脉和传世中国古医籍中所记述的经脉系统除有某些相同或近似之处外，还有很多迥然有异之处，而自行成为独立的木人经脉系统。归纳起来有以下二点。

1. 木人经脉的名称和数目——在木人全身虽然标有很多纵向分布的经脉路线，但均未有记明经脉名称，故我们只能以现存最古的医学典籍即《黄帝内经》及《难经》等书中的经脉名称及其主要分布特征为依据来确定木人的经脉系统。即：

（1）木人全身共有十九条纵向上下循行的主脉。其中位于身体正中线的有1条。其循行路线与《难经》、《黄帝明堂经》、《针灸甲乙经》等书所记的督脉分布途径基本相同[11]，因此可以称之为督脉。

（2）木人其他十八条纵向行的主脉，均在身体两侧左右对称分布，每侧各九条。其循行路线与《灵枢·经脉》所记的十二经脉中的九条经脉即手三阴脉，手三阳脉及足三阳脉的分布原则方式基本一致。因此也可分别称之为手太阴脉、手少阴脉、手厥阳脉（全称手三阴脉）、手太阳脉、手少阳脉、手阳明脉（合称手三阳脉）、足太阳脉、足少阳脉、足阳明脉（合称足三阳脉）。以上九脉再加督脉可以总称为针灸木人的十脉系统。

（3）关于脉的命名，在《足臂》及《阴阳》二书只有“脉”字，直到《黄帝内经》（如《灵枢·经脉》、《素问·调经论》等）、《难经》（《二十三难》）等书中始出现了“经脉”一词。在以下的本文中为了避免与诊病检察脉博的“脉”字之义相混，故称谓木人十脉系统时，仍沿用“经脉”之名。

从个别脉的名称来看，在《阴阳》中虽记有手、足三阳脉之文，但对手三阳脉则分别称为耳脉、齿脉和肩脉。在《足臂》则称为臂太（泰）阳脉、臂少阳脉和臂阳明脉。《阴阳》的这种直接将体表部位作为脉名的方式应是保存了更为原始的脉名遗迹。

在《足臂》及《阴阳》二书对于凡分布在上肢部的脉均用“臂”字作为统称。其中包括臂太（《阴阳》作“巨”）阴脉、臂少阴脉、臂太（泰）阳脉（《阴阳》名肩脉）、臂少阳脉（《阴阳》名耳脉）和臂阳明脉（《阴阳》名齿脉）。而《经脉》一书始改“臂”字为“手”，即手太阴、手太阳等。这种由“臂”向“手”字改变，同时也标志着上肢部各脉分布径路由前臂部向手指尖端部的更加延伸。

至于针灸木人因无文字表记，故这里暂不作脉名的对比。

（4）在经脉的数目方面，《足臂》和《阴阳》总脉数均为11条，全部均系除手（臂）厥阴脉以外的手、足、阴、阳各脉。它们和《经脉》一书中所记述的全部十二经脉在经脉系统中均是属于“正经”经范围。而在《足臂》、《阴阳》及《经脉》三书中均不包括奇经八脉的本文在内。如果和针灸木人相比，木人的总脉数虽只有10条，少于以上三书，但较之《足臂》与《阴阳》多出手（臂）厥阴脉和奇经中的督脉，较之《经脉》也多出督脉。同时，针灸木人较之以上三书又全无足三阴脉。而这种明显很大差异也正是形成了针灸木人经脉系统的独特之点。至于木人经脉何以缺少足三阴脉的原因，目前尚无法作出准确的回答。惟揆之推理从木人下肢部足三阳脉的分布区域来看，足阳阳脉主要分布下肢前面正中线周围，足少阳脉主要分布下肢的外侧面，足太阳脉主要分布下肢后面正中线周围。此三条脉的复盖面已占据了下肢部的绝大部分面，因而下肢内侧部（相当阴脉领域）所余面不多，这也可能是木人独无足三阴脉的原因。

2. 木人经脉系统的本脉和支脉——组成木人经脉系统的另一个重要特点是除了经脉的本脉外，还有由本脉分出的若干支脉。这些支脉主要分布在头部及上肢部某些本脉周围的上下前后，并间或与其他邻近的经脉相交叉或会合。在针灸木人的十脉系统中只有4条本脉分别发出1～2条支脉，全部共5条支脉。这就是（见表1）：

表1　针灸木人的本脉和支脉

本脉	支　脉
手太阴（脉）（图一）	1. 拇指内侧→拇指内端　2. 腕外测→拇指后测沿食指外测并入手阳明
手阳明	前臂外下部→腕内侧（并入手太阳）（图一左）
手少阳	眉中央→经头顶至耳后下（并入手阳明）（图二左）
足太阳	腰部→侧腹部（并入足少阳）（图二右）

将以上针灸木人的4条本脉和5条支脉与先秦古医籍中记载有关十二经（或十一脉）的主脉与支脉来比较时，各书所记的主脉与支脉数目分别是：

（1）在《足臂十一脉灸经》的全部11条本脉（所谓“其直者”）中只有足太阳及足少阳两脉各有2条支脉（所谓“支”），共计4条支脉，而其他9条本脉均无支脉。其原文即：

足太阳——支脉Ⅰ：“支之下胂（背部下方）。”

支脉Ⅱ：“支颜下，之（至）耳。”

足少阳——支脉Ⅰ：“支于骨间。”

支脉Ⅱ：“支之（至）肩髃。”

（2）在《阴阳十一脉灸经》的全部11条本脉中均无支脉。

（3）在《灵枢·经脉》的全部12条本脉中每条经脉各有1～4条支脉不等，共有22条支脉。即：

手太阴肺脉——支脉：“从腕手直出，次指内廉出其端。”

手阳明大肠脉——支脉：“从缺盆上颈，贯颊。”

足阳明胃脉——支脉Ⅰ：“从大迎下人迎，循喉咙，入缺盆”。支脉Ⅱ：“起于胃口，下循腹里，下至气街中”。支脉Ⅲ：“下廉三寸而别，下入中趾外间”。支脉Ⅳ：“别跗上，入大趾间，出其端”。

足太阴脾脉——支脉：“从胃，别上膈，注心中。”

手少阴心脉——支脉：“从心系上挟咽，系目系。”

手太阳小肠脉——支脉Ⅰ：“从缺盆循颈，上颊，至目锐眦，却入耳中。”支脉Ⅱ：“别颊，上出面，抵鼻，至目内眦，斜络于颧。”

足太阳膀胱脉——支脉Ⅰ：“从巅至耳上角”(12)。支脉Ⅱ：“从腰中下挟脊，贯臀，入腘中”。支脉Ⅲ“从膊内左右别下，贯颊，挟脊内，过髀枢，循髀外廉下合中”。

足少阴肾脉——支脉：“从肺出，络心，注胸中。”

手厥阴心包脉——支脉Ⅰ：“循胸出胁。”支脉Ⅱ：“别掌中，循小指次指出其端。”

手少阳三焦脉——支脉Ⅰ：“从中上出缺盆，上项，系耳后……”支脉Ⅱ：“从耳后入耳中，出走耳前，过客立人前，交颊，至目锐眦。”

足少阳胆脉——支脉Ⅰ：“从耳后入耳中，出走耳前，至目锐眦后。”支脉Ⅱ：“别锐眦，下大迎，合于手少阳。”支脉Ⅲ：“别跗上，入大趾之间，循大趾歧骨内出其端。”

足厥阴肝脉——支脉Ⅰ：“从目系下颊里，环唇内。”支脉Ⅱ：“从肝别贯膈，上注肺。”

在针灸木人的全部十条本脉中除手太阴脉有支脉2条外，手阳明、手少阳及足太阳三脉各有支脉1条，共计5条支脉。其他各条本脉均无支脉。这些支脉的循行径路下面还要专门说明，这里暂略。如果与古医籍中的支脉径路对照时，则只有木人的手太阴支脉Ⅱ与《灵枢·经脉》中的手太阴支脉相同，其余4个支脉则全无相同者。

以上先秦古医书中所记人体经脉系统中不仅支脉的数量互有多寡，而且在绝大多数支脉的循行径路上也和针灸木人不同。这说明它们在这一方面并没有直接影响。

表2　　先秦医籍所记经脉流注方向与针灸木人九条脉的对照表

	足臂十一脉灸经	阴阳十一脉灸经	灵枢				难经二十三难	针灸木人
			经脉第十	经筋第十三	经度第十七	逆顺肥瘦第三十八		
手太阴（脉）	臂→心	手掌→心中	中指→手大指	手↓胸	手↓胸中	藏↓手	手↓胸	有此九脉，但未标明流注方向
手少阴	臂→肋	臂→心中	胸→手→小指中指					
手厥阴	（无此脉）	（无此脉）						
手太阳（肩脉）	手小指→目外眦	耳→手背	手↓↓↓小次次指指指↓头↓↓↓目目鼻	手↓头	手↓头	手↓头	手↓头	
手小阳（耳脉）	手中指→耳	手背→耳						
手阳明（齿脉）	手中指间→口	手大指→鼻						
足太阳	足外踝→鼻	足踵→目	头↓↓↓目目鼻↓足↓↓↓小次中趾趾趾	足↓头	足↓头	头↓足	足↓头	
足少阳	足外踝→目	足外踝→目						
足阳明	胫（胻）→鼻	胫（骭）→颜						
足太阴	足大指→股	胃→足内踝	足↓大小大趾趾趾↓头↓↓↓舌舌巅	足→胸	足↓胸	足↓腹	足↓胸	（无此三脉）
足少阴	足内踝→舌本	足内踝→舌		足→头				
足厥阴	足大趾间→股（胜）	足大趾→目内（大）眦		足→阴器				
脉的循行方向	均向心性	除肩脉（手太阳）及足太阴为远心性外均向心性	手；三阴及足三阳为远心性，手三阳及足三阴为向心性	均向心性	均向心性	手三阴及足三阳为远心性，手三阳及足三阴为向心性	均向心性	失载

四、木人经脉流注的方向

1. 先秦医籍中有关经脉流注方向的各种意见——鉴于针灸木人的十脉系统并无每条经脉流注方向的具体标志，故只能从既知的先秦古医籍对经脉流注的记述中作对比的考察。

首先，可以归纳一下先秦医籍对十二经脉（或十一经）流注方向的各种不同意见，并与针灸木人的手足阴阳九脉进行对照。兹列表如下（见表2）。

从上表中可以看出与针灸木人时代较近的先秦医书中对于十二经脉（或十一脉）流注的记述并不一致。对于同一名称的经脉，不仅其起始部位与终止部位各书有异，而且在向心性流注与远心流注的方向问题上甚至有完全相反的主张。但总的来说，古人对手足阴阳经脉流注的基本方向不外三类。即：

其一，全部脉的流注方向均为向（求）心性的（即由四肢末梢部流向躯体中心部）。如《足臂十一脉灸经》与《灵枢》的《经筋》、《脉度》、《本输》等篇及《难经》均是。[13]

其二，绝大部分脉的流注方向为向心性的，但个别脉的流注方向为远（离）心性的（即由躯体中心部流向四肢末梢部）。后者如《阴阳十一脉灸经》的肩脉及足太阴脉即是。

其三，手三阴脉及足三阳脉为远心性流注，而手足三阳脉及足三阴脉为向心性流注。如《灵枢》的《经脉》及《逆顺肥瘦》[14]二篇以及北宋以后各种针灸医书中均遵循此说。[14]

至于针灸木人的上述九脉，虽无流注方向的标记，但从木人外形上可以辨识出的各脉首尾两端部位（即靠近躯体中心部的近心端和位于四肢末梢部的远心端），却可以作为进一步考订其流注方向的基础。它们的具体位置可如下表所列。

表3　木人手足阴阳九脉首尾两端的位置

脉名		脉的躯体中心端（近心端）		脉的四肢末梢端（远心端）	
手三阴	手太阴	头	口角	拇指外端	手
	手厥阴	头	头顶	中指内端	手
	手少阴	颈		小指内端	手
手三阳	手太阳	肱		小指外端	手
	手少阳	头	目上	无名指外端	手
	手阳明	头	目外	食指外端	手
足三阳	足太阳	头	鼻外	足跟下方	足
	足阳明	头	目下	中趾端	足
	足少阳	腋		足底外侧	足

除了针灸木人的手足阴阳九脉流注方向有各种异说外，木人的督脉流注方向在先秦古医籍中也有两种截然相反方向的意见。

一种是：在躯干部由下方向上方（即从少腹部以下的会阴部上行至头面部）的循行方向。其说可见《素问·骨空论》、《太素》卷十一《骨空》及《难经·二十八难》等书。

另一种是：在躯干部由上方向下方（即从头面部下行至少腹部以下）的循行方面。其说也可见《素问·骨空论》及古《九卷》佚文（据《太素》卷十《督脉》杨上善注转引）等书。

2. 确定木人经脉流注方向的依据——既然在早期古医籍中对于不同经脉的流注方向各执一词，而木人经脉流注的方向究竟应以何说为据，是值得深入分析探讨的问题。

本人初步考察的结果认为，针灸木人十脉系统中的手足阴阳九脉的流注方向应全部是远心性的。主要理由有五：

其一，木人的手太阴和手阳明二脉远心端（上肢末梢部）分别有三处及二处（即：手太阴的远心端有拇指前内廉，拇指前外廉，拇指后廉三处。手阳明的远心端有食指端及在臂部连接手太阳的支脉二处）。而此二脉的近心端均在头面部一处。按照凡属支脉其起始点必须出自其本脉，支脉本身不能有独立起始点的原则(15)，可知此二脉的循行方向必然是由头至手，属于远心性流注。

其二，木人的手太阴、手少阴和手太阳三脉近心端均分别与循经该处的其他经脉会合（即：手太阴位于口角部与足阳明会合。手少阴位于颈部也与足阳明会合，手太阳位于肱部与手阳明会合）。按照每一条经脉（本脉）本身均有其完整独立的属性，故凡属本脉的起始点，虽可与另外的本脉会合，但本脉的终止点绝不可能并入其他本脉中去（否则将无法辨别从属关系）的原则，可知此三脉的循行方向也都是远心性流注方式。

其三，木人的手厥阴近心端部位在头顶正中线部，并由此左右向外下方延伸。按照身体左右侧同名的经脉其起始点可以源自同一部位，而其终止点不可能汇合为一的原则，此脉的循行方向也必然是远心性的。

其四，木人的手少阳脉作为手三阳脉之一，其循行方向应与木人手三阳的其他二脉即手太阳与手阳明一致，均为远心性流注。

其五，木人的足三阳脉流注方向目前尚乏明确指标可考，故暂仍依据《灵枢·经脉》篇中足三阳脉均属远心性循行的规律。

以上是确定针灸木人手足阴阳九脉流注方向的依据。至于针灸木人督脉的流注方向，在历史上长久以来对于所存在的两种不同意见（即由下向上循行和由上向下循行），在《内经》的一些著名注家如晋·皇甫谧(16)、唐·杨上善(17)及王冰(18)等人都曾有过说明，但却始终未能解决，而作为“多闻缺疑”保留迄今。

五、木人手三阴脉的循行径路

根据经脉学说，手太阴、手少阴及手厥阴循行径路的主要共同特点是三脉均分布于上肢屈侧（阴面），故统称为手三阴（脉或经）。其中循行在上肢的拇指侧（即挠骨侧，古称外廉）线的是手太阴脉。循行在上肢正中线的是手厥阴脉。循行在上肢的小指侧（即尺骨侧，古称内廉）线的是手少阴脉。针灸木人的手三阴脉虽也同样遵循这种规律，但也有其本身循行路线的特点。为了便于说明并有助于鉴别，以下就将木人体表用红线标记的经脉循行径路用文字加以表述，并与先秦时代三种古经脉学著作中同名经脉的原文对照如下（图三）。

〔说明〕以下所引各古书原文的依据是：《足臂十一脉灸经》（以下简称《足臂》）依自马王堆出土的帛书释文。《阴阳十一脉灸经》（以下简称《阴阳》）依自马王堆出土帛书的甲、乙本释文及张家山出土简书的丙本释文参互校补。《灵枢·经脉》（以下简称《经脉》则依自《灵枢经》通行本。

1. 手太阴脉循行径路——此脉在《足臂》一书称为“臂太阴”，《阴阳》称为“臂巨（钜）阴”，《经脉》称为“肺手太阴之脉”。在针灸木人除镌有本脉一条外，尚有支脉二条。其径路是：

（起点）：颜面部口吻角（与循经此处下行的足阳明脉会合→（外下行至）颏下部，耳根直下方（与向前下行的手厥阴脉交叉）→侧颈部→肩部（前外方）→肱部（屈侧，拇指侧线）→肘部（屈侧，拇指侧线）→前臂部（屈侧，拇指侧线）→

腕部（屈侧，拇指侧线）→（在腕部分为三枝）→
- （本脉继续下行，沿）拇指外廉（桡侧）→拇指外端（止）
- 支脉Ⅰ　拇指内廉（尺骨侧）→拇指内端
- 支脉Ⅱ　（向后下方，沿）食指外廉（并入手阳明经中）

此脉在早期古籍中的循行径路（摘录原文）如下：

《足臂》：（起）（臂）筋上廉→臑内→腋内廉→心（止）

《阴阳》：（起）手掌中→内阴两骨间→上骨下廉，筋之上→臂内阴→心中（止）

《经脉》：（起）中焦→（络）大肠→胃口→膈→（属）肺→肺系→腋下→臑内→肘中→臂内（上骨下廉）→寸口→鱼际→大指端（止）

〔支者〕：腕后→次指内廉端（止）

2. 手厥阴脉的循行径路——在《足臂》及《阴阳》均无此脉。《经脉》称为“心主手厥阴心包络之脉。”在针灸木人只镌有本脉一条，没有支脉。其径路是：

（起点）：头顶部正中线略前方（相当百会穴前一寸许，与循经此处的督脉会合）→分为左右二枝（各自向头顶外下行）→在头部与足太阳脉（头顶第2纵线）交叉→再次与手少阳脉（头顶第3纵线）交叉→再次与手少阳的支脉（头顶第4纵线）交叉→颧部的耳前方（下行）→耳下部（与向后下行的手太阴脉交叉）→侧颈部（位于足阳明的后方）→肩部前上方→肱部（屈侧，正中线）→肘窝部正中→前臂（屈侧，正中线）→腕部（屈侧，正中线）→手掌心→中指屈侧→中指内侧端（止）。

此脉在《经脉》中的循行径路（摘录原文）如下：

《经脉》：（起）胸中→（属）心包络→膈→（络）三焦

〔支者〕：胸→胁→下腋三寸→腋→臑内（太阴少阴之间）→肘中→臂两筋之间→掌中→中指端（止）

〔支者〕：掌中→小指次指端（止）

3. 手少阴脉的循行径路——此脉在《足臂》称为“臂少阴”，《阴阳》称为“臂少阴脉”，《经脉》称为“心手少阴之脉”。在针灸木人只有本脉，没有支脉。其径路是：

（起点）：前颈部（结喉外方，与循经此处下行的足阳明脉会合）→锁骨内上方（斜向外下方循行）→腋部（前方）→肱部（屈侧，小指侧线）→肘部（屈侧，小指侧线）

→前臂部（屈侧，小指侧线）→腕部（屈侧，小指侧线）→手掌（小指侧缘）→小指屈侧端（止）。

此脉在早期古籍中的循行径路（摘录原文）如下：

《足臂》：（起）（臂）筋下廉→臑内下廉→腋→胁（止）

《阴阳》：（起）臂两骨之间→下骨上廉，筋之下→臑内阴→心中（止）

《经脉》：（起）心中→（属）心系→膈→（络）小肠

〔支者〕：心系→（挟）咽→目系

〔直者〕：心系→肺→腋下→臑内后廉→肘内→臂内后廉→掌后锐骨端→掌内后廉→小指内端（止）

六、木人手三阳脉的循行径路

根据经脉学说，手太阳、手少阳及手阳明循行径路的主要共同特点是三脉均分布于上肢伸侧（阳面），故统称为手三阳（脉或经）。其中循行在上肢的拇指侧（桡骨侧）线的是手阳明脉。循行在上肢正中线的是手少阳脉。循行在上肢的小指侧（尺骨侧）线的是手太阳脉。（图四）

1. 手阳明脉循行径路——此脉在《足臂》称为“臂阳明脉”，《阴阳》称为“齿脉”，《经脉》称为“大肠手阳明之脉”。在针灸木人除镌有本脉一条外，尚有支脉一条。其径路是：

（起点）：颜面部目外眦角→额角→颞部耳上方→颞部耳后方→侧颈部（并在此处接纳手少阳支脉）→肩部（肩头正中）→肱部（伸侧，拇指侧线）→肱部下方（与手太阳脉起始部会合）→肘部（伸侧，拇指侧线）→前臂上部（伸侧，拇指侧线）→前臂中下部（向正中线的手少阳脉靠拢，并且发出分枝）———

→（本脉与手少阳脉并行短距离再返向食指侧线下行）→手腕、掌部（伸侧，食指侧线）→食指根部（在此处接纳手太阴支脉Ⅱ）→食指外侧端（止）。

└ 支脉　前臂下部（伸侧正中线。在此处与手少阳脉交叉，向后下方小指侧线靠拢，并入手太阳脉中）。

此脉在早期古籍中的循行径路（摘录原文）如下：

《足臂》：（起）中指间→（循臂）骨上廉→臑外廉→枕（部）→口（止）

《阴阳》：（起）次指与大指→臂上廉→肘中→臑→颊→齿中→（挟）鼻（止）。

《经脉》：（起）大指次指之端→合谷两骨间→（臂）两筋之中→肘外廉→臑外前廉→肩（髃骨前廉）→柱骨之会上→缺盆→（络）肺→膈→（属）大肠

〔支者〕：缺盆→颈→颊→下齿→（挟）口→（交）人中→（挟）鼻孔（止）。

2. 手少阳脉循行径路——此脉在《足臂》称为“臂少阳脉”，《阴阳》称为“耳脉”，《经脉》称为“三焦手少阳之脉”。在针灸木人除镌有本脉一条外，尚有支脉一条。其径路是：

（起点）：颜面部目上中央→眉中央→（在眉中央部出支脉）————→

（本脉继续向上直行，沿）头顶部（与督脉平行向后，为头顶第3线与手厥阴脉交叉）→项部（在足太阳脉外方平行向下）→肩部（由后上方走向外下方）→肱部（伸侧，正中线）→肘部（与手太阳脉交叉）→前臂部（伸侧正中线）→前臂下部（与手阳明支脉交叉）→腕部（伸侧，正中线）→掌背部（正中线）→无名指外端（止）。

支脉（沿）头顶部（在手少阳本脉外方平行向后，为头顶第4线，与手厥阴脉交叉）—→侧颈部（在耳的后下方，并入手阳明脉中）。

此脉在早期古籍中的循行径路（摘录原文）如下：

《足臂》：（起）中指→（臂）上骨下廉→耳（止）

《阴阳》：（起）手背→臂外两骨之间→上骨下廉→肘中→耳中（止）

《经脉》：（起）小指次指端→腕→臂外两骨间→肘→臑外→肩（交足少阳之后）→缺盆→膻中→（络）→心包→膈→（属）三焦

〔支者〕：膻中→缺盆→项→耳后→耳上角→颊（止）

〔支者〕：耳后→耳中→耳前→客主人→颊→目锐眦（止）

3. 手太阳脉循行径路——此脉在《足臂》称为“臂泰阳脉”，《阴阳》称为“肩脉”，《经脉》称为“小肠手太阳之脉”。在针灸木人只镌有本脉一条，没有支脉。其径路是：

（起点）：肱部下方（伸侧，拇指侧线，与循经此处的手阳明脉会合）→肘部（伸侧，正中线，与手少阳脉交叉后下行）→前臂部（伸侧，小指侧线）→前臂下部（接纳手阳明支脉）→手腕部（伸侧，小指侧）→手背部（小指侧）→小指外端（止）。

此脉在早期古籍中的循行径路（摘录原文）如下：

《足臂》：（起）小指→（臂）骨下廉→臑下廉→肩外廉→项→××→目外眦（止）

《阴阳》：（起）耳后→肩→臑外廉→肘外廉→臂外（廉）→腕上→手背（止）

《经脉》：（起）小指端→手外侧→腕→（手）踝→臂骨下廉→肘内两筋间→外后廉→肩解→肩胛→肩上→缺盆→（络）心→咽→膈→胃→（属）小肠

〔支者〕：缺盆→颈→颊→目锐眦→耳中（止）

〔支者〕：颊→䪼→鼻→目内眦→颧（止）

七、木人足三阳脉的循行径路

根据经脉学说，足太阳、足少阳及足阳明循行径路的主要共同特点是三脉均分布于下肢外侧及后侧（阳面），故统称为足三阳（脉，或经）。其中循行在下肢外侧正中线的是足阳明脉。循行在下肢外侧正中线的是足少阳脉。循行在下肢后侧正中线的是足太阳脉。

1. 足阳明脉循行径路（图五）——此脉在《足臂》称为“足阳明脉”，《阴阳》称为“足阳明之脉”，《经脉》称为“胃足阳明之脉”。在针灸木人只镌有本脉一条，没有支脉。其径路是：

（起点）：颜面部目下正中→颧部→口吻角（在此处与手太阴脉起始部会合后直向下行）→前颈部（结喉外方，与手少阴脉起始部会合后，越过锁骨向下行）→胸部（乳头垂直线，经乳头正中。为前胸第2纵线）→上、下腹部（与乳线垂直下行）→腹股沟正中→股部（前面，正中线）→膝髌部（前面，正中线）→小腿部（前面，正中线）→足背部（正中线）→足中趾端（止）。

此脉在早期古籍中的循行径路（摘录原文）如下：

《足臂》：（起）肵中→膝中→股→（挟）少腹→乳内廉→嗌→（挟）口→鼻（止）

《阴阳》：（起）骭骨外廉→髌→鱼股外廉→乳→頬→目外廉→（环）颜（止）

《经脉》：（起）鼻→（交）頞中→鼻外→上齿→（挟）口→（环）唇→承浆→颐→大迎→頬车→耳前→客主人→发际→额颅

〔支者〕：大迎→人迎→喉咙→缺盆→膈→（属）胃→（络）脾

〔直者〕：缺盆→乳内廉→（挟）脐→气街

〔支者〕：胃→腹里→气街→髀关→伏兔→膝髌→胫外廉→足跗→（足）中趾内间（止）

〔支者〕：下廉三寸→（足）中趾外间（止）

〔支者〕：跗上→（足）大趾间→（足）大趾端（止）

2. 足少阳脉循行径路——此脉在《足臂》称为“足少阳脉”，《阴阳》称为“足少阳之脉”，《经脉》称为“胆足少阳之脉”。在针灸木人只镌有本脉一条，没有支脉。其径路是：

（起点）：腋窝部正中（直向下行）→侧胸部→侧腹部（在约与脐部相平的位置接纳足太阳支脉）→股部（外侧，正中线）→膝部（外侧，正中线）→小腿部（外侧，正中线）→外踝部（下方，直向下行）→足底（外侧）（止）。

此脉在早期古籍中的循行径路（摘录原文）如下：

《足臂》：（起）（外）踝前→

〔支〕骨间

〔直者〕：膝外廉→股外廉→胁

〔支〕肩髆

〔直者〕：腋→项→耳→枕（部）→目外眦（止）

《阴阳》：（起）外踝前廉→鱼股之外→胁上→目前（止）

《经脉》：（起）目锐眦→头角→耳后→颈（行手少阳之前）→肩上（交手少阳之后）→缺盆

〔支者〕：耳后→耳中→耳前→目锐眦后

〔支者〕：锐眦→大迎（合于手少阳）→䪼→頬车→颈→缺盆→胸中→膈→（络）肝→（属）胆→胁里→气街→毛际→髀厌

〔直者〕：缺盆→腋→胸→季胁→髀厌→髀阳→膝外廉→外辅骨之前→绝骨之端→外踝前→足跗→（足）小趾次趾之间（止）

〔支者〕：跗→（足）大趾端（止）

3. 足太阳脉循行径路（图六）——此脉在《足臂》称为“足泰阳脉”，《阴阳》称为“足钜（巨）阳之脉”，《经脉》称为“膀胱足太阳三脉”。在针灸木人除镌有本脉一条外，尚有支脉一条。其径路是：

（起点）：颜面部鼻孔外侧（平鼻孔）→目内眦→眉内端（向上直行，沿）→头顶部（与督脉平行向后，为头项第2线在头顶部与手厥阴脉交叉）→项部（在督脉外方平行向下）→背部（在督脉外方平行向下，为背部第2线）→腰部（本脉继续与督脉平行向下，同时在约12椎处向外下方发出支脉）————→

（本脉继续与督脉平行向下）→臀部正中线→股部（后侧，正中线）→膝腘窝→小腿部（后侧，正中线）→足跟（正中线）→足跟下方（止）。

支脉 侧腹部（约平脐处并入足少阳脉中）。

此脉在早期古籍中的循行径路（摘录原文）如下：

《足臂》：（起）外踝娄中→腨→郄→

〔支〕下胂

〔直者〕：（贯）臀→（夹）脊→项→头（脰）→

〔支〕：颜下→耳

〔直者〕：目内眦→鼻（止）

《阴阳》：（起）外踝娄中→郄中→臀→厌中→（挟）脊→项→头角→颜→（夹）→目内廉

《经脉》：（起）目内眦→额→（交巅）

〔支者〕：巅→耳上角

〔直者〕：巅→（络）脑→项→肩髆内→（挟）脊→腰中→膂→（络）肾→（属）膀胱

〔支者〕：腰中→（挟）脊→臀→腘中

〔支者〕：髆内→胛→（挟）脊内→髀枢→髀外后廉→腘中→腨内→外踝后→京骨→（足）小趾外侧（止）

八、木人督脉的循行径路

按照经脉学说，督脉是属于手、足、阴、阳十二经脉（即“正经”）以外的“奇经八脉”之一。在《足臂》、《阴阳》及《经脉》中均未记奇经八脉。在针灸木人只有本脉，没有支脉。其径路是：

（起点）：会阴部（正中）→尾骶部（正中线）→腰部（正中线）→背部（正中线）→项部（正中线）→头顶部（正中线）→额部（正中线）→鼻部（正中线）→鼻尖端（止）。

在早期古医籍中有关督脉的记述虽可见于《九卷》（《灵枢》古传本之一）佚文，《灵枢》、《素问》、《太素》、《难经》、《黄帝明堂经》等早期古医籍，但各书所记督脉循行径路不尽相同。综括起来可有以下诸说。

第1说（图七左），指督脉起自鼻部，经头顶、背部下至阴部，再反折至腹部上行，抵达胸部——其原文是：

《九卷》：“（督脉）别于嗅（畜）门，上额，循巅，下项、脊，入骶，络阴器，入脐中，上入缺盆。”（据《太素》卷十《督脉》杨上善注转引）。

按：上文的“嗅”字原假作“畜”。二字上古音均晓母纽，为同声字。《太素》卷十二《营卫气》杨注：“畜门，鼻孔也。”考嗅字古写为“齅”。据《说文·鼻部》：“齅，以鼻就臭也。……读若畜牲之畜。”

现将《九卷》原文略加解析，即：

（起点）：鼻孔（上行）→额部→头顶部（巅，下行）→项部→（背）脊部→骶部→阴器（再上行，经腹部）→脐（经胸部）→缺盆（锁骨上方）（止）。

与以上原文大同的内容又可见于《太素》卷十二《营卫气》(《灵枢·营气》大同。惟后二书在“络阴器”之后有“上过毛中”四字。“入脐中”之后有“上循腹里”四字)。

【附件一】

《太素》卷十二《营卫气》:“(营气)从肝上注肺，上循喉咙，入颃颡之窍，究于畜门。其别者(《灵枢》作“其支别者”)，上额，循巅，下项中，循脊，入骶，是督脉也，络阴器，上过毛中，入脐中，上循腹里，入缺盆，下注肺中，复出太阴。此营气之行，逆顺之常也”。(《灵枢·营气》同此)。

杨上善注:“问曰:‘肝脉足厥阴，上贯膈，布胁肋，循喉咙之后，上入颃颡，连目系，上出额，与督脉会于巅。此言足厥阴脉「循喉咙」、「究于畜门」、「循巅」、「入骶」等「是督脉」者，未知督脉与足厥阴脉同异何如?’答曰:‘足厥阴脉从肝上注肺，上循喉咙，上至于巅与督脉会。督脉自从畜门，上额，至巅，下项，入骶，与厥阴不同。’此言「别者，上额，循巅」之言，乃是营气行足厥阴至畜门，别于厥阴之脉，循督脉上额，至巅、下项，入骶，络阴器，上循腹里，入缺盆，复别于督脉，注于肺中，复出手太阴之脉，此是营气循列度数常行之道，与足厥阴及督脉各异出。”

第2说(图七右)，指督脉起始点有少腹及目内眦二处，并各自发出上、下行的枝脉，而终止于肾——其原文是:

《太素》卷十“督脉”:“督脉起于少腹以下骨中央。女子入系庭(《素问》作‘廷’)孔。其孔，溺孔之端也(‘也’字原脱，据《素问》补)。其络循阴器，合篡间，绕篡后，别绕臀，至少阴与巨阳中络者，合少阴，上股内后廉，贯脊，属肾。(按，下文系督脉下行枝文，此处疑原脱‘又与’二字)太阳起于目内眦，上额，交巅上，入络脑，还出，别下项，循肩髆内，挟脊，抵腰中，入循膂，络肾而止，其男子循茎下至篡，与女子等。其少腹直上者，贯脐中央，上贯心，入喉，上颐，环唇，上系两目之下中央。”

按，上文的“膂”字据王冰注:“谓脊两旁”(见《素问·疟论》)。

以上一段原文在《太素》卷十“督脉”重出。又见《素问·骨空论》及《甲乙经》卷二“奇经八脉”转引《素问》，各书均大同。惟从这段原文来看，督脉循行的路线，又可分为三条枝脉。即后上行枝，前上行枝及下行枝。此外，又依男、女性别不同在阴部的分布也各异。为了进一步说明，现将《太素》等书原文略加解析，即:

督脉两条上行枝的径路——

(起点):少腹(下腹部，向下行至)→(耻)骨中央(由此向下不同性别循行径路有别)————→

→ 女子 廷孔(尿道口)→(络)阴器→篡(会阴部。由此又分为前、后二枝)→→

→ 男子 (阴)茎————

——→(后上行枝)篡后部→臀部(至少阴分支于太阳的络脉处,与少阴脉相合)→股(内侧后线)→脊部→肾(止)

——→(前上行枝)少腹(正中线直向上,经过)→脐(中央)→心→喉→颐部→(环)唇(左、右上行)→目下中央(止)

督脉一条下行枝的径路——

（起）：目内眦（与足太阳脉起点同，向上）→额部→头顶部（巅，左右脉交叉）→脑→项部（自此下行）→肩髆内→背部（脊两侧，背部第2线）→腰部（脊两侧，背部第2线）→肾（止）。

第3说（图八左），指督脉分布范围为上齿龈正中经颜面、头顶、项部、背部、腰部尾骶端的正中线及尾骶的左、右两侧。——此说系出自《素问·气府论》，但其原文只记督脉的经穴分布区域及其经穴数字，并未记有具体穴名及督脉循行径路，在唐代王冰注此文时始记出具体穴名，进一步明确了督脉分布的范围，而循行径路也未明确堤出，其原文是：

“督脉气所发者二十八穴：项中央二（王注：是谓风府、哑门二穴也），发际后中八（王注：谓神庭、上星、囟会、前项、百会、后项、强间、脑户八穴也），面中三（王注：谓素窌、水沟、龂交三穴也），大椎以下至尻尾及旁十五穴（王注：脊椎之间有大椎、陶道、身柱、神道、灵台、至阳、筋缩、中枢、脊中、悬枢、命门、阳关、腰俞、长强、会阳十五俞也）。至骶下凡二十一节，脊椎法也。”

现将以上原文略加整理剖析，即：

上齿龈部正中（龂交）——鼻下正中（水沟）——鼻头正中（素窌）——头顶及项部正中线（自神庭至脑户八穴）——背部、腰部、骶部（均正中线。自大椎至长强共十四穴，自此处分为左、右二枝）——尾骶骨两侧（会阳穴）。

这里需要说明的有两点。其一，由于《素问》原文未记流注方向，故上表也未作箭头符号（→）表示。

其二，后世大多数针灸著作中对督脉流注的依据均系起自尾骶（长强），上行沿背部头顶及面部正中线，抵上齿部（龂交）而止的说法，与本说相同，惟将会阳二穴改归足太阳经循行径路中，为与本说不同之处。

第4说（图八右），指督脉分布范围为项部正中线及其两侧，背部、腰部及骶部正中线——此说系出自《太素》卷十一“气府”。《太素》与《素问》本同属《黄帝内经》古传本之一。但由于传录年代既久，文字多有出入。故《太素》此说原文与上面第3说《素问》原文差别较大。究以何说更为近古，殊难判定。且《太素》原文也未列具体穴名及流注方向，而唐人杨上善注文所补穴名又和《素问》王注迥异。故本文列为督脉循行的第4说。其原文是：

“督脉气所发者二十六穴：项中央三（杨注：项中央者，项内也，非惟当中也。……哑门一、天柱二），大椎以下至尻二十节间各一。骶以下凡二十一节，脊椎法（杨注：大椎至骶二十一节，有二十间，间各有一穴，则二十六穴也。”

按，上文中的哑门穴，位于项部上方正中线。天柱穴位于项部两侧，哑门的外下方。

现将以上原文略加整理剖析，即：

项部正中线（哑门穴）——项部两侧（天柱穴）——背部、腰部、骶部（均正中线）。

此说较第3说无面部、头顶部及尾骶两侧部位，但多出项部两侧部位。

第5说（图九左），指督脉分布范围在上唇向后行，至尾骶的正中线——此说系出自秦汉之际的古针灸书《黄帝明堂经》。今据自《太素·气府》杨上善注所记该书内容。杨注如下：

“《（黄帝）明堂（经）》从兑端上项，下至哑门有十二穴。大椎以下至骶骨长强二十一节，有十一穴，凡二十四穴，督脉气所发。”

按，上文所指系自兑端穴起、经水沟、素窌、神庭、上星、囟会、前顶、百会、后顶、强间、脑户、风府、哑门共十三穴。又自大椎穴以下经陶道、身柱、神道、至阳、筋缩、脊中、悬枢、命门、腰俞、长强共十穴，均位于躯干正中线者而言。

此说较第3说缺齿龈部，也无尾骶两侧部位。

第6说（图九右），指督脉由尾骶部沿脊骨内侧上行于项部入于脑——其原文是：

《难经·二十八难》：“督脉者，起于下极之俞，并于脊里，上至风府，入于脑。”

按，上文的“下极之俞”据丁德用注，系位于尾骶部的长强穴。

现将《难经》原文略加解析，即：

（起）：下极之俞（长强穴）→（背）脊部（正中线）→项部（正中线）→脑（止）。

督的循行除了以上六说外，在《灵枢·本输》中还有记述督脉位置的一条记文，虽未全面记出督脉径路，但所指部位系第3说督脉前上行枝所循经的部位——颈部中央。今也附引其原文如下：

“颈中央之脉，督脉也。”

九、木人和先秦医籍中经脉学说的比较

在传统医学领域中经脉系统学说的建立是以中医学理论结合针灸疗法的长期临床实践所取得的卓越学术成果，也是古代医学历史上对人体（或畜体）生理病理传导机能的一种重要发现与归纳总结。但是经脉学说的形成并不是一开始就十分完备与统一的，而是在其不断地发展过程中逐渐丰富与提高的。因而针灸木人的经脉系统和在已知先秦医籍所记述的经脉系统全都同属于中医传统医学理论体系的重要组成部分，但由于它们分别是在不同阶段和不同医家综括的产物，故其各自内容又互有同异之处。为了进一步地探讨明确它们相互间的关系，兹再将其主要区别加以比较。

1. 木人与古医籍经脉学说的共同点——将针灸木人和《足臂十一脉灸经》、《阴阳十一脉灸经》和《黄帝内经》等书相比较其共同之处主要有三。

（1）木人的十脉在先秦医书中均可见到——针灸木人有8条经脉（即手、足三阳脉、手太阴脉和手少阴脉）在《足臂》及《阴阳》二书中均有记载。而木人的全部十条经脉（即上述的八脉再加手厥阴脉与督脉）在《黄帝内经》及《难经》二书中也均有记载。这是木人和先秦医书共同点之一。

（2）在经脉主要分布部位的共同点——针灸木人手三阴脉主要分布在上肢部的屈侧，手三阳脉主要分布在上肢部的伸侧，这和《足臂》、《阴阳》（此二书均缺手厥阴脉）及《灵枢·经脉》三书所记同名经脉的分布部位基本相同。木人足三阳脉主要分布在头部（足少阳脉不包括头部），躯干部及下肢部，也和《足臂》、《阴阳》及《灵枢·经脉》三书所记基本一致。至木人的督脉的主要分布部位则与《黄帝明堂经》等书相符。

以上这些都是针灸木人和先秦医书共同点之二。

（3）在具有支脉方面的共同点——在经脉系统中除了经脉外，还有由经脉发出的分枝，也就是既有本脉，又有支脉。支脉在针灸木人和《足臂》、《灵枢·经脉》虽有数量上和径路上的差异，但作为在各经脉之间籍以相互连系的分枝方式，针灸木人和先秦医书

完全一致，可以说是共同点之三。

2. 木人与古医籍经脉学说的异点——针灸木人和三种先秦医籍比较，其相异之处如下。

（1）经脉的循行方向——针灸木人的各条经脉循行径路和三种古医书的差异，上文已分别作了说明。这里仅作总括的对照。在木人的手、足三阳和手三阴九脉均为远心性方向，在《足臂》、《阴阳》及《灵枢·脉度》均为向心性方向，惟《阴阳》的肩脉（即手太阳脉）与之相反，为远心性方向。在《灵枢·经脉》则手三阴脉及足三阳脉为远心性方向，手三阳脉为向心性方向。至于木人督脉的循行为上行方向则与《内经》、《难以》等书相同（《足臂》、《阴阳》均无此脉）。

（2）经脉首、尾两端的部位——如果将针灸木人九脉的每条经脉首、尾两端，也就是邻近躯体中心部分的中心端和邻近四肢游离部分的末梢端部位和三种古医籍对照时，则它们之间的相同点大为增加，而差异之处减小。这可以从下面的比较表中看出（见表4）。

表4　针灸木人与先秦古医书中经脉首尾部位的对照

<table>
<tr><th rowspan="2"></th><th colspan="2">针灸木人</th><th colspan="2">《足臂十一脉灸经》</th><th colspan="2">《阴阳十一脉灸经》</th><th colspan="2">《录枢·经脉篇》（《脉度》篇同）</th></tr>
<tr><th>中心端（近心）</th><th>末梢端（远心）</th><th>中心端（近心）</th><th>末梢端（远心）</th><th>中心端（近心）</th><th>末梢端（远心）</th><th>中心端（近心）</th><th>末梢端（远心）</th></tr>
<tr><td>手太阴（脉）</td><td>头</td><td rowspan="3">手</td><td colspan="2" rowspan="2">胸—手</td><td colspan="2" rowspan="2">胸—手</td><td colspan="2" rowspan="3">胸—手</td></tr>
<tr><td>手少阴</td><td>头</td></tr>
<tr><td>手厥阴</td><td>头</td><td colspan="2">（无此脉）</td><td colspan="2">（无此脉）</td></tr>
<tr><td>手太阳</td><td>肱</td><td rowspan="3">手</td><td colspan="2" rowspan="3">头—手</td><td colspan="2" rowspan="3">头—手</td><td colspan="2" rowspan="3">头—手</td></tr>
<tr><td>手少阳</td><td>头</td></tr>
<tr><td>手阳明</td><td>头</td></tr>
<tr><td>足太阳</td><td>头</td><td rowspan="3">足</td><td colspan="2" rowspan="3">头—足</td><td colspan="2" rowspan="3">头—足</td><td colspan="2" rowspan="3">头—足</td></tr>
<tr><td>足少阳</td><td>腋</td></tr>
<tr><td>足阳明</td><td>头</td></tr>
<tr><td>备考[19]</td><td colspan="2">头（包括面），足（包括足跟、足底）</td><td colspan="2">头（包括肋），手（包括臂），足（包括踝、小腿）</td><td colspan="2">头（包括面），手（包括手掌、手背），足（包括踝、小腿）</td><td colspan="2">头（包括面）</td></tr>
</table>

可见，针灸木人手、足阴阳各脉的首、尾两端部位除手三阴脉、手太阳脉及足少阳脉与三部古医书小异外，其他各脉全同。

此外，在《足臂》、《阴阳》及《经脉》三书中各脉的近心端起始部均各自独立，并不与他脉会合。但针灸木人的近心端起始部却独有四条脉和其他循经该处的经脉相会合，下面即将谈到，这也是它们的异点之一。

（3）经脉与经脉的会合——这是指两条经脉在不籍助络（支）脉联系的情况下直接会合于一处。而这种经脉直接会合方式除了只见于针灸木人外，在《足臂》、《阴阳》、《灵枢·经脉》及《难经》等书均未见记载。

针灸木人的经脉会合共有五处。其一，在口吻角的外侧。此处为手太阴脉起始部与足阳明脉相会合。其二，在前颈部，锁骨上方。此处为手少阴脉起始部与足阳明脉相会合。其三，在肱部下方，伸侧，桡侧线处。此处为手太阳脉起始部与手阳明大肠脉相会合。其四，在前臂部伸侧下方正中线手阳明脉与手少阳脉相会合，在合并短距离后分开。其五，在头顶部中央略前方。此处为左、右两侧手厥阴共同起部与督脉相会合。

（4）经脉相互间的交叉——针灸木人的经脉交叉共有六处。其一在侧颈部耳根直下方。此处为手太阴脉与手厥阴脉相交叉。其二在头顶部第 2 侧线上。此处为手厥阴脉与足太阳脉相交叉。其三在头顶部第 3 侧线上。此处为手厥阴脉与手少阳脉相交叉。其四在头顶部第 4 侧线上。此处为手厥阴脉与手少阳支脉相交叉。其五在肘部伸侧正中线上。此处为手少阳脉与手太阳脉相交叉。其六在前臂伸侧下部正中线上。此处为手少阳与手阳明支脉相交叉。惟以上六处交叉均不见《足臂》、《阴阳》及《灵枢》三书。

在《足臂》及《阴阳》各只有一处经脉交叉，即位于小腿内侧中部的足太阴脉与足厥阴脉相交叉。但针灸木人因无足三阴脉，当然也无此交叉。

在《灵枢·经脉》共有七处经脉交叉，也全不见于针灸木人，其中包括：位于人中（鼻唇沟）的左、右手阳明脉交叉，位于頞中（鼻梁）的左、右足阳明脉交叉，位于肩上部的左、右手太阳脉交叉，位于巅（头顶）的左、右足太阳脉交叉，位于肩前部的手少阳与手太阳脉交叉，位于颊部的手少阳本脉与其支脉的交叉，以及位于小腿部的足太阴脉与足厥阴脉交叉等。

【附件二】

在三部古医书中足三阴脉的循行径路

1. 足太阴脉——

《足臂》：（起）（足）大趾内廉骨际→内踝上廉→胻内廉→膝内廉→股内廉（止）

《阴阳》：（起）胃→鱼股阴下廉→腨上廉→内踝之上廉（止）。

《经脉》：（起）（足）大指端→核骨→内踝前廉→腨内，胫骨后（交出厥阴之前）→膝股内前廉→腹→（属）脾→（络）胃→膈→（挟）咽→舌本→舌下（止）

〔支者〕：胃→膈→心中（止）

2. 足少阴脉——

《足臂》：（起）内踝娄中→腨→郄→股→腹→脊内上廉→肝→舌本（止）

《阴阳》：（起）内踝外廉→腨→（郄）中央→脊内廉→肾→（挟）舌本（止）

《经脉》：（起）（足）小趾→足心→然谷之下→内踝后→跟中→腨内廉→腘内廉→股内手廉→脊→（属）肾→（络）膀胱

〔直者〕：肾→肝→膈→肺→喉咙→舌本（止）

〔支者〕：肺→（络）心→胸中（止）

3. 足厥阴脉——

《足臂》：（起）（足）大趾间→胻内廉→上踝八寸，交足太阴→股内（廉）→脞间（止）

《阴阳》：（起）足大趾丛毛上→足跗上廉→去内踝一寸→上踝五寸（交出太阴之后）→鱼股内廉→少腹→大眦旁（止）

《经脉》：（起）（足）大趾→足跗上廉→内踝一寸→上踝八寸（交出太阴之后）→上腘内廉→股阴→阴器→小腹→（挟）胃→（属）肝→（络）胆→膈→胁肋→喉咙→颃颡→目系→额→巅（与督脉会）（止）

〔支者〕：目系→颊里→唇内（止）

〔支者〕：肝→膈→肺（止）

(5) 支脉联络的经脉和脏腑——按照经脉学说，支（或络）脉系起源于经脉，故一般均从经脉中发出支（络）脉。但由于支（络）脉具有广泛联络的功能，故支脉的末端可以是比支脉更为细小的孙络[20]，也可以是其他的经脉或脏腑。而针灸木人在其支脉所联系的部位方面和先秦医籍的差异有以下三个方面。

其一，在《内经》及《难经》中对于经气在全身十二经脉中的循行均明确规定必须按照阴阳表里的先后顺序由手太阴脉开始，依次向手阳明脉、足阳明脉、足太阴脉、手少阴脉、手太阳脉、足太阳脉、足少阴脉、手厥阴脉、手少阳脉、足少阳脉、足厥阴脉，最后仍返回手太阴脉进行下一周期的循行，如此反复进行，所谓“如环无端，周而复始”[21]。《内》、《难》二书所记述的这种十二经脉递次转输的功能，均系由支（络）脉所承担。

在《足臂》及《阴阳》二书中由于只有十一条脉，而各脉的末端又不全位于手指及足趾处。无法构成全身循环的体系，故均没有支脉的这种功能。

在针灸木人的经脉系统中只有手太阴一脉的支脉Ⅱ与其相表里的手阳明脉相联系。其他各经脉则均无此种联系方式，这是和《内》、《难》有所差异的。

其二，在《灵枢·经脉》篇所记的全身十二经脉除各自分布在体表的一定部位外，每一条经脉还要与该脉在体内所隶属的以及与其相表里的脏腑相联系，而这种联系也是要通过支（络）脉来完成的。[22]

在《足臂》所记的全身十一脉中，虽然也有两条脉分别与内脏相联系，即手太阴脉“之（至）心”，和足少阴脉“出肝”；[23]但此二脉在《内经》、《难经》以及其后的历代医书中均和心、肾无直接的支脉联系。

在《阴阳》所记的全身十一脉中，共有三条脉与内脏联系，即手太阴脉“入心中”，足少阴脉“系于肾”，和足太阴脉“是胃脉也”。[24],[25]其中惟有足少阴脉和肾的关系符合《内经》等医书之说。

至于针灸木人的十脉系统，因全部分布在体表，故未能显示有任何支（络）脉与体内脏腑相联系。

其三，在两条经脉之间进行联系的支脉，在上面已经提到过一大类，其特点是该两条经脉的关系均系依据十二经流注表里先后顺序的规律递次相传的。除此之外，还有另一类支脉其所联系的两条经脉之间完全不按照十二经流注表里先后顺序的规律进行传递。属于后一类的支脉在《足臂》、《阴阳》、《内经》、《难经》及其以后的各种医书中虽然均无记载[26]，但在针灸木人却独有四条。第一条支脉是由手少阳脉在侧颈部发出的支脉注入手阳明脉，第二条支脉是由手阳明脉在前臂伸侧下部发出的支脉流入手太阳脉，第三条支脉是由足太阳脉在侧腹部发出的支脉流入足少阳脉，第四条支脉是由手太阴脉在拇指部发出的支脉Ⅱ流入手阳明脉。

十、木人经脉学说渊源的考察

针灸木人的主要用途本是一种以医家授徒为主的教学模具，但却作为王公贵族阶级墓葬中的明器流传迄今，足征其为墓主人生前喜好珍藏之物，其数量也是比较少见的。至于木人体表经脉所依据的医学典籍，在当时却必然有更多数量为广大医家学者传录引用。这些古代文献迄今虽也都不存于世，但仍可发现蛛丝马迹，为探索经脉学说的早期流传与演变原提供有益的线索。现在仅就以下几个问题加以考察。

1. 从木人的支（络）脉追溯先秦时代经络名称的论述——在木人体表除十条纵行的经脉外，尚有多条倾斜交叉的支脉。这些支脉除在《足臂十一脉灸经》和《灵枢·经脉》中用“支”、“其支者”的支脉一称外，在《灵枢·脉度》中则径呼之为络脉的“络”字。即：“经脉为里，支而横者为络。”这种指支脉为络脉的说法还可见于《内经》的王冰注中，如：“络，谓正经之旁枝。”(27) “络，支脉也。”(28) 等均是。鉴于针灸木人的经脉系统已具备了经脉与络脉的事实，为了进一步追溯经脉学说的渊源，有必要再从以下几方面考察一下经络名称的最早出现。

（1）先秦亡佚古医书论述的“经络”——从西汉时期的书目学《七略》佚文中列举了先秦古医经类的七种书名，即：

“《黄帝内经》十八卷，《外经》三十七卷，《扁鹊内经》九卷，《外经》十二卷，《白氏内经》三十八卷，《外经》三十六卷，《旁篇》二十五卷。”

在评介这些医书的内容时，该书特别着重提到有关“经络”的论述已是这些古书内容的重要组成部分。其原文是：

“医经者，原人血脉、经络（原假作‘落’）、骨髓、阴阳、表里，以起百病之本，死生之分。”(29)

这充分可以看出经络一词在先秦时代医经类著作中的重要位置。

此外，在《史记》一书所记西汉名医淳于意传记中，记述了公元前180年淳于意向其师公乘阳庆学医时所传授的古医学方书名称，即：

“庆年七十余，无子。使意尽去其故方。更悉以禁方予之。传黄帝、扁鹊之《脉书》。”

又：“庆有古先道遗传黄帝、扁鹊之《脉书》。……意即避席再拜，谒受其《脉书》上、下经。”(30)

而淳于意又在传授其弟子高期等人时的医学书目中则有：

“济北王遣太医高期、王禹学，臣意教以《经脉高下》及《奇络结》。

菑川王时遣太仓马长冯信学方。臣意教以《按（案）脉法逆顺》。

高永候家杜信喜脉，来学。臣意教以《上、下经脉》。

临菑召里唐安来学。臣意教以《五诊》、《上、下经脉》。”(31)

以上所记的《脉书》（上、下经）、《经脉高下》、《奇络结》、《按脉法逆顺》及《上、下经脉》等古医学书目也都是属于经脉学说（包括经脉与络脉）的先秦时代古佚医书。

（2）春秋时期扁鹊论述的“经络”——在《史记》一书记述春秋时名医扁鹊在为虢国太子治疗“尸厥”病时，转录了扁鹊对该病诊治的一段医论语录。即：

“扁鹊曰：‘若太子病，所谓尸厥者也。夫以阳入阴中，动胃缠缘，中经维络，别下于三焦膀胱。是以阳脉下遂，阴脉上争。会气闭而不通，阴上而阳内行，下内鼓而不起，上外绝而不为使，上有绝阳之络，下有破阴之纽，破阴绝阳之色已废脉乱，故形静如死状。太子未死也。……’扁鹊乃使弟子子阳厉针砥石，以取外三阳五会。”(32)

按，兹将以上原文中的个别名词引用唐代张守节《史记正义》根据《素问》古本佚文等所作解释说明如下：

“缠缘”一词有两种解释，即：《正义》：“缠缘，谓脉缠绕胃也。《素问》云：‘延缘落，络脉也’。恐非此义也。”

“中经维络”一词，《正义》据《八十一难》佚文以为即：“十二经脉，十五络脉，阳维、阴维脉也。”

上文中的“纽”字，《正义》据《素问》古本佚文释作“纽，赤脉也”。

“阳脉下遂，阴脉上争”二句，《正义》据《素问》古本佚文作：“阳脉下遂难反，阴脉上争如弦也。”

“三阳五会”一词，《正义》引《素问》古本佚文作：“手足各有三阴、三阳，太阴、少阴、厥阴、太阳、少阳、阳明也。五会，谓百会、胸会、听会、气会、臑会也”。此外，也有人将“三阳五会”释为百会穴的别名者。

从《史记》所转录的扁鹊氏医论，首先可以看出当时不仅已利用经络学说来阐明病机，而且除提到一般的络脉外，还涉及到血络的别名“纽”字，以及阴维、阳维二脉。

其次，在上引《史记》同一篇的扁鹊传记中有明确年代标志的还有扁鹊诊齐桓侯（在位年代：公元前685～前643年）病和在晋昭公时（在位年代：公元前531～前526年）为赵简子治病的医案。虽然在此二处的年代相距达百余年之久。联系到扁鹊的年龄，恐与实际情况有所出入。但其所指均为公元前六、七世纪的春秋时代。这当然也在一定程度上反映了春秋时代的经络学说成就的客观情况。

复次，在这段医论中扁鹊还特别提到的“纽”字同样是值得重视的。“纽”的字义为“赤脉”，即红色的络脉，为“血络”一称的别名，也是属于经络学说范畴的。如《灵枢·论疾诊尺》“诊目病，赤脉从上下者，太阳病”，《灵枢·寒热》“反其目视之，其中有赤脉，上下贯瞳子”，都是。血络是经脉学说中专门运行血液的络脉，它和运行经气的络脉（气络）不同，是指位于身体浅表部位的静脉血管而言。正如《灵枢·血络论》所说：“黄帝曰：愿闻其奇邪而不在经者。岐伯曰：血络是也。”血络在医疗上多用为泻血疗法的部位。故《素问·调经论》说：“视其血络，刺出其血。”而《灵枢》的第三十九篇篇名即以“血络论”命名，主论刺血络之法。

（3）战国时期《庄子》论述的“经络”——经脉与支脉除了被统称为“经络”外，战国时期又被称为“支经”（即支脉与经脉的合称）。而且这种作为生理组织的经络名词不仅适用于人体，同时还扩延到兽医学领域的牛体方面。这可以从当时的《庄子》一书中看出。为了充分说明事实真相，下面在引用《庄子》一书的同时还附加了必要的解说和注释。

《庄子》在记述了贵族文惠君看到一位厨师（“庖丁”）宰牛时表现的高超技艺后，惊讶的询问他为什么能达到这样纯熟的程度时，庖丁回答说，这是由于多年操作实践的结果。《庄子》在引录这段话时特别利用了医家直接称谓“经络”的专门术语。现在就将庖丁答语的原文节录如下。

“方今之时，臣以神遇而不以目视。依乎天理，擗大隙，导大空，因其固然，支经肯綮之未尝微碍，而况大軱乎！”[33]

这段原文的大意是：到了现在，我在宰牛时已能够仅凭手的感觉，不必再用眼睛去察看，而是根据牛体的自然解剖结构就可轻松地击开牛体的大间隙，沿着大孔缝自由地宰割。按照这种方式操作时即使连牛的经脉与络脉交叉结聚部分都可以丝毫不费力地予以剖析，何况牛的庞大骨骼呢！

按，在上面引录的原文中有几个字需补充解释一下。即：

“撫”，原假为“批”。二字古音均滂母，脂部韵，为同音字。如《左传·庄公十二年》有：“批而杀之”一句。《玉篇·手部》“撫”条引上面《左传》之文时，“批”作“撫”字。“撫”的字义据《说文·手部》该字：“撫，反手击也。”段玉裁注：“撫、批是正、俗字。”

“隙”，原假为“郤”。二字古音均溪母，铎部韵，为同音字。如《汉书·孙宝列传》有：“与红阳候有郤”一句。颜师古注：“郤，与隙同。”

空，原假为“窾”。二字古音均溪母纽，为同声字。如《史记·太史公自序》：“实不中其声音者谓之窾。”《集解》引徐广：“窾，空也。”

“支”，原假为“枝”。二字古音均章母，知部韵，为同音字。如徐灏《说文解字义笺》：“支、枝，古今字。干支，犹幹枝也。”

“肯綮”之义为肉结聚处。“軱”字义为形状不整的大骨。(均据《经典释文·庄子音义上》)

在上文中特别值得注意的是：“支”字系指经脉系统中的支脉。而“经”字系指经脉系统中的本脉。故“支经”一词正是指整个经脉系统（包括本脉与支脉，或作经脉与络脉）的总称。而这种主张早在清代学者俞樾氏的《庄子平议》中已作了伸述。[34]

考《庄子》的撰者为战国时庄周，此书所用的“支经”一词，已普遍到出自屠父之口，而且经络也绝不仅存在于人体，尚可在于家畜类的牛体之中。这正说明经络的概念在此时早已家喻户晓。至于其起源处必更在此时以前。

2.《黄帝明堂经》的三阳络穴和木人手三阳脉交会处相符——《黄帝明堂经》原书虽亡，但其佚文仍多保存于晋·皇甫谧的《针灸甲乙经》中。该书记述全身经穴时在手少阳经穴中有名为“三阳络”的一个经穴。此穴部位的原文是：

“在臂上大交脉，支沟上一寸。”[35]（见《针灸甲乙经》卷三，手少阳……第二十八）

按：支沟穴位置在“腕后三寸，两骨之间陷者中”（出同上书），故三阳络穴应在前臂部伸侧正中线，距腕后横纹四寸。

再考查一下针灸木人在前臂伸侧正中线距腕横纹约四寸处也恰好有由前臂拇指侧线斜向小指侧线的手阳明支脉与手少阳脉相交叉。其处正是三阳络一穴所在位置。也是木人手三阳经的支脉（络脉）集中交会部位。因此，不论从经穴的名称（三阳络）及其位置来看都和木人前臂部经脉循行的特点相符合。这说明三阳络一穴的命名和木人经脉流注之间必然也同样存在着一定的源流关系。

3. 针灸木人的督脉在《庄子》书中已记有其名——在《庄子·内篇·养生主》一篇中有下面一段话：

“缘督以为经，可以保身，可以全生，可以养亲，可以尽年。”

按：《庄子》的后世注家或将“督”字释为“中”，“经”字释为“常”[36]。如或将此句释为：“喻凡事皆有自然之理解”[37]，均非其解。惟李桢将此处的“督”字与人体的督脉相联系，即：“人身惟脊居中，督脉并脊而上。”[38]王夫之也根据《庄子》原文本义释“督”字为经脉，即：“身前之中脉曰任，身后之中脉曰督。居静而不倚于左右，有脉之位，而无形质者也。”[39]王敔增注：“奇经八脉以任督主呼吸之息，背贯脊、贯项为督、为阳。”[40]而郭庆藩则指出：“《庄子》正是假脉为喻，故下（文）为保身全生之说。”[41]

复考《庄子》的作者庄周氏为公元前4世纪顷的战国中早期人，其时上距春秋时代不远。从以上《庄子》的原文中可以看出不仅在当时学术界对于经脉与络脉（支脉）已有相当充分地了解，而且对于在人体经脉系统中督脉经的流注及其生理功能也有较深刻认识，并进而广泛地影响到道家养生学的范畴。

4. 经脉学说的主要演化过程——经脉学说是中国医学理论体系的重要组成部分，在传世的历代医书，特别是针灸医书中虽然均对经脉学说进行了重点论述，但迄今为止有关经脉学说在先秦时代的发展状况则所知甚少。而针灸木人经脉系统的发现，使人对于早期经脉学说绚丽多彩的内容重新加深了认识与理解，因此有必要在这里简要地回顾一下经脉学说形成的历史和木人经脉系统在其中所占有的位置。

根据木人经脉系统和先秦古医书中所提供的各种有关资料的考察，不难看出早期的经脉学说从无到有，从简到繁逐步深化发展壮大的轨迹。现在就把这种历史演化过程综括为下面的示意图。

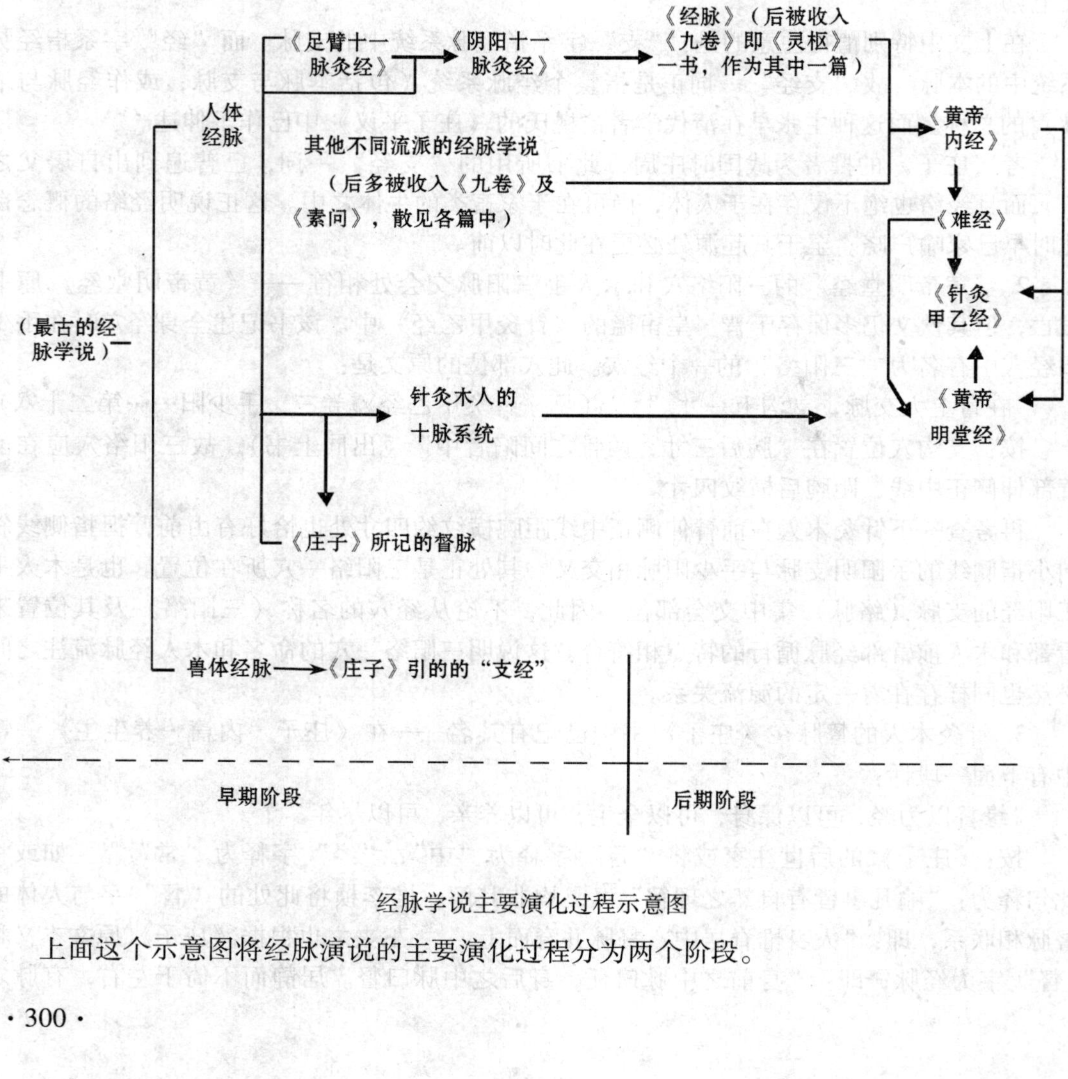

经脉学说主要演化过程示意图

上面这个示意图将经脉演说的主要演化过程分为两个阶段。

第一，经脉学说的早期阶段。这是约占战国中期（公元前4世纪）以前一段很长的历史时期。

在本阶段中自最古的经脉学说出现后已逐渐产生了有关经脉问题的各种不同学说与流派。这时，经脉系统在周身运行循环无间的理论尚未正式建立，十二正经和奇经八脉的系统当时也未臻成熟；但经脉与络脉以及人体经脉和兽体（马、牛、羊等）经脉的区分都已相当明确。古经脉学专著《足臂十一脉灸经》、《阴阳十一脉灸经》中的十一脉系统和针灸木人的十脉系统都是属于本阶段的产物。在非医学的《庄子》一书中还用比喻的形式反映了经络学说中的督脉和牛体经络已成为当时习用的术语。

将《足臂十一脉灸经》和《阴阳十一脉灸经》相比较，前书不论在各经脉的循行径路或经脉的主病等方面都较之后书更为简朴，原始化，明显地属于一脉相承的前期作品，但后书也保留了某些比前书更为古老的脉名（如将手三阴脉称为肩脉、齿脉、耳脉），故书中的成分必然还兼具其他早期医籍的来源。

此外，本阶段还出现了其他一些不同流派的经脉学说。这些学说内容的部分佚文后来多被收入《黄帝内经》一书，如其中有见于传世本《素问》的“骨空论”；有见于传世本《灵枢》的“脉度”、“五音五味”……等篇者均是。

第二，经脉学说的后期阶段。这是约在战国中、末期（公元前3~4世纪）左右，经脉学说已基本定型，此后的各种有关经脉著作多遵循其说以迄现代的历史时期。

所谓经脉学说的基本定型，系指具有完整的十二经脉循行路线及所主疾病，经脉与脏腑的内外配合，奇经八脉系统的确立，以及全身经穴在各条经脉上的分布位置、针灸方法及主治范围等。

本阶段最早的经脉的专书有《经脉》，此书的内容后被收入《九卷》（即《灵枢》的古传本旧名）、《素问》（此二书合称为《黄帝内经》）、《难经》、《黄帝明堂经》及《针灸甲乙经》等古医书。成为此后历代针灸经脉著作遵循的主流。

十一、小结

针灸木人的经脉系统是早期阶段经脉学说的一种。它和与其时代相接近的《足臂十一脉灸经》、《阴阳十一脉灸经》、《九卷（《灵枢》）·经脉》三种古文献的经脉学说具有直接相承的亲缘关系不同，而是和这三种古书之间仅在某些共同点上具有间接的血统联系。因而就木人经脉系统本身来说已独自构成了另一类先秦时代特有的经脉学说流派。为了进一步阐明木人经脉系统在其中所处的地位，兹结合上文中将木人经脉与先秦古医书对比的资料，予以简要地归纳小结。

注文

（1）见《中国文物报》1994年4月17日第4版，何志国、唐光孝《我国最早的人体经脉漆雕》。

（2）根据绵阳市博物馆展出的双包山2号汉墓展品说明并参考1995年12月3日《中国文物报》1版胥泽蓉氏的报导《绵阳双包山2号汉墓出土大批珍贵文物》。

（3）报自李学勤教授提供的资料。

（4）见《医心方》卷二《灸例第六》引张仲景佚文。

（5）见张仲景《金匮玉函经》卷一《证治总例》。

（6）见《隋书·经籍志》卷三，子部医方所引。

(7) 见《黄帝内经素问》卷十五"气穴论"王注及卷16"骨空论"王冰注……等所引。

(8) 涪水即涪江。起源于在四川省北部松潘县东北山区，流向东南方历经平武县、江油县、绵阳市、遂宁市、童南县境进入嘉陵江中。绵阳市东邻涪水之畔，也即汉代的涪县，《汉书》卷二十八《地理志上》属广汉郡辖。应劭注："涪水出广汉。"

(9)《后汉书》卷八十二下《郭玉传》："郭玉者，广汉雒人也，初，有老父，不知何出，常渔钓于涪水，因号涪翁，乞食人间，见有疾者，时下针石，辄应时而效。乃著《针经》、《诊脉法》，传于世。弟子程高，……（郭）玉少师事（程）高。学方诊六微之技，……和帝时为太医丞，多有效应。"

按：和帝曾命郭玉曾为贵人治病"一针即瘥"事也见《后汉书》。

(10)《素问·异法方宜论》："黄帝问曰：医之治病也，一病而治各不同，皆愈，何也?"岐伯对曰："地势使然也。……南方者，天地之所长养，阳之所盛处也。其地下，水土弱，雾露之所聚也。其民嗜酸而食胕，故其民皆致理而赤色。其病挛痹。其治宜微针。故九针者亦从南方来。"

(11) 参见《难经·二十八难》及《针灸甲乙经》卷三所引《黄帝明堂经》佚文。

(12)"角"，原讹作"循"。据《太素》卷八、《脉经》卷六·第十改。

(13)《灵枢·脉度》："手之六阳，从手至头，长五尺，五六三丈。手之六阴，从手至胸中，三尺五寸……足之六阳，从足上至头，八尺……足之六阴，从足至胸中，六尺五寸，……"《难经·二十三难》："手三阳之脉，从手至头，长五尺，五六合三丈。手三阴之脉，从手至胸中……。足二阳之脉，从足至头……足三阴之脉，从足至胸……"

(14)《灵枢·逆顺肥瘦》："黄帝曰：脉之逆顺奈何？岐伯曰：手之三阴从脏走手。手之三阳，从手走头。足之三阳，从头走足。足之三阴，从足走腹。"

(15) 根据《内经》有关经脉与络脉的理论，络脉属于经脉的分支，即："经脉为里，支而横者为络。"（见《灵枢·脉度》）。可知，凡属支脉均系由本脉分出，故也可称之为络脉。在《内经》中又称其为"别"。如《灵枢·经脉》对于十五络脉的称谓均仍冠以其经脉（本脉）的名称，如"手太阴之别"、"手少阴之别"等。

既然支脉系从属于本脉的性质已经确定。在经脉流注的过程中任何支脉的起点，必然是发源自其本脉，而其止点则必远离其本脉。故可以此确定经脉流注的方向。

(16) 晋·皇甫谧氏对《九卷》、《素问》及《难经》等书所记督脉循行方向互异所提出的困惑与置疑——原文如下：

《针灸甲乙经》卷二"奇经八脉第二"皇甫谧注："《九卷》言营气之行于督脉，故从上（至）下；《难经》言其脉之所起，故从下（至）上，所以互发明也。"又："《素问》言督脉似谓在冲（脉），多闻缺疑，故并载之以贻后之长者云。"

(17) 唐杨上善氏对《太素》、《九卷》二书所记督脉循行方向互异所提出的困惑与置疑——《太素》卷十《督脉》的原文如下：

"督脉起于少腹以下骨中央，女子入系庭孔，其孔，溺孔之端。"杨上善注引古《九卷》佚文云："《九卷》：'（督脉）别于畜门，上额，循巅，下项脊，入骶，络阴器，入脐中，上入缺盆'。二经（马按，指《太素》与《九卷》二经）相证，督脉之逆显然。又按，考古本竟于此为任脉之言，而有不识。……"

杨注又："旧来相传为督脉当脊中为一脉者，不可为正也。"

《太素》卷十一"骨空篇"在督脉循行文的"其少腹直上者，贯脐中央，上贯心，入喉，……上系两目之下中央"一段后杨上善注："有人见此'少腹直上者'不细思审，谓此督脉以为任脉，殊为未当也。"

(18) 唐·王冰在注《素问》一书时对督脉循行径路的古代不同学说所作的解释——原文如下：《素问》卷十六"骨空论""督脉为病"条下王冰注："督脉亦奇经也。然任脉、冲脉、督脉者一源而三歧也。故《经》或谓冲脉为督脉也。何以明之？今《甲乙》及古《经脉流注图经》以任脉循背者谓之督脉。自少腹直上者谓之任脉，亦谓之督脉。是则以背腹阴阳别为名目尔。"

又，《素问》卷十六"骨空论"在记述了督、任、冲三脉的循行与主病文之后，王冰注云："冲、任、督三脉异名同体亦明矣。"

(19) 在此表中需补充说明的是：针灸木人在上肢末梢端的手三阴和手三阳六条经脉均直接分布于手指端，而足三阳则除足阳明直达足中趾外，足太阳末端仅抵足跟部，足少阳末端仅抵足底部，均未直达足趾部。

《足臂》一书手太阴、手少阴二脉的末端均仅抵前臂部。足阳明脉的末端仅抵小腿（胻）部，足太阳、足少阳及足少阴二脉末端均仅抵足踝部。

《阴阳》一书手太阴脉末端仅抵手掌部，手少阴脉末端仅抵前臂部，足阳明脉末端仅抵小腿部，足太阳、足少阳、足太阴及足少阴四脉末端均仅抵足踝部。

而《经脉》一书则全部十二经脉在四肢部的末端均分别位各手指或足趾端。

(20) 如《灵枢·脉度》："经脉为里，支而横者为络，络之别者为孙。"

(21) 《灵枢·营气》："故气从（手）太阴出，注手阳明，上注足阳明，……与（足）太阴合，……循手少阴，……合手太阳，……合足太阳，……注足少阴……循心主脉……合手少阳，……注足少阳，……合足厥阴，……复出（手）太阴。"又《难经·二十三难》："其始从中焦注手太阴、阳明，阳明注足阳明、太阴，太阴注手少阴、太阳，太阳注足太阳、少阴，少阴注手心主、少阳，少阳注足少阳、厥阴，厥阴复还注手太阴。……如环无端，转相溉灌。"

(22) 据《灵枢·经脉》：手太阴脉"络大肠……属肺"，手阳明脉"络肺，……属大肠"，足阳明脉"属胃，络脾"，足太阴脉"属脾，络胃"，手少阴脉"出属心系，……络小肠"，手太阳脉"络心，属小肠"，足太阳脉"络肾，……属膀胱"，足少阴脉"属肾，络膀胱"，手厥阴脉"出属心包络，……历络三焦"，手少阳脉"散络心包，……循属三焦"，足少阳脉"络肝，属胆"，足厥阴脉"属肝，络胆"。

(23) 引文均见《足臂十一脉灸经》。

(24) 引文均见《阴阳十一脉灸经》。

(25) 在《灵枢·经脉》篇"胃足阳明之脉"一节中原文有"旁纳（足）太阳之脉"六字。但在《太素》卷八《经脉》之一"胃足阳明之脉"一节中全无此六字。又，上引《灵枢》之"纳"字，在《脉经》卷六·第六，《甲乙经》卷二·第一上，《素问·气厥论》王冰注等书均作"约"字，足徵"纳"字有误。按，"约"字本义据《说文·糸部》为"束也"。故此处并不存在足阳明脉有接纳足太阳支脉的涵义。因而在本文中也未将其列入支脉之内。

(26)《黄帝内经》中的络脉涵义有广义与狭义的两种。本文在这里所说的支脉即络脉是指狭义的络脉而言，至于广义的络脉则包括了更大范围、更多数量遍布身体各处细小的支脉（所谓："三百六十五络"，而后一种络脉因不在木人支脉的范围之内，故本文暂不论及。

(27) 见《素问·缪刺论》"故络病者"王冰注。

(28) 见《素问·五常政大论》"伏明之纪……其实络濡"王冰注。

(29) 见《汉书·艺文志·方技略》。

(30) 以上均见《史记》卷一百零五《扁鹊仓公列传》。

(31) 同上注

(32) 同上注

(33) 见《庄子内篇·养生主》。

(34) 参见俞樾《诸子平议·庄子平议》"枝经肯綮之未尝"条："樾谨按，郭注曰：'技之妙也，常游刃于空，未尝经概于微碍也。'是以技经为技之所经，殊不成义。'技经肯綮'四字必当平列。释文曰：'肯'。《说文》作'肎'。《字林》同。'著骨肉也。一曰：骨无肉也。'綮，司马云：'犹结处也。'是'肯綮'并就牛身言。'技经'亦当同之。'技'，疑当'枝'字之误。《素问·三部九候论》：'治其经络。'王注引《灵枢经》曰：'经脉为里，支而横者为络。'古字'枝'与'支'通。枝谓支脉，经谓经脉。'支经'，犹言经络也。经络相连之处，亦必有碍于游刃。庖丁惟因其固然，故未尝碍也。"（据同治十年刊《春在堂全书》本）

（35）见《针灸甲乙经》卷三"手少阳及臂凡二十四穴第二十八"。

（36）见郭象《庄子注》（光绪刊《古逸丛书》本）。

（37）见林云铭《庄子因》。

（38）据王先谦《庄子集解》转引李桢氏说。

（39）见王夫之《庄子解》卷三（《船山遗书》本）。

（40）同上。

（41）见郭庆藩《庄子集释》（《诸子集成》本）。

（1997年6月《新史学》）

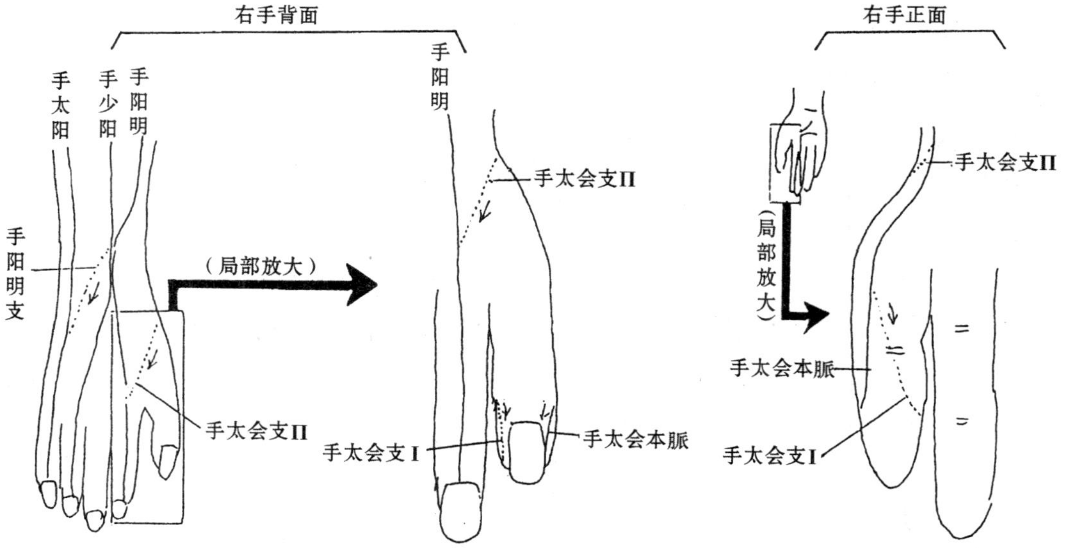

手太会支Ⅰ
手太会支Ⅱ
手阳明支

手太会本脈
手太会支Ⅰ
手太会支Ⅱ

（图一）

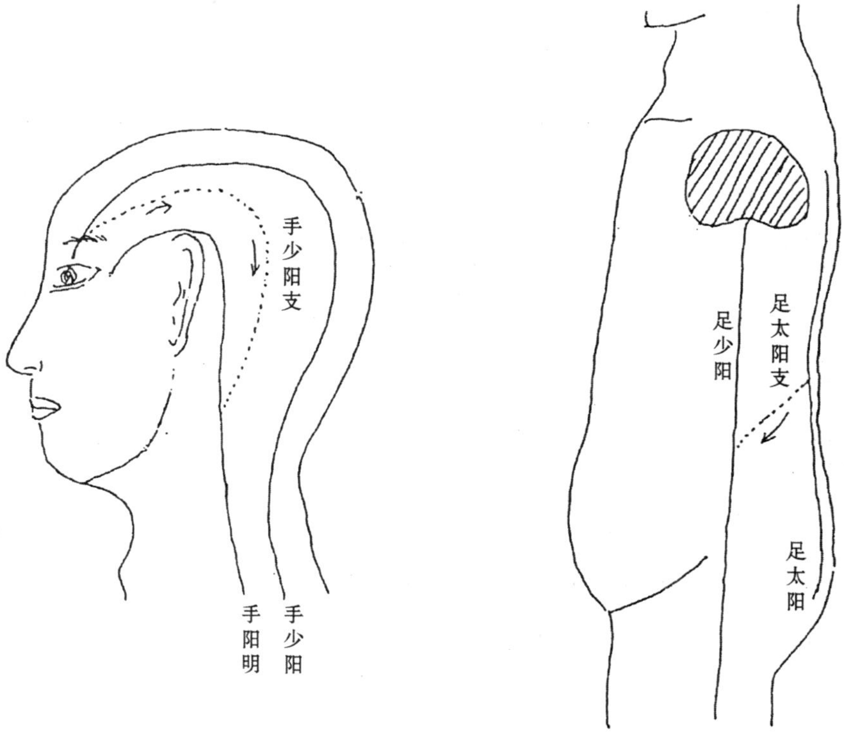

手少阳支脈

足太阳支脈

（图二）

手 三 阴 经 对 比 图

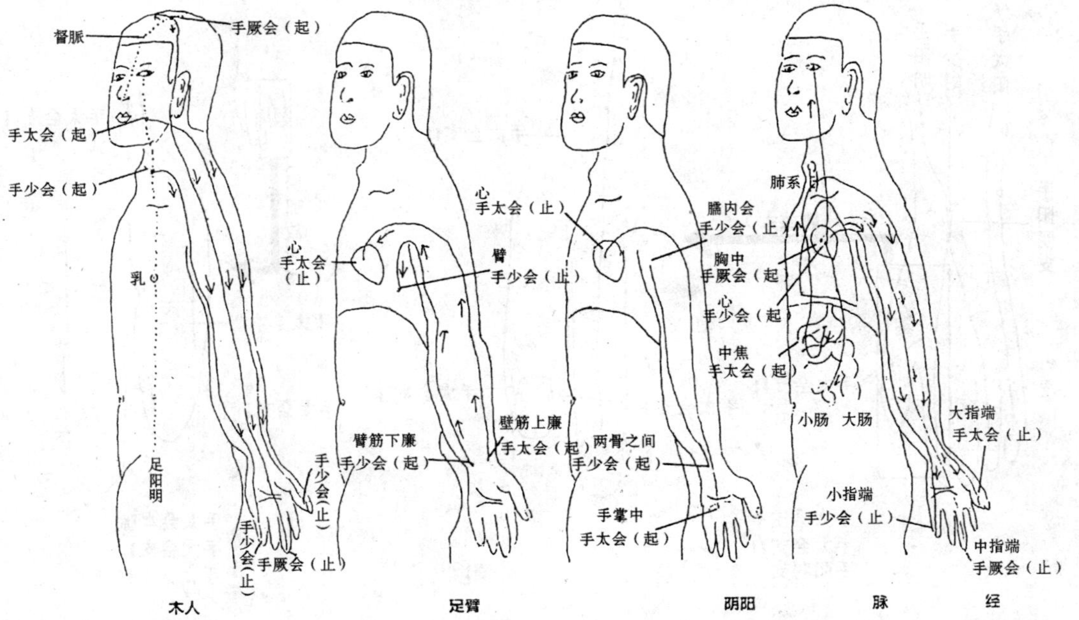

（图三）

手 三 阳 经 对 比 图

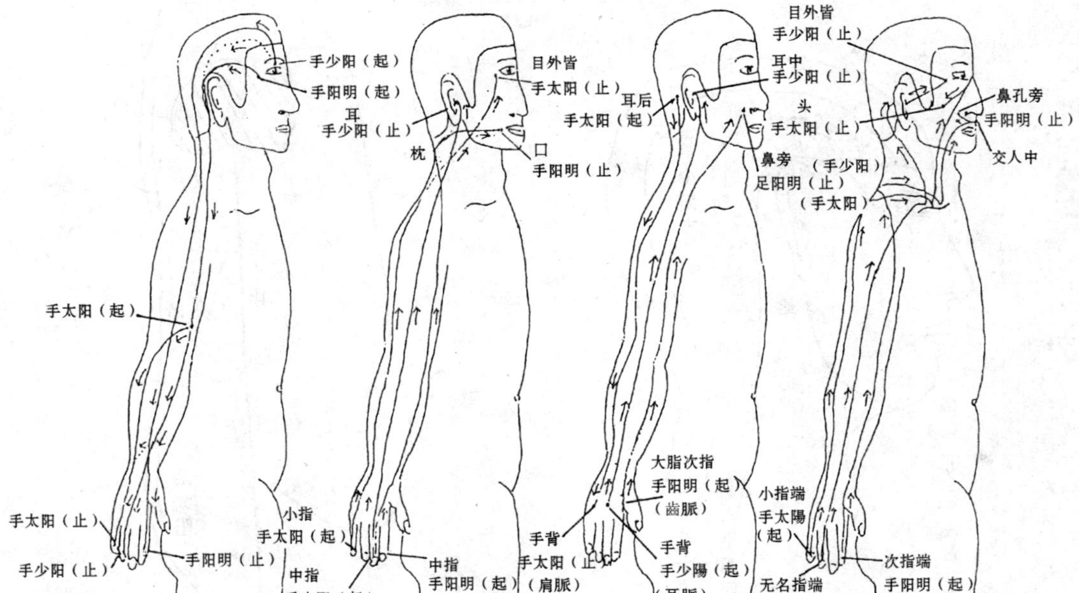

（图四）

足阳明经对比图

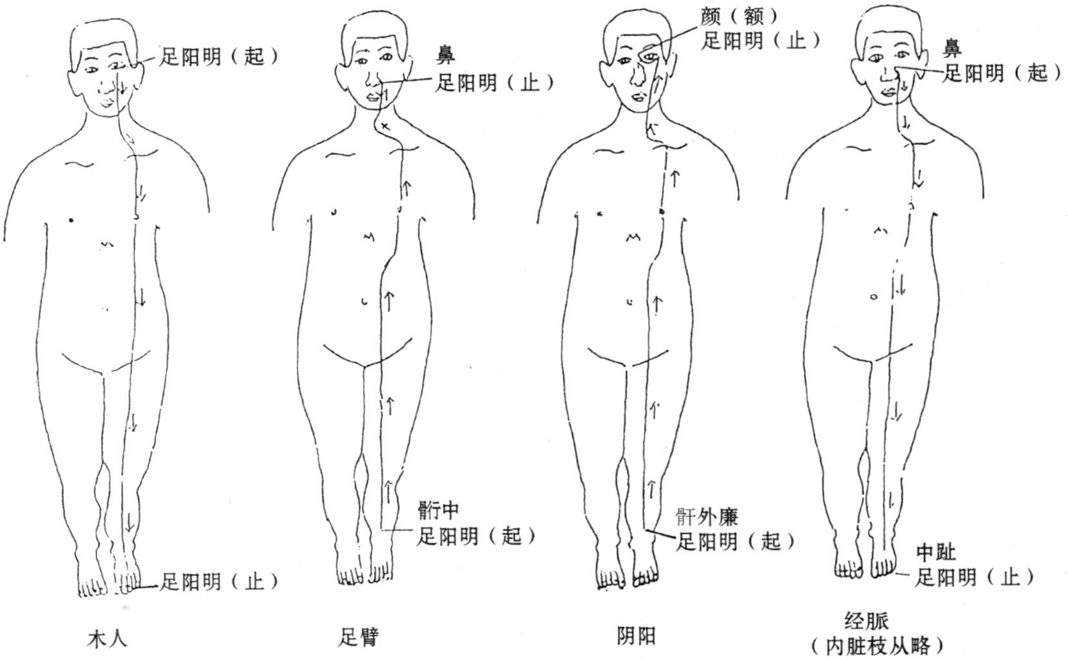

（图五）

足太阳经对比图

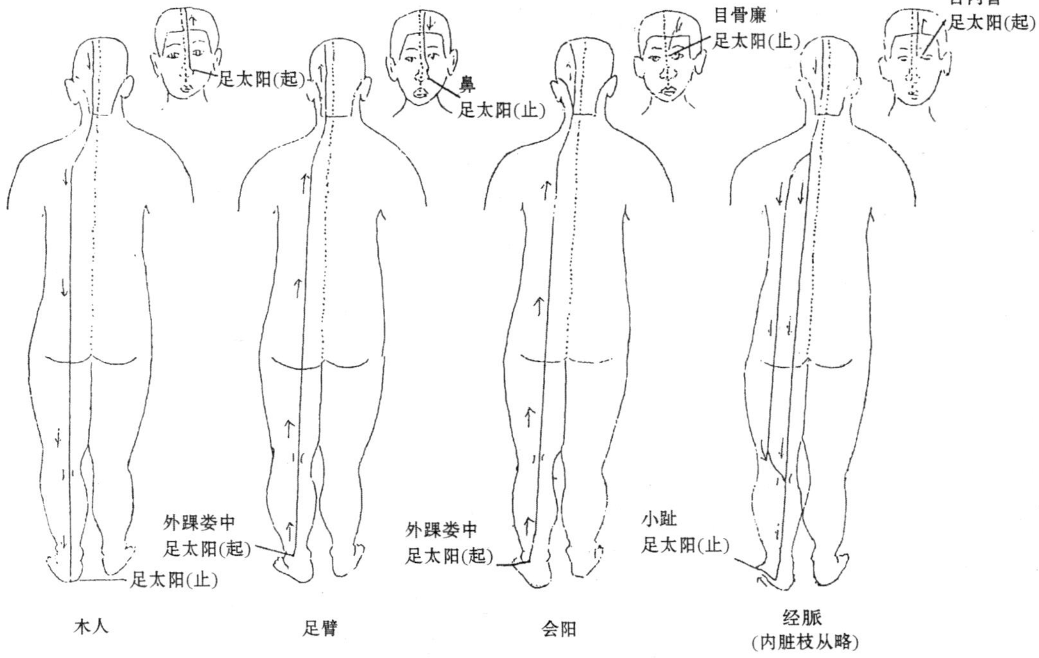

（图六）

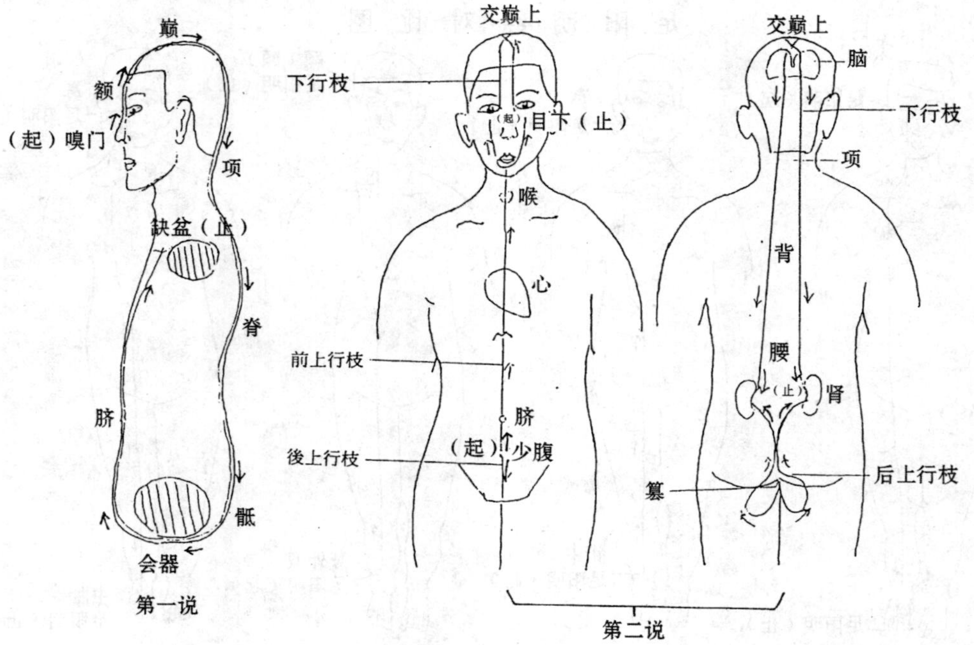

巅
额
（起）嗅门
项
缺盆（止）
脊
脐
骶
会器
第一说
交巅上
下行枝
（起）目下（止）
喉
心
前上行枝
脐
（起）少腹
後上行枝
交巅上
脑
下行枝
项
背
腰
（止）
肾
后上行枝
篡
第二说

（图七）

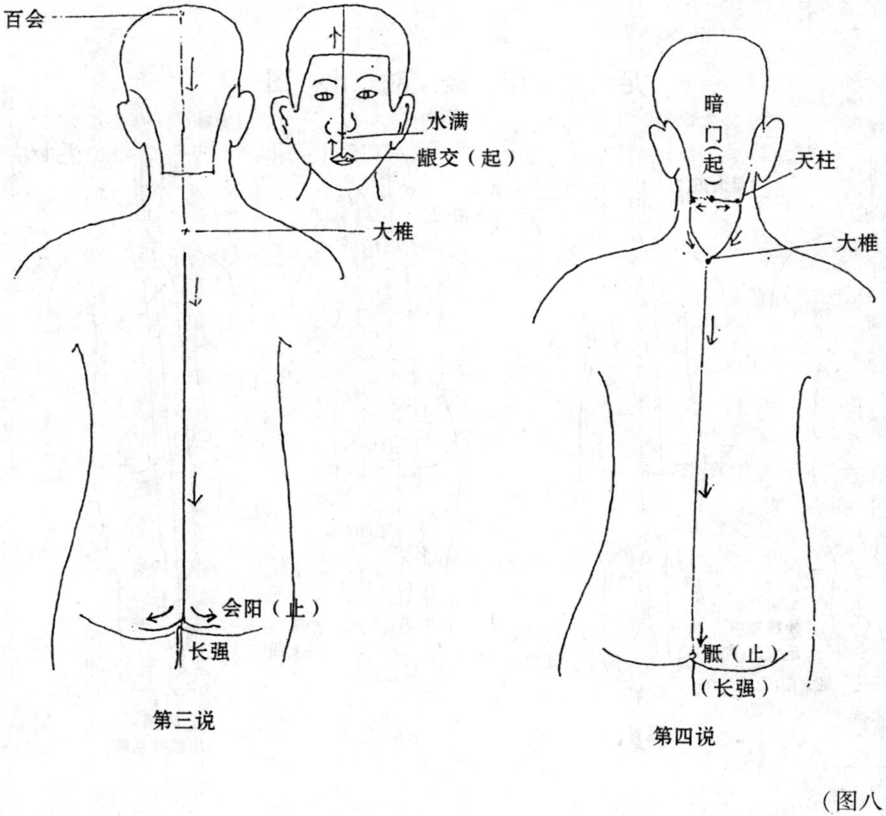

百会
水满
龈交（起）
大椎
会阳（止）
长强
第三说
暗门（起）
天柱
大椎
骶（止）
（长强）
第四说

（图八）

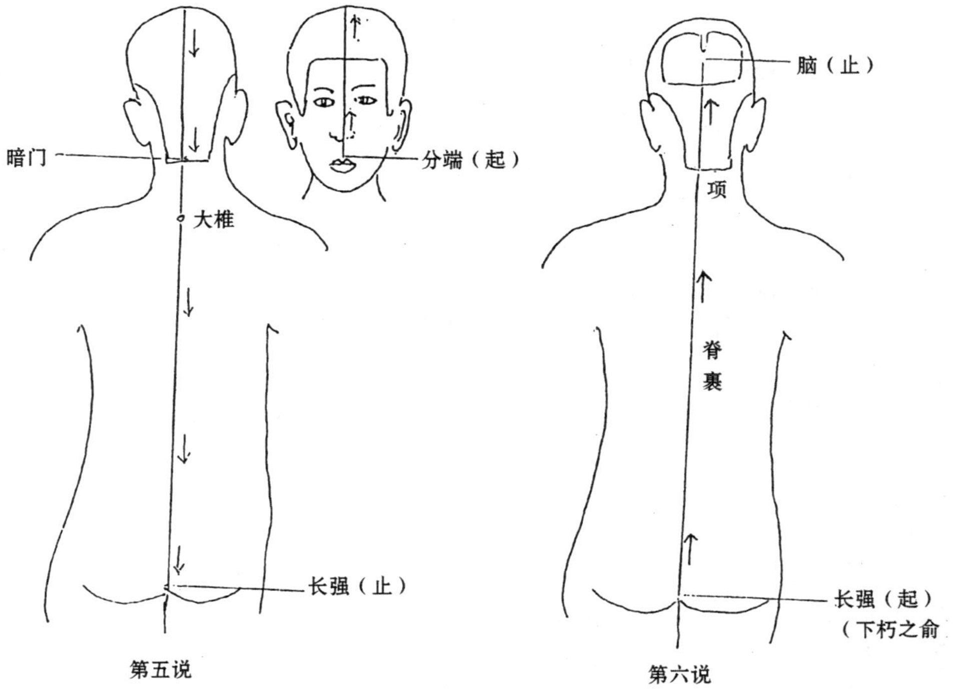

（图九）

27. 日英俄藏书三种《孙真人千金方》珍稀文献及其重要意义

一、孙思邈《千金要方》的后世传本系统

唐代孙思邈撰写的《千金方》系统地汇集了唐代以前医学方书的精华。因而也是对中国医药学影响很大的著作。《千金方》一称，可以有广义和狭义之分。广义《千金方》包括了孙氏最初在659年以前(1)撰写的《千金要方》(2)，（或迳称为《千金方》）(3)，也即在本文中所说的狭义《千金方》三十卷和孙氏晚年为弥补前书不足另行撰写的《千金翼方》三十卷(4)，共六十卷的合称。本文重点考察的就是狭义《千金方》古传本之一的《孙真人千金方》。

为了明确《孙真人千金方》在《千金方》古传本系统中所处的位置，有必要首先解说一下狭义《千金方》的种类。总的来说，狭义《千金方》可以分为两大类，即：

第一大类：后世广泛流传的《千金方》传本系统——这类《千金方》的祖本都源自于北宋时期在治平三年（1066）由国家设立的校正医书局整理校订并用木版刊刻印刷的《备急千金要方》三十卷（以下简称“宋校本”）。这种传本系统虽然在国内外都有各种翻刻、影印、增注、节要及研究的书籍(5)，影响面很大，但由于此书中的部分内容已经过校正医书局的改易(6)，在保存原书本来面目方面有一定的缺陷。故这类传本也可称为经宋臣校改本系统。惟此书在北宋时的初刊本已佚，传世最早者为南宋刊本（日本米泽侯旧藏），现存日本佐仓市国立历史民俗博物馆。(7)

第二大类：早期的《千金方》传本系统——这类《千金方》的内容均未经过校正医书局修改，在一定程度上更能够保存《千金方》的原貌，故可称为未经宋臣校改本系统。这类刊本自宋臣校改本颁行后，大都失传。有的只有存目或个别佚文。一直到了近现代才陆续发现了一些未经宋臣校改的古传本遗存。这些遗存大致又可分为两类。第一类是1832年（日本天保三年）在日本发现的一种古写本《千金方》残卷。第二类是在十九世纪以后以迄现代分别由日本、中国发现的三种木刻古本《孙真人千金方》残卷与残纸。其中第一类原是根据日本和气嗣成在1315年（日本正和四年）传录《千金方》古传本的一种重抄本，由丹波元坚在1832年（日本天保三年）自书估手中发现者，但仅存卷一1卷，其余29卷均佚。旋即为日人用木版影印刊行，题名《真本千金方》。(8)今此残卷原物已收入日本宫内厅书陵部保藏。

本文就是针对第二类，即《孙真人千金方》三种木刻印本的发现过程、内容特征、刊刻时代及其重要意义分别加以考察。

二、日藏《孙真人千金方》残卷

1. 《孙真人千金方》的最早发现及保存情况——最早发现的这种《孙真人千金方》残卷是清代后期的版本学家黄丕烈氏于1799年（嘉庆四年）在旧书肆发现并购置收藏的。但仅存20卷，即卷1、2、3、4、5、11、12、13、14、15、21、22、23、24、25、26、27、28、29、30（但在20卷中有个别卷页缺损。其中包括卷二十一各叶的上半部，卷三十中央书口

的中、下部缺损，以及卷二十三的第28叶脱失等）。由于其余十卷已佚，故黄氏又以元、明本的《千金方》刻本配补。黄氏殁后此书在十九世纪末改归陆心源氏收藏。1907年为日人岩崎弥之购去，收藏于东京静嘉堂文库迄今（以下简称“日藏本或静嘉堂本）。[9]

这种残卷的版本特征，据陆心源的记载即：“每叶二十八行，行二十四字。首行题曰‘新雕孙真人千金方’。版心或题‘千金方几’，或题‘千金几’，无字数及刊工姓名。”[10]

1984年本人曾在日本静嘉堂文库获见了此书的原物，又承真柳诚博士提供了其全部复印件。1989年日本东方出版社将此静嘉堂《孙真人千金方》全部影印入《东洋医学善本丛书》中公开问世。[11]

2.《孙真人千金方》与《备急千金要方》（宋校本）的比较——将孙真人本与宋校本对照时，二者的主要异点有以下一些：

（1）书名异差——日藏本在其目录及各卷首叶均记作“《（新雕）孙真人千金方》，各卷之末所记书名相同，但无‘新雕’二字。版心则或题《千金方》，或题《千金》。而宋校本则称作《备急千金要方》”。

（2）实有卷数的差异——孙真人本和宋校本虽都将全书分为三十卷。但宋校本的第五卷、第六卷及十五卷，又各自析为上、下两卷（即“卷第五上”、“卷第五下”……）故实有三十三卷，而孙真人本三十卷各自独立，不分上、下。

（3）各卷卷目的调整——孙真人本和宋校本的卷二十二———二十八7卷虽然卷数相同，但各卷的卷目却作了很能大的调整，即：

孙真人本卷数	该卷的卷目	宋校本卷数
卷二十二	疔肿、痈疽	卷二十三
卷二十三	痔漏	卷二十四
卷二十四	解毒，杂治	卷二十五
卷二十五	备急（方）	卷二十六
卷二十六	食治	卷二十二
卷二十七	养性	卷二十八
卷二十八	平脉	卷二十七

（4）某些卷内的篇次之差异——在宋校本中的某些卷内其篇节数及篇目名称均多于孙真人本。主要有：宋校本在卷一多出“药藏第九”一篇。卷2多出“下乳第九”一篇。卷二十九多出“太医针灸宜忌第七”一篇。卷三十孙真人本只有6篇。宋校本共有9篇，且篇目也作了调整。

（5）内容方面的差异——宋校本和孙真人本虽然在其主要内容方面基本一致，但在各卷中的具体内容的医论处方以及段落文句的异文方面均有不少相异之处。举如下面一段是原见于《黄帝内经》的文字：

“黄帝曰：手少阴之脉独无腧何也？歧伯曰：少阴者，心脉也。……”[12]

这段文字被收入宋本的卷十三·心脏脉论第一，而在孙真人本则被收入卷十四·小肠腑论脉论第一，而且其中个别文字也有所出入。

（6）小字校注的有无——孙真人本全书均无小字校注，而在宋校本各卷均可见到宋臣所增入的小字校注。

（7）为宋校本删除的内容——《千金方》一书，在宋臣重新校定时曾将原书中的某些文字加以删除。举如，在《孙真人千金方》卷十二“太一神精丹”一方之后有孙思邈本人对于该方的一段评论文字，即：

“述曰：古之仙者以此（按，指太一神精丹一方）救俗，特为至秘。余以大业之中(605—617）数以合和，而苦（原讹‘若’）雄黄、曾青难得。后于蜀中遇雄黄大贱。又于飞乌玄武大获曾青（下略)。[13]

上面这段文字虽然和医疗无直接关系，但却在医药学史料方面提供了很有价值的参考资料。而这段原文在《备急千金要方》中已被删除。

(8）其他——孙思邈自序在宋校本位于卷首，而孙真人本及《真本千金方》均在卷一。宋校本在卷首的宋臣序、例以及各卷首叶的宋臣校注官衔、姓名在孙真人本及真本均无。

三、英藏《孙真人千金方》碎片

1. 英藏本的内容、特征及发表情况——此系一块《孙真人千金方》木版刻印本的纸叶碎片，出土于中国的西北边陲古城堡黑城。此碎片原大为：高9.0cm，宽7.0cm。其上侧及左侧边缘均已缺损不存，仅在其左侧下面边界残留一小段长约1.5cm。在其右侧上部边界残留一段长约5cm的木版墨印双边栏线，此栏线内为细线，外为粗线。由此可知这一碎片的原来位置当于一叶木板书籍的右下角部分。在整个碎片中仍可见到有7行半的残断文字及各行之间的整齐行线。行线中刻印的文字均正楷端重，古劲敦厚。其中所能辨识出的单行大字有49字，双行小字有8字。全部共57字，原文如下：

⍂阴弦即胸痹而痛所⍂

⍂胸痹心痛者以其⍂

⍂也胸痹喘息之病咳唾背（按，此下残留“痛”字上半部。）⍂

⍂蒌（按，此字残留下半部）汤主之

⍂（半斤）生姜（肆两）枳壳（弍两）

□（按，此处残留“服”字下部）一升日三

□噎寒（按，此字下部残，应为“塞”字）习习如痒喉中涩燥

□（叁□）　　□□（半□)[14]

这一木刻本书籍碎裂片是在1915年英国斯坦因（A. Stein）率领其第三次中亚探险队在黑城废墟中发现的。黑城又称卡拉浩特或黑水城，位于北纬41度45分40秒及东经101度5分14.85秒之间，相当今天内蒙古自治区西北部额济纳旗附近，为西夏时（1038～1227）故城[15]。但到了15世纪以后该地已被流沙湮没。斯氏在该次探险中所获的中国古文献遗物甚多，其后均先后由英国博物馆及英国图书馆（以下简称“英藏本”）保藏，其编号共1900件，而这一木刻碎裂片也在其中。

这批文献由法国学者马伯乐（H. Maspero）进行了整理并撰成《斯坦因第三次中亚探险所获汉文文书》一书，1953年伦敦出版。书中将该书碎裂片（编号为No.478）的录文收入，而将其列入辽代[16]。这也是该书碎裂片的首次公开发表，但马伯乐此书未能将其照片图影附入，且其中个别录文有误。[17]

1964年日本学者三木荣在《西域出土医药关系文献总合解说目录》一文中也据马伯乐所记的该碎片录文予以节录。在该文中三木氏怀疑该碎片系“元代”的“印本册子”，但未提出任何依据。其标题则称之为“医方书”三字[18]。由于三木氏未见实物照片，故转载的录文也有同样失误之处。

1981 年在黄永武主编的《敦煌宝藏》中首次将收藏在英国的这一碎片图影收入编号为“斯·碎片·079”的图版中，作为该叶影印的若干碎片之一。[19] 但在其说明文中仅记有“医书”二字，既未作任何书名及介绍，且该残片系原大的缩小摄影，在该叶中仅占 2 厘米见方，清晰度也稍差。

1987 年在小曾户洋的《黑城出土马伯乐文书 No. 478》一文[20] 中将此木刻碎片的录文与宋校本的《备急千金要方》卷十三，胸痹第七作了对照，认为碎片上文字均可在宋校本的该篇之首见到。所异的只是碎片文字集中在一起，而宋校本则分散在前后不相联接的二处。同时小曾户氏又将该碎裂片与保存在静嘉堂的未经宋臣校改的《孙真人千金方》的同卷核校时，则碎片的行格形象与绝大部分残存文字虽与静嘉堂本相符，但碎片所记的药物分量均用繁写汉文数字（即壹、贰、叁，肆……）与静嘉堂本全用简写汉文数字（即一、二、三、四……）者有所不同，这说明碎片的原书与静嘉堂本乃是同一书的不同版本。惟该书中所据的图版系取自《敦煌宝藏》中的缩印件，有欠明了。

本人最初曾在《敦煌宝藏》中看到该碎片的图影时，原以为系敦煌石室遗物之一。其后拜读了上述三木荣、小曾户洋诸先生论文及马伯乐的著作，始知其非出自敦煌，而是出自黑城。经过本人反复认真核查，进一步证明小曾户洋提出的该碎裂片系另一种《孙真人千金方》版本的主张是正确的。

现将该碎片和静嘉堂本相对应的图影部分一并对照如下页图。

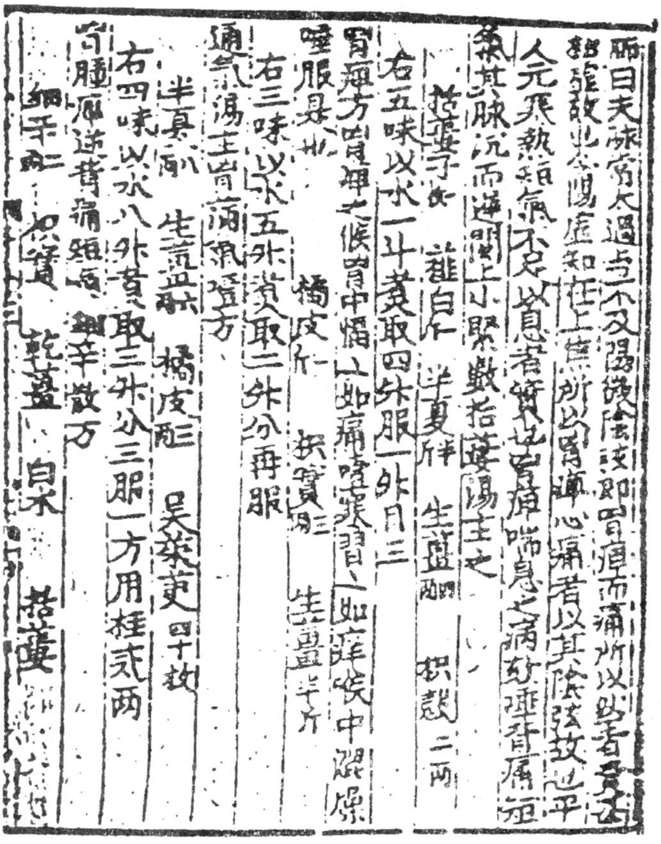
所曰夫脉當取太過与不及陽微陰弦即胷痺而痛所以然者責其
極虚故也今陽虚知在上焦所以胷痺心痛者以其陰弦故也平
人无寒熱短氣不足以息者實也胷痺喘息之病欬唾胷背痛短
氣其脉沉而遲關上小緊數栝樓湯主之
栝樓子一枚 薤白一斤 半夏半斤 生薑四兩 枳殻二兩
右五味以水一斗煮取四升服一升日三
胷痺方胷中愊愊如滿噎塞習習如痒喉中澀燥
唾服之 橘皮一斤 枳實四兩 生薑半斤
右三味以水五升煮取二升分再服
通氣湯主胷滿氣噎方
半夏八兩 生薑六兩 橘皮三兩 吴茱萸四十枚
右四味以水八升煮取三升分三服一方用桂二兩
胷脇滿逆背痛短氣細辛散方
細辛二兩 枳實 乾薑 白术 栝樓

日本静嘉堂藏《孙真人千金方》与英藏碎片相当的部分版面

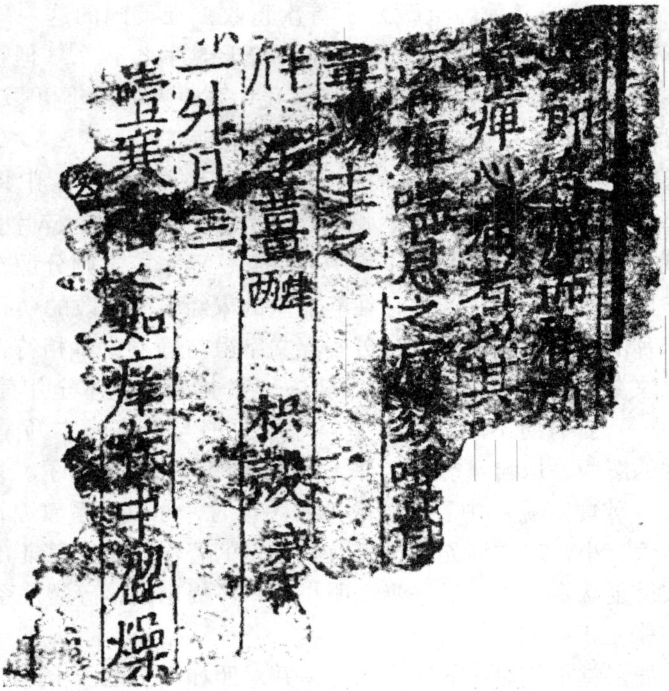

英国图书馆藏黑城出土《孙真人千金方》的碎片

2. 英藏本中的《伤寒杂病论》古本佚文——英藏本的《孙真人千金方》碎片虽然只有很少的57字，但如将其周围缺失的部分用日藏本同一卷篇的文字补齐后共有180字，属于4个完整的条文（其中包括两个医方）。如果再将这4个条文与传世收载张仲景佚文的《金匮要略方论》,[21]《脉经》[22]和《外台秘要》[23]等书相对照，其内容基本相同。足征英、日藏本的这一部分内容全系《伤寒杂病论》古传本的佚文。现在就将该碎片补缺后的4条原文依次列出，并附加校勘说明以供参考。

第1条：“师曰：夫脉当取太过与不及，阳微阴弦即胸痹而痛，所以然者，责其极虚故也。今阳虚知在上焦，所以胸痹心痛者，以其阴弦故也。”

按，此条原文在《金匮》、《脉经》、《外台》及宋校本均大同。惟《金匮》脱“与”字。日藏本脱“取”字，今据各本补入。又，“责其”二字日藏本讹作“责甚”。

第2条：“平人无寒热、短气不中足以息者，实也。”

按，此条在《金匮》、《脉经》、《外台》以及宋校本全同，惟日藏本“无”讹作“元”字，而英藏本全亡佚。

第3条及第一方：“胸痺喘息之病，咳唾，背痛，短气，其脉沉而迟，关上小紧数，栝蒌汤主之。

栝蒌子（一枚），薤白（一斤），半夏（半斤），生姜（四两），枳壳（二两），右五味，以水一斗，煮取四升，服一升，日三。”

按：《外台》在此条之首尚冠有书名“《伤寒杂病论》”五字。“胸痺之病喘息咳唾背痛”十字，《金匮》、《脉经》、《外台》及宋校本均作“胸痺之病喘息咳唾胸背痛”十一字。“其脉”二字，《金匮》及《脉经》均作“寸口”；而《外台》及宋校本均作“寸脉” 。“数”字后《脉经》及《外台》均多“者”字。“汤”字后宋校本多“方”字。两“栝”字日藏本均讹作“括”。“栝蒌汤主之”以下的处方文与宋校本大同（惟“水一斗”宋校本作“吹咀，以白截浆一斗”）。但《金匮》、《脉经》及《外台》三书的医方名则为“栝蒌薤白白酒汤”，此方在《金匮》的原文即：“栝蒌实（一枚，捣），薤白（半升），白酒（七升）。右三味同煮，取二升，分温再服。”（《脉经》有条文，无处方。《外台》与此大同）。又据陈延之《小品方》[24]则称为“栝蒌子汤”，其原文是：“栝蒌子（一枚），枳实（三两），半夏（四两，洗），薤白（三斤）。凡四物，以水一斗，煮取四升，分四服，日三夜一。”

第4条及第2方：“胸痹方。胸痹之候，胸中愊愊如痛，噎塞习习如痒，喉中涩燥，唾沫是也。橘皮（一斤），枳实（三两），生姜（半斤）。右三味，以水五斗，煮取二升，分再服。”

按，宋校本无“胸痹方”三字。“是也”作“宜此方”，“三两”作“四枚”。《金匮》的处方文与此大同，且有方名“橘枳汤方”，又无专条主治文，“分”后有“温”字。《外台》在此方之前冠有出处书名“仲景《伤寒论》”五字。方名为“橘皮枳实汤。”其主治文与本条大同，但药物分量稍异。而日藏本“塞”讹作“寒”字，“沫”讹作“服”字。此外，《小品方》则称为“橘皮汤”，主治文与处方均与此条大同。

四、俄藏《孙真人千金方》残叶

在俄罗斯圣彼得堡东方研究所也收藏有在中国黑城出土的一种《孙真人千金方》木刻印本的残叶（以下简称“俄藏本”）。

这种残叶既知只有6叶，相当该书（原书共30卷）卷十三的第20－24页，也即该卷“头面风（病）第八”一篇的最后五叶；和卷十四的第1叶，也即该卷“小肠府脉论第一”一篇的首页（包括卷首子目）。这6叶残纸原文的起始部分即：

“杏仁膏，主上气，头面风，头痛，胸中气满，贲肫（豚）气上下往来，心下……”

六叶残纸原文的终止部分即：

“……在心之包络，包络者，心主之脉也。故（按，俄人在简介此残纸时误释做“胡”字）少阴无俞也。黄帝问曰：少

此残叶的原刻印版本形制为：蝴蝶装。版框为上下单边，左右双边。每叶高20厘米，宽32厘米。每半叶14行，行23—25字。书口上方记有书名略称《千金方》（或《千金》）及卷数，下方记有该卷叶数。纸叶外观呈黄白色，其厚度约为0.06—0.47毫米。

俄藏本的这6叶残纸最早是在1907—1908年间由俄国的克兹洛夫发现的。当时，他率领着由俄国皇家地理学会组织的一支蒙古、四川探险队，在中国大西北地区探险。残纸的出土地点是在黑城以北一座西夏时期（1032—1227）的佛塔里。该佛塔内藏有大批用汉文或西夏文字手写或刻印的古文献。其数量据现有编目已有8465件之多，而《孙真人千金方》残叶即其中的一种。但克兹洛夫发掘这批文献携归俄国后并未及时进行整理。

直到1984年始由俄国的孟列夫将克兹洛夫发掘的部分文书整理编写了《黑城出土汉文文献目录提要》一书于苏联科学出版社出版。该书中共介绍了357件汉文古文献资料的简要内容，其中第303件文献[25]即此《孙真人千金方》残纸。与此同时在该书卷首还影印了该残纸的卷十四首叶图影。这也是俄藏本消息的正式公开发表。

从孟列夫书中影印的1叶图影来看，该叶木板的上框脱失，上框直下各行的第一字均缺上半部。而其后半页左下角各行有重叠遮盖痕迹，可知该纸叶曾受过压挤而臻反折所致。但整叶木版文字基本均清晰完整。

同时我们也可以通过孟列夫所介绍的有关资料进一步将该本的某些内容与日藏本《孙真人千金方》加以比较。（图见下页）

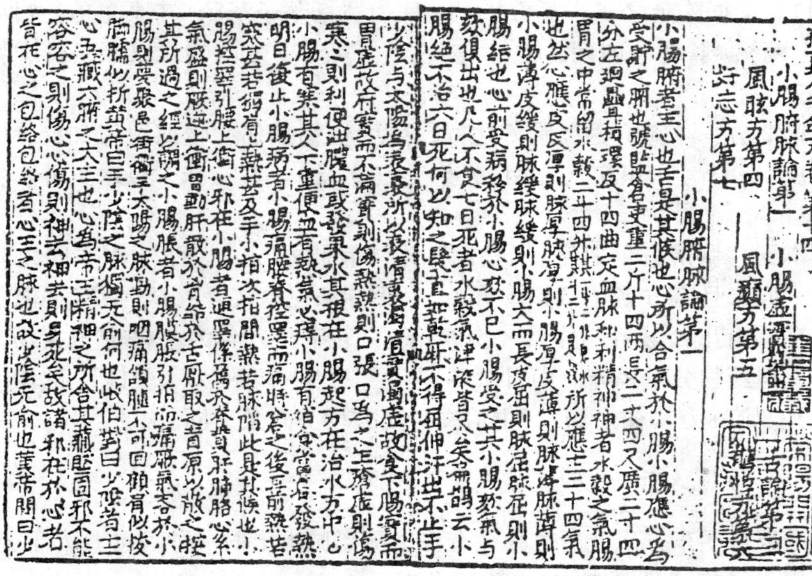

孫真人千金方卷第十四
小腸腑脉論第一　小腸虛實第二　舌論第三
風眩方第四　風癲方第五　瘨癎方第六
好忘方第七
小腸腑脉論第一
小腸腑者主心也舌是其候也心所以合氣於小腸小腸應心為
受盛之腑也號監倉吏重二斤十四兩長二丈四尺廣二寸四
分左廻疊積環反十四曲定血脉和利精神者水穀之氣腸
胃之中常留水穀二斗四升外其[illegible]所以應二十四氣
也然心應皮皮厚則脉厚脉厚則小腸厚皮薄則脉薄脉薄則
小腸薄皮緩則脉緩脉緩則小腸大而長皮急則脉急脉急則小
腸結也心前受病移於小腸心欬不已小腸受之其小腸欬氣與
欬俱出也凡人不食七日死者水穀津液皆盡矣扁鵲云小
腸絕不治六日死何以知之髮直如乾麻不得屈伸汗出不止手
少陰與太陽為表裏所以表清裏濁清實濁虛故食下腸實而
胃虛故府實而不滿實則傷熱熱則口張口為之生瘡虛則傷
寒寒則利便泄膿血或發黑水其根在小腸起方在治水方中
小腸有寒其人下重便膿血有熱必痔小腸有宿食常暮發熱
明日復止小腸病者小腹痛腰脊控睪而痛時窘之後耳前熱若
寒甚若獨肩上熱甚及手小指次指間熱若脉陷此其候也小
腸控睪引腰上衝心邪在小腸者連睪係屬於脊貫肝肺絡心系
氣盛則厥逆上衝腸胃動肝散於肓結於臍故取之肓原以散之按
其所過之經以調之小腸脹者小腹䐜脹引腰而痛厥氣客於小
腸則夢聚邑街衢手太陽之脉動則咽痛頷腫不可回顧肩似拔
臑似折黄帝曰手少陰之脉獨無俞何也岐伯對曰少陰者主
心也五臟六腑之大主也心為帝王精神之所舍其藏堅固邪不能
容容之則傷心傷心則神去神去則身死矣故諸邪在於心者
皆在心之包絡包絡者心主之脉也故少陰無俞也黄帝問曰少

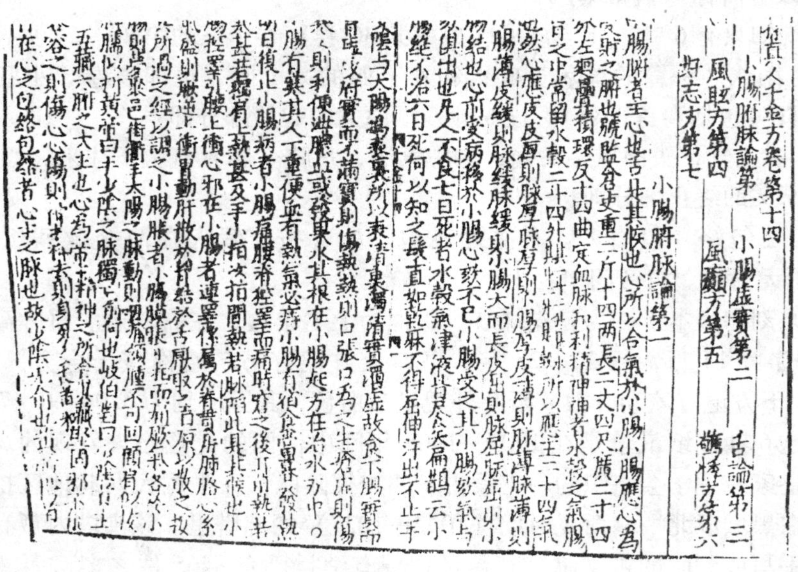

孫真人千金方卷第十四
小腸腑脉論第一　小腸虛實第二　舌論第三
風眩方第四　風癲方第五　瘨癎方第六
好忘方第七
小腸腑脉論第一
小腸腑者主心也舌是其候也心所以合氣於小腸小腸應心為
受盛之腑也號監倉吏重二斤十四兩長二丈四尺廣二寸四
分左廻疊積環反十四曲定血脉和利精神者水穀之氣腸
胃之中常留水穀二斗四升外其[illegible]所以應二十四氣
也然心應皮皮厚則脉厚脉厚則小腸厚皮薄則脉薄脉薄則
小腸薄皮緩則脉緩脉緩則小腸大而長皮急則脉急脉急則小
腸結也心前受病移於小腸心欬不已小腸受之其小腸欬氣與
欬俱出也凡人不食七日死者水穀津液皆盡矣扁鵲云小
腸絕不治六日死何以知之髮直如乾麻不得屈伸汗出不止手
少陰與太陽為表裏所以表清裏濁清實濁虛故食下腸實而
胃虛故府實而不滿實則傷熱熱則口張口為之生瘡虛則傷
寒寒則利便泄膿血或發黑水其根在小腸起方在治水方中
小腸有寒其人下重便膿血有熱必痔小腸有宿食常暮發熱
明日復止小腸病者小腹痛腰脊控睪而痛時窘之後耳前熱若
寒甚若獨肩上熱甚及手小指次指間熱若脉陷此其候也小
腸控睪引腰上衝心邪在小腸者連睪係屬於脊貫肝肺絡心系
氣盛則厥逆上衝腸胃動肝散於肓結於臍故取之肓原以散之按
其所過之經以調之小腸脹者小腹䐜脹引腰而痛厥氣客於小
腸則夢聚邑街衢手太陽之脉動則咽痛頷腫不可回顧肩似拔
臑似折黄帝曰手少陰之脉獨無俞何也岐伯對曰少陰者主
心也五臟六腑之大主也心為帝王精神之所舍其藏堅固邪不能
容容之則傷心傷心則神去神去則身死矣故諸邪在於心者
皆在心之包絡包絡者心主之脉也故少陰無俞也黄帝問曰少

日藏本与俄藏本《孙真人千金方》卷十四首叶图影对照

（上）日藏本　　（下）俄藏本

首先，俄藏本与日藏本完全相同之处主要是：二者的书名全同，而且在卷次、篇目、格式、行格、各行文字排列顺序、字体大小等方面二者均一致，在所用的讳字方面也均相同（如卷十四首叶的“惊”字二本均缺笔，而“眩”“坚”字均不避讳）。

其次，俄藏本与日藏本相异之处主要是：在一些字形方面，如果仍以卷十四首页比较，同一字的字形差异较明显的，如该页前面第5行的“第”字，第6行的“心”字及“所”字，第13行的“俱”字，该叶后面第三行的“寒寒（后一字系重文符号），第8行的“胸”字，第9行的“所”字等均是。

如果再将两种《孙真人千金方》和宋校本《备急千金要方》对照时，则可看出俄、日藏本全同的内容，但却与宋校本有很大差异。举例如下：

孙真人本卷十四，首叶8～9行有“肠胃之中”四字，宋校本作“小肠者”三字。

同页第9行“其一斗二升是水，一斗二升是谷”十三字孙真人本作双行小字。宋校本作单行大字。第13行在“扁鹊云”之后，“小肠绝……”一段孙真人本排在“手少阴与太阳为表里……”一段之前，而宋本则恰与相反。

同页第21行两种孙真人本的“系”与“胳”字，宋校本作“系”和“络”字。19行“小肠痛”，宋校本作“少腹痛”三字。“后耳前熟”，宋校本作“复前熟。”“若寒甚若，”宋本无后一“若”字。“若脉陷此是其候也，”宋本作：“若脉滑者，此其候也。”

由此可见，通过上述对比，完全可以清楚地表明俄藏和日藏本不仅具有非常密切的直接承袭关系，但与宋校本绝非同一版本。

关于俄藏本的年代问题，孟列夫虽然提出了他自己的看法即：“13世纪中叶，金版。”但却没有提供任何有关这一版本时代的根据。

此外，由于孟列夫并未见到日藏本《孙真人千金方》和宋校本《备急千金要方》，故将俄藏本《孙真人千金方》与“道藏”本《孙真人备急千金要方》，（按，此本共93卷。1926年商务印书馆有其影印本）中的“心脏，头面风第八”与“小肠府论”卷首部分作了对比，认为二者的内容有很大的区别。实际上这种《道藏》本是宋校本的同一体系的衍化本，因而这种区别也正是《孙真人千金方》与宋本《备急千金要方》的差别所在。

1988年李继昌在《列宁格勒藏孙真人千金方残卷考索》一文(26)中将孟列夫书中对俄藏本《孙真人千金方》的简介作了转述，并就该书卷14首页的图影和宋校本作了对比，但李氏并未看到俄藏本的原物，也未提到日藏本。

1989年小曾户洋在《千金方书志概说》一文(27)中援引李继昌文，提到《孙真人千金方》尚存有俄藏本一种。但小曾户在该文中尚未见到孟列夫原书与俄藏本实物。本人在荣新江教授协助下虽获见了孟列夫的上述一书，但尚未能见到《孙真人千金方》俄藏本的实物和其全部图影，希望今后能获得这种机遇，作进一步考察。

五、日藏本刊刻年代的考察

以上就三种《孙真人千金方》文献的发现经过、内容特点及保存情况予以概括说明。进一步需要考察的就是这三种文献的版刻时代和它们相互的关系。现在就先考察一下日藏本的刊刻年代。

1. 对于日藏本刊年的几种意见有以下说法。

首先是黄丕烈在对这一版本的”题识”中，明确指出此为：“宋刻、宋印本”。(28)

其次是陆心源在为这一版本的“题跋”中，则迳称之为“北宋本《千金方》”(29)此后在日本静嘉堂文库的古书编目及冈西为人《宋以前医籍考》中也分别称为“宋刊”(30)及

“北宋刊本”。[31]

另据小曾户洋的意见，则认为此系南宋时的一种没有经过宋朝国家校订的坊刻本。[32]其理由是从这一刊本的讳字中有避南宋光宗的讳字，即见于卷二十九第9页前面第7行的“敦”字。同时由于这一刊本的文字中杂有不少俗字，故其刊年可能是在南宋后期。[33]

多年前本人在看到日藏本《孙真人千金方》原书后，对于其刊年也曾认为应在南宋时期。这是因为根据黄丕烈《荛圃藏书题识》卷四在记载此本时，黄氏曾吟诗赞之，其中有“嫌名欲避敔”一句。原注云：“此书遇‘敦’字避作‘敔’，避光宗嫌名”。在拙著《中医文献学》中，也肯定了上述说法。[34]

但是此后经过核查日藏本《孙真人千金方》原书，在其卷三十之末附有黄丕烈亲笔所题上记诗句手迹。该诗句的原注中的“敔”确是“𫲨”字，可知黄氏乃指“敦”字缺末笔之讳字而言。这进一步证实了黄氏所说的事实，本人将日藏本《孙真人千金方》（即黄氏原藏本）现存世的全部20卷照片图影从头至尾查过，在该书中所有出现“敦”字，前后共有15字，即：

作为症状者，有“敦敦发者”一词（见30—18A12，即卷三十，18叶，前面第12行，下同此例）。

作为穴名者，有“大敦”一穴（见5—27B4，21—13B6，21—15A5，29—9A7，29—10B7，29—13A2，30—2A3，30—8B11，30—9B7，30—12A3，30—15A2，30—19B9，30—20A7）。

以上除29—9A7的“敦”字末笔仅存有前端痕迹，而末端模糊难辨外，其余7个敦字末笔均完整存在。至于29—9A7的一个“敦”字，正因为其印迹不清，故成为黄氏、小曾户氏乃至本人均误以为系避宋讳的根据。但经过细考该书原文，足证黄氏诗句中所谓缺末笔讳字的说法不能成立。

为了深入辨析日藏本刊年的客观依据，本人将日藏本《孙真人千金方》全文进一步核查，结果认为，对该刊本时代的确定必须综合多方面有关因素。其中主要包括该刊本中的各种文字标志以及全书内容等方面。现在就先从辨识唐讳开始考察。

2. 从唐讳考察日藏本的时代——唐朝的讳字原属唐文献的标志，但在日藏本《孙真人千金方》中也可见到不少。惟除了唐讳外，在该本中同样也可见到大量宋代讳字。这种情况足以证明该书绝非唐刻，而是在宋刊此书时，尚未将其前代讳字改净尽者。总括此书中的唐讳，主要有以下7字。

（1）避“丙”（唐高祖父名李昞）为“景”——有2—2A4（景丁）。但2—2B5（丙丁），2—3A5（丙午）未避。

（2）避“渊”（唐高祖李渊）为“泉”——有将“清冷渊”（穴名，下同）作“清冷泉”者，即：29—7A8，29—13A4，30—5B4，30—6B12，30—12A8。有将“太渊”作“太泉”者，即：29—4A12，29—13A4，30—5B4，30—12A8。有将“渊腋”作“泉掖”者，即：29—8B6，29—12A4，29—13A4，30—2A5，30—24B1。但29—8B6及29—12A4未避（作“渊掖”）。

（3）避“世”（唐太宗李世民）缺笔为“丗”——有1—3A1，1－6B3，25—13A14。按，日藏本中的“丗”字与“世”字古异写的“丗”字字形不同．后者可见古碑文中（如《尧庙碑》：“丗丗廉约”）．

（4）避“治”（唐高宗李治）为“疗”——在此刊本卷四各条方剂主治文中绝大多数均书作“疗”字（宋校本卷四同一方剂主治均作“治”），但其它各卷多未避。

（5）避“治”为“主”——在卷23“疗瘾疹方第五”一篇中各条方剂主治文中大多数均书作“主”。

（6）避“治”为“理”——有1－4A4（按，真本及宋校本此字均作“治”），1——6A1（真本此字作“治”，宋校本同），但在同卷中同时也出现“治”字。

（7）避“预”为“蓣”（唐代宗李预），或为“药”——有13－18A6。但1－10A7未避（作“薯蓣”）。

以上这种在宋刊本中仍频繁出现唐朝讳字的现象，也同时表明其直接依据系承袭自唐代的蓝本者。

3. 从宋讳考察日藏本的时代——根据本人对日藏本《孙真人千金方》全书调查统计的结果，其中所出现的宋代讳字又可分为两类情况，即：

甲、北宋仁宗以前的讳字大都避讳——在此本中属于这一类的讳字主要有13个。即：

（1）避“玄”（宋太宗之始祖赵玄朗）缺笔为“玄”——有12－11B2，12－23A10，15－6A5，15－8B7，29－15A11。

但12—20B5，21—20A2，22—15A6未避。

（2）避“眩”（赵玄朗）缺笔为“眩”——有2－9A4，13－15B（5，9），13－17A（8，12），13－17B5，13－18A（1，5），13－19B2，13－20A9，14－3A11，14－3B（1，10），30－1A4，30－2A14，30－18B4，30—19A2，30—22A5。

但2—12A2，13－17B11，14－1A3，14－3A（11，13），14－3B（2，3，6），14－4B6，14－5A8，14－5B1，14－8B12，22－14A6，27－6A8，27－7A1均未避。

（3）避“絃”（赵玄明）缺笔为“絃”——有11－2A（1，4，5），14－13A1. 但27—4B9，27－5A（1，3）27－7B13（2），27－20A12均未避。

（4）避“弦”（赵玄朗）缺笔为“弦”——有27－7A10，27－8A8，27－8B5。

但2－8A1，27－5A8，（3，6－8，11），27－5B（3，6－8，11），27－6A1，27－7A（5，10，12），27－11B5，27－12B2均未避。

（5）避“惊”（宋太祖之父赵敬）缺笔为“警”——有目—3A14，目—6B9，1—4B（4，7），1—5B10，2—10A12，2—10B（10，11），2—11A13，2—12B5，2—13A6，14—1A3，14—7A10，14—9A2，14—10A13，14—10B10，14—11B14，14—12A14，14—12B6，14—12B（8，11，13），14—13A（2，3），14——14B13，14—15A（5，11），14—16A（9，14），14—16B12，14—17A3，22—13A8，22—14A（3，5，6），29—11A6，30－18B（3，8，12—14），30—19A（1—6），30—23B7。

但14—9B3，14—10A7，14—10B4，14—12B7，14—15B（5，9），22—4B8均未避。

（6）避“警”（赵敬）缺笔为“警——有22－16B3。

（7）避“殷”（宋太祖父赵弘殷）缺笔为“殷”——有29—11B7。

（8）避“匡”（宋太祖赵匡胤）缺笔为“匡”——有29－11B7。

（9）“恒”（宋真宗赵恒）缺笔为“恒”——有24—4A7。

（10）避“恒”（赵恒）为“常”——有1－11A11，2－19A（5，8），5－19B（12，13），11－20B（10，11），12－11A12，26－9A1。

(11)避“贞”(宋仁宗赵祯)缺笔为“貞”——有将“贞观”(唐太宗年号)作“貞观”者,即:15－16A9,23－4B(4,11,13),23－18A13,24－20B4。有将“肩贞”(穴名)作“肩貞”者,即:29－7B4,30－6B11,30－16B5。

(12)避“癥”(赵祯)缺笔为“癥”——有22－4B13。

但目－2B13,2－5B14,4－9A10,11－18B13,11－19A(2,3,7,8,12－14),11－19B(3,6),11－20A(2,5),11－21A(2,3,6),11－21B(2,12,13),11－24A9,11－26A8均未避。

(13)避“徵”(赵祯)缺笔为“癥”——有14－11A10(按,此字原应作“癥”,此处为假借字)。

乙、对北宋英宗以后的讳字均不避讳——在此本中属于这一类的讳字主要有6个,即:

(1)“薯”(宋英宗赵曙)字未避——有1－10A7(薯蓣,药名)。(35)。

(2)“署”(赵曙)字未避——有1—19A5(署预,假借为薯蓣。下同),2—3A13,2—4B7,3—22A7,4—3B3,11—9B10,11—17B4,11—25A2,12—4B7,12—11B13,13—15A14,13—17A13,13—17B6,13—18A6,13—18B(4,12),13—19A(9,11),13—19B12,144A(12,13),4—4B13(2),14—5A9,14—5B3,14—9B10,14—10B6。

(3)“桔”(赵微宗赵佶)字未避(36)——有1—11A5,2—3B11,2－3B11,2－27B2,3－3B4,3－5B10,3－12B6,3－19A7,3－21B14,3－23B9,4－1A11,4－4B11,4－9A6,5－10B3,5－11A1,5－19A14,11－6B5,11－9B13,11－17B13,12－5A8,12－11B8,12－15A13,13－10B(10,14),13－13A5,13－14B14,13－19B13,14－5A(1,13),14－7B4,14－18A14,15－7B(1,11),15－8B14,15－16A2,23－2B6,23－14B(8,14),23－15B(6,10),24－4A7。

(4)“丸”(宋钦宗赵恒)字未避——(按,南宋刊本的医书中凡“丸”字均避钦宗讳改为“圆”字,但在日藏本中全部“丸”字均未改,此处仅录卷二,第17页以前的“丸”字示例,余卷均略)。有1－5A9,1－6B14〔2〕,1－13B14,1－14A4〔2〕,1－14B14,1－15B(7,10－12,14),1－17A6,1－18A(1,4－6),1－20A(1－2〔2)),1－20B7,2－3A9,2－4B(1,2,9〔2)),2－5B(1,7,11〔3))13,14〔2〕),2－6A13,2－6B(3,〔2)),12),7－7A12〔3〕,2－7B(9,14〔3))。

(5)“慎”(宋孝宗赵昚)字未避(37)——有1－20A14,1－20B6〔2〕,2－1B14,2－6B9,11－12A2,24－20A9,28－6A2,28－7B(10,13),28－13B1。

(6)“敦”(宋光宗赵惇)字未避——有5—27B4,21—13B6,21—15A5,29—97(按,此字原刻印迹模糊,曾被误认为缺笔避讳),29—10B7,29—13A2,30—2A3,30—8B11,30—9B7,30—12A3,30—15A2,30—19B9,30—20A7。

现在可从以上所记日藏本中的宋讳中明确看出,在日藏本中所避的宋讳均在1063年(即在宋仁宗末年)以前。而在1064年(宋神宗初年)以后的宋讳已不避。复考北宋校正医书局成立于1057年(嘉祐二年),该局校订《备急千金要方》完成并刊印之时为1066年(治平三年),(38)足征此种《孙真人千金方》的刊印年代必在北宋时期,相当于1066年以前。

4. 从古俗字、假借字考察日藏本时代——在日藏本《孙真人千金方》中有不少古俗字(包括异字)、讹字及假借字。仅以药名假字来看,可以举例如:白殭蚕→白壃蚕

（23—22B5），或白殭蚕（24—7A1），薑石→殭石（23→3A1），白薇→白微（23—7B5），茯苓→伏苓（23—7B3），葶苈→亭苈（23—A1），人参→仁参（5—29A12），枸杞→苟脊（12—6A12），辛夷→莘夷（23—20B6），石榴皮→石留皮（14—3A2），白头翁→白头公（15—15B3），柏叶→百叶（15—16B13），商陆→当陆（21—22B6），野葛→治葛（23—7B13），芫菁→芫青（24→1B4）等。其中甚至包括某些属于上古音通假的药名，如射干→夜干（5－29B10），或夜干（12－19B7，射与夜均余母，铎部韵）。

对于俗字异写方面，如：盡→尽（14－1A13），胸→肖，升→外，癢→痒，所→所，與→与（均见14－1B3）……等，讹误字可举如：络→胳（14－1B7），裹→果（14－1B3）等。

以上这类俗字、假借字在书籍中的出现，其历史是很悠久的。早在北宋以前的六朝、隋时期民间写本的各种书籍中业已司空见惯，像出土的大批敦煌文献就是很好的例证，特别是在当时的一些正规的医书中采用的俗语字情况更是如此，故唐代早期的颜真卿就明确地指出：“所谓俗（字）者，例皆浅近。惟籍帐、文案、卷契、医方，非涉雅言，用亦无爽。”(39)

直到北宋正医书局开始校订《备急千金方》时，其所依据作蓝本的古本《千金方》也同样有大量的俗字、假借字杂列其中，正如该书凡例中所说的：“凡诸卷中用字，文多假借，如乾字作干，屎字作矢，锐字作兑，其类非一。”(40)

而这种异写的文字在很大程度上也直接影响到北宋所校定的《备急千金要方》刻本本身。故日本多纪元坚氏在影印此书后的《考异》一文中也说：“凡木旁字或从手，心旁字或从十，禾旁字或从示，竹冠、廾帽互用，及罅作罅，鼠作鼠，蕤作荾，鹽作盬，蟲作虫之类，皆六朝以来俗语字……据此则医方相沿多用俗语字，盖有所受之，不必皆出宋时俗写也。”(41)

按，北宋时期刻本书籍已相当普遍，当时不仅中央与地方的官刻本，而且州、府、军、县学斋、家塾、道观、祠寺及至商业书坊中都有刻本。虽然一般刊刻的质量都有很高的要求，但仍有某些私人书贾的刻本质量欠佳，因而后者也极少传世。现在从日藏本《孙真人千金方》来看，在其刻本中仍保存有直接承袭自唐代以来习用的俗字、假借字，故应属私家书坊的一种刻本。

5. 从日藏本的其他特征考察刊本时代——在日藏本《孙真人千金方》的书名标志方面，值得注意的是：其目录的首叶、末叶及卷一的首叶均用第1、2行的面积记有醒目的大字书名标题：《新孙真人千金方》。这种在书名之前冠有“新×”字样的标志在北宋时期其他首次刊行的某些重要书中也可见到。如：

973年（开宝六年）刘翰等氏官修本草时，其书名前冠有“新详定”或“新定”字样，即《开宝新详定本草》(42)及《新定本草》。(43)

992年（淳化三年）王怀隐等官修《太平圣惠方》，成书时其书名前冠有“新修”字样，即《大宋新修太平圣惠方》。(44)

1026年（天圣四年）医官王惟一撰修的《铜人腧穴针灸图经》的初镌石刻碑及木刻本中，在其书名之前均冠有“新铸”字样。(45)

同年，同上书的夏竦氏序文首行所记书名前则冠以“新刊”字样。(46)

1116年（政和六年）医官曹孝忠在修订《证类本草》时也在其书名之前冠有“新

修”字样。[47]

从以上的例证中可以看出，在日藏本书名所冠的“新雕”字样，同样表明该刻本为其最初镂版印行，也即为其初版之义。

至于在日藏本中除在卷1之首载孙思邈原序一篇外，别无其他序、跋、凡例、牌记、刻工及撰注者姓氏，同时将日藏本的栏框、行格、书口、纸墨及各叶字数等刊本形制与其他宋版书相比较时，又多有与此相类似的版式。[48]但这些均不足以作为判定此本时代的指标，[49]在此就不再逐一讨论。

6. 本人对日藏本刊年的意见——通过以上所说各项判定日藏本刊年的有关依据，可以看出，此本毫无宋臣校改痕迹。而校正医书局是北宋国家正式设立的权威组织，其所校刊的医书均具有法定的教材性质，故一经宋校本的《备急千金方》颁行全国后，自然不可能，更没有必要再由民间书坊重新将同书的另一种传本刊行。故本人对此本刊年的意见即：这是在北宋时期由民间书贾根据《千金方》的一种古传本首次刻印的。其刊刻年代至少在1066年（神宗治平三年）北宋政府正式刊行《备急千金要方》[50]以前，约在960年（北宋建国初）～1066年之间。

六、英藏本刊刻年代的考察

1. 对于英藏本刊年的几种意见——英藏本《孙真人千金方》残纸原书的刊刻时代，马伯乐认为系辽代（907～1125）刻本，但未说明任何根据和理由。

第二种意见是：三木荣氏在介绍此残版怀疑是“元代之物”[51]，也未说明理由。

第三种意见是小曾户洋提出的。他认为残版的原刊本很有可能是“元初顷刻本”[52]，而这种刊本是根据静嘉堂本（即日藏本）的“翻刻本”（指再版）。故小曾户氏又称之为“覆宋末宋改元刻本”。[53]

小曾户洋氏的理由是：“医方中处方药用量的度量衡字写法在宋版书中用一、二、三、四、……的普通汉字。而在元版中则多用壹、贰、叁、肆……的繁体汉数字”。[54]根据这种标准，英藏本中所记药量（即“生姜肆两，枳殻贰两”等）均繁写数字，故应为元初顷刊本。

2. 有关繁、简写汉文数字与刊本年代关系的考察——为了查证确定英藏本刊行年代是否确实与药物分两的繁、简与汉文数字有直接关系，本人作了进一步考察。考察结果认为上述这种主张繁、简汉字与刊年有关的说法（即第三种意见），其理由根据尚有不足之处。主要有以下三点。

其一，通过本人对宋、金、元版医书宝物的抽样调查，北宋版医书仅存的象史堪《史载之方》[55]一书药物分两均为简写数字。但其他大量的北宋刊本医书均未能保存下来，无法查证。

现尚存的南宋版医书中记述药物分量数字的写法并不一致。据本人调查的结果是：

（1）只用一、二、三、四……简写数字者有：南宋本《备急千金要方》，[56]南宋本《外台秘要方》[57]及南宋本李柽《伤寒要旨方论》[58]等

（2）只用壹、贰、叁、肆……繁写数字有：南宋本王元福《新大成医方》，南宋本朱佐《类编朱氏集医方》[59]，南宋刊五卷本《增广校正和剂局方》，南宋本魏岘《魏氏家藏方》[60]，南宋本郭坦《新编近时十便良方》[61]及南宋本张锐《鸡峰普济方》等。

（3）在同一医书的不同处方中兼用简、繁数字者有：南宋本许叔微《普济本事方》，南宋本《类证普济本事方后集》[63]，南宋本庞安时《伤寒总病论》，南宋本朱肱《重校正活人书》,[64]及南宋本严用和《严氏济生方》[65]等。

现尚存世的元本医书中只用简写数字者，有元代书法家赵孟頫手书的《华氏中藏经》[66]，兼用简、繁数字者有元版的《御药院方》。

现尚存世的金版医书中只用简写数字者有《儒门事亲》[67]及《本草集方》。[68]

因此，从以上的北宋、南宋、元、金的各种版本中很难得出药物分量简、繁数字写法的规律，且这些时期保存下来的医书刊本数量不多，例证过少，故尚无法利用繁、简数字来确定版本时代。

其二，从古代使用的各种文书中使用繁写数字（壹、贰、参……）的历史来看，早在北宋以前的唐代就已相当普遍。正如清人顾炎武所说："凡数字作壹、贰、参、肆……捌、玖等字，皆武后（684～705 年当政）所改"。又："《旧唐书·睿宗记》：'先天二年（713 年）癸巳，诏：制表状、书奏、残牒年月数作一十、二十、三十、四十。'是知前此皆借壹、贰等字矣。不知其始于何处也。"[69]

按：本人从唐代字书的《五经文字》[70]（776 年撰）中看到在该书各部首所记的字数，均不用简写数字，而系书作：壹、贰、叁、肆、伍、陆、漆（不有用柒）、捌、玖、拾。

复据南宋人程大昌氏《演繁露》一书指出："古书一为弌，二为弍，三为弎。盖以弋为母，而一、二、三随数字附合以成其字。特不知单书一书为一，单书二书为二，三书为三起自何时。今官府文书凡其记数皆取同声而点数多者改用之。于是壹、贰、叁、肆之类，本皆非数，直是取同声字，借以为用，贵点画多，不或改换为奸耳"。[71]

可见繁写数字的应用唐人早已开其先河，迄至北宋时期，当然也不能排除在外。

其三，小曾户洋氏用作对照药物分量数字所举出的对照例证，是取材于日藏本卷十三第 14 叶前面与英藏本互比的结果，前者为简写数字而后者为繁写数字。但是经本人进一步查阅了日藏本《孙真人千金方》尚存的 20 卷[72]中在各条处方药物分两的数字写法方面，不仅有简写数字，同样也有繁写数字。兹举下面一例。

在卷三（"产后妇人中"）所记药物分量多用繁写数字，可见到壹、贰、叁、肆、伍、陸、柒、捌、拾等，但此卷的药物分量也间用简写数字一、二、三、……等。甚至在同一处方中不同药物分两所用数字简、繁互见。如在此卷的 3—15A（3—5）"柴胡汤方"，即既有："柴胡八两"，"生姜八两"，"牡丹皮三两"，"水一斗"的简写数字，又有"桃仁伍拾個"，"当归、黄芪、芍药各叁两"，"吴茱萸贰升"的繁写数字。

而类似上面这种例子，除了卷三以外，该刊本全书其他各卷都可以普遍见到，这里就不再逐一列举。在此还要指出的是，在日藏本药物分两的汉字写法中，还掺杂了某些古俗简字和个别错别字。前者如：

将"壹"写作"壴"——见 13—19B12。

将"贰"写作"弍"——见 13—19A5。

将"叁"写作"叄"——见 3—15A（4、9、14）。

后者如：将"四"讹作"曰"——见 13—13A5 之类均是。

以上这些事实都说明了日藏本的《千金方》作为北宋民间医方书的刻本，在其所用字形方面缺乏严格的标准。同时也不难看出，单纯利用繁体及简体的汉文数字是无法作为判定刊本年代的指标的。

3. 本人对英藏本刊年的意见——根据英藏本《孙真人千金方》残版式的内容及有关资料，兹先对其刊刻地区及刊刻年代的可能性问题作以下的讨论分析。

（1）已知英藏本与日藏本并非同一版本。又知日藏本为此书的初刊本。故英藏本的刊年必在日藏本之后，而为其仿刻的重刊本。

（2）《千金方》一书自1066年北宋政府校刊颁行后，包括以后的整个南宋时期（1127～1279），在宋朝国内没有可能也没有必要将未经校订的民间刊本重新再版。故英藏本刊刻的地点不可能是在北宋或南宋境内。

（3）在排除了英藏本为11至13世纪的北宋与南宋本后，在当时的北中国尚有辽、西夏及金三者。先从英藏本是否为西夏（1032～1227）版式本的可能性来分析。英藏本出自西夏的重要城市，但西夏自建立后为了和宋朝分庭抗礼，创立了西夏文字，并以西夏文撰写或翻译了大量典籍。仅在黑水一地由俄人发掘出的西夏文书籍就有400余种之多。[73]在西夏文普遍使用的情况下，西夏人重新翻刻民间出版汉文《千金方》的可能性也是不存在的。

（4）再从英藏本是否为金版的可能性来考察。金人也曾制定文字。即女真文。但金人所刊的多种书籍均以汉文为主。既知金版汉文医书就有数十种，达数百卷之多。[74]同时金朝位于南宋以北，与南宋所处的时代也先后相近。在宋朝官刊《千金方》广泛流传的情况下，重刊《孙真人千金方》的可能性也是不大的。

（5）关于有人主张英藏本的刊年为元版的问题。考元朝时期晚于南宋及金之后，相当于13世纪末与14世纪中期。[75]但从俄、英两国在黑城发掘的古籍时代来看，可以考出的古籍最晚时代下限均在十三世纪初期以前。故英藏本也绝不属于元本之列。

（6）最后需要考察的是辽版与英藏本的关系。辽国原名契丹国，始建于907年。于947年改国号为辽。亡于1125年，存在时间与北宋同期。辽国虽也曾创制有本国的契丹文字，但始终未能得到普遍使用，而仍汉文为主。辽版镌刻的各类汉文书籍甚多，[76]同时也刊印有辽版的汉文医书。既知的可举出1101年左右刻本的《肘后方》一书。[77]因此本人估计英藏本最大的可能性当为辽版，其刊行年代约在11世纪至12世纪初。

七、俄藏本刊刻年代的考察

1. 对于俄藏本刊年的几种意见——俄藏本的《孙真人千金方》的刊刻年代，在孟列夫的书中认为系“十三世纪中叶”的“金版”。[78]

在李继昌氏的论文中认为系西夏重刊本，其说即：“黑城本（指俄藏本）虽不能肯定其具体年代，但从黑城出土的全部文献的刊印年代来看，它亦应是公元11世纪至13世纪的印本。或许是西夏人仍以林亿等校正该书之前的某版式《千金方》为蓝本的坊刻本”。[79]

在小曾户洋的论文中则认为系“南宋末至元初，相当十三世纪中、后期的版本”。[80]

2. 本人对俄藏本刊年的意见——关于俄藏本《孙真人千金方》残叶刊刻年代的考察，可以先从以下几个方面进行分析。

（1）俄藏本是在1907～1908年被发现的，而英藏本是1917年被发现的。二者相隔仅十年时间，发现的地点又同是在黑城废墟中。

（2）俄、日、英三种藏本的关系是：日藏本与英藏本为同书的不同刊本。而俄藏本与日藏本也是同书的不同刊本。因此俄藏本和英藏本的关系只有两种可能，即或是二者为同一刊本，或是俄藏本为另一种（第三种）复刊本。

（3）通过和日藏本对照，已知英藏本现存的部分为该书卷第十三，第 14 叶，1—8 行残文。而俄藏本现存的部分为该书卷十三，第 20—24 叶及卷十四，第 1 叶。可见英藏本碎片和俄藏本碎片在《孙真人千金方》一书中的位置非常接近。

（4）虽然英藏本和俄藏本没有完全相同的残存叶片，无法作直接对比，但根据上述确定英本刊年的同样理由完全适用于俄藏本。同时，俄、英、藏本在出土地点相同，残存卷篇非常接近等方面来看，故本人认为英、俄两种藏本不仅应属同一刊本，即均系辽版的重刊本，而且也有很大可能是它们属于同一部书的不同残存部分。至于其刊刻年代当然也与英藏本全同。

八、发掘《孙真人千金方》的重要意义

唐代逊思邈的《千金方》在中国医学史上是一部非常重要的和承前启后的学术著作，日本、英国及俄罗斯三种藏本的陆续问世，使学者得以在千载之后重睹此书的旧貌，不能不是一件特别值得称道的盛事，从其重要的学术意义上来讲，主要有以下两个方面。

其一，医学方面的意义——《孙真人千金方》是孙思邈《千金方》早期古传本之一种，因此在很大程度上是北宋校正医书局校改《千金方》以前的原书貌。故不论在其卷次篇节编排，还是内容文字的更易变动等方面，都可提供与传世宋校本互校对勘的有价值的原始资料与依据。同时由于在《千金方》中曾收载了多方面的古医药典籍佚文，其中广泛地包罗了《汉志》中的医经、经方、房中及神仙四大类古文献资料。特别是重点收录了张仲景《伤寒杂病论》和陈延之的《小品方》二家的内容，故在辑复及订正唐以前的古佚医书方面也有很重要的价值。

其二，版本学方面的意义——日、英、俄三国收藏的三种《孙真人千金方》，分别属于北宋刊本及辽刊本两种早期版本的实物。而宋、辽时代的版本书籍在我国图书版本学的历史上全都已是稀世珍品。其中不仅辽版医书的传世宝物除此之外尚未见到，而且宋版医书实物存世者也寥若晨星，为数极罕。至于有关北宋及辽国私家书坊刊印的医书版本名称及其版本学的特征等，更是尚未见诸版本学中著录。因此这三种遗物本身也更加丰富了中国古籍版本学的内容。

（附记：本人在撰写本文时引用了日本小曾户洋博士、真柳诚博士提供的论文资料。荣新江教授除提供参考资料外，还特请英国吴芳思（Frances Wood）博士提供英国残片照片，并蒙英国图书馆同意发表。又得到宁可、宋家钰及邓文宽诸研究员大力协助，谨在此一并致以最衷心的感谢。）

【注释】

（1）在公元 659 年唐代官修的《新修本草》中已引有此书，故其撰写应早于此年。

（2）见孙思邈氏自序："以为《备急千金要方》一部。"

（3）《千金方》一称的书名，可见于《新修本草》乌芋等条、《新唐书・艺文志》、《崇文总目》及

《通志·艺文略》等及卷子本《真本千金方》的卷首。

(4)《千金翼方》一称的书名，可见此卷首孙思邈《千金翼方·叙》。

(5) 宋臣校定本《备急千金要方》的后世传本系统中也包括了明正统刊《道藏》本。此种传本内容全承袭自宋校本，但卷数已由30卷扩充为93卷，而内容未变。

(6) 关于宋臣对《千金方》一书进行的改易要点也可从该书卷首的《新校备急千金要方例》一文中看出。

(7) 日本佐仓市国立历史民俗博物馆（原名历史民族博物馆）所藏南宋刊本《备急千金要方》在13世纪顷（日本镰仓时代）原为北条氏金泽文库旧藏。迄本世纪，又先后转归米泽图书馆及历史民俗博物馆迄今，宫下三郎教授在《关于宋版备急千金要方》一文（载1958年《米泽善本之研究与解题》中作了全面的介绍。

(8)《真本千金方》的影刻本为日本松本幸彦所刊印（国内尚存数种)。

(9) 见静嘉堂文库编《静嘉堂文库国书分类目录》。

(10) 见陆心源《义顾堂题跋》卷七，“北宋本千金方跋”。

(11) 见《东洋医学善本丛书》第2期，第12册，1989年东方出版社出版。

(12) 见《灵枢·邪客篇》。

(13) 见《孙真人千金方》（日藏本）卷十二，前面9~14行。

(14) 以上引文均系据英国图书馆所藏原件的释文。

(15) 参考向达《斯坦因西域考古记》254—255页。

(16) 见马伯乐《斯坦因第三次中亚探险所获汉文文书》（Les documents chinois de latroisieme expedition de Sir Aurel Stein en Asie Centrale)，Lodon1953，p. 197。该书中此碎片的编号是No. 478 – kkⅡ. 0285 (b). iv。但此残片在英国图书馆的编号是：OR. 8212 – 731。

(17) 马伯乐录文中的错误有：将“噎塞”的“塞”（按，据出土碎片照片的“塞”字下部缺损）误作“寒”字，将“習”字后的重文号（应作“習習”）误作“人”字。

(18) 见三木荣《西域出土医药关系文献综合解说目录》（1964年《东洋学报》第47号158页）。英藏碎片在该文的编目是：“M（Maspero）478〔医方书〕印本册子残片”。

(19) 见台湾新文丰出版公司出版的《敦煌宝藏》第55册，337页下栏，碎片O七九号全页图版中右上角图影。

(20) 见小曾户洋《黑城出土马伯乐文书：NO. 478》（1987年《日本医史学杂志》第33卷2号75—82页）。

(21) 见张仲景《金匮要略方论》卷上“胸痹心痛短气第九”（明，无名氏影宋刊本）。此书系张仲景《伤寒杂病论》的传本之一，并经北宋校定医书局重新校订者。

(22) 见王叔和《脉经》卷八“平胸痹心痛短气奔豚脉证第十”（明，无名氏影宋·何大任氏刊本）。

(23) 见王焘《外台秘要方》卷十二“胸痹短气方三首”有“胸痹噎塞方二首”（宋刊本）。

(24) 见南北朝初·陈延之《小品方》卷一（日本尊经阁文库藏残卷的影印本）。

(25) 俄藏本残叶版本形制的资料均据自俄国孟列夫《黑城出土汉文文献目录提要》1984年莫斯科科学出版社。

(26) 李继昌文见《敦煌学辑刊》1988年1—2期刊合刊119页（无图影）。

(27) 小曾户洋文见1989年东方出版社出版的《东洋善本医学丛书》第15册《千金方研究资料集》中。

(28) 见黄丕烈《荛圃藏书题识》卷四“孙真人千金方三十卷”条。

(29) 见陆心源《仪顾堂题跋》卷七“北宋本千金方跋”：“《孙真人千金方》卷二至卷五，卷十一至十五，卷二十至三十，凡二十卷，皆北宋本”。

（30）见1929年（昭和四年）静嘉堂文库《静嘉堂文库图书分类目录》1119页。

（31）见冈西为人《宋以前医籍考》822页。

（32）见小曾户洋《黑城出土马伯乐文书NO.478》78页。

（33）见《千金方书志概说》，《千金方研究资料集》28页

（34）见马继兴《中医文献学》第五章，第二节163页：“关于此本的刊行年代，……据《荛圃藏书题识》，……据此则其版刻应在南宋初。”

（35）北宋末寇宗奭《本草衍义》解释当时将“薯蓣”（《本经》药）改称为“山药”时说：“山药，按，上一字犯英庙讳，下一字曰蓣。唐代宗名预，故改下一字为药。今人遂呼为山药。”

（36）据江标《宋元本行格表》卷上，“十行”：“宋檠《史载之方》，行十七字，二卷。宋讳桔字不缺，丸不改圆，徽宗以前刊本。”（据《仪顾堂续跋》）。按，宋徽宗名佶。“桔”乃避其谐音。

（37）“慎”字在日藏本《孙真人千金方》中全不避讳，但在宋校本《备急千金要方》中则见有缺末笔避讳者，如人民卫生出版社影印本489页下4行即是。

（38）见林亿等氏《校订备急千金要方后序》。

（39）见唐·颜真卿《千禄字书·序》（据颜元孙《千禄字书》，宛委山房刊本）。

（40）见林亿等氏《新备急千金要方例》（人民卫生出版社影印本卷首6页）。

（41）见〈备急千金要方〉卷末《影宋本千金要方考异》一文。

（42）见《（嘉祐）补注所引书传》“开宝新详订本草”条（人卫影印本《政和本草》39页下）。

（43）见《（嘉祐）补注所引书传》“开宝重定本草”条（人卫影印本《政和本草》第39页下）。

（44）按此书在日本尚存宋刊本一种。东方出版社予以影印，收入《东洋医学善本丛书》第四期，第16～21册。

（45）见天圣四年石刻拓本《铜人针灸图经》卷首。又见夏竦序：“名曰：《新铸铜人腧穴针灸图经》。”

（46）见夏竦氏序文首行作：“新刊补注铜人腧穴针灸图经序”。

（47）曹孝忠序首行作“政和新修经史政类备急本草”。

（48）据李致忠《历代刻书考述》对宋版书考察的结论认为：“……可见宋刻书无论经、史、子、集，也不论官刻、私刻，并没有一定的款式规格，因而也就难以找出刻书行款上的规律。”（见该书91页）

（49）日藏本和其他宋版书在刊本形制方面的相似之处甚多，这里仅举出有关行格与字数的一个例证，即：日藏本的行格字数是每半版14行（即每叶28行），行23～25字不等。而与之类似的宋版书如《版本通义》卷二引《钱竹汀日记钞》所记的：“宋版《仪礼注》每页二十八行，行二十四字。宋刻《汉书》每叶二十八行，行二十四字。宋刻《司马温公集》每叶二十四行，行二十字。宋刻《史记》每叶二十六行，行二十五字……。”在宋版医书方面如《经籍访古志》卷八所记：宋版《诸病源候论》每半版十四行，行二十三字、四字。宋版《太平圣惠方》每半版十三行，行二十五、六字。宋版《三因极一病证方论》每半版十二行，行二十三字。等等。

（50）见《校订备急千金要方后序》（人卫影印本《备急千金要方》544页）。

（51）见三木荣《西域出土医药关系文献综合解说目录》。

（52）见小曾户洋《千金方书志概说》30页（《千金方研究资料集》）。

（53）见小曾户洋《黑城出土马斯伯乐文书NO.478》77页。

（54）关于在宋元医书刻本中处方药物数字用繁写或简写汉字的问题，在小曾户洋氏的《千金方书志概说》一文中注43还附记了真柳诚的另一种意见（见38页）。因未直接联系英藏本刊年，故这里不再引述。

（55）此版本现存日本静嘉堂文库。

（56）此版本现存日本佐仓市国立历史民俗博物馆。

（57）此版本现存日本宫内厅书陵部。

（58）此二书版本现存北京图书馆。

（59）此二书版本现存台湾中央图书馆。

（60）此二书版本现存日本宫内厅书陵部。

（61）此版本现存北京图书馆。

（62）此版本现存日本静嘉堂文库。

（63）此二书版本现存日本宫内厅书陵部。

（64）此二书版本现存日本静嘉堂文库。

（65）此版本现存日本宫内厅书陵部。

（66）赵孟頫手书的影写本现存上海市博物馆。

（67）此版本现存静嘉堂文库。

（68）此版本现存台湾故宫博物院。

（69）均见顾炎武《金石文字记》卷三“岱岳观造像记（天授二年，691 年）条（据《顾亭林先生遗书》本）。

（70）见唐·张参《五经文字》（据影印文渊阁《四库全书》本）。

（71）见宋·程大昌《演繁露》卷三“十数改用多画字”一文（据《四库全书》本）。

（72）按《孙真人千金方》在清末黄丕烈氏发现时，仅存 20 卷，尚缺 10 卷。所缺 10 卷已为黄氏据元、明刊本配补，也即日藏本的由来。此处系本人排除所补的 10 卷后所作的调查统计。

（73）见 1984 年宁夏人民出版社出版的《西夏论文集》。黄振华文所提供的据 1963 年苏联弋尔巴切娃等氏的《西夏写本和刊本》一书。

（74）金国刊刻的各种汉文图书范围和数量都很可观。仅就民间刊刻的《大藏经》（赵城藏）就有七千余卷，官刊南京版《道藏》也有六千余卷。在医书刻本方面既知者如《政和本草》、《肘后方》、《圣济总录》、《伤寒明理论》、《注解伤寒论》、《新刊补正铜人腧穴图经》、《经史证类大全本草》、《本草衍义》、《黄帝内经素问》、《素问要旨论》、《儒门事亲》等，不下数十种，数百卷。

（75）据克兹洛夫在黑城出土各种文献的时代有文字可考者，最晚为 1210 年（西夏皇建元年）十一月初五的文书。

（76）辽国用汉文刻印的经、史、子、集各类书籍不论在数量还是在种类上均很可观，但大都失传。近年出土的辽版汉文书籍如山西应县佛寺木塔内部发现有辽版汉文《大藏经》残卷之类。

（77）见《肘后备急方》卷首的杨用道序：“乃得乾统间（1101～1110 年）所刊《肘后方》善本，即葛洪所谓皆单行径易，约而易验。”按，杨序撰于 1144 年即金皇统四年。

（78）见孟列夫《黑城出土汉文文献目录提要》（俄文）326 页。

（79）见《敦煌学辑刊》1988 年 1～2 期合刊，李继昌文 119 页。

（80）见小曾户洋《千金方书志概说》31 页。

（1996 年北京大学出版社《敦煌吐鲁番研究》年刊第二卷）

28. 俄国现藏的中国出土古医药文献

摘要 本文将在俄罗斯科学院东方研究所圣彼得堡分所所属爱尔米塔日博物馆的中国黑城馆内所收藏的本世纪初由俄国组织的探险队在中国广大西北地区发掘出土的古代文献遗存中，有关医药学文献部分就目前该国已对外公开的内容作了提纲式的探讨。全文首先记述了该国所藏这类文献的出土及其收藏情况，其次分别对俄人在敦煌、黑城及和阗等地出土有关医药文献的馆藏编号，相应的书名、撰者、保藏情况及其内容等逐一加以评述。

关键词 俄藏敦煌出土医药文献；俄藏黑城出土医药文献；俄藏和阗出土医药文献

Unearthed ancient Chinese medical literatures currently preserved in Russia MA Jixing，China Academy of TCM，Biejing 100700

Abstract An outline probing an Russian exploration team exploiting the ancient literatural remains existed in the vast northwestern region in China was made in this paper for the medical literatures already publicized which are collected at the Heicheng Department of Ayrmita Museum attached to the Petersburg Branch of Oriental Institute of Russian Academy of Sciences. The process of excavation and its collection preserved in the Museun is first dealt with，ffollowed in order by the Museum filed numbers of medical literatures unearthed by the Russians in Dunhuang，Heicheng and Khotan and their book titles，authors，contents and care.

Key words Unearthed Dunhuang ancient medical literature collected in Russia，Unearthed Heicheng ancient medical literature collected in Russia，Unearthed Khotan ancient medical literature collected in Russia.

前　　言

诞生自中国土地上的中医药学术遗产在人类社会的悠久历史上不仅为中国与整个亚洲，同时也为全世界人民的医疗保健事业作出了巨大贡献。而在这一领域中，由我国历代医家撰写的极为丰富的医药学文献对于不断创新临床实践、提高治疗效果，以及深刻总结医学理论水平等方面，都起到了极为密切和不可分离的作用。

这些中国古代医药学文献遗产就其范围与种类来说，虽然相当浩瀚，但经过长久时代的转移，迄今所能继续辗转保存下来的还只能是其中很少的一部分。至于早已失传于世的还相当之多。例如：属于师徒或祖辈独家与某些流派私授的医药文献；各种史籍与薄录尚未见及收录的医药文献；仅有手记稿本未经传抄复录的医药文献；不幸毁于天灾、人祸与战火的医药文献；著述于僻壤穷乡，无法广泛传播的医药文献；撰写原件被埋入墓葬与洞窟的医药文献；学术资料被湮没于高原沙荒地下的医药文献；以及珍贵典籍早已远传异邦而国内却无所见闻的医药文献等。凡此种种都是值得注意与需要作不断努力继续发掘的。因此，在本文中就是对于其中之一在本世纪初从中国西北地区出土而现在仍保藏在俄国的中医药古代文献作简要的解说。

俄国现存的这类出土古文献主要是以书写的卷子本的实物为主，因此也可以简称为俄藏卷子本中医药文献。事实上在中国大西北地区出土的古卷子本医药文献实物目前在国外保藏的地点绝不仅在俄罗斯一个国家。既知者在英国、法国、德国和日本等国均有不同数量的保藏。惟在俄罗斯所藏这方面出土文献在本世纪 80 年代中期以前由于该国的收藏单位从未正式对外界公开，以致世人知者甚罕。特别是其中的中医药学文献部分更为未经人论及。基于这种原因，故在本文中首先将此类俄藏文献的出土发掘过程与其保藏情况加以说明，其次再就本人所已见到该国现已发表的有关中医药文献照片图影根据其发掘出土的不同地点逐件说明于后。至于迄今为止该国仍未向外披露的部分出土文献，则尚有待于今后续加追考。

现藏于俄国的卷子本中医药文献均保存在俄国的俄罗斯科学院东方研究所圣彼得堡分所的爱尔米塔日博物馆内的中国敦煌黑城馆内。这些文献的来源有：

1906～1909 年以俄国的马洛夫 S. E. Malov 为首的和阗地区（新疆省和田县一带）考察团。

1907～1908 年以俄国的柯兹洛夫 P. K. Kozloff 为首由俄国皇家地理学会组织的蒙古、四川地区考察团。

1909～1910 年以奥登堡 S. F. Oldenburg 为首的吐鲁番地区考察区。

1914～1915 年以奥登堡和克罗特科夫 N. N. Kvotkov 为首的西域地区考察团。

以上各次足迹所至包括中国大西北的吐鲁番、塔里木盆地、库车、和阗、尼雅、楼兰（罗布泊西）及敦煌等地。其发掘所获大量文书图籍除汉文外，尚有梵文、藏文、女贞文、突厥文、粟特文、回纥文等。在 1929 年以前上述文书均由当时的俄国亚洲博物馆收藏，1929 年以后改归俄罗斯科学院东方研究所的爱尔米塔日博物馆的中国敦煌黑城馆中收藏迄今。其中绝大部分都是 1914～1915 年在敦煌附近发现的。故俄国学者在整理这批文书时统称为“敦煌藏卷”。其收藏数量有数万件之多，惟这一大批文献迄今多未能公开。目前所知已经整理的俄藏编号已达 18000 余件。（仅何兹洛夫在黑城以北的西夏佛塔中所获汉文及西汉文古文书即有 8465 件之多），而目前已公开发表的只占其中的少数。这批文书主要是手写的残卷及纸叶。于本世纪 30 年代开始俄国学者弗鲁格 K. K. Flug 开始整理研究。并以他的名字缩写字母“Φ”作为写本的代号。此外，又以“敦煌”二字译音的缩写字母“ЦХ”作为残片的代号，其辅号则用 A. B. C. D……，其纸背面的标识号为“V”，同卷不同内容的序号“1、2、3、4……”

此外，在东方研究所保藏的柯兹洛夫发掘的黑城汉文文献直到 1957 年始由孟列夫初步将其部分进行整理分类和编写叙录等工作，将其中的 375 个序号的汉文文献编写成《黑城出土汉文遗书叙录（柯兹洛夫藏卷）》一书，由莫斯科科学出版社于 1984 年出版。按：日本三木荣曾在 1964 年《东洋学报》47 卷，1 号的《西域出土医药关系文献总目·解说目录》一文列举了一些俄藏敦煌医药文献，其所用的各文献顺序编号均记作“露 1535”、“露 1536”……等。这里的“露”即“俄”字，代表俄罗斯。其后的数字均为孟列夫编号。但现已统改为“ЦХ”编号。故以下仍将同一文献的两种并列，将后者放在括号内，以供参考。

俄藏敦煌出土的中医药文献

按，这里所谓“敦煌医药文献”是根据俄藏编号列为“敦煌”者而言，而实际出土地点并不限于敦煌，至于其中个别卷子的具体出土地点尚待编考。以下均以每个俄藏编号作为一种独立的文献记述。

（1）Φ.281——《亡名氏服药咒》。残卷。前部脱失，后部完整。草书。此咒文系病人服药时之祝由词。共有咒文十种咒词，各以动物（即：1. 虾蟇形，2. 龙形，3. 人形，4. 封牛形，5. 羖羊形，6. 金翅鸟形，7. 马形，8. 兔形，9. 龟形，10. 虎形等）之形命名，书名原脱，今新拟定。现存 106 行文字。

（2）Φ.356——此卷子首尾均缺。残卷。正、背两面分别抄录两种医书。即：

正面：《钟乳散方》。撰人不详。书名原脱，今据其原文中的处方厘定书名。现存 9 行文字。

背面：《不知名医方第三十八种》。撰人不详。书名原脱，今新拟定。现存 8 行文字（末 1 行为“闵公左氏传解第四”的标题，应属讹误）。

（按，以上四个编号的医学文献解说，本人均据自《俄藏敦煌文献》的原件图影。至于书名厘定为《不知名医方第三十八种》的编号，则系根据即将在江苏古籍出版社出版的本人所撰《敦煌医药文献辑校》一书中的排序。以下同此）。

（3）Ⅱ Х00566（俄 1538）——《避鬼方》。撰人不详。书名系据三木荣报告。谓其残存 1 片。共 16 行。医史类资料。

（4）ЦХ 00613（俄 1553）——亡名氏《黄帝内经素问注》。注家姓氏不详。残卷。朱丝栏写本。书名及篇目原脱。又缺首、尾及下半截。现存 28 行。俄藏馆据其部分文字曾标以“《黄帝内经素问》卷六”之目。日人三木荣氏在《东洋学报》中则称其为“失名医书”，谓其：“原大 44.5×18.0 公分”。其内容与《灵枢》或《素问》的“一部分相似。有可能系《素问》之断简，也有可能是除抄《素问·三部九候论》之外，兼抄录其他医书者”。今考此残卷的第 1－9 行内容可见于《灵枢·卫气行》及《黄帝内经太素》卷 12《卫五十周》，第 10－12 行内容可见于《灵枢·五十营》及《太素》卷 12《荣五十周》（大同），第 13 行内容可见于《灵枢·营卫生会》及《太素》卷 12《卫五十周》（大同），第 15－16 行的“［死］生决于寸口”一句与《素问·经脉别论》中的“气口成寸，以决死生”文意近似。第 17 行～28 行内容可见于《素问·三部九候论》（见存《太素》传本残缺）。其中特别值得注意的是在第 16 行的原文之下有亡名氏的双行小字注文，即：“手太阴法水，而行以，水圊（?）□鱼手太阴亦有鱼而象□”诸字。而此注文内容与隋唐时的杨上善与王冰二氏的注文内容不同，故此残卷注文当系出自隋、唐之际的其他注家之手，且此残卷中的《内经》原文并不止只是《素问·三部九候论》者，而是杂有《素》、《灵》二书之文，且与《太素》编排次序有异。故今称为“亡名氏《黄帝内经素问注》”。

（5）ЦХ 00924（俄 1536）——《妇科秘方》。残叶。前、后部均脱失。撰人不详。现存 30 行文字。残卷原大 39.0×12.5 公分。按，此残叶，日本三木荣氏在 1964 年《东洋学报》曾称其为“失名医方书”。本人在 1996 年的《敦煌医药文献辑校》一书中因尚未见到原件图影，故曾称其为《不知名医方第三十九种》，现据新发表的该残叶图影内容所记均妇产科医方（原文起自：“□洗疮然……”，止于“……和腊月”），故暂依《俄藏敦煌文献》第七册所拟的“《妇科秘方》”书名。但此残叶上并无此称。

（6）ЦХ 10298——《不知名医方书第三十七种》。撰人不详。残片。书名原脱，今新拟定。卷子下半截不存，只有上半截。现存 9 行文字。

（7）ЦХ 1258（俄 1539）——《相书第五种》。撰人不详。据三木荣称其为："选择相书"。（断片五枚）。书名原脱，今新拟定。医史类资料。

（8）ЦХ. 1326b（俄 1540）——《不知名医方第四十种》。撰人不详。三木荣称其为"医书。断片一枚。原文起自'……皮肤……'，终自'……俱有患处'"。书名原脱，今新拟定。现存 9 行文字。

（9）ЦХ. 1454b（俄 1541）——具注历日中的人相法。撰人不详。三木荣称其为"人相书。残片一枚"。书名原脱。现存 6 行文字。医史类资料。

按，此件据荣新江氏谓其并非三木所记的相书，而是可以和 S. 861 缀合的具注历日，后者可见邓文宽《敦煌天文历法文献辑校》一书。

（10）X. 3070 医书残片。

俄藏黑城出土的中医药文献

黑城是中国的古地名，又称卡拉浩特，或黑水城。是公元 11 至 13 世纪西夏时期的故城。但在 15 世纪以后该地已被流沙湮没。其地理位置相当于今内蒙古自治区西北部的额济纳旗附近。俄人在此处发掘的出土文献中属于中医药的文献有以下一些。

（11）TK 107——《不知名医方第三十九种》。撰人不详。残片。正、背两面书写。正面为《佛说普遍光明焰清净炽盛思惟如意宝印心无能胜总持大明王大随求陀罗尼经》的卷末，背面有此方书一则药方的反印纹，仅存 3 行。第一行为："酸枣仁人参（去节、头）茯苓（去皮、各半）"第二行为："右为细末，每服三钱"。第三行为："□麻黄（三[两?]□）"。

（12）TФ 6867（孟列夫编号：297）《不知名医方第四十一种》。残叶。孟列夫称为"医文"。据其介绍。此件抄写在一个小册子的第 2－4 面上。该册子的其余部分是手写的西夏文。面幅 11. 5 ×16. 5 公分。栏面 11 ×13 公分。纸色灰，小字双行夹注。面 6－7 行，行 11～12 字，共 16 行。无书题。（13 世纪上半期）。内容为药方及其配制规则。残存开始部分为："敕赐紫苑丸，东宫司直贾所"。末尾部分为："梧桐子大，每服五丸为度"。

（13）TK 166（孟列夫编号：303）——《（新雕）孙真人千金方》木刻印本残叶之二。唐·孙思邈撰。残存纸叶 6 叶（原书 30 卷），即该书卷 13 的第 20、21、22、23、24 叶及卷 14 的第 1 叶（各叶前、后各半叶，每半叶均 14 行，行 23－25 字），共 168 行（其中第 5 叶之末行记有"孙真人千金方卷第十三"，第 6 叶之首行记有"孙真人千金方卷第十四"字样），每半页大小为 32 ×20 公分。

按，此件文献三木荣氏曾误解为《千金翼方》，并误以为系与日本宫内厅书陵部所藏的元·大德本《千金翼方》同为一版。[1]

1988 年李继昌在《列宁格勒藏孙真人千金方残卷考索》一文中仅就俄藏此文献卷 14 首叶的图影作了介绍。[2]

1989 年日本的小曽户洋氏在《千金方书志概说》及 1996 年在《中国医学古典与日本》一书中先后转引李继昌文[3]，但李继昌及小曽户洋二氏均只记有此文献卷 14 的一叶，且均未见到实物与照片。

本人在 1996 年中医古籍出版社出版的《中医药文献研究论丛》一书中始据俄国·米施可夫《黑城出土汉文文献目录提要》（1984 年俄文版）[4]明确了当时出土的此文献并非

一叶，而系实存6叶[5]。惟在该书中仅将卷14叶的图影发表（本人在该文中已作了考证），但该书对其余五叶仅记首、尾文字，缺乏全部录文。直到1998年3月始获见了此件的全部书影。经与日本静嘉堂藏同名书的图影对照，二者并非同一版本。

1997年本人又在北京大学出版社出版的《敦煌吐鲁番研究》第二卷撰写的《日、英、俄藏三种（孙真人千金方）珍稀文献及其重要意义》一文中进一步论述了这一出土文献的历史意义与科学价值。[6]

（14）TK 173（孟列夫编号：302）——中成药《辰龙麝保命丹》的商品仿单。木版刻印。按，此件并非医书（孟列夫误记其名为“药方”），乃是一种药品仿单(1)。所谓药品仿单是旧时中药铺中为其所出售的每种成药商品的包装封皮上介绍该药名称、药效、主治及服法、宜禁等内容的文字的说明书，一般每种成药商品只用一张。此件也系单独一页，但缺其右侧前端（约1行文字）及仿单的下半截。仅保存有左上角的部分栏框，呈左右双边形。仿单的上部有高3.5公分，宽约10.5公分大小的横框。在横框中有通栏大字刻记黑底白字（阴文）的该药名称，即“辰龙麝保命丹”6字。其下为纵排的文字说明，共11行，但缺首行，实存10行残文。孟列夫称此件为“金刻木，13世纪上半期的。”孟氏并认为此方所记述的药剂效用和服法与《中国医学大词典》（谢观撰）P.4246的“龙麝聚圣丹”相同。但据本人考察，“龙麝聚圣丹”药方系始见于元代罗天益《卫生宝鉴》一书，其主治为“心脾寒热，毒气攻冲咽喉”诸证者，而此仿单并无此主治文，方名也异，显非相同药物。

（15）TK 187（孟列夫编号：304）——《不知名医方第四十二种》。残叶。蝴蝶装，写本。孟列夫称为“治疗各种疾病的药方”。据其介绍：“共存15页。各页散乱、排列顺序不详。46×24公分，页20行。”但据本人自《俄藏黑水城文献》所载此件图影所见，其有16页。惟其中第3、4页，第5、6页及第7、8页的图影均系同一书叶在正、背两面书写者。故其原件实数应为16－3＝13叶（残叶）。在全部残叶中均无书名与撰人。其内容杂记有治泻利、牙疼、痈肿、咽喉肿痛……等医方。方名有：“神仙透骨丹”、“治诸风乌金丸”、“千金膏”、“雄黄丸”、“烧金法”……等。

（16）A5（孟列夫编号：298）——《佛教医文第一种》。残页。蝴蝶装，写本。孟列夫称为“佛教医文”，据其介绍：“首全，尾缺。存10个双页和第11页的第1页。面幅8.5×9.0公分。共7行，行9～10字，小楷。纸褐灰色，涩滞。（13世纪初的）共有三篇医文汇集，即：《念一切如来百字忏悔剂门仪轨》、《求佛眼母仪轨》和《利他截病四种内》（缺尾）。其中分别记有除病的仪式、咒语和药品。”

（17）A.13（孟列夫编号：299）《佛教医文第二种》。蝴蝶装，写本。全文。孟列夫称为“佛教医文”。据其介绍：“此件共8个双面。版心上有页码。面7.5×9.5公分。共5行，行11～13字。潦草的小楷。纸灰色。正文前有祈祷语。其后为小字的作者署名：“大五明传”。第1页背面有小字书名《佛眼母》。（13世纪初的）。内容记述了驱除疾病的仪式和药品、咒语”。

（18）TK 286（孟列夫编号：300）——《佛教医文第三种》。蝴蝶装，写本。首尾残缺。孟列夫称为：“利他截病四种内”。据其介绍：“此件共1个双页。页幅20×14公分。页14行，行12字。小楷。用尖木笔抄写。纸灰色，无书题。（13世纪初的）”。正文后记：“念一切如来百字忏悔剂门仪轨”和“求佛眼母仪轨”。

（19）TK 287（孟列夫编号：301）——《佛教医文第四种》。蝴蝶装，写本。首缺。孟列夫称为“佛教医文”。据其介绍：“此件共4页。面幅6.5×9.0公分。面5行，行8字。最后一面无字。小楷。尖木笔抄写。段末有小字祈祷语。纸色灰褐，无书题。（13世纪初的）。从‘种种毒药’至‘弟亦竟阿帝’。其内容记述了药剂的成分，服药时念诵的陀罗尼，以及药方是由谁传给谁的”。

俄藏和阗出土的中医药文献

和阗为中国古地名，早在汉、唐时期又称为于阗，今为新疆省和田县，位于新疆省的西南部。俄人在此处发掘的出土文献中属于中医药的文献有以下一些。

（20）ЦХ 00235——《黄帝明堂经》甲卷（考）。残片。

（21）ЦХ 00239——《黄帝明堂经》乙考（考）。残片。

（22）ЦХ 03070——《黄帝明堂经》丙卷。残片。按《黄帝明堂经》原收三卷。撰人不详。今称上记三残片为甲卷、乙卷、丙卷。各卷均缺首尾。书名原脱，本人在1988年出版的《敦煌古医籍考释》一书中根据《医心方》、《外台秘要》等书所引《黄帝明堂经》佚文予以证实。甲卷现存17行文字。其中记有肾俞、大肠俞、小肠俞及膀（旁）胱（光）俞等穴的穴名、部位、刺灸法及其主治。乙卷下半截不存，只有上半截，现存21行文字。其中记有上窌（聊）、次窌（聊）、中窌（聊）、下窌（聊）及附分等穴的穴名、部位、刺灸法及其主治。丙卷上下部均残脱，现存5行文字。其中记有神堂及噫嘻等穴的穴名、部位、刺灸法及其主治。从内容来看甲、乙、丙三卷之间仍有断续可以先后直接衔接之痕迹。且三卷的字体款式一致。应属原系同一残卷之断裂析分者。

又按，此件文献三木荣氏在《西域出土的医药汉文文献》（1967年《医谭》复刊35号，原日文）中误以为系《甲乙经》残片。

1992年小曾户洋在影印的《小品方·黄帝内经明堂》一书及1998年本人的《敦煌古医籍考释》中均确认为系《黄帝明堂经》残片（小曾户洋氏记其编号为：俄1537）。

（23）ЦХ 00263——《服药符籙仪轨》。撰人不详。全为21个小残碎片。残文记有：“药”、“如麻子”、“捣筛”、“白素药”及符咒。

（24）ЦХ 00506V——《驱祟方》。撰人不详。残卷。原卷正、背两面书写。正面为“十二月壬气”。背面即此驱祟方。内容记有：“病人赤黑色头痛……”，“病在血祟，见养鬼”等文字。乃病人驱除病邪的祝由术。现存17行文字。

参考文献

（1）三木荣．西域出土医药关系文献总目．东洋学报，1994，47（2）：

（2）李继昌．列宁格勒藏孙真人千金方残卷考索．敦煌学辑刊，1998，（1－2）：66

（3）小曾户洋．中国医学古典与日本．东京：塙书房刊，1989

（4）JI. H. MeHЬШИКОВ. ОПИсаНИе КИТаЙСКОЙ УаСТИ КО JIJIЕКЦИИ ЦЗ ХараХоto. 1984：95

（5）马继兴．黑城出土的两种《孙真人千金方》残书．中医药文献研究论丛．北京：中医古籍出版社，1996，1～9

（6）马继兴．日、英、俄藏三种《孙真人千金方》珍稀文献及其重要意义．敦煌吐鲁番研究．北京：北京大学出版社，1996，2：285～312

（1999；（1）：10《中华医史杂志》）

29. 中医古文献实物的发掘研究及其现实意义

引　言

中医古典文献是数千年来中医药学术理论体系与医疗实践的总结产物，也是继承研究与开发创新医药科学的重要物质基础。重要的中医古典文献迄今为止除今已有极大数量早已亡佚者外，现在尚能看到的主要可分为以下两大类。

第一类　即传世的中医古典文献。这类文献大都是在它们产生问世后，又经过后人的反复传写与刊印等方式而得以保存下来的。这些中医古典文献的早期原件实物虽然早已不存，但是由于它们在后世的各种翻刻本、抄录本、影刻本及影印本的出现，因而得以长期延续流传，并能广泛地传播。

第二类　即在近代于地下出土的及重新发现的中医古代早期文献实物。这类文献均是早在距今一、两千年以前，尚未有或尚未能广泛使用镂版印刷术以前，完全利用手工抄写或刻石、雕塑等手段所显示的中医文献实物原件。其产生时代约相当于中国的上至秦汉前后，下至隋唐前后时期。正是由于它们大都是经过上千年的漫长岁月被湮没于我国的地下或收藏于国外个别的古刹、文库及古迹遗址中无人知晓，直到近百年来才间断而分散地陆续发现。特别是其中不少是在我国出土后又被流入国外各地，而迄今仍有某些尚未完全公开者。这些情况都极大程度地影响了广大中医药研究人员及时地了解和利用。

本文的目的就是将个人现在所掌握的在世界范围内第二类出土及发现的中医古代早期文献实物的情况作简要地说明，以供学者进一步地参考。

第一部分　四大类中医古文献遗产实物的珍贵发现

近3年来由地下发掘出土以及在特定地点（古寺庙、文库等）被重新发现的中医古文献实物如果根据其所发现的地点以及该类文献实物形制本身的特点上来区分时，可以大致分为四大类。即：1. 我国出土的卷子类中医古文献，2. 日本发现、出土的卷子类及木简类中医古文献，3. 我国出土的简、牍类与缣帛类中医古文献，4. 我国出土及发现的古代早期人体解剖模型。现在先从第一类谈起。

一、我国出土的简牍类与缣帛类中医文献

这是在本世纪初迄今发现的公元前3~2世纪（秦、汉时期）实物。我国在秦汉时期及其以前时代书写文献的方式主要是用竹制或木制的简、牍或用丝织品的缣帛来记录文字，也就是简、帛文献，而同一时代书写的中医文献当然也不例外。简、帛文献由于距今年代久远，除有史料记载外，早已未能传世，但是自清末以来在我国的考古工作中却陆续发掘出这方面的一些实物。为学术研究提供了极为宝贵的原始资料。现将其有关简帛中医文献的主要出土地点及有关情况说明如下。

1. 甘肃省出土的简牍中医文献——出土地点主要有敦煌及武威二地

敦煌县境位于甘肃省西北部的玉门关附近，毗邻新疆省境。1907年英国的斯坦因（Stein）带领的探险队在敦煌西北方的长城故垒中掘得汉、晋时期的木简文献数百枚。其

中也有和医药相关的一些文献。其后不久罗振玉等人曾将其中的部分图影加以考释撰入《流沙坠简》一书。另一部分图影也由张天方氏辑录于《汉晋西陲木简汇编》一书中。

武威是今甘肃省中部的属县。1972 年该县柏树公社旱滩坡地带兴修水利工程时，在所发现的一座汉代墓葬中发现了 92 枚木质简、牍的医学方书，即《治百病方》。本人曾参加了此书的考释工作，并撰有《武威汉代医简》一书出版。

2. 内蒙古自治区出土的木简中医文献——出土地点在该自治区西北部的居延海区域。

居延海位于额济纳河流域黑城附近。1930 年瑞典人贝格曼 Bergman 来此处探险时掘出大量汉代木简，其中也杂有医学方面的文献。这些木简的部分释文先后被收入劳干氏的《居延汉简考释》和中国科学院考古研究所的《居延汉简甲编》二书中。

3. 湖南省出土的简书及帛书中医文献——出土地点在该省的长沙市。

长沙市出土的简、帛文献是在该市东郊马王堆的三号汉墓中。三号汉墓中的主人是西汉帝国所封的长沙国第一代軑候利仓之子，1973 年湖南考古工作者在其墓葬中发现了大批帛书和竹简、木简。其中有十余种属于中医文献的专门著作，其内容都是从未见于传世的古医学文献所提及与引用的。本人曾始终参加了当时马王堆出土医书的整理工作，先后撰有《马王堆汉墓帛书》第四函及《马王堆古医书考释》等书。

4. 湖北省出土的简书中医文献——出土地点主要有云梦县及江陵县二地。

云梦县位于湖北省的东部，武汉市的西北方。1975 年在该县睡虎地的一座秦墓中获见大量竹简文献。其内容主要是有关秦朝的法律，但也涉及了医政管理和法医学的内容。

江陵县位于湖北省中南部的长江以北地区。1983 年 ~ 1984 年该省荆州地区博物馆在江陵县张家山发掘的两座西汉古墓内也发现了很多竹简文献。其中也包括了数种中医文献在内。

5. 安徽省出土的简牍中医文献——出土地点为阜阳县。

阜阳县位于安徽省的西北部。1977 年该省阜阳地区博物馆在阜阳县双古堆的一号汉墓中发现了不少竹、木质的简、牍文献。其中也可见到医方和养生方面的专门著作。

二、我国出土的卷子类中医文献

这是在本世纪初迄今约一百年期内相继发现的公元 7 ~ 9 世纪（隋、唐时期）中医文献实物。我国在 5 ~ 10 世纪（南北朝至五代时期）前后的各种文献（包括中医文献在内）大都书写在以纸质为原料的卷轴上，也就是卷子书籍。但这类卷子类书籍的实物在传世的文献中已不能见到。而只有曾经被古人埋葬于地下在近现代又重新被发掘出土的一些残存卷子，才使我们现代的人得以窥睹古代的文献实物。这些出土的古中医卷子文献的数量虽然数量有限，但其种类和内容都反映了蕴藏在早已亡佚的古代医学遗产中的还有大量值得重视与发掘的宝贵学术与医疗实践经验有待重新研究与阐明。因此，在这里需要首先说明卷子类文献的出土地点及其有关情况。

我国卷子文献的出土地点总的来说大多在广大辽阔的西北部各省区，这是由于地处高原，气候较干燥，纸质文书不易霉烂之故。主要集中在以下各省。

1. 甘肃省出土的卷子中医文献——主要集中发现在敦煌县境。其次在武威县也有所发现。

敦煌出土的卷子中医文献主要是在千佛洞内。千佛洞又称莫高窟，位于敦煌东南方三危山的山崖上，于公元 4 世纪以后陆续开凿的数百个人造石窟的总称。在其洞窟内除有大量塑像及壁画外，于11世纪以前因避兵燹之灾，曾有大量卷子文献被封存其间，其数量估计不下数万卷之多，直到本世纪初始被发现。这些文献除佛教典籍外，也包括中医药方面的其他各类文献。但在它们发现后不久，即相继在1907—1908年时为英国的斯坦因及法国的伯希和（Pelliot）等人各自率领来华的探险队所获取，并分别携带到英、法两国。其后由该二国的图书、博物部门所收藏迄今。其中均有不少中医药方面的卷子。至于在该洞窟中未被运走的残余卷子文书后来大都在清末时运到北京，收藏在今北京图书馆（前名京师图书馆）。也有少数流入个别私人藏书家之手（如本世纪初的罗振玉、李盛铎、张光荣等氏），还有辗转被日本人士所收购（如日本的杏雨书屋、天理大学图书馆等）。此外在1914～1915年间还有俄国以奥登堡（Oldenburg）为首的考察团在敦煌附近地区发掘出土了很多文书携回俄罗斯，现收藏于俄罗斯科学院。

武威县地区在公元11世纪时系隶属西夏国范畴。本世纪70年代以后该省考古人员在县境附近发掘出土了不少西夏文物。其中的一件残卷就是用西夏文字写成的医方书。

2. 新疆省出土的卷子中医文献——出土地点主要有罗布海地区、楼兰（古遗址）、吐鲁番、吐峪沟、麻札塔格及和田等地。

罗布海地区原名蒲昌海，位于新疆省的东部。本世纪初由英国斯坦因等人在此处发掘出数片中医医方的残纸，罗振玉氏曾将其图影及释文收入《流沙坠简》一书中。

楼兰是西域地区的古国之一，后改称鄯善国，建都于伊循城。其领域在今新疆维吾尔自治区东部的若羌县周围，相当塔克拉玛干沙漠以东，阿尔金山脉北麓。其故城已被沙漠湮没。

吐鲁番是今新疆维吾尔自治区的属县，位于新疆东部的吐鲁番盆地。汉代为车师前国的属地，晋代置高昌郡，后魏时立高昌国，后为唐朝所灭。现尚存公元5～7世纪时高昌国都的城墟遗址。在吐鲁番地区出土的卷子除在故城旧址外，尚有吐峪沟一带。本世纪初除上述的英国斯坦因外，在吐鲁番地区发掘出土文物最多的要属德国和日本的两支探险队。他们也都是在本世纪初来到新疆的。其中德国方面是由勒柯克 Albert Vonle Coq 率领的“吐鲁番考察队”，自1902～1913年间先后共4次来华。其所获取的卷子文物带回国后，现被收藏在德国的柏林图书馆内。而日本方面则是由京都西本愿寺主持大谷光瑞以发掘“经卷”为由，于1902～1914年间先后三次派遣橘瑞超僧人为首的“考察团”在中国西北地区（包括吐鲁番在内）的发掘工作。他们所获取的卷子文献除佛经外，也包括了一些其他各类的文献。这些文献大部分都在二战前运到日本，收藏在龙谷大学图书馆。还有少部分在二战前存放在中国辽宁省旅顺博物馆内，日本投降后未及运走，现仍在该馆保藏，其中均包括了若干卷子中医文献。

吐峪沟是属于吐鲁番地区的一部分，在这里英国的斯坦因在第三次来华探险时也发掘有卷子中医文献。

麻扎塔格位于新疆省中部塔里木沙漠盆地的山上，西邻和田河。在此地英人斯坦因也发掘有卷子中医文献。

和阗又作和寘，即今新疆维吾尔自治区的和田县。位于该地的南部，塔克拉玛干沙漠以南。此地在汉代及宋代时为于阗国。1906～1909年时俄国由马洛夫（Malov）率领的“考察团”曾来这一地区考察，发掘出很多地下文物，其中也包括有卷子中医文献。

3. 内蒙古自治区出土的卷子中医文献——出土地点主要集中在黑城地区。黑城又称黑水城，或称卡拉浩特，位于今内蒙古自治区的西北部额济纳旗附近。此处原是在 11 ~ 13 世纪时期西夏国的重要城市。但到了 15 世纪以后被流沙湮没，只有残存废墟。特别是在 1907 ~ 1908 年由俄国柯兹洛夫（Kozloff）为首的“考察团”在黑城以北的一座西夏佛塔塔基遗址中发掘出大量汉文及西夏文的卷子中医文献，现均由该国科学院收藏。此外，英国的斯坦因在此地也有相当收获。

4. 青海省及四川省北部出土的卷子中医文献——出土地点有吐谷浑。吐谷浑是西晋时代末期（公元 4 世纪初）在今青海省西部及四川省北部建立起的国家。日本大谷光瑞僧人派遣的“考察团”曾在此处发掘出土了一些卷子中医文献。

三、日本发现、出土的卷子类与木简类中医文献

这是在 19 世纪末迄今相继发现的公元 8 世纪末迄 12 世纪（日本奈良朝末期至平安朝末期）中医文献实物。由于在这个历史时期日本医家所读、用的医书基本上均是由中国传去的中医文献，还有极少量是日本医家的著作，但其内容仍是基本引录采用中国的医学文献，从而也在很大程度上保存了不少古医书的原貌，成为当前深入发掘中医古典文献实物的另一个重要阵地。

日本的古文献实物也有书写在木简上的文献和书写在卷子上的文献两类。但日本使用木简文献的下限，一直延续到公元 8 ~ 9 世纪（平安朝时代，相当中国的唐代）仍在沿用。而卷子文献则是在木简文献之后开始使用，一直延续到公元 13 ~ 14 世纪时期。这些都较中国使用木简与卷子书写文献的时期要晚。但其所能保存到现在的实物仍然也是很罕见的。

至于在日本发现与出土的古中医药（日本自称为“汉医”）文献实物的来源地点，主要有古迹遗址、古寺庙和公私文库三个方面。

1. 古迹遗址出土的木简中医文献——在日本古迹遗址发掘的文物中可见到有关中医文献的地点有两处。它们均系在公元 7 ~ 8 世纪间（即日本的奈良朝时代。约相当于中国的唐代）。在奈良地区先后建立的两处国都京城——即藤原京和平城京遗址中出土的。

藤原京是在公元 694 ~ 710 年日本的国都，但建都只有十余年时间。该地位于奈良县境的橿原市。1934 年以后日本开始发掘藤原京遗址，其中发现了一处当时曾作为“典药寮”的遗址。在出土文物中见有写在若干木简残片上有关中医医方和药物的记文。

平城京是继藤原京在公元 710 ~ 784 年的 70 余年间日本的京城。其位置在今奈良县奈良市的西南部。日本在此处的发掘也是在 1934 年以后，在其出土的木简残文中可见到少量的中医药方面记文。

2. 古寺庙卷子中医文献——日本人民主要信仰的宗教为佛教，故有很多佛教寺庙的规模很大，历史悠久，同时也得到多方面的保护措施，故在寺庙内收藏的文物资料长久以来很少受到破坏。其中于近现代发现收藏有古中医文献实物的寺庙主要是仁和寺，其他还有金刚寺、真福寺等。

仁和寺是位于日本京都市的著名古刹，寺庙中保存不少古代文献，也包括一些早已亡佚的重要古医籍。其中如唐初杨上善注解的《黄帝内经太素》和《黄帝内经明堂类成》二书，唐代初期官修的《新修本草》一书，均在中国国内早已失传，但它们在 12 ~ 14 世纪时的日人传抄卷子本却都在仁和寺中有所保存。这些中医古书在该寺庙曾被封存已久，并有某些残缺，但仍可辨识出其基本原始面貌。而它们都是在 19 世纪以后始被日本学者

发现，并重新公之于世的。此外还有日人丹波康赖在公元984年分类集编中国唐代以前中医古书撰成的《医心方》一书，也是在此期间于该寺庙中首次发现的。

金刚寺位于今日本大阪府，河内的长野市内，也是日本古刹之一。在其收藏品中曾于1985年时发现了一种《医心方》卷子本卷13的残卷。

真福寺位于今日本名古屋市的大须北野山。很久以来即收藏了大量的古代文献。该寺中有专门藏书的书库即大须文库。17～18世纪以后该寺所藏的古书被学者不断发掘。其中的一部古医方写本残卷是19世纪初根据13世纪（镰仓时代）的卷子写本重新影钞者，其外形呈和式装帧的小册子。日本学者称为《真福寺所藏零本甘草丸等方》。

3. 公私文库发现的卷子中医文献

日本在17世纪进入江户时代以后由某些官方学术单位或民间个别学者建立的“文库”（藏书处）中也收藏有较丰富的古代文献，并且得以保存迄今。现仅择在其发现与刊布所藏卷子本中医文献有影响的几家略加说明。

1796年（日本宽政八年）丹波元简氏根据公元16世纪和气奕世的家藏汉代佚名氏撰的旧卷子本《黄帝虾蟆经》一卷重抄。于1823年用木版刊行。

1143年（日本康治二年）僧人了纯根据805年（唐·贞元二十一年）《伤寒论》古传本之一种重新抄录的卷子本。此本遂被称为“康冶本《伤寒论》”。19世纪以后日本曾据此重刊和影印。

1346年（日本·正平元年）和气朝臣氏根据1063年（日本·康平六年）丹波雅忠氏抄录的另一种《伤寒论》古传本重新在卷子上抄录。被称为“康平本《伤寒论》”。本世纪中期日本有排印本和校注本。

1832年（日本·天保三年）松本幸彦氏根据1315年（日本·正和四年和气嗣成氏抄录的唐·孙思邈《孙真人千金方》卷子写本的残卷予以影刻。题名《真本千金方》。

此外日本公私藏书的单位如江户时期的江户医学馆，幕府红叶山文库。日本政府部门的宫内厅图书寮（今称“宫内厅书陵部”），内阁文库公文书院，以及日本各地的尊经阁文库、蓬左文库……等，都分别收藏有一些中医文献卷子本的重抄或重刻本。在这里还需要提出的是1985年日本小曾户洋氏在前田育德会的尊经阁文库中发现了其收藏的古卷子本《经方小品》残卷后曾在同年4月的《日本医史学杂志》撰文介绍。而《经方小品》正是南北朝时期名医陈延之撰写的《小品方》一书的异名。该书在中国失传已久，此卷子本在该文库中虽列为贵重图书，但从未公开，鲜为世人知晓，这一发现无疑是有很重要的价值。其后不久即由日本北里研究所东洋医学研究所予以影印。

四、我国出土及发现的古代人体模型及刻石文献

在广义的古代中医文献遗产实物中还可以把中国古代特有的人体经脉模型与古代早期的刻石中医文献包括在内。前者是以立体形象和兼有文字记述的形式表现出来，后者则是用石料作为文字载体表现的文献方式。现即就主要的几种予以说明。

1. 四川省出土的针灸经脉木人——1993年在四川省绵阳市的双包山发掘了一座西汉早期墓葬。其中出土了一具髹以黑色重漆，高约28.1厘米的木质人体模型。出土时木人的部分肢体虽略有残损，但在其全身体表各部标刻有连续红色漆线的针灸经脉循行径路均可清晰完整识出。其上面无文字记述。但红漆线所表达的此种极有规律的人体十脉系统（全身左右侧线均相互对称，每侧各九脉，再加人体正中一脉），却只有可能在发展到相当

高度水平的中医理论基础上方可确立，因而其原始依据必然是有中医文献基础的。同时这种木人针灸经脉系统的新发现也在很大程度上弥补了传世古中医文献的匮乏。有关这一问题的研究本人曾撰有专题论文发表，这里从略。

2. 河南省原存的针灸铜人及其图经刻石——1026 年（宋·天圣四年）北宋政府医官院的医官王惟一撰写了《铜人腧穴针灸图经》共 4 卷，是针灸学的一部重要著作。此书在当时首都汴梁（今开封市）用木版刊印的同时，为了长久流传，又将其全文刻凿在四座庞大的石碑上。并且特别又根据该书所厘定的标准专门铸制了身高 162 厘米的铜人模型，也就是天圣针灸铜人。铜人体表的结构是：全身可以拆卸为十二个部分的断片。这些断片又可以随时结合起来组成为一整体。在铜人的表面均刻凿有针灸经脉循行的经路。其中包括：位于躯干前后的正中线各 1 条（即任脉与督脉），躯体左右侧对称的经脉线各 12 条（即十二经脉）。在每条经脉的循行路线上均刻凿有经穴的小圆孔，在其旁侧则刻记出该经穴的名称。根据宋朝文献的记载，如果将躯干前面（包括胸、腹部）的断片卸下后，可以看到位于胸、腹腔内的木制脏腑模型。如果卸下四肢的某些断片，又可见到木制的四肢骨格模型。其造型之精巧，经脉与经穴点定位置之确当，不仅是中医针灸模型的上乘典范，而且也是极为难得的艺术珍品。惟在北宋以后由于国内战乱的影响这两座针灸铜人均流落失所，长久以来下落不详。直到 19 世纪以后世人才得悉其中一座铜人历经多方辗转流传已在日本发现。现该铜人尚收藏在东京市的上野博物馆中。日本方面曾拍摄了该铜人的分部照片，由杉山检校遗德显彰会在 1936 年时纂录入《支那传来针灸腧穴铜像图解篇》一书。惟在该书所记当时该铜人体内的木质脏腑及骨格模型业经年久早已朽坏无迹。

至于在宋代刻石的《铜人腧穴针灸图经》一书及其拓本今也早已不存，现仅存有近年出土的部分残石碎块。

此外，在明代时期于 1443 年（正统八年）明政府曾鉴于当时所存的宋代刻石已破损不全及铜人表面年久昏暗等情况，虽然又组织太医院医官效仿宋代重新刻石与铸成新的针灸铜人，但不论在石刻原书的内容与针灸铜人形制方面均已有不少改观，并非原物旧貌。特别是所铸铜人全身浑然合为一体，不能分解拆卸，更无内脏与骨格可言。因此现存日本的针灸天圣铜人已成为北宋时期的唯一实物，而且其科学价值也是很高的。有关该铜人的详细考证本人曾撰有专书，即《针灸铜人与铜人穴法》，已于 1993 年出版。

3. 其他古中医文献刻石——我国自古即有将某些重要的中医文献铭刻于石器之上的传统。已发现的最早的出土实物，有一件公文前 5 世纪（战国初期）铭刻在小型玉柱上的《行气》铭文，其拓片已收入《三代吉金文存》第 20 卷中。这是一篇古代论述气功导引法的专论。

在既知存世的一种较早刻石中医文献方面，可以举出《褚氏遗书》一书，这是在公元 5 世纪（南北朝宋、齐间）精于医术的显宦褚澄氏殁后，曾将其所撰写的医书一卷（原缺书名）刻石 18 片，以棺椁之形埋入其墓地中。到了 9 世纪末（诏朝末期）黄巢起义时，该墓被盗墓者挖掘后，石刻遂被弃露于野。后经萧广氏收得，曾据之刻印百本。又经其子萧渊为之作序，补刻一石，同时将原石 18 片为其父作成棺椁再度埋入地下。到了 1126 年（南宋·靖康元年）金兵入境时为了避免意外损失，萧氏家族乃将棺柩迁移，石刻取出。后由僧人义堪将石刻原文抄录在简册上。直到 1201 年（南宋·嘉泰元年）始由刘继先氏再次将此书版刻印行。而其后的此书多种刊本均是由此而转录的。惟其石刻原物及萧氏刻本均早已不存。

其次是在公元6世纪北齐时代在河南洛阳城南龙门石窟中刻石的药方，即世人所称的《龙门（洞）药方》，曾引起历代国内外学者们的很大注目，并进行了多方的研究与引用。此种刻石上原录载的均属单验药方。其药方数量估计至少在二百余首以上，但由于年久石料剥蚀破损等原因，现在尚能明确辨别文字的方数已大为减少。值得提出的是，最近我院青年学者张瑞贤等人将其所多方收集掌握的有关该石刻医方资料汇编成《龙门药方释疑》一书，已于近日出版，可供参考。

至于到了公元9世纪以后我国还有不少石刻中医文献，但都仅见诸史料，而其实物则所见不多，请参见本人的《中医文献学》第一章，这里从略。

第二部分　发掘出土的中医古典文献实物的保存情况

一、国内方面

1. 新疆方面——在新疆各地出土的中医古典文献实物（包括简、帛、卷子文献在内）虽然不少。但大都在解放前被外国探险者带到国外。直到1949年新中国诞生后建立了新疆维吾尔自治区博物馆，于1959～1979年间该博物馆的文物考古队在吐鲁番地区进行了多次发掘，清理了晋唐时期的墓葬数百座，出土了不少文书。根据该馆已发表的汉文文献，本人已初步查看到有20余件属于中医古典文献。但均为残碎纸片，缺乏较长的卷子。其内容多为医方，间有针灸和治牛病方。

2. 内蒙古自治区方面——在内蒙古自治区的黑水地区在本世纪初虽有俄、英等国挖掘了很多地下文献，但均运往国外。在自治区方面，1962年以后内蒙古文物考古所开始派遣考古队在黑城周围地区进行考古发掘工作。迄目前为止，在该所已发表的出土文书编号近三千件汉文文献中，据本人初步统计属于中医古典文献的有8件。其中包括一种是张仲景《伤寒杂病论》古传本的残卷。两种是妊产方，还有其他医方残片。

3. 甘肃省方面——在甘肃省出土卷子文献最为丰富的地点是敦煌一地的莫高窟。但此处发掘的文献早在新中国成立前已被挖运一空。1972年甘肃省武威县柏树公社在旱滩坡地带兴修水利工程时所发掘的一座汉墓，其中发现了92枚简牍的中医文献。经甘肃省博物馆进行清理，木简所记的书名即《治百病方》。现简牍原物均由该博物馆保藏。

此外，甘肃省博物馆在近20年来在武威县张义乡附近发掘出土了不少西夏文的文献，其中的一种残片为西夏文的中医医方。

4. 湖南省方面——主要是湖南省博物馆在1973年时于长沙市郊的马王堆三号汉墓中发掘的大量帛书和简书。其中属于中医古医书的就有11种帛书中医文献，即《足臂十一脉灸经》、《阴阳十一脉灸经》（有甲、乙两种传本）、《脉法》、《阴阳脉死候》、《五十二病方》、《谷食气》、《导引图》、《养生方》、《杂疗方》、《胎产书》。此外又有3种竹简中医文献，即《十问》、《合阴阳》、《天下至道谈》；和1种木简中医文献，即《杂禁方》。

5. 湖北省方面——收藏中医古竹简文献的有两处，即荆州地区博物馆和云梦县博物馆。前者收藏有1984年该馆在江陵县张家山发掘的两座汉墓中的千余枚竹简，包括两类医书，该馆称之为《脉书》与《引书》。实际上在这两类医书中各自又可细分为数种内容不同的古医书。其内容的丰富，文字的完整，是继马王堆古医书出土之后的又一重大收获。现上述中医古竹简文献均由该博物馆保存。

云梦县博物馆收藏的是1975年该县在睡虎地秦墓中出土的十种法学文献，但在其中的《法律答问》和《封诊式》二书中都记有关于法医学方面的内容。

6. 其他省市方面——有以上所说的安徽省阜阳地区博物馆收藏的1977年出土的阜阳汉简《行气》，旅顺博物馆收藏的若干原由日本僧人在吐鲁番发掘而仍存藏该馆的9种医方残片，四川省绵阳市博物馆收藏有该地出土的经脉木质人型。而在台湾省台北市的中央研究历史语言研究所图书馆内，则收藏有本世纪初在敦煌西北长城故垒中出土，并经罗振玉撰成《流沙坠简》一书中的木简实物，其中也包含了部分医方及兽医医马方。至于北京图书馆虽也收藏有不少敦煌卷子，但多属佛家典籍，尚未发现其中有中医方面的文献。

二、国外方面

1. 日本方面——日本收藏出土中国古医学文献最多的单位有龙谷大学图书馆。该馆收藏的中国卷子本文献大部都是橘瑞超等僧人在本世纪初受大谷光瑞僧人所遣在中国西北地区所发掘出土的，故日人均称之为“大谷文书”。其中除佛书以外的汉文医书部分，本人根据日本已发表该馆资料的初步统计，属于在吐鲁番出土的有30种医学方书残片，有35种在唐代时记录药物商品价格的文书残片，还有1种方士的“禁方”的残卷。属于吐谷浑地区出土的有1种灸法残片和1种本草书的残存目录。

龙谷大学图书馆中重要的卷子中医药文献就是唐朝人写本的梁·陶弘景《本草经集注》卷一。此卷子的来源，据该馆说明系1912年2月6日橘瑞超去敦煌莫高窟时自看守该洞的王道士手中购买者。这是一部内容保存比较完整的文献，现已作为“龙谷大学善本丛书”之一影印出版。

在日本另一座大学即天理大学的图书馆中也收藏有个别敦煌出土的卷子文献（包括中医文献），是通过流入书肆中的另星残卷收购者。

在日本的一个藏书单位杏雨书屋内收藏有敦煌出土的唐代官修《新修本草》的序文残叶。其来源本是中国藏书家李盛铎氏旧藏之物，李氏殁后原物流入市贾之手而转卖的。

值得注意的是在日本除了保藏有自中国出土的卷子本医学文献之外，还有不少是古代日本人写在木简和卷子上的医学文献。由于日本的古代医学主要源自中国，故在这类日本医药中大都仍用古汉文书写，而且很多均直接从中国古医书中传录或引用者。这一大类文献，中世纪以后在日本曾被人忽视无闻很久。自从在近现代陆续被日本学者发现后，曾引起学术界的极大关注与展开研究利用。

其中，属于木简类的日本古文献是距今不久前才发现的。它们的出土地点是在奈良县境的两处古遗址中，大多残损，其中所能见到的医学文献资料不多。

属于卷子类的日本古文献，均系由其书写在该卷子上的时代迄今一直保藏于某些寺庙或个别私家、文库中，属于传世珍品之类。但尚无见于出土者。在这方面主要有仁和寺中保藏的《黄帝内经太素》残卷、《黄帝内经明堂类成》残卷、《新修本草》残卷，尊经阁文库保藏的《经方小品》（《小品方》）残卷等。虽然均非完帙，但它们却都能更好地如实反映了这些古医籍的原貌，还是具有很高的学术价值的。

除此之外，现在收藏在日本东京上野博物内的中国宋代天圣针灸铜人，这是继本世纪初曾在日本的帝室博物馆及本世纪以前曾在日本江户墓府医学馆保藏的继续。至于其更早由中国传入日本的途径，在学术界方面虽曾有过一些不同的看法。但是绝大多数的日本学者及曾经收藏过该针灸铜人的日本博物馆等单位，则均承认这是来源于中国而辗转转入日本的事实。

2. 英国方面——英国收藏中国出土古医药文献的单位有英国图书馆（前英国伦敦博物院）的东方写本与印本部及英国的印度事务部图书馆两处。

英国图书馆收藏有斯坦因先后三次来中国西北地区携归的出土古文献，其中包括汉晋木简文书和隋、唐前后的卷子文书。该馆最初将斯坦因第二次来华时带去的卷子逐件依次编为13677号。在1957年以后北京图书馆及中国科学院图书馆以及日本的《东洋文库》中均曾复制了胶片图书6千余号。1990年台湾出版的《敦煌宝藏》一书中也仅收入了该图书馆所藏的7千余号。直到1994年该馆始请荣新江等人编出了由6千余号至13624号的《敦煌汉文非佛教文献残卷目录》一书在台北出版。

至于该馆收藏的斯坦因第三次来华所获的文书也在该馆保藏，并经法国的马伯乐（Maspero）氏整理编为1900号。以上这两批卷子文书中除绝大部分为汉文者外，尚有若干为中国古代少数民族文字者。根据该馆现已发表的这些卷子中属于医学文献的内容据本人初步统计，出土自敦煌的医学文献有70余件，出土自黑城的医学文献6件，出土自楼兰、麻札塔格及吐峪沟的医学文献共4件。但均属残卷性质，其中包括《新修本草》的一种传本，《食疗本草》，《灸经明堂》，《灸法图》，《伤寒杂病论·辨脉法》，五脏论的一种传本，《五脏脉候阴阳相乘法》等数种脉学类著作，多种撰人不详的医学方书，多种古代历书（即“具注历日”）中的医疗宜忌记文，辟谷类、服石类、祝由类及医史类文书等。

此外，该馆还保存了曾在1943年时被劳氏收入《居延汉简考释》中的我国内蒙古西北的居延一带出土的汉简实物。

在英国的印度事务部图书馆所保藏的我国出土卷子类古文献中既知有关的医学文献有一种用古藏文写的医方残卷。

3. 法国方面——法国收藏的中国出土古医学文献均系法人伯希和在敦煌莫高窟中获得的大批卷子文献中的一部分。其收藏单位是法国国立巴黎图书馆。这类古医学卷子文献有用汉文书写的和用古藏文书写的两类。在汉文的敦煌医学文献据本人初步统计有80余件也均属残卷性质。其中包括《黄帝内经》与《伤寒杂病论》古传本的部分佚文，“五脏论”的四种传本，《新修本草》的两种传本，《新集备急灸经》，《玄感脉经》等数种脉学著作，多种撰人不详的医方书，医疗宜忌类、辟谷类，佛、道家医方类及医史类等。

在该馆收藏的敦煌古医学文献中除了用汉文书写者外，还有在我国大西北地区的古代少数民族国家中使用的本国文字书写者。如其中有用龟兹文（龟兹系位于今新疆维吾尔自治区库车县一带的古国，有本国文字）撰写的数种医学文书残卷。又如用于阗文（系位于今新疆维吾尔自治区和田地区的古国，也有本国文字）撰写的药方书残卷。

此外，该馆收藏用古藏文传写的的敦煌医学文献有7件。其中包括2种《藏医灸法》、1种《古藏文针灸图》、1种《藏医杂疗方》、2种马病药方和1种苯教的祛病术。

4. 德国方面——德国收藏的中国出土古医学文献均系德国的勒柯克等人在新疆吐鲁番地区发掘的卷子类文献，其收藏单位现存德国的伯林国立图书馆（原藏德国的普鲁士学院）。据本人初步统计，其中的医学文献有17种。包括《刘涓子鬼遗方》，《本草经集注》，《耆婆五脏论》等书的残卷及多种撰人不详的医方残卷。

此外，还有上述德人在吐鲁番地区发掘的回鹘文（回骶是维吾尔民族的古称）撰写的医疗文献残片。

5. 俄国方面——俄国收藏的中国出土古医学文献都是卷子类文献。也是由俄国的马洛夫等人数次来我国西北地区所获的大批卷子文献中的一部分。现均保藏于俄罗斯科学院东方研究所圣彼得堡分所的爱尔塔日博物馆内。俄国所获得这一大批文献的数目据称有数万件之多，但一直尚未公开。近年来虽然逐渐将其整理的部分发表，但迄今仍有不少有待今后进一步发表。故这里只能根据该国迄今已发表的文献进行统计，又可分为三类。

第一类是在我国所记的敦煌文献中，本人所见到的医学文献有12件。其中有两件都是属于《黄帝内经》古传本的残卷。其他各件则系医方书和医史类的文献。

第二类是在俄国所记的黑城出土文献中本人所见到的医学文献有9件。其中有一件是木刻本残叶的《（新雕）孙真人千金方》，但仅存6叶。有3件为撰人不详的医方书。有一件为木版印刷的中成药仿单。有4件是佛教医文。

第三类是在俄国所记的和阗出土文献中本人所见到的医学文献有5件。其中3件均为《黄帝明堂经》的残片。另二件则为祝由方。

第三部分　研究中医古文献遗产实物的现实意义

以上所说的当前这些散在世界各地的中医古文献遗产实物其出土发现及保藏地点虽然相当分散、支离、甚至有不少破损残脱，但就其历史价值及其内容范畴所包含的多方面大量中医学内容方面来看，不论在中医学理论方面或中医临床实际方面的成就都是非常值得重视与深入发掘的宝贵学术财富。兹综括中医古文献遗产实物的现实意义，可以归纳为以下十个方面，这里就不再逐一申论。

1. 充实中医学术理论
2. 增强临床治验水平
3. 扩展医疗手段范围
4. 开发验方新的线索
5. 校正传世医书讹误
6. 发现亡佚古医佚文
7. 梳理医学演变渊源
8. 弥补历史成就空白
9. 判明国医世界之最
10. 丰富学术典籍宝藏

[附记]：本文系在1999年4 月应香港中文大学中医学院邀请所作学术报告（初稿）基础上的修订稿。又见1999年7月（香港）中文大学出版社出版《现代中医之教育．研究与发展》第73～88页。题目：中医古典文献遗产实物发掘与继承研究的重要价值。

30. 晚近出土千年以前长江地区医药文化资源的重大意义

一、前言

长江是我国境内最长的一条河流。它横跨全国领土腹部的中央，自西部的青海省向东越过西藏、四川、云南、湖北、湖南、江西、安徽、江苏、上海等省市。整个流域范围数千年来不仅孕育了极为丰硕的人文文化，创造了无数的经济财富，而且培育了难以计数的人才学者，奠定了国家实力的巩固基础。其中医药文化资源的丰富内容与卓越的学术成就也同样是具有巨大贡献和深远影响。

从历史上来看长江流域的医药资源时，不仅名医辈出，而且著述宏富，像汉代的华佗，晋代的葛洪，宋代的王惟一，元代的危亦林，明代的李时珍等众多享有盛誉的医家及其大量医著均系出自这片土地上，为中华民族独特的传统医药文化事业奠定了雄厚的基础。不断增添了更加光辉耀目的色彩。

晚近三十年来随着我国经济实力的日益增强，文化学术领域也得到了很大的发展。而在历史考古事业方面同样也取得一系列重要成就，其中包括陆续发现的蕴藏在长江流域中距今千馀年以前的古代医药文化丰富资源，使我们得以进一步认识长期以来所未曾见闻过的珍贵古代医药学成就史迹，而且不少都是属于世界之最的卓越学术贡献。特别是这些出土的早期医药文化资源，其实物形成的下限均不晚于公元 1 世纪的东汉以前，同时也是迄今为止均不见于历代传世文物与文献记载的最新发现内容，因而也是弥足宝贵的。现在我们就先来考察一下这些出土医药文化资源的主要种类及其内容。

二、出土医药文化资源的种类与内容

甲、出土医药卫生典籍类

长江流域晚近出土的千年以上古医药卫生典籍主要见于中下游地区的湖北、湖南、安徽、江苏等省区。典籍多抄在竹简或缣帛上。它们的名称、出土地点及主要内容即：

1. 马王堆出土简帛医药文献——这类文献均是在 1973 年湖南省长沙市马王堆三号汉墓出土的。其中属于医学方技类的古书共有 15 种，其中专门论述人体经脉的生理、病理和利用灸法治疗的专书有两种帛书，即《足臂十一脉灸经》、《阴阳十一脉灸经》（甲本）和《阴阳十一脉灸经》乙本。

《足臂十一脉灸经》和《阴阳十一脉灸经》二书均同样将人体内的经脉分为十一条，并对其所产生的病症采用灸法治疗，但其所记的经脉名称、分类方法、循行径路及各条经脉所致的病症却互有不少差异。同时，这两种书都比《黄帝内经》中对经脉的论述更为古朴简要。

帛书《却谷食气》、帛书《养生方》和帛画《导引图》都是以养生，防治疾病为主的著作。《卻谷食气》一书主张利用特定的呼吸方法和日常服用代替谷物的“药品”以达到健身目的。

《导引图》是利用模仿某些动物的肢体动作进行强壮体魄与却病的医疗保健彩色图谱。

以诊断学内容为主的医学帛书有《脉法》（甲本）和《阴阳脉死候》（甲本）二种。《脉法》一书不仅论述了医疗诊脉察病之法，而且还提到在灸法中引导经脉传导的治疗原则与利用砭石刺破脓肿等内容。

《阴阳脉死候》一书主要论述了三阴脉与三阳脉病候中的死亡症状诊断及其有关理论等。

利用药物为主治疗各科疾病的医学方书有三种，即帛书《五十二病方》、《养生方》和《杂疗方》。《五十二病方》是一部综合性医方书，原书共记述了52种包括内、外、妇、儿、眼科在内疾病的治疗。治疗方法或用内服方药，或用外治法的砭石、灸法、熨等。此书在其出土后虽有部分残缺，但在马王堆医书中还是为数最多的一种。

《养生方》主要是利用药剂防治衰老、增强体力、房中补益、黑发、健步以及全身偏枯、阴痿等病的医疗方书。

出土后的《杂疗方》有不少缺损之处，其内容是一部杂录各种医疗保健方药的书。

在关于妇女胎产医疗保健的专书方面，出土帛书中有《胎产书》一种。书中论述了妊娠十月胚胎的形成及产母调摄法、安胎、保产、求子等医方，以及带有原始色彩的埋藏新生儿胞衣应选择一定的方位图等。

除了以上所说马王堆出土的十种医药学帛书文献外，还有4种写在竹简上的方书。其中除《杂禁方》一种系古代方术之士采用的厌禁术具有迷信色彩外，其他三种，《十问》、《合阴阳方》和《天下至道谈》都与性医学有关，即古代所称的“房中”类书。

2. 睡虎地出土竹简法医检验与医政管理文献——1975年在湖北省云梦县睡虎地十一号秦墓中出土的一批竹简文献共有10种，大都是有关秦朝帝国法律的。其中有3种内容涉有法医检验和医政管理的简书，即《法律答问》、《封诊式》和《秦律十八种》。它们虽非专门的法医学专著，但不难从中看出秦朝时期的法医学事业和对于某些传染病疾患的管理已具有较完善的手段和制度。如在《法律答问》中提到的为麻风病患者专门建立的收容场所（即“疠所”），在《封诊式》中记述的有关麻风病的检验以及在死亡原因（如缢死、斫死等）的法医学鉴定方面都已有了明确的措施和规定，同时还举出了若干典型案例加以说明。

3. 双古堆出土竹木简牍医药文献——双古堆位于安徽省阜阳县地区。1978年在该地双古堆一号汉代墓葬中发掘的地下文物中属于竹简、木简和木牍的文书有十余种。其中有两种文献和医药保健有关。这两种都是残简，出土时缺遗书名，整理者分别称之为《万物》（又或称之为《杂方》）及《行气》）。

《万物》主要记述了一些药物的单方主治病症，但也兼有记述器物应用知识属于博物性质的条目。

《行气》保存的文字不多，主要是论述利用气功养生方面的内容。

4. 花果山出土简牍法医检验文献——1978年在江苏省连云港市花果山下挖掘土方时出土的汉代简牍，由于遭受施工爆破时的损害，所能保留下来的已为数很少，因而这些散碎不全的残简未能予以命名。但从其中部分内容来看，则系记述利用法医检验手段处理涉及法律纠纷事宜者。

5. 张家山出土竹简医药文献——张家山位于湖北省江陵县境内，1983～1984年在该地三座汉墓中出土了大批竹简。其中纯属医药学的文献，有题名为《脉书》和《引书》

的二种。此外还有和法医学有关，题名为《奏谳书》的一种。但从其内容来看，《脉书》和《引书》二种实系由多种医书合抄而成，具有统称的丛书性质。因此，辨析其所属的各自书名是很必要的。

首先，《脉书》实际上是由五种更古的医书连续抄录在同一束竹简上的总书名。如将它们与马王堆出土医书加以对照，可知其中有三种医书系与马王堆医书中的三种古书完全相同，系属同书的不同抄本。因此，可以根据此《脉书》抄录的先后顺序确定这五种医书的名称。即：

①《病候》，②《阴阳十一脉灸经》丙本，③《阴阳脉死候》乙本，④《六痛》，⑤《脉法》乙本。

以上《阴阳十一脉灸经》丙本、《阴阳脉死候》乙本与《脉法》乙本三者均为马王堆医书中的同书异本。惟此三书在马王堆医书中抄录的排列次序与在此《脉书》抄本中却互有先后的不同。

至于《脉书》中的其余二书，则均为马王堆医书中所无。也即：

《病候》一书记述了共68种疾病的症状和病名（未记治法）。

《六痛》一书的书名可见于该书的本文。书中简要记述了骨、筋、血、脉、肉、气6种疼痛性疾病。

其次，再看一下《引书》。所谓“引”，就是“导引”。导引是一种以肢体动作为主的运动医疗保健法。《引书》实际上是由六种更古的导引书连续抄录在一束竹简上的总书名。它们全都是不见于传世古医书和出土古医书的。虽然它们无原缺各自的书名，但根据它们的不同编写体例、各书内容及出土古医书命名原则可以确定其书名。现即将这六种导引书按其抄录的先后顺序分记如下。

①《四时养生法》（系原简的第1～5条），②《导引九法》（系原简的第6～14条），③《导引三十二法》（系原简的15～46条），④《四十八病导引》（系原简的47～94条），⑤《导引之效》（系原简的95～120条），⑥《病原说》（系原简的120～130条）。

以上除《四时养生法》一书论述一年四季的养生方法及《病原说》一书论述致病原因，未记导引法的具体名称外，其余四书均记述了各自不同导引法的具体名称。其中《导引九法》及《导引十二法》还对不同名称导引法的动作要领作了说明。而《导引之效》并未记动作要领，只记各导引法的疗效。

此外，《奏谳书》是一部汉代的法律专书。其中也记载了不少有关法医检验的案例。

乙、出土药物与医药器材类

长江流域晚近出土千年以上的药物与医药器材主要有以下一些方面。

首先，从出土文献记载当时使用的药品数量来看，仅据马王堆出土的《五十二病方》、《养生方》、《杂疗方》、《胎产书》及《却谷食气》五种医书中所记载的药物名称统计就有394种之多。至于在江南出土的药物实物方面可以举出1974年在云南省故大理国境内一宝塔（大宝七年，即1152年建）塔基内，和1976年在湖北省江陵县凤凰山一六七号汉墓以及马王堆一号与三号汉墓中均可见到多种药物。这些药物均放置于棺椁边箱的一些容器（如竹笥、漆奁或囊袋）内。这类药物不仅有国产地道药材的桂枝、桂皮、茅香、花椒、杜衡、藁本、佩兰、姜、高良姜、牡蛎、丹砂等品种，而且还有来自异国产于印度（“天竺国”）的药品苏合香。这同时也说明当时中外医药交流还是很频繁的。

在利用药物配方的溶液进行尸体的长期防腐方面也有突出的成就。其中包括在马王堆一号汉墓及三号西汉墓中出土的古尸及凤凰山西汉墓（一六七号墓）出土的古尸均能在经过两千年的历程而尸体外观及其内脏器官仍然保存完好如初。这种卓越的效果当然都是经过严格的消毒防腐处理所取得的。

在制药、秤药及收藏药物的工具方面，从江南地区出土的战国及秦汉时期文物来看也有不少。如：1925 年在亳州出土的汉末陶制药罐和陶勺，南京大学收藏的汉代铜质药桶。又如在 1940 年淮南出土的楚汉之间合药罐等都是。

再如 1953 年在长沙左公山战国墓葬中出土的称量药物的药衡，包括一个天秤和大小九个砝码。这些砝码最重者不过四两，馀者只有数钱或数分重。

此外，在 1955 年的南京中医药展览会上还展出了在春秋战国时的其他一些可供作药用的器物，像陶鼎、骨瓶及铜豆等文物。

在出土的医疗工具方面，主要有散见于长江流域多处用于外治疗法的砭石。砭石本是针刺疗法及外科疗法前身的石器工具，不仅其形制有多种不同，而且其医疗适应症也不全同，但主要是用于在体表进行温熨、按摩、叩击，或以切破痈肿，排脓泻血。这类医疗工具曾在民间长期流传使用。这类砭石出土的时间和地点主要有：

1955 年长沙燕子嘴填土中出土的类员针砭石。

1956 年江西上高县战国墓葬及 1964 年长沙下麻战国墓葬中出土的可供温热熨法用的砭石。

1962 年湖南霞流市胡家湾春秋墓葬出土可供叩击人体体表用的砭石。

1964 年湖南益阳桃博战国墓葬出土可供按摩用的砭石。

1965 年湖南华容县长岗庙新石器时代遗址出土及 1966 年长沙接驾岭西南新石器时代遗址出土的具有刃口可供切破痈脓用的砭石。（以上请参见本人与周世荣于《文物》1978 年第 2 期发表的有关砭石出土文章）

丙、出土的人体经脉模型

在长江流域出土的医学文物中最令人惊叹的是一种可供医疗临床参考应用及医学教学，并有医学理论价值的人体经脉模型。这就是在 1997 年四川省绵阳市双包山西汉二号墓葬中出土的经脉漆木人型。这种人体模型全身直立裸露，身高 28.1 公分，约为正常人体 1/6 大小，但造型极为逼真。整个木人髹以黑色重漆。在其体表则镌有非常清晰的线条并涂以红漆的经脉循行径路。

值得注意的是，这种木人身上所标明的全体经脉部数共有 19 条。由于人体左、右两侧面经脉都是相同而对称的，因此每侧各有同名的经脉 9 条，再加上木人体表位于由头面部正中线经过颈、背、腰、骶直至会阴中央线的 1 条经脉，全身共有 10 条经脉，因此称为人体经脉的“十脉系统”。这和马王堆出土的《足臂十一脉灸经》、《阴阳十一脉灸经》中论述的“十一脉系统”以及传世的《黄帝内经》所论述的“十二脉（正经）系统”不仅有数量上的差异，而且在各条经脉的长度、循行路线与其分布范围上，木人经脉也较前两种系统有明显的不同。因而这一木人模型经脉系统的新发现，不仅具有历史早期可供探究经脉溯源的学术价值，而且也是迄今为止既知在世界医学文化历史潮流上最早的一种人体经脉模型。

三、长江地区医药文化资源的重大意义

长江地区的医药文化资源是全中国医药文化资源中的一个重要组成部分。中国医药学之所以能够长久以来不断地得以发扬为广大人民健康事业造福，也是和长江医药文化资源所提供的基础不可分割的。总括晚近出土长江地区医药文化资源的重大意义可以总括为以下三个方面。

1. 为整个长江地区文化资源增添了医药学范畴中的新资源，弥补了既知医药历史的不足。

2. 在长江地区出土的医药文化资源中古代亡佚典籍的内容，更加丰富了祖国医药学遗产中的医学理论与医疗实际部分。

3. 从长江地区出土的医药文化资源，可进一步发掘出不少具有相当价值的药物、针灸及其他医疗方法的前人临床经验产物。

（1999 年 2 月《长江文化》季刊）

31. 新疆地下埋葬的千年中医药宝藏亟待重视与发掘

今天有幸能来到祖国大西北边陲的新疆参加中医学的学术会议，深感极大的兴奋。因此愿意藉此机会把本人所了解的新疆地下中医药宝藏的点滴见闻作为这次的讲题，藉以引起更多同道的关注与深入地考察。

新疆地域辽阔，民族众多，自古以来即和中原地区的汉族文化不断相互交流与融合，其中也吸收和撰写了大量中医药学的珍贵文献。但是由于历史上的多种原因，迄今为止，这些学术资料却很少能够被保存下来。因此，目前我们还很难看到这一领域中传世的古代中医药文献。

然而从晚近一个世纪以来随着考古学的进展，从新疆以及新疆周边的地下挖掘的古代文化遗产实物中却不断发现一些很久以来从未见闻的古文献遗存。其时代可以上溯至两千年前的秦汉时期，下及千馀年前的隋唐时期。至于涉及中医药领域方面的，既有论述中医理论的，也有中医各科临床治疗以及法医学、兽医学内容的。

从中医古文献出土地点的范围来看，主要又可包括新疆东部的吐鲁番地区（古高昌国）、吐峪沟地区；中部的楼兰地区（古鄯善国）、蒲昌海地区（今罗布泊地区）；西部的吐谷浑地区；南部的麻札塔格地区及和田地区等各处。

而在新疆周边出土的中医古文献地点方面则有：黑城（卡拉浩特）地区、武威地区（包括旱滩坡）、居延海地区、敦煌地区（包括马圈湾）等各处。

这些出土古中医药文献载体的形式不仅有公元7～9世纪左右（隋、唐时期）书写在卷子上的资料，也有公元前、后各二、三世纪（秦、汉时期）以降书写在简、牍上的医学文书。它们的具体书写年代虽不可辨，但基本却都是属一、两千年前的早期珍贵实物。

通过它们，不仅可以进一步验证中国医药学发展历史的悠久与渊源的流长，也充分证明了中医药学术对中国各族人民大家庭健康事业的影响是非常宏伟的。

由于时间关系，在这里只能简略地说明一下这些出土古代中医药学文献遗产的梗略。不当之处敬希指正。

一、吐鲁番地区

1. 德国收藏（普鲁士学士院）

（1）《刘涓子鬼遗方》残卷　原编号不详。南北朝·齐·龚庆宣撰。册叶本。正、背两面书写同一书内容，但其首、尾均缺。今称其正面为甲卷，背面为乙卷。据乙卷第4行标有“《刘涓子鬼遗方》卷第九”的书名及卷数标题。与传世本《刘涓子鬼遗方》对照，可知甲卷残文系该书卷九以前的部分内容，而乙卷残文则系该书卷九之末及卷十之首的连接部分。现两卷各存15行文字。

（2）《不知名医方第二十八种》（甲卷）　Ch354（TⅡ 3032）。撰人不详。其大小为高9.6公分，宽3.8公分。正、背两面书写。其正面记文有：“即语不得”“……其针即离……”，“以乳洗（此二字原倒置，其旁有改正符号）之”等字样，因残破过甚，不能成文。书名原脱，今新拟定。现两面各存3行，每行各27字。

（3）《不知名医方第二十九种》　Ch396（TID）。撰人不详。残片。据荣新江谓：“此件用麻纸书写。有朱笔改订。大小为14×20公分。”书名原脱，今新拟定。现存8行文字。其第1、2行记一丸药方之尾部服法记文，即：“右件为散，炼蜜丸如弹子大，空心温酒米汤”（第1行），“下一粒”（第2行）。第3~7行记另一药方，即：“又方：泽兰（一两），枸杞（半两，拣），干地黄（一两）”（第3行），“萆薢（半两），炙艾（半两），覆盆子（一两），芍药（一钱）”（第4行），“当归（一钱），赤石脂（半两），柏子仁（一钱），阿胶（炒）”（第5行），“桑寄生（各一钱）”（第6行），“右件为散，炼蜜丸，弹子大。空心温酒米汤下一粒”（第7行）。第8行记黑神散的开始部分，即：“黑神散，治妇人产后一切危恶之疾，功（攻）效不能”。（以下缺如）据小曾户洋考证，此方即宋代《和剂局方》“绍兴续添方”的治妇人病“黑子散”方，由此残片的字体推测，可能为宋、元间的产物。

（4）《不知名医方第二十八种》（乙卷）　Ch483（TⅡD 136）。撰人不详。其大小为高10.0公分，宽4.0公分。正、背两面书写。按，此残片据荣新江氏谓其形状与Ch 354相同。为同一人手笔。故应为同卷断裂者，故今列为《不知名医方第二十八种》残片之二。其正面记有“青木□香”、“取人髪”、取“燕子糞（蚩）”等药名。背面记有：“等物相和为散，三处共煎（前）”的制药法及“颠狂也”的病名。但均甚残断，不能成文。书名原脱，今新拟定。现两面各存3行，（正面约20字，背面约26字）。

此卷子首尾均缺。正、背两面书写，分别为两种医书，即：

（5）《本草经集注·乙本》　Ch 1036r TⅡTVr 正面南北朝·梁·陶弘景撰。书句朱脱，收藏馆原误题作《药性论》。今依《证类本草》所载《本草经集注》佚文厘定，称为“乙本”。原书7卷，首尾均缺，现存12行（双行注文作1行计算）文字。

（6）《唐人选方第二种》　Ch 1036Y（TⅡTVr）背面。书名原脱，今新拟定。现存12行文字。

（7）《不知名医方第三十种》　Ch 1617（TⅡT 3072）。撰人不详。残片。其大小为高8.8公分，宽8.4公分，正、背两面书写。正面即此书，共3行文字。书名原脱，今新拟定。其上记有痔病、妇人带下漏血等病名，但方药已佚。背面为占书。

（8）《不知名医方第三十一种》　Ch 1986（TⅡT 1274）。撰人不详。残片。缺上半截及前、后部。其大小为高10.2公分，宽6.5公分，乌丝栏，楷书。文字写出栏外。现存5行，其第1行的右半部已不存，可辨出文字即：“□行四、五里进一服。忌□。”第2行为：“□蕤仁（人）、黄连、茯苓。”第3行为：“□三服。”第4行为：“□疗噎病方：取。”第5行为“□上，立瘥（差）。”此残片背面记有与医药无关的8字。

（9）《不知名医方第三十二种》　Ch 3138（TⅡTD 132）。撰人不详。残片，其下半截不存。高为12.0公分，宽5.8公分。据荣新江谓：“此件用黄麻纸，楷书精写，有朱笔分段”。现存3行，35字。书名原脱，今新拟定。其第1行为：“羊粪二千颗，曝千颗，日别□。”第2行为：“澄清，晨旦以布绢裹别去滓□。”第3行为：“治牙疼，以正月一日，日未出时，口含□。”又，此残片的背面为佛典，系写在正面医书之前，因背面折栏折在字上。

（10）《不知名医方第三十三种》　Ch 3167（TⅡTD 216）。撰人不详。残片。前、后及下半截均缺。凡7行残文，53字。其高为13.9公分，宽为12.0公分。系西域医方。在医方中有用汉文音译的梵语药名，即第1行为“□毗遮噜迦法，用□”，第2行为“□丸香置涉糖替亦得。用花□”，第3行为“底迦法：用油麻油补瑟□”，第4行为“阿□婆果油真言妃及□”，第5行为“天用。鱼脂祀鬼用□”，第6行为“三法中用。药中□”，第7行为“阿毗遮噜迦用□”。此书名原脱，今新拟定。

(11)《不知名医方第三十四种》 Ch 3218（无原编号）。撰人不详，残片。正、背两面书写。书名原脱，今新拟定。据荣新江谓：“此件用黄麻纸。”残纸缺上半截及前、后部，其高为26.2公分，宽4.6公分。正面为医书，共2行，31字。背面为佛典。佛典文中的“愍”字缺笔为“𢜗”，应为唐初写本。2行医书中记有“取人头发烧作灰，用竹筒吹鼻中即止”（第1行），和“□乳，吞马蔺子二枚即瘥（差）”，及“治妇人胎死腹（中）”（第2行）诸方的主治文。荣氏疑为此编号与Ch 3138为同卷，但尚无确证。

(12)《耆婆五脏论》 Ch 3275（TⅡY 49）正面（“耆”字原讹作“焉”）。撰人不详。残卷。前缺，末完整，有行线。此书末行记有书名及卷数，即“《耆（焉）婆五脏论》一卷”。现存6行文字。

(13)《诸医方髓》 Ch 3275（TⅡY 49）背面。撰人不详。残卷。此书第一行记有书名及卷数，即：“《诸医方髓》一卷”。第二行以下即该书序言的前段。现存6行文字。

(14) 祝由方 Ch 3887（TⅠD 1031）。残片。前、后、上、下均缺。正面即祝由方，背面绘有云雾，童子残图。正面共3行残文。即：第1行为“颠倒祟狂水”，第2行为“庚卯日患鬼”，第3行为“此病因食得之，酉日”诸字。

[附] 几种书名待定的残片：

(15) 书名待定 Ch 2314（TⅡT 393）。残片。仅存上部1行残文，即“剜见眼根常清淨”7字。其下一行仅存右半边文字。内容不详。此件是否为医书，待考。

(16) 书名待定 Ch 3445（无原编号）。残片。仅存1行，2字，又2个半字，即“□腔（?）腿膊”。

(17) 书名待定 Ch 6115（TⅡY 46）。残片。前后及下半截均缺。仅存18行残文，用西域文及汉文杂书而成。汉字中可见有：“草木之属”、“头痛”、“虚者”诸字样有关医学之内容。

(18) 残片编号待考 （TID 1031）——按，此件编号，据小曾户洋氏谓其为医疗残文，但未作其他任何说明。书名原脱，今新拟定。

2. *日本收藏（龙谷大学）*

吐鲁番医药文献——在日本既知的吐鲁番出土医药文献均属大谷文书。主要集中收藏在龙谷大学图书馆内。

(1)《不知名医方第四十四种》（残片之一） 大谷 1052——。在日本龙谷大学保存的这种医方书其书名、卷数及撰人均不详。它们的共同特征是，每个残片均碎小散落，其数量共有30块（即龙谷大学的30个编号），每块前后均缺，上、下也多不全，而彼此之间也互不衔接。惟每块残片均能清晰辨出其书写的文字的形态、大小均系出自一人之手，原系用朱丝栏书写，各行间距也均一致。足以证明各残片均为同一书的同一写本而断裂析分者，故今总称其为《不知名医方第四十四种》。从此书所载处方中的药名来看，除见于中国本草书的药物外，尚杂有源自梵文药名的汉文译音者，应属于中、西草药兼用的医方书。此种大谷1052编号的“残片之一”现存共5行残文。（按：以下所记此书的其他残片均记出其现存行数和必要的说明，不再详记）。

（2）《不知名医方第四十四种》（残片之二）　大谷　1056。现存共2行残文。

（3）《不知名医方第四十四种》（残片之三）　大谷　1074。板框存上线。现存14行残文。

（4）《不知名医方第四十四种》（残片之四）　大谷　1076。现存共4行残文。

（5）《不知名医方第四十四种》（残片之五）　大谷　1077。现存共11行残文。

（6）《不知名医方第四十四种》（残片之六）　大谷　1078。现存共9行残文。

（7）《不知名医方第四十四种》（残片之七）　大谷　1383。现存共6行残文。

（8）《不知名医方第四十四种》（残片之八）　大谷　1384。现存共3行残文。

（9）《不知名医方第四十四种》（残片之九）　大谷　1385。现存共6行残文。

（10）《不知名医方第四十四种》（残片之十）　大谷　1386。现存共3行残文。

（11）《不知名医方第四十四种》（残片之十一）　大谷　1387。现存共6行残文。

（12）《不知名医方第四十四种》（残片之十二）　大谷　1388。现存共3行残文。

（13）《不知名医方第四十四种》（残片之十三）　大谷　1389。现存共3行残文。

（14）《不知名医方第四十四种》（残片之十四）　大谷　1390。现存共7行残文。

（15）《不知名医方第四十四种》（残片之十五）　大谷　1391。现存共4行残文。

（16）《不知名医方第四十四种》（残片之十六）　大谷　1392。板框存上线。现存3行残文。

（17）　《不知名医方第四十四种》（残片之十七）　大谷　1393。现存4行残文。

（18）《不知名医方第四十四种》（残片之十八）　大谷　3191。现存6行残文。

（19）《不知名医方第四十四种》（残片之十九）　大谷　3526。现存2行残文。

（20）《不知名医方第四十四种》（残片之二十）　大谷　3532。现存7行残文。

（21）《不知名医方第四十四种》（残片之二十一）　大谷　3533。现存10行残文。

（22）《不知名医方第四十四种》（残片之二十二）　大谷　3539。现存11行残文。

（23）《不知名医方第四十四种》（残片之二十三）　大谷　3551。现存15行残文。

（24）《不知名医方第四十四种》（残片之二十四）　大谷　3751。现存3行残文。

（25）《不知名医方第四十四种》（残片之二十五）　大谷　3866。现存2行残文。

（26）《不知名医方第四十四种》（残片之二十六）　大谷　3976。现存3行残文。

（27）《不知名医方第四十四种》（残片之二十七）　大谷　3977。现存5行残文。

（28）《不知名医方第四十四种》（残片之二十八）　大谷　3979。现存3行残文。

（29）《不知名医方第四十四种》（残片之二十九）　大谷　4012。现存5行残文。

（30）《不知名医方第四十四种》（残片之三十）　大谷　4363。现存5行残文。

（31）《药价文书第一种》大谷　2355。药价文书属于物价文书范围。这类文书均记述了有关药物（包括本草学中所记述的品种）的名称、分量（或等级）及其商品价格。文书本身虽未记明这些商品价格的具体时代日期，但从它们的抄写时代来看，基本上都是反映了唐、宋之际的药物市场物价情况，属于药学史（药物经济）的重要参考资料。吐鲁番出土的这类文书共有35种（即龙谷大学的35个编号）。它们均各自独立，并不前后衔接。其记录的内容各不相同，但均属残卷性质。按照日本学者池田温《中国古代籍帐研究》P. 447的考证，这些药价文书残片均为唐·天宝2年（743年）交河郡市估案（药价）（此文系据荣新江教授提供）此种大谷 2355《药价文书第一种》的残卷原缺题名，今新拟定。现存共9行残文。

（32）《药价文书第二种》 大谷 3033。原缺题名，今新拟定。现存4行残文。

（33）《药价文书第三种》 大谷 3036。原缺题名，今新拟定。现存7行残文。

（34）《药价文书第四种》 大谷 3042。原缺题名，今新拟定。现存6行残文。

（35）《药价文书第五种》 大谷 3049。原缺题名，今新拟定。现存2行残文。

（36）《药价文书第六种》 大谷 3050。原缺题名，今新拟定。现存4行残文。

（37）《药价文书第七种》 大谷 3052。原缺题名，今新拟定。现存2行残文。

（38）《药价文书第八种》 大谷 3054。原缺题名，今新拟定。现存3行残文。

（39）《药价文书第九种》 大谷 3056。原缺题名，今新拟定。现存4行残文。

（40）《药价文书第十种》 大谷 3061。原缺题名，今新拟定。现存2行残文。

（41）《药价文书第十一种》 大谷 3062。原缺题名，今新拟定。现存3行残文。

（42）《药价文书第十二种》 大谷 3063。原缺题名，今新拟定。现存2行残文。

（43）《药价文书第十三种》 大谷 3071。原缺题名，今新拟定。现存3行残文。

（44）《药价文书第十四种》 大谷 3074。原缺题名，今新拟定。现存2行残文。

（45）《药价文书第十五种》 大谷 3076。原缺题名，今新拟定。现存6行残文。

（46）《药价文书第十六种》 大谷 3081。原缺题名，今新拟定。现存5行残文。

（47）《药价文书第十七种》 大谷 3085。原缺题名，今新拟定。现存7行残文。

（48）《药价文书第十八种》 大谷 3088。原缺题名，今新拟定。现存9行残文。

（49）《药价文书第十九种》 大谷 3089。原缺题名，《敦煌古医籍考释》称为《药价文书第一种》，今改称《第十九种》。现存7行残文。

（50）《药价文书第二十种》 大谷 3091。原缺题名，今新拟定。现存8行残文。

（51）《药价文书第二十一种》 大谷 3092。原缺题名，今新拟定。现存10行残文。

（52）《药价文书第二十二种》 大谷 3093。原缺题名，今新拟定。现存8行残文。

（53）《药价文书第二十三种》 大谷 3094。原缺题名，今新拟定。现存9行残文。

（54）《药价文书第二十四种》 大谷 3095。原缺题名，今新拟定。现存7行残文。

（55）《药价文书第二十五种》 大谷 3096。原缺题名。《敦煌古医籍考释》称为《药价文书第二种》，今改称《第二十五种》。现存8行残文。

（56）《药价文书第二十六种》 大谷 3097。原缺题名，今新拟定。现存8行残文。

（57）《药价文书第二十七种》 大谷 3098。原缺题名，今新拟定。现存7行残文。

（58）《药价文书第二十八种》 大谷 3099。原缺题名，今新拟定。现存6行残文。

（59）《药价文书第二十九种》 大谷 3413。原缺题名，今新拟定。现存2行残文。

（60）《药价文书第三十种》 大谷 3414。原缺题名，今新拟定。现存1行残文。

（61）《药价文书第三十一种》 大谷 3416。原缺题名，今新拟定。现存1行残文。

（62）《药价文书第三十二种》 大谷 3435。原缺题名，今新拟定。现存2行残文。

（63）《药价文书第三十三种》 大谷 3441。原缺题名，今新拟定。现存1行残文。

（64）《药价文书第三十四种》 大谷 3445。原缺题名，今新拟定。现存3行残文。

（65）《药价文书第三十五种》 大谷 3447。原缺题名，今新拟定。现存1行残文。

（66）《亡名氏禁方第一种》　大谷　3220。撰人不详。残卷。缺下半截。正、背两面书写。背面为阴阳书（《阴阳要诀》）。正面即此书。原缺书名，今新拟定。现存12行残文。

3. 新疆维吾尔自治区收藏（新疆维吾尔自治区博物馆）

1959年至1975年间新疆博物馆文物考古队的各民族文物考古工作者数十人先后在吐鲁番县火焰山公社阿斯塔那村北、哈拉和卓村东进行了13次发掘，其间吐鲁番文物保管所也作过多次发掘，此外还在乌尔塘和交河故城数次发掘，前后清理晋——唐墓葬450余座，出土了不少文书。他们发掘汉文文书经整理编纂后发表于该馆编写的《吐鲁番出土文书》一书中。现将其中有关医药的文献分述如下。

（1）《不知名医方第四十六种》　60 TAM 338：32/1。撰人不详。残片。其外形已呈鞋样剪纸状。宽15公分，高26.5公分。《吐鲁番出土文书》称其为“唐人写疗咳嗽等病药方”。其内容记“咳嗽短乏不得气”等症的治疗药方。书名原脱，今新拟定。现存5行文字。

（2）《不知名医方第四十七种》　60 TAM 338：14/6。撰人不详，残片。宽10.3公分，高7.2公分。《吐鲁番出土文书》称其为“唐人写残医方”。可辨有4行文字，但均断续不衔接，读不成文。只能从药用剂量“九（究）两”中识知属于医方，故称为《不知名医方第四十七种》。

（3）《牛疫方》　64 TAM 19：41/4（残片之一）。撰人不详。残片仅存1行，记以“《牛疫方》鬼”4字。前3字乃其书名。宽5.0公分，高15.0公分。按，此编号的残片与下记“19：44”的残片同出一墓，均治牛疫，系自同书析出者。

（4）《牛疫方》　64 TAM 19：44（残片之二）。《敦煌古医籍考释》名“牛病薰药方”。撰人不详。残片。按，此乙卷残片与上记的甲卷残片同出自阿斯塔那19号墓中。此卷宽25公分，高10公分。共存7行文字。记有用术、细辛等药，“烧药”，“气薰牛鼻中”和“疫”字。

（5）萎蕤丸服药法　64 TAM 30：10。残纸片。按，此纸片出土时原系裹在一丸药的周围。该丸药重46.3克，编号为64 TAM 30：9。其上面有3行文字，记以“萎蕤丸”的药名及其服用方法。系药丸的包装纸，具有仿单性质。

（6）《针灸节抄》　65 TAM 42：48。撰人不详。残卷，首尾均缺。新疆博物馆在其发掘简报（见《文物》1973年10期）称为《针经》。考其内容为治疗男子及妇人某些疾病的针灸取穴法。多系摘《针灸甲乙经》卷十一第十篇及卷十二第十篇的内容，故今称其为《针灸节抄》。现存10行文字。

（7）《不知名医方第四十八种》　66 TAM 73：32/1（b）。撰人不详。残片。按，此残片共存4行文字。其首行记有“□黄方：茵、栀（支）子、芒硝……丸”诸字。新疆博物馆称为“治急黄方”。按，此残片所记仅一方名有治黄病字样，并非原书名称，故今称为《不知名医方第四十八种》。其宽约10公分，高约15公分。又按，新疆馆将此残片编号与66 TAM 73：32/2b——均列为“治急黄方”项，并记以：“本件（指编号32/1b）行4。左下方残片（指编号32/2b）倒书字，与药方无关，为后人戏书，今不录”。鉴于后一残片与医药无关，且与前一残片单独分离，故此处从略。

（8）《不知名医方第四十九种》69 TAM 117：57/5。撰人不详。残片。按，此编号新疆博物馆称为："残古医方"。现断离为上下两个分离的残片，但其文字仍可上下断续衔接。可辨出3行文字。其中仅记有方剂中的个别药名（鳖甲、防己、姜、术等）及药量，主治及服药法文均脱。两枚残片的大小均约为宽13.3公分，高7.5公分。

（9）旃独杏枣汤方　72 TAM 153：34。残纸。共存3行文字，记一完整药方。其第一行作"……汤方"，缺汤方名，今据方中4味药物拟定方名。

（10）《不知名医方第五十种》　72 TAM 204：42（残片之一）。撰人不详。按，此种医方书残片破碎太甚，在其出土的TAM 204号墓葬中已发现较能辨识的残片包括此42号在内共有6片。它们的共同特征是每个残片形状各异，大小不一，虽可勉强辨出行数，但字数极少，读不成文。惟字里行间仍可读出方剂中的药名或其主治文等。特别是它们书写的字体全属同一人手笔，类唐人书法。今统称其为《不知名医方第五十种》，并用残片"之一"至"之六"以别之。此残片宽17.7公分，高12.2公分。记有"……气逆……上下不和方"及泽泻、桂心……等药名。可辨出6行文字。

（11）《不知名医方第五十种》　72 TAM 204：53（残片之二）。此残片宽约13公分，高约18.1公分，其外形破碎不成整块状。记有"吐血"、"补气"及"生姜四两，杏仁六十枚"等药物。可辨出6行文字。

（12）《不知名医方第五十种》　72 TAM 204：43（残片之三）。此残片最宽处15公分，高约23公分。记有杏仁、葶苈及捣（药）之制药法。可辨出4行文字。

（13）《不知名医方第五十种》　72 TAM 204：45（残片之四）。此残片宽约5公分，高16公分，记有黄耆（二两）及当归等药名。可辨出2行文字。

（14）《不知名医方第五十种》　72 TAM 204：51（残片之五）。此残片外形呈横排细长条状，宽约17.9公分，高约2分分。可辨出4行文字。但只有"……苏四两"及"前件"等数字。

（15）《不知名医方第五十种》　72 TAM 204：50（残片之六）。此残片外形呈竖排细长条状。只能辨出1行，共4字，即："用半两得"。

（16）《不知名医方第五十一种》　72 TAM 204：46（残片之一）。撰人不详。按，此系与上记的《不知名医方第五十种》出自同一墓葬，但其字体与之有异，虽也系唐人书法，但属另一种医书者，故今称为《不知名医方第五十一种》。此种医方也存有6个形状不等，破碎支离的残片。此残片宽5.0公分，高14.3公分。可辨出2行文字。记有"秦艽（胶）三两"，"××二两"等。

（17）《不知名医方第五十一种》　72 TAM 204：44：48（残片之二）。此残片宽15公分，高13.3公分。可辨出3行文字，记有"（当）归四分，桂心、紫菀四分，大戟三分……"等处方药名。

（18）《不知名医方第五十一种》　72 TAM 204：49（残片之三）。此残片宽约6.0公分，高5.0公分。可辨出3行文字，只有："白术四分，防（己）"6字。

（19）《不知名医方第五十一种》　72 TAM 204：52（残片之四）。此编号中共有4个零残小碎片、均单独分离，每片约32－52公分大，各片之间只能勉强联接成文。其中有"子午"、"汤服之"、"并忌"、"（生）冷"等记文。

（20）《不知名医方第五十一种》　72 TAM 204：47/1（残片之五）。此残片约宽8公分，高10公分。可辨出3行文字。有"停后"、"一服中取"等记文。

（21）《不知名医方第五十一种》　72 TAM 204：47/2（残片之六）。此残片约宽 4.2 公分。可辨出 2 行，每行 1 字，即“者”与“禁”字。

（22）《不知名医方第五十二种》　72 TAM 153：34。撰人不详。残片。可辨出 3 行文字。有白梅皮、杏仁及大枣等 1 首残药方文。

（23）《不知名医方第五十三种》　72 TAM 504：4/43。撰人不详。残片。按，此残片新疆博物馆称为“唐人写疗眼方”。可辨出 2 行，记有：白石蜜、决明子等药名及“（眼）上运”、“忌冷水”、“忌光”、“忌酢”、“忌酪”等文字。

4. 旅顺博物馆收藏

前面所提到的本世纪初由日本僧人大谷光瑞派遣的中亚考察团曾在新疆吐鲁番地区发掘出土的大批文书，除了现在保存在日本龙谷大学被称为大谷文书的一批文献外，还有很多仍存放在我国的旅顺，在太平洋战争日本失败投降后未及运回日本的。现在这一批文献仍在旅顺博物馆中保存。由于它们和大谷文书都是同时同地发掘的，因此这些文献的严重破损程度及其外形多呈不规整的小残片状，与大谷文书的外观也是完全一致的。惟旅顺博物馆方面直到最近开始对这些资料进行初步整理和研究。现将该馆所藏这批吐鲁番文书中有关医药的文书共有 9 种，根据其馆藏的流水编号及各件文书的特征分述如下。

（1）《不知名医方第五十八种》　旅博（流水号）72（残片之一）。现存共 4 行残文。

（2）《不知名医方第五十九种》　旅博 73（残片之二）。现存共 4 行残文。

（3）《不知名医方第六十种》　旅博 74（残片之三）。现存共 3 行残文。

（4）《不知名医方第六十一种》　旅博 75（残片之四）。现存共 5 行残文。

（5）《不知名医方第六十二种》　旅博 76（残片之五）。现存共 4 行残文。

（6）《不知名医方第六十三种》　旅博 78（残片之六）。正、背两面书写，现存共 2 行残文（正、背各 1 行）。

（7）《不知名医方第六十四种》　旅博 102（残片之七）。现存共 2 行残文。

（8）《不知名医方第六十五种》　旅博 143（残片之八）。现存共 2 行残文。

（9）《不知名医方第六十六种》　旅博 170（残片之九）。现存共 4 行残文。

二、和田（阗）地区（俄国收藏）

和阗医药文献——

1.《黄帝明堂经》甲卷　ДX　00235。残片。

2.《黄帝明堂经》乙卷　ДX　00239。残片。

3.《黄帝明堂经》丙卷　ДX　03070。残片。按《黄帝明堂经》原书三卷。撰人不详。今称上记三残片为甲卷、乙卷、丙卷。各卷均缺首尾。书名原脱，本人在 1988 年出版的《敦煌古医籍考释》一书中根据《医心方》、《外台秘要》等书所引《黄帝明堂经》佚文予以证实。甲卷现存 17 行文字。其中记有肾俞、大肠俞、小肠俞及膀（旁）胱（光）俞等穴的穴名、部位、刺灸法及其主治。乙卷下半截不存，只有上半截，现存 21 行文字。其中记有上窌（聊）、次窌（聊）、中窌（聊）、下窌（聊）及附分等穴的穴名、部位、刺灸法及其主治。丙卷上下部均残脱，现存 5 行文字。其中记有神堂及噫嘻等穴的穴名、部位、刺灸法及其主治。从内容来看甲、乙、丙三卷之间仍有断续可以先后直接衔接之痕迹。且三卷的字体款式一致。应属原系同一残卷之断裂析分者。

又按：此件文献三木荣氏在《西域出土的医药汉文文献》（1967年《医谭》复刊35号，原日文）中误以为系《甲乙经》残片。

1992年小曾户洋在影印的《小品方·黄帝内经明堂》一书及1988年本人的《敦煌古医籍考释》中均确认为系《黄帝明堂经》残片（小曾户洋氏记其编号为：俄1537）。

4.《服药符籙仪轨》 ДX 00263。撰人不详。全为21个小残碎片。残文记有："药"、"如麻子"、"捣筛"、"白素药"及符咒。

5.《驱祟方》ДX 00506V。撰人不详。残卷。原卷正、背两面书写。正面为"十二月壬气"。背面即此驱祟方。内容记有："病人赤黑色头痛……"，"病在血……见养鬼"等文字。乃病人驱除病邪的祝由术。现存17行文字。

三、楼兰地区（英国收藏）

楼兰医药文献——楼兰为西域古城国。在今新疆省若羌县境，罗布泊河西北。西汉元凤四年（公元前77年）迁都伊循城（今若羌县东）改国名鄯善。约在4世纪末被沙漠湮没。

1.《不知名医方第二十六种》M. 147（T. XLIV. c. 09）。（马伯乐氏记作："失名医书"）。撰人不详。残片。书名原脱。今新拟定。按，此残片图影本人未见。据马伯乐氏，其上记有"北斗"及"南斗鶣鹊"字样。马伯乐氏认为"或是医方的占星术"，今待续考。

2.《亡名氏禁方第二种》M. 174（LA. V. x. 018）（马伯乐氏记作"医药星占术"）。撰人不详。残卷。书名原脱，今新拟定。现存5行文字。

四、麻札塔格地区（英国收藏）

麻札塔格医药文献——麻札塔格（意即圣墓山）位于新疆省塔里木沙漠腹地和田河两岸的一座山地上，相当由阿克苏市（唐代拨换城）向南至和田（唐代于阗）的途中，但现已仅存古城堡遗址和寺院的遗址。斯坦因曾在1908年1913年两次在此处发掘。对于此地所出文书，斯坦因均以Mr. tagh（麻札塔格之简称）作为代号。

1.《不知名医方书第二十七种》 Mr. tagh. 6630（M 467）。撰人不详。残片。前、后及下半截均缺。按，此残片图影本人未见。据陈国灿《斯坦因所获吐鲁番文书研究》称为："医书残片"。内容为断续的4行残文，有"妇人不用"、"鸡鸣"，"两枚"、"一枚"、"梳刷"等字样，文义未明。

五、吐峪沟地区（英国收藏）

吐峪沟医药文献——以下所记的两种医药文献系斯坦因第三次探险时所获，但未经马伯乐整理。后于1989年始由郭锋氏在该馆整理后发表在《甘肃新疆出土汉文文书》一书中。其出土地点在吐鲁番地区的吐峪沟（郭氏称为"吐峪沟Toyukh文书"）中者。

1. 药方残文 Or 8212/1011 Toy Ⅲ 029 Y。按，此件医药文书郭锋氏称为"残药方"，并记其高11.1公分，宽9公分。前、后均缺。现仅存2行残文，共5字。即：第1行为："……五（钱）九分□出……"。第2行仅1"定"字。按，此残片原是否为某书的一部分，或单独书纸上，尚不能详，故暂定其名为"药方残文"。

六、蒲昌海（今罗布泊）地区

在上个世纪初在蒲昌海地区地下发现了四枚残缺的医方汉简和三个残存的汉魏时期医方残片。惟其中可以辨认的文字不多，如在药物方面有："桔梗八两"、"茱萸五升"、"藜芦四两"，在中成药名方面则有"发寒散五合"之类。

七、新疆周边地区

甲、黑城（内蒙）

1. 英国收藏

黑城医药文献——黑城又称卡拉浩特，或黑水城，位于北纬 41 度，45 分，40 秒及东经 101 度，5 分，14.85 秒之间，相当于今内蒙古自治区西北部额济纳旗附近，为西夏时（1038—1227 年）故城，但到了 15 世纪以后该地已被流沙湮没。

（1）《不知名脉法》　KK 012 dd（Or 8212/1343）。残片。撰人未详。首尾上下全脱。英国图书馆将其与另外残片合裱于一纸。黄永武《敦煌宝藏》中曾收有此件的图影，该书的编号是："斯・碎片・181"。但此残片实出自黑城，并非敦煌。兹据郭锋《甘肃新疆出土文书》采用英国图书馆之上记编号。现仅存 4 行残文，均论诊脉之法。惟第 1、2 行文字不见传世古医书中。第 3、4 行文字可见王叔和《脉经卷一・辨尺寸阴阳荣卫度数第四》一篇，但次序颠倒。书名原脱，今新拟定。

（2）《亡名氏丸药方第一种》　KK 0117f（Or 8212/1106）。撰人不详。残片，前、后、上、下均脱。郭锋称为："大沉香丸药方"，并记其高 24 公分，宽 17 公分。行书。按：此残片仅存 3 行残文。其第一行即"……安服一丸，细嚼，……"，2 行为"淡生姜汤下。心定……"，3 行即"……大沉香丸……"。书名原脱，今新拟定。

（3）《亡名氏丸药方第二种》　KK 0118e（Or 8212/1116）。撰人不详。残片。前、后、上、下均脱。郭锋称为"残药方"，并记其高 10 公分，宽 8 公分。按，此残片仅存 2 行残文，每行 4 字，均记作"……丸一□大王……"，共 8 字。此外别无药方名称及处方。原无书名，今据其残文中的"丸"字暂称其为《亡名氏药方第二种》。

（4）《不知名医方第二十五种》　KK. II. 0265［n］（M. 477）。（马伯乐氏记作："失名医书"）撰人不详。残片。书名原脱，今新拟定。按，此残片图影本人未见。据马伯乐氏，其上记有"人□□赤丹麻"等文。今待续考。

（5）　《（新雕）孙真人千金方》　木刻版印残叶之一 KK. II. 0285［b］. iv. m（M. 478）。唐・孙思邈撰，残存纸叶 1 片（原书 30 卷）。前、后、上、下均缺，现存残文 7 行半。按，此残片曾在《敦煌宝藏》第 55 册中缩小影印（编号为：斯・碎片・79），但未能记其自黑城出土。书名原脱，今将其内容及残存的刻本图影与日本静嘉堂文库所藏宋代刊本的《新雕孙真人千金方》相对照，可证实其为该书卷十三，胸痹第七的部分残片。而其原文则系引自张仲景《伤寒杂病论》古本佚文者。（可参见本人《在日、英、俄发现的三种（孙真人千金方）珍希遗书及其重要意义》一文。又可参见后文俄 303 此书的木刻印本残叶之二）

又按：此编号本人在前年收入《敦煌医药文献辑校》一书（系《敦煌文献分类录校刊》丛书之一，已于前年交付江苏古籍出版社即将出版）。在该书中题名《伤寒杂病论》

丁本残卷)。

(6)《佛教绝食等修炼法》　KK(原无编号)(Or 8212/1270)。撰人不详。书名据郭锋氏。残叶。前、后及上半截均缺。敦氏记其为:“两面书,册叶装。14.5×10.7(公分)。褐白纸,行书”。正面共8行,记有“定念”“自创问想”之修炼法。背面共6行,记有“绝食之法”诸文。

2. 俄国收藏

(1)《不知名医方第三十九种》　TK 107 黑城医药文献。撰人不详。残片。正、背两面书写。正面为《佛说普遍光明焰　清净炽盛思惟如意宝印心无能胜总持大明王大随求陀罗尼经》的卷末,背面有此方书一则药方的反印纹,仅存3行。第一行为“酸枣仁　人参(去节、头)　茯苓(去皮、各半)”,第二行为“右为细末,每服三钱”,第三行为“□麻黄(三[两?]□)”。

(2)《不知名医方第四十一种》　TФ 6867(孟列夫编号:297)。残叶。孟列夫称为“医文”。据其介绍,此件抄写在一个小册子的第2~4面上。该册子的其余部分是手写的西夏文。面幅11.5×16.5公分,栏面11×13公分。纸色灰,小字双行夹注。面6~7行,行11~12字,共16行。无书题。(13世纪上半期)。内容为药方及其配制规则。残存开始部分为:“敕赐紫苑丸,东宫司直贾所。”末尾部分为:“梧桐子大,每服五丸为度。”

(3)《(新雕)孙真人千金方》木刻印本残叶之二　TK 166(孟列夫编号:303)。唐·孙思邈撰。残存纸叶6叶(原书30卷),即该书卷13的第20、21、22、23、24叶及卷14的第1叶(各叶前、后各半叶,每半叶均14行,行23~25字),共168行(其中第5叶之末行记有“孙真人千金方卷第十三”,第6叶之首行记有“孙真人千金方卷第十四”字样),每半页大小为32×20公分。

按:此件文献三木荣氏曾误题为“千金翼方”,并误以为系与日本宫内厅书陵部所藏的元·大德本《千金翼方》同为一版。

1988年李继昌在《列宁格勒藏孙真人千金方残卷考索》一文中仅就俄藏此文献卷14首叶的图影作了介绍。

1989年小曾户洋氏在《千金方书志概说》及1996年在《中国医学古典与日本》一书中先后转引李继昌文,但李继昌及小曾户二氏均只记有此文献卷14的一叶,且均未见到实物与照片。

本人在1996年中医古籍出版社出版的《中医药文献研究论丛》一书中始据俄国·米施可夫《黑城出土汉文文献目录提要》(1984年俄文版)明确了当时出土的此文献并非一叶,而系实存6叶。惟在该书中仅将卷14叶的图影发表(本人在该文中已作了考证),但该书对其余五叶仅记首、尾文字,缺乏全部录文。直到1998年3月始获见了此件的全部书影,经与日本静嘉堂藏同名书的图影对照,二者并非同一版本。

(4)中成药《辰龙麝保命丹》的商品仿单　TK 173(孟列夫编号:302)。木版刻印。按,此件并非医书(孟列夫误记其名为“药方”),乃是一种药品仿单。所谓药品仿单,是旧时中药铺中为其所出售的每种成药商品的包装封皮上介绍该药名称、药效、主治及服法、宜禁等内容的文字的说明书,一般每种成药商品只用一张。此件也系单独一页,但缺其右侧前端(约1行文字)及仿单的下半截,仅保存有左上角的部分栏框,呈左右双边形。仿单的上部有高3.5公分,宽约10.5公分大小的横框。在横框中有通栏大字刻记黑底白字（阴文）的该药名称，即“辰龙麝保命丹”6字。其下为纵排的文字说明，共11行，但缺首行，实存10行残文。孟列夫称此件为“金刻本，13世纪上半期的”。孟氏并认为此方所记述的药剂效用和服法与《中国医学大词典》（谢观撰）P.4246的“龙麝聚圣丹”相同。但据本人考察，“龙麝聚圣丹”药方系始见于元代罗天益《卫生宝鉴》一书，其主治为“心脾寒热，毒气攻冲咽喉”诸证者，而此仿单并无此主治文，方名也异，显非相同药物。

（5）《不知名医方第四十二种》 TK 187（孟列夫编号：304）。残叶。蝴蝶装，写本。孟列夫称为“治疗各种疾病的药方”。据其介绍：“共存15页。各页散乱，排列顺序不详。46×24公分，页20行。”但据本人自《俄藏黑水城文献》所载此件图影所见，共有16页。惟其中第3、4页，第5、6页及第7、8页的图影均系同一书叶在正、背两面书写者，故其原件实数应为16－3＝13叶（残叶）。在全部残叶中均无书名与撰人。其内容杂记有治泻利、牙疼、痈肿、咽喉肿痛等医方。方名有“神仙透骨丹”、“治诸风乌金丸”、“千金膏”、“雄黄丸”、“烧金法”等。

（6）《佛教医文第一种》 A5（孟列夫编号：298）。残页。蝴蝶装，写本。孟列夫称为“佛教医文”，据其介绍：“首全，尾缺。存10个双页和第11页的第1面。面幅8.5×9.0公分。共7行，行9～10字，小楷。纸褐灰色，涩滞。（13世纪初的）。共有三篇医文汇集，即《念一切如来百字忏悔剂门仪轨》、《求佛眼母仪轨》和《利他截病四种内》（缺尾）。其中分别记有除病的仪式、咒语和药品。”

（7）《佛教医文第二种》 A.13（孟列夫编号：299）。蝴蝶装写本。全文。孟列夫称为“佛教医文”。据其介绍：“此件共8个双面。版心上有页码。面7.5×9.5公分。共5行，行11～13字。潦草的小楷。纸灰色。正文前有祈祷语。其后为小字的作者署名：‘大五明传’。第1面背面有小字书名《佛眼母》（13世纪初的）。内容记述了驱除疾病的仪式和药品、咒语。”

（8）《佛教医文第三种》 TK 286（孟列夫编号：300）。蝴蝶装，写本。首尾残缺。孟列夫称为“利他截病四种内”。据其介绍：“此件共1个双页。页幅20×14公分。页14行，行12字。小楷。用尖木笔抄写。纸灰色，无书题（13世纪初的）。”正文后记：“念一切如来百字忏悔剂门仪轨”和“求佛眼母仪轨”。

（9）《佛教医文第四种》 TK 287（孟列夫编号：301）。蝴蝶装，写本。首缺。孟列夫称为“佛教医文”。据其介绍：“此件共4页。面幅6.5×9.0公分。面5行，行8字。最后一面无字。小楷。尖木笔抄写。段末有小字祈祷语。纸色灰褐，无书题（13世纪初的）。从‘种种毒药’至‘弟亦竟阿帝’。其内容记述了药剂的成分，服药时念诵的陀罗尼，以及药方是由谁传给谁的。”

3. 内蒙古（文物考古研究所）收藏

内蒙古文物考古研究所藏（黑城医药文献）——位于我国内蒙古自治区西部的黑水城遗址，原是西夏至元代时期的重要城市，14世纪中期以后由于战争堵断了其上游的河道来源，遂使原来的绿州地带逐渐退化为一片风沙荒漠。黑水城也被沙漠所覆盖。早在解放前的本世纪初期虽有俄、英、瑞典等国探险队来此处发掘，但其地下文物宝藏的重要价值始终未被国民党政权所重视。直到新中国建立后，在1962～1963年及1976～1979年间内蒙古自治区政府均曾专门派遣文物考察队去黑城及其周围地区进行考古发掘。特别是1983

~1984年间，内蒙古文物考古研究所等单位在黑城发掘出的文书，编号近3000件之多。1991年由该所编写的《黑城出土文书》一书中整理发表了760余件。兹将其中有关医药学的文献8件分述如下。

(1)《伤寒杂病论·丁本》 F20：W10。汉·张仲景撰。残卷（原书16卷）。原脱书名及篇目。据宋本《伤寒论》与该书“辨太阳病脉证并治下第七”的一部分（即桂枝附子汤〔原脱汤名〕、甘草附子汤及白虎汤文）相近，其排列顺序全同，应属该书之异本残文。原大18.3×14.5公分，竹纸。行草书。现存10行文字。

(2)《不知名医方第五十四种》 F62：W24。撰人不详。残卷。原大14.0×18.0公分。麻纸。行草书。记有三首药方残文。书名原脱，今新拟定。现存11行文字。

(3)《不知名医方第五十五种》 F21：W18。撰人不详。残片。原大14.0×6.0公分。麻纸。行草书。仅存一处方中的三味药名及药量。书名原脱，今新拟定。现存2行文字。

(4)《不知名医方第五十六种》 F8：W2。撰人不详。残片。原大17.0×8.5公分。竹纸。行草书。仅存一处方末的服法文。书名原脱，今新拟定。现存2行文字。

(5)《不知名医方第五十七种》 F14：W7。撰人不详。残片。原大19.5×8.0公分。草纸，行草书。仅存一处方残文。书名原脱，今新拟定。现存3行文字。

(6)《占病诗》 F137：W2。撰人不详。残叶。原大27.3×18.0公分。竹纸。楷行书。书名原脱，今新拟定。首行记有“卌六”二字。其内容有“眼目昏暗”、“腰脚残疾……”、“脾胃受疾”及“湿证”四种疾病的占卜七言诗各一首，今据此残叶首行记有“卌六”二字，末行只存“湿证”诗的前二句，可知此乃《占病诗》中尚存第47节的一部分。书名原脱，今新拟定。医史类文献。现存12行文字。

(7)《妊产方》 甲卷F14：W1。撰人不详。残叶。原大14.5×10.0公分。竹纸。楷行书。书册残叶，前后均缺，此为一叶的后半叶，栏框四周单边，内容为产科诸病医方，书名原脱。今以此编号与F14：W2编号系属同书，同一抄本的不同残叶，而后者内容均为妊娠病医方，故分别称为《妊产方》的甲卷与乙卷。此甲卷现存8行（另有双行小注）文字。

(8)《妊产方》 乙卷F14：W2。此残叶与《妊产方》甲卷（F14：W1）为同书，同一抄本但不同叶的前半叶。其字体与写录规格与甲卷全同。现存7行（另有双行小注）文字。

乙、吐谷浑（青海、西藏）

吐谷浑医药文献——吐谷浑为西域古国，在今青海、四川境内。既知在龙谷大学藏有二种医药文献，即：

大谷（编号待考）——《亡名氏灸法》（考）。撰人不详。残片，内容记有脾风的灸法及有脾俞等穴名。书名原脱，今新拟定。现存5行文字。见三木荣氏引《西域考古图谱》卷下）。

大谷（编号待考）——《亡名氏本草目录》（考）。撰人不详。残片。内容系记有各种药名。书名原脱，今新拟定。现存6行文字（见三木荣氏上书）。

丙、武威（甘肃）

1. 下西沟岘（残页）

甘肃省博物馆藏（武威西夏文医药文献）——1972年甘肃省考古人员在武威县张义

乡下西沟岘山洞中发现了一种西夏文的医学方书残片。西夏是公元 11 世纪初在我国西北部的宁夏、甘肃的大部、陕西北部、内蒙古西部的广大幅员地区以党项族为主体建立的王国。建国虽只 190 年，但追溯其远祖的夏州政权（中原王朝管辖下的节度使），历时有 347 年之久。其国内通行文字除汉字外，另行创立了方块体的西夏文字。当时以西夏文写成的各类文献甚多。特别是近十年来发掘出土了不少西夏文献，甘肃省博物馆收藏的这种残片，即其中的一种。

《西夏文不知名医方》　"西夏文物"：347。残页。书名原脱，今新拟定。据《西夏文物》P. 325 的说明，即此残纸："上下有墨划单栏框，存西夏文楷书八行。内容为治疗伤寒等病的药方。其中牛膝、椒、术米等药名以及煎法、服法多与中医相同。反映了西夏医学与中原传统医学的关系。"（参见史金波等《西夏文物》一书，1988 年文物出版社出版）

2. 旱滩波（木简、牍）

《治百病方》——汉代木简 78 枚，木牍 14 枚。这部医方书已于 1975 年本人参加整理注释，由文物出版社出版，书名《武威汉代医简》。

丁、居延海地区（甘肃）

1. 临床医方汉简

首先是治疗病人的医方，共六支残简，在这六支残简中文字较完整的只有以下一首医方，即"伤寒四物（汤）"。原文是：

"伤寒四物（汤）：烏喙十分，细辛六分，术十分，桂四分。以温汤饮一刀圭（原作"封"），日三，夜再，行解，不出汗。"

按：此方虽然尚缺其主治文，但从其整个方剂组成配伍来看可知其应属治疗伤寒之方。近人罗福颐氏在 1956 年曾专门就此方撰写专文考释，题其文章名为："祖国最古的医方"。文中特别将此方与张仲景《伤寒论》中的"麻黄附子细辛汤方"、"桂枝汤方"与"甘草附子汤方"三个方剂加以对比。这里就不再引述。

其余五支木简医方则只能辨识出处方中的个别药名及其剂量。即：

"……分，蜀椒四分，桔梗二分，姜（薑）二分，桂……"

"……方。用曾青。……"

"……分，细辛三分，×，桂……"

"……甘草五……"

"……二尺，桂……"

临床医方除了记录方剂中所用药物及其剂量外，有的还记有病人名、诊断症状、服药法等，而其全文则多残缺。这类汉简有以下 7 支：

"……治除热方：贝母一分，桔梗（"更"）三分……"（破城子探方 10；8 简）

"……桑螵蛸未有　远志……石公龙六分半　附（"付"）子毋有……枳壳六分，多一分　高夏柴（原作"茈"）……干桑一分半　熟地黄五分，多二分"（破城子探方 40，191B）

"……臧去它人毋敢取……前所示者多螵蛸二分半"（破城子探方 191A）

"……一分，栝蔞（楼）　眯四分，麦丈句、厚朴（"付"）各三分。皆合和，以方寸匕，取药一，置杯酒中，饮之。出矢鍭"。（破城子，56，228）

"……大黄十分，半夏五分，桔梗四分，部……"（破城子探方。9，7 正面）

“……姜四两　二钱七分直……茯（“伏”）苓（“令”）四两　三……”（同上，背面）

“……五分……”（破城子探方，5，10）

2. 记有疾病死伤的汉简：

这类汉简的性质和内容也和斯坦因在敦煌地区发现的有关疾病死伤汉简相类似，是记录有关当地驻防烽燧官兵患病与伤亡情况的档案。从中可以看到有关患病士卒的姓名或人数、疾病名称或有关症状、简要的医治处理情况以及日期等。有关这类的木简释文其数量不下一百数十简之多。惟这类简文每条大都内容简短不全地记有个别患病士卒的姓名、人数及所患病名、治疗、死亡等情况，所记疾病也非全属医学专有名词，仅为日常习用的症状名称。其中主要包括：

“头痛（原作“恿”或“瘜”）”、“四节不举”、“伤寒”、“两胠筋（原作“箭”）急”、“寒热（原作“炅”）”。

“心腹（原讹“服”）支满”、“疾心腹”、“×伤右舷（疑“肱”字）”、“病伤汗痒（原作“养”）”。

“伤头右手”、“病心腹积”、“伤左乳”、“耳鸣”、“目濡”、“积”、“左右胫痈（原作“雍”）”“肘痈肿”、“折伤”、“肠澼（原作“辟”）”、“疾温病肠”、“肘肿（原作“种”）”、“癃（原作“痒”）”。

在病案方面在这里只能选出下面几个木简文作为举例，其余就不逐一录出。

“田卒平干国广平、石安里孟强（“疆”）年二十七。本始五年（公元前69年）二月丁未，疾心腹支满，充右塞前。丞报……”

“……为故。第三十（卅）隊（“燧”）长司马章所伤病。医宋昌治饮药。（下略）”

“第三十七隊卒蒋赏三月旦病两胠前疾。少愈”。

“……官。初元五年（公元前44年）八月，病卒名籍×出”

“第十燧卒高同病伤汗（当为“寒”字），饮药五剂（齐）。……”

“……二月甲申病肘痈肿（原作“种”）而已死……”

“……头痛（瘜），庚寅有瘳（“廖”）”（破城子，9）

“……病卧舍，宜（“谊”）留”（破城子探方，31；5）

“……谨移戍卒病”（破城子探方，40；55）

“（上略）惠君不起，病其痛（下略）”（破城子探方，233A）

“……癸亥病头痛寒炅未能……”（破城子探方，553）

“……皆财置员医吏……”（破城子探方，52，578）

“……董充　三月癸巳病挛，右胫臃（“雍”）肿（种）……”（破城子探方，53，14）

“野明隊长郑放。六石弩渊中三分。吏十一月廾五日病伤寒，……视一岁病积五日”（额济纳旗三十井次东隊，24）

“……正月旦，病持辟病居三堠下卢中死”（破城子房屋二十二，22，655）

“……伤×诊视脉毕……”（甲渠第四隊散简，19）

“右病诊爰书”（破城子探方，59，79）

“……第七隊卒舒□、胡除……饮药三剂（齐）……”（破城子，367）

“……□西安国里孙昌即日病伤寒，头痛（“瘜”）不能饮食它如……”（破城子探方

59；157）

“……三月已亥除署第四部病欬短气，主亭隧七所？呼……”（破城子探方，68，5）

“……皆，（“父”）咀（“且”）以淳酸（疑为“酒”字）渍之，一宿，……费（当是“沸”字）药，成，浚，去滓（“.”），以酒饮。”（甲渠第四隊探方二，2，65）

“……月戊辰朔己巳兼诚南候辰累虜候长鳯敢言之鲟戊辰病伤寒头痛四节……”（额济纳旗三十井次东隊，80）

“……中助，新（“薪”）病者，三日一饮。久病者，……”（破城子房屋二十二，22，817）

“……庚午朔辛巳吞远士戎敢言……伤汗，寒热，头痛（“恿”），即日加烦满（“懑”）四肢（“支”）……”（破城子探方59，49A）

“……腹中有……”（破城子探方43，236）

“……药三十（卅）剂（齐），不愈（“偷”）。至八月己……”（破城子探方，251）

“……心腹止泄药非物負一算。”

“……结日不……云以妇病为解，有所……”（破城子探方51，222）

3. 记有医疗器物的与针灸疗法汉简

根据残缺不全的简文，在用药的剂型方面、针灸治疗方面及保存药物的器物方面可以看出有以下一些。

a. 药物剂型——主要为汤剂，简文中称为“饮药”。如：

“饮药二十剂（原作“斋”）。不愈（原讹作“偷”）。已如爰书。敢言。”

其次，有丸剂。如：

“三月乙酉，病心腹，丸药三十五”。

有外用膏剂如：

“昌邑方与土里陈系，十二月癸巳病。伤头。右手傅（原作“膊”）膏药”。

b. 针灸治疗——针法称为“刺”，如下面一简仅记针刺，未记所刺经穴。

“……二月刺（原作“剉”，俗写），起后，数日府贤来。刺（“剉”）、饮药一剂（“齐”），置十六……”

灸法则径称为“久”。如：

“二月甲申病时肿（原作“种”）肉（原作“月”），已灸（原作“久”）。”

c. 备用的贮药袋——在一支专门题有“守御器簿”的木简上，记载了驻军用的约30余种器物名称。每种各记有相应的名称及其数量。在最末所记的一件器物即：

“药盛橐四”

也就是盛装药物的口袋四个。这应当是驻防官兵常备的药物容器。

4. 法医鉴定用的汉简

居延汉简中还有若干记载由于兵械斗殴而致伤残或死亡后经过检验的记录，可供法医鉴定之用者。这里也仅举以下数例。

“……县，南首，×偃，口吟，目×，手捲，足展，身完，毋兵刃木索×。”

这是记某尸体在死亡现场头部向南，身体仰卧，口闭（按，“吟”字义为“噤”。噤即闭口。据《集韻·上声》“吟”及“噤”释文），眼目（此处缺文），手部捲屈，足部伸展，没有兵刃与绳索（按，《说文·濁部》：“索，草有茎叶可作绳索。”）×（疑指痕迹而言）。

“……阳××里……病头痛，寒热（炅），不能饮。

×（口）吟，手卷，足展，衣白绔，单××××取布袍长裹各一领，布复袴，

××衣。诊视：毋木索、兵刃处。×××审。它如爰书，敢言之。”

这支简上首先记述了死者生前患病的症状。其次记录了死后尸检的材料。

“夏候、谭争言斗。夏（“宪”）以所带剑刃击伤谭胸（“匈”）一所，广二寸”。

“……左臂二所，皆广二寸，长六寸。又，手中创二所，皆广寸半，长三寸。右臂二所，其一……”

“……一所，刺腹一所。尊击×××左胁一所。凡……”

“……当时死，身完。毋兵刃木索迹。实疾死审，皆证，……”

5. 兽医方汉简

只有以下2支治疗马病及死亡的汉简。

“治马头涕出方。取戎塩三指挟三……”

“始建国四年（按，此为王莽年号，相当公元12年）正月，驿马病死，爰书。”

“……并马病治马……”（破城子探方50，67）

“……伤牛车出入簿”（破城子探方，56，315）

“……马病、至戊辰（下略）”（破城子探方，43，2）

戊、敦煌（甘肃）

在敦煌出土的古医药文献数量最多，主要是集中于该地千佛洞莫高窟的石室中。本人曾撰有《敦煌古医籍考释》及《敦煌医药文献辑校》二书作了较详的介绍，这里从略。

（2004年8月亚洲医药出版社《医论集粹》，第1－33页）

海外收藏古代中医文献研究

1.《医心方》中的古医学文献初探

《医心方》是一千年前日本伟大的医家丹波康赖编著的重要医学典籍。它系统而全面地总结了公元10世纪以前汉方医学在临床医疗各科以及针灸、本草、食疗、养生等多方面的卓越成就，从而有不少早已失去的极为珍贵的古医学文献也赖以保存。特别是在中日两国医学的交流传播方面也起到了积极促进与沟通作用，为中日两国古代医学共有的汉方医学学术体系奠定了坚定可靠的基础。这部伟大医学著作的古写卷子本完整地传流到今天，不仅是日本人民的无价国宝，也是中国人民和全世界人民的医学科学珍贵历史财富。

今天，值此纪念《医心方》撰成一千周年之际，谨将本人对《医心方》所作的研究工作、即有关该书中所收录的古医学文献进行初步探讨，希望日本的朋友们、同道们予以批评指教。

一、医经类著作

《医心方》所收的古医经类著作，有《素问》、《九卷》、《太素》和《难经》等四书。

（一）《素问》

《医心方》收录此书有一〇条佚文。又可分为三类。（按：以下凡记出的页数均指人民卫生出版社影印本《医心方》书）

第一类，仍见于今本《素问》者，有：

背输度量法一条（五九页），见今本《素问》血气形志篇第二十四。

四时养生法五条（六一七页），均见今本《素问》四气调神大论第二。

第二类，不见于今本《素问》，但见于今本《灵枢》者，有：

“九针论”二条（六二页），见今本《灵枢》九针论第七十八。

第三类，既不见于今本《素问》，也不见于今本《灵枢》及《太素》、《甲乙经》等书者，有以下二条，即：

①“《素问经》云：千病万病，无病非风。”（八〇页）

②“《素问》云：赤疹忽起如蚊虻喙，烦痒重沓隆（垄）起，搔之逐手起也。有白疹亦如此。”（九六页）

以上事实说明，《医心方》所引的《素问》是古传本的一种，与唐代王冰整理的传本不同，且有后者未收的文字。因此为《素问》一书的早期源流，提供了极为重要的资料。

（二）《九卷》

《医心方》收录此书只有一条佚文，即：

“《黄帝九卷》曰：若取人节解者，可从大椎骨头直下至尻尾骨端度取分为二十二分，还约背当分，分上即其穴也。但肝一输当上灸之，余穴无不侠两边各一寸三分也。”

按：《九卷》是《黄帝内经》的古传本之一，也是比《灵枢经》更早的古书名。但上面一条文字既不见于今本《灵枢》，也不见于今本《素问》、《太素》等书中。

（三）《黄帝内经太素》

《医心方》收录此书共五三条佚文，其中包括原文三六条，杨上善注文一七条。现将这些佚文和传世本《太素》以及《素问》、《灵枢》的关系对照列表如表一。

（四）《黄帝内经八十一难经》

共十一条佚文，但均系节录者。其中包括：

①《医心方》卷三有三条（见八三～八四页），均见今本《难经》一、二难，论寸口脉法。

②卷十有三条。第一条（二一六页）论疝瘕，应属二十九难注文，但今本无。第二条（二一九页）论痞气，见今本五十六难。第三条（二一九页）系丹波康赖对第二条所作注文，其中引有杨玄操《难经注》及《医门方》文。

③卷十六有三条。第一条（三五四页）论血气荣卫，应属三十难注文，但今本无。第二条（三六〇页）引《难经》吕广注，见今本十五难。第三条（三六三页）见今本十难，均论脉象。

④卷十九有一条（四二八页）系重出文（同卷十六第一篇）。

⑤卷二十四有一条（五三一页）论寸口脉法。见今本二难，杨玄操注。

二、有关张仲景、华佗的著作

后汉名医张仲景、华佗二氏的医学著作，传世的虽有《伤寒论》、《金匮要略》、《金匮玉函经》、《中藏经》及《内照法》数种，但都已经过10世纪以后人整理或改编。《医心方》是公元982年的著作，其所收载的二氏著作佚文，共有六种，由于他们都是10世纪以前的产物，因而均可为研究二氏的医著提供重要的历史资料或线索。

（一）《张仲景方》

据张仲景《伤寒杂病论》自序，张氏所撰医书原名是《伤寒杂病论》共一六卷。其后始有《伤寒论》、《金匮要略》等书名。在《医心方》中所收录的张仲景医书只有一种，即《张仲景方》共一九条佚文。其内容有以下几方面：

论灸法一〇条（见卷二、六三页。包括重出二条）。治咳方一条（见卷九、一九九页）。治肿方二条（见卷十、二二七页）、消核方二条（见卷十六、三六二页）、解寒食散方四条（四五五－四五六页）。

将佚文与传世诸本对照时，灸法各条虽不见于今本《伤寒论》等书，但其中个别条文如灸之生（原假作‘腥’）熟与灸头法等文义均与今本《金匮玉函方》接近，但字句有异。

方剂方面，共有九方，均不见传世《伤寒论》等书。仅其中一方名青龙汤者与今本大、小青龙汤名相近。其方药只有四味，同小青龙汤，但仍少另外四药。

可见此《张仲景方》是张仲景所撰医书的早期传本之一。其佚文足以补今本之不足。

（二）《张仲景药弁诀》

此书名不见《汉书艺文志》及隋唐书目。《医心方》共收录二五条佚文。其中在卷一作《药弁诀》或《药诀》有二三条，均本草序录中的药物七情文。但其内容不尽相同。又在《医心方》卷二有《张仲景药弁诀》二条，论服药时日禁忌法。以上两个书名与《日本国见在书目录》中的“《药弁诀》一（卷）”应为同书。

（三）华佗“脉诀”

在《医心方》中引有华佗《脉诀》的佚文只有一条，见于卷三（八三页）的栏外小字。原文是："寸，尺位各八分，关上位三分，合一寸九分也。"

按：此文也见于《难经集注》（二难）唐·杨玄操注所引华佗《脉诀》文。《华佗脉诀》原书早佚，但据以上可知是一部早期的《脉诀》著作，其撰写年代至少要在唐代以前。

（四）华佗《内照图》

题名为华佗《内照图》是既知中医学最早带有内脏解剖图的一部论述脏腑解剖、生理、病理和诊治的著作。但是由于此书的早期传本不存于世，又罕见早期文献所引用，因而虽有后世抄写或刊印的数种传本，其名称也屡有更易。如《内照法》《玄（元）门内照图》、《华佗内照》等。因而多未被医界所重视，甚或视为赝本。本人多年前曾对该书的多种传世本加以考察，了解到该书现尚存世的各种传本中有的虽有内脏解剖图，但也已经多次改绘，有的则仅存文遗图。而其佚文则均有共同之处，足证源自同一祖本。惟对于《内照图》一书年代绝非隋唐以后撰写的实物佐证，却无法从这些后代传本及其他存世古医籍中找出。

值得注意的是，在《医心方》一书中虽然并未直接引有《内照图》佚文字样，但在其卷二第二篇引唐初医家杨玄操在《黄帝明堂经》的注文中却明确记有：

"然华佗、扁鹊并往代名医，遗文旧迹岂应如此。……诸家杂说多有不同，或云：肺输第五椎，心输第七椎。或云：相去二寸半、或云二寸、或云三寸三分、……"

上文提到华佗等氏取穴法中的肺输、心输等穴位置，以及相去正中行的寸法等内容恰与存世本的华佗《内照图》的存世各本（如《周氏医学丛书》本《内照法》。明清抄本《玄门脉诀内照图》等）完全相同。说明这决非偶然巧合，而是《医心方》中的佚文正好为《内照图》的成书年代早在隋唐以前提供了有力的实物证据。

（五）《华佗方》

《医心方》共引"华佗方"一〇条佚文。包括治亭耳，转筋、谷瘦、大便坚（二方）。妬乳、小儿游肿、以及二车丸（二方）、齐苨汤等，均不见传世本华佗《中藏经》中。文体也不相类，似别有其书者。

（六）《华佗针灸经》

《医心方》共引《华佗针灸经》（一作《华佗》，《华佗传》）一〇条佚文。包括中矩、膝目二穴、背部诸俞、针灸忌日、人神禁忌等内容。按，《隋书经籍志》有《华佗枕中灸刺经》一卷。似即此书之异名。

三、病候类著作

《医心方》所收的病候著作只有一部，即隋巢元方等氏的《诸病源候论》。此书佚文可见于《医心方》卷三－二十五及卷二十九各卷中，作为论述各种病症的开首病因病状描述。共五六三处，六六八条。将其佚文与传世本《诸病源候论》对照时可以看出《医心方》所辑佚文有以下三个特点。

（一）《医心方》本文字少于传世本者

这类条文占全部佚文的大多数。举如《医心方》卷三"治半风方第四"的全部引文是："风半身不随者，脾胃气弱，血气偏虚，为风邪所乘故也。"共二一字。但在传世本《病源》卷一"风半身不随候"中共有一一九字。多《医心方》本五倍。

（二）《医心方》本与传世本文字基本相同者

这类条文较上一类为少。如《医心方》卷三“治中风失音方第十一”的引文与传世本《病源》卷一“风失音不语候”大同，但前者有“唇者，声之扉也。”后者作：“唇者，声所之扇。”当以前者为正。故可提供校勘原文之用。

（三）《医心方》中的个别佚文不见于传世本者

由于传世《诸病源候论》的各种刊本（包括南宋本、元本及明、清诸本）均已有所残欠。故《医心方》本作为早期传本之一，可资弥补传世本内容之不足。这类佚文举如：

《医心方》卷二十五“治小儿鬼舐头方第二十五”（五五八页）所引的《病源》佚文即不见传世本中。

（四）在《病源》原书中有引自佚名氏《养生方》之文。《医心方》在引录前书时，也多附将后书引出。这种第二级引用的《养生方》佚文共二〇条，今仍统计入《病源》佚文的条数内。

四、本草类著作

《医心方》收录的本草类著作共一二种（其中一种《张仲景药弁诀》已经前述），主要有《神农本草经》、《名医别录》（按：《医心方》未记此书名，但其佚文被包括于《神农本草经》条中）、《本草经集注》、《新修本草》、《本草拾遗》等书。

（一）《神农本草经》及《名医别录》

《医心方》引录的《神》佚文多掺杂有《名医别录》佚文在内。全书共引录五六一条。其中包括有《神农本草经》一称的一条（见卷二十五、五七〇页）、记有《神农经》一称的一条（见卷三十、七〇六页）、记有《本草经》或《本草》的二七一条（散见各卷）。此外，又有“药不入汤”的药目九三条（种）、“药物七情”的药目一九五条（种）（均见卷一）。

考《神农本草经》的唐代以前传本多用红黑二色区别《本经》与《别录》之文，但《医心方》在引录时，均用黑色。因而其引文并不全是《神农本草经》原文，而是或杂有《别录》之文。或全为《别录》之文，或杂有陶弘景《神农本草经集注》中的注文。现举例如下：

（1）引（《本草经》）一称，但实为《别录》文者——如：《医心方》卷十治大腹水肿方第十八：（《本草经》）云：“腨肉主冬水胀不差，垂死者作羹食之下水大效。”（二二六页）按，此条据《政和本草》卷八，作黑色大字应属《别录》文。

（2）引（《本草经》）一称，但杂有《别录》文者）——如：《医心方》卷十九服石钟乳方第十六引（《本草经》）石钟乳条，即属此类。

（3）引（《本草》）一称，但杂有《神农本草经》文及《别录》文者——如《医心方》卷三十各药物条下所引《本草》文，均属此类。

（4）除上述情况外，在《医心方》中也有个别引《本草经》一称，但实为《新修本草》之文者（如卷十，治水癖方第二十二，研草麻子方即是一例，今均不统计入《神农本草经》佚文条数之内）。

由此可见，《医心方》所引的《神农本草经》佚文，尚包括其他佚文的内容。虽然在分篇时有一定困难，是提供该书早期传本的一种珍贵资料。但其中尚杂有其他佚文内容，也是值得注意。

（二）《本草经集注》

梁·陶弘景撰。在《医心方》中多记作“陶景注云……”，“本草陶注……”共一〇〇条。其内容均系该书的陶氏注文。

（三）《新修本草》

本书是唐政府在苏敬氏所撰本草的基础上组织官员进一步编写的官修本草学著作。在《医心方》中共引录七七七条佚文，包括以下几部分。

在《医心方》卷一“诸药和名第十”引录了《新修本草》卷三－十九的药目六六三条（种，附记有日本和名）及卷二十的药数一条，计六六四条。

在《医心方》其他各卷引处《新修本草》的直接引文有一一一条。其中有迳称《新修本草》者（如卷一“铜镜鼻”条、二〇页），有称“苏敬”者（如卷一半夏条、二〇页），有称“新注”者（如卷一“渍药酒”条、一七页），有称“苏敬本草注”者（如卷十六，丁疮方，三五六页），有称“苏敬注”者（如卷三十，粟条等，六九〇页）。以上这些都是录自《新修本草》的本文或注文。此外，《医心方》还有《新修本草》的间接引文一条。

（四）《本草拾遗》

唐·陈藏器撰。《医心方》引此书引文共一〇五条。其中直接引文一〇四条（包括“本草外类”的药目二五条“种”、见卷一、三四页）及间接引文一条。但间或有简称《拾遗》者（如卷七治诸痔方第二十五，引《拾遗》“鲫鲙”文即是）。

（五）《桐君药录》

此书目首载《隋书》经籍志中。梁·陶弘景在《本草经集注》序录中也曾提到，其更早佚文尚可见于后汉末的《吴普本草》中，是较古的一种本草。《医心方》引录此书只有一条佚文，作“桐君说”，为治瘘方（见卷十六、三六七页）。

（六）《杂注本草》

此书为唐初时蒋孝琬撰（见《日本国见在书目录》）。《医心方》在引录此书时均记作“蒋孝琬”三字，共七条佚文（见卷一、八－九页），为有关药物总论的内容。蒋氏又系参予编修《新修本草》者之一。

（七）《本草稽疑》

此书撰者佚名，其书目可见于《本草和名》中。《医心方》引录有此书佚文共四二条，包括有关药物单方的佚文九条及“本草外类”的药目三三条（种）（见卷一、三四－三五页）。

（八）其他本草学著作

《医心方》除引有以上数种本草著作外，还引有《药性论》（《嘉祐本草》以为陶弘景撰，《本草纲目》以为甄权撰），佚名氏《本草杂禁》、《药像敩》三书各一条佚文，及张仲景《药弁诀》佚文（前述）。

五、食疗本草类

《医心方》收录的食疗本草类著作共一三种、主要有《神农黄帝食禁》，各类《食经》、《食疗本草》及《膳夫经手录》等。

（一）《神农黄帝食禁》

《神农黄帝食禁》是既知中国最早的食疗专书。书目首见《汉书》艺文志中。其佚文散见《金匮要略》卷下及《千金要方》卷二十六食治篇等处，主论食物禁忌事宜。在《医心方》中虽不见此书之名，但所引《神农食经》二条、《神农经》一〇条，其内容多与上述佚文相同或类似，实即将《神农黄帝食禁》改称者。

（二）佚名氏《食经》三种

在隋唐史志中录有以《食经》二字命名的著作不下一〇余种，其中有单纯称《食经》者，也有在《食经》之上冠以不同撰者姓名或其他文字者。由于他们均已失传，故其相互关系不详。单纯称为《食经》的著作，均未记其撰人。又有二卷本（《隋书》经籍志引梁《七录》），一四卷本（《隋书》经籍志）及一九卷本（《隋书》经籍志引《七录》），可知他们都是南北朝中期以前所撰。在《医心方》中也有三种传本的《食经》，分别称为《食经》、《七卷食经》和《新撰食经》。其中《食经》佚文共五一条，《七卷食经》佚文九五条（又有《七卷食经》和《七卷经》二称），《新撰食经》（此书目又载《日本国见在书目录》，作七卷）佚文八条（系“本草外药”的药物八种，见卷一、三四页）。

（三）马琬《食经》

此书目《隋书》经籍志作三卷。《日本国见在书目录》作“马琬”，乃隋以前著作。《医心方》引录此书共一九条佚文（包括《马琬食经》四条、“马琬”一五条）。

（四）崔禹锡《食经》

此书目不见隋唐史志，但《隋书》经籍志有《崔氏食经》四卷、《新唐书》艺文志有“《崔洪食经》九卷（《旧唐书》同）”，而《通志》艺文略则作“《崔氏食经》四卷，崔浩”。按，《魏书》卷三十五有崔洪传，并引有崔洪所撰“《食经》叙”一文。但未记崔洪即崔禹锡。至于崔宏（一作洪）（见《北史》卷二十一），也与崔禹锡之关系不详。在《医心方》中引录《崔禹锡食经》共一八一条佚文。其中有称《崔禹锡食经》者，有称《崔禹食经》者（如卷十一，二五二页），有称“崔禹”者（如卷十一、二四六页。卷十二、二六三页等），也有称“崔禹锡”者（如卷二十九、六六二页）。

（五）卢仁宗《食经》

《医心方》引录“卢宗《食经》”一条佚文（见卷三十、六九九页）。原脱‘仁’字。按《新唐书》艺文志载：“卢仁宗《食经》三卷”，即系此书。

（六）朱思简《食经》

《医心方》引录此书共一五条佚文。但其书未见史志中。

（七）《食疗本草》

《食疗本草》为唐初孟诜之所撰。后由张鼎氏增补其不足者八九条，连同旧条共二二七条（见《嘉祐本草》）。在《医心方》中，凡择自孟诜《食疗本草》原书均记以《孟诜食经》之名，共引录九八条佚文。凡择自张鼎《食疗本草》新补者均记以《膳玄子张食经》或《膳玄子》之名，共引录一三条佚文。按“膳玄子”应作“悟玄子”，即张鼎氏道号，《宋史》艺文志有：“悟玄子《安神养生方》一卷、张鼎撰”可证。

（八）《膳夫经手录》

此书目载《新唐书》艺文志作四卷，“杨晔（眸）撰”。《医心方》引录此书共二六条佚文。主为有关食禁内容。

（九）不详撰人及卷数的食疗著作

《医心方》所引尚有《本草食禁》一七条佚文及《食科》一条佚文（见卷三十、七〇七页）。

六、针灸类著作

《医心方》收录的针灸类著作共一二种（其中一种《华佗针灸经》已经前述），主要有《黄帝明堂经》，唐·杨玄操注，《扁鹊针灸经》、《黄帝针灸虾蟆忌》、《曹（子）氏灸经》及《针灸经》。

（一）《黄帝明堂经》杨玄操注

《黄帝明堂经》是在中国继《黄帝内经》之后最古的一部针灸专书，又称《明堂经》、《黄帝内经明堂》。汉代以后名医如张仲景、皇甫谧及六朝医家对此书都很重视，隋·唐时期以及日本的《大宝律令》中均以此作为政府法定教材之一（见《唐书》百官志等）。

唐初的杨上善及杨玄操各有其不同的注本，但此书早佚。近代日本仁和寺虽发现了杨上善注本一三卷中的第一卷，但也未能窥视其全貌。在《医心方》卷二，却基本上保存了此书的主要内容。丹波康赖在其卷首小序中所说的："夫《黄帝明堂经》……或繁文奥义，卷轴各分……是以头面手足胸胁腹背，各随其处，尽抄其穴，主治之法略注穴下。……专依轩宫之正经。"就是指此说的。故其内容按身体各部孔穴分别排列，共收佚文三六二条（包括全身孔穴名称三四九穴［条］：按，《医心方》卷二，"孔穴主治法第一"共载孔穴名称三五四穴，也就是三五四条。除去其中出自《华佗针灸经》的中矩一穴，膝目二穴，出自《小品方》的曲尺二穴，出自《千金方》的膏肓二穴，风市二穴外，共三四九穴）。其中在孔穴条下记有原书之"注曰"或"注云"字样者，共二〇条。考其文字与仁和寺本杨上善注不同，而在此卷孔穴文之后迳引有杨玄操文凡二条，可知应系《唐书》艺文志所记："杨玄操注《黄帝明堂经》三卷"中的部分佚文。

（二）《扁鹊针灸经》

此书也是中国的古针灸专书之一。杨上善在《太素》卷十一"气穴"篇注文说："《扁鹊灸经》取穴及名字即大有不同。近代《秦承祖明堂》、《曹子氏灸经》等所承别本，处所及穴名亦皆有异。"上文把三国人曹翕（《三国志》魏志有传）所著的《曹子氏灸经》说成是"近代"，与《扁鹊（针）灸经》相比之下，自然后者的年代至少在三国以前。在《医心方》中共引此书佚文七条（包括重出二条，又有间接引文一条），论背俞穴法及疗灸疮方。

（三）《黄帝针灸虾蟆经》

又称《黄帝针灸虾蟆忌》，在《医心方》中共引此书佚文四六条。此书是汉代的古针灸书之一，专论应用针灸的禁忌时月及孔穴部位。晋·葛洪《抱朴子》曾引此书佚文（见《太平御览》卷四），《隋书》经籍志也载其目。16世纪顷日本和气奕世家藏有此书古卷子一部，一八二一年丹波元胤氏刊入《卫生汇编》行世。如将其与此书佚文对照，可互资弥补。

（四）《曹（子）氏灸经》

此书撰者为三国曹翕。其书名载《隋书》经籍志。晋代陈延之《小品方》（见《医心方》卷二，第四引文），唐·杨上善《黄帝内经太素》注，孙思邈《千金要方》（见卷七及卷二十九）等均有引用。但原书早佚。在《医心方》中共引此书一四条佚文。

（五）《针灸经》

此书为佚名氏撰，撰年也不详。《医心方》引此书共四条佚文（除重出者一条，实有三条）。即：

“十岁小儿，七十老年不得针，宜灸及甘药”（卷一、一页及卷二十五、五四九页）。“手有内关、外关。”（卷三、八三页）。“间使二穴在掌后三寸内两筋间。”（卷九、二一二页）。

（六）《玉匮针经》

《医心方》引录此书只有佚文一条，出自丹波康赖氏按语中，即：“今按《玉匮针经》云：足太阴穴在内踝后白肉际陷，骨宛中。”（卷二十五、五五七页）。按《玉匮针经》一卷之目首见《隋书》经籍志。《太平御览》卷七百二十四引《玉匮针经》序谓：“吕博……吴，赤乌二年（二三九年）为太医令，撰《玉匮针经》及注《八十一难经》”。《医籍考》作吕广，盖隋时避炀帝改“广”为“博”者。

（七）僧匡《针灸经》及彻公《针灸经》

《医心方》合引录此二书为一条佚文，称为“僧匡及彻公二家《针灸经》，其原文回答谓：‘僧匡及彻公二家与上件四经不同者，别书……（以下是风门、心俞、……等一一个背部俞穴位置文，兹从略。’”（见卷二、五九页）。按，《隋书》经籍志只载“释僧匡《针灸经》一卷”之目，而未记彻公《针灸经》。但其撰年似与前书相近，同为隋以前医书。

（八）龙衔素《针经》

此书名首见《隋书》经籍志引梁《七录》，有：徐悦《龙衔素针经》（“经”字原脱，《旧唐书》经籍志补）并《孔穴虾蟆图》三卷。即此书之全称。《医心方》引录此书有二条佚文。撰者徐悦氏应为南北朝、或以前人。

（九）不详撰人与卷数的针灸著作

《医心方》引录者尚有《百病针灸》佚文四条，《金腾灸经》及《背输度量法》佚文各一条。

七、医方著作

医方类著作是《医心方》收录最多的内容。其中除上述的张仲景及华佗医书外，最早的是晋代医方，最晚的为唐代医方。至于存《医心方》中所收的北宋医方即《太平圣惠方》全书只有二条（见卷二十五、小儿哕方、五六五页）。据多纪元坚“札记”认为仁和寺本《医心方》无此文字，当为后人旁记。传写时误混正文者。今考《太平圣惠方》撰自982年（太平兴国七年），止于992年（淳化三年）始刊行问世。而此时《医心方》早于此书八年，足证其非《医心方》原文。此外《医心方》尚录有朝鲜医方二种，今分述如下：

甲、晋代医方

（一）《小品方》

此书为晋·陈延之撰，原书一二卷。隋唐法令及日本大宝律令中均以此书为习医必读课程。宋代以后此书已佚，在《医心方》中对此书的直接引文有四九九条，间接引文有三八条。合计五三七条（所谓间接引文，是指《医心方》原引他书之文，但在该条之下记以“（某书）同之”字样者。如《医心方》卷三，九一页引《录验方》一条，其下丹波氏原注：“《小品方》同之”即是。本文以下凡提到“间接引文”者均同此例）

（二）《玉函方》

此书是葛洪氏（284～363年）所撰，共一〇〇卷。（见“葛洪《肘后备急方》”自序），其后葛氏又将此书要编成《肘后救卒方》一书，后者曾辗转保存下来，即后世传本的《肘后备急方》，但一〇〇卷的原书则早已不存。《医心方》在引录此书名时又有以下二称。其一记作“《葛氏方》”者有一〇七六条，其二记作“《玉葙方》”者有一〇条（按，“葙”字乃“函”字之讹写。此外在抄录书名时尚有个别衍文。如九一四页作“《玉筋葙方》”，三二三页作“《玉葙方要录》”，此等衍字原卷已删去之）。此外还有在《医心方》中的间接引文五五条。以上合计一一四二条。

（三）《范汪方》

此书原名《范东阳方》或《杂药方》（见《隋书》经籍志及旧《唐书》经籍志），共一七六卷，也是晋代著名的医方书之一。范汪为西晋人，《晋书》卷七十五有传，但此书早佚。在《医心方》中共引有二九八条，其中包括直接引文二七五条，间接引文二三条。

（四）《陶潜方》

陶潜，字渊明，东晋末著名文人，不以医为业。此书目不见古籍所载，而《医心方》中独引此书佚文四条。

乙、南北朝医方

（一）《僧深药方》

僧深是南北朝宋·齐间人（据《千金要方》卷七），或称深师。所撰药方共三〇卷（见《隋书》经籍志），其书早佚。《医心方》引录此书称作《僧深方》，直接引文二〇六条，间接引文一三条，共一二九条。

（二）《秦承祖药方》

此书为刘宋医家秦承祖撰，共四〇卷（《隋书》经籍志，秦氏曾撰有医书多种，是当时颇有声望的医家。《医心方》所录此书一八条佚文，其中称《承祖方》者四条，《秦承祖方》者四条，《秦承祖》者九条，《秦承祖论》者一条。

（三）胡洽《百病方》

此书为刘宋时通医道士胡洽（也称“胡居士”）撰，共二卷（《隋书》经籍志，一作三卷，见《唐书》经籍志）。《医心方》引此书作《胡洽方》，共一条佚文（卷九、二〇五页）。

（四）《经心录方》

又称《经心录》，此书为北齐宋侠撰，共一〇卷（见新《唐书》艺文志，《隋书》经籍志作一〇卷，《日本国见在书目录》作六卷）。《医心方》引录此书称作《经心方》，直接引文七九条，间接引文八条，共八七条。

（五）《龙门方》

又称《龙门药方》、《龙门洞药方》。原是北齐时在洛阳龙门地方的药方石刻，为民间普及简易良方之用。此后历代均有拓本及据以传抄复刻者，今原石仍在该地，但已有不少残欠。由《医心方》收录者，为此书迄今最早的传抄本之一，书中称为《龙门方》，有直接引文九六条，间接引文七条，共一〇三条。

（六）《徐文伯方》

南北朝时期以徐熙为首的世代家族中累出名医。他们多有医著行世。在《医心方》中共引有《徐文伯方》等四种。《徐文伯方》，又称《杂药方》，徐文伯为宋人，《南史》卷三十二有传。此书共二卷（《隋书》经籍志，一作一卷，见《日本国见在书目录》)。《医心方》共引此书八条佚文。

（七）《随手方》

此书《隋书》经籍志作“徐大山《堕年方》二卷。”《日本国见在书目录》则作：“徐太山《随手方》一（卷)”。上面的“堕年”二字当系“随手”二字之讹，以字形相近之故。

今考《隋书》经籍志又有：“徐嗣伯《落年方》三卷”之目。按“堕”与“落”字音互通，字义相同，故此书当系《随手方》一讹再讹之误。而徐大山似为徐嗣伯之别名者。在《医心方》中共收录《落手（乃“年”字之讹）方》一条佚文（见卷十、二三〇页)。

（八）《试验方》

二卷，据《隋书》经籍志也是徐大山撰。在《医心方》共有《试验方》佚文一条（见卷二十五、五六三页)。

（九）《徐之才方》

此书名在《医心方》中共引有佚文二条。按，徐之才为徐文伯之孙，曾封为西阳郡王，故又称“徐王”。《隋书》经籍志有：“徐王方”五卷，又有《徐王八世家传效验方》一〇卷。此处不知是指何书。

（十）诸澄《杂药方》

褚澄为南齐人，撰有《杂药方》二〇卷（《隋书》经籍志，但《唐书》经籍志作一二卷)。在《医心方》中引有佚文一条。按，五代时曾有人掘褚澄之墓，得刻石医书一八块，经辗转保留世间刊印名《褚氏遗书》，但与其内容不同。

（十一）《如意方》

此书为梁·简文帝萧纲撰，共一〇卷（见《南史》本纪)。按，《证类本草》曾引有“简文帝劝医文”一称，可知萧纲乃帝王而好医者。此书系其领衔之著。在《医心方》中共引录此书佚文七九条（包括重出方四条)。其内容多美容方及杂方术。

（十二）《效验方》

梁·陶弘景撰。陶氏在《肘后百一方》自序中曾提到：“余又别撰《效验方》五卷，具论诸病证候。”即是此书（《隋书》作六卷，《唐书》作一〇卷)。在《医心方》中引此书有称作《效验方》者凡三三条，有称作《陶氏》者，凡五条，共三八条佚文。

（十三）《集验方》

北周·姚僧垣撰。据《北周书》本传说：姚氏医术高妙，名闻外域，撰写此书共一二卷。故此书在当时是有一定影响的。《医心方》引录此书共二三〇条（包括间接引文四一条)。

（十四）《通玄方》

又称《通玄经》，北周·支义方撰。共一〇卷（《崇文总目》及《通志》，但《宋史》

艺文志作《文义方》，又有："支观《通玄方》十卷"。"文"字当系"支"字之讹。"支观"或即"支义方"之又名。在《医心方》中共引录此书一四条佚文。）

（十五）《删繁方》

此书为六朝时谢士泰（一作"太"）撰，共一三卷（《隋书》、《唐书》作一二卷，《日本国见在书目录》作一〇卷），具体年代不详。《医心方》共引三五条（包括间接引文一条），其中作《删繁论》者七条，其余均作《删繁方》。

（十六）《灵奇方》

《医心方》引录此书共四〇条佚文（包括间接引文一条）。此书目不见隋唐史志中。《宋史》艺文志有"陶隐居《灵奇奥秘术》一卷。"（《日本国见在书目录》同），当即此书之略称。

（十七）《集略方》

此书不详撰人，《医心方》引此书共一条佚文（卷十四、二九九页）。似即《隋书》经籍志中佚名氏《集略杂方》一〇卷之略称。

（十八）《杂酒方》

此书不详撰人，《医心方》引此书共三条佚文。似即《隋书》经籍志中佚名氏《杂药酒方》一五卷之略称。

（十九）《爽师方》

《医心方》引此书共一条佚文。此书目不见隋唐书史志中。在敦煌出土残卷中，现存法国巴黎图书馆编号为P二五六五、P二六六二的残卷中，曾引有胡爽氏佚文，似即同一医书。

（二十）《万毕方》

万毕氏具体年代不详，但《新修本草》卷十九菜部"堇汁"条曾引此书佚文，当为六朝时人。在《医心方》中也引有一条佚文。

（二一）《德贞常方》

德贞常六朝时人，又撰有《产经》一书（后述）。在《医心方》中引有"德贞常方"八条。

丙、隋唐医方

（一）《新录单要方》

此书为隋·魏孝澄撰，共五卷（见《日本国见在书目录》），《医心方》引录此书共三四九条佚文（其中包括简称《新录单方》者二〇条、《新录要方》者八条、《新录方》者三一四条、《新录方》的间接引文七条）。从此书内容来看，大多为一、二味药的单方，间有使用有效的验方。如《医心方》卷十引《新录方》中"温白丸"一方，即详述刺史阴铿氏上书所献验方，并详其药剂配伍及验案若干例（按，阴氏《南史》卷六十四有传）。

（二）《隋炀帝后宫诸香药方》

此书目不见隋唐史志中。《医心方》引录此书共四条佚文，包括染白发，治腋下臭，口臭及身面俱白方。可略知其内容点滴。

（三）《梅略方》

《医心方》引录此书共一条佚文（见卷七、一七〇页）。按，《证类本草》引有《梅师方》一书佚文共一九五条（包括间接引文四条）。《古今医统》“采摭诸书”云：“《梅师方》，隋广陵僧人，号文梅，善疗瘴疠，医疗证悉说单方，其效甚速。人咸集，相传曰《梅师方》云。”此书所称“略”字或为“师”字之讹。

（四）《千金要方》

唐初孙思邈撰，共三〇卷。《医心方》直接引录佚文一二〇一条，又有间接引文七二条，共一二七三条，均称为《千金方》。按，《千金要方》现有传世本数种。但全书完整而最早的只有江户医学馆影刻宋本。如将《医心方》所引《千金要方》佚文与此影宋本对照，往往可见前者引文多有省略处。甚至同一处方的个别药味短少者。如《医心方》卷三引《千金方》《治目生珠管方》只有冷石，手爪甲及龙骨三味药，而传世本《千金要方》又增出贝齿及丹砂二味。但此本所据是一种较早的传本，因而也是很珍贵的。

至于孙思邈所撰的《千金翼方》一称在《医心方》中尚未见到。

（五）《古今录验方》

唐初甄权撰，共五〇卷。此书在唐代也是一部影响较大的医著，但此书早佚。《医心方》中引录此书时均迳称为《录验方》，有直接引文二三〇条，间接引文九条，共二三九条。

（六）《玄感方》

此书名不见隋唐史志中。《医心方》共引录四条佚文，称为《玄感方》。其中治水癖灸法二条（见卷十、二三〇页），小儿津颐及小儿夜啼方各一条（均见卷二十五、五六五及五七二页）。按，此书撰者为苏游氏。苏氏另撰有《玄感传尸方》一卷（见《旧唐书》经籍志，在《医心方》卷三及二十一也引有后书佚文，下文还要谈到）。此书具体撰年虽不详，但据《云笈七签》卷七十八辑有苏游之《三品颐神保命神丹方》，前有唐高宗开耀二年（六八二年）自叙，故知苏游所撰医书均为唐初时期。

（七）崔氏《纂要方》

唐·崔知悌撰（见旧《唐书》经籍志作《崔氏纂要方》一〇卷）。又名崔行功（见新《唐书》艺文志），曾任中书侍郎。原书早佚。在《医心方》中共引录三条佚文（包括间接引文一条）称为《崔侍郎方》，有妊妇未至日月欲产，小儿无辜方及乳头裂方。

（八）许孝崇《箧中方》

原书三卷，其撰者许孝崇（“崇”，新《唐书》艺文志讹作“宗”，系参与编修《新修本草》者。《医心方》引此书时作：《许孝崇论》，只有一条佚文，论服寒食药发动（见卷十九，四二六页）。又，据《宋史》艺文志有“悟玄子”《箧中方》一卷，《证类本草》卷首“所出经史方书”有：“钱惟演《箧中方》”，均同名之书）。

（九）《随身备急方》

此书为武后时御医张文仲撰，共三卷（见《唐书》卷一百九十一本传，及新《唐书》艺文志）。又据明·徐春甫《古今医统》卷一“采摭诸书”有：“《救急方》十三卷，唐·张文仲著”之目。似即为上书的异名者。原书已佚，《医心方》引此书时共有四称，其中作《张文仲方》者一条，治孩子咳嗽（卷二十五、五八四页）。作：“出张（文）仲”者二条（黄芩汤方及引“天不足西北”文，见五五四页及五五五页）。作《备急方》者一条，治心痛方（卷六、一五二页）。作《救急方》者一条，治天行后干呕（十四、三二一页）。共五条佚文。

（十）《开元广济方》

此书为唐玄宗开玄十一年（七二三年）九月由政府颁行于各州的一部医方书（见旧《唐书》玄宗本纪）。新《唐书》艺文志作："玄宗《开元广济方》五卷"。《通志·艺文略》则作："明皇《开元广济方》五卷"。可知为唐代组织医官的纂者。但此书早佚。《医心方》引录此书作《广济方》，有直接引文五九条，间接引文七条，共六六条。

（十一）《鉴真方》

鉴真为唐名僧兼通于医者，所撰《鉴真上人秘方》一卷（见《日本国见在书目录》），早佚。《医心方》引此书作《鉴真方》才二条（治心痛方见卷六、一五二页。紫雪主治，见卷十九、四四八页）。作"《鉴真》云"者三条（紫雪·红雪、诃黎勒丸，均见卷八、一八六页），作"鉴真"者一条（服钟乳法，见卷十九、四四四页）及未记书名的红雪方一条（见卷二十、四六四页），共七条佚文。

（十二）《外台秘要方》

《外台秘要方》为唐·王焘撰，共四〇卷。今传世本有宋本及明·程衍道本等多种。其体例均系转录自其他医书并记有出处者。在《医心方》中共引录八条佚文，其中见于卷十九者"一反"至"五反"五条均见《外台》卷三十七"张文仲论服石法""五乖"节（人民卫生出版社本一〇三三页）。见于卷二十者有："服石后若觉大热"一条（《外台》引薛侍郎、一〇三七页）。"头痛如刺，眼睛欲脱者"一条（《外台》薛侍郎、一〇三六页）。及'栀（支）子汤'一条（《外台》引《小品》，一〇四〇页）。

（十三）《贞元集要广利方》

此书为唐德宗贞元十二年（七九六年）正月由政府颁行国内的一部医方。新《唐书》艺文志记为五卷。据旧《唐书》德宗本纪，此书共有六三种（类）五八六方。（参见《太平御览》卷七百二十四）。《医心方》引录此书均称：《广利方》，有直接引文三九条，间接引文五条，共四四条。

（十四）《传信方》

唐·刘禹锡撰，共二卷。刘氏出身进士，官鉴察御史及地方刺史等职，系文人而通医者（见旧《唐书》卷一百六本传）。《传信方》为据其见闻信实有据医方撰成，原书已佚。在《医心方》中共引有佚文六条。

丁、其他中国医方书

下记《医心方》中所引用的中国医方书多未见文献记载，他们的具体撰年虽不详，但均系唐代或唐以前的产物。

（一）《医门方》

此书名疑即《崇文总目》及《通志》艺文略所记《医门秘录》五卷的略称，为道士梅崇献撰。在《唐书》艺文志中称为："《梅崇献方》五卷"者。《医心方》引录此书共三〇五条佚文（包括间接佚文一五条）。

（二）《博济安众方》

此书名未载隋唐史志。《崇文总目》及《通志》艺文略记有其目，作二卷。但撰人未详。《医心方》引录此书共四四条佚文（包括间接引文八条）。

（三）《延年方》

此书名疑即旧《唐书》经籍志所记《延年秘录》十二卷的略称，《日本国见在书目录》作："《延年秘录方》四（卷）"，但撰人不详。北宋林亿等在校定《千金要方》序中提到所用参校各书时，也提到《延年秘录》之名。《医心方》引录此书仅一条佚文。

（四）《耆婆方》

耆婆为印度古代名医。姓阿提梨，字宾迦罗。在《医心方》中共引录此书佚文九九条（包括间接引文七条）。自其内容分析，书中所论病名、病机及方药名称等均属中国医学体系，似中国佛教徒托名之作。在此佚文中有以十位数字作散药方名者，即：三光散、四时散、五岁散、六时散、八风散、十善散，共七方。尚欠一、二、九的三个散方。

（五）《西王母方》

此方不详撰人，也不见隋唐间书目。《肘后备急方》卷六"面多皯黵方曾引有《西王母枕中（方）》"之名，似即同书。在《医心方》中只引有一条"玉壶丸方"佚文。

（六）撰人及卷数均待考的中国医方书

这类医方书佚文，在《医心方》中引录最多的有《极（或讹作"样"）要方》二三四条（包括间接引文一七条。此书《日本国见在书目录》作一〇卷）、《枕中方》五三条（包括间接引文二条）、《救急单验方》四九条（包括五条引文）、《令李方》二二条（包括间接引文三条）。此外尚有《随时方》、《随时应验方》、《乍来方》、《私记（"记"一作"迹"）方》、《要急方》、《急药方》、《贺兰方》、《单要方》、《集要方》、《煎药方》、《膏药方》、《慧日寺药方》、《撰集药方》、《龙华方》、《龙华妙方》、《应验方》等。其佚文最多四条，最少一条。

戊、朝鲜医方

《医心方》引录的朝鲜医方书有二种，即《百济新集书》与《新罗法师方》。按，新罗（公元前五七——九三五年）与百济（前一八——六六三年）均朝鲜半岛古国。约中国的后汉末至五代时期。

（一）《百济新集方》

此书目不见古籍所载。《医心方》引录此书共二条佚文，即治肺痈方（卷十五、三五一页）及疗肿入心方（卷十六、三五五页）。

（二）《新罗法师秘密方》

此书目不见古籍所载。《医心方》引录此书共二条佚文。内容均强阴壮阳方（见卷二十八、六六五页）。

八、临床各科

甲、内科

《医心方》收录的专门内科学著作共二种，即《玄感传尸方》及《三家脚气论》。

（一）《玄感传尸方》

此书为治疗传尸病（即近世所称之痨病）专书。旧《唐书》经籍志作苏游撰，一卷。《医心方》引录此书共二八条佚文（包括间接引文一条），均论述各类传尸病的症治。

（二）《三家脚气论》

此书目载《崇文总目》、《通志》艺文略等书。但未记撰人。《外台秘要》卷十八也引录此书并载有吴氏小序，略谓集苏长史、唐侍中及徐王等《脚气方》三本"勒为二卷。色类同者，编次写之，仍以朱题苏、唐、徐姓号。各于方论下传之。"但未记吴氏之名。

《医籍考》卷四十三则作吴昇氏。在《医心方》中则仍依原书之例，分别引录此三家姓氏。其中引徐书者凡一四条（包括“徐思恭”七条，“徐”六条、“徐、唐”一条。引苏书者凡四一条（包括“苏敬脚气论”三条、“苏敬论”一三条、“苏疗”五条、“苏方”一条、“苏、徐”五条、“苏治”二条、“苏”一条、“苏论”一条、“苏、唐”五条“苏、唐论”四条)。引唐者二〇条（包括“唐侍中论”一条、“唐临论”三条、“唐方”一条、“唐疗”三条、“唐”一〇条、“唐临脚气论”二条)。以上引录佚文事计共七五条。)

追溯《三家脚气论》的三部原书及其撰者，则：

《徐氏脚气论》一卷，徐思恭撰，又作徐王撰（新《唐书》艺文志讹作“徐玉”)。按，“徐王”原系南北朝时徐之才氏受封西阳郡王得称者，未悉徐思恭与徐之才有何关系。

《苏氏脚气论》一卷，苏敬撰。苏敬曾撰《新修本草》。新《唐书》艺文志作“苏鉴”，盖因宋初避太祖之讳所改。

《唐氏脚气论》一卷，唐临撰。唐氏曾任侍中及刑部尚书等官职，故又称为“唐侍中”。

乙、外科

《医心方》收录的专门外科学著作共二种，即《刘涓子鬼遗方》及《痈疽方》。

（一）《刘涓子鬼遗方》

此书是传世最早的一部外科学专著，又名《刘涓子方》。系五世纪初刘涓子原撰，经南北朝齐·龚庆宣重加编写者。此书原为一〇卷（见《隋书》经籍志)。现虽有两类传世本（包括“宋本”及“神仙遗论”本)，又有出土残卷本（德国普鲁士学院藏)，但均欠损不完。《医心方》引录此书佚文称为《刘涓子方》（或“刘涓子”）共一一八条（包括间接引文三条)，或可为辑复原书，具有重要参考价值。

（二）《痈疽方》

此书名不见史志。《日本国见在书目录》有“《治痈疽方》七（卷)”，应即此书。《医心方》收录此书共二条佚文，均治疗疔疮恶肿方（见卷十六、三五五页)。但撰年、撰者及卷数均不详。

丙、妇儿科

在《医心方》收录的书中未见专门的妇科著作，其中有《产经》及《子母秘录》二书，均兼论妊产及儿科疾病。又有《候水镜图》一书，仅见儿科疾病佚文。因而本节统称为妇儿科著作。

（一）《产经》

《医心方》中共收录此书五五〇条佚文（包括间接引文一二条)。又有十月妊娠经脉图一〇幅。按《产经》一称首见《隋书》经籍志中作：“《产经》一卷”。但无撰人姓名。在《日本国见在书目录》中则作：“《产经》十二（卷)，德贞常撰。”但以上二者均早佚。此外；传世医书尚有唐代时贤氏所撰《产经》二卷（一作一卷)。时氏之书曾被明人施沛氏收入《灵兰二集》中。光绪七年（一八八一年）影刻的《经效产宝统编》中也收入此书。将《医心方》中的《产经》佚文与时贤《产经》对照，并非一书。复考以《医心方》卷二十五，第百十九，‘治小儿身上疬疡方’条之末记有：“此是德家秘方，不传。”注：“出《产经》”。足证《医心方》所引《产经》之撰者正是德贞常氏，与《日本国见在书目录》所载者同为一书。复考此书佚文引有《葛氏方》文（见《医心方》卷二

十五、五六八页），可知应在西晋之后，隋代以前。

此书内容为妊妇及产妇各种病症治法，兼及小儿诸病以及埋胞、命相之法等。

（二）《子母秘录》

此书据《崇文总目》及《通志》艺文略均作唐·许仁则撰，共一〇卷。至其撰人尚有其他两种异说。即《宋史》艺文志则作“张杰《子母秘录》十卷。”而南宋陈言《三因极一病证方论》卷十七则作“单安世有……《子母秘录》等。”其中以许仁则之出处最早，当以为据。按，在《外台秘要》中曾引有《许仁则（方）》佚文多条（散见卷三——三十四等处），虽内容与妇儿科无关，但其撰年必在《外台秘要》之前，约七、八世纪顷。在《医心方》中共引录《子母秘录》文三三条（包括间接引文一条）。

（三）《候水镜图》

此书目不见隋唐以前文献中。《医心方》卷二十五引此书佚文共六条，为小儿疮、火赤斑疮、碗豆疮、小儿急疳痢泻，及小儿紫疳等病（见五八五、五八六页）。故知其当为儿科著作。按，“水镜”一称见《三国志》蜀志·李严列传裴注：“夫水者至平，斜者取法。镜者至明，丑者无怒。水镜所以能穷物无怨者，以其无私也。”故有标准之义。而“水镜”一称作儿科著作之书名，始见于新《唐书》艺文志中有：“王超《仙人水镜图诀》一卷、贞观人”之文。王超氏此书在宋代薄录中为避宋太祖之讳，改为《仙人水鉴图诀》（见《崇文总目》、《通志》艺文略）。此外，《通志》艺文略“医方”类中又有《小儿水鉴论》三卷之目，也是小儿医方之著。上述小儿“水镜”（或“水鉴”）之原书虽早佚，但有关佚文现仍保存于南宋的《幼幼新书》，明代的《幼科准绳》、《奇效良方》等书中。以上两种儿科书目均与《候水镜图》相同，似有其一定的渊源。

丁、眼科

《医心方》收录的眼科著作共三种。即《眼论》、《治眼论》、《疗眼方》。

（一）《眼论》

在《医心方》中引录《眼论》一书佚文共一〇条。按，《崇文总目》及《通志》艺文略均记有“龙树《眼论》一卷”。《日本国见在书目录》作：“龙树菩萨《眼经》一（卷）”。应即此书。从佚文内容来看，有：“金錍决之，一针便豁然云开见日也”之语。又有：“虽复卢医起骨，华佗解腮，此皆偏学一边，各善一术。至于青盲内障，则自拱手”（均见卷五、一二五页）等语。可知此书乃撰自中国医家之手者。惟今将此书佚文与朝鲜《医方类聚》卷六十四及六十五引《龙树菩萨眼论》佚文对照时，均不相同。似别有传本。

（二）《治眼方》及《疗眼方》

在《医心方》中共收录《治眼方》三二条佚文，《疗眼方》二条佚文。按，此二书目均不见隋唐史志中。但《隋书》经籍志在《陶氏效验方》条注云：“梁五卷，又有《疗目方》五卷。”而《通志》艺文略则在“《疗目方》五卷”之下迳记以：“陶氏撰”，以上书名中的“目”与“眼”一字之差，未详是否同书。又“治”字唐代避高宗李治讳多有改“疗”字者。在《医心方》中既分记二名，故今仍作二书分记。

九、养生、房内、服食、方术类著作

甲、养生类

《医心方》所收录的养生类著作主要有《养生论》、《养生要集》、《养身经》、《延寿赤书》、《养性要录》等一三种著作。

（一）《养生论》

三国·魏·嵇康撰。《三国志》魏志卷二十一有嵇康传（《晋书》卷四十九也载其传并记其撰《养生论》一书）。所撰《养生论》原书早佚，卷数不详。《医心方》引录此书共五条佚文（包括重出一条）均论述摄生之道，无方药。

（二）《养生要集》

原书一〇卷，张湛撰（见《隋书》经籍志）。按，《后汉书》卷五十七及《北史》卷三十四（《魏书》卷五十二同）各载有张湛传，乃汉及南北朝时为同姓名者二人，但均未记其撰写养生书事。《补晋书艺文志》引《隋志》此目，并疑为《魏书》中之张湛所撰。在《医心方》中共收录三四二条佚文。其内容大都杂录各家养生之说。今分析其佚文中曾引有不少古人及古书之目，其中有：张仲景、郄悟、道人刘京、崔寔、卜先生、陈纪方、郜（殷?）仲堪、青牛道士、《神仙图》、王熙、张衡、《中经》、《少有经》、彭祖、仲长统、道机、《抱朴子》、《服气经》、《元阳经》、《老子尹氏解》、刘安（《淮南子》）、《宁先生道（导）引经》……等，足证此书非后汉时人，而是南北朝人张湛所撰。

（三）《养身经》

此书目载《隋书·经籍志》，凡一卷，知为隋代或隋以前著作，但撰人不详。《医心方》引录此书共九条佚文，论述八种“不可犯之”的养生禁忌事项（见卷二十七、六三〇页）。

（四）《黄帝养身经》

此书不见隋唐史志中。与上记《养身经》名称相近，但多出“黄帝”二字，似非一书。《医心方》引录此书有一条佚文。论一日至七日不食所致之人身危害（见卷二十九、六六〇页）。

（五）《延寿赤书》

此书目《新唐书》艺文志作：“裴煜《延寿赤书》一卷。”列入“神仙”类中，裴氏生平不详。《医心方》引录此书共一三条佚文。其内容多杂引各家养生及内景之言，其中有“大（太）极经”、“真诰”、“酆都记”、“南岳夫人（传）”、“八节”及“九华安妃”等。

（六）撰人及卷数均待考的养生类著作

在《医心方》中尚有《延龄图》一九条佚文、《养生要钞》一条佚文、《养性要钞》二条佚文、《养性要集》二条佚文、《养性要录》二条佚文、《养生志》一七条佚文、《养性志》六条佚文、《养生钞》一条佚文。

乙、房内类

房内又称房中。是古代的一类专书。最早在《汉书》艺文志中已载有“房中”类著作八家，一八六卷。近年湖南马王堆出土医书中也有数种“房中”类著作。《医心方》中所收录的这类著作共有五种，分述如下：

（一）《玉房秘诀》

此书目最早见《隋书》经籍志，记有同一书名的两种传本，即八卷本与一〇卷本。

《新唐书》艺文志则记以“冲和子《玉房秘诀》”。原注：“张鼎。”据此其撰者当为冲和子。至于张鼎氏乃唐代开元以后人，曾增修孟诜《食疗本草》，道号“腒（悟）玄子”者，其参与此书之撰修必在《隋书》经籍志所载书目之后。《医心方》引录此书共七八条佚文（包括间接引文二条）。

（二）《素女经》

此书目未见隋·唐史志。但《日本国见在书目录》记有此书共一卷。可知其撰年至少应在隋唐时期以前。又，此书佚文中记有汉孝武帝事（见《医心方》卷二十八、六三三页），则其撰年必在西汉以后。《医心方》引录此书共五条佚文（包括间接引文一条）。按，此书在唐以后国内已佚。一八一〇年（清·嘉庆十五年）刊的《平津馆丛书》中曾编入《秦女方》一卷，题：《旧传共同帝授素女》，其来历虽不详，但也属古佚书之一，与《医心方》引录者系不同传本。

（三）《玄女经》

此书目不见隋唐史志。《医心方》引录共九条佚文。又，《观海堂书目》记有：“《玄女经》一本，明本。”《故宫博物院书目》医家类载有：“《黄帝授三子玄女经》一卷、一册，明刊本。”但这种明刊本的《玄女经》今已不详其下落。又，乾隆间（一七三六－一七九五年）刊行的《艺海珠坐》土集第四十六册也将《黄帝授三子玄女经》一卷刊入，并题以：“汉、公孙宏”字样。公孙宏其人不见史传，是否确为此书撰人虽不可知，但《医心方》引《玄女经》佚文中记有《抱朴子》之说（见卷二十八、六三四页），足征其撰年当在西晋以后。则公孙氏亦非汉人。

（四）《玉房指要》与《洞玄子》

此二书目均不见古籍。在《医心方》中引录前书共一一条佚文，后书一六条佚文。按，在《医心方》引《洞玄子》佚文中有转引《素女论》文，（见卷二十八、六五一页）。其撰年似应在《素女经》之后。

（附记）1903～1908年（光绪二十九～三十四年）叶德辉辑《双梅景闇丛书》中曾刊入《素女经》一卷，《素女方》一卷，《玉房秘诀》一卷，《（玉房）指要》一卷，《洞玄子》一卷。即主据《医心方》等书佚文所辑佚书。

丙、服食类

此类著作包括服金石药（《寒石散》类）及其中毒后的解救方书、炼制丹药法、辟谷养生家的服食草木（服饵）方以及服气摄生法等杂著。

在《医心方》引录者有二〇种著作佚文，主要有：《曹氏寒食散方》（佚文一二条。曹歙）、《皇甫氏寒食散方》（佚文九〇条。皇甫谧）、《大清诸丹集要》（佚文六五条）、《服石论》（佚文二四条。靳邵）、《庞氏论》（佚文一五条）、《薛侍郎补饵法》（佚文一二条。薛曜）、《寒食散对疗》（佚文九条）、释慧义《寒食散解论》（佚文八条）、《石论》（佚文八条）、《金匮录》（佚文七条）等书。此外存佚文四条者有《召魄丹方》，三条者有《服气导引抄》，二条者有《复候氏（法）》及《李补阙研炼钟乳法》，一条者有：《丹经》、《范曲论》、《孔恂论》、《潘师方救解法》、《仙经》及《大清经》等。

丁、方术类

此类著作包括佛（释）家方书，以及祝由、巫术方等。《医心方》引录者有六种著作佚文，即《得富贵方》（七条佚文）、《耆婆脉诀经》（四条佚文。按，此书名有“脉诀”

字样，但其佚文内容均与脉学无关。而系“不问见病者日”、“不可看病人及合药作服”、“日时不可诣看病者”等方术文字，见卷二、七五页。故列入此类中）、《龙树方》（四条佚文。按，此书也非医方内容，而为方士禁术的“相爱方”二条，又重出二条，见卷二十六、六〇一及六〇二页）、《真人集弁方》（佚文二条）《疗痔病经》（佚文一条）、《发命书》（佚文一条）。

十、非医书类著作

《医心方》除收录上述各类医书共一六九种外，尚收录了大量的非医书类著作，共三五种。目录及所引佚文条数详见后面附表。此处从略。

十一、丹波氏本人的学术成就

在《医心方》一书中，虽然引录了各种古代医学著作，但是它并不是一部单纯地文献汇编，而是在很多方面充分表达了日本卓越医学家和作为针博士的丹波康赖本人学术成就。其主要表现在以下几方面。

（一）对于古代不同的针灸流派与学说，进行系统地归纳与整理（主要可见本书卷二的小序及“诸家取背俞法”等篇节中）。

（二）补充了当时通行的《新修本草》所收药品（“本草内药”）以外的新药（即所谓“本草外药”）共七〇种。（见本书卷一“本草和名”节）除据《新撰食经》、《本草拾遗》及《本草稽疑》三书外，丹波氏本人还补充了仙沼子、续随子等四药，指出：“以上四种，世用多验，但所出未详。”

（三）用大量按语（“今案”）形式对于所引古医籍中的治疗方法补充以丹波本人的见解。

如卷十九引《私记（方）》治热病及服食散闷乱热困者方“以一杯服方寸匕”条下有：“今案：今人或三两，或四两水服之，吉。”

又如卷四，《治疣目方》引“苏敬本草注”：“捣马苋揩之”条下有：“今案，倍用赤苋良。”

（四）对所引古医书内容进行必要的注释：

如卷十一引《小品方》治霍乱呕哕吐逆方，灸巨阙及大仓二穴条下有：“今案，巨阙穴在鸠尾骨端一寸。大仓者中管穴，在上管下一寸。”

（五）对所引古书文字进行某些对勘：

如：卷十二引《葛氏方》治卒患淋方，原文是：“豉一升，水三升，渍少时，以盐一合内中，顿服。”

丹波氏按语是：“今案，《经心方》豉半升，水四升，煮一沸，顿服，立通。不加盐。”

十二、小结

综上所述，在《医心方》全书三〇卷中共引录有古代文献二〇四种，综计一〇、八七七条佚文。是一部学术价值很高的医学著作。他不仅引用参考文献数量繁多，而且选材全面，信实确切。可以说是集公元十世纪以前日本国内医药学文献之大成与精华，同时也充分反映了丹波康赖氏本人的高深学术造诣。因而本书在医学历史上具有其不朽的地位，绝不是偶然的。

现在为了全面深入地了解《医心方》中所收录的全部古代文献（包括医书和非医书）的种类、名称、所出卷数及现存条数，谨将本人过去多年来所从事的《医心方》辑佚研究工作中的统计结果列表如下（表二），作为全文的小结。

表一《医心方》所引《太素》佚文

《医心方》引《太素经》的卷数（人民卫生出版社本页数）	主要内容	《太素》原文或杨注	数条	见于传世本《太素》的卷数及篇目	见于今本《素问》或《灵枢》的篇名
《医心方》卷一（二-三页）	东·西·北·南·中	原文	五	卷十九【知方地】	《素问》异法方宜论
	地域治病不同				
《医心方》卷一（三页）	【脱荣】与【失精】	原文	一	—	《素问》疏五过论
《医心方》卷一（三页）	同左	杨注	一	—	—
《医心方》卷一（四页）	病先起于阴者	原文	一	卷二十二【三刺】	《灵枢》终始
《医心方》卷一（四页）	形志病	原文	一	卷十九【知形志所宜】	《素问》血气形志
《医心方》卷一（四页）	【病非心病】等	原文	一	—	—
《医心方》卷一（四页）	伯高引兵法·刺法	原文	一	卷二十二【量顺刺】	《灵枢》顺逆
《医心方》卷一（四页）	同左	杨注	一	同左	—
《医心方》卷二（五七-五八页）	取背腧法	杨注	一	卷十一【气穴】	—
《医心方》卷二（六三页）	手中指寸法	原文		—	—
《医心方》卷二（六三页）	同左	杨注	一	—	—
《医心方》卷三（八〇页）	风为百病长	原文	一	卷二十八【诸风数类】	《素问》风论
《医心方》卷三（八〇页）	同左	杨注	一	同左	—
《医心方》卷三（九一页）	马膏方	原文	一	卷十三【经筋】—	《灵枢》经筋
《医心方》卷五（一二〇页）	入耳脉	原文	一	—	—
《医心方》卷九（一九八页）	肩息	杨注	一	—	—

《医心方》引《太素经》的卷数（人民卫生出版社本页数）	主要内容	《太素》原文或杨注	条数	见于传世本《太素》的卷数及篇目	见于今本《素问》或《灵枢》的篇名
《医心方》卷一三（二八一页）	天有十日……	原文	一	—	《灵枢》邪客
《医心方》卷十四（三一六页）	热病九死	原文	一	卷二十五【热病说】	《灵枢》热病
《医心方》卷十五（三三三页）	痈疽之形	原文	一八	二十六【痈疽】	《灵枢》痈疽
《医心方》卷十五（三三四～三三五页）	身有五部	原文	一	卷二十六【寒热杂说】	《灵枢》寒热病
《医心方》卷十五（三三五页）	痈生所由	杨注	二	—	—
《医心方》卷二十四（五三一页）	十月胎儿	杨注	一	—	—
《医心方》卷二十五（五四九页）	小儿初生	杨注	一	—	—
《医心方》卷二十七（六一九页）	齿为骨余	杨注	一	—	—
《医心方》卷二十七（六二三页）	五禽戏	杨注	一	—	—
《医心方》卷二十七（六二六页）	引岐伯文	杨注	一	—	—
《医心方》卷二十九（六六一页）	五味多食	杨注	一	—	—
《医心方》卷三十（六八七页）	五谷之用等	原文	一	卷二【调食】	《灵枢》五味
《医心方》卷三十（六八七～六八八页）	同左	杨注	一	同左	—
《医心方》卷三十（六九一页）	醪醴	杨注	一	—	—
《医心方》卷三十	生姜	杨注	一	—	—

表2《医心方》引录古籍名称及条数

一、医经类（4种75条）

书名	见《医心方》何卷	条数
素问	2，3，27	10
九卷	2	1
黄帝内经太素	1－3，5，9，13－15，24，25，27，29，30	53
黄帝八十一难	3，10，16，19，24	11

二、有关张仲景、华佗著作（6 种 67 条）

张仲景方		2，9，10，16，20 （间接引文）	19 1	20
张仲景药弁诀	药弁诀（药诀）	1	23	25
	张仲景药弁诀	2	2	
华佗脉诀		2	1	
华佗内照图		间接引文（参见卷 2《黄帝明堂经》杨玄操注）		
华佗方		5，8，10，12，20，23，25 （间接引文）9	10 1	11
华佗针灸经		2，3，28	10	

三、病源类（1 种 668 条）

诸病源候论	3－25，29	668

四、本草类（11 种 1595 条）

神农本草经 名医别录	本草经 （本草）等	1，4 － 14，16 － 19，22，23，25，26，29，30	561	
本草经集注		3，4，8，9，11 － 13，15 － 18，20，23，26，28－30	100	
新修本草		1，3 － 6，8，9，11，12，14 － 18，20，21，23，25，28－30 （间接引文）18	775 1	776
本草拾遗		1，7，10 － 13，15，16，18，22，24，25，30 （间接引文）4	104 1	105
桐君药录		16	1	
杂注本草		1	7	
本草稽疑		1，3，10，14，16，17，24	42	
药性论		30	1	
药像学		1	1	
本草杂禁		29	1	

五、食疗类（13 种 537 条）

神农黄帝食禁	神农食经	29	2	12
	神农经	30	10	
食经		5，7，8，12，29，30	51	
七卷食经		11，12，14，29，30	95	
新撰食经		1	8	
马琬食经		1，29，30	19	
崔禹锡食经		5，8 － 14，16，17，21，22，25，29，30	181	
卢宗食经		30	1	
朱思简食经		9，22，27，29，30	15	
孟诜《食疗本草》	孟诜食经	3，4，6，9，11，12，16，18，21，23，25，29，30	98	

张鼎《食疗本草》	脜玄子食经（脜玄子）	29，30	13	
膳夫经手录		1，22，29，30	26	
本草食禁		22，27，29	17	
食科		30	1	

六、针灸类（12 种 443 条）

黄帝明堂经（杨玄操注）		2，9，12－14，22，25	362	
扁鹊针灸经		2，15 （间接引文）9	6 1	7
曹氏灸经		2	14	
黄帝针灸虾蟆经		2，7，28	46	
针灸经		1，3，9，25	4	
玉匮针经		25	1	
僧匡针灸经 彻公针灸经	僧匡及彻公二家	2	1	
龙衔素针经		2	2	
百病针灸		3，21	4	
金腾灸经		2	1	
背输度量法		2	1	

七、医方类（68 种 2735 条）

甲、晋代医方（4 种 1981 条）

小品方		1－26，29 （间接引文）3－6，8－12，16，18，20－23，25，29	499 42	541
玉函方	葛氏方	1，3，15，17－26，28，29 （间接引文）4－12，14－18，21－26，29	1077 55	1143
	玉葙方	1，8，14，16，29	11	
范汪杂药方		1－18，21，25，26，28 （间接引文）3－5，7－10，16，21，25，26	275 23	298
陶潜方		13，18，26	4	

乙、南北朝医方（21 种 891 条）

僧深药方		1，3－18，20－26，29 （间接引文）4，5，9－11，14，16，17，21，25	206 13	219
秦承祖药方		7，9，12，19，20	18	
胡洽百病方		9	1	
经心录方		1，3－5，8－12，14－16，18，21，23，25 （间接引文）8，11，16，21，23	79 8	87

龙门方		3－5，7－18，21，23，25，29 （间接引文）18，24，26，29	96 7	103
徐文伯方		4，7，14，15，18	8	
随手方		10	1	
试验方		25	1	
徐之才方		25	2	
褚澄杂药方		1	1	
如意方		3－6，11，14，17，21，22，24，26，29 （间接引文）18，24，26，29	75 4	79
效验方	陶氏	8	5	38
	效验方	3－5，7，9，10，13－16，25	33	
集验方		1，3－18，21－25，28，29 （间接引文）3－6，9－12，14，16－18，21－23，26，29	189 41	230
通玄方		9，11，14	14	
删繁方		1，4－7，11，15，17－19 （间接引文）5	34 1	35
灵奇方		4，14，24，26，29 （间接引文）26	39 1	40
集略方		14	1	
杂酒方		3，13	3	
爽师方		25	1	
万毕方		30	1	
德贞常方		2，5，10	8	

丙、隋唐医方（14 种 2010 条）

新录单要方	新录单方	4，5，7，12，20	20	349
	新录要方	7	8	
	新录方	3－14，16－18，20，21，23－25，29 （间接引文）3，7，9，10，18	314 7	
隋阳帝后宫诸香药方		4，5，26	4	
梅略方		7	1	
千金要方		1－30 （间接引文）3－8，10，12－18，21－25，28，29	1201 72	1273
古今录验方		1，3－18，20－26，28，29 （间接引文）3－5，10，15，18，20，21，25	1230 9	239
崔氏纂要方		22，25 （间接引文）21	2 1	3
许孝崇箧中方		19	1	
随身备急方	张文仲方	25	3	5
	备急方	6	1	
	救急方	14	1	

开元广济方	3－7，9－18，20－21，23 （间接引文）9，10，15，21，23	59 7	66
鉴真方	6，8，19，20	7	
外台秘要方	19，20	8	
贞元集要广利方	3，5，8－14，16－18，20，21，25，29 （间接引文）12，14，28，22，23	39 5	44
传信方	7，10，11，18	6	

丁、其他中国医方（27 种 842 条）

医门方	1，3－18，21－23，25，26，29 （间接引文）4，5，7，8，10，11，14，15，23	290 15	305
博济安众方	3，5，7，9，12，17，22，23，25 （间接引文）5，22，23	36 8	44
延年方	5	1	
耆婆方	3－12，14，16－19，21－26，28，29 （间接引文）8，9，16－18	92 7	99
西王母方	26	2	
极要方	1，3－14，16－25，28，29 （间接引文）4－9，14，15，17，18，22，25	217 17	234
枕中方	1，4，5，7，8，10，12，14，18，23－27，29 （间接引文）26	51 2	53
救急单验方	5－9，11，14－18，29 （间接引文）11，14	44 5	49
令李方	5，7，11，12，15，17 （间接引文）12	19 3	22
随时应验方	5	1	
随时方	7，11，15，25	4	
乍来方	21	2	
私记（迹）方	11，19 （间接引文）29	2 2	4
要急方	11	1	
急药方	20	1	
贺兰方	13	1	
单要方	25	2	
集要方	3	1	
煎药方	13	1	
膏药方	4	1	
慧日寺药方	1，29	4	
撰集药方	21	1	

龙华方	7，17	3
龙华妙方	5	2
应验方	25	2
魏文帝秘方	（间接引文）4	1
刘田方	（间接引文）18	1

戊、朝鲜医方（26种6条）

书名	见《医心方》何卷	条数
百济新集方	15，16	2
新罗法师秘密方	2，10，28	4

八、临床各科（10种856条）

甲　内科（2种103条）

玄感传尸方		13，21 （间接引文）21	27 1	28
三家脚气论	苏氏脚气论	2，8，27，30	41	75
	徐氏脚气论	8	14	
	唐氏脚气论	8，27	20	

乙、外科（2种120条）

刘涓子鬼遗方	3，4，15－18，21，25，28 （间接引文）15，21	115 3	118
痈疽方	16	2	

丙、妇儿科（3种589条）

产经	21－25，28 （间接引文）14，22，24，25	538 12	550
子母秘录	22，23，25 （间接引文）23	32 1	33
候水镜图	25	6	

丁、眼科（3种44条）

眼论	5，27	10
治眼方	5	32
疗眼方	5	2

九、养生，房内，服食，方术类（44种834条）

甲、养生（13种420条）

（嵇康）养生论	27，29	5	
养生要集	1，2，4，5，11，12，14，22，25，27－30	342	
养身经	27	9	
黄帝养身经	29	1	
延寿赤书	4，26，27，29	13	
延龄图	21，22，26 （间接引文）21，28	15 4	19
养生要钞	30	1	
养生要钞	30	2	

养性要录	30	2
养性要集	30	2
养生志	23，27，29	17
养性志	14，27，29	6
养生抄	16	1

乙、房内（5 种 119 条）

玉房秘诀	7，13，21，24，28 （间接引文）28	76 2	78
素女经	28 （间接引文）28	4 1	5
玄女经	7，28	9	
玉房指要	28	11	
洞玄子	28	16	

丙、服食（20 种 276 条）

曹氏寒食散方	20	21
皇甫氏寒食散方	19	90
大清诸丹集要	2，13，19，21，26－29	65
召魂丹方	19	4
石论	11，19，20	8
丹经	30	1
庞氏论	19，20	15
李补阙研钟乳法	19	2
金匮录	26	7
复候氏（法）	19	2
服石论	2，5，19，27	24
寒食散对疗	19	9
范曲论	19	1
孔恂论	19	1
潘师方救解法	19	1
释慧义寒食解杂论	19，20	8
薛侍郎补饵法	19，20	12
仙经	26	1
服气导引抄	29，30	3
大清经	（间接引文）26	1

丁、方术类（6 种 9 条）

疗痔病经	7	1
真人集弁方	2	2
耆婆脉决（诀）经	2	4
得富贵方	14，26	7
龙树方	26	4
发命书	2	1

十、非医书类（3 种 66 条）

毛诗注疏	30	1
礼记	8，25，29，30	5
经义解	25	1
说文	30	1
广雅	30	2
埤苍	30	1
字林	30	1
郭璞	30	1
史记	1，27	2
晋书	27	1
周书	24	1
华佗别传	27	1
列仙传	30	1
南海传	1，9	1
吴地录	30	3
世纪	24	1
老子道德经	27	2
庄子	27	1
文子	27	1
吕氏春秋	27，30	3
颜氏家训	27	2
抱朴子	1，18，26，27，29	20
搜神记	30	2
氾胜之书	30	1
广志	30	2
续齐谐记	26	1
上林赋	30	1
杂要诀	30	1
颡卿记	24	1
圣纪经	27	2
湛馀经	2	2
金光明最胜王经	1	1
大集陁罗尼经神咒	23	1
千手观音治病和药经	3，26	2
河图纪命笔	26	1

以上合计：204 种 10881 条

（1985 年 7 月《日本医史学杂志》）

2. 关于《医心方》所引古文献条数的核实——答蔹内清教授

去年十月，我承蒙日本医史界朋友的邀请到京都市参加“《医心方》撰进纪念一千年”的纪念活动时，曾带去了拙著“《医心方》中的古医学文献初探”一文，文中提到了《医心方》所引古文献共二百余种、一万余条的数字，同时也提到了每种古文献的条数。最近，看到蔹内清教授在《医谭》复刊第五十四号（今年四月二十日发行）上以“《医心方》所引ゐ古文献”为题，将我统计的该书所引古文献条数与已故冈西为人博士在《宋以前医籍考》中的统计条数作了比较，发现两篇文章有很多差异，如文章中举出《小品方》一书的条数为例说：在《医心方》中马氏记有《小品方》五三六条（按，应改正为五四一条），而冈西博士只有不及其半数的二一五条。同时，蔹内教授还列出了本人和冈西氏所引条数的对照表，以此提出了质疑。

事实上，本人与冈西博士统计数字之所以不同，主要是由于在对待“条文”的函义与分类方面是根据不同的理解和统计方式的原因。以下就谈谈本人的浮浅认识和作法。

一、《医心方》引书条数的计算标准与方法

首先，应确定出“条文”一词的涵义问题。在古医书（包括《医心方》在内）中的条文应是指具有独立而完整意义的理论、观点或具体方法的一组文字。而这也就是本人在统计《医心方》所引古书佚文条数时所依据的标准。兹以本人所辑的《小品方》为例，具体计算条数的方法可分为直接引文和间接引文二种，共十类条文，分别说明如下：

甲、直接引文（共八类条文）

第一类、正文的《小品方》条——这是在引文之前直接记以《小品方》或“《小品方》云”的独立条文或处方。如《医心方》卷十三，治虚劳少精方第六，有：

“《小品方》流水汤，主虚烦不能眠方。半夏二两，洗。秫米一升。茯苓（令）四两。凡三物，以流水二斗，扬之二千过，令劳。煮一物得五升，分服一升、日三，夜再。”（人卫本第二八七页上）

以上作一条计算。

第二类，注文的《小品方》条——这是在正文下面的小字注文或框上眉注中记有《小品方》的独立条文（或处方），均作为一条计算。如《医心方》卷一，药斤两合法第七，大字“本草经云”“又云：甘草一尺者重二两为正”条下注云：“今案：……《小品方》云：以径一寸为准。（二〇页上）”

又如：卷一，药畏恶相反法第九，“麦门冬”条下注云：“《小品方》：垣衣为之使。”（二一页下）

又如：卷五，治耳聋方第一，有小字注文云：

“今案……《小品方》：（鲤脑）如小豆，绵裹，塞（耳）良。”（一二一页上）

又如《医心方》卷十二，治气淋方第六，有眉注云：

“《小品方》治淋方，取附松底苔，大如鸭子，以一区半水，煮取一区，服一升，日三。”（按：区为古代量名，一区为十六升）以上各作一条计算。

第三类，《小品方》又云条——这是在《小品方》条文之后记以“又云”，或“又方”“又”的独立条文。如《医心方》卷三，治中风隐疹（轸）方第十八有：

“《小品方》白疹（瘆）方。宜煮蒴藋汤与少酒以浴。佳。”

又方：以酒煮石南草拭之。

又方：水煮礬（樊）石汤拭之。

又云：赤疹（瘆）方。宜生蛇衔草。涂之，最验。大法、如治丹诸方。（九六页上）

以上作四条计算。

又如《医心方》卷六，治臂（腎）腰方第八有：

“《小品方》云：灸腰痛法（中略）。”

又，侠谷两傍各一寸复灸之，为横三穴，间一寸也。

又，灸腰目，在尻上左右陷处是也。（一五六页上）

以上作三条计算。

第四类，《小品方》折分条——这是在《小品方》或“又云”之后，虽未再记“又云”字样，却可单独析出的条文（或处方）。如《医心方》卷一，服药节度第三有：

“《小品方》云：凡病激者，人必弱，人弱则不胜药，处方宜用分量单省者也。病轻者，人则强胜，于药处方宜用分两重复者也。凡久病者，日月已积，必损于食力，食力既弱，亦不胜药，处方亦宜用分两单省者也。新病者，日月既浅，虽损于食，其谷气未虚，犹胜于药，处方亦宜用重复者也。（下略）”（九页）

以上原文原卷子在抄写时虽未分条，但实系二则独立的条文，却自“凡病激者”至“亦宜用分量单省者也”作一条计数，自“凡久病者”至“亦宜用重复者也”作另一条计算。

第五类，“陈延之《小品方》”条——这是在引文之前直接记以“陈延之《小品方》”的独立条文。如《医心方》卷二十九，调食第一有：

“陈延之《小品方》云：食饮养小至长甚难，逆迁至变甚速，岂可不慎。”（六六一页上）

以上作一条计算。

第六类，“陈延之”条——这是在引文前直接记以“陈延之云”或“陈延之曰”、“陈延之论云”的独立条文。如《医心方》卷二，灸禁法第四有：

“陈延之云：黄帝经曰禁不可灸者有十八处……。”（六零页下）

又如卷二，作艾用火法第十一有：

“陈延之曰：黄帝曰灸不三分、……。”（七四页上）

又如卷十九

“陈延之论云：服草木之药则速发……。”（四二六页下）

第七类，“陈延之”又云条——这是在“陈延之”条文之后记以“又云”的独立条文，或在此以后凡具有独立函义的条文，均另外析作一条计算。如《医心方》卷二有：

“陈延之云：……。

又云：曹氏说不可灸者如左。玉枕者……可灸五十壮。

维角者……此则头维也。

精明者……灸七至十四壮。

舌根……可灸七至十四壮。

结喉……可灸七壮。

胡脉……可灸五十壮。

天突者……可灸五十壮。

神府者……一名龙头是也。

臣攒者……可灸五壮。

关元者……可灸五壮。

血海者……可灸五十壮。

足大阴者……可灸五十壮。

丘墟者……可灸十四壮。

右廿穴……便是未详曹氏此说也。”（六〇至六一页）

以上自“又云”以后作十四条计算。

第八类，正文的《小品方》其他条——举如在《医心方》中所引书名虽非《小品方》，但据丹波氏原注，其文字与《小品方》基本相同，但又略有出入佚文，均据其原注改成《小品方》原文后，再将书名也改为《小品方》，并计算其条数。如卷二，作艾用火灸治法第十一有：

“《虾蟇经》云：松木之火以灸即根难愈。栢木之火以灸即多汗，竹木之火以灸即伤筋，多壮筋绝（原注：“《小品方》：肉伤”）……。”（七四页下）

以上先据原注将“筋绝”二字复原为“肉伤”（下文同此）。再将《虾蟇经》三字复原为《小品方》。然后再作一条计算。

乙、间接引文（共二类条文）

第九类，《小品方》全同引用某书条——这是《医心方》所引书名非《小品方》，而是其他古书，但在该条之末丹波氏原注中记有“《小品方》同之”字样者，说明此条文字同样见于《小品方》一书中。如《医心方》卷三，治中风口喎第九，引《录验方》治口眼相引喎僻者方条末原注云：“《小品方》同之。”（九一页上）

又如《医心方》卷四，治头面疮方第十三，引《如意方》治面上恶疮术条末原注云：“《小品方》同之。”（一〇八页下）

以上作一条计算。

第十类，《小品方》大同引某书条——这是《医心方》所引书名非《小品方》，而是其他古书，但在该条之末丹波氏原注中纪有“今案：《小品方》加 XXX”或“《小品方》XXXX”字样者，均系该古书文字与《小品方》基本近似者，故也列入“间接引文”的条数中计算。如卷十六，治鼠瘘方第十八：

《千金方》又云：治风瘘及鼠瘘方条末原注云：“今案：《小品方》加黄芩，治诸瘘。”（三六九页下）

又如卷二十，治服石口中发疮方第十二，引《僧深方》云：解散失度口中发疮方……条末原注云：“《小品方》：若咽喉有疮，稍稍咽之，佳。”（四五八页上）

又如卷二十，治服石结肿欲作痈方第二十一，引《录验方》云：解散除热……大黄汤方……条末原注云：“《小品方》云升麻汤。”（四六一页下）

以上各作一条计算。

二、《医心方》所引《小品方》的条数

根据上述《医心方》中十类条文的计算标准与方法，本人将其所载的《小品方》佚文进行了统计，其结果可见以下二表。通过以下二表，得出了《医心方》（人卫影印本）中共有《小品方》的直接引文四百九十九条，间接引文四十二条，合计五百四十一条。这也就是拙稿中统计数字的来源。

如果利用上表进一步考察一下冈西博士统计的二百一十五条数字时，也不难看出冈西博士是以《医心方》正文中的《小品方》书名及"陈延之"人名出现的次数为依据的。即：

表一　　《医心方》中的《小品方》直接引文条数

《医心方》卷数	引文名称							其他	小计
	小品方				陈延之				
	正文条	注文条	又方条	析分条	陈延之小品方	陈延之	又方条		
1	2	2	3	11					18
2	4					2	15	1	22
3	9		11	31					51
4	4		2						6
5	15	2	13						30
6	4		3	8					15
7	3		7						10
8	3								3
9	5		15	2					22
10	3	5	2					4	14
11	18		11					1	30
12	10	1	12	2					25
13	4		2						6
14	9		6						15
15	6		2	5					13
16	10	6	1	7					24
17	5		3	3					11
18	21		25	3					49
19						1			1
20	15		11						26
21	6		7	2					15
22	8	1	8						17
23	17		16						33
24	1								1
25	15		5						20
26	1								1
27									0
28									0
29	13		7		1				21
30									0
小计	211	17	172	74	1	3	15	6	
统计	499 条								

表二　　《医心方》中的《小品方》间接引文条数

条数	医心方卷、页数（人卫本）	全同某书	大同某书	条数	医心方卷、页数（人卫本）	全同某书	大同某书
	（卷）（页）				（卷）（页）		
1	3，91 上	录验方		23	20，458 上		僧深方
2	4，108 下	如意方		24	20，461 下		录验方
3	5，127 上		治眼方	25	20，465 上	录验方	
4	5，137 下	葛氏方		26	21，482 下		千金方
5	6，150 下		葛氏方	27	22，493 下	产经	
6	8，189 上	华佗方		28	22，498 下	产经	
7	9，207 下	集验方		29	23，511 上	千金方	
8	10，232 上	葛氏方		30	23，511 上		新录方
9	10，232 上	葛氏方		31	23，512 下	千金方	
10	10，232 上	葛氏方		32	23，512 下	集验方	
11	10，232 上	葛氏方		33	25，549 下－	千金方	
12	10，233 上	千金方		34	550 上		
13	11，237 下		范汪方	35	25，550 上	产经	
14	11，243 上	医门方		36	25，550 上	产经	
15	11，243 下－224 上	录验方		37	25，552 下	产经	
16	11，249 下	录验方		38	25，558 上	产经	
17	12，274 下	葛氏方		39	25，563 下		极要方
18	12. 274 下	葛氏方		40	25，578 上	集验方	
19	16，369 下		千金方	41	25，578 上		千金方
20	18，403 下	医门方		42	29，681 下－682 上	录验方	
21	18，414 上	葛氏方					
22	20，455 下		僧深方		29，682 下		葛氏方
				小计		30 条	12 条
				合计		42 条	

正文的《小品方》条——　二一一条

正文的“陈延之《小品方》条——　一条”

正文的“陈延之（又，又云，又论）条——　三条”

以上合计二一五条，与本人统计的数字也完全符合。

由此可见，考察统计数字的多少问题，关键是应视其统计时的标准与方法而定。

三、有关《医心方》的其他引文问题

现在，我想再回答一下蓛内教授所提出的其他四部古医书的书名和条数的疑问。

先摘录蓛内教授文章附表中的有关内容

书名	马氏条数	冈西氏条数
耆婆脉诀	－	1
崔氏纂要方	－	2
孟氏必效方	－	76
新撰食经	8	59

从上表来看，本人在前面三书的条数均是空白，而后面一书的条数也少于冈西氏，其原因究竟何在呢？兹分别说明如下：

（一）关于《耆婆脉诀》，薮内教授说：马氏无《耆婆脉诀》之名，却举出《耆婆方》九十九条，其中是否含有《耆婆脉诀》不详。

事实上，本人并未将《耆婆方》与《耆婆脉诀》视为一书。本人在辑出后书时，其书名原称应是《耆婆脉诀经》，其佚文见《医心方》卷二。由于其内容为久病代死日，不见病者日，不问病者日，不可看病及合药日，不可诣看病者日。均系与诊脉法及医学无关而有巫术性质，故已将其列入了拙文之末统计表的（表二，《医心方》引录古籍名称及条数）“九、养生、房内、服食、方术类。丁、方术类”中，共一名，四条。薮内教授未注意到该表，故有所误解。

（二）关于《崔氏纂要方》本人在拙文末的附表二“七、医方类。丙、隋唐医方”中，也已将此书名列入。该表原文是：

<table>
<tr><th>书名</th><th>见《医心方》何卷</th><th colspan="2">条数</th></tr>
<tr><td rowspan="2">崔氏纂要方</td><td>22·25</td><td>2</td><td rowspan="2">3</td></tr>
<tr><td>（间接引文）21</td><td>1</td></tr>
</table>

但薮内教授也未注意此处，故也产生了误解。

（三）关于《孟氏必效方》，薮内教授说：冈西博士在《孟氏必效方》项内谓《医心方》引用有《孟洗食经》、《孟洗》、《孟说》等称（注：“洗”字应为“诜”字之讹），共七十六条。而马氏无《孟氏必效方》之名，却有《孟诜食经》之名，共九十八条。

按，据《唐书》艺文志：“孟诜有《食疗本草》三卷。又，《补养方》三卷，《必效方》十卷。”之目。其中《补养方》一书，据已故中尾万三博士在一九三〇年《上海自然科学研究所汇报》第一卷第三号文章中考证：孟诜初著《补养方》，后张鼎增订之，改名为《食疗本草》，可知《必效方》十卷乃另有其书。既非《食疗本草》或《补养方》，也非《孟诜食经》。而冈西氏在〈孟氏必效方〉项内记有：“《医心方》引有《孟诜食经》十六条，《孟诜》五十八条，《孟诜方》一条，《孟说》一条。”（共七十六条。）应系误将二书为一书者。至于《孟诜（洗）必效方》一称，在《医心方》中根本没有，则其项内的“七六”条数字，当然也是和《必效方》无关的。此外，由于冈西博士的分条方法和本人不同，因此其数字也较少。

（四）关于《新撰食经》薮内教授说冈西博士在《新撰食经》项内共记有《七卷食经》（五条）及《七卷经》（五十四条）共五十九个条文。而马氏在《七卷食经》项记有九十五条，在《新撰食经》项记有八条，共一百零三个条文。

按：上述书名与条数的不同，是因为本人虽将《七卷经》一称列入《七卷食经》项内，但却未将《新撰食经》与《七卷食经》视为一书，因而在统计时列为二项。至于总的条数较冈西氏为多，其理由已如上述。

（1986年7月《日本医史学杂志》第三十二卷三号）

3.《小品方》残卷研究

1985年在日本科学史学会第32回年会上，小曾户洋、大冢恭男、石田秀实和真柳诚学者，就中国六朝时期陈延之《小品方》残卷的发现经过和初步研究的成果，作了学术讲演，并发表了论文提要，他们的学术研究引起了日本学术界的很大关注。

《小品方》一书在中国早已亡佚，日本新发现的《小品方》的残卷，对中医药学术遗产的继承与发掘，究竟有什么意义和价值呢？为了探讨这个问题，我们先从《小品方》的简史说起。

《小品方》的失传和发现

一、早期流传概况　《小品方》共12卷，六朝陈延之撰，书名首见于《隋书·经籍志》。在六朝后期及隋唐医书中，多有引用，如499年的《刘涓子鬼遗方》，500年的陶弘景《肘后百一方》,《诸病源候论》及《千金方》等。特别在唐代的《外台秘要》及日本《医心方》中尤多引录。《小品方》还被隋唐及日本飞鸟、奈良、平安时代（7～13世纪）的国家医事法令规定为学医者的必修教材。如北宋医官在1066年《校定备急千金要方后序》中说："臣尝读唐令，见其制，为医者皆习张仲景《伤寒》，陈延之《小品》。张仲景书今尚存于世，得以迹其为法，莫不有起死回生之功焉。以类推之，则《小品》亦仲景之比也。常痛惜其遗佚无余。及观陶隐居《百一方》、王焘《外台秘要》多显方之所由来，乃得反复二书究寻，于《千金方》中，则仲景之法，十居其二三,《小品》十居其五六。"这部医书在唐代还受到很大的重视，到了宋代则已亡佚。

在日本方面，13世纪（镰仓时期）尚有个别卷子写本流传，此后也宣告绝迹。

二、再发现的过程　16～17世纪，日本以前田利常为首的前田氏家族，将其累世收集的大量藏书，安置在"尊经阁文库"中。1709年（宝永己丑），前田纲氏在所藏的上有题记为"经方小品"的残卷包纸上题有识语。直到近代，该文库成员大野木克氏也对此残卷撰有解题，以上诸氏皆曾怀疑此卷即《小品方》一书，但由于他们均未再作深入研究，其见解也未能正式发表，故长期以来，这一残卷始终未被人注意。直到现在，经小曾户洋博士再次在文库看到原物并作了深入考证后，才判明其真相。他认为据残卷的书法，抄写者应为二人。卷子本身具有日本古写本特有的一些标识，如"ヲコト"点，返点及傍训等，标志着系镰仓时代（约2世纪左右）所写。同时又据同一卷子其他一连的古医书识语及藏书印，疑系丹波家族藏本，后收入仁和寺，而到了江户时代流出，始归于"尊经阁文库"

现在，"尊经阁文库"属于财团法人之一，全称是"前田育德会尊经阁文库，所收藏的这一残卷，共有32个卷片（每片高约29厘米左右，各片缀连总长度约15.8厘米。凡530行，每行12～16字）。此卷子卷首第一行记有："小品一部连药性灸法合十二卷"15字。将其内容卷数与隋唐史志及其早期佚文对照考察，被确认为就是《小品方》一书残卷卷首及卷一的前半部分，而自卷一以下的后半部分均缺如。

按：陈延之所撰写这部医书本名《小品方》，而这部残卷的第一行却称之为《经方小品》，实系该书之另一异名。早在唐显庆3年（658年），李善注《昭明文选》时即曾引

《经方小品》佚文一首，内容系“仓公对黄帝”问答有关食禁内容（见该书卷53），足证此异名是早已存在的。

《小品方》残卷的研究

虽然新发现的《小品方》残卷的全部图影及其释文尚未发表，根据小曾户洋博士等发表的几篇论文及个别图影，能对此残卷的主要特征有一概括的了解，通过对此残卷的初步考察，认为对文献研究工作有以下多方面价值。

一、残卷的特征及对版本学的意义

残卷主要由以下几部分组成：

【卷首】序文（系自序。1~99行），目录（100~165行），“述增损旧方药犯禁诀”（166~279行），“述药方合药法”（208~319行），“述看方及逆合备药诀”（320~417行）。

【卷一的前半】“卷一所治目录”（418~423行），“调三焦诸方”（424~530行。以下缺失）。

二、对古佚医书的补充

陈延之在自序中提到他的主要参考书目有18种。原文如下：

“华佗方有十卷，《张仲景辨伤寒并方》有九卷，《张仲景杂方》有八卷，《黄素方》有二十五卷，葛氏所撰方有四卷，阮河南所撰方有十五卷，辽东都尉广所撰《备急方》，《中古备急》并合为二卷，杨氏所撰方有九卷，有《杂撰方》七卷，有《治下汤丸散方》十卷，有《治妇人方》十三卷，有《治少小杂撰方》三十卷，有《治眼方》五卷，有《杂膏方》十卷，范东阳所撰方有百九卷，是范安北过江后撰集也。

右十六件皆是《秘阁四部书目录》所载者也。

羊中散所撰写方有三十卷，是元嘉中于新安郡所集，皆是江东得效者，于世乃可即用。

秦承祖所撰写《要方》二十卷，多是范东阳集中单省者耳，且首数又少于次第，治不足周悉，不足传也。

右二件并是元嘉中撰也。一切诸贵家皆各自撰集服药方也。终归是大集中事及术士所增损耳，不可悉录也。”

以上18部医书，均是陈氏所推崇的、颇有学术价值的著作。这些著作虽早已亡佚，但他提供了六朝以前古医书文献的不少情况，总括的加以分析，至少在下述五方面补充了新资料。

（一）属于传世古医书早期传本者有：

1.《张仲景辨伤寒并方》9卷。

2.《张仲景杂方》8卷。

按：东汉张仲景原撰有《伤寒杂病论》16卷。上述二书应该系早期不完整传本，与其后形成的《伤寒论》与《金匮要略方论》二书可能有着渊源关系。

3.《葛氏方》4卷。

按：葛氏即葛洪，葛氏曾撰有《玉函方》100卷，《肘后方》3卷。后者早在六朝之际即有不同卷数的传本。传世者经梁·陶弘景、金·杨用道等人续补的《肘后备急方》3

卷。其部分佚方散见于《外台》、《医心方》等书。

（二）现仅存部分佚文的古医书

1. 《华佗方》10卷。此目又见于《隋志》（题：吴普撰），两《唐志》、《通志》及《本草纲目》的“引据医家书目”。其佚文则见于《本草纲目》中。

2. 《阮河南方》15卷。此目《隋志》引《七录》作16卷，阮文叔（《魏志》“叔文”）撰。两《唐志》及《通志》也作16卷本，阮炳撰。《新唐志》又有17卷本，其文散见《外台》及《千金方》林注等。

3. 《范东阳方》109卷。此目《七录》、及隋唐史志中均引之，书目又作《范汪方》，《杂药方》等，卷数又有105，107，176卷不等，晋·范汪撰。其佚文散见《病源》、《外台》、《医心方》及北宋、日本诸医籍中。

4. 《秦承祖药（要）方》20卷。此目《隋志》、《新唐书》均作40卷，《旧唐志》作17卷，刘宋时秦承祖撰。其佚文散见《医心方》、《本草纲目》中，原书虽已不传，但其内容据前面所引的残卷原文，知此书主要是《范东阳方》中的单方、要方撰编而成。

（三）仅有存目，但无佚文可考的古书有：

1. 《黄素方》25卷。此目与《七录》、《新唐志》、《通志》所载全同。惟后者记有撰人“谢泰”之名。《旧唐书》则作15卷。

2. 辽东都尉广撰《备急方》1卷。

3. （同上所撰）《中古备急方》1卷。按：《隋志》引《七录》有：“《辽东备急方三卷》，都尉臣广上”之目，似包括此二书而言，惟仅卷数稍异。至于撰人则均同名而缺姓氏。

4. 《治少小杂方》30卷。按《隋志》、《旧唐志》、《通志》均有《治少小杂撰方》20卷之目，均缺“撰”字。而“疗”字乃经唐代抄时避高宗讳所改（以下同此）。又《隋志》又有29卷本一种。

5. 《治下汤丸散方》10卷，此目见《隋志》引《七录》（“治”作“疗”字），全同。

6. 《羊中散方》30卷，此目见《隋志》引《七录》全同，但未记撰人。据《宋书》卷62及《南史》卷36羊欣列传，知其曾任中散大夫，并撰有药方一书。

（四）未见存目与佚文的古医书

1. 《杨氏所撰方》9卷。

2. 《杂撰方》7卷。

3. 《杂膏方》。

（五）未详的古医书

1. 《治妇人方》13卷。

按：《隋志》有张仲景《疗妇人方》2卷。《七录》有范氏《疗妇人方》11卷，未知孰是。

2. 《治眼方》，5卷。按：《隋志》引《七录》及两《唐志》、《通志》均作《疗目方》5卷。卷数相同，应为同书。

三、古佚书目在考证中的作用

18种参考书目中的前16种医书均见于《秘阁四部书目录》，该目录是六朝时一部官修书目，但据既知的各种传世古文献考察，当时以“四部（书）目录”命名的图书目录至少在十余种以上。它们绝大多数都有是以南朝中央政府为主，组织官员将官方集中的图书编写而成。这些书目均是古佚书目，早已失传。仅能根据有关资料考出其中主要的撰年、撰人及其他有关情况。其中除了属于皇室（文德殿、东宫、寿安殿、德教殿等）藏书目录外，单纯由秘阁官员撰修的收藏书目（即所谓《秘阁四部书目录》可以考知者有以下五种：

（一）431 年（宋·元嘉 8 年）谢灵运撰（见《宋书》本传及《隋志》）。

（二）434 年以前（宋·元嘉 11 年以前）殷淳撰（见《南史》及《宋书》本传）。

（三）473 年（宋·元徽元年）王俭撰（见《南齐书》本传，《隋志》）。

（四）483 年（齐·永明元年）王亮、谢朏撰（见《南史》本传）。

（五）507 年（梁·天监 6 年）任昉殷钧撰（见《隋志》）。

由于上述古佚书目有明确年代可考，因而我们可以根据前 16 种书名均见于《秘阁四部书目录》，而后 2 种不见该目录的事实，不仅可以看出这些古医书与古书目的关系，也可以为推断上述医书的撰写年以及《小品方》的撰写年代找到可靠的依据。

四、著作年代的订正

《小品方》的著作年代，以及陈延之的生平，均无确考，因而对《小品方》的撰年有多种推测。现在通过实物资料（虽然也未有撰年，但根据引书目录，可以考知《小品方》著作年代的上限和下限，从而也订正了各种撰年的异说），并总括小曾户洋博士的考证结果，对于撰写年代申说如下：

《小品方》的撰年上限，残卷提到的《羊中散方》与《秦承祖方》，均是“元嘉中（424—453 年）”所撰。故《小品方》撰年最早在 454 年（宋·孝建元年）以后。

撰年下限“序文中所引参考书目共 18 部。其中前 16 部均系引自《秘阁四部书目录》，后 2 种均为该书目所未载，而是在元嘉中所撰成的著作。故此处所指的《秘阁四部书目录》的撰年至迟应在元嘉末年以前，其撰人或为谢灵运，或为殷淳（小曾户洋博士以为系前者）。

如上所述，在元嘉末年（453 年）以后最早的一种《秘阁四部书目录》系 473 年王俭所撰，既然陈氏在撰写《小品方》时可能见到王俭的书，故《小品方》撰年最晚要在 473 年以前。结论是：《小品方》的撰年应 454—473 年之间（相当刘宋后期）。

五、著作思想的明确

残卷序文共 99 行，虽然目前全文尚未发表，但据石田秀文介绍并参照残卷序文的部分图影（1～15 行），陈氏撰写此书的主要学术思想可概括为四个方面：

（一）本自传统学术理论。主要以《黄帝内经》、《神农本草经》等书为基础，阐述病因、诊断与治法。

（二）强调辨证论治。分析了古方（旧方）治今病所以不愈，主要是由于得病的环境、气候、体质不同所致，所以强调辨证论治，反对一方专用。

（三）主张综合治疗，提倡方药、针灸、以及多种治疗并重。书中有专卷或专篇分别说明。

（四）具有普及实用目的。此书不仅注意“居家、野间”，“无师术处”临时患病备急之用，还提出少年（“童幼”）开始学医时“宜先学此小品”一书，作为启蒙教科书，待有所开悟，然后再攻读“大品”。所谓“大品”，系指《黄帝内经》等古典医籍而言，而这也正是《小品方》命名之由来。

六、全书内容的窥视

残卷虽非《小品方》全书，其原文图影与释文也有待于全部公开后再作深入研究。但《小品方》12 卷的主要内容却可以从已发表的残卷卷首的“总目”中了解其梗概，现总括要点如下：

【卷 1】有关用药序例的内容，调三焦，胸痹，心痛腹胀，下利，咳嗽，上气，气逆，虚满水肿诸方。

【卷 2】头面风，喉痛，暴厥，中风喑瘂，狂妄，噤痉，脚弱诸方。

【卷 3】渴利，虚劳，失精，多汗，虚烦不得眠诸方。

【卷 4】霍乱，中恶，食毒，蛊毒，吐，下，衄，尿诸血，发黄，患淋诸方。

【卷 5】丸，散，酒，煎，膏诸方，下利，咳嗽，上气，心腹胸胁中病，补养，渴利，邪，狂，颠诸方。

【卷 6】治四时伤寒，温热，中冷诸方。

【卷 7】治女子众病，妇人无儿，妊胎，产后及妇人血崩，带下诸病。

【卷 8】治少小百病的汤，丸，散，薄搶，洗浴，膏散，针灸诸方。

【卷 9】治服寒食及寒食散发动诸方，治服石传病诸诀。

【卷 10】治误吞物，火汤热膏伤，热暍，溺水，入井冢，自经，吞金，射公毒，诸丹疹，毒肿，疽，痈，疮，疖，瘘，瘰疬，颓（疝），脱肛，狐臭，瘄疱，痣，疵，虫，兽，狗，马毒等。

【卷 11】述用本草药性。

【卷 12】灸法要诀。

七、提供了本草序列考察线索与依据

据真柳诚的论文提要介绍，残卷中与本草有关系的共有以下两篇文字。其一篇题为：“相反畏恶，相杀”（按，当指药物七情之文），药物三品与君臣佐使理论，以及有关本草药物主治与临症加减的某些药学总论内容。另一篇题为：“述旧方合药法”，主要记述具体的药物修治，制剂，以及有关药物度量衡的确定，换算等。

正是由于《小品方》是早于陶弘景《本草经集注》的古书，故在卷一的上述各篇中必然保存更近于旧态的本草序例内容。这部分珍贵的原始资料必将对古本草序例的研究、复原等工作提供新的重要线索。

八、古医经的发掘

“经方”一词最早见于《汉书艺文志》，系西汉以前古代方剂的泛称。东汉末张仲景撰写的《伤寒杂病论》中即曾采用了大量古经方。在《小品方》序中陈延之对张仲景医书有极高的评价：“汉末有张仲景，意思精密（蜜），善详旧效，通于往古，自此以来，未闻胜者。”因此陈氏特别提出张仲景书是他的主要参考书。刘宋之时，张氏的《伤寒杂病论》原书 16 卷本已不复见，代之流传的是经过传抄后的多种不同传本。陈氏从中选用了两种，其一是张仲景“《辨伤寒并方》”共 9 卷（按：当时虽有 9 卷本以外的传本，但未被陈氏采用。也即陈氏所说的：“而世上有不啻九卷，未测定几卷，今且以目录为正。”）其二是张仲景《杂方》共 8 卷。

据小曾户洋意见，前者与现传的《伤寒论》，后者与现传的《金匮》书具有其原始型。这一见解是非常正确的。

在《小品方》全书的12卷中，陈氏特别对于与伤寒病为主要内容的第6卷予以很大重视，所以他在残卷的“述看方与逆合备药诀”一篇说：“《经方小品》有十二卷，治所皆众病周遍，其中秘要是第六一卷，治四时之病，周员终竟，四时无穷，终拯为最要。”（按，此是据日文回译，待看到原文再行订正）。

既然陈氏把第6卷视为全书的“秘要”，足证该卷的价值是：在张仲景《辨伤寒》一书基础上，又集中了古医经方的精华，虽然这部分卷子已失，但尚可根据卷6子目（共3篇，系据四时病分篇者）列出如下标目以供参考：1. 治冬月伤寒诸方。2. 治春夏温病诸方。3. 治秋月中冷诸方。

《小品方》除了收集张仲景伤寒病方以外，也有与《金匮要略》有关的条文与处方（“经方”）。据小曾户洋介绍，在残卷卷1的后半部分“调三焦诸方”篇共存有27个处方与其相应的条文。其中第1方“桔皮汤”与《金匮要略》第九篇的桔皮枳实生姜汤，第14方“厚朴汤”与第十篇的厚朴七物汤，第19方“桂枝加乌头汤与桂枝乌头汤，第26方“大黄附子汤”与其同名汤，第25方“当归生姜羊肉汤”与第十篇的同名汤等均系完全相同（或基本相同）的药方，足证其渊源相同。

九、填补了医药历史的空白——

从中国古代医药历史上看，《小品方》在五世纪的出现，不论其学术价值和在医药界的影响都是很高的。过去长期以来，由于与此有关的早期史料缺乏，故仅能通过以下四个途径间接地了解其重要的学术价值所在。

（一）书目方面　《小品方》问世后，不仅在隋、唐修史艺文志中（包括《隋书》、《旧唐书》、《新唐书》），而且在日本早期薄录的《日本国见在书目录》（898年）一书中均有著录（按：南宋郑樵在《通志·艺文志略》中虽也引有《小品方》之目，但系据自古目之间接资料）。此外《小品方》在北宋失传后，曾于1091年（高丽宣宗8年）通过高丽使臣又重新引渡回中国（见《高丽史》卷宗10）。

（二）法令方面　唐代医事法令规定《小品方》为医学生必修课目（参见《千金要方》宋臣后序及《唐六典》等）。日本由于沿袭唐制，故自8世纪初至10世纪初，政府法令均同样规定《小品方》在医学课程中的重要位置，其中包括701年的大宝律令，718年的养老令及927年的“延喜式”等政令。

（三）舆论方面　如北宋医官把《小品方》与张仲景医书同样对待，就是一例。

（四）直接影响　《小品方》在南北朝后期及隋、唐及宋初文献中（包括医书与非医书）曾引有佚文，特别在陶弘景《肱后百一方》、《外台秘要》及《医心方》等书引用尤多。在《千金要方》中虽未记明引文出处，但宋臣在该书后序中明确指出：“于《千金方》中，则仲景之法十居其二、三，《小品方》十居其五、六。”可见其影响也是不小的。

《小品方》残卷的发现，不论就此书的原始实物而论，还是从此书内容所记载的各方面资料来说，都为直接地研究六朝时期的医药弥补了一段重要空白。

谨向赠送有关《小品方》研究论文多篇及其部分图影的日本以小曾户洋博士为主的朋友们致以谢意。

（1986年11月《中国医药学报》）

4. 中国古代医书和日本医学古籍

一、中国古医书对于日本汉医学发展的巨大影响

日本的古代医学无论在医学理论和医疗实践方面都直接吸收并发展了中国医学，因此也称为汉医，或汉方医学。由于中国医学传入日本的途径一定要依靠中国医书作为媒介，故从整个日本汉医的历史上来看必然和中国传去的中医药书籍有着如胶似漆地不可分割的密切的联系。所以在考察日本现在尚能保存下来而在中国则早已亡佚的古医书时，我们可以先追溯一下历史，从以下十个角度简要地回顾一下中国古医书对于日本汉医学发展的巨大影响。

1. 日本最早引进的中国医书——中国古医书最早传入日本的确切年代现已乏史籍可考。但从现存古史书中仍可蛛丝马迹地看到一些线索。

举如，距今两千多年前的秦始皇28年（公元前219年）就曾派遣以方士徐福（即徐市）为首包括“百工技艺”在内数千人的团队东渡日本，录求所谓“仙药”，以求长生。其中当然也有医生和医书在内。

又如，在公元5~6世纪左右，日本政府曾多次派遣使者赴朝鲜半岛的三韩（包括高丽、百济及新罗）国家，邀请良医前去日本。当时三韩医学已完全接受了中国医学体系，当然不可缺少地要把中国古医书同时输入日本。

再如在公元5~6世纪以后，随着中日医学界人士往返次数的增多，中国医书也大量地涌入日本。如有位中国吴人名知聪的曾携带了大批医书（包括医药书、明堂图等）160多卷前去日本。

公元754年时，精于医术并撰有医著《鉴上人秘方》一卷的唐朝僧人鉴真也东渡扶桑。在佛事之余，兼从事医疗和传授医学。

此外，还有不少由日本派遣到中国学医的学生，其中知名的有惠日、惠齐、惠光及福田等人，都在学成归国时带去不少中国医书。

2. 日本最早的国家法令规定学医必读中国医书——约在公元7~8世纪左右，日本国内制定的法令均依据隋、唐朝的制度所确定。特别是在公元701年（日本大宝元年）公布的律令（即“大宝律令”）中，更是明确规定了学医必读的多种医书名称。如《甲乙经》、《脉经》、《黄帝针经》、《素问》、《明堂》、《难经》……等。而上述各种法定医书也全都是中国的古医书。

这种将中国医书正式列入国家法令的规定一直延续到公元10世纪（公元905年），再次由国家正式颁布的法令即“延喜式”中，仍然明文确定了医生必读的《黄帝内经太素》、《黄帝明堂经》、《十八难经》、《小品方》及《新修本草》等中国医书。

3. 日本官方最早收藏中国医书目录——公元9世纪时，日本藤原佐世氏奉朝廷之命编纂了一部当时宫廷内收藏的图书目录，即《日本国见在书目录》。这是一部既知的日本最早的书目。而在该书中所收载的医学类书目（原文作“医方家”）就有160余种，约1400余卷。而这些医书也无一例外全部是中国的医书。

4. 日本早期抄录的中国古医书实物——虽然中国古医书早在两千多年前就已传入日本，但即使是距今一千多年前日本医家抄录的中国文献，也由于年代久远，早已不存。直到近现代学者才陆续从日本各地发掘出多种日人早期写在木简和卷轴上的中国医书。这些医书主要有以下一些：

日本木简写本的中国医书有：在公元7世纪的日本藤原宫遗址出土的残断木简漏卢汤方，据小曾户洋氏考证，与其同类医方可见于《千金方》等书。

日本古卷子本的医书有：保存在日本仁和古寺及福井氏家藏的两类《黄帝内经太素》，均约为12世纪的写本，共存25卷（日本国家定为“国宝”级文物）。仁和寺保藏的影写《新修本草》残本（原卷为8世纪写本）共存10卷。同寺中保藏的《黄帝内经明堂类成》的两种残卷，均约为13～14世纪写本，共存1卷（日本国家定为“国宝”级文物）。前田氏家族的尊经阁文库中保藏的《小品方》残卷，约13世纪末期写本，共存1卷。同一文库中保藏其他日本古写本中国医书约十余种残卷。日本宫内厅收藏的孙思邈《千金方》残卷1卷，为14世纪初写本。日本名古屋市真福寺中保藏的零本甘草丸残卷，约13世纪写本……等。

以上这些在日本国内辗转发现的古写本残书中，自19世纪末以后大都出现了各种影印、影刻及刊印本，并多数已再度传回中国，弥补了中国所缺的一些重要亡佚古医书的空白。

5. 日本采用大量中国医方书撰写的医著——由于早在公元9世纪（约中国唐代后期，日本平安朝初期）以前传入日本的中国医方书不仅在数量上已非常之多，而且在种类上也极为丰富可观。因此在9～14世纪间的一些日本医家大都广收博采各种效验的中国医方，结合本人的医疗经验，撰成很多十分有价值的大型医学方书。像9世纪菅原岑嗣等氏的《金兰方》50卷（已佚），10世纪丹波康赖的《医心方》30卷，14世纪梶原性原的《顿医抄》50卷及《覆载万安方》62卷，僧人有邻的《福田方》12卷等，都多方面地收录了各种隋唐以前的医方书原文，并且极忠实地逐一标明其引据的中国医书名称。而到了现在，这些日本医家引录的中国医书中不少业已失传。幸而有赖于在这些日本医书仍能保存了它们的佚文。这就不能不使我们盛赞这些日本医书所作出的成绩和它们本身的重要学术价值了。

6. 日本历代重印的中国古医书——日本雕版的图书包括医书在内均较中国为晚。既知日本最早重新刻印的中国医书（即和刻本汉籍医书）为1528年。日本堺地复刊的《新编名方证类医书大全》24卷，原书为明·熊宗立撰。继此之后，日本各地均大量地重刻了多种中国古医书。这类和刻本中国医书的主要特点是在完全保存原文的基础上，在汉字的外侧附加了便于日本学者读解的“假名（日文字母）旁注”。在和刻本的范围方面则包括了中国古医书的重刻本、校勘本与注释本。医书的类别也广泛地涉及医经、医方、《伤寒论》与《金匮》类、本草、针灸以及临床各科等各方面。这种和刻本中国医书的种类，据不完全统计，不下数百种之多，而某些同一书名的不同和刻版本也往往多至两三种或以上。

日本这种重新刊印中国医书的工作直到近现代仍然继续不断。但由于印刷条件的不断改善，昔日的镂刻木板，其后一度采用了活字本及影刻（善本），而后来则采用影印技术。尤其值得称道的是近年来日本野濑真先生的オリユント（东洋）出版社出版了大量影印质高的中国善本医书，如《东洋医学善本丛书》（共 8 期，包括善本中医古书 14 种：《黄帝内经古注选集》、《难经古注集成》、《伤寒金匮研究丛书》等等）。而学伸社ユンタプテイ也将和刻善本的中国医书精选多种，影印出版了《和刻汉籍医书集成》。这些都为中日两国的中医学发展事业作出了宝贵贡献。

7. 日本医家研究中国医书的学术专著——这类的学术著作在公元 10 世纪以后逐渐增多，而在 17 – 19 世纪的江户时期更是不断涌现。从事研究中国医书的范围主要集中于经典性的中国医书，其中包括《内经》、《难经》、《伤寒论》、《金匮要略》……等在内，其内容多系在中国古医书原著的基础上进一步予以解说和发挥。或就中国古医书中某一方面的问题（病机、证候、诊法、治则等）进行深入地探讨。由于不少学术著作均能提出个人见解与心得，故其学术质量在深度与广度方面均能有较好的水平。此外，多数日本医家研究中国医书，凡在十九世纪末叶（江户时期末期）以前撰写者，大多采用古汉文（文言文）作为撰写体例，很少利用本国语言的日文，这也是此类著作的一种特色。

8. 日本国内现在收藏的中国善本医书——日本国内目前收藏的善本医书中除上述日本人早期抄录的中国古医书实物外，还有很多是从中国带去的一些中国善本医书。这类医书又可分为两类：

其一是中国古卷子医书。既知者有两种唐代遗物。首先是在 1908 年日本的橘瑞超师受大谷光瑞师之命，在参加中亚探险队时，自敦煌石窟中获有陶弘景《本草经集注》残存一卷，并携回日本者。此卷子现藏日本龙谷大学中。其次是本世纪初李盛铎氏带去日本的《新修本草·序例》的残纸。此残纸的部分图影首发表于冈西为人《本草概说》卷首，但具体藏书处待考。

其二是一些中国宋元版的医书。这类医书不仅年代较古，而且大多刻印精良。至于其传入日本的过程虽很复杂，但不外三途：首先是早期的日本来华留学人员及僧侣运去的。如日本东福寺的普门院收藏的宋版医书《魏氏家藏方》一书就是在 1240 年由日人丹尔弁丹氏带去的（据小曾户洋氏引自《普门院藏书目录》）。又如在日本的金泽文库中也藏有不少日僧自海运带去的多种宋、元版医书。除此之外，还有日本藏书家购买的善本医书，如在 1907 年由日人岩畸弥之助氏将“皕宋楼”藏书全部购去日本，收藏于静嘉堂文库中就是一例。

9. 日本现在保存中国古医书的藏书处——日本国内现在保存中国古医书的藏书处主要可分为三类：

其一是隶属于政府部门的藏书处。直属中央系统的藏书单位主要有宫内厅书陵部（原宫内省图书寮）、内阁文库（公文书院）及国立国会图书馆（原帝国图书馆）。它们不仅藏有大量中国古医书，也藏有很多日本的古代汉医书，特别是拥有一些善本与孤本医书。在地方政府所辖的藏书单位，如大阪府立图书馆、东京都立日比谷图书馆，也有很多中国医书。其他像新泻县、八户市、鹿沼市等图书馆等，均有一定的馆藏。

其二是属于私人或企业的藏书单位。著名的有静嘉堂文库、杏雨书屋、尊经阁文库、蓬左文库、成篑堂文库等都是极有丰富馆藏、中国善本很多的单位。其他私人藏书处藏有中国古医书者还为数不少（如贪泉文库、阳明文库等）。

其三是属于一些著名大学的图书馆。如东京大学、京都大学、关西大学、冈山大学、庆应义塾大学……等。其中也有不少收藏中国古医书极丰富的单位。像在京都大学图书馆中收藏了医史学家富士川游先生的一大批中医古书，也极大地丰富了馆藏。

10. 日本民间保存的中国医书初传回中国——这种情况虽然极为罕见，但是由于日本历史上在19世纪末期的明治维新时代，由于片面地强调引进西学，忽视了传统文化的发展，加之当时日本国内经济正值低潮，传统图书市场不景气，中医古籍遭受冷落，因而当时正在日本的中国藏书家杨守敬及李盛铎氏都曾先后在旧书肆中，购得大批孤善本中国书籍，其中均不乏中日医家撰写的中（汉）医著作。杨氏的藏书后来又入藏故宫博物院（原在北京，现在台北）；李氏的藏书后来改归北京大学图书馆迄今。

二、促进中国亡佚古医籍回传中国的使命

1. 中日现存中医古籍情况的差异——通过上述中国古医书传入日本历史的粗略分析，不难看出中医古籍与日本汉医发展的密切关系。如果再将中、日两国各自现存的古医书情况加以对比，其主要差异之点可以有以下几方面：其一，中国国内亡佚而日本尚存的中医善本书——这类善本书籍除了上面提到的古卷本及木简类医书外，特别值得重视的是一些宋、金、元刊本的医书。在这些古医书中，有的虽然在国内尚存有其后世的一种或一种以上的其他版本，但其时代甚晚，版本中的讹误也较多。而日本所藏的很多都是现传世最古、也最为接近原始的刊本，而其刊刻与校勘质量也最上乘者。因此，在日本收藏的同名古医书无疑是研究该书和中医学术的极有价值的学术资料。其实例可以举如：北宋的《太平圣惠方》一百卷，在国内一些图书馆中只存有数种不全的后世传抄本及现代铅印本。台北也有一种据抄本的影印本。而在日本现存有多种宋刊本（包括残本及配补本），分别收藏于宫内厅、东京国立博物馆、名古屋市蓬左文库及崇文馆中。此外，近年又有オリユントト出版的一种影印宋本（据金泽文库旧藏本。日本国定为“重要文化财”）。

此外，还有宋、金、元版善本医书在中国不仅短缺善本，甚至连后世刊本也不可得见。因此，这类医书的文物价值及学术价值当然更为宝贵。其实例可以举如：日本杏雨书屋收藏的宋·李朝正撰《备全总效方》40卷的宋代绍兴时刊本；日本内阁文库收藏的《新雕孙真人千金方》现存24卷的宋刊本（馀卷为配补本）等均属此类。

其二，中国国内亡佚而日本尚存的中医孤本——这类孤本医书大都是宋、元以后，明清时代医家撰写的著作，其版本形式或为版刻，或为手写。虽较上记宋、元时代为晚，但此类医书均为现在国内主要藏书单位所未见。作为中医孤本书，其学术价值也是弥可珍贵的。其实例可以举如本次由日本国际基金会资助课题所引渡的30种中医古籍，均为国内亡佚的医书（或亡其最佳刊本）之类。

其三，日本医家的中医（汉医）著作——这类著作在中国国内藏书单位也可见到若干，但其品种、数量均远逊于日本藏书单位。大抵流传到中国来的日本汉医著作，绝大多数均系古汉文撰写，且多系17－19世纪（日本江户时代）医家的产物。其实例可以举如《聿修堂医书》、《皇汉医学丛书》之类。

至于在中国国内从未见到而在日本藏书单位尚存相当大量的日本汉医著作，其范围涉及中医学的各方面，在这些日人的著作中同样也反映了中医药学发展的多方面学术成果，可以视为中医药学体系在相邻异帮拓展起来的另外一大学术阵地。因此这一类的日本汉医学术著作，虽非国人执笔，但为了进一步发展中国医药学的需要，同样也是迫切需要予以重视和加以引进的。

其四，日本亡佚的汉医著作尚见于中国者——这类医书为数极少，且均非刊印流传之书。据本人所知，如在中国中医研究院图书馆收藏的《难经本义疏》、《新编金匮要略集注》、《金匮要略札记》三书，均为江户末期名医山田业广氏的手稿，当时在日本尚未及刊行、即遭散失，而辗转传来中国。这类医书虽属罕见，但也有待于今后加以发掘，而不可忽视的。

2. 对于引渡日本现存中国亡佚古医籍的希望与建议——中国传统医学在世界医学中具有其本身独特的学术体系，卓越的科学医学理论和极为丰富、有着良好临床疗效的医疗实践。这种学术体系自古以来即对本国、日本以及亚洲地区的国家具有很深远的影响，在人类的医疗保健事业方面作出了巨大的贡献。因此，它不仅是中国人民的，同时也是世界人民的宝贵知识遗产和共同的宝藏财富。而作为知识载体的中医古籍，其重要性是显而易见的。为了今后更加有效地发展中医药学事业，必须对现尚存世的国内外一切中医药古籍进行全面地发掘工作，以便掌握古人的各种学术成就特点，有利于信息交流，扩大视野，深入地做好科研和医疗工作。为此，恳切地希望今后国家或事业部门能将国内已佚而国外仍存的各种宝贵的中医古籍遗产，拟定出具体方案措施，通过在国外复制、影印等形式，有计划、有步骤地付诸实施。这将是有利于国家、人民，功在当代，造福子孙的大事，万不可轻忽之。

3. 本次首批引渡的中国古医书的科研课题及具体实施——以上回顾已经充分证明，中国和日本国有着密切的传统医药文化交流的历史。如何在现代条件下，对现存于日本的中国散逸古医书进行研究、发掘和利用，是我们两国医史文献学者的义不容辞的历史使命。

日本北里研究所东洋医学总合研究所医史学研究部的真柳诚教授（现在茨城大学任教）、小曽户洋部长等，长期从事中日医药学交流的研究，尤其对研究中国散逸在日本的古医籍着力甚多，发表了一系列的研究报告。近年在日本与真柳先生等共同从事这方面研究的客座研究员王铁策副教授（原单位黑龙江中医学院医史教研室）也全心身地投入了这项工作。他们先期所做的大量工作，为使藏于日本的中国散逸古医书回归中国辅平了道路。

1995 年下半年，真柳诚教授和王铁策副教授和我共商开展“日本现存中国散逸古医籍的传承史研究利用和发表”课题。我因早已有逐步将散逸在世界各国的中国古医籍回收的设想，故共同向日本驻北京的“国际交流基金亚洲中心”提出课题申请。我的学生、中国医史文献研究所所长郑金生在 1995 年底从德国回来之后，也欣然投入了这一课题的准备工作。

承蒙日本国际交流基金亚洲中心的鼎力相助，促成了中日之间这一极有意义的文化交流课题的完成。1996 年 9 月，日本国际交流基金亚洲中心资助的相当于 19 万多人民币的课题经费到位，其中的 18 万元用于在日本有关的图书馆拍摄复制中医善本古籍。课题申请书是以中国中医研究院中国医史文献研究所为主要研究单位，日本北里研究所东洋医学总合研究所医史学研究部为协作单位，真柳诚、小曽户洋二先生选定书目，研究日本各图书馆保存的中医古籍情况。王铁策先生在中、日双方联络、复制、研究等方面费力尤多。两个单位的科研人员紧密配合，使这项课题按部就班地进行并顺利完成。

在日本国际交流基金亚洲中心资助的经费到位后，真柳诚、王铁策二君雷厉风行，不辞辛苦，在极短的时间内，高质量地完成了计划中第一批 30 部古医籍的选定和拍摄任务。1996 年 11 月，这 30 部中国散逸古医籍的缩微胶片和复制件全部寄到北京，由参与该课题的研究人员紧张地进行文献学研究。郑金生、王铁策二君承担了较多的书籍解题工作。与此同时，积极寻求出版单位，以期早日将这些古医籍影印出版的工作也在进行。

经过 2、3 个月紧张的工作，至今年 3 月，这第一批回归的中国散逸古医籍的初步研究工作告一段落，现已将这段时间的研究工作结果制成报告书。在报告书中，共完成了论文 1 篇，解题 30 篇，计 14 万余字。在这些论文和古医籍解题中，充分地探讨了首批 30 种现存日本的中国散逸古医籍的内容和学术价值，并通过深入研究这些古医籍传入日本，以及在日本的保存、传承过程，揭示了古代中日医药文化交流史极为丰富的内容。这一研究课题，促进了中国学者对日本文化的进一步理解。象这样的中日学者密切合作促进散失在海外的中医古籍回收的课题在我国还是首次开展。该课题第一阶段研究的圆满成功，必将为下一步继续从事这项课题、争取在今后完成 150 部左右中医散逸古籍回归奠定良好的基础。

第一批回归中国的古代散逸医学典籍计 30 种。其中元代刊本 2 种，明代刊本 27 种，清初刊本 1 种。这些书籍主要收藏的日本国立公文书馆内阁文库（占 25 种），少部分收藏于宫内厅书陵部（4 种）和东京大学（1 种）。这些书籍多数在中国已无任何传本存在，少数书种中国虽可能有某些传本，但在版本价值上均不如这次回归的古医籍。至于这些书籍的学术价值，以及这些书籍在研究中日文化交流史上的作用，已见于本报告书各有关文章，此处不赘。

最后，谨在此衷心地祝愿通过继续开展“日本现存中国散逸古医籍的传承史研究利用和发表”课题，为中、日两国在现代开展富有成效的医药文化交流作出应有的贡献。

1997 年 3 月中国医史文献研究所内部出版

《日本现存中国散逸古医籍的传承史研究利用和发表》（第一报）

5. 促成国外中医药古籍回归及引进的重要历史使命

一、当前世界上保存的中医药古籍概况

中医药学古籍不论就其品类的丰富和数量的繁多来说，都可以称得起是举世之冠。这些古籍都是当时有经验与学识的医家将其多年医疗临症及考察研究所总结出的硕果。在这些古籍中除了有不少早已亡佚外，仅就现在尚存于世的品种来说也已逾万种以上。它们收藏的地点，除了绝大多数均分布在中国各地外，还广泛地散见于世界各国，而以收藏于日本的为数尤为众多。值得注意的是：还有一些在中国早已亡逸的中医药古籍，而在日本尚有所保藏，是需要自国外“回归”的。此外还有的是古代日本医家撰写的中医药学著作，需要自国外“引进”的。其中前者是中医药学遗产中相当重要组成部分。而后者也可以说是中医药学在古代传入日本后，由日本医家开辟的另一大重要学术阵地。也是在很大程度上丰富并同样很好地发展了中医药学体系内容的。本题目也就是对这两个问题简要地谈以下十个方面的内容。

在开始以前，先说明在本文中的两个名词概念，即所谓“回归”和“引进”都是指中医古籍全部内容的回归（包括图影、复印件及抄印的文字材料）而言，并非指古籍实物，这是需要说明的。

二、国外收藏的中医药古籍的类别可以从以下两个方面来看

1. 根据中医学的各分支学科来区分，其类别又可有医经类、伤寒金匮类、诊法类、病原类、本草类、针灸类、方书类、内、外、妇、儿等临床各科类及其他类等。

2. 根据古文献本身的特性来区分，其类别又可有：

①中国医家撰写的（当前国内已佚，而国外尚存的。是争取原书内容全部回归的主要对象）。

医书刻本及写本（当前国内尚有其书，但国外藏有更高质量版本的。是争取全部书影图像回归的对象）。

②外国医家撰的医书

用古汉文撰写的中医书。

用外文撰写的中医书。

（均属于今后能陆续全部引进的范畴）

三、国外所藏中医药古籍的价值

国外收藏的中医药古籍，不论是中国或外国的著作，都是经过先辈医家在继承前代中医药学宝贵遗产的基础上，经过自己大量医疗研究与实践的总结所写出的精华。这些学术精华能够保存到今天，不仅可以使后人更好地理解中医药学学术体系的广博渊深，同时也为今人和后代学者在继续深入验证、全面分析与客观评价的条件下去粗取精，不断地发展前进。特别是在国外收藏的中医药古籍中为国内已佚或今尚未见者更可以很大程度上弥补

了当前国内中医药文献宝库中的空白。所有这些都是国外所藏中医药古籍不可磨灭的学术价值所在。

至于在国外现存中医古籍中的精善本图书，如罕见的宋、元椠本实物以及出土的卷子写本等，它们宝贵的文物价值早为世人所共识，更是不待言寓了。

四、中国的中医药古籍传入国外的途径

主要有以下几方面：

1. 中国人士（包括官员、使臣、僧人和医家）去国外带去的。早期如秦始皇时派徐福等人去日本，南北朝时吴人知聪去日本，后期如明代医家戴笠（曼公）去日本传授医学。

2. 外国人士（使臣、僧人和留学生）来华学习或通使时带去的。特别是在秦汉以后中国周边邻国包括朝鲜半岛的新罗、百济、高丽以及日本等国均不断有人来华。

3. 外国人士通过中国书商或藏书家后裔用金钱买去的。

4. 国外人士组成的探险队来中国西北部的沙漠、盆地、废墟、遗址及塔基石窟、墓葬等处发掘所获携走的。

除了以上这些途径外，在传入外国的中国古医书中尚未见到属于掠夺、战争赔偿及有确证的盗窃途径者。

五、国内的某些中医古籍亡佚的原因

为什么在国外收藏的某些中医古籍，在国内反而亡佚？

其原因是多方面的，但主要有天灾（水、火）、人祸（受政治、人事的影响）、战争等方面因素。这里从略。

六、中国古医籍传入国外后的保藏情况

1. 从保藏的地点来看，大都分散在国外的一些公、私图书馆、博物馆，也有很少量在学者私人手中。

2. 从文献保藏的形式来看，又有以下几种：

①保藏有中国古代原来的实物（竹木简牍、卷子、印本、写本）。

②保藏有中国的复刊本，或抄本。

③保藏有外国的复刊本，或抄本。

④保藏有中国或外国学者的注释本或修订本。

3. 从国外保藏的国家来说——保藏中医古籍为数最多的国家是日本。日本不仅保藏了大量中国的古医书品种极好的版本，而且日本医家撰写的中医古籍也是相当之多的。至于亚洲其他国家及欧美等国家则相对地较少。

七、古代外国医家所撰中医药著作的成就

在19世纪以前，外国医家所撰的中医药著作，主要是在亚洲地区中国周围的国家，主要为日本医家。中医药著作的种类涉及《内》、《难》等医经类，研究张仲景著作类以及诊断、临床各科、本草、针灸等各方面。总的来说，可归纳为以下三大类学术成就的

著作。

1. 对于中国古典医书的注释与研究的著作。

2. 对于中医学术理论体系与相关学说进行论述、补充与发挥的著作。

3. 对于中医各种诊疗手段（四诊、本草、方剂、针灸等）的利用和创新（如日本医家使用的腹诊）所总括的经验和取得的疗效类著作。

八、国外中医药古籍的回归与引进的历史回顾

国外编撰的中医药古籍除了早在明代时期已有朝鲜人撰写的医书如《乡药集成方》、《医方类聚》、《东医宝鉴》等传入中国外，日本人撰写的医书还很少传入中国。直到19世纪末期才先后有去日本的杨守敬、李盛铎等人购买了不少中国、日本医家撰写的医书。其中还有一些是宋元雕版的善本。这也可以说是国外中国医药书的初次回归。而与此同时也引进了日本人撰写的少量的中医古籍，这就是以丹波氏医家族为主撰写的《聿修堂医学丛书》等。直到本世纪初陈存仁氏始将72种日本医家撰写中医药书编成《皇汉医学丛书》。至于其他零星引进的日本医书则为数甚少。

九、当前我们正在从事的工作

在促成国外中医古籍回归与引进方面，我们正在从事两方面的工作。

1. 日本现在中国散逸古医籍的回归工作。这项工作是日本国际交流基金亚洲中心资助的项目，也是本次学术报告会报告的第二次成果。第一次成果报告会已于去于3月举行，共完成第一批由日本回归的中国散逸古医书30种。这批医书中的15种不久之后将由人民卫生出版社影印出版。本次（即二次）成果共完成第二批回归的中国医书50种。这项工作今后我们还将继续下去，希望能继续得到中日双方有关方面的支持。

2. 由国外藏书单位收藏的中医药图书目录的调查汇编工作，这是在国内出版的《全国图书联合目录》以外的一项世界性中医图书联目（包括该书未收录的港台地区）工作。目前已收集了国外200余种载有中医药图书的目录，正在编辑中。

十、我国医药卫生界的一项重要历史使命

综上所述，不难看出在国外今日尚存的中医药古籍对于更好地推动发展中医药事业，维护人类医疗保健工作的重要意义。因此我认为：凡是早已写成文字或兼有图像，在本世纪以前的所有中医古籍，不论是哪些医家的著作，也不论是现在收藏在世界哪个地方，更不论原书是否全部完整或部分不全，甚至只存有散叶、残文，作为中华民族子孙从事文化事业的人员都有义务、有责任将其视为宝贵的中医药文献遗产珍重收集与保存，使之孤本不复再孤，秘籍不复再秘，藏书地点与传播途径更加广泛，古人的学术成就与医疗经验得以充分为今人所利用，从而为全世界人类的健康事业与科学研究发挥出其应有的光辉作用。而这也是我们从事这项工作的最大心愿，希望有关的医药卫生行政领导部门、社会团体及国内外友好人士予以重视与扶植。

1998年3月中国医史文献研究所

《日本现存中国散逸古医籍的传承史研究利用和发表》（第二报）

6. 读浅井国干《告墓文》书后及《告墓文》评注

一、为争取日本汉医生死存亡的战斗檄文——读浅井国干《告墓文》书后

1. 在全世界医药科学领域中，中国医药学不仅有悠久的历史，而且也是具有独特理论体系与卓越治疗经验效果的应用科学。数千年来中国医药学在亚洲大陆，特别是在中国、日本等国始终是赖以繁衍人口及强盛种族的科学预防及医疗所不可或缺的重要手段。

但是近百年来，自从西洋医术伴随其文化传入亚洲后，旧中国及日本的统治集团对外仰藉了西方世界披着宗教外衣进行殖民扩张及文化侵略国家的势力，对内依靠了在统治集团中具有洋化思想即无视传统学术遗产的一批政界上层分子的狭隘私见与煽风鼓动，利用其掌握的行政及法制特权，开始对中医学事业采取了极端地敌对、歧视、打击及消灭政策。这种现象不论在旧中国或日本都曾先后演出过同样性质的历史，而在19世纪中期，首当其冲的就是日本中医（即日本所称的汉医）事业被消灭的一幕惨剧。

日本自从1868年明治维新后，全力效仿西洋，排斥国粹。而对于日本的汉医更是迫不急待地采取了限制、取缔等断然措施，使当时受广大民众爱戴和正在发展中的汉医学事业，面临着覆顶之灾。针对这股政治逆流，广大的日本汉医药界人士纷纷团结起来，在全国各地组织了不少争取汉医生死存亡而斗争的民间学术团体，并采取请愿、宣文、文告、以及立法程序、议会投票等手段开展了长期而反复地斗争。其中全国威信最高、影响最大、人数最多的民间学术团体就是总部设在东京的温知社和后来的帝国医会。而一直担负主要组织职责并始终领导了这场艰苦卓绝斗争的汉医界领袖就是浅井国干先生。

2. 浅井国干本名正典，是有名的汉医世家浅井盛政的第一代孙，生于1848～1903年。自从明治初期实行限制、消灭汉医政策后不久，他就积极地投入了汉医救亡运动中去。当时他年仅30岁左右，意气焕发，斗志昂扬。为了全力以赴献身于这一宏伟的汉医救亡事业，他前后经历领导了19世纪80年代以温知社为主力的全国三次汉医大“请愿”斗争，和90年代以帝国医会为主力的八次帝国议会汉医立法投票斗争两大运动高峰，及无数次的人事、政治、经济挫折。他抛弃了个人生活享受，背井离乡，不计个人安危，不畏艰难困苦，忘我无私地终年奔走在国内各地，为团结振兴汉医的有志之士奔走呼号，前仆后继，全力以赴地争取汉医应有的合法地位与权利，奉献出了他一生最宝贵的年华，即他在30～50余岁的大好时光。在此期间，由于不断地遭到某些极端分子的阴谋策划与上层政治势力的无理阻挠，直迄1895年（明治28年）日本第八届议会投票结果，以“否决医师免许规则改正法”与“和医医师继续请愿（书）”的正式法律形式，宣告了在日本汉医行业的消灭。而这场旷日持久的日本汉医救亡运动，终于在行政、司法的强制干预下宣告终止。

1900年（明治33年），53岁的浅井国干面对着这种无可挽回的严峻事实，他满怀义愤地离开了曾日夜战斗过的全国政治中心——东京，回到家乡名古屋市。此时此刻浅井国干先生深刻地认识到争取汉医存亡的运动在日本国内虽然暂告结束，但是从历史长河里，这只不过是一个小的序曲，而中（汉）医药学的学术真理与其连绵不断地继续发展不仅不

会因此而蒙受丝毫损失与挫折，反而将不断发挥出其强大生命力与灿烂光芒。人为顿挫，更加增强了他对汉医事业的无比信心。于是在激愤之余，他决定利用纸和笔为犀利的武器，对于前一阶段斗争历史进行最有力地控诉与总结，并深刻表达他对汉医事业与前途的崇高信心。这也就是他最后亲笔书写的为争取日本汉医生死亡的战斗檄文——《告墓文》。

《告墓文》全长1551字，虽然在文章表面上采取了祈祷祖先神灵的文告形式，但却丝毫不能降低其具有划时代的历史价值，也完全不能掩盖其对于反动政治势力的无情鞭挞与发人深省的内容实质。

就在《告墓文》写成后的三年，国干先生终因积劳过度患脑溢血死去，享年仅56岁。

3. 《告墓文》撰写于日本明治33年（1900年）11月5日，当时并未能公之于世。直到1939年（即国干先生殁后36年），始首次在《汉方与汉药》杂志6卷2号发表，并由国干先生长子浅井新太郎句读。

及1975年，即国干先生撰写的《告墓文》75周年，日本医学界人士开始发起组织了“浅井国干先生显彰委员会”，在名古屋市国干氏墓前建立纪念碑并召开了“显彰纪念讲演会”，同时发行了纪念文集。至此这位忠贞不渝从事汉医救亡运动领袖的不朽业绩才得以重见天日，开始被日本学术界所知晓。

今天，距《告墓文》的撰写已过了88年。在日本国内，虽然传统的汉医合法职业和汉医学的正规教育等均仍未能恢复，但是日本广大从事西洋医学的学者和学术团体却日益认识到汉医学术的珍贵科学价值和必须认真继承发扬的迫切性，进而多方面开展了汉医的临床医疗和学术的研究领域，并做出了不少有价值的科研成果。

大量事实充分证明：就发扬中医药学术体系特点和振兴中医药学事业本身来说，其意义与价值已远远超出了中国、日本以及整个亚洲范围，而必将跻身于全世界医药学术界具有战略性质的课题与任务。至于从目前国际医学范围内中医药学发展的形势来看，虽然在总的方面是在逐渐朝着不断发展方向前进的，但我们还必须清醒地看到，虽然我国政府和党中央十分重视中医，但是歧视中医传统学术遗产，企图消灭或变相抹杀中医学术体系的各种势力还是充斥了不少角落的。这种无视客观事实，怀有偏见与仇视的因子，或在明处喧哗鼓噪，或在暗地煽风点火，流毒所及，如缕不绝。因此为了维护科学真理，医务工作者不仅要深入持久地为继承发扬中医学术体系的特点与优势而努力，同时还要加倍提高警惕，明辨是非，以防止消灭中医和变相消灭中医历史的重演，充分认清潜在性暗礁确实存在，进而提高自身的免疫能力。

现在当我们重读浅井国干先生的《告墓文》时，回顾日本在19世纪末期消灭汉医的史实及其所产生的无可挽回的影响，不能不承认这是在近代医学历史上对宝贵文化遗产的粗暴摧残。如果再进一步联系到旧中国近百年来，特别是北洋军阀、南京国民党政府以及敌伪政权所采取消灭、限制中医的各种史实，更能感受到这篇檄文中义正词严的血泪控诉与声讨，迄今仍有促人奋发图强的巨大教育意义。对于当前正在为祖国四化而奋斗的广大医药工作者来说，作为历史镜鉴，尤可以温故知新，明确自身所肩负的振兴中医重任。我们不仅可以从檄文所总结的沉痛经验中吸取有益的教训；而且也可以从国干先生确信中医药学必然复兴的科学预言正在兑现的事实中汲取力量，而更加坚定不移地站在继承发扬中医学事业的立场上。

总之，这篇战斗檄文既是一篇不朽的历史文告，而且对于当前国际学术界在发展具有独特学术体系的中医药学事业方面仍然具有着不可低估的现实价值。

4. 我在1986年在日本东京北里研究所附属东洋医学研究所的展室内看到了浅井先生手书真迹的《告墓文》原件，捧读再三，深为其慷慨陈词及铿锵有力的行文所感动，决定要将这篇历史性文件向国内医药界推荐介绍。但是原文系用古汉语文体撰写，其中不仅有很多语词、典故需待注解诠释，而且原文中所涉及的大量历史事实已多不被今人知晓。为了使国内读者全面阅读理解《告墓文》的内容，我根据有关资料的考察撰写了注文和评语，并将浅井国干氏从事汉医救亡运动的主要史迹编写了大事年表。

值得提出的是浅井国干生前还撰写了两部小册子，即《古医方小史》及《浅井氏家谱大成》，都是未曾付印的手稿，1980年矢数道明先生始将其影印出来。这两部书的内容可以在很大程度上弥补《告墓文》的不足，因为它们都是国干先生根据第一手资料所撰，有很高的史料价值，所以这次也一并将其译文附录在后面。这里仅就该二书的特点简述如下，供参考。

《古医方小史》一书，重点是浅井国干氏将其在从事汉医救亡运动前期（既由明治元年至23年期间）的耳闻目睹史实所作的记录概要，附带也简单追述了明治以前的汉医历史。这里所说的“古医方”，是针对“西洋医学”而说的“汉医”。此书虽然对1890年以后至其卒年一段历史未能续写，但还是很珍贵的。

《浅井氏家谱大成》一书，重点是记述浅井国干家十代汉医（不包括国干氏一代）的历史，特别突出各代医家在日本汉医学事业所作出的卓越贡献。此外也附带追溯了十代祖先以前的家族史，这对于深入了解国干氏为捍卫汉医事业而奋斗的历史背景以及《告墓文》中的某些史实都是很有价值的。

1988元旦

附：浅井国干氏复兴汉医事业斗争年史简表

最后谨向提供《告墓文》等资料的矢数道明博士、真柳诚先生致以衷心谢意。

浅井国干氏复兴汉医事业斗争年史简表

（本表内引号“”中文字均见《告墓文》）

年代			主要史绩	斗争		分期
1848嘉	永	元年戊申	十一月一日出生，1岁			
	⋮					
1865庆	应	元年乙丑	此年以前在家学习儒学及医学			
1866	2年	丙寅	19岁。已学有所成			
1867	3年	丁卯	20岁。任职尾张藩医学代讲			

年代			主要史绩	斗争		分期
1868 明治	元年	戊辰	21 岁。政府发布采用西洋医学会	1868	斗争的思想准备	第一阶段斗争（个人斗争为主）共 11 年
1869	2	己巳	22 岁。全国废除（汉医）医学馆			
1870	3	庚午		1870		
1871	4	辛未	24 岁。辞去医学教授之官，赴农村业医	1871		
1872	5	壬申				
1873	6	癸酉	26 岁。轻装去东京		初期斗争	
1874	7	甲戌	政府发布新的医制			
1875	8	乙亥	文部省下令必须修西医七科，否则不许为医。			
1876	9	丙子	在名古屋开业医学，建立辟芜学校			
1877	10	丁丑				
1878	11	戊寅		1878		
1879	12	己卯	32 岁。成立爱知博爱社，任社长	1879	爱知博爱社斗争	第二阶段斗争（社团斗争为主）共 11 年
1880	13	庚辰		1880		
1881	14	辛巳	到东京，任温知社议长	1881		
1882	15	壬午				
1883	16	癸未	“阳论阴诉			
1884	17	甲申	七岁不熄”			
1885	18	乙酉			温知社斗争	
1886	19	丙戌				
1887	20	丁亥	温知社解散	1887		
1888	21	戊子		1888	第二阶段后期下一阶段准备	
1889	22	己丑	组成（第一回） “遭难逢戚	1889		
1890	23	庚寅	帝国医会 二十二秋”	1890		
1891	24	辛卯				第三阶段斗争（议会斗争为主）为 11 年
1892	25	壬辰	“风露三易”			
1893	26	癸巳	“十年之力空废一刻”（实为 8 年）		议会斗争	
1894	27	甲午				
1895	28	乙未	帝国医会解散	1895		
1896	29	丙申		1896		
1897	30	丁酉			第三阶段后期撰“告墓文”	
1898	31	戊戌				
1899	32	己亥				
1900	33 年	庚子	回名古屋，撰“告墓文”	1900		
1901	34	辛丑				
1920	35	壬寅				
1903	36	癸卯	十一月十五日逝世，享年 56 岁			

二、《告墓文》评注（浅井国干撰文，马继兴评注）

第一节

［说明］原文不分节与段。本评注为了便于读者掌握全文纲目重点，特分为十节，每节又分一段至若干段不等。并在每段之末作注，每节之末评论。

明治辛巳，(1)海内同人(2)，简拔正典(3)，托以兴道(4)。久在东京，事与心违，感慨不禁[5]。庚子[6]三月，断然归乡[7]，卜居于城南尘外[8]之地。爰以今日[9]，会[10]亲戚故旧，敬修祭事，歔欷[11]为文，以白[12]之吾祖吾祢[13]，及先考、先妣[14]。尝闻，幽明[15]生死，一理也；父子祖孙，一气也，尚哀鉴之[16]。

［注］

（1）辛巳——即公元1881年（明治14年）。

（2）海内同人——指日本国内志同道合之士。

（3）简拔——选拨。正典——浅井国干氏自称其名（下同）。

（4）兴道——指复兴汉医事业。以上两句是说当时日本东京以温知社为中心的全国性汉医社团公推国干氏为领袖之一，委以重任。

（5）不禁——不能抑止。以上三句指国干氏在东京专门从事于领导复兴汉医运动，长达二十年之久，终未能如愿，故感慨极深。

（6）庚子——即1900年（明治33年），亦即本篇《告墓文》撰写之年。

（7）断然——决心。归乡——返回故乡。

（8）卜居——选择住所。尘外——世外。这里指城外郊区。

（9）爰——于是，乃。今日——指1900年11月5日（见本祭文之末）。

（10）会——集合。

（11）歔欷（xu xi 虚希）悲叹。

（12）白——禀告。

（13）祢（nǐ 你）——本义为父死后在宗庙中所立的神主。这里系泛指国干氏祖父以上的历代祖先。

（14）先考先妣——指国干氏已故的父亲与母亲。

（15）幽明——黑暗与光明。

（16）尚哀——希望自己的悲愤之情得到谅解。

［评］本节是全篇祭文的开头。简要说明了撰写此文的目的及经过。作者浅井国干氏在年老、体衰、多病而行将谢绝人世的最后三年，将其本人毕生从事复兴汉医运动斗争的经历与经验教训进行全面回顾与总结，呕心沥血地撰出此文。文中字里行间始终洋溢着对中医药学的热爱与坚强信心。它不仅是针对着当时企图消灭汉医的反动政治势力予以严正反击所发出的战斗号角，同时也以其鲜明的正义立场向后世医家特别是从事中医（汉医）学事业的人们庄严宣告，为了争取中医（汉医）的生存与发展，必须牢牢吸取这场历史上消灭汉医的沉痛经验教训，进一步正确认识中医药学在人类科学遗产中的宝贵价值与作用。这篇祭文还信心百倍地指出：中国医药学是绝不会由于暂时的挫折而衰亡的，它必定要真正地得到复兴与发扬光大，为世代子孙造福。

至于这篇文章所以利用祭文形式，实际上也是当时政治高压条件下所采用的一种斗争策略。

但是，就在祭文写出后的第三年，国干先生终因积劳过度而与世长辞。而这篇《告墓文》竟成为其临终前告诫世人的极其宝贵的遗嘱与中医学必然复兴的科学预言。

今天，半个多世纪已经过去，不朽的中医学术正为国际学术界更多的科学家所承认。在我们伟大的祖国也开始出现了令人鼓舞的大好形势。当我们重读此文时，感到仍然有着极其重要的现实意义与深远的影响。

第二节

其辞[1]曰：天地位[2]焉，造化垂仁[3]，神圣[4]继之，教以天真[5]，医道始兴[6]，斯救兆[7]民。经方之学，本草谆谆[8]，《金匮》、《伤寒》，妙用入神[9]，《素》、《难》、扁、仓，医经之钧[10]，论理天人，高若仓旻[11]。下此以往，历代哲人[12]交躡[13]圣门，钻仰愈振[14]，发挥经义，来裔[15]永遵。皇国汉土，栉比为邻[16]，风壤小异，气性大匀[17]，二神[18]灵知方药精纯，草木济病，禁厌攘患[19]，东西符合，其行同伦[20]。

［注］

（1）辞——指祭祀的本文。

（2）位——方位。此句指天在上，地在下，各有定位。寓自然界有一定的正常运行规律。

（3）造化——创造、抚育。垂——流传。仁——假借为人。此句大意是自然界的规律同样也直接影响和支配人类。

（4）神圣——此外泛指上古的圣贤。

（5）天真——指上古医家教导人民以天真养生之理。按，《黄帝内经素问》首篇篇名即“上古天真论”。

（6）兴——兴起。此句指开始创建医学。

（7）兆——百万。此句指利用医学拯治无数人民疾病。

（8）谆谆——教诲不倦。以上二句指以经方及本草之学，开展医学教育。

（9）金匮伤寒——即《金匮要略》及《伤寒论》。入神——达到神妙境界。此二句指以上二书在医疗临床方面的卓越价值。

（10）钧——本义为古代衡量单位，引申为纲领。以上二句指《黄帝内经素问》、《黄帝八十一难经》以及先秦名医扁鹊，西汉名医淳于意（即仓公）在医学上的重大成就均具有指导性原则。

（11）仓旻（min 民）——仓天。引申为高在渊博。

（12）哲人——智慧超越的人。此句泛指历代名医。

（13）躡（niè）——本义为追随，引申为继承。

（14）振——振奋。此句指钻研之力、仰慕之情益加发扬。

（15）来裔（yì 衣）——子孙后代（医家）。

（16）栉比——像梳齿状紧密排列。以上二句指中国和日本具有密切的近邻关系。

（17）匀——均匀。以上两句指风土乡情虽小异，但人的气质、性情却大体一致。

（18）二神——据浅井国干《古医方小史》，二神系指日本传说中上古神话时代的医药二柱之神，即大穴牟迟神（又名大已贵名）及少名昆古那神（又名小彦名）（始见《日本书记》、《古事记》等）。

（19）禁厌——指祝由疗法（古代精神疗法）。攘（rǎng 壤）——驱除。攘患即除去病患。以上三句泛指中医传统疗法，包括本草、医方及精神疗法。

（20）行——行为、行动。伦——类，同类。以上二句指中日两国的中医学事业是相互一致的。

［评］本节重点论述了中医学之渊源。首行即“天地”有定位之说作为全文的开端。不仅反映了国干氏笃信科学真理的永恒性，同时也深刻地喻义于国干氏本文所具备的光明正大，浩然正气精神。正如文天祥《正气歌》所说：“天地有正气，杂然赋流行，下则为河岳，上则为月星，于人曰浩然，沛乎塞苍溟”（《文山集》卷14）。而这篇祭文正是以气势滂湃的豪情壮志将历史真相公然大白于世的。

其次，本节热情讴歌了中医药学（日本所称之汉医）不仅历史悠久，为中国所首创，而且具有卓越的医疗效果，在人类保健历史上起了巨大作用。从最早的医学经典（包括《内经》、《难经》、《本草经》、《伤寒论》、《金匮》等）以及著名医家（包括神农、黄帝、扁鹊、仓公、张仲景等）以后，历代均不断有所发展，并传播到日本，同样发挥了不可泯灭的功绩。

第三节

允恭[1]求医，新罗贡臣[2]。钦明敕士[3]，采药并臻[4]。平城嵯峨[5]，医制初陈[6]。《大同类聚》，永遗宝珍[7]。康赖《医心》[8]，称天下抡[9]，圣子圣孙，继是华勋[10]，千有余年，并行不沦[11]。

［注］

（1）允恭——日本允恭天皇朝（412－453年）。

（2）新罗——位于朝鲜半岛东南部的古国。贡——进献。臣——使臣，使者。以上二句指公元414年（允恭天皇三年），日本遣使赴新罗国求良医治愈天皇疾病事。

（3）钦明——日本钦明天皇朝（540－571年）。敕（chì斥）——（皇帝）下诏。敕士，指下诏征求人材。

（4）臻（zhēn真）——到达。以上二句指公元553年（钦明天皇14年）6月遣使赴百济国（位于朝鲜半岛西南部的古国）访求医药。次年由百济派遣医博士王有陵陀，采药师潘量丰等抵日本事。

（5）平城——日本平城天皇朝（806－809年）。嵯峨——日本嵯峨天皇朝（810－823年）。

（6）陈——宣布。以上二句指公元808年（平城天皇大同3年）5月日本国依照中国当时的医事制度开始制定出本国的医律（“医式”及医官官纪）。又在820年（嵯峨天皇弘二11年）采用唐朝制度规定学医者必读《新修本草》、《明堂经》、《刘涓子鬼遗方》等书。

（7）珍——珍宝。以上二句指日本名医出云广贞、安倍真直奉诏撰写的《大同类聚方》100卷是既知日本最古的医书，其历史价值极高。

（8）康赖医心——指公元982年名医丹波康赖氏汇集唐朝以前的中国古医书二百余种，撰成《医心方》30卷。

（9）抡（lún伦）——选拔。挑选。此句指《医心方》不仅是现存日本最古的医书，而且在世界医坛上也是有重大贡献的。

（10）华勋——光辉灿烂的功勋。以上二句泛指中古以后的日本历代名医在医学事业上所作的不朽贡献。

（11）沦（lún伦）——淹没。以上二句指日本汉医学术的发展上千年之久而始终不衰。

和气名哗[1]，丹波效频[2]。庆元建橐[3]，名师甡甡[4]，术有长短，学有疵醇[5]，祖述农黄[6]，宪章张秦[7]，上奉二神[8]，卓尔出尘[9]，洋洋赞化[10]，与天地驯[11]。

［注］

（1）和气——指和气氏家庭。是自8世纪以后迄19世纪初在日本最大的两个医学世家之一。其祖先最早业医者为8世纪的和气广世。哗（huá华）——本义为喧哗。名哗，即声名大振。

（2）丹波——指丹波氏家庭。是与和气氏齐名的日本医学史上的另一个大医学世家。其祖先最早业医者为10世纪的丹波康赖氏。效——师法。频——并列（据《国语·楚语下》“群神频行”注）。以上二句大意是指和气氏和丹波氏两大医学世家均在日本汉医历史上作出了很大贡献。

（3）庆元——指日本庆长年间（1596～1614 年）至元和年间（1615～1623 年）。建櫜（gāo 高）——将兵器包裹收藏入库（据《左传·昭公元年》杜注）。此句指在庆长、元和时代日本国曾将兵器收入武库，由于享有太平盛世之称，故国内学术界也有长足发展（参考矢数道明氏于 1979 年的注释）。

（4）甡（xin 心）——众多貌。

（5）疵（ci 刺）——缺点。醇（chún 唇）——精良。以上三句，紧接上文指出当时在日本国内名医竞出。其学术各有短、长和精、杂等特色。

（6）农黄——应指《黄帝内经》及《神农本草经》。

（7）宪章——效法。张秦——指张机（仲景）及秦越人（扁鹊）。

（8）二神——见前注。

（9）卓（zhuō 捉）尔——高超。此句指超越世俗之上。

（10）洋洋——盛大众多状。

（11）与——为。驯（xùn 训）——与训通，义为法则、法律。以上二句大意是说丰富多彩的中医学内容充分显示了自然界的客观规律。

［评］本节回顾了中医学在日本的光辉历史。早在公元 5～6 世纪中医药学已开始经新罗、百济等国传入日本。其后不久，日本又陆续遣留学生来中国学医，不仅在医学理论与临床治疗方面均以中医学典籍为其主要依据，而且在医事制度与医学教育方面也多仿效隋唐。从而使日本的汉医事业有了长足地发展，而追溯其渊源，则是和中国医学一脉相承的。

第四节

幸吾父祖，私淑(1)此道，文禄以还(2)，十世远绍(3)。延斋府君(4)，是吾家肇(5)，抛戈游洛(6)，执匕为巧(7)。草春府君(8)，多能姣好，举鸡群中(9)，最有笔藻(10)。策庵府君(11)，医学通晓，受业(12)三伯，四杰(13)名挢。

［注］

（1）私淑（shù 叔）——对于自己所景仰而未直接从学的前辈之自称辞。此句是指国干氏祖辈均从事与热爱中医药学。

（2）文禄——日本后阳成天皇朝年号，为 1592－1595 年间。以还——以后。

（3）绍（shào 少）——继承。以上二句指自 16 世纪末期以来包括国干氏在内的共十代祖孙均家学继承医业。

（4）延斋——即浅井医家第一代祖浅井盛政的字。原为军人，其后弃武习医。府君——旧时子孙对其先世的敬称。

（5）肇（zhāo 赵）——创始。此句是指浅井盛政是其家庭中首先行医者。

（6）戈（gē 搁）——为古代的主要兵器。这句话是说（盛政）脱离了原来的军职，并迁居京都。

（7）执——手握。匕（bī 比）——药匙。巧——指技艺。全句指专门从事医业。

（8）草春——即浅井医家第二代祖浅井将成的字。幼时品学兼优，由浅井盛政收为养子，并以女妻之。其医学有很高造诣，又旁通杂学，尤精于书法。

（9）举鸡群中——典出《晋书·嵇绍传》："昂昂然如野鹤之在鸡群中"。喻人品超群。

（10）笔藻——即文材。以上三句指草春氏自幼即天资过人，才貌出众，在同辈中更为突出。

（11）策庵——即浅井医家第三代祖浅井正纯的字。精于医术，尤长于《内经》之学，曾受业于名医味冈三伯氏之门。按，以上三代均居住京都，以后各代移居名古屋。通晓——精通。

（12）受业——指从师学习。

（13）四杰——指井原道阅、小川朔庵、冈本抱子及浅井正纯。四人均味冈三伯氏弟子中之佼佼者。

时人称为味冈家四杰。挢（jiāo 娇）——高举，高扬。

东轩府君(1)，学术精皓(2)，初仕戴公(3)，采地殷浩。图南府君(4)，应召起老(5)，学涉百家(6)，人仰师表(7)。南溟府君(8)，名望闻早，壮精诊法，惜志空抱(9)。贞庵府君(10)，幼才若皦(11)，夙奉程朱(12)，医学精了(13)。

[注]

（1）东轩——即浅井医家第四代祖浅井正仲（1672～1753 年）的字。医名甚著，曾应尾张藩中纳言宗胜公之聘，至名古屋代侍医。这是浅井家开始任尾张藩医之始。

（2）精皓（hào 号）——精深。

（3）戴公——当指尾张藩国君源戴公（见《浅井氏家谱大成》）。

（4）图南——即浅井医家第五代祖浅井政直（1706～1782）年的字。任职藩医凡三十年，其弟子达一千二百人。为受人仰慕的一代医学师表。

（5）应召起老——指图南之父东轩于 1726 年（享保 11 年）始赴尾张藩（名古屋市）任藩医时，图南仍留住在京都旧居业医，直至东轩于 1753 年殁世，图南始应八代藩医宗胜之聘迁居名古屋继承父职。当时年已 47 岁，故此句说“起老”。

（6）百家——指学术上的各种流派。

（7）师表——学习的楷模。

（8）南溟——即浅井医家第六代祖浅井正路（1734～1781 年）的字。以精于脉诊及腹诊知名，又精于伤寒之学。曾先后任职禁内侍医及尾张藩医，享年 48 岁。

（9）惜志空抱——指中年早夭。

（10）贞庵——即浅井医家第七代祖浅井正封（1770～1829）的字。于十三岁时即任职藩医。不仅精通医学又兼通宋儒理学。曾建立并主持藩医学馆，开展医学教育，门人达三千余人。

（11）皦（jiǎo 矫）——明亮、洁白。此句指幼年即显示了他的出众才华。

（12）夙（sù 速）——平素，素日。奉——尊奉，信奉。程朱——指宋代理学名家程颢、程颐及朱熹，被称为程朱学派。

（13）精了——精深。

紫山府君(1)，意气雄颢(2)，参与医政(3)，家声燎燎(4)。九皋府君(5)，坚苦守套(6)，受命讲京(7)，口诀披草(8)。守道(9)如是，绵绵其保(10)，行道(11)如是，皓皓其昭(12)。居然自任(13)，与道寿夭(14)。况公(15)宠异，世督学僚(16)，故道兴废，吾家为兆(17)。

[注]

（1）紫山——即浅井医家第八代祖浅井正翼（1797－1860 年）的字，国干氏的祖父，曾主持医学馆讲座及官民两类医师考试。崇尚古医方之学，声名远扬国内。

（2）颢（hào 号）——通昊，大，此句指意气焕发。

（3）参与医政——指紫山氏于 1813 年（文政 3 年）受十代藩主齐朝之封禄，主持医学馆事。

（4）燎燎——放火貌。引申为燃烧。此句指名声显赫。

（5）九皋——即浅井医家第九代祖浅井正赟（1828～1883 年）的字，又号桦园，即国干氏之父。曾受京都医心馆之召聘赴该地讲授《素问》之学。为人勤勉奋发。晚年患内障，濒于失明，但不顾亲友谏阻，仍口授撰著医书不缀。

（6）守套——指严格地按照成规定法办事或治学。本句指 1854 年（安政元年）九皋氏赴京都讲学时，其父紫山氏曾因被谗言而一度被免除官职。在家中经济极为艰窘的情况下，九皋仍坚苦奋勉，继承家传医学之史实。

（7）讲京——指去京都讲学。参见前注。

（8）口诀——口语传授学术。披——开展，展示。此句是指九皋氏口授撰述医书事。

（9）守道——指继承学术遗产。

（10）绵绵——连绵不断。以上二句大意是在家庭中历代不间断地继承中医学遗产，始终奉行。

（11）行道——指发扬学术遗产。

（12）皓皓——坚贞如白玉。昭一显扬。以上二句大意是在家庭中坚定不移地发扬中医学遺产，并彰明光大。

（13）自任——以职责为己任，此句指捍卫中医药学事业是自己应尽的神圣责任。

（14）寿夭——犹言始终。此句指与中医事业共存亡。

（15）公——对尊者的敬称。这里是指藩主（尾张藩国君）而言。

（16）督——掌管。僚——官员。以上二句指浅井氏家族历代受到藩主重视，并历任医官，主持医学教育。

（17）兆——预示、预兆，以上二句大意是：所以日本汉医事业的兴衰，同样也在我家族中显示。

［评］本节国干氏记述了自其父辈以上九代世医在从事汉医事业方面所作的贡献。自16世纪末期以后，浅井氏家族以第一代祖浅井盛政（延斋）为首，其嫡系子孙均为知名的汉医大家。他们分别在临床治疗、医学理论、文献研究、人材培养、学术著作及医学行政等方面作出了很多优异成绩，而绵延相继，达三百年之久。故浅井氏家族始终和日本近代汉医的发展具有着休戚相关的命运。正是基于这种紧密联系，国干氏毅然以捍卫汉医学事业据为己任，决不是偶然的。

第五节

正典不敏(1)，庶(2)继先考，寤寝反侧(3)，常为之恼(4)。世远经残，人亡教驰(5)。道之所寄(6)，不越(7)文词，异端之说，日盛月滋(8)。王政维新(9)，求学洋夷(10)，文明东渐，举世(11)争随，澎湃钧铿(12)，其势难支(13)，惊世耳目，破人肝脾，余波奔腾，注我轩墀(14)，往圣遗训，弃如茅茨(15)。蕃亦废黉(16)，爰撤讲帷(17)。父祖精诚，一朝为糜(18)，家门倾败(19)，与斯道危(20)。

［注］

（1）不敏——没有才能。与后文的“不肖”同义，均自谦之词。

（2）庶——付词表示希望。

（3）寤——醒。寝——睡。寤寝，指昼夜。反侧——翻来覆去。

（4）恼——苦闷，烦恼。

（5）驰——松懈。以上二句大意是：去古既远，古医经典已残缺不完，先代明医均皆亡故，而中医学术精髓更未能受到应有的重视。

（6）寄——寄托，依赖。

（7）越——超过。

（8）滋——益，愈加。以上二句大意是：主张反对、排斥与消灭日本汉医的言论，越演越烈，日益猖狂。

（9）维新——改变旧法，推行新政。

（10）洋夷——此处指欧洲西学。以上二句大意是说日本明治政府施行新政，极力学习效仿西洋文化。

（11）举世——指日本全国。

（12）澎湃——波涛汹涌冲击之声。钧铿（hōng kēng 轰坑）——钟鼓声并作。此句形容来势迅猛异常。

（13）支——支持，抵挡。

（14）轩墀——原指殿前阶墀。此句指当时崇尚西洋之风，同样也影响波及到中医学事业的宏伟殿阙。

（15）茅茨——茅草屋。以上二句是说对于传统的东洋文化学术遗产则全然抛弃不屑不顾。

（16）蕃——日本在江户时代各地诸候的领地。黉（huánɡ 黄）——学术。

（17）爰——于是。讲帷——讲坛。以上二句指明治维新后，原在日本享有盛誉的多纪医学馆及国内各藩的医学校（均汉医学校）均被取消停办。

（18）一朝——一旦。糜（mí 迷）——碎烂，破灭。

（19）倾败——败落。

（20）与——同。

开进之弊[(1)]，蟠于台司[(2)]，未究吾道，极力排[(3)]之。奸邪[(4)]乘势，因缘缝纰[(5)]，多引私党[(6)]，毒流上池[(7)]。明治甲戌[(8)]，始设公规[(9)]，乙亥[(10)]二月，创考试仪[(11)]。丙子仲冬[(12)]，令下四陲[(13)]，非修七科[(14)]，不许[(15)]为医。丁丑、己卯[(16)]，益逞巧思[(17)]。癸未[(18)]十月，遂固根基，搅乱学海，藉力[(19)]政治，弃特有术[(20)]，谬经纶资[(21)]，且缚[(22)]民志，害斯业熙[(23)]，绵绵延延塞源待衰[(24)]。二神德泽[(25)]，三皇典彝[(26)]，沈滞[(27)]坎坷，于是大坠。

［注］

（1）开进——喻意明治维新而言。弊——弊病，错误。

（2）蟠——聚集（据《庄子·应帝王》释文）。台司——官署。以上二句大意是指明治维新时作出的错误政治决策，主要是集中于执政当局方面。

（3）排——排除。以上二句大意是执政者中的某些人完全不了解伟大中医学的价值与意义，但却千方百计地进行反对与排斥。

（4）奸邪——指盲目反对中医药学的邪恶势力。

（5）因缘——依靠，凭借。缝纰——连属。

（6）引——推荐。私党——结帮营私集团。

（7）上池——典出《史记·扁鹊仓公列传》，扁鹊曾饮上池水而精医，故用上池喻医学。此句是指祸害直接影响到日本汉医界。

（8）甲戌——即 1874 年（明治 7 年）。

（9）公规——政令。以上二句是指是年 3 月日本政府开始在东京、京都及大阪三府颁布新的医事法令。

（10）乙亥——即 1875 年（明治 8 年）。

（11）考试仪——考试法规。以上二句指是年 2 月日本政府颁布了“医师学业试验（考试）规则”。

（12）丙子——即 1876 年（明治 9 年）。仲冬——11 月。

（13）四陲（chuí 垂）——四方疆域，即日本全国。

（14）七科——指西医的七门课目。

（15）许——许可，以上四句大意是是年 11 月日本政府又下令全国各府县正式实行“医术开业试验（考试）”。其中明文规定凡从事医业者，必须考试西医的七门课程，否则不得开业。

（16）丁丑——即 1877 年（明治十年）。己卯——即 1879 年（明治 12 年）。

（17）逞——施展，卖弄。巧思——此处指动机不良的谋策。

（18）癸未——即 1883 年（明治 16 年）。根基遂固一此句指明治政府消灭汉医的布署已经完全就绪。具备了稳固的基础。

（19）藉力——依靠。

（20）特有术——指具有民族特色的传统文化遗产。

（21）谬——错误违反。经纶——原指经纬、纲纪而言。资——秩序。

（22）缚——捆绑。以上两句的大意是：不仅严重地歪曲扰乱了学术界的正常秩序，而且也是违背广大人民意志的。

（23）熙——光明，兴盛。

（24）塞——阻隔。以上三句的大意是：加害于有光明兴盛，源远流长历史的汉医学界，有如堵塞河流之源头，促使之衰亡。二神——见前注。

（25）德泽——恩惠。

（26）三皇——指伏羲、神农与黄帝。典彝——典范。以上二句大意是指伏羲、神农与黄帝所创建与发展的中医药学事业的恩德与规范。

（27）沈滞——阻碍。这句大意是出现了艰难而不平坦地道路。

［评］自第五节至第八节为国干氏总结其本人从事日本汉医救亡运动的经历。根据时间先后顺序，大致可分为三个阶段，即：

第一阶段（1868～1878）共11年。以个人斗争为主要方式（见第五节及第六节）

第二阶段（1879～1889）共11年。以社团斗争为主要方式（见第七节）

第三阶段（1890～1900）共11年。以议会斗争为主要方式（见第八节）。

本节回顾了国干氏本人从事汉医救亡运动第一阶段前期，即由1868～1870年（明治元年～3年）三年期间的主要经历。这时，国干氏已经觉察并认识到日本当局已开始了进行取消汉医的逐步行动。同时国干氏也为投身于捍卫汉医事业作了充分地斗争思想准备。在这里国干氏首先谈到他所处的时代背景。一方面在内部的汉医界本身存在着“世远经残，人亡教驰”的消极因素。另一方面在外部企图扼杀汉医的势力来说又出现了“异端之说，日盛月滋”的险恶局面，特别是自明治维新后，学术文化界竞逐西洋，对包括汉医在内的传统文化遗产全盘否定，肆意践踏，不顾客观事实，不问真理是非，黑云狂浪霎时之间遮天盖日而降。所以国干氏才大声疾呼地写出了“父祖精诚，一朝为糜，家门倾败，与斯道危”的血泪控诉。而归根结底，消灭汉医的罪魁祸首不是别人，正是掌握当局实权的某些政客们，也就是祭文中一语道破的“开进之弊，蟠于台司”。

当然，尽管这种反动的行政命令极其不得人心，但是在政治高压手段下，有着悠久历史的汉医学事业，在日本国土上还是遭受到极大的摧残与破坏。

第六节

不肖正典，才劣学窄，箕裘(1)难承，日虽惭惕(2)，幸与有闻，侧知所适，切齿夙忧(3)，异学腾焱(4)。辛未(5)辞官，归田荒辟(6)，二历年所，雄心难抑(7)。癸酉(8)二月，轻装(9)出宅，东游帝都(10)，憾无材硕(11)。甲戌致禄(12)，斯避尘迹(13)，日揭青囊(14)，乐村圆寂(15)。

［注］

（1）箕（ji期）裘——指继承祖先的事业。

（2）惭惕——惭愧、戒惕。

（3）适——去向。以上二句大意是：多亏在父祖家学的基础上有所见闻，并从旁了解到应当怎样去做才是正确的。

（3）切齿——极度愤慨。夙——平素。

（4）腾焱（yàn焰）——急剧地燃烧。以上二句大意是指：由于洋学势力之横行无忌，而抑止不住内心地极大愤慨。

（5）辛未——即1871年（明治4年）。

（6）归田——回到农村。荒辟——开垦。以上二句系指：是年国干氏辞去尾藩医学馆教授之官，回到知多郡大野村的田园。

（7）抑——控制，抑止。以上二句指国干氏到农村居住约两年时间，但其苦闷的心情和强烈地事业心与责任感再也无法控制。

（8）癸酉——即1837年（明治6年）。

（9）轻装——没有负担地只身一人。

（10）帝都——即东京。

（11）憾——遗憾。可惜。材硕——雄才大略之士。以上四句是指国干氏首次去东京谋求从事汉医救亡事业由于一时未能物色到人选，而未能如愿。

（12）甲戌——即1874年（明治7年）。致禄——辞去官职。

（13）尘迹——世间俗事。

（14）揭——高举。青囊——古代医生携带药物与医书的布囊，引伸为医术、医业。

（15）寂——安静。以上四句大意是：国干氏于是年避开退伍后的各种烦琐事务，又返回农村，每日专门从事医业，而暂时满足于田园的恬淡清静生活。

忽(1)思斯道，有功皇域(2)，二千余岁，流风赫赫(3)，历圣一百，赖之以益(4)，臣庶万类(5)，赖之以殖(6)。海内同人(7)，世世受泽(8)。无复一人，挺身尽力。吾深恨此，不忍逃匿(9)。爰归旧庐(10)，窃有所画(11)。进见县官(12)，急辩新式(13)，退养诸生，以待投隙(14)。

［注］

（1）忽——突然。

（2）皇域——此处系指日本全国。

（3）赫赫——显耀盛大貌。以上四句大意是：国干氏在农村行医之余，忽然想到中医药学是有功于全人类的。在两千多年的发展过程中，影响所及，广大而深远。

（4）益——受惠，利益。

（5）臣庶——臣民百姓。万类——泛指人类社会。

（6）殖——繁殖。以上四句大意是：历代的圣贤名医数以百计，均有赖于中医药学而受益非浅；全人类社会均有赖于中医药学而繁衍昌盛迄今。

（7）同人——有共同事业和理想的人，此句泛指日本汉医界人士。

（8）泽——恩德。

（9）逃匿（nì溺）——回避。以上四句大意是：正当汉医事业遭受灾难之时，竟没有一个人站出来全力献身于汉医救亡工作。对此情况，我深感悲愤，我决不甘于忍受而有所回避。

（10）旧庐——旧日住所。

（11）窃——私下，私自（谦词）。画——筹划。以上二句指国干氏于是年之后又重新由农村返回名古屋市旧居，筹划进行汉医救亡之大业。

（12）县官——按国干氏所在的名古屋市属爱知县管辖，其行政长官即县知事。

（13）式——制度或模范。新式，指新型的汉医学校。以上二句指1880年（明治13年）国干氏为了壮大复兴汉医事业队伍，积极培养后备人才，曾和当时的县官后藤新平氏交涉与辨论，终于在同年11月得到县政府的许可创办了新的医校，即专门皇汉医学校，招收学生，作为进一步争取汉医免许的阶梯

（据矢数氏注）。

（14）投——到来，临近。隙——机会。本句指等候时机到来。

［评］本节回顾了国干氏本人从事日本汉医救亡运动第一阶段（个人斗争为主），即1871～1878年（明治4～11年）这八年期间后期的主要经历。这时国干氏开始试探性地投身于捍卫汉医事业的斗争中去。主要是利用向西医执政者展开理论斗争、比较治疗以及兴办教育等以个人为主的纯学术斗争方式。最初，他在辞去地方医官职务后，曾短暂地在农村停留，个人开业医疗。但是禁不住迫害汉医的风暴不断袭遍全国，满腔热血沸腾的国干氏再也按捺不住自己的愤慨，终于因"雄心难抑"而只身前往首都东京访求贤达同志之士，但因进展不大，一度返回家乡。但从此以后他始终未停止斗争，而是养精蓄锐，培养人材，扩大队伍。遂千方百计争取到在地方政权许可的范围内开办了讲授汉医的医学校，为开展下一步斗争作好准备。

第七节

维时己卯[(1)]，新结旧识[(2)]，兹设博爱[(3)]，定恢图策[(4)]。自是以来，扶颠忍危[(5)]，自任兴复[(6)]，遭难逢戚[(7)]，二十二秋[(8)]，备尝苦极[(9)]。或扩温知[(10)]，启发枯息[(11)]。或檄[(12)]天下，与志士[(13)]测，志士云兴[(14)]，上章日逼[(15)]，阳论阴诉[(16)]，七岁不熄[(17)]。

［注］

（1）维——语助词。维时即"时届"之义。己卯——即1879年（明治12年）。

（2）新结旧识——指国干氏到处奔走串连本县包括新、旧友人在内的汉医界人士。

（3）兹——则，于是。博爱——汉医社团名称。此句是指在1879年国干氏在名古屋地区纠集县以下汉医三百同人创办了爱知博爱社，并担任社长。

（4）恢——准备，发扬。图——谋划，规划。策——办法。

（5）扶——扶持，支持。颠——跌倒。忍——忍耐。危——不安。

（6）自任兴复——指以振兴恢复汉医为己任。

（7）戚（qì 戚）——悲伤，忧愁。

（8）秋——年。此句所说二十二秋，是指自1879－1900年前后共22年时间。

（9）备尝苦极——指二十二年的斗争生涯，其激烈复杂程度，使国干等有志之士艰苦倍至。

（10）或扩温和——指在此期间以东京温知社为中心曾进行了多次充实与扩大。

（11）启发——指点别人使有所领悟。姑息——苟且偷安。此句是指对于汉医界内部的一些消极人士。喻之以大义，积极加以开导，使之投入斗争中去。

（12）檄（xí 希）——声讨的文书。此句是指对消灭中医的政治势力，用社团名义多次发出战斗檄文，以号召汉医界和广大人民群众积极极声授和支持。

（13）志士——志同道合之士。测——商议，计划。

（14）云兴——义同云集，指人数不断增多。

（15）上章——群众向政府上书，亦即请愿书。日逼——日益迫近。

（16）阳论——指公开的请愿力争及撰写文章辩论等斗争形式。阴诉——指私下的群众集会控诉及商讨对策等斗争形式。

（17）七岁——指自1881至1887年的七年时间，也即自国干氏到东京任温知社议长，至该社解散的一段时间。这七年可以说是斗争的鼎盛阶段。当时（特别是初期）汉医界斗志昂扬，力量雄厚，人材济济，战斗火焰旺盛，故云"不熄"。

豺狼当路[(1)]，反噬[(2)]时剧，社运遂衰[(3)]，常抱恨恻[(4)]。斯文未丧[(5)]。戊子之历[(6)]，皇女生诞(7)，辱(8)拜御脉，日夕小心，将竭(9)重责。天耶命耶，胸算又斁(10)。

[注]

(1) 豺狼当路——指企图消灭汉医的坏人当权。

(2) 噬（shì 逝）——咬。反噬即反咬一口。此句指当权者以不正当的背信弃义挑拨离间，诬蔑陷害等手段使斗争局势愈发加剧。

(3) 社运遂衰——此句指在斗争连续失利的情况下，温知社同人受到很大意气挫折，而使人心离散，社的领导力量渐被消弱，卒于 1888 年（明治 21 年）温知社遂告解散。

(4) 恨——怨恨。恻——伤痛。

(5) 斯文未丧——此句是指：虽然温知社被迫解散，但在其废墟上于 1890 年（明治 23 年）国干氏等人又重新纠集汉医界人士创立了帝国医会，由国干氏任议长，并且在次年（明治 23 年）初继续投入日本新建立的国家议会斗争中去。

(6) 戊子——即 1888 年（明治 21 年）。历——年。

(7) 生诞——出生。

(8) 辱——谦词，义为承蒙。

(9) 竭——尽量大努力。此句系指是年 9 月 30 日，日本皇女昌子内亲王诞生时，曾沿皇家旧制之例，任命日本汉医村濑豆洲及浅井国干等人负责保健诊疗的御职。国干氏为了维护汉医学的神圣事业，及开展汉医救亡工作，日夜小心，竭诚从事。

(10) 胸算——怀抱的志愿。斁（同斁 yì 亦）——失败。以上二句是指国干氏在 1888 年虽被任命御用官职，但为时极短，即同年 11 月，皇家以“常宫殿下改革御养方法”（“养育法改正令”）之名义解除了全部御用汉医的职务，其中也包括村濑氏及国干氏在内，使国干氏的计划又不能实现。故国干氏在这里叹息说：“天耶命耶”。

[评] 本节回顾了国干氏本人从事汉医救亡运动的第二阶段（以社团斗争为主），即 1879 ~ 1889（明治 12 ~ 22 年）凡十一年期间的主要经历。1879 年 2 月国干氏首先在爱知县名古屋市发起组织了汉医团体“爱知博爱社”。又协助其父浅井正赟成立了“汉方博爱病院”，开始了有组织地进行汉医救亡运动。同年 3 月，在日本首都的一些汉医界人士在东京成立了规模更大的汉医救亡组织“温知社”。不久之后，国干氏也参加了该社，并担任了领导工作。从此之后，他一直组织领导全国汉医界同人投入运动中去，先后采取了组织队伍，文字声讨，政府请愿及创办教育等方式，积极开展斗争。其中也包括了在东京建立和汉医学校（温知医黉）。但终由于多次请愿活动失败，特别是在 1883 年 10 月日本政府公布的三十四号、三十五号废除汉医布告之后，斗争时日迁延既久，温知社老一辈知名汉医又率多亡故。面对这种情况，温知社社员率多陆续离散，而温知社被迫于 1887 年解散。当时，虽然在日本法令中已杜绝汉医的存在，但在宫廷保健中仍存在汉医职务。[按：据浅井国干于 1887 年（明治丁亥）为村濑豆洲《方汇续貂》所撰序文中记有：“今年五月，（豆洲翁）应征奉仕于皇子。”见《近世汉方医学书集成》第 60 册可证] 国干氏曾一度被任命入宫。国干虽想藉此条件为复兴汉医进一步出力，也未能如愿，但却更加坚定了他继续奋斗的决心，为下一阶段的斗争做好充分思想准备。

第八节

宪法新发(1)，及议府(2)辟，东约(3)帝都，西连肥伯(4)，中合京摄(5)，纵横诱掖(6)，同盟三千(7)，上章络绎(8)，议士(9)多赞，势如卷席(10)。当时官民，上下乖(11)隔，议政纷扰，输赢如弈(12)。

［注］

（1）宪法新发——指1889年（明治22年）2月11日日本政府颁布的第一部宪法即（“日本帝国宪法”）。

（2）议府——议会（国会）。辟——开辟扩延。此句是指1887年日本开始产生了议会。即“帝国议会”。根据宪法，由议会制定国内有关法律，其中当然也包括有关汉医政策问题。

（3）约——盟约。定立共守条件。

（4）连——联合。

（5）合——协同，共同。以上三句是指为了争取议会的大多数支持，国干氏又东奔西走，进行了全国大串连。其中包括在日本东部以国干氏为首于东京新创立起来的帝国医会为核心，建立盟约。在日本西部与“肥伯”，在日本中部与“京摄”等汉医界人士进行广泛地大联合。按：这三句据矢数先生解释是“东以温知社，西以肥伯、熊本之春雨社，中以京都之赞育社、爱知博爱社相联合”。但是原文此处所指的1889年温知社早已解散。故文中所指仍应帝国医会为核心。又按据浅井国干氏的《古医方小史》，在1890年（明治23年）先后组织了赞育社、春雨社、博爱社及伯耆迹寻会等共同联合。

（6）纵横——交叉错综。诱（yòu，又）掖——引导扶植，组织领导。

（7）明盟——为共同事业目的而形成的联合或个人此句是指当时参加复兴汉医运动的盟友达三千人之多。

（8）络绎——往来不断，前后相接。

（9）议士——国会议员。

（10）卷席——喻声势很大。以上三句是指在全国汉医界人士大团结的情况下，通过接连不断地联名上书请愿、文告等形式大声疾呼。引起了大多数议员的赞助和广大朝野人士的广泛同情，一时之间，形成了强大的声势。

（11）乖（guāi）——违背、不一致。

（12）弈（yì衣）——横局。以上四句是指当时虽然汉医事业得到全国广大群众的运动，但朝野上下政见互异而隔绝。议会方面也纷乱多绪。斗争前途犹如行棋，胜负难测。

岁月匆匆，风露三易(1)，同人志惫(2)，渝盟月迫(3)。慨然掷(4)匕，为天涯(5)客，浴雨山岭(6)，栉风海舶(7)，东弄西弛，遍廿八国(8)，凉炎经过(9)，一百余夕。遂结义团(10)，以备后阨(11)。

［注］

（1）风露三易——经过三年时间。此句应指自1890－1892年三年时间初期的议会斗争。

（2）惫（bèi备）——极度疲乏。此句指由于议会斗争始终没有胜利希望，随着岁月的不断推移，很多同志都产生消极情绪。

（3）渝——违背，背离。迫——逼近。此句指脱离同盟的盟友，与月日增。

（4）掷——抛弃。

（5）天涯——天边，极遥远处。以上二句指在经过多次议会提案失败后。国干氏毅然再次全部摆脱了临床工作。只身一人奔赴日本全国各地，从事更大规模地团结联合汉医界人士，进行活动。

（6）浴——沐浴。

（7）栉——梳篦。以上二句中的栉风浴雨是指以风梳发，以雨洗头。也即不辞辛苦地奔波在山川、海舶各地。

（8）国——指日本各地诸侯领域的蕃。国干氏东奔西走，足迹所至遍及全国（主要去处凡28国）。

（9）凉——寒冷。炎——暑热。夕——本义为夜，此处泛指日夜。以上三句指国干氏不畏严寒与酷暑天气，经历了上百个日日夜夜，在努力完成自己的使命。

（10）义——正义。

（11）阨（ài碍）——困苦，灾难。以上二句大意是：经过上述努力的结果，国干氏再度在全国范围内重新集结了同盟志士，共同奋斗，以防后患。

乙未[(1)]一月，宏图将觌[(2)]。奸徒陆梁[(3)]，竞逐诋斥[(4)]，十年之力[(5)]，空废一刻[(6)]，同人屏息[(7)]，汹汹蹙额[(8)]。顽儿正典，屡踬愈激[(9)]，密谋嘉策，知无不力[(10)]，逃盟年加，设计多忒[(11)]。上帝无赖[(12)]，事终不得，挥泪解盟[(13)]，怏怏守默[(14)]。正典不幸，谁知胸臆[(15)]。

[注]

（1）乙未——即1895年（明治28年）。

（2）宏图——宏伟的理想，抱负。觌（ái狄）——实现。

（3）奸徒——奸诈不义之士。陆梁——上窜下跳。

（4）竞逐——争先恐后地。诋（dǐ底）——诬蔑、诽谤。斥——排斥。

（5）十年之力——应指1888年1895年。自温知社解散后，至帝国医会解散，以议会斗争为主的一段时间。在日本第一届国会以后，国干氏联合了全国十万人以上的赞助汉医签名，并取得政党各派的支援，参加了历届（由第一届至第八届）的议会请愿活动。实际虽有八年，在此所说“十年”系约数而言。

（6）空废一刻——指1895年（明治28年）2月在第八届议会上，对于汉医提出的“医师免许规则改正法案”和汉医师继续请愿的议案以27票之差，遭到否决。使之汉医界彻底丧失了议会斗争的权力，而使艰苦曲折地运动遭受到了重大失败。

（7）屏（bīng丙）息——控制呼吸。

（8）汹（xiōng凶）汹——气势盛貌。蹙（cù促）额——皱眉貌。以上二句是说，在强大的政治压力下，参加斗争的汉医界同人咸都悲愤万分。

（9）踬（zhì至）——被绊倒。以上二句是正典氏自述不畏艰阻，不怕失败。跌倒了，再爬起来，为着真理，为着正义，继续勇往直前的决心。

（10）历——经历。此二句是指为了挽救局势，国干氏继续与同志们私下进行商讨最佳的斗争策略，而凡是所知道的一定竭力去办。

（11）忒（tè特）——差误。以上二句是说：脱离同盟的盟友数量逐年扩大。而所施行的计划又多差误。

（12）赖——依靠。不得——未成功。以上二句是说上天既不能仰赖，而事业也始终未能如愿。

（13）挥泪解盟——指忍痛不得已而将呕心沥血亲手组成的帝国医会解散。

（14）怏（yàng）怏——激愤不平而郁郁不乐。守默——（暂时）保持沉默。

（15）胸臆（yì亿）——心胸，心怀。

［注］本节回顾了国干氏本人从事汉医救亡运动的第三阶段（议会斗争为主），即由1890年至1900年（明治23年至明治33年）凡十一年期间的主要经历。这时国干氏仍以东京为据点，重新纠集志愿复兴汉医的同道们组成了帝国医会。并以该会为核心继续领导全国汉医界人士进行斗争。这时由于日本国已开始确立了议会制定宪法的体制。故斗争的焦点转向争取议员的多数与议会投票胜利为目的。为了获得全国广大阶层群众的运动。国干氏在全国各地到处奔走联络，受尽了辛苦煎熬。正如其自述的：“浴雨山岭，栉风海舶，东奔西驰，遍廿八国，凉炎经过，一百余夕”。但是尽管付出了最大努力，无奈在统治者内部的邪恶集团依靠其权势与其不可告人的阴谋策划进行了可耻地分裂破坏活动。因此，

国干氏所领导的汉医办量，虽经历了多达8次的议会斗争，也终未获得成功。而正是这种一次又一次地失败而盟友又大批离散的情况下，国干氏却毫不动摇，顽强战斗，所谓："屡踬愈激，密谋嘉策，知无不历"。真可以说是和暗算的反动派之间寸土必争，决一死战，直到最后消灭汉医的明文被正式列入国定宪法为止，作为合法的斗争手段既已完全绝望，斗争才告一段落。这种大无畏的维护传统科学尊严与医学学术真理的精神，实在是十分令人感佩的。

第九节

赖不足财，展不振翼(1)。事三几就，而三倾仄(2)。天之所捐(3)果不可觅(4)。正典之才，不及前贤(5)；前贤之多，不能救前(6)。今也正典，扶之既颠(7)，非狂则僭(8)，见不知天(9)。虽然后世，闻志可怜，又赖此事(10)，知道可尊(11)。纵此身死，万万无怨。神明照照，临在天边。

［注］

（1）展——使展，开展。以上二句大意是：即无经济作后盾，而汉医救亡事业的进展又极不顺利，很难开展。

（2）倾仄（ze 泽［去声］）——失败。以上二句大意是斗争经过虽然多次功告垂成，而又多次遭到失败。

（3）捐——舍弃。

（4）觅——找寻。以上二句大意是：斗争的成败问题，原来就是不可预料的。

（5）前贤——此处主要是指温知社早期的领导人，日本汉医著名的耆宿学者，如浅田宗伯、森立之、山田业广等人。他们当年均曾参与领导了汉医救亡运动。

（6）不能救前——指前一阶段的救亡运动未能达到预期目标。

（7）扶——扶持，支持。颠——坠落，跌倒。

（8）僭（jiàn 荐）——超越本分，不自量力。

（9）见——见解。以上二句是指国干氏在总括失败经过后的自谦语。

（10）赖——依靠。这里是指动力之所在。全句是说国干氏之所以全力以赴地投入救亡运动中去。其动力所在即……。

（11）道——古代唯物主义者多用"道"字指事物发展的普遍规律或准则。临——从高向下。以上四句是国干氏针对上述自我表态所作出的宏伟誓言（以"天作证"）。决心无条件地献身于汉医救亡运动，即使牺牲自己的生命也心甘情愿。充分表示了国干氏的大无畏精神。

嗟乎正道(1)，微灭(2)当年，父祖之精，亦渐绝躔(3)，悲愤之念，凝发痫挛(4)。憔悴(5)虽复，余症未痊(6)。意与岁去，觉白发斑(7)。年与时弛(8)，蒙市童讪(9)。追忆往时，履崄涉渊(10)。纵横奔走，不安居眠(11)。

［注］

（1）嗟（jiē 街）首——感叹声。正道——正义事业，又指事物发展的正确道路。

（2）微灭——微弱不彰，行将衰灭。

（3）躔（chán 缠）——足迹。绝躔即绝迹。

（4）凝——聚集，集中。痫（即癎 xián 闲）——癫痫病。挛——痉挛，手足肌肉抽搐。

（5）憔悴——困苦折磨。复——恢复。

（6）余症未痊——指国干氏在艰苦斗争生涯中贻留下来的痼疾，始终未能治愈而明显发作。正如文天祥在《指南录后序》中所说的："痛定思痛，痛何如哉！"

（7）斑——头发花白。

（8）驰——疾行。此句指岁月流逝，转瞬即过。

（9）讪（shàn 山）——嘲讽。此句指国干氏忍受疾病与灾难引起过早衰疲所呈现的老迈龙钟之态竟在市上遭到孩童们的嘲笑。

（10）履（cǔ 旅）——踏踩。崄（xiān）——同险，危险。涉（shè 舍）——徒步涉水。渊（yuān 冤）——深潭。

（11）居眠——指日夜。

为父无慈，为子孝难，为兄不友，为夫情酸。纲常有欠[(1)]，罪戾亦攒[(2)]。心事龃龉[(3)]。吾业既竣[(4)]。每念及此，心腹如煎[(5)]。又眸[(6)]含血，涕泗[(7)]涟涟。困败如是，气力愈孱[(8)]。策[(9)]竭才屈，独增悲欢[(10)]。长子正久[(11)]，幸奉微官[(12)]。从军大清，时报健全[(13)]。

[注]

（1）纲常——此处指人情道谊而言。全句紧接上文，特别提出了：作父亲的慈爱，作儿子的孝敬，作兄弟的友善，作丈夫的情谊，这些都是正常和正当的人道标准，也是人类社会公认的纲常要求与应尽的义务。但是国干氏为了更加神圣的职责，整年累月奔走四方，毅然置家庭于不顾。而上述的纲常要求无法做到，故这里说"纲常有欠"。

（2）罪戾（lì 利）——罪过，攒（cuán）——集中。此句是国干氏自我批语之谦词，指出自己在这场斗争中也犯了很多（有关策略方面的）错误（罪戾）。

（3）龃龉（jūyù 居予）——意见不一，不融洽。

（4）竣（jùn 俊）——完毕。

（5）煎——煎焦灼痛苦状。

（6）眸（móu 谋）——眼珠。

（7）涕泗（sì 四）——眼泪与鼻涕。

（8）孱（chán 缠）——虚弱貌。

（9）策——策略。

（10）独增悲欢——本句表达了国干氏从事汉医存续斗争中未能成功，其悲愤心情正像杜甫《蜀相诗》中所说的："出师未捷身先死，常使英雄泪满襟"。

（11）长子正久——指国干氏长子浅井正久（新太郎）氏。

（12）奉——奉命（受任命的敬称）。微官——低级官员。

（13）时报健全——以上二句是国干氏在祭文禀明已故祖先其子浅井正久当时正在清朝服兵役，不时寄回家信，报告自己安然无恙。

［评］本节进一步总结分析斗争失败的症结所在，以及国干氏本人不可动摇的决心与忠贞不渝的信念。概括起来，斗争所以屡次遭受重大挫折，国干氏虽然引咎自责，承担起全部责任，而归结于财力、物力、人力的才干与能力以及老年体衰、痼疾缠身等因素，没有从政治斗争的原则上正面揭露反动政客的鄙劣政治企图，但以上所述事实都毫无疑问地是针对着邪恶势力的最露骨控诉与无情地遣责。至于国干氏在这场捍卫正义事业与神圣学术尊严的战斗中付出的自我牺牲，则是很难用时间、经济以及精神、肉体等来衡量估价的。请看国干氏所说的："憔悴虽复，余症未痊"和"为父无慈，为子孝难，为兄不友，为夫情酸，纲常有欠，罪戾亦攒"，可以说是充分显示了他毫无保留地献身于汉医救亡事业，置个人于不顾的伟大胸怀气度。

第十节

嗟乎神灵[1]，愿少安旃[2]，冥护[3]吾家，又怜吾艰。否泰相乘[4]，世事多沮[5]。千载道统[6]，天下谁御[7]。十世箕裘，今将绝绪[8]。扰心闷乱，不知所叙。

明治三十三年庚子十一月五日十世家嗣顽纯浅井正典至诚惶惶，泣血再拜谨白。

［注］

（1）神灵——此处指祭文所祈告的历代祖先。

（2）旃（zhān 占）——犹“之”。此句指希望能稍稍得到安定。

（3）冥护——暗中保护。

（4）否（pǐ 匹）——失利，坏事。泰——亨通，好事。此句泛指世道盛衰和人世变迁，是在不断地相互转化着的。也即古人所说的否极泰来思想，换句话说就是坏到极点就从坏转好。

（5）沮（jǔ 举）——不如人意。

（6）道统——指传统的中医药学事业。

（7）御——抵挡，阻挡。

（8）绪——原义为丝头。引申为头绪。以上二句指继承家学医业已经过了十代的历史而现在即将绝断联系。

［注］本节是全篇祭文的结尾。短短数句囊括了国干氏面向未来的坚强信心和对中医药事业必然会获得光辉灿烂前途，而不断作出不朽业绩的科学预言。文中所说的“否泰相乘，世事多沮”，不仅告诫人们胜负乃兵家之常，决非以个别战役的挫折而能定论的；同时也辨证地指出了坏事到了尽头必将转为好事的历史发展规律。至于国干氏在这里进一步提出的“千载道统，天下谁御”的话，更是大声疾呼气势豪壮地显示出通篇檄文以雷霆万钧之势，压倒一切地向全世界严正宣告：中医药学伟大宝库的科学遗产精英是任何邪恶势力所不能抵挡、歪曲与动摇的。因为中医药学反映了客观事物真理，而真理是永存的，一切反动与邪恶终将灭亡。

（1999 年 5 月《中国医史文献学著名专家学术论文选集》）

7. 考察当前流散海外中医药善本古籍及其回收途径的研究

（1996 年—1999 年中国中医研究院科研项目）

第一篇　考察当前流散海外中医药善本古籍的重要意义及其范畴

中医药学具有数千年的悠久历史、卓越的临床疗效与独特的医学理论体系。这些宝贵的学术遗产之所以能够延续流传迄今，是和历代医家所总结撰写的大量中医药文献不能分开的。因此为了全面继承、发展与不断创新中医药学的需要，必须重视掌握、研究和开发古代中医药学文献的工作。特别是当前在国内已无而仍然流散于海外各地的中医药孤、善本古籍，更值得我们特别关注。本文即就此间题作初步考察。在此需要说明的是本文所指的中医药孤、善本古籍均系指在 1911 年以前的医籍，以下为简化说明统称为“中医古籍”。

迄目前为止，我国国内公开收藏（包括公藏与私藏）的中医古籍其数目虽然未能确切统计，但在 1961 年及 1991 年由中医研究院与北京图书馆合作先后两次在全国一些大型图书馆及中医单位图书馆进行调查并编纂的《全国中医图书联合目录》一书，所收载的 1911 年以前中医书目名称与数目已可充分反映出国内现存中医古籍的基本情况。该书目共收录了 113 个藏书单位，约千余种中医古籍。但上述流落于海外的不下数百种中医古籍并未包括在内，且其中绝大多数均为当前国内罕于闻见者。由此可见，必须对于这类中医古籍的具体情况认真进行调查了解，并应积极争取使之尽快予以返回国内，这也是我国中医药科研人员共同的愿望。

关于在目前国内所无仍流散于海外的中医古籍范畴，据著者的初步考察，可以分为以下三类。

第一类，国内出土中医古籍流散国外者——我国古代医家撰写的医书流传迄今虽有很多早已失传，但也有一些被长期埋葬于地下（大多为窑洞、墓穴、遗址等处）的失传医书又经过近现代的考古发掘出土重新发现者。

在国内出土的中医古籍中，除了一些是在新中国成立后出土，现均被妥善保藏于国内的有关文物部门者外，还有一大批则是早在 20 世纪前期，即解放前于我国广大的西北地区被英、法、俄、德及日本等国的探险人员发掘出土，并旋即携出境外，迄今仍分散保藏于国外各地者。

这类流出国外的出土中医古籍，据本人初步估算，其数量不下数百件之多。它们大多为手写的卷子本古籍，出土后虽已多残破不完，但作为公元 5 ~ 7 世纪前后的原物，不论在其重要的丰富内容或其早期的历史价值来说，都是国内所无、极其珍贵的学术遗产。

第二类，传世孤善本中医古籍流散国外者——我国传世的中医古籍都是由古代医家撰写后，历经世代延续经反复传抄或刊印而流传迄今的著作。在这类传世医书中除了绝大部分现均分别保存于国内的各藏书单位或私人之手外，还有为数不少的中医古籍虽在国内已经失传，但它们却早已流传至国外，或再经国外人士抄录、刻印而流传迄今，仍保存于国外的某些藏书单位者。在这些孤善本的医籍中有些是属于国内所无的珍稀版本，有些则是国内未见的书目新品。它们都是伟大中医药学术宝库中的重要组成部分，也是需要亟待积极予以发掘的。

第三类，外人所撰中医古籍尚未引入国内者——自从历史上起源自中国本土的中医药学的诞生和不断地发展壮大。在古代中国周边地区的亚州各国也相继得到广泛深入的学习、吸收和充分地利用。而国外的很多中医药学者也将其自己的经验与心得撰写了大量中医古籍。这类国外的中医古籍内容涉及中医学术的各个方面，并分别在不同的学术派系领域中各自有其特色与优势，从而更加壮大了中医药学的发展。特别是其中不少古医籍著作中的文字都采用了中国的古代汉语而得到了很好的国际间沟通。

在众多国外撰写中医古籍的国家中，能够流传迄今保存完整并且数量最多的当属日本。至于朝鲜及越南等国则由于遭受外来侵略的战乱影响绝大多数均已散失，而能流传到今日者则极少。过去在我国长期以来，虽也曾少量地引进过部分的国外中医古籍，但迄今为止尚有相当多数量的国外中医古籍为目前国内人士所罕睹。因此毫无疑问这也是一大领域值得特重视开发与研究所不可或缺的内容。

为了积极争取将国外现仍保存的我国孤善本中医古籍尽早、尽多与尽快地回收我国的愿望，在1996年至1998年期间，由本人与郑金生、肖永芝、王铁策以及日本的真柳诚、小曾户洋等研究者共同向日本的国际交流基金亚州中心先后二次申请了此项专题内容的复制古籍经费，并且已初步从日本的一些藏书单位中复制回归了国内亡佚而日本仍存的中医药孤善本古籍百余种。现在本文中就先将有关这批医书的版本学及其主要内容的考察分述如下。

第二篇　现已争取回归的亡佚中国古医籍版本学考察

第一章　中国古刊本的中国医籍

第一节　元刊本（13世纪后期，14世纪前期）

一、《黎居士简易方论》　原书12卷，现残存元刊本卷二1卷——又名《黎居士简易方》。南宋·黎民寿（字景仁）撰于1259年（开庆元年）。

按：此书原本共有12卷。但在国内早已亡佚。现在日本尚存三种传本。即：

1. 元刊本（14世纪顷）《黎居士简易方论》卷二，1卷。现存日本公文书馆内阁文库，其馆藏编号为："别63函，3号"。

2. 明抄本（16世纪顷）《黎居士简易方论》卷十二，1卷。此卷因有用其卷名《诀脉精要》作为单行本。传世者故以下仍沿用《诀脉精要》一称，可参见本篇第三章《诀脉精要》条。

3. 日本江户后期抄本（1831年）《黎居士简易方论》卷一至卷十一，共11卷（十二卷脱佚），可参见本篇第四章，第二节此书条。

上面所记的第一种传本（即元刊本）虽然其刊年较早，但只存1卷。故尚需用第三种传本补成完书。此本的板式为粗黑口本。双鱼尾。左右双边。有行线。每半板18.1×11.6公分。12行，行23字。

二、《洁古老人注王叔和脉诀》10卷2册——又名《（新编）洁古老人注王叔和脉诀》（见目录首叶）。金·张元素（字洁古）注，张璧（号云岐子，系张元素之子）补注（原题："金·洁古老人元素注，云岐子张璧述"）。按，此书撰于12世纪中。原刊本已佚。此书在中国大陆尚未见传本，仅存个别节本（后述）。但在日本却存有以下三种传本，即：

1. 1282年（至元十九年）元刊本。存日本宫内厅书陵部。其馆藏编号为："515函，107号"。（杏雨书屋有据此本的拍照本）。

2. 刊年未详的元刊本。存日本宫内厅书陵部。其馆藏编号为："403函，66号"。

3. 抄录年未详的日本抄本（有残缺）。现存日本杏雨书屋。

现仅就1282年的元刊本板式加以说明。此本卷首有1342年（元·至元壬午）吴骏序，苍岩山人序及"地支不移循环之"数字。其版式为白口本。双黑鱼尾。板框左右双边。每半叶12行，行21字。

[附记] 此书主要的节录本有以下二种。

其一，收入元代杜思敬辑《济生拔萃》（丛书，1315年）中的节本。书名改称：《云岐子七表八里九道脉脉诀论并治法》1卷。

其二，收入明初佚名氏辑《医要集览》（丛书）中的节本，系附于《脉赋》之后者，书名为《洁古老人入式歌》1卷。

三、《（新刊）风科集验名方》28卷（按，此书正文28卷，目录1卷，凡29卷。其中目录分订为2册，共30册。今存此书尚缺卷九1卷，故实存28卷，29册）——金·赵大中"编修"（按，即原撰。此次为最初稿本。未及刊行，已佚）。元·赵素（字才卿，号心庵，道号虚白处士）"补阙"（按，此为本书第二次稿，也未及刊行，已佚）。元·左斗元（字辰叟）"参校""续添"（按，此为本书第三次最后完成稿，也即今传世的28卷本）。原书最初撰于13世纪中期（金末）。最后此书（三稿）于1306年（元·大德十年）始正式刊行。全书本文共28卷，系分别用太空二十八宿的角、元、氐、房、心、尾、箕……等星辰名称系以卷数。

此书卷首有多篇不同时期的序文，现依其在此刊本排列的先后次序记在下面：

（1）"风科集验名方序"。大德壬寅（1302年）阎复序（简称"阎序"）。其后有"大德十年岁次丙午孟夏上旬有十日前湖广官医提举颐斋刘世荣寓杭锓梓"题记。

（2）"大元诸路覆实官安庆，光华序"。（约撰成于1250年前后，此时是南宋末期与元朝对峙之时，简称"安序"）。

（3）"风科集验名方叙"。虚白处士，赵素（字才卿，号心庵）撰于昭阳赤奋若（即癸丑年，1253年。简称"赵叙"）。

（4）杜道坚"叙"（未记年月）。约撰成于大德年间（1297—1307）。简称"杜叙"。

（5）左斗元（字辰叟）"自叙"。大德戊戌（1298年）。简称"左叙"。

（6）元好问"皇极道院铭"。约撰成于1250年前后。简称"元铭"。

（7）郑滁孙后序，大德六年（公元1302年）撰。简称"郑序"。

此书卷末有三篇跋文，依次是：

（1）无住居士孙云翼后记。约成于明万历四十四年（1616年）。简称"孙记"。

（2）耿思圣跋。大德甲辰（1304年）。简称"耿跋"。

（3 臧梦解跋。大德丙午（1306年）。简称"臧跋"。

此书的版本为元刻木版。但其中卷一与卷十三均缺首叶（卷十三配仅配补有绘成版框的空叶）。卷七与卷八两卷为手抄配补本。其版式为：版心白口，上黑鱼尾，下倒鱼尾。上鱼尾之上方有每叶字数，版心题《风科》及卷数，下鱼尾之下多刻记有缮写人及刻工姓名。其中前者有："开封陶旭书"，"中山陶旭书"，或"大德丙午汴人陶旭书"。后者有：马、邵（召）、徐、林、金、翁（或翁荣）、吉甫、郑、王、董、张刀、何建、永、成、陶、仁甫、圭、子、张成、仁、良、袁五、东、今、霍等。其版框为四周双边，每半叶框廓高约23cm，宽约15.6cm。序跋每半叶5—9行不等，行11—17字不等。正文每半叶10行21字。

此书现藏日本静嘉堂文库。其馆藏号为："158函，4—25号"。

目前，在日本除了静嘉堂文库所藏的此书上记版本外。同样的版本在日本藏书家榕井福庭氏家藏尚有一种，但属仅存有四卷的残本。有关此本的情况可参见森立之的《经籍访古志》所记。兹录其文如下，供参考：

"新刊风科集验名方二十八卷。元版。京师福井榕亭藏。

北京大医赵大中编修，覃怀儒医赵子中传习，大元国特赐皇极道院虚白处士赵素才卿补阙。首有阎复序，序后有"大德十年岁次丙午孟夏上旬有十日前湖广官医提举颐斋，刘世荣寓杭锓梓"二行。又有安庆光华序，河中心庵赵素，才卿叙，南谷杜天坚序，左斗辰自叙，及元好问撰皇极道院铭。每半版高七寸□分，幅五寸□分，十行，行廿一字。"

按：此才卿原书十集，至元始增广为廿八卷者。惟原书今所存仅有序、目录、卷五、六、十二、十七，四卷耳。其于诸风证治，引援诸家方论极为详瞻，则零编残帙，亦足珍贵。掖斋曰：此本大板大字，纸刻精良，元板中罕有其俦。又聿修堂藏有《风科本草》，既见本草类"。

[附] 有关《风科集验名方》编纂过程的考察——

关于此书的来历，在清代钱曾的《读书敏求记》中曾有如下记载：

"《风科集验名方》二十八卷。此书乃赵大中编修，值金乱，遁于吴山。覃怀赵子中传习之。虚白处士，赵素，才卿获原本于湖湘，订伪补缺。元（原）方六百三十二，续添一千三百四十七，通计一千九百七十九方，厘为二十八卷，得成全书。才卿被召赐还，处于皇极道院。元遗山为之作铭。是书传世极少，医家少有知虚白处士者，予故著其详于此。"

按：钱氏在上面记述的此书最早是金·赵大中氏原撰，并传予赵子中的史实与此书刊行后的28卷本各卷首叶所记的："北京太医赵大中编修"与"覃怀儒医赵子中传习"的两个署名相符，可证其史料是真实的，但他又提到原书的医方数为632方，经赵素续添1347方，共有1979方。厘为28卷的说法。则是错误的。这是因为钱氏所处时代已是17世纪末的清代。而他所根据的上述药方数是此书修定后在1298年时元代的左斗元氏"自叙"。但左氏所说的632方，乃是指原书经过赵素氏修补后的数字。而增加到1979方的数字，已是经过第3次左斗元增补而成的。这可以从后面所引的左氏"自叙"中得到证明。

清末时期，曾收藏过此书的陆心源氏在"元椠《风科集验名方》跋"一文中也对其编纂过程作了如下的说明：

"《（新刊）风科集验名方》二十八卷。……此本为明·孙云翼旧藏，后归同里蒋氏。余以重值得之。第七、八两卷抄补，九卷全缺。日本多藏中国古书，《经籍访古志》所载福井榕亭藏本，祇存五、六、十二、十四，四卷。此本仅缺一卷，诚海内外之孤本也。赵大中未详里贯，金末太医院官赵子中，覃怀人。赵素，河中人，字才卿，号心庵，全真教道士也。元初旌车特征，赐号虚白处士。三年以母老辞归，镇发帑筑馆于迎祥观之故基，赐名皇极道院。著《为政九要》，述经世之法。盖非仅以医名者。素书分十集，七十七类，六百三十二方。庐陵左斗元，因素门人刘群卿之请，增为二百四十二类，一千九百七十九方。风科诸方，略备于斯矣。”（见《仪顾堂题跋》）。

为了进一步追溯此书编纂演变的全过程，有必要将此书中的有关序文中的记述作如下的剖析：

首先看一下安庆氏的序文。安庆是在元太祖时的诸路覆实官，专门“覆实天下财谷”。他曾亲晤赵素，并记下了该书更多的传承细节。即：

“予世居恒山，初适欠州。（元）太祖亲差，驰驲燕然，复实天下财谷。……幸遇吾师阳明先生。……岁庚子间（公元1240年），又会心庵（即赵素的字），乃明阳嗣法之子。……遂出示一书，题曰《风科经验名方》。通乎《圣惠》，乃北京太医赵大中奉敕编修。值金乱，遁于吴山。有覃怀赵子中传习，湮没其本。虚白处士（即赵素的道号）涉于荆湖间，获元本（即原本），失其序引。岁丙申（1236年），挟策归明大元（指由南宋回归于元，时当元太宗八年，也即宋理宗端平三年）。复居恒山。仕宦名家，凡有中风者，治之不逾月而愈，奚可数焉。予怜其编辑诸风未备者，补缀完美，不揆荒芜而序。”

这说明此书的最初撰者为金代的太医赵大中。并传予赵子中。其后又为游方道士赵素所获。现在再看看赵素的序文（原作“叙”）：

“予云游三十载，仿佛半天下，历江湖省蛮蜀之药，适幽云晓羌戎之剂。齐楚不同，夏丽各异。……故将耳闻目见得效作验者，书为十集，目之曰《风科集验名方》。”据此，《风科集验名方》的书名乃元代的赵素所题。书凡十集。至于赵大中所撰的原来书名及卷（集）数则已不详。

值得注意的是在现存的《风科集验名方》28卷本中，于其各卷首叶的撰人题名中在首先记出此书是赵大中“编修”，赵子中“传习”，之后的第三个人名即：

“大元国特赐皇极道院虚白处士赵素，才卿补阙。”

可见赵素对于赵大中原书的整理主要是属于增补内容的范围。特别是在28卷本的此书中除了卷1缺首叶外，在卷3～卷28各卷首叶都同样依次列举了赵大中、赵子中及赵素三个“编修”、“传习”及“补阙”的记录，但惟独在此书卷2的首叶却只记有“赵素，才卿阙”一个人的名字。这似乎说明赵素在整理赵大中原著时这一部分（即卷2）的内容已经不存。故赵素对于其他各卷的内容均是部分的“补阙”，而对卷2则是全部进行“补阙”。

赵素在将此书“补阙”后，未及刊印。在其晚年又将此书稿传给他的弟子刘士荣。刘氏字君卿，号颐斋。任湖广官医提举。由于以医术行世，故颇为当时显贵所器重。刘氏为了弘扬其师的这部医书，从而积极地为谋求公开刊行而努力。其事迹可见“杜序”中。即：

“湖广官医提举刘君卿，少事河中赵才卿（即赵素）。……（才卿）晚出二书以授君卿。一曰《风科集验方》，一曰《心庵为政九要》。君卿既以医道游公卿间，屡为当路推挽。则所谓集验方者无不试矣。暨来钱塘首以方锓梓，将以广师意也。”

为了使此书在正式出版前内容更加丰富充实，刘士荣再次将此书请左斗元氏进行校勘与加工。此事可见之“左叙”中，也即“左叙”作者左斗元详细地介绍了大德十年刻本的出版经过：

“元贞丙申（公元1296年）夏，官医提举刘公君卿访予沙羡寓舍。出示虚白赵处士所著‘风科’一编，曰：此济世奇书也。然传愈久，讹愈多，盖不特以一亥为三豕而已。知君平日爱人以德，有志活人，敢以校雠为请。予不敏载，念自幼多疾，视人之疾，犹己之疾……遂不复辞让。乃研精披究。于是取《素问》、《灵枢》、《难经》、《中藏经》、《巢源》、《千金》、《外台》、《圣惠》、《医说》等书，及南北经验名方，并《说文》字书，逐一参订。伪者正之，脱者补之，复者削之，舛者窜之，略者增之，疑者缺之。又取经子史集，古今圣贤名医治风药品、治理制度、动风食忌列于前，庶成全书。门类七十有七，今增广一百六十五道，计二百四十二类；元（原）方六百三十二，今续添一千三百四十七道，计一千九百七十九方，厘为二十八卷。每类则取圣贤议论，病证源流，或脉法、针法、灸法、备载篇首……予朝斯夕斯，疲精竭神，阅历两期，始克就绪。”

“阎序”是此书经左斗元增广为28卷后，在刊行前的最后一篇序文。在其序文中再次简要地总括了编纂此书的先后过程。即：

“国初，虚白处士赵公（即赵素）获是书于荆湖间。今湖广官医提举刘君卿得之。用以起废多矣。虑其岁久腾写失真，命卢陵左辰叟（即左斗元）校雠增定，锓版以行。需予叙诸篇首。”

直到1306年（元·大德十年）刘世荣才将此书刊行。此事可见该刊本“阎序”后面的题记即：

“大德十年岁次丙午孟夏上旬有十日，前湖广官医提举颐斋，刘世荣，寓杭，锓梓。”

据此可知，左氏增补的医书内容，已经超过了原书的二倍。所以，《风科集验名方》的增补者并不如钱曾所说的是赵素，而是左斗元。

综上所述，《风科集验名方》的成书，最早是金朝末期（即1234年金国灭亡以前不久，由北京太医赵大中奉敕编修。后逢金国为蒙古所灭，赵大中避乱于吴山，其时大约在公元1234年。有赵子中者，传习赵大中之书。后赵素在游荆湖间时获此书，但已失原书序引。到了1236年（丙申），由于赵素用此书治疗风症获效，乃补充此书之未备，将原书10卷（集），仍订为10集，并重题书名。分为77类，收载632方。并重新改题书名为《风科集验名方》（原书名未详）。赵素晚年又将此书授其徒刘君卿。刘君卿后任湖广官医提举，于1296年（元贞丙戌）又请左斗元校勘此书。左氏费时二年，于1298年增广此书为28卷，242类，1979方。其增补的内容已是原书的两倍。最后，《风科集验名方》由刘君卿刊行于公元1306年。此即本次所依据的元代刻本。

现在就根据以上各种记载此书流传的时代、过程、内容与其资料依据出处，综括地列表如下，以醒眉目。

朝代		金朝后期	金国被蒙古所灭之年	金亡后二年	元代	元代	元代	元代
年号年数		（具体年数不详）	元太宗六年	元太宗八年	元贞二年（丙申）	大德二年（戊戌）	大德六年（壬寅）	大德十年（丙午）
公元年数		1234年以前	1234年	1236年	1296年	1298年	1302年	1306年
撰写、修补与流传的过程		金 太医，北京，赵大中氏原撰	赵大中将本书传于赵子中	道士赵素获本书后将其内容加以补充修完	赵秦将本书传弟子刘世荣（即刘君卿）。刘又请左斗元整理加工本书	左斗元校定、增广本书完成。	阎序中记有赵素获本书后又相继经刘世荣，左斗元之手的全过程	经左斗元增补后的本书，在此年夏由刘世荣正式刊行
成果	卷（集）数	10集	10集	10集	10集	28卷	28卷	28卷
	门（类）数	不详	不详	77门	77门	242类	242类	242类
	方剂数	不详（钱曾所记方数有误）	不详	632方	632方	1979方	1979方	1979方
资料依据		钱曾《读书敏求记》及本书各卷首叶题名	安庆（字光华）序及钱曾《读书敏求记》	赵素叙及左元斗自叙	左斗元自叙及杜（道）坚叙	左斗元自叙	阎复序	本书阎序后的题记

《风科集验名方》的编刊过程表

第二节　明代早期刊本（14世纪后期及15世纪；1368～1499年）

一、《全生类要湖海奇方》　8卷，1册——又名《湖海奇方》（见目录首行）。明·许宏（字宗道）撰。卷首有1428年（宣德戊申，三年）杨寿夫序（此序首叶不存，系日人手抄配补）。1422年（永乐二十年）撰者自序及目录。卷末有1429年（原作“宣德屠维作噩”，即宣德己酉，四年）黄炫“题《湖海奇方》后记”及“后序”（此后序最末叶脱失，撰人不详）。

此书版式为细黑口本，双鱼尾。版框四周双边。每半叶 17.4×11.3 公分，12 行，行 20 字。现此书收藏于日本宫内厅书陵部，其馆藏编号为："403 函，83 号"。

二、《针灸捷径》 2 卷，5 册——明·撰人佚名。此书撰写及刊行时期约在明初。相当 15 世纪中期（据王铁策考证认为此书约成于 1439 年之后，1471 年以前）。卷首末无序跋及目录，也缺扉叶及刊行者。

此书版式为粗黑口本，双黑鱼尾。版框四周双边。每半叶约 20.2×13.0 公分。每半 12 行，行 26 字。此本现存日本宫内厅书陵部，其馆藏编号为："403 函，122 号"。但此本有个别字迹漫涣及墨丁之处。王铁策谓其所缺之处可据明·陈言《秘传常山杨敬斋针灸全书》（1519 年，国内有影印本）及明·朱鼎臣《加减十三方铜人针灸全书》（1584 年，内阁文库藏明刊本）补足。

三、《通真子补注王叔和脉诀》等二书合刊，共 5 卷——合刊本医书，包括以下二书。

其一是《通真子补注王叔和脉诀》3 卷（此本作卷一、卷二、卷三）。

其二是《脉要秘括》2 卷（此本作卷四、卷五）。

此合刊本为明·成化五年（己丑，1469 年）翠岩精合刊本。现收藏于日本公文书馆内阁文库中，其馆藏号为："303 函，44 号"。

此本的版式为黑口本。双鱼尾，四周双边。序文每半叶分别为 5 行，行 12 字。8 行，行 14 字及 10 行，行 16 字不等。正文每半叶 10 行，行 19 字。

除内阁文库藏有上记版本外，另外又藏有日本嘉永二年（1849 年）的日人抄写本 1 种（馆藏号为："303 函，59 号"）。此外，台北故宫博物也藏有此书的日人抄写本 1 种，但抄年不详。现将以上二书分述如下：

1.《通真子补注王叔和脉诀》，3 卷，1 册——又名《通真子脉诀》（见《医藏目录·理窟函》），《补注王叔和脉诀》、《新刊通真子补注王叔和脉诀》、《增修注王叔和脉诀机要》（均见《医籍考》）。北宋·刘元宾（字子仪，号通真子）撰（原题："王叔和撰"，"刘元宾注"）。卷首有刘氏于元祐五年（1090 年）自序。

此书在明代以前有单行刊本。现国内各图书馆均未收藏。此本系 1469 年（成化五年）与《脉要秘括》合刊者可参见下条。

2.《脉要秘括》2 卷，1 册——又名《（新刊补注通真子脉要秘括》（见各卷首叶首行），《（新刊）通真子脉要秘括》（见目录首叶），《脉要新括》（见《直斋书录解题》卷 13，《宋史·艺文志》）。北宋·刘元宾撰。卷首有刘氏于熙宁九年（1076 年）自序及目录。

此书在明代以前有数种单行刊本。现国内各图书馆均未收藏。此本系 1469 年（成化五年）与《通真子补注王叔和脉诀》合刊，而作为其卷四、卷五者。

第三节 明代中期刊本（16 世纪；1500～1599 年）

一、《明目神验方》 1 卷，1 册——又名《（新刊）明目神验方》（见正文首叶首行）。明·佚名氏撰。原书约刊于 14 世纪（明初）。卷首有 1500 年（弘治十三年）江源氏重刊此书时的序文。江序中提到原撰人不详。此书的刊行经过是：最初是黄州府判饶君铎从一位辽阳老兵之手得见此书。因而得以在黄州郡斋、南京民曹公署及陕西藩省三地先后版刻印行。后来有巡抚江西都御史韩邦问（字大经，号方伯）于陕西获见此书后，在其都察至广东时，鉴于岭南地区多患眼病者，因而嘱托地方官员高天章予以刊行；故此本正文首叶第二行记有："弘治十三年庚申秋八月江西等处承宣布政使司重梓"字样。

此书版式为上、下黑口本。双黑鱼尾。版框四周双边。每半叶 20.16×12.9 公分。10 行，行 20 字。现此本收藏于日本公文书馆内阁文库。其馆藏编号为："304 函，8 号"。

二、《勿听子俗解脉诀大全》　卷首 1 卷，本文 6 卷，共 7 卷——又名《（新编）王叔和脉诀图要俗解大全》（见目录首行），《（新刊）脉诀大全提要》（见卷首首叶首行），《（新刊）勿子俗解脉诀大全》（见各卷首叶首行）。《王叔和脉诀图要俗解》（见《国史经籍志》存目），明·熊宗立（名均，字道轩，号勿听子。以字行）撰（原题："西晋·王叔和撰。鳌峰勿听子，熊宗立俗解"）。

此书原有 1437 年（正统丁巳，二年）的熊宗立自序（见《医籍考》卷十七），但传世本脱失。

序文之后为目录。目录之末有牌记："正德四年，己巳（1509 年）仲秋新字陈氏存德堂刊"。

现在中国大陆此书未见传本。但在日本尚存三种传本，而台湾也存一种传本。即：

1. 1437 年（正统二年）明刊代初刊本。存日本公文书馆内阁文库。其馆藏编号为"子 22 函，12 号"）。

2. 1509 年（正德四年）明·陈氏存德登刊本。存处同上，其馆藏编号为"303 函，12 号"）。

3. 1514 年（日本·永正十一年）日本抄本。存处同上。其馆藏编号为："303 函，56 号"）。

4. 1530 年（嘉靖九年）明·集义堂刊本。存台北故宫博物院。

现仅就 1437 年的明刊本版式加以说明。此本为粗黑口本。双黑鱼尾。书口题：《脉诀大全》4 字。四周双边。每半叶约 20.8×12.5 公分。12 行，行 16 字。

三、《伤寒必用运气全书》10 卷，2 册——又名《重编伤寒必用运气全书》（见目录及卷一至卷五首叶首行），《重编伤寒钤法运气全书》（见卷六至十首叶首行）。明·熊宗立（名均，字道轩。以字行。按，此书卷一之首未记撰人姓名。卷二首叶题："太医司业，刘温舒图论。鳌峰·熊宗立重编"。卷三、四首叶题："广平·程德斋，海云精要。鳌峰·熊宗立，道轩重编"。卷五首叶仅有上记熊宗立重编字样。卷六首叶题："广平·程德斋，浦云括要。鳌峰熊宗立重编"。卷七至卷十卷首均未撰人名）。据熊氏为 14 世纪人，故此书约撰于此时。

此本无扉叶。有撰者自序一篇，但其后部文字脱叶。此后为全书目录。目录之末有题记："正德八年，癸酉（1513 年）熊氏厚德堂刊"。其后即各卷本文。

此本版式为上下粗黑口本，双黑鱼尾。版框四周双边。每半叶 18.1×11.4 公分。11 行，行 20 字。现此本收藏于日本公文书馆内阁文库。其馆藏编目为："3 函，193 号"。

四、《医学原理》　13 卷，6 册——又名《徽郡石山汪先生辑（原刻误作"缉"）医学原理》（见扉叶）。又名：《（新刻）汪先生家藏医学原理》（见目录首行）明·汪机（字石山）撰。16 世纪初撰刊。明刊本。金陵书坊广仁堂刊本。卷首有撰者自序，但未记年月。此书现存日本公文书馆内阁文库。其馆藏编号为："子 27 函，4 号"。

又，此书同一版本的另一部（全书 13 卷），装订为 8 册，也收藏于日本公文书馆内阁文库。

五、《荩斋医要》　15 卷，4 册——明・陈谏（字直之，号荩斋）撰。卷首有 1528 年（嘉靖戊子，七年）胡世宁序，陈珂序，韩廉序，吴玭序，黄泰跋，1528 年撰者自叙。陈素庵（系撰者先祖，宋代名医）画像及赞。撰者画像、赞及目录。卷末有金廷瑞后序。

此书版式为粗黑口本。双黑鱼尾。版框四周双边。每半叶约 18.5 ×12.2 公分。10 行，行 24 字。（卷一至卷三图论部分每半叶间有 12 ~14 行），行 24 ~28 字者。

现此本在日本公文书馆内阁文库保藏有两部。其馆藏编号分别是“子 29 函，18 号”及“301 函，36 号”。

六、《医林正宗》　8 卷，3 册——又名《（新刊）东溪节略医林正宗》（见卷一首叶首行），《东溪集》（见书口），《四子医要》（见黄玠序）。明・饶鹏（字九万，号东溪）撰。卷首有 1528 年（嘉靖戊子，七年）黄玠序。无目录。

此书版式为白口本，四周双边。书口双黑鱼尾。版框 17.0—12.0 公分。每半叶 10 行，行20 字。此本之末有丹波元简（廉夫）于1788 年（日本天明戊申）在书铺购得此书时的手书题记。现此本收藏于日本公文书馆内阁文库。其馆藏编号为：“302 函，18 号”。

七、《程斋医抄撮要》　5 卷，2 册——明・盛端明（字稀道，号程斋，又号玉华山人，玉华子）撰。卷首有 1533 年（嘉靖癸巳，十二年）撰者自序及目录。据自序可知此书系在三十年前撰者已完成的《医抄》即《程斋医抄》（共 140 卷）一书基础上精简撮要而成，至于《医抄》原书是否已经刊行尚不得知，而其原稿也未传世。此书版式为白口本，三鱼尾。版框左右双边。每半叶约 18.1 ×13.8 公分。10 行，行 18 字。此书的同样刊本在日本尚存两部，均收藏于日本公文书馆内阁文库。其中一部的馆藏编号为“303 函，231 号”。及“子 29 函，19 号”。

八、《伊尹汤液仲景广为大法》　4 卷，附录 1 卷，共 5 卷，3 册——又名《广为大法》（见各卷封面书签），《医家大法》（据明・祁承㸁《澹生堂书目》）。元・王好古（字信之——据本书题辞，［一作信之——据《医垒元戎》王好古自序］，号海藏）撰于 1294 年（据王好古“题辞”，作“甲午”岁，即至元三十一年），卷首有王好古的“题辞”。以下即本文。全书无目录，但有多幅脏腑内景的人体解剖图及论说。卷尾有明・嘉靖甲午（1534）年戚贤氏跋文。也即此本的重刊年代。

全书包括以下两部分：

1. 《伊尹汤液仲景广为大法》4 卷。

2. 附录《皆效方》1 卷。

以上二书均南宋末时王好古撰

其版式为白口本，书口记有卷、叶数。版框单边。每半叶 9 行，行 20 字。现此书收藏于日本公文书馆，内阁文库。其馆藏编号为：“子 25 函，15376 号”，但装订为上、中、下三册，即上册为卷首，卷一之 1—29 叶，卷二之 1—18 叶。中册为卷三之 1—54，卷四之 1—6（按，此卷只有 6 叶）。下册为附录（《皆效方》）之 1—36 叶。

九、《本草权度》　3 卷，3 册——明・黄济之（字世仁，号東斋），撰于 1534 年（嘉靖甲午，十三年）。卷首有嘉靖甲午徐九皋题辞及目录。卷末有“附录”。系谢迁“東斋黄孝子赞”，谢丕“孝子传”及王守仁“终慕记”三文（均系为黄济之作传）及嘉靖乙未（1535 年）董汉儒跋文。

此本的版式为白口本，上黑鱼尾。版框单边。每半叶 10 行，行 20 字。

此书现藏日本公文书馆内阁文库，其馆藏号为："304 函，23 号"。

十、《保生馀录》 2 卷，2 册——明·张介庵撰。此书初刊于 16 世纪初（约介正德、嘉靖间），现存此本为 1536 年（嘉靖十五年）张氏之子张廷韶因原版已有残破，经重新修补后的再版（据本书赖恩氏序）。

此书卷首有嘉靖甲申（三年，1524 年）赖恩序，及目录。全书在版框上部及行间又有日人手书的小字眉注与旁注。卷末有嘉靖丙申（十五年，（1536 年）顾良弼氏跋。书尾有眉注者的手书细字一行，即：

"庚午夏五十一日读。 元简"。

按：元简即日本丹波元简氏。据《日本医学史》，丹波元简卒于享和元年（1801 年），时年七十。以此推算则"庚午"适当 1750 年（日本宽延三年），当时仅 19 岁。

此书的版式为粗黑口本，上鱼尾。版框四周双边。每半叶 18.8×13.8 公分。7 行，行 13—15 字。现此本收藏于日本公文书馆内阁文库，其馆藏编号为"304 函，219 号"。

十一、《医经正宗》 8 卷，8 册——又名《（新编）医经正宗》（见扉叶）。明·虞抟（字天民，晚号恒德老人）撰。约成书于 15 世纪末（据虞氏生卒年代为 1438—1517 年估算）。1539 年（嘉靖十八年）书林广勤书堂刊。卷首有凡例及目录。现此本收藏于日本公文书馆内阁文库。其馆藏编号为："子 21 函，13 号"。

十二、《（新刊）药性要略大全》 11 卷，9 册——明·郑宁（据自序。撰者又名郑康宁，据各卷首叶。字七潭，又作七潭子，七潭翁）撰。此书书名系据各卷首叶（封面题书名为：《药性要略大全》。扉叶题：《金匮要略药性大全》。但卷十一首叶改题书名为："《（新刊）太医院经验捷效单方》卷十一"），故实系同一作者两种不同著作的合编本。此书扉叶尚记有："明德堂（刊）"及"二刻谨依京本"数字。

此书卷首的序文有 1545 年（嘉靖二十四年，乙巳）郑马石"叙"，同年江廷显序及同年郑宁自序。其次是目录。卷一首叶记文是："歙北，丰口。七潭翁，郑康宁编集。愚男鹤石主人，郑献订正。书林明德堂刘氏刊行"。卷尾有："嘉靖乙巳岁孟夏月明德堂刊"的牌记。

此书版式为白口本，上下黑鱼尾。每半叶版框为 18.0×11.8 公分，正文 12 行，行 24 字。

现此本收藏于日本公文书馆内阁文库。其馆藏编号为："子 44 函，17 号"。

此书除上记内阁文库藏有一部外，在日本尚存以下两部（均同一刊本）：

其一部现藏武田科学振兴财团的杏雨书屋者。其馆藏号为"乾 6359"。另一为现藏早稻田大学图书馆者，其编号为"唐中，ヤ9—363"。

此外，在大阪府立图书馆尚藏有抄本一种，其馆藏号为："683 函，1 号"。

十三、《医经大旨》 4 卷，4 册——明·贺岳（字汝瞻，又字春轩）撰。1556 年（嘉靖三十五年，丙辰）刊本。卷首有同年郑晓序及凡例。现此本收藏于日本公文书馆内阁文库。其馆藏编号为："301 函，134 号"。

十四、《大河外科》 2 卷，1 册——明·王拳撰。卷首有 1557 年（嘉靖三十六年，丁巳）王时槐序，略谓此书乃（明）永乐中（15 世纪初）王拳所撰。其后传至六世孙。王时槐得其抄本，方始刊行者。又有 1616 年（万历三十八年，庚戌）乔壁星重刊序。现此刊本收藏于日本公文书馆内阁文库，其馆藏编号为："子 50 函，4 号"。

十五、《治肿秘方》　1卷，1册——明·任彦国撰，1559年（嘉靖三十八年）刊本。现此本收藏于日本京都大学图书馆富士川文库。又，日本宫内厅书陵部也藏有一部。

十六、《治肿指南》　2卷，2册——明·1559年（嘉靖三十八年）刊本。现藏日本京都大学图书馆富士川文库。

十七、《医学统宗》　共6种，7卷——医学丛书。明·何柬纂。包括以下六书：

1.《难经本义补遗》　2卷。2册。明·何柬补注。

2.《治病针法》　1卷。1册。明·何柬撰。

3.《滑氏诊家枢要》　1卷。1册元·滑寿撰。

4.《医书大略统体》　1卷。1册明·何柬撰。

5.《滑伯仁卮言》　1卷。元末明初时，滑寿撰

6.《（医学统宗）杂录》　1卷。明·何柬撰。第5、6种共1册。以上6书合订为8册。

此书卷末有明·隆庆三年（1569年）己巳岁孟春刊行的牌记。现此书藏日本京都大学图书馆。馆藏编号为："02ィ13"。

此书的版式为白口本，上鱼尾，左右双边。每半叶版框约为19.6×13.6公分。10行，行22字。现将此六书分述如下：

十八、《难经本义补遗》　2卷——又名《医学统宗难经本义补遗》（见卷首第1行）。明·何柬撰（原题："卢国·扁鹊，秦越人述。许昌·樱宁生滑寿，伯仁集注。海陵·一阳子，何柬文选补遗）。此书为何柬氏《医学统宗》（丛书）的第一种，又分为卷上、卷下二卷。

十九、《治病针法》　1卷——又名《医学统宗治病心法》（见卷首第1行）。明·何柬撰（原题："海陵·一阳子，何柬文选授正"）。卷首有嘉靖己酉（1549年）李松寿及撰者的引文各一篇。但无目录。

此书为1569年（隆庆三年）刊何柬氏《医学统宗》（丛书）的第二种。

二十、《滑氏诊家枢要》　1卷——元·滑寿撰。约撰于14世纪末。此书除收入何柬《医学统宗》的第三种外，尚未见单行刊本。故在此书卷首第1行题有："《医学统宗附滑氏诊家枢要》。海陵·一阳子，何柬述"字样。

二十一、《医书大略统体》　1卷——明·何柬撰。此书收入1569年刊本何氏本人的《医学统宗》的第四种中。

二十二、《卮言》　1卷——又名《滑伯仁卮言》（见扉叶）、《医学统宗附滑氏伯仁卮言》（见卷首第1行）。元末明初时滑寿撰（原题："海陵·一阳子校正"）。卷首有洪武戊午11年（1378年）滑寿自序。此书收入《医学统宗》的第五种中，也未见有单行本。

二十三、《医学统宗附"杂录"》　1卷——明·何柬撰（原题："海陵·一阳子，何柬撰"。此书收入《医学统宗》的第六种中。

二十四、《传信尤易方》　8卷，8册——明·曹金（字汝砺，号传川，又号少川）撰。各卷首叶均记以："郑廷臣检阅"与"王玎校正"（按，此书中在某些篇末的医方之下间附有王玎氏方）。卷首有1570年（隆庆四年，庚午）栗永禄序，同年撰者自序及目录。

此书版本为白口本，无鱼尾。版框四周双边。每半叶21.4×74.5公分。10行，行20

字。现此本收藏于日本宫内厅书陵部，其馆藏编号为："404函，6号"。

二十五、《医圣阶梯》　10卷，4册——明·周礼（字半山）撰。卷首有1573年（万历元年）撰者自序，范应期序，陈行健后序（此二序均未记年代），目录及凡例。陈氏后序次叶记："三衢于吴兴童子山梓行"数字。

此书版式为白口本，上黑鱼尾。版框四周单边。每半叶10行，行20字。现此本收藏于日本公文书馆内阁文库，其馆藏编号为："子29函，12号"。

二十六、《痘疹方》　1卷，1册——明·匡铎撰。明刊本。卷首有1574年（万历甲戌，二年）王敬民序，无目录。

此书版式为白口本，白鱼尾。版框四周单边。每半叶8行，行19字．现此本收藏于日本公文书馆内阁文库．其馆藏编号为："304函，71号"。

二十七、《支氏痘疹玄机》　4卷，2册——又名《痘疹玄机》，撰于1574年（万历甲戌，二年）（均见撰者"刻《痘疹玄机》引"）。明·支秉中（字改斋，号改斋主人）撰。卷首有目录及撰者的引文。

此书版式为白口本，双黑鱼尾。板框左右双边。每半叶10行，行20字。现此本收藏于日本公文书馆内阁文库。其馆藏编号为："子48函，20号"。

二十八、《支氏痘疹玄机方》1卷，1册——明·支秉中撰。此书无序跋。但其全部版本格式均与日本内阁文库所藏的《支氏痘疹玄机》相同。故此二书系同时（1574年顷）所撰写与版刻。其收藏单位也是内阁文库。惟馆藏编号有异。即此书是"304函，89号"。而《痘疹玄机》为："子48函，20号"。

二十九、《医门秘旨》　15卷，册——明·张四维（字国本。别号�亭）撰。此书卷首有157 7年（万历丁丑，五年）颜素序。1580年（万历庚辰，八年）任可容序。"古代名医姓氏"（9人）及题词。诸仕宦所题诗文与为撰者画像及赞。1576年（万历四年）撰者自序。卷末有1578年（万历戊寅，六年）竹墟山人跋及"同安张氏垣德堂刊"木记。

此书版式为白口本，上黑鱼尾。版框为四周双边。每半叶13.6×12.5公分。10行，行21字。

此书现存日本宫内厅书陵部。其馆藏编号为："404函，10号"。

此外日本杏雨书屋有据此书的全部照片。而日本公文书馆内阁文库藏有此书的日本江户时期写本一部。15卷，6册。

三十、《医经会元》　10卷，10册——又名《吴梅坡医经会元保命奇方》（见目录首行及各卷首叶首行）。明·吴嘉言（字梅坡）撰。卷首有1580年（万历八年，庚辰）凌云翼序，同年赵锦元序。撰者吴嘉言画像及潘晟于1575年（万历乙亥）所撰的像赞。1575年余有丁序及1580年撰者自序。序后为目录。

此书版式为白口本，上黑鱼尾。四周双边。每半叶10行，行20字。现此本收藏于日本公文书馆内阁文库。其馆藏编号为："子21，14号"。

三十一、《万应膏药徐氏针灸全书》　共9卷，2册——合刊本医书。两层楼本。此书名系据其扉叶所记，其上尚有"太医院校正"数字。其下则记以："三槐堂王敬乔梓"。扉叶后次叶刻绘有题为"坐虎医龙"的全幅版画。在此书第1册的首行全书书名则是《新锓鳌头金丝万应膏徐氏针灸全书》。其第2行则记以此书纂者："朱鼎臣编"字样。在此书卷末则记有刊年："万历甲申（12年，1584年）三槐·王祐梓"的牌记。

全书共分二册，每册各有上、下层（楼），其中共包括以下7书。即：

第1册，上层（又分两卷。即）：

卷上为《万应膏药（方）》。

卷下为《（增补）效捷仙方》。

第1册，下层为《徐氏针灸全书》。又分为卷上及卷下两卷。

第2册，上层（又分为两卷。即）：

卷上为《（补遗）加减十三方》。

卷下为《神效加减十三方》（按，此书应为同一书的继续，其内容全属选载医方）。

第2册，下层为《铜人针灸全书》。又分为卷上及卷下两卷。

第2册最后“附”有《（太）医院秘传明堂铜人灸穴法》。

此上共7书，但均未记以撰者姓名。各书内容可分别参见本书第三篇的同一书名条目。现在此书收藏于日本公文书馆内阁文库中有两部。其馆藏编号分别是“304函，278号”及“子34函，4号”（后一种装订为3册）。

按：此书的这种合刊本书籍形式表面上似为一种著作（如内阁文库编目即列为一种书，记为：“《徐氏针灸全书》，明·朱鼎臣编”），但实际上却全部共包括7种医书，共9卷，2册的组合体。这是需要加以辨别的。

三十二、《惠民正方》　2卷，2册——明·杨四知撰。卷首有万历甲申（十二年，1584年）赵可怀序，同年杨四知自序及同年福州兵备道抄录福建监察御史为严禁制造蛊毒杀人的公告。其后即目录与本文。卷末又有同年陈文烛的跋文。

此书的版式为白口本，上黑鱼尾。书口记有《惠民正方》，上、下卷及叶数。版框四周双边。每半叶10行，行20字。

现此本收藏于日本公文书馆内阁文库。其馆藏编号为：“子42函，12号”。

三十三、《徐氏家传针灸捷法大全》　6卷，2册——又名《针灸捷法大全》，《新刊太医院真传重订徐氏针灸捷法大全》。原题：“古肥太师窦汉卿编撰。江西广信府弋阳县古塘徐凤廷瑞编次。同邑邹山邹希孟校正。书林余氏苍泉刊行”。1585年（万历十三年）刊本。按，窦汉卿为13世纪初（金、元间）著名针灸家，而此书题作“徐氏家传”，显系托名。至于徐凤氏在15世纪中期撰有《针灸大全》6卷，现仍传世。其内容与此书大同。但书名与各卷编排有异。故此书当系自该书改编后的一种复刊本。现此书藏于日本公文书馆内阁文库。其馆藏编号为：“304函，272号”。

三十四、《续扶寿精方》　3卷，3册——明·王来贤撰。原撰于1574年（万历七年），并在同年初刊。现存此刊本系1587年的再刊本。卷首有同年李焘序。现此本收藏于日本公文书馆内阁文库。其馆藏编号为：“305函，114号”。

三十五、《商便奇方》　3卷，2册——又名《（新编）商便应急奇方》（见目录首叶首行及卷一首叶首行），《（新编）秘传经验商便奇方》（见卷三首叶，首行），《（新编）简便奇方》（见卷一末叶末行），《商外良方》（见卷一书口上方）。明·程守信（字星潭）撰。刊于1590年（万历十八年庚寅）。扉叶除有上记书名外尚有“仁实堂魏岐凤梓”数字。卷首有目录（目录后部有缺叶）及撰者于1590年万历庚寅十八年的自序（即“商便奇方叙”）。

现此本收藏于日本公文书馆内阁文库。其馆藏编号为：“305函，138号”。

[附] 关于《商便奇方》原书卷数的考证。

今考此书的版本与内容，可以认为《商便良方》全书本为一卷，即卷一的内容。至于卷二、卷三均系其后另外有人补入者。理由的根据有以下几点：

其一，此本卷一与卷二、三的版廓虽同为白口本。每半叶 18.8×12.0 公分，但版式不一。即卷一为四周单边，上黑鱼尾或白鱼尾。每半叶 10 行，行 22 字。卷二、三为四周双边、或上黑鱼尾或双鱼尾。每半叶 11 行，行 26 字。卷一与卷二、三的字体也不同。后者显系补刻。

其二，此本卷首的目录共有五个半叶。其中第一半叶为 10 行，其行距与第二半叶的前 5 行全同，而与第二半叶的后 5 行行距明显为窄者有异。至于第三、四、五半叶则均 11 行，其行距与第二半叶的后 5 行全同。同时，在此前、后两部的字体、字形与目录的排列方式上也互有明显差异。

其三，此本卷一的内容，共分为 28 节，各节均用“一、二、三……”数字作为先后顺序。在目录排列为上、下两层。而卷二、三各节则迳列病名或方剂名，不用数字排列顺序。在目录排列为上、中、下三层。

其四，根据此书书名冠以“商便”二字，而撰者自叙中提到撰写的宗旨也是为商旅远行者应急之用的方书来看，卷一的内容全与此符合。而卷二、三所列的病名与方剂则大都与此种目的无关。

其五，在此书卷一的末叶末行特别记有以下字样，即：

“《新编简便奇方》终，一卷”。

据此可证原书只有一卷，并不包括卷二与卷三在内。

综上所述，再结合在此本扉叶上特别用大字记出的名《李东垣珍珠万病内外良方》，应系书贾为图获利故在《商便奇方》（一卷原本）之后将另一种佚名氏两卷本的医学方书（书名不详）予以附刊，并改冒金代名医“李东垣”三字作为书名者。

三十六、《幼科辑粹大成》　原书 10 卷。现残存 5 卷（卷一至卷五）2 册——明·冯其盛撰。卷首有 1595 年（万历乙未，二十三年）申士行及江盈科二序。又有未记年代的徐显卿、张凤巽及王敬臣三序。其后为目录。

此书版式为白口本，上黑鱼尾。版框左右双边。每半叶 19.0×13.2 公分，10 行，行 22 字。现收藏于日本公文书馆内阁文库。其馆藏编号为：“303 函，278 号”。

三十七、《药性会元》　3 卷，3 册——又名《（新锲）药性会元》（见各卷首叶）。明·梅得春（字元实）撰（原书记：“马德春编集”、“陆可行考订”、“王有恒同校”）。卷首有 1595 年（万历二十三年）陈性学序（同年刊行），目录，附：“药性升降浮沉补泻之法”及“引经根使”二文。

此书版式为白口本，无鱼尾。版心题书名、卷次（上、中、下）部类及叶数。版框为四周单边。每半叶 10 行，行 22 字。现收藏于日本公文书馆内阁文库。其馆藏编号为：“子 44 函，17 号”。

三十八、《（太医院校正）回生明论医方》　8 卷，8 册——又名《镌太医院校正回生明论医方》（见扉叶），《新锲鳌头回生达宝秘传明论医方》（见目录首行），《新锲千选回生达宝秘传明论医方》（见各卷首叶，首行）。明·谢毓秀（字杏村。又号杏村子）撰成并刊印于万历 24 年（1596 年）。扉叶除记书名外，又有“双峰堂余文台梓行”及余文台的一段小引。卷八之尾绘有一幅伏羲、神农、轩辕、岐伯、雷公、扁鹊、张仲景、王叔和、皇甫士安、孙思邈、葛洪、华佗、俞（按，此字乃“韦”字之讹）慈藏等13人的画像。卷首有谢毓秀的“引”文（自序）及有关行医者的箴言。由于此书为双层楼本，故其目录也双层分列。各卷卷首所题撰人名为：“谢毓秀编集”，“薛文宗校正”，“余象斗增论”。

此本版式为：白口本，上黑鱼尾（间有双鱼尾）。版框四周双边。每半叶上层14行，行5字。下层11行，行20字。19.8×12.4公分（其中上层为4×12.4公分。下层为15.8×12.4公分）。

现此书收藏于日本公文书馆内阁文库。其馆藏编号为：“302函，40号”。

三十九、《医学蒐精》　2卷，4册——明·黄河（字星阳）撰。陆尧臣校。1598年（明·万历二十六年）余氏双峰堂刊本。卷首有“见三杨府”的序文（未记年月）。全书分为上、下二卷。上卷称为“正卷”，下卷称为“全卷”。各卷卷首分别列有目录。此书板式为白口本。上黑鱼尾。板框左右双边。每半版10行，行20字。现此本在日本公文书馆内阁文库中藏有相同的二部。其馆藏编号分别是：“子27函，6号”及“301函，132号”。

此外，《医学蒐精》一书还有两种同书异名（撰人全同）的书。即：

1. 书名为《医学汇纂济世丹砂》系2卷。但装订为2册。也记有明·黄河纂，陆尧臣校字样。扉叶记有书名外，尚记有“太医院秘授真本”数字及署有“仁寿堂藏版”的发售声明。此书版式为白口本，上黑鱼尾。版框四周单边。每半版10行，行20字。现此本也收藏于日本公文书馆内阁文库。其馆藏编号为：“子27函，7号”。

2. 书名为《医学会源》。也是2卷，2册。未见扉叶。卷首所记撰人名及卷名、内容等均同。但无万历二十六年余氏双峰堂刊字样。版式除左右双边外，其行款也同。现此本收藏于日本大阪府立图书馆。其馆藏编号为：“692函，13号”。

四十、《中和活旨》　6卷，4册——又名《（新锓）伤寒中和活旨》（见扉叶）、《（新锲）王府内科医国大方中和活旨》（见各卷首叶首行）。明·黄京甫（字少溪）、黄申（字心恒）等撰。1598年（万历二十六年，戊戌）余明台刊本。卷首有撰者自序。但缺目录。

此书版式为两层楼。白口本，双黑鱼尾。版框四周双边。每叶上层21.0×7.4公分。12行，行10字。下层21.0×12.1公分。11行，行18字。

现此本收藏于日本公文书馆内阁文库。其馆藏编号为：“303函，224号”。

四十一、《士林馀业医学全书》　6卷，3册——又名《士林馀业》（见撰者序），《建武叶生士林馀业》（见扉叶）。明·叶云龙（字以潜）撰。刊于1599年（万历二十七年）。扉叶除书名外，又题有：“杨太史发刻”及“闽建书林刘双松刊”。卷首有万历戊戌（二十六年，1598年）杨起元序，目录，“士林馀业引”（此系撰者自序，万历戊戌）。卷末有万历己亥（1599年）李登氏跋（即“书士林馀业后”）。

此书版式为白口本，上黑鱼尾。版框单边。每半叶9行，行24字。现收藏于日本公文书馆内阁文库。其馆藏编号为：“302函，48号”。

四十二、《（新刊）保产育婴养生录》　3卷——又名《保产育婴录》（见卷首复古斋序），《（新刊）教子方居家必用》（见卷二首叶首行），《（新刊）教子方》（见卷二末叶末行)，《（新刊）祈男种子方居家必用》（见卷三首叶首行及末叶末行）。明·撰人原题“复古斋”（卷首目录首叶题：“复古斋著”。撰者自序之末也署“复古斋”三字，但未记姓名）。

此书卷首记有“时戊子孟春上吉于复（此字原脱，据目录补）古斋之清宁轩”的撰者自序。考明代共有四个戊子年。其中最早为永和六年（1408 年），其次为成化四年（1468 年）、嘉靖七年（1528 年）及万历十六年（1588 年）。从此书板式看应在明代中期，即 16 世纪顷。

在卷首序文后有目录。

此书版式为下黑口本。双鱼尾。书口上部记：“居家必用”四字。版框为四周双边。每半叶 15 行，行 26 字。现此本收藏于台北，中央图书馆。

四十三、《急救小儿良方直指》　2 卷，1 册——又名《全婴秘法》（见封面书签）。此书扉叶在书名上方有“太医院精选”数字，又有：“清白堂杨初虹梓”字样。佚名氏撰。按，此书未记撰人姓名。也无序、跋，目录。全书分为前、后两卷，分别各在其首叶首行记有书名。即：

前卷书名作《（新锲）太医院精选小儿全婴秘法》。此下记：“金陵，都前，太医院校。建邑，书林，熊心舜刊”。

后卷书名作：《（新锲）太医院小儿全科经验秘诀传奇真方》。以下所记校、刊字样同上。

今据王铁策考察认为此书原刊本为明代初期（约 15 世纪初）熊心舜刊本，但已亡佚。现存此本乃明代中期（约 16 世纪中）清白堂杨初虹的重刊本。而这种重刊本仅存三部，均收藏于日本公文书馆内阁文库。其中之一的馆藏编号为：“304 函，7 号”。

此本版式为白口本，四周单边，三鱼尾。书口上方题“小儿良方”4 字。版框约 21.0×13.0 公分。每半叶 12 行，行 27 字，但无行线。

四十四、《百病回春要紧真方》　7 卷，1 册——又名《百病回春》（见封面书签），《（新锓太医院秘传妙诀）百发百中百病回春要紧真方》（见卷一、卷三及卷四首叶首行，卷二首叶首行无“百中”二字，卷五、卷六首叶首行“百发百中”作“百中百发”），《（新锓太医院秘传妙诀）百病回春真方》（见卷一末叶末行），《（新锓百中百发）百病回春真方》（见卷四、卷五末叶末行），《（新锓百中百发）百病紧要真方》（见卷六末叶末行）。明·王大德、王绍南撰（此书卷一首叶记有：“太医院医官王大德集著。豫章金绣谷王绍南参阅。但在卷四首叶又记有“豫章绣谷王绍南精著”。而卷二可见有“绍南祖传伤寒验方”，卷三“中湿类”又有“绍南自患脚疾，用此得大功也”等记载，可见王绍南也参加了此书部分篇章的编撰）。

此书为明代福建进贤堂刊本。惟现存此本卷首脱叶，故未见序文。目录叶也只存卷六、七两卷目录。又，卷二及卷三均有卷末脱叶。

全书版式为三层楼版。白口本，上黑鱼尾。版框四周双边。每半叶 20.4×11.5 公分。上层 10 行，行 10 字，中层 9 行，行 13 字，下层 10 行，行 4 字。

各卷之首均绘有半叶整幅的医事图像。其中除卷一脱叶外，其馀各卷图像之名即：

卷二之图名：“叔和脉（原讹作“岬”）诀”（系医者诊脉图）。

卷三之图名：“曦帝尝丹”（绘伏羲氏在山中炼丹）。

卷四之图名："东垣药室"（绘李东垣坐于药室）。

卷五之图名："丹溪妙制"（绘朱丹溪与童子煎药）。

卷六之图名："丹溪心法"（绘朱丹溪研读医书）。

卷七之图名："瑞献麒麟"（绘麒麟送子之图）。

此本的具体刊行年代在书中未见记载，惟在《内阁文库汉籍分类目录》中定为"万历刊本"，其依据不详，但约为明代中期16世纪刊本。其刊行者据卷一首叶即："福建邑书林进贤堂梓行"。现此本收藏于日本公文馆内阁文库，其馆藏编号为："301函，29号"。

四十五、《世医通变要法》 2卷，5册。明·叶廷器（字子壬，别号慕通）撰。约成书于15世纪。此书为明刊本，约刊于16世纪。现此本收藏于日本公文书馆内阁文库。其馆藏编号为："302函，52号"。

四十六、《李氏家藏奇验秘方》 5册（原未分卷）——又名《（淮南昭阳）李氏家藏奇验秘方》（见本书正文首叶首行），《奇验秘方》（见"目次"首行）。明·瓠庵延道人集录。具体撰年不详。约刊于明代中期（16世纪）。卷首有瓠庵延道人自序（无年代，又缺首叶）及目次。

此书版式为白口本，上黑鱼尾。书口象鼻题书名"《珍藏方》"。版框四周单边。每半叶17.0×10.3公分。9行，行20字。

现藏日本公文书馆内阁文库，其馆藏编号为："子42函，22号"。

此书5册区分之法。据原书封面所记为"一黑"、"二白"、"三青"、"四赤"、"五黄"。其中第1、2册均为内科（方）。第3、4册均为外科（方）。第5册为妇人科（方）及幼科（方）。

四十七、《幼科捷径全书》 4卷，2册——又名《（新刻）太医院校授丹溪秘藏幼科捷径全书》（见目录首行）。明·撰者佚名（原题："丹溪朱震亨秘藏。豫章傅绍章精校。金陵唐富春绣梓"。约刊于16世纪顷。按，朱震亨即元代名医朱丹溪。据卷首傅绍章"引"文谓："尝从先大父遗笥中检一编，读之则幼科也。再读之皆丹溪姓字图书。噫！是尝先生秘之而弗传欤！章也何敢秘用。授之梓。梓成。主人问（书）名。……敬命之曰《幼科全书》"。这里所谓"丹溪秘藏"当系托名。现此本收藏于日本公文书馆内阁文库。其馆藏编号为："303函，293号"。

四十八、《（吴氏家传神医秘诀，尊经奥旨）针灸大成》 4卷，2册。——又名《（太医院发行）针灸大成》（见扉叶）。（明）吴文炳（字绍轩）辑。扉叶记："种德堂熊冲宇梓"。约16世纪末（万历间）刊本。卷首有凡例8条。此书现存日本公文书馆内阁文库。其馆藏编号为："304函，281号"。

按：此书与明代杨继洲撰《针灸大成》10卷本为同名异书著作。

四十九、《急救军门秘传》 4卷，1册——又名《（太医院纂）救急新刊诸症》（见各卷首叶，首行），《（刻太医院增补）诸症辨疑》（见扉叶）。明·吴文炳（字绍轩，号光甫，又号沛泉）撰。此书约初刊于16世纪末期（万历初），刊刻者在扉叶记作："书林余云坡梓"。在各卷首叶则记作："闽建书林林冲宇，熊成治梓"。所记不同，应属不同版次刻本之遗迹。卷首无序文及目录。

此书版式为两层楼本。白口，上黑鱼尾。版框每半叶约20.0×12.0公分。上层10行，行6字。下层10行，行16字。

各层所记书名即：

卷一上层首叶首行作："《太医院纂急救仙方》"。下层首叶首行作："《新刊诸症》"。

卷二及卷三上层首叶首行均作："《纂集太医院外科奇方》"。下层首叶首行作：《新刊军门秘传》。

卷四上层首叶首行作：《纂集太医外科奇方》。下层首叶首行作：《新刊军门秘传》。

现此本收藏于日本公文书馆内阁文库。其馆藏编号为："304 函，139 号"。

五十、《锦身机要》 3 卷，3 册——明·混沌子撰，鲁志刚注。道家养生著作。约成书于 14—15 世纪。现存明刊本（约 16 世末）一种收藏于日本公文书馆内阁文库，其馆藏编号为："子 238 函，17 号"。

五十一、《慈幼秘诀》《慈幼秘传》合刊 各 1 卷，1 册——此二书均撰者佚名。此本合刊并合订为 1 册。二书均无扉叶、目录、序、跋。仅在书口记有各自书名。系明代刊本，约成书于 16 世纪末。

在版式方面二书均白口本，四周单边。每半叶 20×12.5 公分。《慈幼秘决》有图，无论。书口无鱼尾。《慈幼秘传》有论，无图。书口为上鱼尾。

现此本保藏于公文书馆内阁文库。其馆藏编号是："304 函，5 号"。

第四节 明代晚期刊本（17 世纪前、中期；1600～1660 年）

一、《痘疹百问歌》 9 卷，5 册——又名《东瓯张氏清源活水保婴痘证百问歌》（见各卷首叶首行）。明·张宇杰（字士兴，道号一道人汉表）撰。卷首有万历壬寅（三十年，1602 年）李廷机序、王任重序、何乔远序、及庄时讲序（均未记年月）。

此书版式为白口本。上黑鱼尾。版框四周单边。每半叶 20.2×12.5 公分。10 行，19 字。现收藏于日本公文书馆内阁文库，其馆藏编号为："子 49 函，1 号"。

二、《痘疹一览》 5 卷，1 册——明·阴有澜（号九峰）撰。卷首有 1602 年（万历壬寅，三十年）刘曰梧氏序。（此本序文脱末叶，今据《医籍考》卷七十七补）。

此书版式为白口本，无鱼尾。版框四周单边。每半叶 11 行，行 25 字。现此本收藏于日本公文书馆内阁文库。其馆藏编号为："子 48 函，27 号"。

三、《救急疗贫易简奇方》 1 卷，1 册——又名《新集救急疗贫易简奇方全卷》（见正文首叶首行）。明·欧阳植（字叔坚）撰。此书扉叶记："书林京兆堂刘禧叔梓"。卷首有 1603 年（万历癸卯，三十一年）初刊此书时熊寅的"叙"文及同年汪世德的附记。由于此书原无目录。故在序文后，正文之前有日本收藏此书刊本者补入的两张插叶。插叶上有用墨笔书写的目录及个别难读汉字的日文注音，并记以"坤陵定慧逸叟珍读"数字。

此书版式为白口本。四周单边，上黑鱼尾。版框 21.2×13.3 公分。每半叶 9 行，行 21 字。现此本收藏于日本公文书馆内阁文库。其馆藏编号为："305 函，10 号"。

四、《暴证知要》 2 卷，1 册——明·沈野撰。卷首有 1603 年（万历 31 年）顾自植序。现此本收藏于日本公文书馆内阁文库。其馆藏编号为："子 31 函，9 号"。

五、《百代医宗》 10 卷，10 册——又名《（新刻）太医院颁行内外诸科方论百代医宗》（见扉叶）。明·徐绅（字省吾）撰。金陵李少泉刊本。卷首有 1607 年（万历三十五年，丁未）张应试序及目录。现此本收藏于日本公文书馆内阁文库。其馆藏编目为："302 函，33 号"。

六、《医林统要》 4 卷——又名《（增补初学捷法）医林统要大全》（见扉叶前后两行大字书名），《秘传外科通玄方论》（见扉叶中行小字书名），《太医院增补捷法医林统要外科方论大全》（见卷一首叶首行），《（新刊）医林统要捷法通玄方论》（卷二及卷三首叶首行），《（新刊）医林统要秘传海上仙方通玄论》（见卷四首叶首行），《（新刊）医林统要捷法外科方论》（见卷四末叶末行），《医林统要全书》（见此卷各卷书口），《医林统要大全》（见此书个别书口，如卷一，二叶）。明·黄惟亮（字西丘）撰。卷首有此本复刊时1609年（万历三十七年）杨丽泉序，但无目录。卷末有牌记题作："万历新春（元年，1573年）艺林四知堂杨丽泉梓行"。

此书版式为白口本，上下双黑鱼尾。版框四周单边。每半叶17.4×12.2公分。12行，行23字。现在日本公文书馆内阁文库收藏有此书。其馆藏编号为："301函，39号"。

［附记］关于《医林统要》的撰者与刊行年代——

此书撰者在扉叶，及卷一首叶均未记姓名。据卷首万历己酉（三十七年，1609年）刊行者杨丽泉序称："竹轩李氏杏林标芬，桔林流芳，撰一部《统要》……敬而梓之"。认为系李竹轩氏。而此书卷二至卷四首叶则记以："新安，休邑，西丘黄惟亮（卷二误作'而'）识"。则以黄惟亮氏为此书的撰者。

至于此书刊行者杨丽泉之名在扉叶、序文、卷一首叶二行及卷末牌记上均可见到。据该牌记所记的"万历新春（元年，即1573（万历元年）"。可知在1573年及1609年（万历三十七年）杨丽泉曾先后二次刊行本书。但此事在1609年的杨序中并无任何交待。根据王铁策的考证认为此书在1609年重刊时，书商将书名的"通玄"二字剜改成"外科"，同时伪撰序文称撰者为李竹轩氏。而实际此书惟一的作者是黄惟亮。

复据明末清初黄虞稷的《千顷堂书目》（按，此书是《明史·艺文志》的前身）及日本丹波元胤的《医籍考》二书中均记有"黄惟亮《医林统要捷法通玄方论》四卷"之目。也是支持王说的有力旁证。

七、《艾氏如意方》　2卷，2册——又名《陈氏家传如意妙济回生捷录》（见卷一首叶首行），《诸般杂症回生捷录》（见扉叶）。明·陈济川（字嘉猷）撰。扉叶除书名外尚记有"集义堂"、"南京原板"、"陈氏家传"及"书林黄廉斋梓"诸字。卷首有1602年（万历三十年，壬寅）自序。卷末有1610年（万历三十八年，庚戌）"书林黄廉斋"的刊行年代。现此本收藏于日本公文书馆内阁文库。其馆藏编号是："301函，32号"。

八、《痘疹要诀》　4卷，4册——又名《（新刻）太医院著订小儿痘疹要诀题评》（见目录及各卷首叶首行），《（镌）小儿痘疹二症全书》（见卷首部永春"引"），《小儿痘疹要诀》（见书口）。明·吴子扬（字东园）撰。1611年（万历三十九年）刊。卷首有撰人的自序及"总论"一篇。其次是目录。全书四卷，分为天、地、人、和四集。

此书版式为二层楼本。上层均系与下层正文相对应的小字评注性质。下层每半版8行，行20字。书口为白口，上黑鱼尾。现此本收藏于日本公文书馆内阁文库。其馆藏编号为："子48函，28号"。

九、《医便》7卷，6册——明·王君赏撰。卷首有1614年（万历四十二年）吴秀序。同年刊本。全书分为正编（又称"初集"）2卷，续编（又称"续集"）4卷。及"护生篇"（又称："胎产护生篇"）1卷。现此本收藏于日本公文书馆内阁文库。其馆藏号为："301函，77号"。

按，日本公文书馆内阁文库中另有馆藏编号为："子42函，18函"的王君赏《医便》

全书共4卷。即正编2卷，提纲1卷，禁方1卷。

此外该馆馆藏编号为“301函，76号”的书名也是《医便》，共13卷，系明·张受孔撰。姚学颜校者。当系同名异书之著。

十、《医术方旨》7卷（包括“卷之首”1卷，卷一至卷六6卷），8册——又名《活人奇方》（见撰者自序首叶首行），《（新刻增补）医术方旨》（见目录首叶首行），《（新刻）万金一统述》（见“卷之首”首叶首行）。明·聂尚恒（字久吾）撰。据撰者自序，此书系在龚廷贤《万病回春》一书基础上重加编撰，并附加其本人治验等内容而成。故在此书各卷卷首撰人行中均记以：“聂尚恒……增补”字样。

按：在此书中未记撰刻年代，今据王铁策考证此书中所增补的验案最晚在1616年，以及聂氏的其他医著刊年等资料考察认为约在明万历末年（即1619年）时期。此书卷首除撰者自序（叙）外，尚有全书目录。

此书分卷之法，即“卷之首”，“卷之一”至“卷之六”。其版式为白口本，无鱼尾。版框四周单边，每半叶23.2×13.2公分。12行，行30字。现此本在国内已无传本，在日本尚存有同样的两部。其一收藏于日本宫内厅书陵部，其馆藏编号为：“403函，81号”。其二收藏于公文书馆内阁文库。其馆藏编号为：“子27，1号”。

十一、《医门正宗》15卷，12册——又名《医学纲目正宗》（见扉叶），《医门秘旨》（见卷首“李中梓”叙文及首卷第1行）。原题：“（明）·王肯堂（字宇泰）撰。（明）李中梓（字士材）校”（扉叶作：“王宇泰先生原辑，云间李士材先生重订”）。明·金陵文枢堂刊本，全书未记刊行年代。约刊于17世纪初（明末）。按此书卷首有李中梓“叙”文一篇（无年代）。略谓：“立斋薛君（按即薛已）以医振家也。……尝著一十六种（按，指《薛氏医案十六种》一书），指南医林，活全无算。复存应验方诀。……有君契挟其成帙，出以示余。曰：‘此立斋之秘旨也。……名曰《医门秘旨》，厥不虚哉！’顾珍之以付欹劂。”则又以此书为薛已所撰，而此书首卷第一叶的撰人项中也记以“吴郡立斋薛已辑录”字样。按，王肯堂为1549—1613年人，李中梓为1588—1655年人，而薛已为1487—1559年人。三人均为明代著名医家，并均有较多的医著。故此书究为何人所撰与“重订”。尚有待进一步考察。惟此书内容有一定学术参考价值。而国内未见收藏，故仍属有待回归国内医书之列。现此本收藏于日本公文书馆内阁文库。其馆藏编号为：“子27函，12号”。

十二、《苏（原本作“甦”，系异体字）生的镜》 3卷（按，此书分为上、中、下3卷，又称天、地、人3卷。但各卷又续有分卷。即：“上第一卷”，“上第二卷”。“中第一卷，中第二卷，中第三卷，中第四卷，中第五卷，中第六卷，中第七卷”及“下第八卷”实际共有8卷）——又名《蔡受轩先生苏生的镜》（见扉叶），明·蔡正言（字受轩，又字默尼）撰。

扉叶除书名外，题有：“河南道侍御史梁发刻”及“达观堂藏版”字样。卷首有方向恂序（天启三年，1623年），史缵烈序（未记年月），梁梦环序（万历庚申，1620年），江士英序（天启辛酉，1621年），杨瞿崃序（未记年月），陶宗器为撰者所题像赞及序（天启辛酉，1621年）及1621年（天启元年，辛酉）撰者自序，目录及“苏生的镜示要”（即全书内容提要）。卷末有陈三谟跋（天启元年，1621年）。

值得注意的是，在上记陶宗器氏序文最后一叶的书口上方特别记有下面一行文字：

“万历戊午（四十六年，1618 年）刻。历泰昌（即 1620 年）而天启元年（1621 年）仲冬长至日成”。

这说明此书刊刻共 4 年时间。而最后在 1621 年始全部完工。

此书版式为白口本。无鱼尾，版框四周单边。每半叶约 20.3 × 14.9 公分。18 行，行 30 字。此本现存日本公文馆内阁文库。其馆藏号为：“子 32 函，5 号”。

十三、《万痌必愈》11 卷，10 册——（按，此书即同一撰人的《明医选要济世奇方》一书复刊时改题书名者。鉴于国内尚存有一种 10 卷本的《明医选要济世奇方》（尚缺卷 11 一卷），正好可用此日本藏《万痌必愈》本补全，故此本仍属回归的中医古籍之列。以下先将此日藏本加以说明。至于国内所藏 10 卷原本的情况则在本条最后的［附考］项中再作说明）。

此种《万痌必愈》（11 卷本）卷首有版刻的扉叶。扉叶栏框上方横书小字书名：《明医选要济世奇方》。而在其版框正中则用大字记书名为《万痌必愈》。此外，又名《（新刊）明医选要万痌必愈》（见目录首叶首行），《（新刊）明医秘传济世奇方万痌必愈》（见卷一、二、四—八、十一各卷首叶首行。但卷三无“秘传”二字），《（新刊）明医秘传药性诗诀万痌必愈》（见卷九首叶首行），《（新刊）明医秘传脉诀摘奇万痌必愈》（见卷十首叶首行）。明·沈应晹（字绎斋）撰。刊行者扉叶记：“唾玉山房梓”。另有“文树堂”印章。卷末又刊有：“书林文树堂詹怡廷梓行”牌记。卷首有王政新序文一篇，但未记年代。序文之后有目录及凡例。

此书版式为白口本，无鱼尾。版框四周单边。每半叶 21.0 × 12.0 公分。10 行，行 26 字。现此本收藏于日本公文书馆内阁文库。其馆藏编号为：“子 302 函，15 号”。

［附考］关于《万痌必愈》的原书——《明医选要济世奇方》：

明代沈应晹的《明医选要济世奇方》（以下简称“明”本）在国内尚存两部，均为 10 卷本，缺卷十一。兹为了与上记日本藏本的《万痌必愈》（必下简称“万”本）进行区别。特再将此种原刻本的情况说明如下。

此书缺扉叶。卷首序文有五。其一为 1623 年（天启癸亥，三年）何俭“题辞”（“万”本无）。其二为 1622 年（原记“壬戌”二字，即天启二年）王新政序（“万”本未记年代）。其三为姜玉菓序（未记年代。“万”本无）。其四为 1623 年（天启癸亥）孙继陛序（“万”本无。又，此序首行题“沈绎斋先生《医隐》序，则此书又有《医隐》之别名。而此序末行则记有“撰于聚奎堂”字样）。其五为 1622 年（天启二年，壬戌）沈应晹自序（“万”本无。又，在此序末行记有：“撰于恒德堂”数字）序后有凡例（首行所记书名为：“《新刊明医选要发明》”）及目录。

如将“明”、“万”两本加以比较，不难看出：①明本共五篇序文，其中四篇均署明撰序年代。而“万”本中仅一篇序文，且未记年代。②在“明”本中有撰者沈氏的自序，在“万”本中也被删除。③在“万”本扉叶中特意将“明医选要济世良方”的书名刻作小字，而将“明”本所无的“万痌必愈”书名刻印为正面大字。④“明”本卷一至卷十的内容与“万”本卷一至卷十全同。但“明”本无“万”本卷十一（小儿科病）的内容。⑤“明”、“万”二本的卷十除大部分内容全同外，在“万”本该卷中尚有“宋家秘传佛点头脉诀”一篇文字为“明”本所无。⑥“明”本与“万”本的撰人署名均为沈应晹。

因此从以上情况分析判断可以认为："明"本与"万"本系同为一书，且为同一撰者。但"明"本应系原刻本，而"万"本为重刊本。在重刊时所以改题书名，当系书贾为了故意标新，籍以达到营利之目的。

十四、《仁文书院集验方》 7卷，7册——又名《南皋先生仁文书院集验方》（见目录首叶），《经验集方》（见邹元标序）。明·邹元标等汇集（原书题：邹元标"汇集"，冯嘉会"订刊"，丘兆麟"参阅"）。卷首有明·泰昌元年（1620年）邹元标序（原作"引"），天启二年（1622年）冯嘉会序（原作"引"）及同年张玮序。序后即目录与本文。根据邹、冯二氏序文，此书系将以下5种经验医方著作加以合编而成。即：

1. 剑江李司马《亲验方》。

2. 麻城刘司马《彰赐堂集方》。

3. 焦翰撰《墨宝斋集方》。

4. 贺大学所集《海上奇方》（此书"待御孙公"曾有刻本传世）。

以上四书均邹元标氏合编者。

5. 段生（未记其名）所编《医方》（原序作"肘后一册"）。

以上一书为冯嘉会氏补入合编者。

由于以上五书是取其全部内容，重新合编而不是将原书合刊。故已无原书编次之旧貌。

此书版式为白口本，四周单边，上黑鱼尾。鱼尾上题书名：仁文院集验方。版心记卷、叶数。板框为21.5×13公分．每半叶10行，行20字。其刊刻年代为1622年（天启二年）。

现此书藏日本公文书馆内阁文库。其馆藏编号为："子41函，9号"。

十五、《苏（甦）生的镜补遗》 1卷——又名《（增镌蔡受轩先生苏生的镜补遗》（见扉叶），《的镜补遗》（见自序首行），《达观堂新镌苏生的镜补遗内伤杂症方论》（见首叶首行）。明·蔡正言（字受轩）撰。卷首有1623年（天启三年）撰者自序，江挺楫序（1622年，天启壬戌，二年）。但无目录。卷末有撰者画像、像赞（叶枢撰）及1623年撰者自跋。

此书因系继《苏生的镜》续刊，并与之合订为6册。故其收藏地点、版式与馆藏编号全同。可参见上文《苏生的镜》该条。

十六、《痘疹心法》 2卷，2册——此书卷首有数篇序文，但各序前面所记的此书书名不一。即第一篇序（此序末有缺叶，撰人不详）首叶首行记作《王氏家抄》。张元芳序首叶首行记作：《婴童类粹》。王大绶序首叶首行作：《家抄纂要》。此外在凌荪序文之末记有此书刊年，即1625年（天启乙丑，五年）。

此书版式为白口本，上黑鱼尾。版框四周单边。每半叶10行，行20字。现此本收藏于日本公文书馆内阁文库。其馆藏编号为："304函，58号"。

十七、《医说佛乘》 1卷，1册——明·卢万钟（号称觉迟子）撰。1626年（明·天启六年，丙寅）刊。卷首有天启丙寅刘威氏序，同年撰者自叙，刘建元后跋及撰者的"后跋"。但无目录。本书的命名系由于撰者信佛，意在传方之义。

此书版式为白口本，书口记"医说佛乘"4字，无鱼尾。版框四周单边，无行格。每半叶23.3×14.9公分。10行，行24字。现此书收藏于日本公文书馆内阁文库，其馆藏编号为："子32函，6号"。

十八、《备急良方》　1卷，1册——明·钱国宾（字君颖）撰。刊于1627年（天启丁卯，七年）。卷首缺扉叶，有同年唐世济序及目录。

此书版式为白口本，上白鱼尾。书口有："悬壶斋"三字，版框单边。每半叶24.0×15.0公分，9行，行20字。

现此书收藏日本公文书馆内阁文库，其馆藏编号为："子41函，11号"。

十九、《外科集要》　3卷，1册——又名《（新刊）太医院校正外科集要》（见各首叶，首行）。各卷首叶所记撰、刊者姓名是："吉州。儒医张国泰选辑。闽西，园堂，余云坡绣梓"。现存此本无扉叶及序跋。仅有用手写墨书补记的目录，但非原刻。王铁策根据此书书名虽有"外科"之称，但在全书毫未涉及外科内容。又根据各卷首叶首行所记书名中的"外科"二字印色较重，认为"有剜补的痕迹"，而提出："书名显系出于伪托"。其意见可备作一说。至其原来书名究为何称，尚待今后续考。惟就此书内容而论，则应归入有一定学术价值的综合性医书类中。

书中虽未记刊行年代，但从其版刻内容考察应在晚明时期（17世纪初）。又据王铁策分析，"根据书内不避'常'、'校'二字分析，至迟是在崇祯元年（1628年）以前"。

此书版式为白口本，上鱼尾。版框四周双边。每半叶20.4×12.3公分。9行，行20字。现此书收藏于日本公文书馆内阁文库，其馆藏编号为："304函，134号"。

二十、《延寿神方》　4卷，2册——又名《延寿奇方》（见卷首臞仙序）。明·朱权（道号"臞仙"，又称"丹邠真人"、"涵虚子"）编。卷首有朱权氏序及目录。卷尾有"正德甲戊年（1514年）仲秋月吉旦刊行"数字，是此本所据以刊刻之年。在序文末有："大明崇祯元年（1628）重刻于青阳阁"数字，是此本复刊之年，按，朱权生于1378至1448年，为明宗室，明太祖第16子，封为宁王，崇信道术者。此书系在15世纪初由其组织人力集体收集医方编纂而成。其时代正值明代初期。故其撰成之年应在15世纪前期。

此书的版式为白口本，上黑鱼尾。象鼻处题："延寿神方"。版框为24.4×16.1公分。每半叶10行，行20字。

现此书收藏于日本公文书馆内阁文库。其馆藏编号为："子42函，3号"。

二十一、《医方启蒙》　18卷，10册——明·舒元贵原撰。吴云崖、吴从周（字文卿）增补。卷首有1628年（崇祯戊辰，元年）谢绍芳序。卷尾有吴从周跋（未记年代）。此书原系舒元贵撰写，共8卷。其后吴从周氏将其父吴云崖所撰医书9卷，连同其本人所补撰医书1卷与之合编共18卷，仍称为《医方启蒙》。并由吴从周之子吴九德刊印。由于编刊此书历经众手，故其书名在全书各卷所题也不一致。即：

《重梓常山舒元贵先生医方启蒙》——见卷一、二、三、四、五、六、七、八、九各卷首叶，首行。

《吴云崖公小儿科医方启蒙》——见卷十首叶，首行。

《柘浦吴云崖公小儿科医方启蒙》——见卷十一、十六、十七首叶，首行。

《柘浦吴云崖公痘疹医方启蒙》——见卷十二、十三、十四、十五首叶，首行。

《柘浦吴云崖公麻疹医方启蒙》——见卷十八首叶，首行。

此书卷十八又可分为前、后两部分。即前部为该卷的一至十四叶。在十四叶之末记："浦城兰桂馆吴望崖发行《医方启蒙》十八卷终"。此叶最后为木牌记："崇祯己巳（二年，1629年）浦城渔峰吴望崖梓行。

卷十八的后部原书又有33叶。但在各叶书口上方仍记以“《医方启蒙》卷之十八”。而在此各叶书口下方则仍用“一”、“二”、“三”……“三十三”的顺序重新编排叶次。同时，在此后部首叶第一行则题以：

“吴文卿家传应验圆（丸）散方目（录）”（共47方的目录）。第二行记：“柘浦文卿吴从周梓传”。以下即罗列各种丸、散药方。全书最后为：“附：云崖公家训”凡10条论行医准则。

总的来说，此书由于原著经过更多增补，故其编排体例比较零散。故在下面再将此书各卷重点分析说明。

卷一为吴从周撰有关学医入门的内容。

卷二至卷九为舒元贵原著，内容包括各种内科病症（卷二至七），妇科病症（卷八、九）。

卷十至卷十八为吴云崖撰。其子从周校。其孙九德刊行。其中：

卷十、十一及十六、十七均为小儿科的各种病症（不包括痘、麻疹）。

卷十二、十三、十四、十五专论小儿科的痘疹病。

卷十八前部专论小儿科的麻疹病。后部为吴氏家传的丸散医方。

此书版式为白口本，四周双边。双黑鱼尾。版框每半叶9行，行20字。现此本收藏于日本公文书馆内阁文库，其馆藏编号为：“301函，137号”。

二十二、《医学新知全书》 11卷，5册——又名《医学新知》（见扉叶及凡例首叶），《朱师韦先生家传医学新知》（见扉叶），《（新刊）朱师韦先生家秘医学新知全书》（见卷首叶首行）。明·朱朝櫆（字元夫，号师韦）撰。卷首有“融邑台山高”序（无年月），1627年（天启七年，丁卯）陈子壮序及1628年（崇祯元年）撰者自序。其他有凡例、引用书目（共引前代医书名称96种）、此书目录及此书鉴定、校正者姓名。刊行者为雨钱馆。

此书版式为白口本，上黑鱼尾。版框四周单边。每半叶约20.0×12.0公分。11行，行25字。现此本收藏于日本公文书馆内阁文库。其馆藏编号为：“302函，14号”。

二十三、《（新刊）内外科正宗》 54卷，16册——又名《岐黄集》“合内外科”（见扉叶）。此书系两种医书的合刊本。包括《内科正宗》50卷，《外科正宗》4卷。明·王象晋（字康宇）等撰，卷首有1629年（崇祯二年）邵起氏序。现此书收藏于日本公文书馆内阁文库。其馆藏编号为：“子50函，5号”。

按，此种合刊本医书中虽有总的书名标题及撰者王象晋的标题。但王象晋系《内科正宗》撰者。至于《外科正宗》的撰者据邵氏序称：“（先以）王公《内科正宗》付梓。更取李氏外科及历试经验良方汇为一集”。可知《外科正宗》4卷乃“李氏”所撰。但其姓名待考。

二十四、《五福全书》等二书合刊本——合刊本医书，包括以下二书。

其一即《五福全书》5卷，3册（卷一、二为第1册，卷三、四第2册，卷五为第3册）。明·龚居中（字应圆，号如虚子，又自称云林山人）撰。

其二即《食物宜忌》2卷，12册——明·龚居中撰。

以上二书合订为5册。在各册封面上及各书书口上方均记作《五福全书》。但《食物宜忌》另分上、下二卷。实属二书，同一撰人，同时刊行而冠用一名者。1630 年（崇祯三年）刊本。

1.《五福全书》——5 卷，3 册——明·龚居中撰。此书系与《食物宜忌》合刊，而排于其前者。其扉叶题：“《五福全书》。本衙藏版”。卷首有崇祯庚午（三年，1630 年）桂绍龙序、龚守忠序（自此以下均未记年月）、周懋文“修真臆说”（系序文）、“引”（即撰者自序）。但无全书总目（各卷均有卷目）。

此书卷一的卷名为“修真要图”（见卷一首叶首行）。此卷卷首扉叶题名同此。

卷二的卷名为：“修真至说”（见卷二首叶首行）。此卷卷首扉叶误题作“服食宜忌”。

卷三的卷名为：“修真秘诀”（见卷三首叶首行）。此卷卷首扉叶题名同此。

卷四的卷名为：“修真金丹”（见卷四首叶首行）。此卷卷首扉叶题名同此。

卷五的卷名为：“修真种玉”（见卷五首叶首行）。此卷卷首扉叶题名同此。

此本的版式为白口本，上白鱼尾。四周单边。鱼尾上记“五福全书”。鱼尾下各卷分别记以：“要图一卷”、“至说二卷”秘诀三卷“、”金丹四卷“及”种玉五卷“。每半叶 8 行，行 18 字。

现此本收藏于日本公文书馆内阁文库。其馆藏编号为：”子 237 函，13 号）。

2.《食物宜忌》2 卷，2 册——明·龚居中撰。此书系与龚居中《五福全书》合刊。而排于其后者（尚未见此书有单行刊本），故其封面分别记以《五福全书》四（册）、五（册）。而各卷卷目及卷上、下的首叶首行均称为《食物宜忌》。故其刊刻年代与《五福全书》同为 1630 年。此书无序跋。各卷均有目录。此书板式与其合刊的《五福全书》全同。书口的鱼尾上方也记《五福全书》4 字。鱼尾下方则分记“食物卷上”与“食物卷下”。其收藏地点与编号也均同《五福全书》（参见上条）。

二十五、《医汇》12 卷，16 册——又名《（新刻）医汇》（见扉叶）。明·徐尔贞撰。1632 年（崇祯五年）自序刊本。扉叶题“太医院正堂参阅”、“本衙藏版”字样。现此本收藏于日本公文书馆内阁文库。其馆藏编号为：“子 26 函，2 号”。

又，上记该馆另藏有此书在 1855 年（日本安政二年）江户时期的日本抄本一部。共 16 册。其馆藏编号为：“302 函，34 号”。

二十六、《普渡慈航》　8 卷，12 册——又名《云林医圣普渡慈航》（见目录首叶首行），《云林医圣增补医鉴回春》（见各卷首叶首行）。明·龚廷贤（字子材，号云林，又号悟真子）撰。其子龚定国等续编。卷首有 1628 年（崇祯元年）自序。卷末有 1632 年（崇祯五年）自跋，同年刊行。现此本收藏于日本公文书馆内阁文库。其馆藏编号为：“301 函，105 号”。

按，此书在上述该馆所藏有 1632 年刊本一部外，又藏有此书在 1697 年（日本元禄九年）的复刊本二部，其馆藏编号分别为：“301 函，103 号”及“301 函，104 号”。

二十七、《医经会解》　8 卷，5 册——又名《医经臆语》（据此书卷四首叶首行所题书名，及《泰宁县志》卷 26“艺文”）。明·江梅（号寒古）、邓景仪（字云侣）等撰（原题：“闽·泰宁·寒谷，江梅授。新城·云侣，邓景仪述）。卷首有 1633 年（崇祯癸酉，六年）江愈敏序及目录。卷末有撰者附言。

此书版式为白口本，上白鱼尾。版框上下双边。每半叶 19.3×13.0 公分。8 行，行 20 字。无栏格。

二十八、《女科百病问答》 4卷，4册——明·钱国宾撰。卷首有1633（崇祯6年）宋氏刊行此书时序文一篇。此书系与明·钱君颖《催产字字珠》1卷合刊者。现此书收藏于日本公文书馆内阁文库。其馆藏编号为："子46函，24号"。

二十九、《太初脉辨》 2卷，2册——又名《脉辨》（见扉叶）。明·孙光裕（字太初，号浮碧山人，浮碧主人）撰。扉叶记刊者为："醉古居藏版"。卷首有沈应辰的"原（缘）起"一文（未记年代），1535年（崇祯乙亥，八年）撰者自叙，孙士俊"小引"（崇祯丙子，1636年），及撰者的"后识"一文（未记年代）。序文之后为目录。

此书版式为白口本。无鱼尾。版框四周单边。每半叶22.0×14.4公分。11行，行24字。现此本收藏于日本公文书馆内阁文库。馆藏编号为："303函，67号"。

三十、《儿科方要》1卷，1册——明·吴志中（字道川）、吴元溟（字小川）撰（按，此书扉叶作："毓秀堂吴小川著"。而正文首叶第二行作"新安吴志中道川甫著。男，元溟小川甫缉"。据吴元溟自序可知系吴志中原稿，复经其子吴元溟补充整理而成）。卷首有1638年（崇祯戊寅，十一年）吴元溟自序及目录。

此书版式为白口本，无鱼尾。版框四周单边。每半叶19.8×11.8公分。8行，行25字。现此书收藏于日本公文书馆内阁文库。其馆藏编号为："子48函，2号"。

三十一、《保婴录》、《山谷便方》二书合刊。共2卷，合订为1册——此合刊本医书。包括以下二书。

1.《保婴录》1卷。明·唐欧（字士海）撰。

2.《山谷便方》1卷。明·唐欧撰。

此书初刊于1639年（崇祯己卯，十二年）。扉叶记有"《保婴录》、《山谷便方》合刊"及"福唐寿世堂藏板"字样。

其中《保婴录》又名《录保婴》（见卷末唐跋）。其卷首有崇祯丙子（九年，1636年）费道用氏弁言（序）及天启丙寅（六年，1626年）陈谦氏序。其后即目录与本文。卷末有唐欧氏跋文（作"志录保婴原委"）。

此本版式为白口本，上、下双鱼尾。版框单边。每半叶8行，行16字。书口记"《保婴》"及叶数。

现此书收藏于日本公文书馆内阁文库，其馆藏编号为："303函，306号"。

三十二、《雪潭居医约》8卷，10册——明·陈澈叶撰。卷首有1641年（崇祯十四年，辛巳）自序，同年刊行。扉叶除在正中大字刊出书名外，并在其左右两侧以小字记有"三山清氏"为此书所撰题记。现此本收藏于日本公文书馆内阁文库。其馆藏编号为："301函，40号"。

三十三、《医学集要》9卷，4册——又名《朱氏医学集要》（见扉叶）。清·朱凤台（字人甫）撰1668年（康熙7年刊）。现此本收藏于日本公文书馆内阁文库。其馆藏编号为："子32函，11号"。

按：此书与明·闵道扬《医学集要》为同名异书者。

三十四、《山公医旨》6卷，4册——按，此书又可分前、后两部分。前部称为《（山公医旨）脉诀类附卷》，凡1卷。后部称为《山公医旨食物类》（又称："本草医旨食物类"，见各卷首叶首行），5卷。明末（17世纪中叶）施永图（字山公）撰。卷首有施永图自序（未记年代）及目录。

此书为17世纪前期（明末）刊本。其版式为白口本，无鱼尾。版框四周单边。无行线。每半叶18.6×11.8公分。9行，行22字。现此书既知在国外尚存3部，在国内存有一部，另有残存半部。即国外藏本是：

1. 日本公文书馆内阁文库。其馆藏编号：“子48函，5号”。

2. 日本杏雨书屋。

3. 日本大阪府立图书馆。

国内本是：

4. 上海图书馆（此馆编目将其列入“笔记杂录类”，其馆藏编号为“10960”。

5. 上海中医学院图书馆（残存《山公医旨食物类》卷4，卷5）。

三十五、《寿世仙丹》　10卷，6册——又名《（新刻）经验良方寿世仙丹》（见各卷，首叶首行），此书除在扉叶记有书名《寿世仙丹》，卷首有未记年代的张运泰序文外，全部内容又可分为四部分，每部分各自独立成书。均有其书名，并另立扉叶与卷数。故实为一种个人所撰丛书。即：

其一名《内科经验良方世仙丹》凡5卷。各卷书口均记以《内科良方》。

其二名《女科经验良方寿世仙丹》凡1卷。各卷书口均记以《女科良方》。

其三名《外科经验良方寿世仙丹》凡2卷（但此本脱扉叶）。各卷书口均记以《外科良方》。

其四名《幼科经验良方寿世仙丹》凡2卷。（但此本脱扉叶）。各卷书口均记以《幼科良方》。

复按：在日本丹波元胤《医籍考》（1826年）卷六十一也记有此书之目，但全书共12卷。较此本多出2卷。是否尚缺另有一种子目医书，不详。

此书为明·龚居中（字应圆，号如虚子，寿世主人）撰。约撰于17世纪初（明末）。此书版式为白口本，无鱼尾。书口上记《寿世仙丹》。其下分记：《内（或“女”、“外”、“幼”）科良方》，再下为卷数与叶数。版框四周单边。无行线。每半叶10.5×8.4公分。6行，行16字。现此本收藏于日本公文书馆内阁文库。其馆藏编号为：“305函，160号”。

三十六、《尊生要览》　11卷，12册——又名《（刻）海上秘授杏林尊生要览》（见卷一首叶首行），《（刻）海上秘授尊生要览》（见卷二、三、十首叶首行），《（新刻）尊生要览》（见卷四、九首叶首行），《（新刻）秘传尊生要览》（见卷五、六、七首叶首行），《（新刻）秘授杏林尊生要览》（见卷八首叶首行），《（新刊）尊生要览》（见卷十一首叶首行）。原缺撰人姓名。卷首有茅坤序一篇（未记年代）。序中提到此书撰者为龚云林（即龚廷贤之字），但在各卷首叶仅记以“太医院校（较）刻”字样。今据郑金生与肖永芝将此书茅序与全书内容对照龚廷贤《万病回春》一书时，确认茅序实为《万病回春》所撰。而经书商剜改者。而此书内容也系节编自该书而成。故其刊印年代当在明末（17世纪前期）。

此本版式为白口本，上黑鱼尾。版框四周单边。每半叶10.8×7.0公分。7行，行15字。现此本收藏于日本公文书馆内阁文库．其馆藏编号为：“子30函，5号”。

三十七、《药镜》　10卷，2册——又名《仁寿堂药镜》（见各卷首叶第1行）。明·郑二阳（号潜庵居士）撰。明代末期（17世纪前期）刊本。卷首有郑二阳的“仁寿堂药镜引"一文。其次是目录。

此书的版式为白口本，上白鱼尾。鱼尾上题书名《药镜》。鱼尾下依次为卷次、叶数、"仁寿堂"。版框单边。每半叶20.4×13.4公分。正文9行，行20字。仿宋体。全书未记刊行年代。

现此书藏日本公文书馆内阁文库，其馆藏编号为："子45函，1号"。

三十八、《灵兰集·初集》　共6种，7卷——医学丛书。此书又名《灵兰初集》（见扉叶）。明·施沛（字沛然，号竺泽居士，一鹤道人，元无子）纂。包括以下六书。即：

其一、《素问逸篇》1卷。1册。佚名氏撰。

其二、《脏府指掌图书》1卷，1册。明·施沛撰。

其三、《经穴指掌图书》1卷，1册。明·施沛撰。

其四、《脉微》2卷。2册。明·施沛撰。

其五、《医医》1卷，1册。明·施沛撰。

其六、《说疗》1卷，1册。明·施沛撰。以上6书合订为7册。

现存此书为明末（17世纪前期）华亭施衙（啬斋）刊本。现藏日本公文书馆内阁文库。其馆藏编号为："子35函，8号"。

以上各书可分见以下各条目。

1.《素问逸篇》1卷——撰者佚名，此书卷前有崇祯丙子（九年，即1636年）那庵居士商梅的序文。卷末有施沛氏在同年的跋文。在序、跋中均指出此书乃施氏偶遇异人羽士传授（素问）逸篇二（篇），为"东汉师氏所藏"者。

按，此种《素问逸篇》与宋、元以后多次附于《黄帝内经素问》一书之后予以合刊的《素问佚篇》（又名《素问亡篇》）不论其篇名与内容均不相同。后者在明·正统《道藏》本书名作：《黄帝内经素问遗篇》，并析为五卷，也和此本全异。故此书应属于另一系统。

此书为施沛于17世纪前期（明末）所纂《灵兰（初）集》（丛书）的第一种。

2.《脏府指掌图书》1卷——又名《内景图书》（见《灵兰初集》的扉叶）。明·施沛撰。卷首有施沛氏的"内景题辞"（相当序文，但未记日期）及凡例、目录。扉叶记："啬斋藏版"。此书为施沛于17世纪前期（明末）所纂《灵兰（初）集》（丛书）的第二种。

3.《经穴指掌图书》1卷——又名《外景图书》（见《灵兰初集》的扉叶）。明·施沛撰。卷首有崇祯已卯（十三年，即1639年）施沛氏"经穴图书叙"（即序文）及凡例、目录。扉叶记："啬斋藏版"。此书为施沛于17世纪前期（明末）所纂《灵兰（初）集》（丛书）的第三种。

4.《脉微》2卷——又名《脉要精微》（见此书凡例）。明·施沛撰。卷首有崇祯已卯（1639年）施沛氏的自序（即"脉微小序"）目录、凡例及扉叶（记："啬斋藏版"）。此书为施沛于17世纪前期（明末）所纂《灵兰（初）集》（丛书）的第四种。

5.《医医》1卷——明·施沛撰。无序跋。扉叶记："本衙藏版"。卷首有目录。在撰者项中记以："华亭·竺泽，施沛，沛然父编述"。又记有秦昌遇及李中梓（士材）"参校"字样。此书为施沛于17世纪前期（明末）所纂《灵兰（初）集》（丛书）的第五种。

6.《说疗》1卷——明·施沛撰。扉叶记："本衙藏版"。卷首有施氏小引及目录。在撰者项中除记有施沛"编述"外，又记有秦昌遇及李中梓"参校"。此书为施沛于17世纪所纂《灵兰（初）集》（丛书）的第六种。

三十九、《（新编）鸿飞集论眼科》 1卷，1册——又名《问答眼书鸿飞集》（见本书卷首自序）。扉叶题："《太医院传七十二症明目仙方》"，"四知馆杨祥吾梓"。明·胡廷用（字南渊）撰。扉叶有半版整幅的医者针治眼病图。其后即此书撰者胡廷用的"《鸿飞集论》序"（自序）。序末记以："时嘉靖丙辰（三十五年，1556年）岁孟秋月吉旦浙江·南渊，胡廷用编集。书林刘氏日新书堂刊"字样。据此可知这种嘉靖丙辰的日新堂刊本当为初刊本。而扉叶所记的四知馆刊本应属17世纪初明末时期的复刊本，但其具体刊年不详。

此书板式为白口本，上黑鱼尾。四周双边。每半叶约18.0×10.9公分，10行，行12字。惟此书国内已佚，在日本尚有四种传本。即：

1. 明末四知馆刊本一部，现藏日本公书馆内阁文库。其馆藏编号为："304函，162号"。

2. 同上，四知馆刊本的另一部，现藏内阁文库。其馆藏编号为："子50函，16号"。

3. 日本江户时期抄本一部。现藏内阁文库。其馆藏编号为："304函，166号"。

4. 日本安政二年（1855年）真冈益广士钞本一部。现藏日本杏雨书屋，其馆藏编号为："乾，5193"。

［附］关于《鸿飞集》原书撰人的考察。

首先，可以看一下此书本文。在此书本文的开始即记有以下一段传说：

"昔有日华子，北齐（公元五世纪顷）雁门人也。幼年好游猎。忽一日同行数人各持弓矢出于雁门。岭南见征鸿数双飞过，坠于道傍。日华子又张弓而射之。群雁皆弃所舍卢去书二卷。日华子收之，乃览其文，是昔时黄（皇）帝岐伯问答论眼症书。故曰《鸿飞集论》"。

这不仅是将《鸿飞集》的著者假托公元五世纪顷（北齐时）的日华子其人，而是更向上追托到距今数千年前的"黄帝"时代。显然是毫不足凭信的。

其次再看一下此书卷首的序文（未署撰人姓名）：

"浙江胡大成授太医院御医，得此（《鸿飞集》）家藏，录如宝，不私其书。今六十一世玄孙善志，胡廷用传录，积其阴德哉。不虚誉此书，岂负《鸿飞集》之名。……既成书于书林，如拨云取日，以广其传"。

这说明此书由胡家世代珍藏而流传到撰者胡廷用时已经经历很久，才到了所谓"六十一世"的玄孙手中。并且在此过程中曾一度经过了御医胡大成之手。当然，胡大成也是胡廷用的祖辈人，是否也曾参予过编写，还是仅收藏过此书，姑且不论，但最后将此书付梓，并在此书正文首叶明确记有：

"浙江，胡氏南渊（即胡廷用之字）编集。

书林刘氏日新堂刊行"。

即撰者姓名是胡廷用氏。

至于明末崇祯时期的殷仲春《医藏书目》中首载此书书目时所记的"《鸿飞集·七十二问》日华子"。当然也是受上记传说的影响而误记撰人的。

如果再从现存此本内容分析。原书本来只有眼科172症的医疗问答，但在此书中还增入了“五轮八廓论”，“七十二症内外障眼诗诀”等内容。特别是在后者的“中篇诗诀”中提到：“内障图形二四般，学医人子审须看”之句，但在此本中尚缺二十四“内障图形”。同时在现存此本中全部只有眼疾62病，较“七十二病”尚有缺文。故也有可能胡氏是在更早的原书基础上整理而成的，但现已无法稽考。

第五节　清代早期刊本（17世纪后期）

一、《资蒙医径》　3卷，1册——又名《（新镌张介石先生意著必读资蒙医径》（见各卷首叶首行）。清·张中和（字介石，别号曹洞俗汉）撰于1667年（康熙丁未。见撰者自跋）。卷首有康熙八年（1669年）尹汝豪序及目录。卷末有撰者在1687年的自跋。卷一首叶次行记有8位“门人”姓名及“等录”字样。

此书版式为白口本。上黑鱼尾，四周单边。每半叶20.5×13.0公分，9行，行24字。现此本收藏于日本公文书馆内阁文库，其馆藏编号为：“302函，68号”。

二、《行笈验方》　8卷，4册——又名《生仪堂行笈验方》（见凡例首行），《王肖乾先生行笈验方》（见目录首行及卷一首叶首行）。明·王化贞（字肖乾）撰。卷首有1669年（康熙已酉，八年）王梦吉序，王序前后共两篇。前篇是：“行笈验方质言”，后篇题“行质验方传因”）。凡例及目录。

据王梦吉序，此书系王化贞在其所撰二百馀卷的《普门医品》一书基础上选出其中的简廉效方而成。但今考在当前图内外各图书藏馆目录中尚未见有此种200卷的王化贞氏《普门医品》传本收藏者。惟现在国内多家图书馆中尚有王化贞编的题名《普门医品》一书，但其全书共48卷，为1628年（崇祯元年）刊本。与王序所记“二百余卷”者不符。不悉是否即王序所说之书。

此书版式为白口本，无鱼尾。版心从上至下依次记：行笈验方“，卷数，类目，叶数，生仪堂”。版框四周单边。每半叶约19.4×11.5公分。8行，行20字。版框上方间刻有眉注。

现此本收藏于日本公文书馆内阁文库。其馆藏编号为：“子43函”。

三、《望色启微》　等三书合刊。共5卷，4册——合刊本医书。包括以下三书：

1.《望色启微》3卷，2册。清·蒋示吉（字仲芳，号自了汉）撰。

在此书卷首有康熙壬子殳丹生序，柳粲序，自序（未记日期），康熙五年（1666年）蒋填（撰者之叔）序，以及凡例。

2.《医意商》1卷，清·蒋士吉撰。

3.《伤寒翼》1卷。清·蒋士吉撰。在其卷首有自序一篇。以上2、3种书合订为1册。

以上三书在合刊本中又将《望色启微》3卷称为“前集”。将《医意商》1卷、《伤寒翼》1卷合称为“后集”（或《望色启微后集》）。

此书初刊于清·康熙壬子（11年，1672年）。现日本公文书馆内阁文库中藏有其初刊本。馆藏编号为：“303函，102号”。

四、《明医诸风疠疡全书指掌》等二书合刊本。共8卷——合刊本医书。又名《诸风疠疡全书指掌》（见各卷封面），《外科正宗全书》（见扉叶）。包括以下二书。

1.《明医诸风疠疡全书指掌》6卷，6册。清·僧人傅杰（原名成子木）撰。此书正文首叶，所题撰者为："燕山·太史窦汉卿论定。曹溪·释傅杰，子木氏纂。武林·仇溪，天一氏校"。此书扉叶及各卷首叶在傅氏姓名之前尚记有"燕山窦太师论定"数字。按，窦太师即窦杰，金元间人，卒后封太师（据《元史》）。此书称其"论定"，应是尊重师统之义。

现存此书为1675年时的清刊本，系与傅杰《内外杂证要方》合刊者。

2.《内外杂症要方》2卷（仅存卷一1卷），1册。清·僧人傅杰撰。清·康熙乙卯（14年，1675年）友益斋刊本。现收藏于日本公文书馆内阁文库，其馆藏号为"304函，7号"。

由于此书系与前书合刊而排于其后者。故此书卷首记以："附刻《内外杂症要方》"。书中所记撰人姓名也与前书全同。

五、《医师秘笈》　2卷，2册——清·佚名氏撰，约成书于17世纪（清初）。原书撰成后未及时刊行。迄乾隆四十二年（1777年）始由李言恭得见其书，予以付梓（见申赞皇序）。其后于1809年（嘉庆十四年）再次刊行。此本卷首除有申赞皇序（未记年代），周庆承序（1809年）及目录外，又专门附刊有薛雪（字生白）《湿热条辨》一书的部分内容（共35条）。

此书版式为粗黑口本，上黑鱼尾。版框四周单边。每半叶8行，行20字。现此本收藏于日本宫内厅书陵部，其馆藏编号为："205函，146号"。

按，《湿热条辨》为重刊时所附加。其书在国内有多种传世本，故不包括于回归书目之列。

六、《万全备急方》等二书合刊。共2卷——合刊本医书。包括以下二书：

1.《万全备急方》1卷，1册（原书作"乾"册）。清·王翃（字翰臣）撰。

2.《万全备急续方》1卷，1册（原书作"坤"册）。撰人同上。

以上前书为清·康熙二十二年（1683年）的初刊本。后书为日本江户时代的抄写本。

前一书的版式为：白口，上黑鱼尾。书口象鼻处题书名：《备急方》。版框四周单边。每半叶8行，行19字。

现此二书均藏日本公文书馆内阁文库。馆藏编号为："子43函，3号"。

七、《医法指南》　10卷，10册——清·李梦龙（字君宾）撰。卷首有1686年（康熙二十五年）徐可先序，凡例，1687年（康熙二十六年）徐人凤序及目录。

此书版式为巾箱本。白口，上鱼尾。四周双边。版框每半叶12.2×9.5公分。9行，行18字。现此本收藏于日本公文书馆内阁文库。其馆藏编号为："302函，67号"。

第二章　国外古刊本的中国医籍

第一节　日本古刊本（16世纪至19世纪中期）

一、《儒医精要》　1卷，1册——明·赵继宗（号敬斋）撰。卷首有撰者于1528年（嘉靖七年）的自序，但无目录。此书在中国早已失传，但在日本尚存以下七种传本，它们分属于三种日本的翻刻刊本系统。即：

其一，1614年（日本庆长十九年）和歌山，见宜堂古活字刊本系统：此本的一部现存日本武田科学振兴财团杏雨书屋。其馆藏编号为："杏3658"。

其二，1648年（日本庆安元年）京都，上村次郎右卫门刊本系统：此本有两部，分别保存于日本东北大学附属图书馆。其馆藏编号为:“本馆壬·1·2·6”及日本鹤见大学图书馆。其馆藏编号为:“490·9-C”。

其三,1648年的另一种日本刊本系统。此种刊本未记刊本者姓氏(上村氏)。但在卷末末行记有:“庆安元年弥生吉旦”8字。现此刊本在日本尚存四部。其中一部保存于日本公文书馆内阁文库。其馆藏编号为:“303函,38号”。另外三部均保存于杏雨书屋,其馆藏编号分别是:“乾3094”、“乾3095”及“杏5314”。

现仅就第三类刊本的版式加以说明。此本为粗黑口本,双黑鱼尾。版框四周双边。每半叶17.7×16.0公分。11行,行18字。

二、《医读》 7卷2册——又名《汪石山先生医读》(见扉叶)。明·汪机(字石山)撰。扉叶题:“程郊倩(即程应旄)先生订”。卷首有1705年(康熙乙酉,四十四年)程郊倩序。略谓:“适儿上有石山先生《医读》一帙,残蚀有间矣。余幸为之补葺其缺,芟订其讹,而蠹馀瓿侧之迹,始成完书”。按,汪机为16世纪初医家。经过程氏修订时已在18世纪初。而此本则系日本江户早期约17世纪时的复刊本。书中增记有假名旁注,但无刊行者及刊行年月。现此本收藏于日本公文书馆内阁文库。其馆藏编号为“303函,95号”。

三、《小易赋》 1卷,1册——又名“(校正)崑山王先生《小易赋》”(见卷首“题引”)。元·王履(字安道)撰。原书约撰于14世纪中期,此系日本复刊本。卷首有1742年(日本宽保壬戌,二年)日人滕曼卿的“题引”。卷末有同年日人滕尚景的跋文。扉叶除正中大字记有书名外,前行记:“壶中贮乾坤”及“翻刻必究”。后行记:“芥内纳须弥筑水先生藏”。卷末有宽保壬戌“门人滕尚景(行甫)”的跋文及须原屋太兵卫“卖出”的广告。及“雕工,冈本重续”字样。

按:王履为元、明间人。所撰此书在国内尚未见刊本。但很早即传入日本,并经滕章氏校勘后首次在日本刊行。

此书版本为上、下黑口本,双黑鱼尾。版框四周单边。每半叶8行。行18字,在汉字之旁记有日文假名旁注。现此本收藏于日本公文书馆内阁文库。其馆藏编号为:“304函,182号”。

第二节 朝鲜古刊本

一、《脉诀理玄秘要》 1卷,1册——南宋·刘开(字立之,号复真,人称“刘三点”)撰于1241年(宋·嘉熙五年。见此书卷末刘开氏的自跋)。卷首有1528年(明·嘉靖七年)司马泰刊行此书的序。卷末有1547年(嘉靖丁未,二十六年)朝鲜重刊此书时的宋之翰跋。

按:此书曾一度与《珍珠囊》合刊,而将其附于此书之后并称之为《东垣先生处方用药指掌珍珠囊》者。

又,此书与书名为《刘三点脉诀》者其内容基本一致。仅各节排列顺序与个别文字略有差异,故应属同书的不同传本。《刘三点脉诀》现尚存明刊《医药集览》本。

此本版式为粗黑口本,上黑鱼尾。书口题:“理玄秘要”,版框为四周单边。每半叶18.6×13.0公分。10行,行18字。现藏日本公文书馆内阁文库。其馆藏编号为:“303函,79号”。

二、《服药须知》 1卷,1册——又名《服药须知病源诗括》(见扉叶),《温氏隐居助道方服药须知》（见卷首目录），《温隐居助道方》（见扉叶及卷末）。南宋·温大明（又称温隐居，学道隐居，温氏隐居）撰于1216年（嘉定丙子，九年）。扉叶记有："中和书堂"及"助医诊（原讹'胗'）无一毫之差，俾服饵有十全之效"数字。卷首有温大明在嘉定丙午的自序（原作："温氏隐居述病源诗括服药须知序"）及其所撰"医士感应篇"一文。其次是目录。目录后有"有杭州德夫刊行"数字。

此书约为16世纪时朝鲜复宋刊本（约13世纪顷）。其版式为白口本。上、下黑鱼尾。版框单边。每半叶17.5×13公分。14行，行25~26字。现藏于日本宫内厅书陵部，其馆藏号为："5556函，124号"。

今据日本《图书寮汉籍善本目录》卷三收录此本，记为："朝鲜复宋刊本"。（《朝鲜医籍考》同）。又考明·胡文焕《百家名书》中曾记有此书，称为《海上仙方前集》，乃经明初熊宗立氏复编者，已非温氏之旧。

三、《（新刊）医家必用》　1卷，1册——明·孙应奎（字文宿，号东谷，东谷山人）撰。卷首有1541年（嘉靖辛丑，二十年）撰者自序，张裕序（未记年代），张氏在1548年（嘉靖戊申）重刊此书时的序文及全书目次。卷末有朝鲜明宗时期（1546—1567年）尹春年以木活字版重刊此书时的跋文。最后又附有"腊月好合茵陈丸"

此书版式为白口本，双黑鱼尾。版框四周双边。每半叶约23.0×16.5公分。9行，行17字。

此书原刊本为1541年湖北襄阳刻本，早佚。上记朝鲜重刊活字本在日本有三处保藏。即：

1. 日本公文书馆内阁文库，其馆藏编号为："子42函，10号"。
2. 日本宫内厅书陵部。
3. 日本成篑堂文库。

四、《医眼方》　1卷，1册——又名《昆山顾公医眼论并方》（见此书首叶首行），《医眼方论》（见《医籍考》卷六十八引《国史经籍志》）。明·顾鼎臣撰（见此书卷末署名："昆山顾鼎臣述"）。卷首有未署名及年代的撰者自叙。卷末有"壬辰"岁（1532年，嘉靖十一年）屠应峻氏跋及嘉靖庚子（十九年，1540年）二跋均系宦绅患眼者采用此书医方获愈后重刊此书时所记。卷末又记有"庆州府（系明代朝鲜地名）开刻"数字。足征此书已有多种刊本。惟其初刊本已佚。复考顾鼎臣为明代弘治十八年（1505年）状元。故此书撰年约在16世纪初期，而于16世纪末朝鲜重刊者。

此书版式为上、下粗黑口本。双鱼尾。版框四周单边。每半叶10行，行18字。现此本收藏于日本公文书馆内阁文库，其馆藏编号为："子50函，12号"。

第三节　朝鲜木活字本

一、《医方集略》　7卷，7册——明·郭鉴撰。撰于1545年（嘉靖24年，乙巳）。卷末有撰者跋文。此书为朝鲜古活字刊本。其板式每版9行，行17字。现此本收藏于日本公文书馆内阁文库。其编号为："子42函，8号"。

第三章　中国古写本的中国医籍（明代写本）

一、《李濒湖抄医书》共5种，7卷——医学丛书。佚名氏抄。原题："明·李时珍（字濒湖）撰"（见台北·中央图书馆馆藏编目）。包括以下5书，即：

1.《濒湖脉学》1卷，1册。明·李时珍撰。

2.《百病论》1卷，1册。明·佚名氏撰。

3.《汤头》2卷，2册。明·佚名氏撰。

4.《珍珠囊药性赋》1卷，1册。明·佚名氏撰。

5.《药性赋》1卷，1册。明·佚名氏撰。

明（约16世纪中期）李时珍手书抄录。按，此书先后抄录五种医书，但无全书总名（“李濒湖抄医书”的书名系中央图书馆所拟）。也无扉叶、目录及序文。仅在全书卷首有“南雅堂”印章。卷尾即《药性赋》之后，有清代“嘉庆九年（1804年）甲子日陈念祖（字修园）题于南雅堂”的手书题记。原文即：“昔在都市以重金购得李时珍墨迹。此书计六种。世无传本。阅之明而又切。我子孙未可轻视，永远保之”。题记之后有“陈念祖印”及“修园”两印章。

此书版本无版框栏格及板心。每半叶10行，行23字。24.5×17.8公分。正楷墨书。现藏台北市中央图书馆善本书库。馆藏编号为：“06249”。（该馆所记此书版本作“清·乾隆间抄本”，显系据自陈念祖生平年代（1766～1832年）而定。但与陈氏跋文不符。系属误记，故今不从）。

又，以上九种医书中除第1种《濒湖脉学》，第4种《珍珠囊药性赋》外，国内均有多种传世刊本。此处不再讨论外，其余三种均未见国内书目收载。

二、《诀脉精要》　1卷，1册——此书即《黎居士简易方论》卷十二1卷的改用其卷名作书名而单独行世者。南宋·黎民寿（字景仁）撰。原书撰于1259年（开庆元年）。

此书无卷首序文及目录。封面记书名“《诀脉精要》全”。正文首叶第1行作：“《新刊黎居士简易方论》卷之十二”。第2行作“诀脉精要”，书中未记撰人名。卷尾记有二行文字即：“时龙飞天正二年，甲戌春三月十日书。时寓治下，大明国王月轩笔”。据此可知此本系明代时中国人王月轩寓居日本时所抄写，故用了日本天正二年的年号（即1574年）。

此书版式为白口本，无鱼尾。四周单边，有行格，每半叶8行，行15字。现藏日本公文书馆内阁文库。其馆藏编号为“403函，39号”。

又，以《诀脉精要》为书名（黎民寿撰）1卷的另一种日本抄本现藏台北故宫博物院图书馆中。与此本似属同一底本，惟尚待续考。

三、《十四经合参》　16卷，附卷1卷，共17卷——明·张权（字浩然，号知归子）据元·滑寿（字伯仁）《十四经发挥》增补改编（原题“参”字）。此书撰成于1640年（崇祯庚辰，据卷尾记文）。卷首有凌义渠氏叙（即序，未记年代），凡例及目录。

此本系17世纪初明人用墨笔书写。其版式为白口本，上白鱼尾。象鼻处题书名《十四经合参》，版心记卷数及卷名简称。版框单边。每半叶20.8×14.0公分。9行，行9字。

现此本藏于日本公文书馆内阁文库，其馆藏编号为：“403函，107号”。

第四章　国外古写本的中国医籍

第一节　日本安士桃山时期写本（16世纪后期）

一、《丹溪秘传方诀》　10卷，1册——明初（约14世纪后期），佚名氏（系朱震亨［字彦修，号丹溪］弟子或传人）撰。卷首无扉叶、序文。有目录。卷末有明·成化十一年（1475 年）张应鹏初刊此书时的跋文（即“书后”）。据此书多处均引有“戴曰”字样，而“戴”乃朱丹溪弟子，系元·明间人（1405 年卒）。故此书撰成约为 15 世纪初。惟此书在国内久已失传。但很早即传入日本。据 1574 年（日本天正二年）曲直濑道三《启迪集》一书引用书目（即“所从证经籍”）中已引有《丹溪秘传方》之名。惟该书名中无“诀”字，也未记撰人及卷数。今据王铁策考证此种《丹溪秘传方诀》的内容，知其应为《丹溪秘传方》一书的节略本（其说见本条附录）。

此书版式为白纸墨书，正文外侧附日文假名旁注。无版框行格。每半叶 24.2×17.2 公分。12 行，行 21～24 字不等。

此书抄录年代，据卷末张应鹏跋文上方的有日人眉注：“和の庆长八迄，一百二十九岁”。日本庆长八年即 1603 年，上距 1475 年刊刻此书时恰符 129 年之数。可知 1603 年也即此书由日人据明刊本抄录之年，相当日本的安土·桃山时期。

现此日抄本收藏于日本宫内厅书陵部中，其馆藏编号为：“558 函，49 号”。

又，与此本内容全同的另一日本抄本现收藏于日本大阪府立图书馆。但在书名之后增“拔萃”二字。即《丹溪秘传方诀拔萃》，其馆藏编号为：“629 函，180 号”。

［附录］：《丹溪秘传方诀》应系《丹溪秘传方》节本的考察：王铁策谓：“考成化本跋云，本书‘证下有论，论下有方，辞虽简略，包括无遗’。而日抄本所择病证之下，往往遗其详论，仅抄其病机、论治的要言。又如，本书五卷‘食决’门下有‘方在妇人门食积条下’的注文，然日抄本的妇人门并无食积条。可证日抄本不但证论简略，条目取舍亦有选择”。

第二节　日本江户前期写本（17 世纪——18 世纪初期）

一、《活人心统》　4 卷，2 册——明·吴球（字菱山）撰。卷首有此书初刊本的嘉靖十八年（己亥，1539 年）郑临序，“医之可法”（未署撰人名），撰者画像（此复抄本缺画像），张敦仁序，陈莘所撰像赞（1539 年）及目录。

此书原刊本已佚。现存此本为日本江户初期（17 世纪）日本墨笔抄本。其版式为上、下粗黑口本。上、下花鱼尾。版框四周双边，每半叶 22.8×17.0 公分。10 行，行 20 字。乌丝栏印行线。现此本保藏于日本公文书院内阁文库，其馆藏编号为：“301 函，148 号”。

二、《杂病治例》　1 卷 1 册——明·刘纯（字宗厚）撰。卷首有 1479 年（成化己亥，十五年）萧谦氏序文，题为：“兰室集——医家十要”的医学箴言 10 条，“兰室誓戒”4 条及 1411 年撰者写的有关医术戒律的二首诗。此本系 17 世纪初日本江户时期日本抄本。现存日本公文书馆内阁文库。其馆藏编号为：“303 函，236 号”。

第三节　日本江户中期写本（18 世纪初期——后期）

一、《（新刊）风科本草治风药品》　1 卷（原书 3 卷，残存卷上）1 册——又名《风科本草》。金·赵大中等撰。原刊于 1306 年（元·大德十年）。此书原系配合赵大中等氏撰写的《风科集验名方》一书而作。但未见传世刊本。十九世纪时在日本尚存有此书的江户时期抄本（见涩江全善《经籍访古志》），但现在收藏于日本内阁文库中的只有卷上 1 卷抄本。此书卷首所记的撰者姓名有赵大中“编修”，赵子中“传习”及赵素“补阙”等字样则全袭自赵大中等氏的《（新刊）风科集验名方》一书各卷首叶。

此书卷首的序文，题记有阎复序，“大德十年刘世荣锓梓”，安庆氏序，赵素氏叙，杜

（道）坚序，元好问“皇极道院铭”等内容也全与《（新刊）风科集验名方》相同。

此书版式：无版框栏格。墨笔书。每半叶10行，行约20字不等．现此本藏日本公文书馆内阁文库，其馆藏编号为：“304函，797号”。

二、《明目直指》 3卷，1册——又名《（新刊）太医院秘传明目直指》（见各卷首叶首行），《世医秘传明目直指》（见扉叶），（《秘传明目直指》（见《医籍考》卷六十八）。明·佚名氏撰。扉叶有“闽山梓行”字样。各卷首叶记有：“江邑，荣阳，瑶峰改误”。及“书林刘氏闽山梓行”二行文字。可知此书原有刊本行世，但已早佚。此本乃据原刊本的日本江户时期抄本。卷首有佚名氏的“始授仙方梁翁序”（未记年代）及“续授眼医梁梅仙序”（末署：“时在嘉太（泰）甲子仲春”即1204年）二文，前序中谓此书系出自仙传，非凡人所撰。显属伪托。全书无目录，也无版框行格。每半版8行，行17字。现此本收藏于公文书馆内阁文库，其馆藏编号为：“304函，163号”。

三、《医学集要》 5卷，5册——明·闵道扬（字守泉）撰。约16世纪顷成书。此本系在18世纪中期日本江户时期抄本。现收藏于日本公文书馆内阁文库。其馆藏编号为：“303函，8号”。

按：此《医学集要》全书五卷本为明·闵道扬撰。与此书名相同的另一种《医学集要》全书九卷本为清·朱凤台撰。系同名异书。后者也属国内失传，有待回归医书。

四、《保童水鉴》 1卷，1册——明，撰者佚名。约14世纪（元、明间）撰。现存18世纪顷的日本江户时期抄本。按，此书未记刊行年代及序、跋。今据此书中所引钱氏、东垣、巢氏、杨氏、陈氏等名知为宋以后人所撰。现此本收藏于日本公文书馆内阁文库。其馆藏编号为：“304函，33号”。

五、《针灸集书》 卷上，1册——明，杨珣（字恒斋）撰。卷首有1512（正德7年）自序，同年刊行。原书共有上、下二卷。现此本系18世纪顷（日本江户时期）抄本，但只有卷上。收藏于日本公文书馆内阁文库。其馆藏编号：“304函，275号”。

按，此书国内只有中国中医科学院图书馆藏有此书的朝鲜复刊本，但只仅存卷下。恰好可以互相补齐。

六、《神农黄帝真传针灸图》等二书合刊。共2卷——合刊本医书。包括下二书：

1.《神农黄帝真传针灸图》1卷，撰者佚名。

2.《神农黄帝真传针灸经》1卷，撰者佚名，以上二书合订为1册。为同一种著作的姊妹篇。

此书初刊于明·嘉靖十八年（1539年）（据日本京都大学图书馆所藏本书卷末所刻记文）。惟此书的原刊本已佚。现在所存者只有日本江户时期的两种抄绘本。分别收藏于日本公文书馆内闽文库（馆藏编号为：“304函，279号”）及京都大学图书馆。

此书的著作年代，据书中“针灸图”第十五图图说，有“《窦大师针经》名百劳穴”的记述，说明成书是在金、元以后。

七、《外科纂要》 3卷，3册——又名《外科纂要经验良方》（见各卷首叶首行）。明·王大纶（字怡冈）撰。具体撰年不详。约成书于16世纪。各卷卷首有目录，但无序跋。此本系日本江户中期（18世纪）抄写，但未记抄写者及年代。书中无版框行格。每半叶10行，行16字。正文之旁有日文假名旁注。

现此本收藏于公文书馆内阁文库。其馆藏编号为：“子49函，15749号”。

八、《槐荫精选单方》　4卷，2册——又名《槐荫精选效方》（据刘醇序），《槐荫单方》（据卷一首叶首行）。明・王廷璲撰（按，此书中未记撰人名，现据卷首刘序）。成书于1419年（永乐十七年），卷首有永乐十七年刘醇序。序后为目录。在目录之前记有下列文字："此书凡例：前序二幅，次目录一幅，次书四卷。曰：浮一。曰：沉二。曰：升三。曰：降四（按："浮"、"沉"、"升""降"即卷一、卷二、卷三及卷四的卷名代称）。后序一幅。"但现存本仅序文一幅，且脱后序。

现存此书为日本江户中期（约18世纪）抄本。无板框。每半叶11行，行24字。但抄者不详。系收藏于日本公文书馆内阁文库者，其馆藏编号为："305函，125号"。

又，将今存本内容与目录对照时，在卷一最后"翻胃门"之末，与卷二首叶"虚劳部"之间尚有1~2脱叶。

九、《血症全集》　1卷（原书未分卷）——明・孙光裕（字太初。号浮碧主人，浮碧山人）撰。约撰于17世纪中旬（据王铁策考证：此书撰者另有《太初脉辨》一书，系1635年（崇祯乙亥）刊行者。该书沈绳炽序中曾提到本书撰者尚有拟待付梓的"病机、本草"等书。而本书的撰者自序中也提到："故集失血病机、方脉、本草一部。"故可知即系指此书而言）。卷首有沈绳炽序（未记年月），"失血小引"即撰者自序。未记年月。此后即此书本文。

在本文首叶所记撰者姓氏即："禹航，孙光裕，太初甫集著。友人沈应辰，期生甫校正"。

此书系日本在江户时期（约18世纪）抄本，抄者未记人名。抄本无版框行格。每半版8行，行20字。

现此书藏日本公文书馆内阁文库，其馆藏编号为："301函，92号"。

十、《胎产救急方》　1卷，1册——元・李辰拱撰（字正心）撰。卷首有1318年（延祐五年）撰者自序，无目录。据自序此书原有刊本行世，但现仅存日本江户时期抄本三种，均收藏于日本公文书馆内阁文库中，其馆藏编号分别为：

1. "303函，233号"（每半叶10行，行22字）
2. "303函，227号"
3. "303函，247号"

第四节　日本江户后期写本（18世纪后期——19世纪中期）

一、《山居便宜方》　16卷，4册——又名《（新编）山居简要医方便宜》（见各卷卷首首行）。明・熊宗立（名均，以字行。又字道轩，号勿听子）撰。成书于1441年（明・正统六年）。卷首有明・景泰辛未（二年，1451年）丘福氏序文及正统六年（1441年）熊宗立自序。

此书系日人用白纸墨书抄录，无版框栏格。现存日本江户末期1792年（宽政四年）丹波元简（原书作"栎窗主人"，系其别称）手抄此书后的跋文。

二、《温证语录》等二书合订。共2卷——合订本医书。包括以下二书：

1. 《温证语录》1卷。又名《会讲温证语录》（见首叶第一行）。清・喻昌（字嘉言）撰。

2. 《伤寒答问》1卷。又名《答杭州程云来伤寒十六问》（见首叶第一行）。清・喻昌撰。以上2种合订为1册。

以上二书原撰于1719年（清·康熙五十八年，己亥）。此为日本江户末期（文化辛未，1811年）丹波元坚抄本。现藏日本公文书馆内阁文库。其馆藏号为："304函，194"。

按，上记二书均系喻昌教授弟子的医论。丹波元坚在抄录此二书后的跋文中云："右书二卷。西昌，喻昌著。喻所著有《医门法律》，《尚论篇》，《寓意草》。而《语录》一书未见现行。如《答问》，《尚论》载之，犹少一问。友人小岛亨卿以其此二书并刻本见贷。因手抄一本，且自装订，以藏于家"。今考之国内各图书馆所藏《尚论篇》版本多达数十种。均未见附刊此二书。惟沈阳医学院图书馆藏有乾隆七年（1742年）葵锦堂刻版一种附有：《会讲温证语录》及《伤寒问答》（与丹波所记"答问"二字互易）二种。是否完整，尚待续查。

以上二书的版式均为白口本，无版框栏格及版心。墨书写录。其中《温证语录》为每半叶8行，行19字。《伤寒答问》为每半叶9行，行20字。

三、《方以类聚》　50卷，目录1卷，54册——又名《类聚方》（据自序首行）。清·张勇（字飞熊）撰（此书撰者原题："关中飞雄"撰。按，"关中"为陕西的代称。"飞雄"为张勇之字（系据丹波元胤《医籍考》卷六十四考证引《托素斋集》）。卷首有1677年（康熙十六年）自序。但末记刊行者（原书是否曾刊行。不详）。卷末有1803年（日本享和癸亥）丹波元简氏抄录此时所撰跋文及1826年（日本文政丙戌）丹波元胤氏的附记。

此日本抄本系用无版框行格的白纸抄录。每半叶8行，行21字。现此本收藏于日本公文书院内阁文库。其馆藏编号为："305函，172号。"

［附］丹波元胤对本书撰人的考证：《医籍考》卷六十四，"张雄《方以类聚》条："飞雄氏未详何人。自序称：'连年同诸将士以野为家，以幕为宇'，知是武职而非医家也。近阅黎士弘《托素斋集》，有'赠将军张飞雄诗'当是其人"。

四、《全婴方论》　23卷（缺卷一、卷二），8册——南宋·郑端友撰。约撰于12世纪末。1819年（日本文政二年）日本据宋刊抄本。书末有丹波元胤于文政三年跋文。这是一部具有历史珍贵价值的儿科著作。在国内失传已久。现此本收藏于日本公文书馆内阁文库。其馆藏编号为："303函，267号"。

五、《扶寿精方》　2卷，2册——明·吴旻撰。撰于1534年（嘉靖十三年）。卷首有同年撰者自序。1566年（嘉靖丙寅，四十五年）初刊。1577年（万历丁丑，五年）再刊（均据此书卷首1577年徐栻序）。但以上各刊本均已不存。现存此本系1821年（日本文政四年）的日本抄本。其卷末有日本丹波元胤的题记。今收藏于日本公文书馆内阁文库。其馆藏编号为"304函，213号"。

六、《医学管见》1卷，1册——明·何瑭（字粹夫，号柏斋）撰。此书是何瑭所撰《柏斋文集》（又称《伯斋集》，或《何文定公柏斋集》系诗文集著作卷十的卷名），经日本医家全文抄出单独成书者。卷首有1534年（嘉靖甲午）撰者自叙。卷末有日本福井榕亭于文政辛巳（1821年）据1554年（嘉靖甲寅）明刊本抄录此书后的题记。

此书版式为白口本，上黑鱼尾。书口下方有"时习居"三字。版框四周双边。每半叶10行，行22字。现此本收藏于日本公文书馆内阁文库。其馆藏编号为："子301，131号"。

七、《黎居士简易方论》　原书12卷，现存日抄本11卷（卷一至卷十一）——南宋·黎民寿撰于1259年（开庆六年）。

此日本抄本的抄录年代系在江户时代后期的1831年。迄19世纪后期日本涩江全善在《经籍访古志》卷八所著录的此书书目也只存有卷一至卷十一之数。

此本卷首的序文有五。依次是1. 南宋·景定元年（1260）包恢序。2. 景定元年的陈宗礼序。3. 景定元年邓埛序。4. 开庆己未（1259）冯梦得序。5. 景定元年陈谦亭序。序文之后为卷一至卷十一的目录。此后即各卷本文。在卷十一之末记有："天保辛卯（二年，1831年）二月十五日读毕。（丹波）元坚识"。

此本的版式系无版框行格者。每半叶12行，行21～22字。正文上方间有眉注。

现此本收藏于日本公文书馆内阁文库，其馆藏编号为："305函，46号"。

八、《明堂人形图》二幅——唐·甄权撰。甄权为七世纪（唐初）名医。此系其所绘之图的日本佚名氏影摹本，影摹时间为1840年（天保十一年）。至于原本今已不详其所在。此摹本现藏日本东北大学图书馆（见《东北大学汉籍书目·第六·医家类》）。

九、《婴儿病证幼幼方论》 10卷，2册——南宋·郑惠卿撰。按，此书仅存日本抄本一种，但此抄本前后所记书名达9种之多。现将其陈列如下，以供参考。

1.《诸家集议婴儿病证幼幼方论》（见目录首行及末行）。

2. 在上记书名1的全称"集议"之后增入"经验"二字（见卷七首叶首行及卷九首叶首行）。

3. 在上记书名2的全称中将"幼幼"二字改为"活幼名方"四字（见卷八首叶首行）。

4.《编集诸家婴儿病证活幼方论》（见卷一首叶）。

5. 在上记书名4的全称中将"活幼"二字改为"幼幼"二字（见卷二、三、四、五、六、七的首叶首行）。

6.《编集诸家集验婴儿病证幼幼方论》（见卷六书尾末行）。

7.《编集诸家辨论婴病证幼幼名方》（见卷七书尾末行）。

8.《幼幼方论》（见日本抄本的此书下册［原记作"坤"字］扉叶）。

9.《婴儿病证幼幼方论》（见此书封面书签）。

此书卷首有东山老民序（未记年代）及初刊此书时（即1254年，宝祐甲寅，二年）郑金氏序。序后为"引用诸家名方"的引用书目，共36种。其后即全书目录及本文。

卷末记有："天保甲辰（十五年，1844年）孟春之月誊录平安。畑柳平家藏旧抄本"及"刘元佶谨写"字样。抄写者刘元佶也即多纪元佶氏，为多纪元胤之子。盖日本多纪氏家族的远祖为中国汉献帝的后代赴日定居者，故其后裔也自称刘姓。

此本无板框行格，每半叶10行，行10字。现收藏于日本公文书馆内阁文库。其馆藏编号为："子303函，269号"。

十、《续易简方脉论》 1卷，1册——南宋·王暐（字养中）撰。此书原撰于1244年（南宋·淳祐甲辰，四年。据此书赵希邇氏跋）。但只存日本丹波元坚氏在日本江户末期，即公元1853年（嘉永癸丑，六年）的日本影宋抄本一种。此本原缺扉叶及序文。目录也缺其前部。卷末赵氏跋文只存最后二行文字。此书版式为白口本，左右双边。书口无鱼尾。每半版8行，行18字。《经籍访古志》卷八曾载此本，谓其每半版高七寸二分，横五寸五分。

此本卷末有1853年丹波元坚氏跋，称其系据自影宋本所誊录者。

现此本收藏于日本公文书馆内阁文库。其馆藏编号为："203函，12号"。

［附录］关于"易简方"的书名、作者与时代。

《易简方》原书共1卷，系1191年南宋·绍熙二年王硕（字德肤）在陈言《三因极一病证方论》（1174年，淳熙元年）基础上选修而成。但此后不久在宋、元之际即相继出现了多种以"易简方"三字作为书名的著作。为了理清源流脉络，避免混淆，有必要在这里加以梳理。

首先是在1243年（南宋·淳祐癸卯，三年）施发（字政卿）撰《续易简方》6卷（见施氏自跋）。

其后（具体年代待考）卢祖常氏（号砥镜老人）撰《续易简方（论）后集》5卷（此书又名《易简纠缪方》。此书后多与施发之书合刊，因而又称施书为前集。

在1244（南宋·淳祐四年甲辰）王暐（字养中）撰《续易简方脉论》1卷（撰年见该书赵希邏氏跋）。

此外，南宋时尚有三书。其一为孙志宁氏撰《增修易简方》一书，卷数不详。卢祖常曾记有此事，故其撰年应在卢书以前，惟该书已佚（见《医籍考》）。

其二为《校正注方（真本）易简方论》）三卷，其撰者与具体年代均不详（见《医籍考》）。此书据《宋以前医籍考》所记有1748年（日本宽延元年）以后有三种日本刊本及一种日抄本。但国内尚未见刻。

其三为黎民寿（字景仁，号称黎居士）撰《黎居士简易方（论）》11卷。惟此书名称为"简易"，不作"易简"。但此书也撰于南宋后期，刊行于1260年（景定元年）。而《本草纲目》在引用此书目时即误记为《黎居士易简方》。由于黎氏此书与上记"易简方"著作系统有别。故这里特别予以提出，以免混淆。

总括以上各书目前尚传世者有：

王硕《易简方》

施发《续易简方（前集）》

卢祖常《续易简方后集》。以上三书国内个别图书馆（包括国家图书馆、中国中医科学院图书院等）均可看到其日本或清末刊本。

但王暐的《续易简方脉论》尚不见于国内收藏者，只见有日本古写本。故也属这次回归的书目对象。

至于《黎居士简易方》一书同样在国内无存。当然也属此次回归之列。

第五节　日本江户时期辑本

一、《神巧万全方》（辑本）（原书12卷，残存10卷。缺卷二、卷三）10卷，8册——北宋·刘元宾（字子仪，号通真子）撰。撰于11世纪后期（根据本书"诸痢门"记有"熙宁四年［1071年］予亲老在邵阳"。以及刘元宾1076年撰《脉诀秘旨》、1090年撰《补注王叔和脉诀》的年代估定）。日本·丹波元坚据《医方类聚》所引此书佚文辑成此书12卷。在辑本之后原有丹波元坚跋文，记明辑佚过程（见《医籍考》卷45）。惟现存此本已脱失卷二、三两卷及丹波氏跋文。更无序文、目录及辑者姓氏。仅在各卷之首记有"宋，刘元宾撰"数字。

第三篇　现已争取回归的亡佚中国古医籍内容特点考察

第一章　《内》、《难》类著作

一、明·何柬《难经本义补遗》　2卷（1569年）——此书为明代何柬《医学统宗》（丛书）的第一种。现存1569年刊本。其内容系将元代滑寿氏的《难经本义》（原撰于元末。一说：撰于1361年，即元·至正二十一年）一书进行了补充注释。书中在《难经》的每条经文之后先以“滑氏曰”的标题列出“滑注”，次以“一阳曰”的标题列出何氏注文。何注除作了个人补充发挥外，也间或对滑注提出了异议。

二、明·佚名氏《素问逸篇》　1卷（1636年）——此书是明代施沛《灵兰集》（丛书）的第二种。据其卷首商梅氏序，此书系施沛氏受传于某羽士（佚名）之手者。谓：可以补足《素问》一书所亡失的部分。全书共两篇。其一为“注源篇”，记有黄帝与雷公问对医理。其二为“本征篇”，记有黄帝与岐伯问对医理。各篇首列本文，次记注文。但未记撰注者姓名。

按，这是一种与元、明以后在多数《素问》刊本之后附刊的《素问佚篇》（又名《素问亡篇》。其内容包括“刺法论篇第七十二”与“本病论篇第七十三”）书名相同但内容全异的另一种补佚《素问》的古籍。但由于此书刊行量甚少，故世鲜知者。

第二章　脏象类著作

一、元·王好古《伊尹汤液仲景广为大法》　4卷（1294年）——此书是以脏象理论与脏腑辨证为主的著作。卷1绘制了“腑脏正面图”，“腑脏背面图”，同上的左、右侧面图，“五脏系与心相通图”，“气海膈膜图”，“脾胃胞系图”，“阑门水谷泌别图”，“肾、命门、小肠、膀胱图”，“两手六脉大要会”图及“三焦旁通图”等。每图之后均加以论说。

卷2为“七方”，“十剂”，“四气”，“用药气味”，“流湿润燥”，“标本”，“八法”，“体常有变”，“人身气交”等论。“气味薄厚寒热阴阳升降”等6图以及论述用药法的4篇。

卷3分别论述肺、大肠、胃、脾、心、小肠、膀胱、胞、肾、心包络、三焦、胆、肝等十三脏腑脏象与病机。以及奇经八脉的循行、主病等。

卷4论述了“诸气”、“痈肿”、“水气”、“五积”四病的辨证治疗。

[附记] 关于本书书名的取义，据钱曾《读书敏求记》云：“《伊尹汤液》散见诸书。医家未睹其全。（张）仲景独能广而行之。古赵王好古复纂成此书，又为仲景之功臣矣”。

二、元·王履《小易赋》　1卷（约14世纪中）——此书为歌赋体。论述了有关人胚生成及全身各部结构方面的内容。

三、明·施沛《脏府指掌图书》　1卷（17世纪中期）——此书是明代施沛《灵兰集》（丛书）的第二种。卷首有施氏的“内景题辞”，凡例及目录。全书目录包括以下各部分：

"脏腑总说"，"脏腑位次"，"黄庭内景秘要"，"内景全图"，"内景正面全图"，"内景背面全图"，"鼻口通喉咽说"，喉咽分脏腑说："喉咙通五脏说"，"肺脏图说"，"心脏图说"，"心主图说"，"脾脏图说"，"肝脏图说，"肾脏图说"，"咽嗌通六腑说"，"胃腑图说"，"小肠图说"，"大肠图说"，"胆腑图说"，"膀胱图说"，"三焦图说"，"肺以下左侧图说"，"肺以下右侧图说"，"五脏系与心相通图说"，"膈膜图说"，"脾胃包络图说"，"大小肠会为阑门说"，"命门图说"，"大小肠膀胱系说"，"髓海说"，"血海说"等论说及图像，其中图像部分多本自北宋·杨介氏根据实地解剖图所编绘的《存真图》"原本"及王好古的《伊尹汤液仲景广为大法》等书。在本书的论说部分除引述《内》、《难》、《太素》、《中藏经》、《内照图》、《甲乙经》、《黄庭内景》等论述外，还引述了《存真图》、《伊尹汤液仲景广为大法》、《人镜经》、《图书编》等宋元明有关脏腑解剖的图论的内容。是明末时期论述中医解剖学的一部集成性的著作。

第三章　本草类著作

一、金·赵大中等《（新刊）风科本草治风药品》　原书3卷，残存1卷（1306年）——此书仅存卷上1卷。其内容首先是"古今医经本草"一篇。文中主要记述了北宋以前的20种重要本草著作的名称及简要内容。此后即分节写列360种属于风科疾病的病证。这些病证依次是："治一切风"，"治诸风"，"治风"，"治暴风"，"治久风"，"治肝肾风"，"治肝肺风热"……等。在各节中均节录古本草中有关治疗该病药物的功效并记明出处。

由于原书本为三卷，而卷中、下均佚，故估计后二卷的编写体例仍系沿袭此卷，属于风科范围的其他各种病证名称分别列出篇节，并在相关各节的中再叙引其所主治的药物。

二、明·郑宁《药性要略大全》　10卷（1545年）——此书卷一为药物总论部分，包括"诸品药性阴阳论"，"用药阴阳法象"，"古人服药法"，"手足三阴三阳明训图"……等18节及"药性赋"。卷二至卷十分论每种药物，并将药物粗略的分为四类。即：草木花卉部（卷2—7，462药）。金石贝壤部（卷8，101药），人部（卷9，22药）及虫豸禽兽部（卷10，164味），全书共载药749药。每药均分记其功效、主治，诸家治述及撰者的见解按语。

三、明·梅得春《药性会元》　3卷（1595年）——此书共收载药物560种，即卷上为"草部第一"载药194种。卷中有"木部第二"，载药89种。"菜部第三"，载药22种。"果部第四"，载药31种。"米谷部第五"，载药21种。卷下有"金部第六"，载药11种。"玉石部第七"，载药61种。"人部第八"，载药17种。"禽部第九"，载药17种。"兽部第十"，载药20种。"虫部第十一"，载药47种。"鱼部第十二"，载药21种。附蛇类药9种。每药均记其性味、主治，或记其"制法"等项内容。

四、明·龚居中《食物宜忌》　2卷（1630年）——此书为食疗本草著作。全书将食物分为8类。其中卷一有水类（包括35种可食水类），谷类（包括3种谷物）。菜类（包括69种蔬菜）及果类（包括26种水果）。

卷二有兽类9包括38种可食兽类。禽类（包括43种可食禽类）。鱼类（包括5种可食鱼类）及味类（包括31种调味类）。书末附有"妊妇食物所忌"一文。

五、明·施永图《山公医旨》　6卷（包括"脉诀类"1卷，"食物类"5卷）（17

世纪初）——此书前部的脉诀类原称为："本草医旨脉诀类附卷一"。其内容包括"诊脉秘诀"，"取脉法"，脉诊图（6 幅），脏府图（14 幅），"诊脉秘旨"，"诸脉要诀"（分述 33 种脉象及 7 首歌诀），"怪脉类"，"妇人脉法"，"小儿脉法"，"诸病宜忌脉"，"八风宜避"，"病机赋"，"辨症秘旨"，"药性赋"，"用药秘旨"。

此书后部的食物类，原称为"本草医旨食物类卷一（至卷五）"。其内容包括卷一为"食物要诀'，系综论食物宜忌之法，包括"饮食禁忌""服药食忌"等 22 段。卷二至卷五共收载食物药 574 种，分为八类。其中卷二水类 47 种，五谷类 72 种，蔬菜类 137 种。卷三果类 99 种，禽类 67 种。卷四兽类 71 种。卷五鳞类 58 种，介类 23 种。每种食药均个别论述其性、味、良、毒及药用功效、主治，并附有相应方剂。

六、明·郑二阳《药镜》10 卷　（19 世纪初）——此书为药学专书。全书 10 卷，每卷为一部（不计该部药物多少）。共收载药物 318 种，其中卷一金石部 24 味，卷二木部 59 味，卷三谷部 14 味，卷四菜部 16 味，卷五果部 23 味，卷六禽部 4 味，卷七兽部 16 味，卷八虫部 24 味，卷九人部 5 味，卷十草部 133 味。

书前无总论，各药亦不分项。每药条下，均选录前代本草中有关药物性味、主治产地、用药机理与配合用药法等方面内容，并冠以出处。所引诸家，有《药性论》、《（本草）图经》、《（本草）衍义》、日华子、张洁古、李东垣、朱丹溪、王海藏、李时珍等明以前主要本草著作。所选内容大都简要。

此书在引述前人本草的同时，对前人的某些疑误记载也多提出自己的见解。

此外，郑氏本人的按语多是针对临床用药而发的，旨在提醒医家用药应注意的某些方面。

七、明·佚名氏《药性赋》　1 卷（明代，约 16 世纪中期）——此书是《李濒湖抄医书》的第五种。学医歌赋著作。此书前面大部分将常用药物分为草部，木部，果部，谷部，菜部，金石部，土部，人部，兽部，禽部及虫鱼部等 11 部。在各部每种药物中均分别编成一赋，说明其功效主治。此书后部附以另散的用药歌赋，包括"炮炙去毒"，"药有六陈歌"，"妇人妊娠忌用药歌"……等 14 首。

第四章　针灸类著作

一、唐·甄权《明堂人形图》二幅（7 世纪）——这是现存最早的一种针灸人体经脉经穴图的影摹本。系由表（人体正面）、里（人体背面）二幅所组成。

二、明·佚名氏《针灸捷径》　2 卷（约 15 世纪中期）——针灸专著。卷上首载头部正、背面经穴二图，其次为针灸禁忌及取穴法，再次为"仰、伏、侧面图"（此本只存标题），再次为头部（此本脱头部一行全文及二行之首）、面部、颈项部、肩部、背部、膺部、腋部、腹部、胁部的经穴名称、部位及针灸法。最后为手六经（肺、大肠、心、小肠、心主、三焦），足六经（肝、胆、脾、胃、肾、膀胱）在四肢部的经穴名称，部位及针灸法。

卷下为各种病症的针灸取穴法，共 168 种病症，每病之后均绘有 1—2 图标明所应取的穴位，并记明其部位与针灸法。具有图谱性质。

三、明·杨珣《针灸集书》　卷上（1512 年）——此书在日本内阁文库仅存卷上，其内容首为"腧穴治病门类"。分为中风、中风不语、口眼喎，偏枯、口瘖症、舌强、吐舌、手指挛、脚气、虚损……等77种病针灸穴位及针灸法。其次为各种针灸歌赋及取穴法。

此外在中国中医科学院图书馆仅存卷下。其内容有手足十二经并督、任二脉俞穴、十四经脉经穴图等。可互相配补。

四、明·佚名氏《神农皇帝真传针灸经》 1卷（1539）——本书是专论以灸法为主的通论性著作，其间也兼采用了某些方剂的配合治疗，其内容是：

“九部人神”，“十二部人神”，“四时人神”，“十干日人神”，“十二日人神”，“针灸吉、凶日”，“男女忌日”，“逐岁尻神”，“天医药日”，“逐月血忌日”及“火雷针”等。

其次大标题为：“计开病源灸法”其中包括中风不语灸法，祛风如圣散（内服药方），瘫痪，头风眼，心气病，疝气，眼疾，耳聋，痞气等29种常见病症的灸穴、灸法，或简便药方。

原书系与佚名氏《神农皇帝真传针灸图》的合刊本。

五、明·佚名氏《神农皇帝真传针灸图》 1卷（1539年）——本书是一部专用灸法辨证取穴的图谱著作。其目录列出书中各段所治病症名称。主要有：

头风、偏头风、脑后风、满头顶心疼、顶心疼等内、儿科病证（妇科仅1条）共89条目。正文绘有人体穴位图22幅、共列90穴名及解说89条。排列大致按手足六经（但无前后规律）、督脉（本书讹作肾脉）、任脉顺序，图示第一至十五描绘的是成年男性穴位图，第十六至十九描绘的是成年女性穴位图，第二十至二十二描绘的是小儿穴位图。除第二十图外，每图均只绘四个穴位及四条解说。书中对于每种病症的取穴仅取少数要穴，充分反映了撰者临床经验的概括。

原书系与佚名氏的《神农皇帝真传针灸经》合刊本，也是相互配合之者。

六、明·何柬《治病针法》 1卷（1569年）——此书为明代何柬《医学统宗》（丛书）的第二种。系刺针法专著。其卷末所记书名为：《医学统宗针经》。据撰者在卷首的引文，此书系依据《难经》第62难至81难所论述的针法内容加以演绎发挥而成。其中包括各种刺针补泻手法及子午流注，“八穴主治病证”等。其次为何氏自撰的两篇论说，即“九针十二原天人心法”及“九变刺十二经刺五藏刺心法”。系将《内经》有关针灸理论精髓，作以解说的内容。再次为引自《医经小学》的针法歌，针灸禁忌，以及引自《十四经发挥》的十四经图及各经经穴部位歌。

七、明·佚名氏《铜人针灸全书》 2卷（1584年）——此书系在明·三槐堂刊本的《（太医院校正）万应膏徐氏针灸钱书》（两层楼本）第2册的下层所收载。此书又分为上、下两卷。其内容，卷上有：“十二经脉歌”，“十二经本一脉歌”，“经穴起止歌”，“经穴气血多少歌”，“禁针穴歌”，“禁灸穴歌”，“血忌歌”，“逐日人神九宫尻神”，“太乙人神”，“孙思邈针十三鬼穴”，“长桑君天星秘诀”，“马丹阳十二穴”，“四总穴”，“千金十一穴”等歌，“窦文真公八法流注”，“灵龟八法”的图及歌。周身折量法，头部及侧头穴取穴图。以及此书特有的所谓“金台太医院秘传”的“眼目之图治法”，其中包括对青盲内障，黑苍内障，晴明冷泪，内生障，目内外障，眼目昏花等病的取穴法及图。

卷下为侧胁部穴图，“杂病大寒大热”，“六脉俱无，腹内胀满，一切泻肚，水肿黄肿，霍乱吐泻，心气疼痛，脚气……等病症以及妇人闭经，乳痈肿痛等病的针灸法及若干图像。

此书虽冠以“铜人”之称。但与针灸铜人无涉。

八、明·佚名氏《(太)医院秘传明堂铜人灸穴法》 1卷（1584年）——此书系在明·三槐堂刊本的《（太医院校正）万应膏徐氏针灸全书》（两层楼本）第2册之末所附者。内容有：“点穴论”，“艾炷大小”，“壮数多少”，“灸疮”，“四花六穴”，“膏肓穴”，“骑竹马穴”，“灸心气法”以及记有徐书元之名的“小儿杂病灸法”（系小儿病针穴及主治等）。

九、明·佚名氏《徐氏针灸全书》 2卷（1584年）——此书系在明·三槐堂刊本的《（太医院校正）万应膏徐氏针灸全书》（两层楼本）第1册的下层所收载。此书又分为上、下两卷。内容主要以针灸歌赋为主。卷上包括：“金针赋及序”，“周身经穴赋”，“穴名有二、有三、有四、有五、有六”，“通玄指要赋”，“席弘赋”，“灵光赋”，“流注指微赋”，“标由（幽）赋”等。卷下包括：“标由赋续”，“论子午流注之法及歌”，“按时定穴之图”以及“十二经流注之图”等。

按：此书显系托名明代针灸家徐凤氏而题书名者。其内容也多系据自徐氏的《针灸大全》一书。

十、明·徐凤《徐氏家传针灸捷法大全》 6卷（1585年）——此书内容基本与通行的徐凤《针灸大全》相同，都是六卷本。惟此书的卷三与该书卷五相同，而此书的卷五与该书的卷三相同，且通行本的撰者姓名也无窦太师（汉卿）之名。至于此书虽系该书的复刊改名本，但书中个别体例部分略作改动，故可作为版本之一。

十一、明·吴文炳《（吴氏家传神医秘诀尊经奥旨）针灸大成》 4卷（约16世纪末）——卷一首为“针灸总论”一文。次为正面及背面的头颈部经穴图各1幅，正面及背面的躯干部经穴图各1幅，全身脏腑图1幅及肺、大肠、脾、胃各经脉经穴及脏腑图说。卷二为心、小肠、肾、膀胱各经脉经穴及脏腑图说。卷三为肝、胆、心包、三焦各经脉经穴及脏腑图说。卷四为督脉、任脉及经外奇穴图说，针内障歌，针小儿杂病要穴，望诊法，左、右手部图说及（针刺）“手法仙诀”等。

十二、明·施沛《经穴指掌图书》 1卷（1639年）——此书是明代施沛《灵兰集》（丛书）的第三种。这是一部专门论述人体全身经穴部位与证治的著作。书中除分编有十二经脉孔穴循行部位图及周身骨度名称图外，还特意采取用每木版二叶或三叶以横式连续排版的方式绘制了大型的全身正面及背面“人身经络全图”，籍以代替一般线装木版书面积较小，无法像大型的挂图可充分展示全部图面的缺点。

十三、明·张权《十四经合参》 17卷（1640年）——针灸经脉著作。此书系在元·滑寿《十四经发挥》一书基础上增补改编者。

其内容，卷一首为“手足阴阳流注篇”，内容基本录自《十四经发挥》。在此卷中所附的图形5幅中除“仰人尺寸之图”、“伏人尺寸之图”与该书相同之外，另有“取寸屈指之图”、“正人脏图”、“伏人脏图”三图，为该书所无。诸图之后，又录《素问》黄帝君臣问难三则，末附“傍通十二经络流注孔穴之图”。

卷二至卷十三，次第为十二经的内容，每经一卷，述经脉循行路线及病候。卷十四为督脉（版心标作“阳都”），卷十五为任脉（版心标作“阴会”），卷十六为奇经八脉。在此十四经脉各卷之首均有经脉图一幅，标明经穴位置。其后所列该经经穴歌，《金兰循经》原文及注文之大部，均系转录自滑氏原书，所不同者，滑书在注文讲述经脉循行之后，直接罗列该经的穴位名称和位置，而此书则将穴位集中于各卷之末，除介绍各穴之位置之外，还增补了病候、针刺深度和灸法壮数。

附卷的内容均为《发挥》所无，每一内容均编为歌诀。其内容次第为：

“八卦配穴诀”、“飞腾八法歌”、“逐日干支合数歌”、“临时干支合数歌”、奇经流注诀、“尻神定位诀”及图、“补泻总诀”、“八穴阴阳表里”及“八穴治病诀”（即内关、公孙、外关、临泣、后溪、申脉、列缺、照海八穴常见主病）、“神针咒”、“神针总诀”、“补泻捷径”、“运针补泻”、“子母补泻”、“针头补泻”、“按提补泻”、“手指补泻”、“过关法”、“子午交战”等。

第五章　诊法类著作

一、宋·刘元宾《通真子补注王叔和脉诀》　3卷（1090年）——此书是《王叔和脉诀》一书的刘元宾氏注本。《王叔和脉诀》一书宋代学者多以为系六朝时人高阳生托名西晋初王叔和所撰。刘氏的这种注本也是此书现存传世最早的一种。但国内大陆藏书单位目前尚未见收藏此书。

此本系与刘元宾《脉要秘括》合刊者。

此书内容卷一首为“诊候入式歌”，次为心、肝、肾、肺、脾五脏歌。卷二主要内容为七表、八里、九道脉歌，卷后半部为诊暴病、杂病、四时虚实、伤寒、阳毒、阴毒歌。卷三首为“左右手诊脉歌”，继为左右手六部脉歌，此后为杂病生死、五脏色脉、妇人妊娠产后等歌、小儿生死和外证等歌。共有歌括百余首。其中卷二、三诸歌括的排列次序与后世流行的《脉诀》有所不同，但内容无大差别。刘氏注解时，或一句，或一联，或数联，可注则注，无可注则略。

二、宋·刘元宾《脉要秘括》　2卷（1076年）——此书是刘元宾氏自撰的一部脉学歌括。其卷一的主要内容为心、肝、脾、肺、肾五脏色脉歌，脉诊的一些基本知识（如脉分左右手、三部九候、下指法、持脉法、脉至数等等），并分别叙述了五脏脉、五脏虚实、积气的证候等。卷二则是在分别用八句七言诗论述七表脉、八里脉的诊法，奇经八脉及其主病，及七诊脉、脏腑病证、五脏中风候、审色、听声、审味、原梦、诊杂病、诊妊娠、看小儿脉歌等。

此本系与刘元宾《通真子王叔和脉诀》合刊者。

三、宋·刘开《脉诀理玄秘要》　1卷（1241年）——脉学专著。全书共分以下各篇。“脉旨纲领”、“论七表八里总为四脉”，“浮数外因”，“沉迟内因”，“三部受病旨要”，“五脏受病旨要”，“脉象纲纪图”，“四时伤寒脉”，“明汗吐下三部”，“明左手太过脉诀”，“明右手太过脉诀”，“明左手不及脉诀”，“明右手不及脉诀”，“分部脉”，“总论歌”，“总论七表八里候歌”，“总七表形候歌”，“论八里形候歌”，“定死脉形候歌”，“七表八里歌”，“九道脉歌”，“四季相传脉歌”。

四、宋·黎元寿《诀脉精要》　1卷（1259年）——此书原系自黎元寿《黎居氏简易方论》卷12析出单行者。全书均为多首诊脉歌诀组成。其中包括：“原道词”、“四促脉歌”、“五结脉歌”、“七表脉名”（每脉各一首歌）、“八里脉名”（每脉各一首歌）、“九道脉名”（每脉各一首歌）、“十怪脉名”（每脉各一首歌）及“五行乖违歌”。歌词之下附记注文。

五、金·张元素等《洁古老人注王叔和脉诀》 10卷（12世纪中期）——《王叔和脉诀》一书传为晋时王叔和所撰。惟其体例全为七言歌诀，与成书时代不符，故自南宋·陈言提出此书系六朝人高阳生所撰，后世医家多斥责高阳生伪托王氏之书。但其内容均属临床经验总结，其学术价值还是很高的。此书系金代名医张元素与张璧父子先后合注的《王叔和脉诀》。注文中凡记有“洁古云”或“洁古老人”字样者均张元素的注释或论述。记有“云岐云”或“云岐子述”者均张璧的注释或论述。

此书各卷内容如下：

卷一：洁古老人入式论，诊脉入式歌。

卷二：心藏歌，肝藏歌。

卷三：肾藏歌，肺藏歌。

卷四：脾藏歌，左右手诊脉歌，六部脉数通论，左手寸口心部脉，左手中指肝部脉，左手尺中肾脉歌，右手寸口肺脉歌，右手中指脾部脉歌，右手尺中命门脉歌。

卷五：七表脉交变略例论（云岐子述），论七表脉法（附治疗方剂）。

卷六：八里脉交变略例论（云岐子述），论八里脉法（附治疗方剂）。

卷七：论九道脉法（附治疗方剂）。

卷八：诊杂病生死候歌，论暴病歌，五行相克脉歌，诊四时虚实脉歌，论伤寒歌，阳毒候歌，阴毒候歌，诊诸杂病生死脉候歌。

卷九：察色观病生死歌，肝藏歌，心藏歌，脾藏歌，肺藏歌，肾藏歌。

卷十：诊妇人有妊歌，妊娠杂病生死歌，产难生死歌，怀妊伤寒歌，小儿生死候歌，小儿外证一十五候歌。

六、元·滑寿《滑氏诊家枢要》 1卷（原书撰于14世纪末）——此书是明代何柬将元代滑寿的《诊家枢要》一书的引录，收入《医学统宗》第三种。卷首第1叶记有“海陵·一阳子，何柬述”的一篇引论（无年代）。

按，滑寿的《诊家枢要》一书现无原书的单行本传世。除此一书收入《医学统宗》（丛书）外，尚有清代周学海评注的《诊家枢要》收入《周氏医学丛书二集》中（又有“附录”1卷），可供互校之需。

七、明·熊宗立《勿听子俗解脉诀大全》 7卷（1437年）——脉学专著。其内容是：

卷首题：“新刊脉诀大全提要”。有“脉赋”一篇（主要是对当时流传的“王叔和脉赋”的熊氏注释），及16幅脉图。

卷一至卷六的内容主要是对《王叔和脉诀》一书的注释（包括选录前人注释及熊氏自注。其中：

卷一为“诊候入式歌”、“心脏歌”和“肝脏歌”（共6首）的注释。卷二为“肾脏歌”、“肺脏歌”及“脾脏歌”（共9首）的注释。卷三为“七表脉”、“八里脉”、“九道脉”（共48首歌诀）的注释。卷四为“左右手诊脉歌”等15首歌的注释。卷五有“诸杂病生死脉歌诀”及“察色观病生死候歌”的注释。卷六有“五脏察色候歌”等15首歌的注释。

八、明·孙光裕《太初脉辨》 2卷（1635年）——脉学专著。卷上首先引录了《黄帝内经素问》的五篇原文，此后为涉及脉学理论的内容凡42篇。卷下包括“妇人脉法”、“奇经八脉”、“怪脉”、十二经脉与任、督二脉的循行图说，以及与脉学有关的诊候、脏象，脉理，甚至某些儒家格言等。

九、明·施沛《脉微》 2卷（1639）——此书是明代施沛《灵兰集》（丛书）的第四种。卷首有同代人闵承诏撰写的“《脉经》、《脉诀》辨误”一文。正文的内容卷上为脉学的总论部分，主要包括：脉秉自先天与后天之气，诊脉的时机、部位，三关部位所主的病候共75题论说及歌诀。卷下为脉象的各论部分，分述各种脉象的主治并撰成歌诀。同时还绘有图表式的“（朱）丹溪手镜图”以及“丹溪评脉”“紫微脉诀”（系经过李言闻氏删补，施沛考定者）。此卷最后为根据施氏重新总结绘制的诊脉部位“手检图”（相当两手诊脉所主病机的定位图）及“手检图二十一部说”一文。后者系对于如何在气口（即寸口）部位按照“五部”、“九道”及“七部”、“共成二十一部”的诊脉主病之法分别作了论述。

十、清·蒋士吉《望色启微》 3卷（1672年）——此书是根据望色诊断疾病的著作。其内容是：卷1以主要篇幅来诠释《灵枢》、《素问》中有关色诊的条文。此外又结合了相书中的某些内容将人身内外各部分在面部的加以对应位置标注。

卷2与卷3的内容主要论述面部望诊以外的全身各部的望诊之法。其中包括：望病在皮肉血气筋骨法，望五行人法，望人老壮少小肥瘦血气多少法，望五行人不胜四时之风法，望阴阳人五态法，望五脏小大高下坚脆偏倾法，望六腑长短厚薄结直缓急法，望肢节阅脏腑法……等。

第六章　医方类著作

一、宋·王昞《续易简方脉论》1卷（1244年）——此书首为总述的医论一篇（无题），其次所撰医论各篇其篇名是：“望色曰神”、“闻声曰圣”、“问病曰工”、“切脉曰巧”、诊法图四幅、“论治法”、“论针刺”、“引针补泻法”、“君臣佐使”、“汗补吐下”、“论劳瘵痼疾”、“论中风寒暑湿”（自此篇以下均论述病候与其所用方药的治法）、“论脚气”、“论疟”、“论咳嗽”、“论泻痢”、“论七气”、“论呕吐”、“论水蛊胀满”、“论消渴”、“补泻方十首”、“论妇人女子杂病”。（自此篇中部以下均缺叶不存）

二、宋·黎元寿《黎居士简易方论》 11卷（1259年）——此书卷一为“方论”。有“辨男女形生神毓论”、“男女动静说”、“四大奥论”、“五常大论”、“五脏象位”、“六府象位”、“五脏平脉”、“五脏病脉”、“五脏死脉”、“五脏真脉”等23论。卷二为“济阴门”，除序论外，又分为“妇人经候”、“恶阻”、“妊娠伤食”、“子烦”等17类，每类均收录医疗方剂，凡83方。卷三为“全婴门”，有8方论，21方。卷四为“辅阳门”，有2方论，25方。卷五为“保卫门”，有1方论，21方。卷六为“安荣门”，有3方论，33方。卷七为“一清门”，有21方。卷八为“集中门”，有15方，附方27。卷九为“羡补门”，有6方论，36方。卷十为“诸气门”有“风”、“寒”、“暑”、“疟”、“痢”、“脚气”6类，18方论，108方，附方27。卷11为“通治门”，有8类，120方，附方20。这是一部以方剂为主的书，每方之首大都记明该方出处。

三、元·王好古《皆效方》 1卷（1294年）——此书原收入王好古《伊尹汤液仲景广为大法》一书之后作为“附录”者。书中分为诸风、诸气、时感、咳嗽、疟、痢、翻胃、积聚、肿胀、秘结、疝、虚损、眼目、妇人、疮毒、及杂治等16种病症经验效方的配伍与主治。全书有方剂，并无议论。

四、明·王廷璲《槐荫精选单方》　4卷（1419年）——此书均选自治疗各类疾病有效的单方，并无论述，也极少见其引书出处。其内容是：卷一有："诸风"、"诸寒"、"暑"、"湿"、"诸疟"、"痢"、"吐泻"、"秘结"、"痰喘咳嗽"、"诸气"、"诸疝"、"脾胃"、"翻胃"，共13门。卷二有"虚劳"、"诸汗"、"痨瘵"、"骨髓虚实"、"胆虚"、"头面"、"心痛"、"脾肾脏"、"腰脚"、"诸痹"、"五疸"、"诸虫毒"、"诸淋"、"消渴"、"遗精白浊"、"水肿"、"胀满"，共17门。卷三有"诸积"、"健忘"、"怔忡惊怖"、"脉极"、"癫痫"、"阴癞"、"痼冷"、"积热"、"诸血"、"痔漏"、"脱肛"、"骨鲠"（附杂治）、"诸虫"、"咽喉"、"眼疾"、"耳"、"鼻"、口舌、牙齿、诸疮，共20门。卷四有折伤、妇人、重舌、口疮，共4门。

五、明·朱权《延寿神方》　4卷（15世纪前期）——此书主要集录各种病证的医疗方剂。其中卷一的前部原书称为"首章"，其中包括："论寿夭大略"、"论谴疾"、"观人心善恶"、"论神不足"、"论病相"、"观色大略"、"察于未病"、"察于已病"、"察色验病人死生法"、"辨五中"、"辨五晕"、"辨伤风伤寒"、"医避传染法"、"审脉大略"、"女脉大略"、"小儿脉形"、"天医神位"、"神光验证法"。以上各节主要是诊察疾病，而以望诊为主。

自卷一的后部迄卷四在此书中将各种疾病分别列"部"，并在每部之内罗列医疗该病所用的方剂治法。其中包括"诸风部"、"中风部"、"破伤风部"、"瘫痪部"等共103部。其病种涉及内、外各科。在医疗方法上除主要利用方剂外，还设有"针灸部"及利用祝由符录之法。

六、明·瓠庵延道人《李氏家藏奇验秘方》　5册（15世纪）——此书所收均为家藏秘方。共分为内科、外科、妇人科及幼科四集，每集又根据不同疾病所用方剂分为若干门。其中又以内科、外科为主。内科部分列"延年种子"、"脾胃"、"头面"、"鼻病"、"咽喉"、"口齿"、"须发"、"耳疾"、"目疾"、"风湿"、"中风"、"膈噎"、"积滞"、"虫胀"、"痰火"、"伤寒"、"痨瘵"、"霍乱"、"心痛"、"疟疾"、"泻痢"、"二便"、"淋浊"等23门。外科列"疮疡"、"广疮"、"疝气"、"痔疮"、"瘰疬"、"臁疮"、"乳岩"、"诸疮杂治"、"膏药"、"折伤"等10门。妇人科列"调经种子"、"血崩"、"带下"、"怀妊"、"难产"、"产后"、"乳病"等7门。幼科未列方，仅列至宝丹、牛珀抱龙丸、三色丸、紫金锭四方。

该书所列诸方，多未见于其他医方书。所收方剂中，成药较多，且有些方剂所用药名系属隐语。

七、明·张介庵《保生馀录》　2卷（16世纪初）——此书是一部方剂学著作。全书共分为五科，每科又分为若干病。每病之下罗列治疗的方剂，并记明其出处。但无对疾病的诊断与病候论述。其内容即：

卷上；大人科：（包括：病风—凡18方，暑—8方，湿—9方，伤寒—30方，疟—3方，风热—14方，头痛—5方，咳嗽—7方，痰饮—9方，气—20方，积聚—18方，脾胃—5方，泄泻—4方，痢疾—9方，吐血—4方，下血—3方，淋—5方，虚损—8方。

卷下：眼科—18方。

口齿咽喉科（包括）：口疮—5方，牙齿—26方，咽喉—17方。

外科（包括）：疮肿—32 方，整骨—9 方。

妇人科（包括）：调经—15 方，崩漏—8 方，胎前—11 方，产难—9 方，产后—21 方。

小方脉科（即小儿科）（包括）：变蒸等五证—13 方，吐泻—15 方，惊—14 方，疳—12 方，丹毒等 4 证—15 方。

附录—2 方。

八、明·汪机《医学原理》 13 卷（16 世纪初）——此书内容卷一为十二经经脉与经穴的循行部位、图及歌诀。卷二为奇经八脉的经脉、经穴循行部位、图及歌诀。卷三至卷十三分述内科及妇、儿科诸病。均按照中风门、伤寒门等分门顺次。每门均首为医论，次记脉法、治疗方案、“丹溪活套”及各种医疗方剂、附方等。

九、明·吴旻《扶寿精方》 2 卷（1534 年）——此书为中成药方剂的分类汇编。卷上分为诸虚、药酒、痰、头痛眼目、耳、鼻 7 门。卷下分为口、牙齿、脾胃、气、风、泄泻、痢，以及妇人、小儿等 23 门。

十、明·孙应奎《（新刊）医家必用》 1 卷（1541 年）——方剂学著作。全书收藏了 131 个常用经验医方，但未作方剂分类。每个医方均记出方名，主治，方剂组成及辨症加减法等。

十一、明·郭鉴《医方集略》 7 卷（1545 年）——医方著作。卷 1 首论学医之法，医药守则禁忌，服药法，病因，及七方、十剂。卷 2 至卷 7 各卷内容均分别不同病症列为各篇（包括脾胃门、内伤门、虚损门……等）。每篇（门）首列相关的医论，其次罗列该门病症的医疗方剂。

十二、明·郑宁《太医院经验捷效单方》 1 卷（1545 年）——此书系编于《药性要略大全》之后列为卷十一者。书中系将 156 种单味药所主治的各种医方（即单方）汇编而成。每种单味药（如当归、白芍药、地黄……等）均列为标目。其下分别列出治多种病症的经验单方。

十三、明·曹金《传信尤易方》 8 卷（1570 年）——此书系集录自多种医籍中的方剂而成。各医方均按病证分类，但无病证论述。其中卷一有诸风，暑，湿，伤寒，疟疾，泄泻，痢疾，霍乱等 8 篇（原书称为“门”）。卷二有头痛，眩晕，积热，痼冷，消渴，咳嗽，痰饮，呕吐，诸血，黄疸等 10 篇。卷三有脾胃、积聚，痞疾，鼓胀水肿，膈噎，诸气，虚损，痨瘵，遗精，骨蒸，盗汗，健忘，补养等 13 篇。卷四有头面，眼目，耳，鬚鬢，口齿，咽喉，心痛，腹痛，腰痛，腋气等 10 篇。卷五有诸淋，疝气，阴痿，秘结，肠风，痔漏，脚气等 7 篇。卷六有痈疽，诸瘘，瘰疬，诸疮，瘿气，大风，风瘙瘾疹，阴疮，疥癣，破伤风，诸刺，汤火，骨鲠，诸伤，诸蛊毒，客忤等 16 篇。卷七有妇人诸症，血气，妊娠，胎产，产后，乳等 6 篇。卷八有婴儿，小儿诸症，痘疹，救诸危绝症 4 篇。此书所辑各方多附记出处，所集方剂数量据王铁策估计约近万数。

十四、明·王来贤《续扶寿精方》 3 卷（1579 年）——此书是继明·吴旻《扶寿精方》一书所编的中成药方剂分类汇编的续集。卷上有“养真篇”，“男女篇”，“饮食篇”，“事亲篇”，仙术汤，杏霜汤等 30 馀首补益方，及“诸虚门医方”，“药酒门”。卷中有痰门，头痛门，眼目门，耳门，鼻门……等 17 门医方。卷下有疟疾门，痞块门等 14 门医方。

十五、明·佚名氏《（增补）效捷仙方》 1卷（1584年）——此书系在明·三槐堂刊本的《（太医院校正）万应膏徐氏针灸全书》（两层楼本）第1册的上层所收载。该上层又分为上、下二卷。此书即其卷下。其所记的书名行作：“《海上仙方》”。其内容主要包括“仙方论”，“真人枕上诀”，以及有关养生方法，各种疾病治疗的七言歌诀等。

十六、明·佚名氏《（补遗）加减十三方》

佚名氏《神效加减十三方》各1卷（1584年）——此二书均系在明·三槐堂刊本的《（太医院校正）万应膏徐氏针灸全书》（两层楼本）第2册的上层所收载，该书又将前书列为卷上，后书列为卷下。实则二书的内容全系各种医疗方剂，故实为同一书的先后继续，但被编者改题为两个书名者。

十七、明·佚名氏《万应膏药（方）》 1卷（1584年）——此书系在明·三槐堂刊本的《（太医院校正）万应膏药徐氏针灸全书》（两层楼本）第1册的上层所收载。该上层又分为上、下二卷，此书即系其卷上。即《（万应膏药（方）》，但其书名标题记作：“《（增补）金丝万应膏》”。内容均为各种膏药的药方。其中包括：

万应膏药方，万应天忧膏药方，万应紫金膏药方，海上仙膏药方，千槌膏方，臁疮膏方，隔绒膏方，贴臁疮膏，白玉膏，摩腰膏，丹溪人乳膏，白术膏，青蒿膏，黑膏，芎芷膏，神仙太乙膏，玄武膏等，均为膏药方剂的主治、配方与用法。

十八、明·程守信《商便良方》3卷（1590年）——此书原著应为一卷，即本书卷一的内容。而卷二、卷三应属另一种医方书（撰人及书名均不详），后为书贾掺入其后，并改题扉叶与卷名者（有关此书的考证可参见前文）。故以下对现存此本的内容也分为两部分说明。

第一部分即《商便良方》原书（即今本卷一）。共分二十八篇。依次分为“风症”、“伤寒”、“暑症”、“湿症”、“阴症”、“水泻”、“痢疾”、“疟疾”、“霍乱”、“呕吐”、“痰火”、“咳嗽”、“伤酒”、“梦遗”、“遗精白浊”、“淋症”、“痔漏”、“肠风下血”、“水火不通”、“肚痛”、“食积”、“腰痛”、“牙痛”、“心痛”、“疥疮”、“杨梅疮”、“疝气偏坠”、“猪牛发瘟”。以上每篇均罗列各种治疗方剂，但无论说。

第二部分即佚名氏的另一种医方书（即今本卷二及卷三）。其中卷二的前半部分内容脱佚，故此本从该卷的第十四叶开始。其首缺篇目标题（据此本补入卷首的书目应属该书“杂症汤散”一篇的后部医方）。列有医方10首。其次为“治伤暑活套”、“伤暑”、“赤白浊”、“脱肛”、“治痢活套”、“痢”、“湿”、“头痛”、“心痛”、“眩晕”、“疟”、“咽喉”、“牙齿”、“喘急”。

在卷三又有：“妇人经病类”、“经水”、“赤白带”、“血崩”、“胎产”、“产后”、“耳病”、“目病”、“鼻（病）”、“口（病）”、“泄泻”、“吐泻”、“治咳嗽活套”、“伤食”和“杂症”等各病所用的方剂。最后又汇编了汤（方类）、散类、饮类、丸类、丹类、酒（类）等各类方剂。

十九、明·陈济川《艾氏如意方》 2卷（1602年）——此书共分中风、伤寒、中寒……等30类病证。其中上卷主要是有关各类疾病的简要论述及其所用方剂名称与用药加减法。下卷即列出上卷所记的299首方剂的内容。

二十、明·欧阳植《救急疗贫易简奇方》 1卷（1603年）——简便医方著作。其内容可分三部分。

其一为“平居摄养要法”及“四时调理并所宜所忌诸法”二篇。论述养生之法。

其二为此书本文部分，分记各病的简要医方。这些疾病是：诸病，瘟疫，中风，伤寒，大小便闭，痢疾，疟，失血，淋，赤白浊，梦遗，翻胃，痰饮，痞，癫痫，咳嗽，喘息，水肿，痛风，痹，脚气，腹痛，腰痛，胁痛，疝气，关痛，牙痛，喉，口舌，耳鼻，目，妇人，求嗣，积块，瘰疬，痄（瘇）腮，癜风，疮疥，发背，痔漏，折伤，蛊毒、骨哽。食毒，虫兽伤。

其三为附篇，即“附：摘要通用施济妙方”。系补记的若干有效方药。

二十一、明·邹元标等《仁文书院集验方》 7卷（1622年）——医方类著作。书中以病证归类诸方。卷一为中风、伤寒、感冒、诸寒、瘟疫等13类病证；卷二为咳嗽、失音、脾胃、疟疾、痢疾、泄泻、霍乱、呕吐15类病证。卷三为身形诸疾，计有头痛、眼疾、耳疾、鼻疾、腮肿、须发、口舌、牙齿、咽喉等18病证。

卷四内容较杂，既有补益、安神、诸气、诸血、虚劳、汗症、骨蒸、痨瘵等症，也有诸淋、遗精、遗尿失禁、小便闭、大便闭等内容，还有饮食忌类、衣服类、杂事类、六畜类。

卷五为妇人科，记妇人胎前产后诸12类。卷六为小儿科，记小儿疾病31类。卷七为外科（计21项），除收载痈疽、肿毒、疔疮等外科、皮科疾病外，还录有折伤等骨伤科的内容。

二十二、明·蔡正言《苏生的镜补遗》1卷（1623年）——内科医方专著，此书是撰者为其《苏生的镜》一书的补充。书首为“医方总论”一文。此后即罗列医方71首，并按照汤方（36首）、丸方（20首）、散方（8首）及膏方（7首）分类。对于每医方除记其药物配伍外，均详论其功效作出方解。

二十三、明·钱国宾《备急良方》 1卷（1627年）——此书内容均为治疗常见病症的简要医方和禁忌事宜。其中包括：“疟”、“痢”、“禁口”、“霍乱吐泄”、“暑”、“水土不服”、“水泄”、“吐血”、“衄血”、“舌出血”、“便血”、“产后恶露”、“止经”、“崩漏”、“白带”、“催生”、“偏头风”、“头风十二种”、“肾虚头痛”、“心胃痛”、“牙痛”、“腰痛”、“又进气法”、“盗汗”、“阴症”、“痰厥”、“中风”、“脑漏鼻坠”、“疝气”、“脚气”、“小便闭”、“大便闭”、“大小便闭”、“诸虫”、“杨梅疮”、“点方”、“喉闭”、“单蛾”、“双蛾”、“急喉风”、“煎药”、“乳痈乳岩乳癖”、“臁疮”、“金疮”、“疔疮”、诸虫兽咬伤”“跌打损伤”、“诸毒围药”、“棒疮”、“脓窠疥疮”、“小儿疳虫”等病，及24种的“急救”方、17种“服药反忌”、61种“饮食禁忌”、85种“妊娠禁忌”的药名。

二十四、明·唐欧《山谷便方》 1卷（1639年）——本书系提供山区缺医条件下编写的简便有效医方。全书包括：“脱阳危症”、“卧忽不省”、“儿卧卒不省”、“解砒霜毒”、“救缢解法”、“救溺水”、“救冻死”、“救堕下死”、“救服盐卤”、“解胡蔓草毒”、“救吞金”、“卒心急痛”、“绞易痧”等共97种常见疾病的急救及治疗方法。

二十五、明·佚名氏《丹溪秘传方诀》 10卷（15世纪初）——此书主要汇编了丹溪学派的一些经验医方，同时也选录了元代以前的个别医方。书中共列举了121种病证。其中卷1有中风、痰、火、六郁等15病。卷2有劳瘵、癞、寒、内伤等19病。卷3有自汗、盗汗、头痛等12病。卷4有痞、嗳气、下血、肠风等11病。卷5有痫、手心热、厥等14病。卷6有耳聋、酒查鼻、脚气等11病。卷7有痔漏、口疮、脱肛等7病。卷8有妇人科，束胎、安胎、难产等11病。卷9有小儿科、疾疮、腹胀、夜啼等18病。卷10有肺痿、偏坠、狐臭等3病。

二十六、清·王化贞《行笈验方》　8卷（1669年）——医方著作系依病症分类者。其中卷一有：诸风，中寒，伤寒，中暑，中湿，寒热，燥热，中气，中恶，中疾，霍乱，斑疹。卷二有：脾胃，泄泻，痼冷，症，痢，郁，诸血，噎膈，诸气，喘急，眩晕，梅核气，番（反）胃，关格。卷三有诸虚，虚烦，咳嗽，怔忡，惊悸，水肿，黄病，鼓胀，痞积，伤食，自汗，健忘。卷四有：诸痹，心痛，腹痛，胁痛，腰痛，臂痛，肩背痛，腿足，脚气，鹅掌风，筋挛。卷五有：头脑，眼目，耳，鼻，舌，咽喉，唇口，齿牙，鬓髮，腮颊，音声，面，下颏。卷六有：疸，淋，五痫，体气，隐疹，大小便，遗精，赤白浊，脱肛，骨鲠，转胞，疝，小肠气，痔。卷七为"诸疮"（包括37种病），卷八为"诸伤"（包括18种病）。

二十七、清·傅杰《内外杂症要方》　2卷（1675年）——此书是方剂学著作。原书二卷的内容据其目录，即：

卷一补益门18方　脾胃门17方　客邪门22方　诸气门18方　诸血门22方　诸痛门27方　诸虚门12方

卷二脏府门33方　上体门32方　下体门23方　妇人门21方　小儿门19方　疮病门18方　急救门20方

各方均记明所据原书出处。

但现存本只有卷一，尚缺卷二。

此书系与傅杰的《明医诸风疠疡全书指掌》合刊本。

二十八、清·张勇《方以类聚》　50卷（1677年）——大型医方书。此书系在摘录《本草纲目》、《证治准绳》所载医方的基础上，重加分类而成。其各卷次类别为：

卷一，诸中门。卷二，诸伤门。卷三、四，诸中门。卷五、六，寒热门。卷七至十，诸气门。卷十一、十二，诸呕逆门。卷十三、十四，诸血门。诸十五至十七，诸痛门。卷十八，痿痹门。卷十九，诸风门。卷二十、二十一，神志门。卷二十二、二十三，杂门。卷二十四至二十六，大小府门。卷二十七、二十八，七窍门。卷二十九，身体门。卷三十，诸毒门（邪祟怪病附）。卷三十一，女科。卷三十二，胎前。卷三十三，产后（闺阁事宜附）。卷三十四，初生。卷三十五，肝部。卷三十六，心部。卷三十七，脾部。卷三十八，肺部、肾部。卷三十九，属脾部。卷四十，属心部。卷四十一至四十八，外科。卷四十九、五十，外伤。

以上各门之下分别列有多种病症。各病症之下首为简论，次列诸方剂。

二十九、清·王翃《万全备急方》　1卷（1683年）——这是一种旨在便民备急的医方书，并无医学理论发挥。内容篇目分为32部。即：

伤寒部、诸中部、时行部、疟部、痢部、泄泻部、咳嗽部、霍乱部、诸痛部、消渴部、咽喉部、黄疸部、肿胀部、翻胃部、二便部、淋浊部、诸血部、诸窍部、男女阴部、饮食部，癥瘕部、妇人月经部、妇人临产部、妇人产后部、乳部、小儿部、疮疡部、诸药毒部、卒死部、金疮部、折伤部、人畜虫蛇伤部。

此书为了便于病家采用这类备急方时需要注意事项，还对于所选用的医方制定了比较严格的规定。其中包括："偏寒偏热、大补大邪、药性峻病、误投有害之方不载"。"药味众多，须临病加减，不便杂投之方不载”。“药品贵重、不易购求之方不载”。“缓病可以延医、不须急治之方不载”。“前贤称述神奇，不可尽信之方不载”。“俗传驱邪辟恶，虚诞无凭之方不载”。“损伤阴，戕贼物命（如用胎骨、天灵盖、鹿胎、雀卵等药之方）不载。”

三十、清·王翃《万全备急续方》 1卷（1683年）——此书是王氏在编纂《万全备急方》之后的续集。其内容篇目也分为32部（参见前书的题解）。每部均系选其他医书中的简便要方。所收的药方数目也较前书为少。

第七章 内科类著作

一、金·赵大中等《（新刊）风科集验名方》 28卷（1306年）——这是一部风科疾病治疗专题的著作。卷1、2为“古今医师治风议论方法”上、下篇。引用了自《黄帝内经》以后历代医书中有关治疗风病的论述与医案。卷3~28分论各种风病的病原、病候和方剂配伍与治疗，其中也间附以针灸、外治法等。在所涉及的病类方面包括了中风、五脏中风、急风、偏风等242种涉及风科的病症，均先立论，后列方。所录方剂1979首。是一部集专科病症大成的著作。

此书内所引用的医学文献方面除引用宋以前诸名著之外，还集录了不少宋、元时期的重要医书，如《宣明论》、《病机保命集》、《儒门事亲》、陈无择、陈自明、许叔微、郭稽中、《究原方》、刘元宾《神巧万全方》、杨氏《拯济方论》、《本草图经》、《医林方选》，寇宗奭、庞安常等名家的有关论说。有些则为未见于他书引用的人名如水月子、药急老人等。

同时，此书为元刻孤本，大字大板，为刻版中佳品，具有很高的版本价值。

二、明·刘纯《杂病治例》 1卷（1411年）——此书以各种杂病病证为纲，列有风、火、暑、湿、燥、寒、发热、腹痛等共74种的各种治疗法则及医疗方剂或针灸处方等。

三、明·叶廷器《世医通变要法》 2卷（约15世纪）——此书作者自称为宋代名医叶由庚（成父，通斋）的九世孙。其七世祖荣实得名医朱丹溪之传。凡其“口授秘法”均有记录。作者即据之分门别类撰成二卷。书中按病种（中风、中寒等）共分为213篇（包括内、外、妇、儿各科）。每病均首载“主方经验”（或“又方经验”），次载各种加减汤方。系研究丹溪学派的重要参考书。

四、明·熊宗立《伤寒必用运气全书》 10卷（1513年）——此书为根据运气学说诊治伤寒病的著作。卷一与卷二为五运六气图及论说共17篇。

卷三为“主气图”、“客气图”与其逐年岁运之图与论说。以及“运气主客加临天时民病说”。

卷四、五为有关各种运气的歌诀及论说，共48节。

自卷六至卷十撰者将此书书名上的“必用”二字易为“钤法”。并在卷六首叶撰人项中首先记有“程德斋括要”的名义。而其内容主要也是有关伤寒钤法的论述与方剂的应用。按，程德斋为元代医家，曾在1324年（泰定元年）间撰有《伤寒钤法》一书。系根据不同时日受病作为治疗伤寒治法依据。此书即主据其说而加以演伸撰成此数卷。

五、明·杨四知《惠民正方》 2卷（1584年）——此书是杨四知氏在任巡按福建监察御史期间，鉴于当地有不法之徒蓄意制造蛊毒阴谋害人者。蛊毒是由人工培养的毒虫，取用其毒秘密投药可杀人致死。故本书主要为禁止并救治蛊毒而撰写。故卷首的严禁造用蛊毒公告、及卷上首先列出的明代在1584年（万历十二年）禁造蛊毒杀人的律条均系表明了此书的宗旨。此书内容共分五篇，即：“蛊毒邪术考第一”、“治蛊正方第二”、“治诸毒正方第三”、“治鸟兽虫鱼毒第四”、“治果实菜谷诸毒第五”、“治药草毒第六”、“治蛇虫犬兽伤第七”、“治虫积第八”。其中第三至第六篇均系治疗除蛊毒以外的种种中毒疾病。

六、明·蔡正言《苏生的镜》　3卷（1621年）——内科医著。此书“上第一卷”记述了全书的重点内容是对张仲景《伤寒论》一书的诠解与发挥。

“上第一卷”包括“诊脉的要总论”等脉诊法及中风、中寒、中暑、中湿各病症治，伤风，伤寒，阴症　、阳症及六经病证治，痓、暍脉论，伤暑、伤湿等病。

“上第二卷”包括有关伤寒传经、伤寒辨证以及用药规律等。

“中第一卷”记述了伤寒方目录与“条款法则”，太阳病脉证治，“一百八十八法正义注释”。

“中第二卷”记述了阳明病脉证治，“八十八法正义注释”及有关方论。

“中第三卷”记述了少阳病脉证治，“十法正义注释”及禁法，歌括。

“中第四卷”记述了太阴病脉证治，“十九法正义注释”，“直中、传入分别”、“急温、急下钤方”。

“中第五卷”记述了少阴病脉证治，“四十五法正义注释”及辨病二论。

“中第六卷”记述了厥阴病脉证治，“五十七法正义注释”，灸法及“脑巅痛论”。

“中第七卷”记述了痓、湿、暑三病的症治。

“下第八卷”将《伤寒论》的113首方剂按照《千字文》逐字排列的顺序分别编写汤方之名，并逐方加以论述，其后并附以“戒条”、制药法及“太平数”等文。

七、明·江梅《医经会解》　8卷（1633年）此书系以内科疾病为主的医书。扉叶除记书名外，并记以“轶墙卢藏版”字样。卷一有“统论脉理”、“统论病原”、“统论方药”及“或问十条”四篇医论。卷二首为“脉理阴阳要语”、“病证阴阳要语”、“治法阴阳要语”、“药性阴阳要语”四论。其次列举了治疗风、热、燥、湿、寒五大卷（共20小类）的常用药名及“十二经脉脏腑病情药性”。卷三至卷八系分论各种疾病的医疗。其中卷三为风病类。卷四为伤寒诸病。卷五为暑类诸病。卷六为湿类诸病。卷七为燥类诸病。卷八为火类诸病。各病均列有方剂等治法。

八、明·孙光裕《血症全集》　1卷（约17世纪中旬）——此是医疗各种失血病的专书。书中开始即记明全书系“尊《内经》宗旨”、“集诸贤之说”和撰“述本朝名人格言”的三项编写原则。在内容方面，首先论述了吐血、衄血、咳嗽血、齿衄、血汗、下血等血证的病因、脉法等。其次对吐血等病所应用的药物分为五类，每类又按照每种药的自然属性作了分类叙说。即：

“逐郁散滞药”——“草部”（药）有大黄、红花、郁金（以下药名略）等6种。“菜部”3种，“果部”9种，“木部”2种，“服器”1种，“石部”1种，“人部”2种，“兽部”2种，“土石部”4种，“（补）草部”3种。

“滋阴抑阳药”——“草部”13种，“谷部”2种，“木部”1种，“介部”1种，“人部”3 种，“果部”1 种。

“理气导血药”——“草木部”13 种。

“调中补虚药”——“草部”5 种，“石部”2 种，“鳞部”1 种，“介部”2 种，“兽部”1 种。

“从治（药）”——13 种。

再次，对咳嗽血应用的药物作了叙述，此类药又分为治疗“火郁”者共 23 种及治疗“虚劳”者 13 种。

其后对齿衄应用的药物分为四类叙述，即“除热”药 4 种，“清补”药 8 种，“内治”药 7 种，“外治”药 5 种。

全书最后又有“失血各经药性主治”、“失血分经引用（药）便览”、“经验良方”（10 方）、医治呕血、咳血、咯血、唾血及衄血的药方。附：葛可久十方及又方（包括撰者自拟）11 方。与“调摄（法）”四则。

九、清·朱凤台《医学集要》 9 卷（1668 年）——综合性医书。卷一为“诊候大要”，脉象及有关治则等医论。卷二以后分论各类疾病证治。均先论后方。其中卷二为诸风等病。卷三为暑、湿等病。卷四、卷五为喘、胀等内科杂病。卷六为伤寒病。卷七为妇科（包括产科）。卷八为小儿科。卷九为外科。

十、清蒋士吉《伤寒翼》 1 卷（1672 年）——此书名虽为“伤寒”，但作者在序言中开宗明义指出：“《伤寒翼》者，实非伤寒书，乃辅翼伤寒书而活人者也。”细观其序言及全书的内容，可知这实际上是一论述瘟疫的专著。作者受吴又可《瘟疫论》的影响很大，故其书所论，多进一步阐发瘟疫的病机与治法。其内容有以下篇目（每个篇目之前均冠以“商”字）。

“商瘟疫非六淫之邪、四时不正之气”。“商风寒瘟疫之邪所入不同”。“商瘟疫、风寒补起之症不同”。“商风寒、瘟疫主治不同”。“商瘟疫感而遂发之治”。“商治瘟疫专责阳明”。“商下症大纲有三、宜下兼症三十有六”。“商可下”。“商宜下”。“商急下”。“商连下、间下法案”。

该书篇幅不大，但简要阐述了瘟疫的病因病机和各种治疗方法，并有独到的学术见解。

作者在序言中还评述了明末清初学者围绕着研究《伤寒论》一书的各种不同学术观点。

十一、清·傅杰《明医诸风疠疡全书指掌》 6 卷（1675 年）——此书是医治麻疯病的专著。其内容卷一有“论病根源”、“各经辨症”、“用药权衡”、“辨疑”、“或问”……等31 篇。卷二将疠疡分为大麻风、紫云风等 24 重症，痛皮风、白皮风等 23 轻症，麻痹、麻木等 16 类症。并列举了通天再造散、宝鉴醉仙散等前代医方 28 首。卷三为“用药大意”及追风汤、理风汤等方剂及针灸药外治法。疯门服药禁忌、针刺大意、制刺针式、八邪穴法等针法论。搜风湿气膏、八宝万应膏等 34 方，与不治症。卷四为“类症治法”，包括论说及方剂内服外治诸病。卷五是辨 240 余种药之药性宜忌炮制，其中升表祛风散湿药 33 种，消导逐瘀行滞药 34 种，解毒除翳生肌药 26 种，降泄滑利分消药 37 种，益气养阴补敛药 47 种，香燥辛热药 43 种，苦寒泻火药 27 种。卷六是“万寿庵治验偶录”。记录了 100 余例麻疯重症的验案。

此书系与傅杰氏的《内外杂症要方》合刊本。

十二、清·喻昌《温症语录》 1卷（1719年）——此书为喻昌氏晚年（书中称为："上堂师嘉言老人"）传授弟子湿证（病）一科时学习重点的总括（即"会讲语录"）。语录包括"第一会（讲）"至"第六会（讲）"6篇。其内容包括：

"刺热篇论述温上古经文一段"（"第一会"）。

"《素问》评热病论病温经文一段"（"第二会"）。

"《伤寒论》中论温证一段"（"第三会"）。

"温证自古至今，千年绝学一段"（"第四会"）。

"温证正名辨脉之要一段"（"第五会"）。

"论温古今粹美同堂悦乐一条"（"第六会"）。

十三、清·喻昌《伤寒答问》 1卷（1719年）——此书是喻昌氏晚年回答程云林氏（即程林，也是当时名医）所提出的16条有关伤寒病机与治法问题时的医论文章。此书体例即每4条问题均称为"一问"至"十六问"。每问之后则为回"答"解说之文。

第八章　外科类著作

一、明·王拳《大河外科》 2卷（15世纪初永乐中撰）——外科学专著。卷上为外科36种病的证治。其中包括：发背，发脑，发鬓，发髭，紫疥，火赤，红丝，鱼脊，骨疽，冷疽，血疽，风疳，雅䐈，疔肿，青疔，赤疔，白疔，黑疔，黄疔，冷疔，阴会虫，漏睛，臁疮，瘰疬，耳疳，骨槽风，便痈，喉闭，锁喉，发乳，火殒，缠肠，牙疳，水流麻根，赤瘤，疥癣。每病均先记症状，七言歌及治法，并附一全身病形部位图。卷下为"治诸疮方"。共记有以外科为主（包括喉、牙等科）的医方70余首。

二、任彦国《治肿秘方》 1卷（1559年）——外科疗法专书。全书分为火、石、水、麻、缕五种疔病。治疗以针刺泻血为主，配合内服外治法。

三、任彦国《治肿指南》 2卷（1559年顷）外科学著作。

四、明·王大纶《外科纂要》 3卷（约16世纪）——外科学著作。此书上卷有："痈疽总论"、"痈疽理辨"、"用药得法"、"敷药得宜"、"洗割禁法"、"疮科三杰"、"五善歌"、"七恶歌"、"脉诊诀"、"逐日人神歌"、"九宫尻神歌"、"收肿毒咒"、"四季得病凶日"、"黄沙日得病难医"、"痈疽总名"、"药品异名"、"疔疮论"、"疔疮异名"、"下疳疮论"（附：玉户疳疮）、"囊肾论"（附：肾囊风）、"杨梅疮论"等21篇，载方87首。

中卷有："流注毒论"（附：附骨疽论、飞尸论、飞尸症）、"瘰疬马刀论"、"瘿瘤症"、"痔漏论"、"乳痈论"（附：乳癌）、"脏毒论"（附：脏头风）、"鱼口腿边便毒"、"肺痈"（附：肺萎）、"肠痈"（附：胃脘痈）、"赤白癜风"（附：鹅掌风）、"赤游丹"（附：火丹）、"天泡疮"、"臁疮"（附诸疮应用方）、"血风疮"、"脓窠疮"、"坐板疮"（一名黄斑疮）、"疥疮"（附：癣）、"肥疮"（附：白秃疮）、"夏月痱疮"、"脑珠"（附：鳝鱼头）、"烫火伤疮"、"痘风疮"、"杖疮"、"漆疮"、"冻疫"、"金疮"、"颠犬咬伤"、"蜈蚣蜘蛛蝎虫咬伤"、"脚丫疮"、"肛门蚀疮"（附：妇人阴蚀作痒）、"肉刺"、"跌扑伤损扑按经验诸方"、"整理诀"、"治法方十三道"33篇，载方221首。

下卷有："眼目论"、"耳聋"（附：耳鸣）、"耵耳"、"耳痛"、"耳痒"、"鼻论"（附：齇鼻）、"鼻痈"、"鼻痔"、"肺风"、"鼻渊"、"鼻衄"、"口舌论"、"咽喉论"、"牙齿论”等14篇，载方73首。

五、明·吴文炳《急救军门秘传》 4卷（16世纪末）——外科学医书。此书为两层楼本。其上层卷一题：《太医院纂急救仙方》，副标题为“奇病”。卷二题：《纂集太医院急救良方》，副标题为“怪疾”。卷三的前部内容为其继续。此两卷半均简要罗列多种急性外科病证并记出其治法。卷三的后部题：“附外科切要奇方”，卷四题：《纂集太医外科奇方》，其内容系卷三后部的继续。此一卷半均系罗列各种外科医方的方名、主治及其配伍。

此书下层系《急救军门秘传》的本文部分。卷一首为“伤损用药法则”，“折伤形症辨”，“跌打金疮诸症脉法”等三论。其次为“得效良方”，记有外科医方36首。卷二至卷四均为“得效良方”的继续。其中卷二有医方53首，卷三有医方41首，卷四有医方50首。全部共收载外科医方180首。

第九章　妇科类著作

一、元·李辰拱《胎产救急方》 1卷（1318年）——胎产专科医方书。全书共分安胎、伤胎、漏胎、护胎、弄产、滑胎、催生、难产、死胎、铺肠产、胞衣不下、子肠不收、阴逆下脱、产门不闭、阴肿、阴疮、阴痒、胎前避忌、胎前食忌、胎前药忌、产后避忌、产后食忌、产后药忌、产后救急方24门。每门均列有多种医方。其中除撰者经验方外，大都记明引用各方的出外。

二、明·复古斋《（新刊）保产育婴养生录》 3卷（16世纪）——此书未记撰人姓名。

卷一有“保产”和“育婴”两部分。前者又有：“调经”、“产宝”、“胎教”、“胎杀避忌”、“孕妇食忌”、“产前将护”、“藏胎衣法”、“产后将护”等篇。后者又有：“拭口法”、“甘草法”、“黄连法”、“硃蜜法”、“牛黄法”、“断脐法”、“裹脐法”、“浴儿法”、“乳儿法”、“哺儿法”、“择乳母”、“护养法”、“小儿食忌”、“剃头法”等篇。

卷二为“教子”。包括：“男女之别”、“看防小儿”、“幼学须知”、“王虚中训蒙法”（附3图）、“教子择师”、“鞠养教子”、“戒训童稚”等21篇。

卷三为“祈男种子”，即“种子验方”。

三、明·钱国宾《女科百病问答》 4卷（1633年）——妇科学专书。内容为问答体。全书共有100则问题。包括“精血以别男女之本源”、“何以谓之天癸”以及妇产科诸病的症治等问题。末附“辨奇异证”、“禀赋”及“用药法”等医论。

四、明·钱君颖《催产字字珠》1卷（1633年）——内容为产妇临产时的医疗保健知识。

第十章　儿科类著作

一、宋·郑端友《全婴方论》 23卷（缺卷1、2两卷）（12世纪末）——儿科学专著。书中凡所引用文献大都记明出处。而撰者本人所论则记以“愚尝考”字样，或低一格书写于后。此书内容除卷一、二缺如外。其余各卷主要是：卷三为儿乳食，初生将护变蒸诸论。卷四为霍乱，吐泻诸病证治。卷五至卷七为惊风。卷八、九为小儿疮痘。卷十至十二为小儿伤寒。卷十三为诸热证。卷十四为疳。卷十五为痢。卷十六为盗汗、咳嗽等。卷十七为中风、吐血等，卷十八为痈疽疮疥及修合药饵等。卷十九、二十为病原及不治症诸歌。卷二十一为小儿灸法。卷二十二、二十三为“记常所治病”。这是郑氏本人诊治小儿病的医案，共35案。每案均详记病名、诊治之法、治疗根据（出典）与病情经过等。

二、宋·郑惠卿《婴儿病证幼幼方论》　（1254年）——儿科学著作。卷一有“调理序论”、“胎息论”等10篇。卷二有“婴儿脉法总治”，“察形证神色诀”等7篇。卷三为“木舌”、“重舌”、“鹅口”等21种病症。卷四为“胎惊论”、“胎痫”、“胎风身软’等26种病症。卷六为“哯奶”、“吐奶”、“胃寒呕吐”等19种病症。卷七为疳病等14种病症。卷八为痘疮病及附图、“续添”名方等。卷九为痈、疖等7种病症。卷十为眼疾、鼻衄等23种病症。以上各种病症均载有治疗方剂并记明引文的出处。

三、明·佚名氏《保童水鉴》　1卷（约14世纪顷）——儿科著作。内容包括：“初生养法”，“虎口脉纹”，“变蒸”，“胎疾”，“惊风”，“痘疹”，“疳证”。“天辜疳”，“客忤”，“夜啼”……等诸病病候。但书中未记方剂及治法。

四、明·佚名氏《急救小儿良方直旨》　2卷（约16世纪中期）——儿科学著作。此书前部名《（新锲）太医院精选小儿全婴秘法》。其内容有“验指心法”、“三关脉法”、“手穴经络图”、“脚穴经络图”、“辨证心法”及“验痘心法”等有关痘疮的诊治。

此书后部名《（新锲）太医院小儿全科经验秘诀传奇真方》。其内容有“小儿神色总论”、“小儿正经”、“入门审候歌”、小儿面部的望诊图像、证治，小儿手指三关望诊图像、证治，以及小儿各种病症的诊疗与方剂。

五、明·支秉中《支氏痘疹玄机》　4卷（1574年）——儿科痘疹专书。其内容是：卷一有“论出痘原委第一”，“论发热第二”，“论见形第三”，“论部位第四”，……“论脱痂第十二”各篇。

卷二为“痘中杂症”，有“脾胃饮食第十三”，“惊搐中风第十四”，“吐泻恶心乾哕第十五”，……“禁忌（第）三十”各篇。

卷三有“论气虚实寒热（第）三十一”，“论血虚实寒热（第）三十二”，……“不治症（第）四十”各篇。

卷四为“玄机赋”，“痘疮总辨”，个别方药考证及“治验杂记”等内容。

六、明·支秉中《支氏痘疹玄机方》　1卷（1574年顷）——儿科痘疹医方书。此书系配合《支氏痘疹玄机》一书而撰，内容全系治疗痘疹的方剂。各方均记其方药配伍与服法，但无主治文。其中包括：

汤类（91方），散类（77方），丸类（23方），饮类（14方），膏类（5方），杂类（4方）。

七、明·匡铎《痘疹方》　1卷（1574年）——这是一部简要的痘疹医方书。其内容首先简要介绍痘之初起与轻重症的表现及注意事项，继而分初热、三日见标、疮绽灌脓、收靥、靥后馀症等论说其症状及治法。次记痘疹常用的寒、热、温、平药名。末载痘疹药方共64方。

八、明·冯其盛《幼科辑粹大成》　10卷（1595年）——儿科学著作。此书前五卷的内容是：卷一论述小儿生理、养护及望诊等内容，包括“训医论”，“五脏标本论”，“血气论”等16篇论说及面部望诊部位图。卷二有“虎口三关纹形图”，“脉息三关手形图”，“诸家脉理论”等诊法与涉及胎儿、初生等病症。卷三论述各类风、寒等病症及医疗。卷四论述暑、湿、吐、泻、吐泻及霍乱等病症及医疗。卷五为专门小儿惊病的论治。各病均参引古说，附舒己见。至于卷六至卷十因已佚，内容不详。

九、明·佚名氏《幼科捷径全书》 4卷（约16世纪）——此书均为儿科疾病证治。多将小儿病候编为歌赋体。

十、明·佚名氏《慈幼秘诀》 1卷（16世纪末）——此书为儿科疾病的望诊及推拿图谱。全书共29幅图，每半叶1幅。主要有："面部图"、"三关"、"流珠"、"鎗形"、"鱼骨"、"水字"、"针形"、"环珠"、"长珠"、"来蛇"、"去蛇"、"弧里"、"弧外"、"曲虫"、"虯文"、"如环"、"鱼刺"、"乙字"、"透关射指"、"透关射甲"、"三关"、"五指筋"、"手六筋"、"手背"、"手面"、"十肘"、"脚穴"等图，各图均注明部位名称。但无文字解说。

此书系与佚名氏《慈幼秘传》合刊者。

十一、明·佚名氏《慈幼秘传》 1卷（16世纪末）——此书为儿科护理、诊治及推拿法著作。内容包括"怀娠"、"初诞"、"回气"、"断脐"、"剃头"、"护养"、"观形察色"、"察色验病生（坐）死诀"、内、外"八段锦"、"三关"虎口脉形、各种推拿手法（推、掐、刮等）、"手六筋"、"掐足诀"、"治小儿诸惊推揉等（三十二）法"、"掐熄"、"二十四惊"、"加减五脏六府歌"、"辨三关"、"小儿杂症"、"脸脉歌"、"陈氏经脉辨色歌"。

此书系与佚名氏《慈幼秘诀》合刊者。

十二、明·张宇杰《痘疹百问歌》 9卷（1602年）——儿科学著作。全书以问答体例编写。共103问。其中卷一为1~16问。卷二为16~26问。卷三为27~39问。以上各问主要论痘疹的成因与诊法。卷四为40~53问。卷五为54~72问。以上各问主要论痘疹的各类症候与治法。卷六为73~82问。卷七为83~92问。卷八为93~101问。卷九为102~103问。主要论水痘与麻疹的症治。在每条答语中均结合撰者的经验与医案以及前人主张作了详细地讨论，并附有相应的插图与歌诀。

十三、明·阴有澜《痘疹一览》 5卷（1602年）——儿科痘疹专书。其内容是：卷一：原痘论，胎毒论，疮疹惟肾无候论，肾主痘中之水论，痘疹五脏见证论，六气十二经所主证治，气运，疫疠，部位，脉候，气血，标本，形色，疏密，轻重，顺逆，虚实，动静，痛痒，老嫩，荣枯，善恶，始终。卷二：发热，见形，长发，灌浆，收靥，脱痂，顺逆险式。卷三：渴，腰痛，腹痛，惊狂，谵妄，吐利，呕吐哕，泄利，大小便，咳嗽，喘急，自汗，失血，烦躁，夹疹，夹斑，痘疔，痘癞，痒塌，陷伏，壅肿，溃烂，厥逆，寒战咬牙，暴哑失声，呛水吐食。卷四：妇女痘症，瘀疹，水痘，异痘说，云翼子怪痘，治痘同异折衷论，用药法象。卷五：古今经验诸方（共255方）。

十四、明·吴子扬《痘疹要诀》 4卷（1611年）——医疗小儿痘、疹专书。此书卷一为"天集"。包括"概论"、"辨症是否"、"痘症虚实"等13篇。卷二为"地集"。包括"顺、险、逆三症论"等59病论治及"治病诸方"105首方剂。卷三为"人集"，主要系节录自《痘治大成》、《朱氏全书》等书中的痘疹方论。卷四为"和"集。主要是《秘传袖珍小儿论方》（未记撰人姓名）的内容。

十五、明·佚名氏《痘瘀心法》 2卷（1625年）——儿科痘瘀专书。上卷有"凡例十三条"，"原痘论"，"痘症源原论"，"五行生克吉凶"，"参玄赋"，"六玄"，"封蛤验痘生死歌”等7首歌。“见标验吉凶”，“面部五官图”等13图，“五症不治”，“异痘五种”及医方51首医方。

下卷有“痘症发热惊厥”，“谵妄阳狂呢喃”，“腹痛腰痛、脚痛”，“腹胀”，“五陷”，“寒战斗牙”，“声哑呛汤”，“痒塌外剥”，“咳嗽”，“呕吐泄泻”，“失血”，“大便秘结”，“浮肿”，“夹痧夹疹、夹斑”，“妇女痘疹论”，“痘痈论”，“痘疔论”，“口疳疮论”，“痘瘴论”，“痘风”，“水痘”，“痘家二十八恶候”，“痘儿日食所宜”，“原痧论”，“痧症赋”。以上各篇之后大都附有医方。

十六、明·吴志中等《儿科方要》　1卷（1631年）——儿科学著作。此书内容如下：“小儿形症歌”，“虎口三关纹说”，“指脉歌”，“脐风论”，“夜啼论”，“重舌木舌鹅口论”，“吐论”，“泻论”，“急惊论”，“慢惊论”，“痫论”，“内伤论”，“伤风伤寒论”，“腹胀论”，“腹痛论”，“诸嗽症”，“痢论”，“疟论”，“水肿论”，“丹毒论”，“遗尿不禁论”，“血证论（吐血，衄血，便血，溺血）”，“黄疸论”，“龟背龟胸论”，“口疳论”，“脱肛论”，“淋浊论”。每论之后，附方若干。书末附“祖传应验肥儿丸”、“祖传百验临产良方”、“丹溪产后大补格言”、“救世膈咽屡验仙方”。

十七、明·唐欧《保婴录》　1卷（1636年）——此书是初生儿及孕产妇的卫生保健著作。内容包括：“初诞法”、“生下不能啼哭”、“断脐法”、“洗口法方”、“诞生第一方”、“脐风撮口”、“小儿生下不宜灸顶门”、”孕母多食胡椒姜蒜致儿患奶牙”、“小儿生下腹胀欲绝”、“护养法”、“临产有候”、“产母不宜多食姜”、“抱龙丸不宜概用”、“痘源”、“痘疹避忌”等专论。

第十一章　眼科类著作

一、明·佚名氏《明目神验方》　1卷（约14世纪）——眼科专著。其内容有：“目疾证候总论”，“论五轮主病根因”，“论五轮病证”，“论八廓病证”，“论五脏所属轮廓贯通”，“五轮虚实用药法”，“五轮所属主病之图”，“八廓所属主病之图”，圆翳内障等72症眼目形状图及治要诗诀，“明目诸经丸散类”（共142方），“分类药性品目”（共427药），“明目洗眼药类”（共21方），“明目敷贴药类”（9方），“明目搐翳药类”（5方），“明目点药类”（12方）。

二、明·佚名氏《明目直指》　3卷（约15世纪）——眼科学著作。卷一有“医科节要十全三德论”，“十三代名医”，“上古天真论”，“眼目左右穴”（共15穴，均不见一般针灸书者），“眼科论”，“孙真人论”，“轩辕皇帝问眼病因”，“眼目论五轮八廓”，“看眼论诀”，以及有关五轮八廓的辨症用药之法。卷二有“眼病虚实用药法”（系将40首医方按五言诗组成的40字，每字一方作为该方的代号），“眼目诸证用药”等眼病用药法，“明堂问答”（共19问答）。卷三系将“圆翳内障”“水轮内障”等52种眼病逐一分述其症治之法。

三、明·顾鼎臣《医眼方》　1卷（16世纪初期）——眼科学专著。书中主要记述了治疗眼的经验方（包括八物解毒丸，二物汤等）及有关眼病禁忌，保健、按摩、点眼及灸法等内容。

四、明·胡廷用《（新编）鸿飞集论眼科》　1卷（1556年）——眼科学著作。其内容首为一论（无题），叙此书缘起及眼病成因。次为“五轮八廓论”、“七十二症内外障眼诗诀”（三首）。此后即分论眼科各病。其体例均先标记病名，及该病的图形。然后以问答语的形式论述该病的医疗方法（包括内服方剂及钩割、镰洗及针拔等外治法）。此书虽称有“七十二眼病”，但现存此本只有62病。其名称即：

“冰霞翳障”、“玉翳浮满障”、“拳毛倒睫障”、“脸生风粟障”、“血翳包睛障”、“逆顺生翳障”、“打翳外障”、“赤膜下垂障”、“漏精、血障”、“血灌瞳人障”、“胞内胶凝障”、“鸡冠现肉障”、“黑翳如珠障”、“膜入水轮外障”、“花翳白陷障”、“眼泪争明内障”、“肝虚省内障”、“羞明怕日障”、“黑风内障”、“员翳内障”、“涩翳内障”、“小儿疳伤障”、“瞳人肝缺障”、“小儿痘疹入眼”、“滑翳内障”、“痛如针刺障”、“眼内风痒障”、“冰翳内障”、“白膜侵睛障”、“烂眩风外障”、“辘轳展开障”、“小嘴赤脉障”、“大嘴赤脉障”、“黄膜上冲障”、“迎风洒泪障”、“眛目飞鹿障”、“打伤损障”、“鹘眼凝睛障”、“风吹出脸障”、“蝇头蟹眼障”、“离睛蟹眼障”、“天行赤眼障”、“天行赤眼生翳障”、“暴风客热障”、“打撞伤损障”、“女人血气逆流外障”、“午后疼痛昏花外障”、“早晨疼痛昏花外障”、“起坐生花内障”、“痛极增寒外障”、“痛而体热外障”、“高风雀目内障”、“停肉瘀血外障”、“注桃血肿涩外障”、“热病后患虚内障”、“浮翳内障”、“枣花内障”、“雷头风内障”、“乌风内障”、“散翳内障”、“小员翳内障”、“绿风内障”。

第十二章　医论类著作

一、元末明初·滑寿《滑伯仁卮言》　1卷（1378年）——此书是明代何柬将滑寿的《卮言》一书收录为《医学统宗》（丛书）的第五种。卷首第1叶首行记以“《医学统宗附滑氏伯仁卮言》海陵。一阳子，何柬校正”。按，滑氏此书为医论著作，但迄今无传本流传。幸此书收入丛书中得以保存。卷首有滑寿于明·洪武戊午（1378年）的自叙一篇。其内容共41条医论涉及脏象、气血、研读古医书心得、评论等，均属滑寿氏晚年的心得。滑寿氏字伯仁，系元明间人。《明史》有传，谓其晚自号樱宁生。《四库全书总目提要》在“滑寿《难经本义》”条中指出：滑寿卒于明洪武中。此二书均记其确切卒年。而此《卮言》中所载洪武戊午自序。戊午正当洪武11年（公元1378年）。可证此书已属滑氏晚年之著。也为其卒殁年代下限提供重要旁证。至于现代个别文献（如《中国医史年表》）中迳定其卒年为洪武元年之说，殆不足取信。

二、明·赵继儒《儒医精要》　1卷（1528年）——医论类著作。内容有以下各篇。

“医道”，“人身五脏之图”，“论人身有天地三阴三阳之六气”，“三部九候”，“脉有阴阳”。“脉有呼吸”，“脉有动止”，“脉有轻重”，“五行之相生”，“五脏部位之所在”，“论王叔和左关左尺与三焦及命门属火之误”，“论王叔和十二经脉之有差”，“论诊脉专主王叔和脉诀分各脏与左右手歌诀之误”，“论诊脉有先后”，“男女之脉不同”，“论伤寒不必传经”，“论伤寒吐汗下三法之误”，“论伤寒称四时之误”，“论伤寒阳毒阴毒等症”，“论暑病”，“论伤暑脉法治法”，“论世人言痰火之误”，“论痰为诸病之误”，“论狂病为痰之误”，“论表里治法”，“论疮痘治法”，“论玉石药”、“论二陈汤”、“论补阴之误”，“补心丸论”，“论用药不宜执方”，“论汤液与集要不可者三”，“论药有不宜火制者”，“论风病”，“本草伤寒药性”，“补心丸（加减）”，内景部位名称（原缺标题），“论受孕之理”，“论生脉之剂”。

三、明·何塘《医学管见》　1卷（1534年）——医论著作。共22篇，即：

论风痹痿厥第一、论三阳伤寒第二、论伤寒两感第三、论咳嗽第四、论目痛第五、论齿痛第六、论腹痛心痛（同）第七、论腰痛第八、论疝痛第九、论相火第十、论虚损第十一、论消渴第十二、论水气第十三、论治病第十四、论五运六气第十五、论君臣佐使第十六、论疠风第十七、论黑神散第十八、论毒药第十九、论金石药第二十、论太和汤第二十一、论调摄第二十二。

四、明·何柬《（医学统宗）杂录》　1卷（1569年）——此书是明代何柬收入《医学统宗》（丛书）的第六种。内容包括十四篇医论文章。其中五篇是何氏将当时在南畿督学文院及泗州按察院考试医生试卷中的命题进行了规范的解答论述，从而提供了明代南方地区的医学考试的重要史料。此后有总题为“附：试论”的9篇论文（包括“伤寒传足不传手辩”，“二陈汤即脾胃药”等文）则是何氏自行立题并进行讨论与发挥的。

五、明·何柬《医书大略统体》　1卷（1569年）——此书是明代何柬《医学统宗》（丛书）的第四种。系对历代著名医书进行评论的著作。这些医书包括自《黄帝内经》以下至明代中期的《药略大全》共44部医书（另有《内经》的一篇）的书评。每论一书均记其撰著缘起及内容特点。其所议论有誉、有贬，持论公允。在所论及的医书中也包括了若干迄今已佚的重要文献。

六、明·施沛《医医》　1卷（17世纪中期）——此书是明代施沛《灵兰集》（丛书）的第五种。卷首有施氏本人的小引及目录，正文首叶除记有施沛“编述”外，并记有当代名医秦昌遇及李中梓“参校”字样。此书内容为施氏撰写的十篇医论。其中包括：

“精习医业章”，“持大体章”，“存博济章”，“详诊处章”，“戒偏执章”，“辨药物章”，“处人己章”，“惜生命章”，“慎著述章”及“知果报章”。

以上各论中对于如何才能做一个具有良好医德、医风的医生提出了很高的要求与启示。

七、明·施沛《说疗》　1卷（17世纪中期）——此书是明代施沛《灵兰集》（丛书）的第六种。卷首有施氏本人的小引及目录。正文首叶除记有施沛“编述”外，并记有秦昌遇及李中梓“参校”字样。此书内容为施氏选择辑录古代文史及医籍著作中有关医德医风的重要言论分为十二章，供业医者提高自身修养之用。十二章的内容即：

“治未病章”，“识先图章”，“祛邪妄章”，“审工拙章”，“详病情章”，“贵尊信章”，“戒自用章”，“谨药饵章”，“慎左右章”，“易心志章”，“守禁忌章”，“杜后患章”。

因此本书也是著者补充其所撰《医医》一书，苦心教导学医者应遵循的道德规范之作。

八、清·蒋士吉《医意商》　1卷（1672年）——此书是医论、医案类的著作。书中编集了撰者的多篇论述。而每篇篇目之首均冠以“商”字，以示意犹未尽之旨。其中包括：

“商中风真类主治”。“商痨瘵须分何阴之虚”。“商酒病之变归一脏调理”。“商烟性烟毒以补本草之未备”。“商鬼箭”。“商羊毛疔”。“商冷麻沙以补方书之未备”。“商少年富贵志乐生病”。“商醉饱入房复冒风寒主治”。“商饱不死痢疾之误”，“商癥瘕积聚用药法”。“商鼓胀分消、补火、化滞、调理法”。“商噎膈治兼标本法”。“商下法之秘”。“商血症有温下法”。“商月事后期有热、淋漓有寒”。“商小儿顿咳嗽神方”。“商疡疮初起三法中总宜开窍”。“商疮疥日久亦伤生、法宜理肺”。“商肠细如线粒米如飞案”。“商引出痨虫案”。“商偏身多骨案”。

全书文字虽然简短，但却更多地反映了作者自己对某些疾病的病因、病机、治疗方法的经验之谈。

又，在此书的卷首目录之前题为《望色启微后集》，但从书中内容来看，并未涉及望诊。

此书系与蒋士吉的《望色启微》合刊本。

九、明·李发公《医师秘笈》 2卷（1777年）——此书卷上有“太极生人图说”、“十二经脏府合八卦图说”、“外感五气为病图说”、“内伤五脏图说”、“外伤五行图说”五篇医论。卷下有“四诊法论”，“诊脉图法”（包括四论，三辨），“十二经病脉合考用药汇剂”及“伤寒暑热温病瘟疫论治”等篇医论。

第十三章　综合类著作

一、宋·温大明《服药须知》 1卷（1216年）——此书为医疗77种病证的歌诀与其解说。书中将每种病症的病因、症状及方药治法等均简括地编成四句七言歌一首。其后则附加以较详的文字解说。这77种病证主要有：1. 中风气逆有痰涎，2. 癞毒年深变癞风，3. 中寒中气忽然厥，……等。涉及了内、外、妇、儿、五官等各科疾病症候。

二、宋·刘元宾《神巧万全方》（辑本） 12卷，残存10卷（原书撰于11世纪后期）——此系综合性医书。全书将各种疾病分立篇章，每篇均先论述病候，后罗列治方，（主要是汤方，其次是针灸外治法方）。现存此辑本为日人丹波元坚氏辑本。各卷的主要内容即：

卷一按“治肝虚方”、“治肝实方”、“治胆虚冷方”、“治胆实方”、“治心虚方”，“治心实方”等脏腑虚实列举脉证和方药。

卷二、卷三缺佚。

卷四有“四时伤寒并时气结胸方”、“四时伤寒并时气痞满方”、“四时伤寒并时气霍乱方”、“四时伤寒并时气自利方”……等。

卷五为“五劳”、“七伤”、“六极”、“虚劳诸杂候方论”……等。

卷六为“眼病”、“口舌方论”、“唇齿方论”、“咽喉方论”、“耳病方论”、“鼻病方论”、“疣目方论”、“黑须发方”、“手足方论”等。

卷七为“心痛方论”、“腰脚方论”、“脚气方论”、“反胃方论”、“咳瘜”、“噎病”、“霍乱”、“五积气方论”、“痃癖方论”、“癥瘕方论”。

卷八为“咳嗽方论”、“痰病方论”、“诸痛方论”、“三消方论”、“水病方论”。

卷九为“诸黄方论”、“疸病候”、“诸淋方论”、“诸小便方论”、“诸大小便不通诸候”、“诸痢方论”。

卷十为“瘿瘤方论”、“诸痔方论”。

卷十一为妇人：“妊娠”、“产难”、“产后”。

卷十二为“小儿（诸疾）”。

三、明·许宏《全生类要湖海奇方》 8卷（1422年）——此书系为外出旅途或远居村落医疗难措者而编写的医方书。其内容是：

卷一为“养生卷”。主论“食忌”，包括虫鱼、禽兽、诸果、蔬菜、谷豆及诸药6篇。

卷二为“卫生卷”。主论“解毒”，包括蛇虺、恶虫、犬兽、百药及蛊毒5篇。

卷三为“摄生卷”。主论“救急”，包括卒魇，尸厥、五尸，客忤4篇。

卷四为“救生卷”。主论“伤损”，包括金疮、杖疮、汤火疮、折伤、签刺，梗伤6篇。

卷五为“宝生卷”。主论“身体”（身体各部病症），包括头面、眼目、咽喉、口齿、耳鼻、身体、四肢及下部8篇。

卷六为“济生卷”。主论“疮疖”，包括风热疮、热毒疮、小疥疮、恶毒疮、奇名疮、足臁疮、诸疔疮、诸疖子8篇。

卷七为“全生卷”。主论“痈疽”，包括痈疽、立名、乳痈，瘰疬、痔漏，癣癞6篇。

卷八为“悟生卷”，包括修习、行善、权势、平祟、赈济、方便、救生、济冥、恤孤9篇。

四、明·熊宗立《山居便宜方》 16卷（1441年）——这是一部收载数量较多医疗方法并且简明实用的医书。书中对于每种疾病均先作论述，后列治法。治法以方药为主，间采用灸法或外治法。

在全书16卷中系将主要疾病名称列为篇题。其分篇如下：

卷一，“治诸风”、“治诸寒”、“治诸暑”、“治诸湿”。

卷二，“治伤寒”、“治诸疟”、“治沙证”。

卷三，“治诸痢”、“治呕吐”、“治泄泻”、“治霍乱”、“治秘结”。

卷四，“治咳嗽”、“治痰饮”、“治喘急”、“治诸气”、“治脾胃”。

卷五，“治翻胃”、“治诸虚”、“治痨瘵”、“治咳逆”。

卷六，“治头痛”、“治心痛”、“治腰胁痛”、“治脚气”、“治五痹”、“治五疸”。

卷七，“治诸淋”、“治消渴”、“治赤白浊”、“治水肿”、“治胀满”。

卷八，“治积聚”、“治宿食”、“治自汗”、“治虚烦”、“治健忘”、“治痫”、“治阴颓”、“治痼冷”、“治积热”。

卷九，“治吐血”、“治下血”、“治痔漏”。

卷十，“治脱肛”、“治遗尿失禁”、“治咽喉”、“治眼目”、“治耳”。

卷十一，“治鼻”、“治口唇”、“治舌”、“治折伤”。

卷十二，“治痈疽”、“治疮疥”。

卷十三，“治瘰疬”、“急救”、“治蛊毒”、“解毒”。

卷十四，“妇人方”、“调经众疾病”、“孕育”、“治胎前”。

卷十五，“治产后”、“孕病”。

卷十六，“小儿方”、“脐风撮口”、“口疮重舌”、“夜啼客杵”、“急慢惊风”、“感冒四气”、“吐泻痢瘦”、“疳疾诸虫”、“疮肿热毒”、“痘疹疮证”、“小儿杂证”。

以上各卷共载医方1404首。

五、明·虞搏《医经正宗》 8卷（15世纪末撰）——综合性医著。卷一首为“或问”（凡53条）。其次为中风门、伤寒门，均分别论述中风及伤寒类疾病的证治。卷二至卷六包括瘟疫门、瘢疹门、内伤门、中暑门等共62门内科杂病的证治。卷七为妇人科。卷八为小儿科。论述妇儿科疾病的证治。

六、明·陈谏《莡斋医要》 15卷（1528年）——综合性医书。卷一收载了《黄帝内经》中的天元纪大论，玉机真藏论，灵兰秘典论三篇原文。卷二有五运六气的图、论和歌诀。卷三为诊候及经脉图说。卷四为中风、痿湿的症治方。卷五为热、火、暑、燥的症治方。卷七为心痛、头痛、头眩、腹痛、腰痛的症治。卷八为妇人病的症治。卷九为血门、内伤门及劳瘵门的症治。卷十为虚损、自汗、消渴的症治。卷十一为疟、痢、霍乱、泄泻的症治。卷十二为水肿、积聚、痰饮的症治。卷十三为咳嗽、反胃、吐酸的症治。卷十四为怔忡、黄疸的症治。卷十为小儿病的症治。

七、明·饶鹏《医林正宗》 8卷（1528年）——此书前2卷主要是医学基础。后6卷系继承张仲景、朱丹溪、李东垣及刘河间四位名家的医学方论。即：

卷一为“脉赋”、“寒热温凉药赋”（即“药性赋”）、“玄理秘序”（即芦录“《脉诀理玄秘要》序”），及药物的“六陈”、“十八反”、“十九畏”、“妊娠服禁”、“引经药报使”等内容。

卷二为“启蒙”、“论伤寒见证识病”（包括六经的循行图、“见证”、“辨证”、“诊脉法”及“用药法”）。

卷三、四题为“长沙张仲景先生伤寒治方”，系集录各种医疗伤寒的方剂（无论述）。

卷五题为“丹溪朱先生气、血、痰、郁四证方”，又分“气主方”，“血主方”、“痰主方”及“郁主方”四篇。每篇均收录医方（无论述）。

卷六题为“东垣李先生治内损方”，系集录医方（无论述）。

卷七题为“河间（涧）刘先生治痈疽疖方法”，包括“疮疡”、“痈疽形证”、“痈疽灸法”及痈疽医方等各篇，有论有方。

卷八题为“河间（涧）刘先生外科秘要”。包括“麻药”、“合疮口”，“杂补”等各篇（无论述）。

八、明·盛端明《程斋医抄撮要》 5卷（1533年）——综合性医书，重点是妇科病症治，其中卷一为调经门。卷二为胎前门。卷三为产后门。其次儿科病症治均在卷四的小儿门。此外在卷五为内伤门，系属内科病的症治。每门均列举各种病证，有论有方。但书中无外科及五官科病的症治。

九、明·黄济之《本草权度》 3卷（1534年）——此书书名虽冠有“本草”二字，但实为综合性医书。卷上首先是六篇有关诊法的论述。即“五脏虚实”，“五脏绝死”，“脉法”，“经络图”，“大小迟疾软强之图”，“脉体升降之图”。其后即分篇论述各种病症。每篇均以病名为题。其中上卷有：中风、中暑、卒尸、厥、痿、痹、麻木……等19种内科病症。中卷有：疸、劳、劳瘵、热、吐血、衄血、下血等25种内科病症。下卷有疮疡、痈疽、乳痈、瘰等外科病症。喉痹、口、舌、目、耳、鼻、齿等七窍病症。妇人胎产、带下等妇科病症。以及小儿、杂治共35种病症。最后为“五脏虚实用药法”一文。书中对于以上每种病症均按照“脉”、“因”、“症治”（包括方剂及辨证）的顺序进行论述。

十、明·吴球《活人心统》 4卷（1539年）——综合性医书。卷一为“治症记纲”，包括58条医学及养生法的医论。卷二以后分论各种病症及其医疗方剂。其中：卷二有风，痹，寒，暑，湿，燥，火，伤寒，疫，痓，疟，痢，咳嗽，喘，痰，泄泻，痿，内伤等18门。卷三有气，脾胃，呃，呕吐，刺心，噎嗝，翻胃，吞酸，痞，嗳，窄挟，汗，虚损，蒸，劳瘵，心痛，胸胁，腰痛，足痛，脚气，淋涩，发黄，遗尿，多遗，赤白浊，消渴，肿胀，积聚，失血，眩晕，怔忡等31门。卷四有腹痛，霍乱，身痛，厥，颠痫，注夏，胃风，肺痈，肺痿，恶寒，郁，秘结，癥瘕，虫积，关格，中毒，头痛，头风，肩项胁，目，耳，鼻，口舌，齿，咽喉，瘰疬，瘿瘤，痈毒，历节，疝气，脱肛，痔漏，手足，天疱，疔疮，斑疹，不寐，卒死，魇苏，水溺，缢，厉风，跌扑，疮疡，疯犬伤，妇人调经，治带，血崩，胎，难产，小儿等52门。

十一、明·贺岳《医经大旨》　4卷（1556年）——此书卷首为“本草要略”一篇，录有朱丹溪氏“随身备用（药）七十种……论述其药性”。其次为“古菴药鉴”一篇，系将临床常用药物按其主治病症及药性分类解说。再次为“十二经水火分治”一篇药论。卷一至卷四分论内外、妇、儿等各类病症及针灸法等。共89篇。每篇基本记述一病，或一病类。对于每类疾病的顺序大致是首为医论。次为“续附诸贤要论”，“脉论”（或“《脉经》云”），“不治症”，“诸贤治法”，“医案”（系贺岳本人所治），“丹溪活套分治法”。最后一项为“附方”。

十二、明·周礼《医圣阶梯》　10卷（1573年）——综合性医书。卷一（甲集）为“医论”。包括：“诊脉之法”，“七诊之法”，“诊家大略”，“降浊生清”，“脏府配六部歌”，“寸关尺部主病”，“脏府攸长”，“饮食化生图”，“饮食化生论”，“服汤药法”，“药石各逞其能”，“不治已病治未病”，“无病服药”，“摄生”，“治病分气血”，“气血痰三法”，“痛随利减”，“治病先审饮食”，“不寐”，“前阴”，“邪祟”，“飞尸卒厥”，“《素问》不可易读”，“运气不可适从”，“饮食劳倦”，“内外伤辨”，“发热论”，“论热在气在血之分”，“恶寒”，“恶热”，“发热恶寒”，“痛分虚实”等32篇。卷二（乙集）至卷六（己集）为“杂症”。包括内科类的外感与内伤等多方面的疾病，以及耳、目、口、鼻、齿等疾病共62篇（每篇1病或数病）。卷七（庚集）为“妇人”。包括妇、产科类疾病共40篇（每篇1病）。卷八（辛集）与卷九（壬集）前半为“伤寒”。包括伤寒类的疾病共51篇。卷九后半为“药性”。包括药性赋，药性诗及用药法等内容。卷十（癸集）为医方部分。包括“重方门”105方。“诸方歌括门”95方。惟本书中无外科病内容。

十三、明·黄惟亮《医林统要》　4卷（1573年）——综合性医书。卷一，前部有关经脉、四诊辨证内容。后部为常用药物（102种）及医方（43首）的四言歌诀。卷二，前部为有关辨证诊断的内容，后部为治疗伤寒及风、湿、痢、咳嗽、霍乱、眼（病）、膈食、痔漏、妇人（病）及其他内科杂病的医方（每方包括方名、主治、组成及用法）。卷三，均为儿科各病的诊断及治疗医方。其中对于痘疹尤多论述。卷四，前部为外科病的诊治医方。后部则专论针灸，包括各种针灸歌赋、八法神针等内容。

十四、明·张四维《医门秘旨》　15卷（1576年）——综合性医书。卷一有凡例，“却疾养生论”，“六失六不治说”以及有关运气图说等37篇。卷二有“医论”，“亢则害承乃制”，“诊脉法”以及六气，经脉，气血等16篇。卷三有“药性赋”，药性的阴阳、气味、升降、浮沉、十八反、十九畏引经报使，药禁、药量等内容。卷四至卷九分论内科疾病。其中卷四有：风，寒，暑，湿，燥，火六门。卷五为疟，痢，泄泻。卷六为血，咳逆，痰，喘，齁，惊悸，怔忡，颠狂，痓。卷七为虚，自汗，盗汗，霍乱，关格，淋闭，闭结，气，膈噎，翻胃，嘈杂，积块。卷八为诸头疼，眼科，耳症，鼻症。卷九为口疮，牙疼，咽喉，肩背痛，心病，诸疼痛，胁痛，腰痛，脚气，疝气。卷十为妇人科。卷十一为小儿科。卷十二为外科。卷十三为杂方。卷十四为“烧炼制造法”，“药性拾遗”（记述

310种不见于前代本草书中的药物）。

十五、明·吴嘉言《医经会元》 10卷（1580年）——综合性医书。卷一首记“养心方”、“健脾丸”与“益肾丸”三方的方解。以下即分论各病。其中卷一有：中风，伤风，久风，痛风，痿，痹风，厉风麻木，痫风癫，流注风，杨梅风，鹅掌风，紫癜风，中寒，伤寒。卷二有：暑，湿，疟，淋沥，心腹痛，偏坠小肠疝气，秘结，泄泻，痢疾。卷三有：脾胃，膈气膈食翻胃，噎食，呕吐，霍乱。卷四有：诸虚百损，病机心说，咳嗽喘促，三消，肺痿。卷五为妇产科病及儿科病，卷六为外科诸病。卷七有：眼目，耳，鼻，咽喉，牙齿，诸血，吃呃，厥，瘟疫，咳嗽，头痛，积热，腰痛。卷八有脉论，药性及用药论说，五运六气诸说。卷九及卷十为针灸法的论说及歌诀。

十六、明·谢毓秀《(太医院校正)回生明论医方》 8卷（1596年）——此书为综合性的临床医书。因系双层楼本，故其内容各有侧重。即：

上层方面，卷一有“病机赋”、“佛点头脉诀”、“七十二候歌”、“五味配旨”、“五禁”、“三品”、“药剂君臣”、“运气类”、“解药法”、“煎药法”、“脉总要”、“治病论”、“察色歌”等。

卷二有“中风治法”、“寒门”、“伤寒辨”、“活人赋”等。

卷三有“附诸治法”、“附诸论法”、“附论妙方”、“膈噎门”等。

卷四有“附血诀法”、“上附下症”等。

卷五有“诸公治法”、“诸公丸散”、“诸公奇方”等。

卷六为“妇人科”。

卷七为“治小儿诀”等。

卷八为“五色歌”、“脉法总要”等。

下层方面，卷一有“评脉论篇诊脉法及诊脉部位图、穴法图，人身部位图，脏府图等。

卷二~卷八将各种疾病分门立论。即卷二有：中风，伤寒，中暑，治湿，火证，疟疾，痢疾7病。卷三有：泄泻，气，翻胃，呕吐，霍乱，积聚，鼓胀，水肿，郁，内伤，虚11病。卷四有：诸血，劳瘵，咳嗽，咳逆，痰饮，寒痰6病。卷五有：自汗，健忘，狂癫，狂言，五痫，闭结，消渴，便浊，遗精，黄疸，喉风，口舌，牙齿，眼目，耳病，鼻病，淋闭，打伤18病。卷六为妇人科，包括经、带、胎、产等13病。卷七为小儿科，包括疳、癖等17病及“形色歌”，“诸方”等。卷八为外科，包括痈疽，瘰疬等20病及膏药方，穴法图等。

十七、明·黄京甫等《中和活旨》 6卷（1598年）——此书为一种具有学医门径的著作。系两层楼本。其内容如下。

上层全系各种常用药物的论述，据原书的小标题，即：卷一为金石部。卷二为草部。卷为草部、木部、人部、兽部、虫鱼部。卷四杂记草、木、石、虫等类药。卷五为“草药风部”、“草药寒部”、“草药燥部”、“草药热部”、“草药虫部”、“草药疮部”、“草药食部”。卷六为食部、果部及鱼部药物但均未列各部标题。每种药物项内均首为七言歌，次记其性味、主治，末引录“雷公”有关制药记述。

下层卷一为“脏府总论”，及分论各脏府的有关脏象及所用药物，并按照凉、热、补、泻四类分别记出药名。此外还列举了四诊的要领。卷二主要论述诊脉法。卷三、卷四均论伤寒六经主病的症治。卷五、卷六均论述小儿病（包括痘、疹）的诊治。

十八、明·黄河《医学蒐精》　2 卷（1598 年）——综合性医书。此书上卷（即“正卷”）主要有“珍珠囊药性歌括”（包括寒、热、温、平四首），“续收不分寒热升降”（药物歌括，共 195 首）。其次为五行、五脏、经穴及经脉歌诀及图，五运六气歌诀，四诊歌诀及用药歌诀、针灸歌诀等均多首。下卷（即“全卷”）首为“汤散歌括”，将常用方剂按不同疾病分类编写。其次为“妇人科”，论妇产科疾病，再次为“小儿科”论述儿科常见疾病。

十九、明·叶云龙《士林馀业医学全书》　6 卷（1599 年）——综合性医书。卷一有“集例”、“自箴篇”、“箴时篇”、“阴隲篇”、“保养篇”、“纂运气”、“明形气”、“别脏府”、“附经络”、“约脉诀”、“参本草”各篇。卷二为“理伤寒”。包括“诊要”、“关要”、“类伤寒”、“伤寒初症”、“瘟疫”、“看症捷法”、“六经用药”、“内伤夹外感”、“内伤似外感”等篇。卷三有“总方关要”、“用药法则”、“用方要诀”、“要方歌括”及“察病机”（包括 26 篇论及歌赋）。卷四有“六淫治法”、“风类症治”、“寒类症治”、“暑类症治”、“温类症治”、“燥类症治”、“火类症治”。卷五为“内因症治”（包括“脾胃”、“诸气”、“诸火”等 29 类病症）。卷六为妇科秘旨（包括“调经”、“潮热”、“血肿”等 11 类病症）及“痰火秘旨”（包括 18 症）。

又据此书“集例”中提到书中尚有“明堂仰伏人图”及“儿科”部分。但在此书刊行后均未见付梓。

二十、原题：（明·王肯堂）《医门正宗》　15 卷（16 世纪顷撰）——综合性医书。此书分卷之法，除本文共 15 卷外，其卷首部分又称之为“首卷”。首卷又再分五卷，分别称之为“礼（卷）”、“乐”、“射”、“御”、“数”。其内容系列出三皇、扁鹊、（张）仲景、（刘）守真、（张）子和、（李）东垣及（朱）丹溪等历代名医小传。本文的卷一有凡例，“却病养老论”及有关运气诸文。卷二有诊脉法等医论及十二经脉歌，周身经穴赋。卷三为药性赋及有关药性、用药之文。卷四为风门。卷五至卷九为内科诸杂病门。卷十为妇人科。卷十一为小儿科。卷十二为外科。卷十三为杂方。卷十四为危病。卷十五为煅炼门。每类医论之后均附以治疗方剂，其间偶记有“鄙续”字样的补充医论。

二十一、明·闵道扬《医学集要》　5 卷（约 16 世纪）——综合性医书。卷首有“医学集要家传杂录”一篇（论述脉法及药物总论等）。卷一有中风门、疠风门、破伤风、伤寒门……等 15 门病症诊治。卷二为霍乱门等 18 门病症诊治。卷三为心痛……等 22 门（包括五官科、齿科）病症诊治。卷四为颠狂等 11 门（包括外科）病症诊治。卷五为妇产及小儿等科共 11 门病症诊治。

二十二、明·王大德《百病回春要紧真方》7 卷（约 16 世纪）——此书为三层楼本。各层的内容分别是：

上层：——

卷一有“病根捷览”和“宜忌类”两部分。前者主要论述脏腑及诊脉法。后者论述各病脉象。

卷二有“病原所属”、“伤寒脉诀”、“伤寒审症诀”、“伤寒治法”、“绍南祖传伤寒验方”等篇。

卷三有“中暑脉诀”、“瘟疫类”、“中温脉诀”、“火证类”等篇。

卷四有“痰饮类”、“喘急类”、“痢疾类”、“泄泻类”等篇。

卷五有“翻胃类”、“虚伤类”、“眩晕类”、“小便闭”、“大便闭”、“痔漏类”等篇。

卷六有“咽喉类”、“心病类”、“腹痛”、“腰痛”等篇。

卷七有“妇人杂治”、“血崩类”、“带下类”、“虚劳类”、“求嗣类”等篇。

中层：——

卷一有“医家总诀”、“药性赋”、“新增用药捷径赋”、“调脏府药性”等篇。

卷二有“治病总诀”、“中风类（论述该病诊治，以下各病同此）”、“中伤寒类”。

卷三有“中暑秘诀”、“中湿类”。

卷四有“伤饮食类”、“咳嗽类”、“疟疾类”、“霍乱类”。

卷五有“诸气类”、“补益类”、“失血类”、“汗证类”、“麻木类”、“癫狂类”、“大小便闭”、“体气类”。

卷六有“眼科类”、“结核”、“肺痈类”、“肺痿”、“妇人类”。

卷七有“小儿科类”、“急惊类”、“慢惊类”、“疳疾类”。

下层：——

卷一有“药性歌”。

卷二至卷四前部有“诸药性类”（简述各种药物的功效与主治）。

卷四后部与卷五有“诸病主药”（卷五题为：“病原主方”，实与卷四下层相连续）。

卷六有“昼夜属分”、“妇人脉诀”、“望闻问切”。

卷七有“小儿审候诀”、“面部五色”、“手指三关诀”、“三关脉纹主病歌诀”、“小儿脉法总歌”、“小儿死候歌诀”。

二十三、明·张国泰《外科集要》 3卷（17世纪初）——综合性医书。其内容是：

上卷有：“头痛”、“须发”、“面病”、“耳病”、“鼻病”、“口舌”、“牙齿”、“眼目”、“咽喉”、“结核”、“瘿瘤”、“肺痈”、“肺痿”、“心痛”、“腹痛”、“胁痛”、“臂痛”、“背痛”、“癫疝”、“痿躄”、“消渴”、“痓病”的症治。

中卷有：“妇人科”、“虚劳”、“闭经”、“崩漏”、“带下”、“妊娠”、“产育”、“小产”、“产后”、“乳病”、“乳岩”、“妇人馀病”的症治。

下卷有：“小儿科”、“惊风不治症”、“诸疳”、“感冒”、“伤食”、“疟疾”、“咳嗽”、“气喘”、“盗汗”、“虫痛”、“小儿诸症”、“痘疹”、“水痘证”、“麻疹”、“大便不通”的症治。

按，此书中独缺中医外科疾病，与书名标题不合。原因待考。

二十四、明·龚居中《寿世仙丹》 10卷（17世纪初）——此书现存本包括四种子目医书。其内容是：

《内科良方》——卷一：风门，寒门，疫门，暑门，湿门，燥门，火门，痰门，咳嗽，喘哮，失音。卷二：疟疾，痢疾，泄泻，霍乱，呕吐，翻胃，呃逆，吞酸吐酸，诸气，肿胀，黄疸，痞块。卷三：积聚，癥瘕，诸虫，脾胃，饮食，补益，劳瘵，失血，出汗，癫狂，五痫，怔忡，健忘，不寐，眩晕，头痛。卷四：眼病，牙齿，口舌，唇腮，鼻症，耳症，鬚髮，咽喉，心腹痛，腰胁痛。卷五：脚气，疝气，消渴，厥症，遗精，浊证，淋症，遗尿，小便闭，大便闭，肠澼，脱肛，养老种子。

《女科良方》——调经，经闭，带下，崩中，妊娠，小产，产育，产后。

《外科良方》——卷一：痈疽，肿毒，疔疮，瘰疬，瘿瘤，乳病，鹅掌，杨梅，便毒，鱼口，痔漏，阴囊，疳疮，臂疮，臁疮，流注。卷二：诸疮，诸癣，蛇头，汤火，折伤，金疮，破伤风，骨鲠，虫兽伤，备急，中毒，除斑，取痣，春方，通治。

《幼科良方》——卷一：初生，脐风，夜啼，惊风，风痫，中恶，天吊，鬼病，发热，感冒，喘，伏暑，疟疾，痢疾，呕吐，泄泻，吐泻，理脾。卷二：诸积，诸疳，盗汗，耳目，腹痛，阴肿，二便，脱肛，不寐，多睡，行迟，诸疮，痧麻，痘疹。

二十五、明·沈野《暴证知要》 2卷（1603年）——此书共罗列急性疾病（暴证）78篇。主要包括：中风、中寒、中暑、霍乱、绞肠痧、痧病、脚气攻心……以及烫火、金疮、痈疽、中毒、妇、儿等科病证。每病均先论后方，并有撰者本人评述。

二十六、明·徐绅《百代医宗》 10卷（1607年）——综合性医书。卷一有“原病赋”、“诸证纲目论”、“亢则害承乃制论”、“古庵论”等34篇医论及歌诀。卷二有关诊脉、运气、用药法等28篇。卷三为风论、寒论、瘟疫论等15病。卷四为疟病、痢疾……等19病。卷五为刚柔二痉、翻胃、膈噎等17病。卷六为淋闭、呕逆等25病。卷七为有关五官、咽喉诸病及针灸法，服用药诀等。卷八为妇产科诸病。卷九为小儿科诸病。卷十为痘疹病及外科诸病。

二十七、明·王君赏《医便》 7卷（1614年）——此书内容：正编为医方各论。分为补益调养通治方、春月诸症、夏月诸症、秋月诸症、冬月诸症、外科、养老、慈幼、禁方等内容。续编卷一首为养生编，次为补益、脾胃、内伤等17种病证诊论。卷二为疟、霍乱等17种杂病诊治。卷三为妇产科病诊论。卷四为外科杂方。

二十八、明·聂尚恒《医术方旨》 7卷（约1619年）——综合性医书。此书“卷之首”为医学总论部分。包括“万金一统述”，“药性歌”（每药1首歌，共240药），“诸病主药”，“释形体”，“周身脏府形状”，“人体正、背、侧面、手、足经脉总图”，十二经脉歌，七十二候歌，运气歌等。卷一以下均为各种病证的诊治论述与其医疗方法。其中卷一有：中风，伤寒，中寒，瘟疫，中暑，中湿，火症，内伤，饮食，郁证，痰饮，咳嗽，喘息，哮吼等14篇。卷二有：疟疾，痢疾，泄泻，霍乱，呕吐，翻胃，呃逆，嗳气，吞酸，嘈杂，诸气，青筋，痞满，鼓胀，水肿，积聚，五疸，痼冷，斑疹，发热等20篇。卷三有：补益，虚劳，失血，恶热，恶寒，汗证，眩晕，麻木，癫狂，痫症，健忘，怔忡，惊悸，虚烦，不寐，关格，遗溺，浊证，遗精，淋证，邪祟，厥症，小便闭，大便闭，大小便闭，痔漏，悬痈，体气，脱肛，诸虫等30篇。卷四有：头痛，鬚髪，面病，耳病，鼻病，口舌，牙齿，眼目，咽喉，结核，梅核气，瘿瘤，肺痈，肺痿，心痛，腹痛，腰痛，胁痛，臂痛，背痛，痛风，脚气，癫疝，痿躄，消渴，痓病等26篇。卷五为“妇人科”。有：调经（正文讹作“理”字），经闭、血崩，带下，虚劳，求嗣，妊娠，产育，小产，产后，乳病，乳岩，妇人诸病等14篇。卷六为“小儿科”。有小儿望诊图说，痘疹，急惊，慢惊，疳疾，癖疾，诸热，感冒，伤食，腹胀，呕吐，泄泻，吐泻，痢疾，疟疾，咳嗽，喘急及小儿初生杂病（又包括胎热，胎恶脐风……等48病）等18篇。

二十九、明·沈应旸《万病必愈》 11卷（1622年）——综合性医书。其内容是：卷一（又称“甲集”）有“病机赋”，“运气图说”，“用药枢机”及诸风，伤风，咳嗽，中寒，伤寒，类伤寒等篇。卷二（“乙集”）有中暑，霍乱，瘟疫，内伤，伤食，伤酒，调理脾胃，诸火，风热，郁症，痰证，哮喘，疟疾，痢疾等篇。卷三（丙集）有泄泻，呕吐，恶心，翻胃，噎膈，咳逆，吞酸，嗳气，嘈杂，诸气，痞满，鼓胀，水肿，积聚，黄疸，发热等篇及“针灸摘奇图穴”。卷四（丁集）有虚损，补益，痼冷，劳瘵，失血，自汗，盗汗，晕眩，麻木，癫狂，五痫等篇及“补遗经验杂录良方”。卷五（戊集）有健忘，怔忡，惊悸，虚烦，不寐，便浊，遗精，淋闭，小便不通，小便不禁，关格，闭结，痔漏，悬痈，肠风下血，肠澼，脱肛，腋气，诸虫，头痛，消渴等篇及“附，灵秘丹药神方”。卷六（己集）有痹臂痛，痿躄，脚气，癞疝，胁痛，腰痛，腹痛，心痛，瘿瘤，结核，梅核气，咽喉等篇。卷七（庚集）有眼目，牙齿，口舌，鼻病，耳病，面病 ，虫兽伤，中诸毒，诸骨骾，膏药，通治等篇及“外科诸症经验良方”。卷八（辛集）有妇人，虚劳，经闭，崩漏，带下，求嗣，妊娠，产育，产后，乳病等篇。卷九（壬集）为药学内容，又分为前集与后集两部分。前集有药物宜忌及各种药物（包括草木部229药，果谷蔬菜部53药，珍宝金石部42药，身体部9药）歌诀。后集有“《大藏经》论心俗百病症”及“百医药”二文。卷十也分前、后二集。前集为脉学部分，包括“脉理赋”，“七诊歌”等20篇论述。后集有“清修颐养妙论”及“延年却病笺诀”二文。卷十一为小儿门。“附小儿诸症良方”，“痘症”，“麻症”及“妇人痘麻”。

三十、明·卢万钟《医说佛乘》 1卷（1626年）——此书主要治疗各科急症。首先是“治痈疽简易说”（包括论说及治法4方）。其次为“论杨梅结毒受病之源用药之异”一文（论说及5方）。再次为“论咽喉急症”（论说及7方）。最后是“外附效验杂方”（包括治疗内、外、妇各科的经验疗法29方）。

三十一、明·朱师韦《医学新知全书》 11卷（1628年）——综合性医书。卷一为脉诊的歌诀，论述及图解，共26篇。卷二主要为有关本草的歌诀及论述共36篇。卷三以下分论各种疾病。卷三：中风门，类中风门，预防中风门，伤风门，中寒门。卷四：伤寒门。卷五：中暑门，中湿门，燥门，火门，痰门。卷六：嗽门，哮喘，呃逆，脾胃，内伤。卷七：酒食所伤，呕吐。卷八：积聚，疟，痢，痛风，惊悸。卷九：赤白浊，头痛，眼科（耳鼻），喉痹（口、齿、舌），虚损。卷十：水肿，诸疮。卷十一：女科，幼科。各门病症之前，一般先有总论，论病之成因及治法，后附有关方剂，兼记医案。

三十二、明·龚廷贤《普渡慈航》8卷（1628年）——综合性医书。卷一为“太医精诚论”，脉、药、运气等论及中风、中寒二病。卷二至卷五为伤寒、瘟疫……等内科杂病。卷六为妇人科病。卷七为小儿科病。卷八为外科、折伤等病。每病均分为脉、病、治、方四部分。所述医论较详，医方较多。

三十三、明·舒元贵等《医方启蒙》 18卷（1629年）——综合性医书。卷一有“医方便考”（系按照临床各科不同病症分记其所需的方剂名称，共1075方），“制度药品”（共记187个药名），凡例以及有关学医入门的诊法，药物、医方、经脉等论说与医方。

卷二有：中风，风虚，类中风，伤风，破伤风，中寒，中暑，热症，中湿，伤寒，表症，里症，三阴三阳经病，表里俱无，表里俱见，阴症似阳，阳症似阴，表热里寒，表寒里热，类伤寒，四时疫疠，不可汗，不可下，刚柔二痉，急下急温，不思饮食，腹痛可分阴阳，阴阳二厥，自利寒热之属，通用表剂，阳症表剂，和剂，阴症表剂，类伤寒症，伤寒杂症，伤寒死症歌，痧症论等。

卷三有：疟疾，痢疾，呕吐，泄泻，霍乱，秘结，咳嗽，痰症，喘急等病。

卷四：诸气，脾胃，噎膈，诸虚，劳瘵，咳逆等病。

卷五：头痛，心痛，眩晕，腰病，胁痛，腹痛，五痹，五疸，蛊毒，五淋等病。

卷六：消渴，漩浊，梦遗，水肿，胀满，积聚，内伤，自汗，虚烦，健忘，怔忡，惊悸，癫痫，阴癞，七疝，痼冷，积热等病。

卷七：诸血，肠风，痔漏，脱肛，遗尿，咽喉，眼目，耳聋，脑泄，酒皶鼻，口舌，牙齿，痈疽疮疖，疥疮，损伤，汤火疮，骨鲠等病。

卷八与卷九均为妇科疾病。其中卷八有月经病，胎前妊娠病及产后诸病。

卷十与卷十一为小儿科疾病，其中有小儿症治赋，用药要诀，小儿诊法，小儿诸热，惊风门及痫痉等多种病症。

卷十一有诸疳、积食等多种疾病。

卷十二至卷十五均为小儿痘疹病的诊治论述、歌诀与方剂。

卷十六与卷十七为小儿科其他各种杂病。

卷十八前部为小儿麻疹病。后部为沈氏家传的丸、散药方。

三十四、明·王象晋《内科正宗》50卷（1629年）——全书将疾病分为50门，每卷一门。即：（卷）1、中风门。2、痿证门。3、伤风门。4、痰饮门。5、滞下门。6、泄泻门。7、疟门。8、咳嗽门。9、热门。10、火门。11、暑门。12、湿门。13、燥门。14、寒门。15、疮疡门。16、气证门。17、血证门。18、内伤门。19、虚损门。20、积聚门。21、消渴门。22、水气门。23、脚气门。24、诸疝门。25、反胃门。26、胀满门。27、喉痹门。28、淋闷门。29、眼目门。30、牙齿门。31、腰痛门。32、腹痛门。33、心痛门。34、头痛门。35、头眩门。36、咳逆门。37、心下痞满门。38、吐酸门。39、痓门。40、疠风门。41、风痫门。42、破伤风门。43、损伤门。44、瘢疹门。45、黄疸门。46、霍乱门。47、厥门。48、痹证门。49、妇人门。50、小儿门。每门均首为医论病因症候，次为治法所用方剂。

三十五、明·徐尔贞《医汇》 12卷（1632年）——综合性医书。卷一有“诊脉捷要”、“四言举要”，“脉理”……等有关脉学及药学的论述及歌诀。卷二有诸风、补益及种子三篇。卷三为伤寒科。卷四有瘟疫，中寒，中暑……等内科杂病共28类。卷五有头痛，头眩……等内科杂病共26类。卷六为妇人科。卷七为眼科。卷八为小儿科。卷九为痘科。卷十为稀痘方药及治痘方药。卷十一为外科。卷十二为“食物益损”。

三十六、明·陈澈叶《雪潭居医约》 8卷（1641年）——综合性医书。卷一名“格致要论”，卷二名“脉色解微”，卷三名“疾病阐述”。此三卷多系选录自古医籍的医论，所引古籍均标明出处。卷四名“六淫分类”，分别论述风、寒、暑、湿、燥、火等各类疾病的症治。卷五名“内伤条辨”。卷六名“杂症汇考”。此二卷均分别论述内科杂病及五官科疾病的症治，并多附以撰者本人的医案（称为“经验医按”）。卷七名“女科正录”，卷八名“药症忌宜”。

三十七、明·佚名氏《尊生要览》 11卷（约17世纪前期）——此书系书贾假太医院校刻及龚廷贤撰写之名，将龚氏于1587年（万历15年）所撰《万病回春》一书内容节略改编而成。虽属托名之作，但此书中尚有部分内容为龚书所无，且其在节选原文的基础上分类较明，不失其参考价值。故此次仍列入回归的中医古籍之列。此书各卷内容是：

卷一：中风类，伤寒类。卷二：瘟疫类，中暑类，中湿类，火证类，内伤类，饮食类，郁症类，痰饮类，咳嗽类。卷三：喘急类，疟疾类，痢疾类，泄泻类，霍乱类，呕吐类，翻胃类。卷四：呃逆类，嗳气类，吞酸类，嘈杂类，诸气类，青筋类，痞满类，鼓胀类，水肿类。卷五：积聚类，五疸类，痼冷类，斑疹类，发热类，补益类，虚劳类。卷六：失血类，汗症类，遗精类，淋症类，关格类，遗溺类，腹痛类，腰痛类。卷七：外科。卷八：妇人。卷九：小儿。卷十：丸药类。卷十一：接骨类，膏药类，药酒类。

三十八、清·佚名氏《医师秘笈》 2卷（约17世纪中期）——此书上卷有"太极生人图说"，"十二经脏府合八卦图说"，"外感五气为病图说"，"内伤五脏图说"及"外伤五行图说"等五篇论说。卷下有"四诊法论"，"诊脉图法"，"十二经病脉合考用药汇剂"及"伤寒暑热温病温疫论治"等四篇论说。

三十九、清·张中和《资蒙医径》 3卷（1677年）——综合性医书。此书系张氏诸弟子整理张氏所著而成。其内容是：上卷有"引意"、"脉赋"、"观形赋"、"脉符病生死歌"、"伤寒"、"中风"、"中寒"、"中暑"、"中湿"、"消渴"、"痰火"、"疟疾"、"痢疾"、"咳嗽"、"霍乱"、"五肿"、"蛊胀"、"无眠"等篇。

中卷有："膈噎"、"中满"、"泄泻"、"头痛"、"便闭"、"下淋"、"颠狂"、"妇科"、"小儿"、"痘疮"、"麻疹"、"哮喘"、"虚弱"、"疝气"、"眼科"、"刮骨"、"外科"等篇。

下卷有："辟谬"、"融意"、"药性"、"药性反畏恶"、"妊娠忌药"、"引经药例"、"汤饮歌"、"丸散歌"等篇。

书中对于各篇疾病的论治均作了说明。

四十、清·李梦龙《医法指南》 10卷（1687年）——综合性医书。卷一前部有药性（赋），主药，用药，炮制，裁成，药鉴，脉诀，病机赋，原病论。卷一后部至卷五为内科病。其中卷一有内伤，伤食，伤酒，消渴等14病。卷二有恶寒，发热，郁证，劳瘵等14病。卷三有泄泻，霍乱，痢疾等15病。卷四有伤寒，中寒，中风等9病。卷五有心痛，头痛，头晕等15病。卷六为妇科病。有虚劳，经闭，崩漏等10病。卷七为小儿科病包括：儿科病诊法及痞积，慢惊，急惊，吐泻，断痫等33病。卷八为外科病。包括大头瘟，脑疽，眼昏胬肉等44病。卷九为急救方。卷十为"普济方"（共27方）及"附余方"。

第十四章　丛书与合刊本医书

一、宋·刘元宾《通真子补注王叔和脉诀》等二书合刊——宋·刘元宾撰。1469年（明·成化五年）刊本。共2种医书，即：1.《通真子补注王叔和脉诀》，2.《脉要秘括》。原撰于宋代11世纪末。

以上二书可参见本书"明代早期刊本"该各条。

二、元·王好古《伊尹汤液仲景广为大法》等二书合刊——1534年（明·嘉靖十三年）刊本。共2种医书。即：1.《伊尹汤液仲景广为大法》，2.《皆效方》。原撰于元初，1234年。

以上二书可参见本书"明代中期刊本"该各条。

三、明·郑康宁《药性要略大全》等二种医书合刊——1545年（明·嘉靖二十四年）刊本共2种医书。即：1.《（新刊）药性要略大全》。2.《太医院经验捷效单方》。

以上二书可参见本书“明代中期刊本”该各条。

四、明·柯柬《医学统宗》（丛书）——1569年（明·隆庆三年）刊本。共6种医书。即：1.《难经本义补遗》，2.《治病针法》，3.《滑氏诊家枢要》，4.《医书大略统体》，5.《滑伯仁巵言》，6.《杂录》。

以上六书可参见本书“明代中期刊本”该各条。

五、明·朱鼎臣《万应膏药徐氏针灸全书》等五书合编——1584年（明·万历十二年）刊，两层楼本。共5种医书。即：1.《万应膏约方》，2.《（增补）效捷仙方》，3.《徐氏针灸全书》，4.《加减十三方》，5.《铜人针灸全书》。

参见本书“明代中期刊本”该各条。

六、明·闵道扬 《医学集要》等二书合刊——明·闵道扬撰。明刊本年代未详（已佚）。现存为18世纪顷日本江户时期抄本。共二种医书。即：1.《医学集要》5卷。2.《家传杂录》1卷。约16世纪撰。

参见本书“日本古写本的线装中国中医书”该各条。

七、明·吴文炳《急救军门秘传》等五书合刊——16世纪明刊两层楼本。共5种医书。即：1.《太医院纂急救仙方》，2.《新刊诸症》，3.《纂集太医院急救良方》，4.《新刊军门秘传》，5.《纂集太医院外科奇方》，6.《新刊军门秘传》。

参见本书“明代中期刊本”该各条。

八、明·佚名氏《神农黄帝真传针灸图》等二书合刊——此书约16世纪撰写。日本江户时期抄本。共2种医书。即：1.《神农黄帝真传针灸图》，2.《神农黄帝真传针灸经》。

以上二书可参见本书“日本抄本”该各条。

九、明·佚名氏（原题：“李时珍撰”）《李濒湖抄医书》（丛书）——明代，16世纪抄本。共5种医书。即：1.《濒湖脉学》，2.《百病论》，3.《汤头》，4.《珍珠囊药性赋》，5、《药性赋》。

以上《百病论》及《汤头》均未见国内藏书。可参见本书“明抄本”该各条。

十、明·佚名氏《慈幼秘诀》等二书合刊——16世纪末，明中期刊本。共2种医书。即：1.《慈幼秘诀》，2.《慈幼秘传》。

以上二书可参见本书“明代中期刊本”该各条。

十一、明·蔡正言《苏生的镜》等二书合刊——1623年（明·天启三年）刊本。共2种医书。即：1.《苏生的镜》。2.《苏生的镜补遗》。

参见本书“明代后期刊本”该各条。

十二、明·王象晋等《（新刊）内外科正宗》（合刊本）——此合刊本包括：1.明·王象晋《内科正宗》50卷。2.明·李氏（其名待考）《外科正宗》4卷二书。共刊于1629年。

以上二书参见本书“明代晚期刊本”该各条。

十三、明·龚居中《五福全书》等二书合刊——1630年（明崇祯三年）刊本，共2种医书。即：1.《五福全书》，2.《食物宜忌》。

以上二书参见本书“明代后期刊本”该各条。

十四、明·钱国宾等《女科百病问答》等二书合刊——此合刊本卷首书名虽题《女科百病问答》，明·钱国宾撰。但除此书共4卷外。书后尚合刊有明·钱君颖《催产字字珠》1卷。(均1633年刊)。

以上二书可参见本书“明代晚期刊本”该各条。

十五、明·唐欧《保婴录》等二书合刊——1639年（明·崇祯十二年）刊本。共2种医书。即：1.《保婴录》，2.《山谷便方》。

以上二书可参见本书“明代后期刊本”该各条。

十六、明·施沛《灵兰集·初集》（丛书）——17世纪前期，明末刊本。共6种医书。即：1.《素问逸编》，2.《脏府指掌图书》，3.《经穴指掌图书》，4.《脉微》，5.《医医》，6.《说疗》。

以上六书可参见本书“明代晚期刊本”该各条。

十七、明·施沛《灵兰集·二集》（丛书）——17世纪前期明末刊本。共5种医书。即：1.《宋徽宗圣济经》（宋徽宗），2.《产经》（唐·时贤），3.《痘疹折衷》（明·秦昌遇），4.《祖剂》，5.《云起堂诊籍》。其中除《圣济经》国内有多种刊本，《痘疹折衷》在上海图书馆存有清抄本一种，《祖剂》近年国内有影印本外，其余二种国内未见藏本，均属回归医书之列。可参见本书“明代晚期刊本”该条。

十八、明·龚居中《寿世仙丹》（丛书）——17世纪刊本，共4种医书。即：1.《内科经验方寿世仙丹》，2.《女科经验方寿世仙丹》，3.《外科经验方寿世仙丹》，4.《幼科经验方寿世仙丹》。

以上四书可参见本书“明代后期刊本”该各条。

十九、明·邹元标等《仁文书院集验方》等五书合刊——1622年（明·天启二年）刊本，共5种医书。即：1.《亲验方》，2.《彰赐堂集方》，3.《墨宝斋集方》，4.《海上奇方》，5、《（段生所编）医方》。

参见本书“明代后期刊本”该各条。

二十、清·蒋士吉《望色启微》等三书合刊——1672年（康熙十一年）清刊本。共3种医书。即：1.《望色启微》，2.《医意商》，3.《伤寒翼》。

参见本书“清代刊本”该各条。

二十一、清·傅杰《明医诸风疠疡全书指掌》等二书合刊——1675年（康熙十四年）清刊本。共2种医书。即：1.《明医诸风疠疡全书指掌》，2.《内外杂症要方》。

参见本书“清代刊本”该各条。

二十二、清·王翃《万全备急方》等二书合刊——1683年（康熙二十二年）清刊本。共2种医书。即：1.《万全备急方》，2.《万全备急续方》。

参见本书“清代刊本”该各条。

二十三、清·喻昌《温证语录》等二书合刊——清·喻昌撰，1719年（康熙五十八年撰。日本江户时期抄本）。共2种医书。即：1.《温证语录》，2.《伤寒答问》。

参见本书“日本抄本”该各条。

第十五章　杂　类

一、明·混沌子《锦身机要》　3卷（约14—15世纪）——此书为道家养生书。记述各种行功全身姿势图像及注文。卷上有踏地龙，摆尾龙，摩顶龙，施风龙，交足龙……

等10法。

卷中有跃山虎，出洞虎等12法。

卷下有虎吹龙，龙鼓虎琴，龙虎交加等12法。

书末附："大道修真捷要选仙指源篇"论述练功要旨。

二、明·佚名氏《百病论》 1卷（明代，约16世纪中期）——此书是《李濒湖抄医书》的第二种。医学歌赋著作。书中首先将真中风、类中风、中寒、中暑等包括临床内、外、五官、妇、儿等各科在内的75种病症分别编成七言歌诀。其后则附以"病机赋"、"杂病赋"两篇歌赋及"病机抄略"一篇四言歌诀。

三、明·佚名氏《汤头》 2卷——（明代，约16世纪中期）。此书是《李濒湖抄医书》的第三种。医学歌赋著作。全书均为七言歌体例编写。书中以常见各种病症为各篇标题。其中包括：中风，寒，暑，湿，燥，火，气，血，痰，郁，发热，恶寒，伤风咳嗽，喘，内伤，疟，痢，泄泻，黄疸，水肿，鼓胀，积聚，脾胃等75种内、外、妇、儿、五官各科病症所用的方剂配伍歌诀及4首汤头成方加减法的歌诀。

四、明·龚居中《五福全书》 5卷（1630年）——此书为道家养生学著作。卷一名："修真要图"。其全卷以图解方式为主。内容包括"天极图"、"太极涵一之图"、"一奇二偶之分图"等27图及"丹法参同"、"修真类解"等文。

卷二名："修真至说"。包括"至道总说"、"大道说"、"性命说"等27论。

卷三名："修真秘诀"。包括"养生至要"、"修真择地"等10论及如何利用吐呐、按摩等道家修身的诀法。

卷四名："修真金丹"。包括"金丹培根诀法"等29论及炼制丹药的方药。

卷五名："修真种玉"。包括"奇篇十六章"及"偶篇五章"。各篇之后均附有不孕症两性服用的种子方。

五、明·施沛《云起堂诊籍》（《诊籍》）20卷（17世纪前期）——此书为施沛氏的医案著作，由其门人富元亮选编，并收入施沛《灵兰集·二集》中。

第四篇 有待陆续争取回归与调研的亡佚中国古医籍项目（均部分存目）

第一章 国内亡佚古医籍品种的初步考察

在我国国内亡佚而国外尚存，需要回归国内的一大批珍贵中医古籍在其分类内容方面，以上所举各书仅是业经本人已过目查阅的主要部分。除此之外还有不少尚待续考者，现仅将其中由郑金生同志协助调查的部分书目加以分类摘记在下面，以供参考。

按，以下所记藏书馆均用其简称即：内——内阁文库，杏雨——杏雨书屋，宫——宫内厅书陵部，龙——龙谷大学写字台文库，国会——日本国会图书馆，大阪——大阪府立图书馆，京大——京都大学图书馆，九大——九州大学图书馆，台中央——台湾中央图书馆，台故宫——台湾故宫博物院图书馆。

第一节 内难类

元·滑寿撰，明·丁瓒补正、王宫编《素问钞补正》 12卷，明万历十二年刊（内）

第二节 本草类

元·吴瑞编，明·吴镇（世显）校补《（家传）日用本草》 8卷，明嘉靖四年跋刊（龙）

元·周天锡《图经备要本草诗诀》 2卷，写本（杏雨）。

明·郑康宁《新刊药性要略大全》 10卷、《太医经验捷效单方》1卷，明嘉靖二十四年刊（内）、（杏雨）、（京大）

李时珍、龚信补《新镌三集本草炮制药性赋（本草定衡）》 13卷，首2卷，明万历十八年序刊（内）

明·罗青霄《对症要药赋》（《广嗣全书》零本） 3卷，明·隆庆六年序刊（内）

明·叶文龄编《新刊校正李东垣官板药性大全》 2卷，明万历三十年刊（内）、（九大）

佚名氏《增补分门药性》1卷，《四时备用调理方》 1卷，《五藏六府补泻温凉》1卷，中国写本（杏雨）

明·倪朱谟撰《本草汇言略记》 江户写本（国会）

清·浦士贞《夕庵读本草快编》 6卷，首1卷，江户写本（内）

第三节 针灸类

张权注《十四经合参》 16卷，明崇祯写本（宫）

第四节 诊法类

宋·萧世台（?） 《诊脉要捷》 天保十三年写本（内）

明·吴洪《新编诊脉须知》5卷，《要诀》3卷 江户写本（内）

第五节 医方类

宋·余纲《芝田余居十证论选奇方后集》 5卷（卷1缺），江户写本（内）

宋·方导《方氏编类家藏集要方》 上，天保写本（宫）、（台故宫）

元·滑寿《五藏方》 宝历七年刊（内）

元·孙仁存《仁存孙氏治病活法秘方》 文化二年写本（内）、（台故宫）

明·陈朝阶《奚囊便方》 存1卷（卷10痘疹部），天保十四年写本（内）

明·吴惟贞撰、周绍濂编《吴氏家抄济世良方》 7卷，万历二十五年刊（内）

明·徐璘《痘疹经验要方》 2卷，享保十三刊（内）

明·欧阳植《新集救急疗贫易简奇方》 万历三十一年序刊（内）

明·万表《万氏积善堂秘验滋补诸方2卷》 江户写本（内）

明·程轨《千金简易方》 10卷，明嘉靖三十八年序刊（内）

明·任彦国《治肿秘方（附）救急良方》 清版（朝鲜刊）（宫）

明·董宿《试效神圣保命方》 10卷、《杂录总要》1卷，清写本（内）

明·樊如柏《续刻简易验方》 10卷，明刻清印（内）

明·叶尹贤《拯急遗方》（医家秘传随身备用加减十三方、经验救急方） 2卷，附1卷，江户写本（内）、（宫）

明·杨起《经验奇效单方》 2卷，江户写本（内）

明·王良灿《小青囊》 10卷，延宝三年刊（内）、（九大）

清·陶承熹《医品补遗》 4卷，江户写本（内）

清·黄琼《武彝山应衙人秘传诸病药方》 文政三年写本（内）、（台故宫）

佚名氏《医方杂录》 清写（宫）

清·陈谟《溥仁堂校正神验单方全集》 2卷，文化三年写本（内）

第六节 内科类

清·顾宪章《新纂伤寒朔源》 6卷，清写本（内）

第七节 外科类

宋·李世英《痈疽辨疑论》 2卷（卷下阙），江户写本（内）、（台故宫）

明·李竹轩《太医院增补捷法医林统要外科方论大全》 4卷，明·万历三十七刊（内）

清·陈彬《（陈文华）外科秘方》 文化五年写本（内）

第八节 儿科类

明·陆道元《小儿杂证便蒙捷法》（原刻于《金镜录补遗》之后） 1卷，1823年（文政六年）日本抄本。（大阪）

明·赵继宗《痘疹慈幼津杺》 2卷，《五绝治法》1卷，江户写本（内）（国会、王仲威撰，享保四刊）

明·徐君盛《新锲鳌头活幼诸症小儿痘疹全书》 5卷，明刊（内）

明·赵本善《育婴至宝》 2卷，天宝十五写本（内）

明·程锐《程氏经验痘疹理法》 天顺七年写本（宫）

明·张宇杰《东瓯张氏清源活水保婴痘证百问歌》 9卷，万历三十年序刊（内）

明·李景芳《李氏婴儿得效方》 2卷，江户写本（内）

明·吴子扬《小儿痘疹二症全书》 4卷，明刊（内）

明·吴国翰《家藏秘验痘疹保婴汇粹鉴衡集》 3卷，江户写本（内）

明·吴元溟编《儿科方要》 崇祯十一年序刊（内）

明·赵桦《毓麟芝室痘科秘传》 4卷，附：《疹科治法纲》4卷，清刊（内）

明·龚廷贤撰、胡廷训补《新锲御院秘传补遗痘疹辨疑全幼录》 存卷2，明刊（内）（宫、万历版存1、3、4卷）

明·何洛英《痘疹发微》 江户写本（内）

清·管玉衡《痘辨》 弘化三年写本（内）

清·李菩《痘疹直指方》 江户写本（内）《痘疹要略4卷》，江户写本（内）

第九节 眼科类

清·王协《眼科全书》 3卷，江户写本（内）

第十节 医论类

元·张璧（云岐子）《洁古明备论》 宽政刊（京大）

第十一节 综合医书类

元·朱丹溪撰，明·杨氏（名字待考）编《丹溪心法类集》 2卷，正德二年刊（京大）

明·王大德《新锓太医院秘传妙诀百发百中百病回春要紧直方》 7卷，明万历刊（内）

明·吴景《脉证传授心法》 江户初写本（内）

明·刘会《乐英堂新纂脉法正宗》 2卷，江户写本（内）

明·佚名氏《医林摘要活法》 2卷，江户写本（内）

明·叶文龄《病机赋》 享保元年刊（内）

明·余象斗编《必用医学须知》 明刊（内）

明·何天恩《新集医家蕴奥四集》 4卷，明万历三年刊（内）

明·陈嘉猷《鼎雕陈氏家传如宜妙济回生捷录》 2卷，明·万历三十八年刊（内）

明·龚廷贤《刻海上秘授杏林尊生要览》 11卷，明刊（内）

明·邓景仪《医经会解》 8卷，明崇祯六年序刊（内）

清·汪昂《延禧堂医书》 清康熙刊（内）

清·辟世士《医略便视》 4卷，江户写本（内）

清·高奉先《医宗释疑》 12卷，清光绪二十一年刊（杏雨）

清·佚名氏《医学集成》 108卷，清抄本（杏雨）

清·佚名氏《医学集成总目》 1卷，抄本（杏雨）

清·李菩《杂症要略》 4卷，江户写本（内）

清·李梦龙、徐人凤编《医法指南》 10卷，康熙二十六序刊（内）

清·陈敬之《医方辨证录》 15卷，宽政六年（九大）

清·陈敬之著《增补百病辨证录》 14卷，（九大）

清·王协《青囊完璧》 7卷，文政七年写本（内）

第十二节 合刊本医书类

元·徐文仲《秘传加减十三方》 江户写本（内）

明·徐用和《（新刊官板）秘传加减十三方》 1卷。（新刊官板）外科经验良方1卷。日·江户写本（内）、（台故宫）

明·王文谟撰、王武烈编《新锲王氏家传济世碎金方》 3卷、《继周秘传神仙巧术各色奇方》1卷合4卷，明万历二十二年刊（内）

明·佚名氏《医宗三法》 3卷，《病因论治》 1卷，江户写本（内）

明·缪存济《东垣先生医学纲目伤寒全书》 12卷，《拾遗伤寒撮要》1卷。（共13卷）。明刊（内）。同，又一部（杏，万历三十一年刊）、（台中央）

明·王仲威撰《痘疹慈幼津杙》2卷、《五绝治法》1卷，享保四刊（国会）

明·撰人佚名《太医院精选急救小儿良方直旨》（《新锲太医院精选小儿全婴秘法》）1卷，《新锲太医院小儿全科经验秘诀传奇真方》 1卷。明太医院校，明刊（内）

明·刘全备《新编注解药性赋》 1卷，《病机赋》1卷，明刊（内）

清·吴建钮《卫生要诀》 1卷，《达生编》2卷、《富贵延龄种子妙诀》1卷、《异传稀痘经验良方》1卷，江户写本（内）

第十三节 杂 类

元·丘处机《大丹直指》 明天启七年刊（内）

明·朱权《神隐》 2卷，明刊（内）

明·马师问《新刻参补针医马经大全》 4卷（卷1缺），明刊（内）

明·张介庵《保生余录》 2卷，明嘉靖序刊（内）

清·佚名氏《南极天华宝录》 清写本（内）

清·佚名氏《考事撮要》 江户写本（内）

第二章 国内亡佚古医籍版本的初步考察

第一节 明刊本

《丹溪心法类集》 2卷，元·朱丹溪撰、杨□编，明·正德二年刊（京大）

《日用本草》 8卷，元·吴瑞（瑞卿）编、明·吴镇（世显）校补，明嘉靖四年跋刊（龙）

《新刊药性要略大全》10卷、《太医院经验捷效单方》1卷 明·郑康宁撰，明嘉靖二十四年刊（内）、（杏）、（京大）

《千金简易方》 10卷，明·程轨，明嘉靖三十八序刊（内）

《保生余录》 2卷，明·张介庵，明嘉靖序刊（内）

《对症要药赋》（广嗣全书零本） 3卷，明·罗青霄撰，明·隆庆六年序刊（内）

《新集医家蕴奥四集》 4卷，明·何天恩撰，明万历三年刊（内）

《素问钞补正》 12卷，滑寿撰，明·丁瓒补正、王宫编，明万历十二年刊（内）

《新镌三集本草炮制药性赋（本草定衡）》 13卷，首2卷，明·李时珍撰、龚信补，明万历十八年序刊（内）

《新锲王氏家传济世碎金方》3卷、《继周秘传神仙巧术各色奇方》1卷合4卷，明·王文谟撰、王武烈编，明万历二十二年刊（内）同。又一部，日·江户写本（内）

《吴氏家抄济世良方》 7卷，明·吴惟贞撰、周绍濂编，明·万历二十五年刊（内）同，又一部，日·江户写本（内）

《新刊校正李东垣官板药性大全》 2卷，叶文龄编，明万历三十年刊（内），（九大）

《东瓯张氏清源活水保婴痘证百问歌》 9卷，明·张宇杰撰、韦崇模等校，明万历三十年序刊（内）同。又一部，日·文政三年写本（内）

《新集救急疗贫易简奇方》 明·欧阳植撰，万历三十一年序刊（内）。同，又一部，日·江户写本（内）

《东垣先生医学纲目（伤寒全书）》12卷、《拾遗伤寒撮要》1卷 共13卷，明·王执中《拾遗》，明·缪存济撰，明刊（内）、（杏万历三十一年刊）、（台中央）

《鼎雕陈氏家传如宜妙济回生捷录》 2卷，明·陈嘉猷，明·万历三十八年刊（内）

《太医院增补捷法医林统要外科方论大全》 4卷，明·李竹轩，明·万历三十七刊（内）

《新锲太医院秘传妙诀百发百中百病回春要紧直方》 7卷，明·王大德，明万历刊（内）

《大丹直指》，元·丘处机编，明天启七年刊（内）

《医经会解》 8卷，明·邓景仪撰，明崇祯六年序刊（内）

《儿科方要》　明·吴志中撰、吴元溟编，明·崇祯十一年序刊（内）同，又一部。日·江户写本（内）

《续刻简易验方》　10卷，明·樊如柏，明刻清印（内）同，又一部，日·江户写本（内）

《神隐》　2卷，明·朱权，明刊（内）

《新锲御院秘传补遗痘疹辨疑全幼录》　存卷2，明·龚廷贤撰、胡廷训补，明刊（内）同。又一部（存1、3、4卷）日·江户写本（内）。（宫、明万历版存1、3、4卷）

《小儿痘疹二症全书》　4卷，明·吴子扬，明刊（内）

《刻海上秘授杏林尊生要览》　11卷，明龚廷贤、太医院校，明刊（内）

《太医院精选急救小儿良方直言（新锲太医院精选小儿全婴秘法）》1卷、《新锲太医院小儿全科经验秘诀传奇真方》1卷　明太医院校，明刊（内）

《新锲鳌头活幼诸症小儿痘疹全书》　5卷，明·徐君盛，明刊（内）

《新编注解药性赋》1卷、《病机赋》1卷　明·刘全备，明刊（内）

《必用医学须知》　明·余象斗编，明刊（内）

《新刻参补针医马经大全》　4卷（卷1缺），明·马师问，明刊（内）。同。又一部，日·江户写本（内）

第二节　清刊本

《医法指南》　10卷，清·李梦龙撰、徐人凤编，清·康熙二十六序刊（内）

《延禧堂医书》　清·汪昂，清康熙刊（内）

《医宗释疑》　12卷，清·高奉先撰，清光绪二十一年刊（杏雨）

《毓麟芝室痘科秘传》　4卷，附：《疹科治法纲》4卷，明·赵桦撰，清刊（内）

《增补百病辨证录》　14卷，清·陈敬之著（九大）

第三节　日本刊本

《小青囊》　10卷，明·王良灿，延宝三年刊（内阁文库）（九大）

《痘疹慈幼津筏》2卷、《五绝治法》1卷　明·王仲威撰，享保四年刊（国会）

《痘疹经验要方》　2卷，明·徐璘撰，享保十三刊

《五藏方》　元·滑寿，宝历七年刊（内）

《洁古明备论》　张璧（云岐子）著，宽政刊（京大）

第四节　朝鲜刊本

《治肿秘方》附《救急良方》　明·任彦国撰，清版（朝鲜刊）（宫）

第五节　明写本

《程氏经验痘疹理法》　明·程锐，明·天顺七年写本（宫）

《十四经合参》　16卷，元·滑寿撰，明·张权注，明·崇祯写本（宫）

第六节　清写本

《医方杂录》　清写本（宫）

《试效神圣保命方》　10卷、《杂录总要》1卷　明·董宿撰，清写本（内）

《新纂伤寒朔源》　6卷，清·顾宪章撰，清写本（内）同又一部。日·天保十三年

写本（内）

《医学集成》　108卷，清·佚名撰，清抄本（杏雨）

《医学集成总目》　1卷，清·佚名。抄本（杏雨）

《南极天华宝录》　清写本（内）

《增补分门药性》1卷、《四时备用调理方》1卷、《五藏六府补泻温凉》1卷　中国写本（杏雨）

第七节　日本写本

《病机赋》　明·叶文龄，享保元年刊（内）

《溥仁堂桃正神验单方全集》　2卷，清·陈谟撰，文化三年写本（内）

《陈文华外科方》　清·陈彬撰，文化五年写本（内）

《武彝山应衢人秘传诸病药方》　清·黄琼编，文政三年写本（内）（台故宫）

《小儿杂证便蒙捷法》　1卷，1册——明·陆道元撰（原刻于《金镜录补遗》一书之后），现存1823年（日本文政六年），日本抄本。（大阪）

《青囊完璧》　7卷，清·王协撰，文政七年写本（内）

《诊脉要捷》　宋·萧世台撰，天保十三写本（内）

《育婴至宝》　2卷，明·赵本善撰，天保十五写本（内）同。又一部（缺卷上）日·江户写本（内）

《奚囊便方》　存1卷（卷10痘疹部），明·陈朝陛撰，天保十四年写本（内）

《方氏编类家藏集要方·上》　宋·方导撰，天保写本（宫）

《痘辨》　清·管玉衡撰，弘化三年写本（内）

《脉证传授心法》　明·吴景撰，江户初写本（内）

《万氏积善堂秘验滋补诸方》　2卷，明·万表撰，江户写本（内）

《痈疽辨疑论》　2卷（卷下缺），宋·李世英撰，江户写本（内）（台故宫）

《医宗三法》　3卷、《病因论治》1卷，江户写本（内）

《医略便视》　4卷，清·辟世士撰，江户写本（内）

《本草汇言略记》　明·倪朱谟撰，江户写本（国会）

《夕庵读本草快编》　6卷、首1卷，清·浦士贞，江户写本（内），同，又一部（存卷1一卷）日·江户写本（内）

《（新刊官版）秘传加减十三方》　1卷。《新刊官版秘传外科经验良方》1卷。明·徐用和。日·江户写本（内）

《秘传加减十三方》　元·徐文仲，江户写本（内）

《拯急遗方》、《医家秘传随身备用加减十三方》、《经验救急方》2卷附1卷　明·叶尹贤编，江户写本（内）（宫）

《经验奇效单方》　2卷，明·杨起，江户写本（内）

《杂症要略》　4卷，清·李菩，江户写本（内）

《痘疹慈幼津筏》2卷、《五绝治法》1卷　明·赵继宗，江户写本（内）

《芝田余居士证论选奇方后集》　5卷（卷1缺），宋·余纲，江户写本（内）

《医林摘要活法》　2卷，江户写本（内）

《考事撮要》　江户写本（内）

《乐英堂新脉法正宗》　2 卷，明·刘会，江户写本（内）

《新编诊脉须知》　5 卷、《要诀》3 卷，明·吴洪，江户写本（内）

《卫生要诀》1 卷、《达生编》2 卷、《富贵延龄种子妙诀》1 卷、《异传稀痘经验良方》1 卷　清·吴建钮，江户写本（内）

《痘疹发微》　明·何洛英，江户写本（内）

《医品补遗》　4 卷，清·陶承熹，江户写本（内）

《痘疹要略》　4 卷，清·李菩，江户写本（内）

《家藏秘验痘疹保婴汇粹鉴衡集》　3 卷，明·吴国翰编，江户写本（内）

《李氏婴儿得效方》　2 卷，明·李景芳，江户写本（内）

《眼科全书》　3 卷，清·王协，江户写本（内）

《小儿杂证便蒙捷法》　1 卷，1 册。明·陆道元撰。原附刻于《金镜录补遗》之后，1823 年（日本文政六年）日本抄本。（大阪·石崎文库）。

《痘疹直指方》　刊人、撰人均不详。江户写本（内）

《仁存孙氏治病活法秘方》　元·孙仁存撰，文化二年写本（内）

第五篇　国内出土后流散国外的中医古籍

解放前在我国西北各地陆续出土的卷子类中医药文献为数不少。它们虽然大都残破不全，但却具有很重要的历史价值和学术价值。惟这些文献实物早在本世纪初出土后均已大量流入国外，并分别收藏在不同国家的文博部门。在本篇中将按照它们在中医药文献的种类分别记述其每一件的名称、内容特点、收藏处所与其馆藏编号。为了节约篇幅字数，特将在国外收藏中医古医较多的部分藏书单位所用以下的代称记出，不再另作说明。

"英藏"——指英国图书馆

"印藏"——指在英国的印度事务部图书馆

"法藏"——指法国国立图书馆。

"俄藏"——指俄国的俄罗斯科学东方研究所圣彼得堡分所。

"日甲藏"——指日本的龙谷大学图书馆。

"日乙藏"——指日本的天理大学附属图书馆。

"日丙藏"——指日本的杏雨书屋。

同时在此处还需要说明的是，为了提供学者参考方便，在本篇各节中还附记出了在 1949 年以后我国出土的卷子类中医文献以备查阅。但为了与国外所藏的解放前出土医药文献有所区别。故在这些文献前面特别注明"［附］"字，作为区别。

第一节　《黄帝内经》古本类

《黄帝内经》的传世通行本系由《黄帝内经素问》（简称《素问》）及《灵枢经》（简称《灵枢》。隋、唐以前其古称为《针经》）二书所组成。魏晋之际（公元三世纪中）皇甫谧在《针灸甲乙经·自序》中即已提到："《素问》九卷，《针经》九卷，即《内经》也"。故《黄帝内经》实系此二书合编而成。但追溯《黄帝内经》早期不同古传本（包括传世的《黄帝内经》其他古传本，即《黄帝内经太素》及经过重新增补改编的《针灸甲乙经》）的组成时，在各种古传本之间各篇节的编排次序、某些段落的增删变动、以及个别文字的异同等方面均显示有相互间所存在的差异。明显地可以看出在《黄帝内经》不同古传本除了基本共性的内容外，还是具有各自本身的不同特点的。而这种特点现在通过下面所述在甘肃省敦煌出土的数种《黄帝内经》古本残卷益可得到完全证实。

一、《黄帝内经古传本第一种》（亡名氏注本）残卷（俄藏：ДX 00613）——此种古传本残卷共存28行残文，朱丝栏写本。书名及篇目原脱。又缺首、尾及下半截。其内容兼有《素问》乃《灵枢》二书的部分原文及亡名氏的古注。其中第1—9行内容可见于《灵枢·卫气行》及《黄帝内经太素》卷12《卫五十周》，第10—12行内容可见于《灵枢·五十营》及《太素》卷12《荣五十周》（大同），第13行内容可见于《灵枢·营卫生会》及《太素》卷12《卫五十周》（大同），第15—16行的“［死］生决于寸口”一句与《素问·经脉别论》中的“气口成寸，以决死生”文意近似。第17行—28行内容可见于《素问·三部九候论》（见存《太素》传本残缺）。其中特别值得注意的是在第16行的原文之下有亡名氏的双行小字注文即：“手太阴法水，而行以，水囿（?）／鱼手太阴亦有鱼而象／”诸字。而此注文内容与隋唐时的杨上善与王冰二氏的注文内容不同，故此残卷注文当系出自隋、唐之际的其他注家之手，且此残卷中的《内经》原文并不止只是《素问·三部九候论》者，而是杂有《素》、《灵》二书之文，且与《太素》编排次序有异。故今称为“《黄帝内经古传本第一种》（亡名氏注本）”。（在本人的《出土亡佚古医籍研究》一书中称为“亡名氏《黄帝内经素问注》）。

二、《黄帝内经古传本第二种》乙类（俄藏：ДX 11074）。

《黄帝内经古传本第二种》乙卷及丙卷（俄藏：ДX 02683）——以上俄藏馆的两个编号实系《黄帝内经》古传本同一书并且同一卷子的断裂碎片。两件编号的字形、字体与书写规格基本相同。在ДX 11074只有一个残片。共存7行残文（即1—7），其内容与《灵枢经·淫邪发梦第四十三篇》前部的文字大同，今称之为《黄帝内经古传本第二种》甲卷。在ДX 02683王贻略可分为两个残片。其中的一片共存2行残文即（1—2行），其内容也是与《灵枢经·淫邪发梦第四十三篇》后部的文字大同，今称之为《黄帝内经古传本第二种》乙卷。惟在甲卷与乙卷之间用传世本《灵枢经》对照时尚脱失144字现已无存。足征甲卷与乙卷原系同一卷子的前、后部而被析分二者。至于ДX 11074的另外一片共存14行残文（即1—14行），其内容均为自《黄帝内经素问》中的三篇原文节录者。即依次是：1—6行为《阴阳应象大论第五》的节文，第7—9行为《方盛衰论第八十》的节文，第10—14行为《阴阳类论第七十九》的节文。故今统称为《黄帝内经古传本第二种》丙卷。

现将以上两种《黄帝内经古传本》残卷与传世本《黄帝内经素问》与《灵枢经》的内容对照列表如下。

《黄帝内经》古传本第一种（ДX 00613）：

1—9行＝《灵枢经·卫气论》

10—12行＝《灵枢经·五十营》

13行＝《灵枢经·营卫生会》

14行——

15—16行……（近似）《素问·经脉别论》（16行有小字注文）

17—28行＝《系问·三部九候论》

《黄帝内经》古传本第二种：

甲卷（ДX 11074）=《灵枢经·淫邪发梦》

乙卷（ДX 02683 之一）=《灵枢经·淫邪发梦》

丙卷（ДX 02683 之一）=《素问·阴阳应象大论》

《素问·方盛衰论》

《素问·阴阳类论》

三、《黄帝内经素问古传本》第三种（“三部九候论”篇）残卷（法藏：P. 3287－1）——此本为 P. 3287 残卷的第 1 部分。该残卷共存 149 行文字前后连续抄录五种医书的片断。此本相当于其第 1—31 行文字，系节录自《素问》“三部九候论第二十”一篇的部分文字，其书名及篇名均脱。今与传世本《黄帝内经素问》“三部九候论第二十”对照，其内容绝大部分相同，故据以定名。

四、《针经》“病形脉诊”篇残卷（法藏：P. 3481）——《针经》是《黄帝内经·灵枢经》的古称。此残卷现存 13 行文字。原卷系正、背两面书写。背面为佛经。正面即本书。书名及篇名均脱。今与传世本《灵枢经·邪气脏府病形第四》、《黄帝内经太素》卷十五“五脏脉诊”及《针灸甲乙经》卷四“病形脉诊第二下”对照，内容基本相同。故据以定名。

第二节　《黄帝明堂经》古本类

《黄帝明堂经》(又称《明堂孔穴针灸治要》是皇甫谧编撰《针灸甲乙经》（该书全称即《黄帝三部针灸甲乙经》）一书时所汇编三部古医书的一种（该书所汇编的其他两部古医书即《素问》与《针经》）。《黄帝明堂经》原书虽已早佚，惟尚有赖于传世的《针灸甲乙经》保存其较完整的佚文（此外其佚文又可见于《医心方》及《外台秘要》）。现此处所记的三种残片均系自新疆和寘（今和田县境）出土。今与上记《黄帝明堂经》佚文对照，证明此三残片即系其古本的一种，三残片又可相互裰合。原脱书名，故据以定名。

一、《黄帝明堂经》甲卷残片（俄藏：ДX 00235）

二、《黄帝明堂经》乙卷残片（俄藏：ДX 00239）

三、《黄帝明堂经》丙卷残片（俄藏：ДX 03070）——按《黄帝明堂经》原书三卷(见两《唐志》)，撰人不详。

今将出土的以上三残片分别称为甲卷、乙卷、丙卷。各卷均缺首尾。书名原脱，本人在 1988 年出版的《敦煌古医籍考释》一书中根据《医心方》、《外台秘要》等书所引《黄帝明堂经》佚文予以证实。甲卷现存 17 行文字。其中记有肾俞、大肠俞、小肠俞及膀(旁）胱（光）俞等穴的穴名、部位、刺灸法及其主治。乙卷下半截不存，只有上半截，现存 21 行文字。其中记有上窌（髎）、次窌（髎）、中窌（髎）、下窌（髎）及附分等穴的穴名、部位、刺灸法及其主治。丙卷上下部均残脱，现存 5 行文字。其中记有神堂及噫嘻等穴的穴名、部位、刺灸法及其主治。从内容来看甲、乙、丙三卷之间仍有断续可以先后直接衔接之痕迹。且三卷的字体款式一致。应属原系同一残卷之断裂析分者。

又按，此件文献三木荣氏在《西域出土的医药汉文文献》（1967 年《医谭》复刊 35 号，原日文）中误以为系《甲乙经》残片。

1992 年小曾户洋在影印的《小品方·黄帝内经明堂》一书及 1988 年本人的《敦煌古

医籍考释》中均确认为系《黄帝明堂经》残片（小曾户洋氏记其编号为：俄1537）。

第三节 《伤寒杂病论》古本类

后汉末名医张机（字仲景。以字行）所撰《伤寒杂病论》共16卷，但其古本已佚。传世本现有三种，即《伤寒论》10卷，《金匮玉函经》8卷及《金匮要略方论》3卷。前二种的内容均以伤寒病的证治为主，属于相同内容的不同传本。后一种的内容则系包括了除伤寒病以外的临床各种杂病的证治。迄今为止除了在敦煌出土的《伤寒杂病论》古本残卷共有三种外，还有在近年于新疆维吾尔自治区内出土的《伤寒杂病论》古本残卷一种。现均分述如下。

一、《伤寒杂病论·甲本》（英藏：S. 202）——此残卷共存102行文字。原脱书名及篇目。经与传世宋本《伤寒论》对照，可证其为该书“辨脉法第一”一篇的全文，且较之更多出三则条文。故今称之为《伤寒杂病论·甲本》。

二、《伤寒杂病论·乙本》残片（法藏P. 3287－2）——此本系与其他四种古医籍合抄在同一残片上的部分之字，亦即属于P. 3287残片的32—50行，共19行文字。今与传世本《伤寒论》对照，其内容基本与该书“伤寒例第三”篇中的中间数段文字相同，故据以定名。

三、《伤寒杂病论·丙本》残片（法藏：P. 3287—4）——此本系与其他四种古医籍全抄在同一残片上的部分文字，亦即属于P. 3287残片的61—67行，共7行半文字。其内容基本与该书“辨脉法第一”篇中的部分文字相同，乃据该段文字节录者。故据以定名。

［附］：《伤寒杂病论·丁本》残片（F20：W10）——此书系二十世纪八十年代内蒙古文物考古研究所等单位在内蒙古自治区的黑水城遗址中发掘出土的残片，共存10行文字。竹纸。行草书。今与传世本《伤寒论》对照，其内容与该书“辨太阳病脉证并治下第七”篇的部分内容相同（即桂枝附子汤［原脱汤名］、甘草附子汤及白虎汤文）相近，其排列顺序全同，系该书古本的一种。现即据以定名。

第四节 “五脏论”类

“五脏论”系在我国自晋、唐迄北宋时期前后（公元3—10世纪前后）出现的一类以五脏六府系统为中心论述其生理、病理以及辨证论治等内容的医书，这类著作在《隋书·经籍志》、《旧唐书·经籍志》、《新唐书·艺文志》、《崇文总目》、《通志·艺文志》、《宋史·艺文志》、以及日本的《日本国见在书目》、朝鲜的《医方类聚》“引用书目”均有此类书的多种存目。但此类著作的原书均已不存。惟有其部分佚文尚可见个别传世文献中。在“五脏论”类医著的出土残卷方面，于敦煌出土者有五种。于新疆吐鲁番地区出土者有一种。现分述如下。

一、《张仲景五脏论·甲本》（法藏：P. 2115－1）——此本抄录于P. 2115卷子上。该卷子首尾完整。正、背两面书写。正面为佛典《穷诈辨惑论》的卷下部分。背面共存174行文字，前后连续抄录二种医书。即：前部（P. 2115－1）抄录《张仲景五脏论·甲本》。后部（P. 2115－2）抄录《平脉略例·乙本》。此《张仲景五脏论·甲本》有108行文字，相当P. 2115卷子的1—108行。其第1行记有书名、卷数及撰者。原文即：“《五脏论》一卷，张仲景撰”。其内容全文保存。今称其为“甲本”。按，本书虽题以汉代张仲景之名，但书中内容记有张氏以后的晋及六朝时代医家姓氏及其著作多处，足征其系伪托张仲景之名的著作。此书内容基本完整。

二、《张仲景五脏论·乙本》（英藏：P. 5614－1）——此本抄录于 S. 5614 卷子上。该卷子首完，尾缺。册叶装，共存 14 折，15 叶，每叶 13—14 行，共存 195 行文字。前后连续抄录四种医书，即 S. 5614－1 抄录《张仲景五脏论·乙本》。S. 5614－2 抄录《平脉略例·甲本》。S. 5614－3 抄录《五脏脉候阴阳相乘法》。S. 5614－4 抄录《占五脏声色源候·甲本》。此《张仲景五脏论·乙本》有 82 行文字，相当 S. 5614 卷子的第 1—82 行。其第一行所记书名、卷数及撰者文即“《五脏论》一卷，张仲景撰”。其内容与《张仲景五脏论·甲本》基本相同。今称为乙本。

三、《张仲景五脏论·丙本》此本抄于 P. 2755 残卷上，原卷子正、背两面书写。正面为道家书《太上妙法本相经》残卷，背面即本书。原脱书名，内容与甲本、乙本基本相同。又有多出的文字与《医方类聚》（见《医方类聚》卷四，“五脏门”）所录本书佚文大同，故今称为丙本。现存 54 行文字。

四、《张仲景五脏论·丁本》（法藏：P. 2378）——此抄本于 P. 2378 残卷上，原卷子正、背两面书写。正面为残缺的不知名道经，背面即此书的末段。其内容大同甲本与乙本。现存 46 行文字。

五、《明堂五脏论》（法藏：P. 3655－1）——此书抄录在 P. 3655 卷子最前方。P. 3655 系经折装本，首尾基本完整。分为八折，十八叶。共存 79 行文字。前后抄录三书。此书系其第 1—44 行，全文共 44 行。其首行及末行均记有“《明堂五脏论》”的书名（末行只存“一”字，其下缺“卷”字）。

六、《耆婆五脏论》（德藏：Ch 3275－1）——此书所抄录的卷子 Ch 3275（TⅡY49）首尾均缺。原卷正、背两面书写，分为两种医书。即背面为《诸医方髓》，正面即此书。现存 6 行文字。此书前部缺如，后部完整，其末行记有书名及其卷数。即“《耆（原讹“焉”）婆五脏论》一卷”。

第五节 《本草经》古注及其派生著作类

既知我国最古的药学专著《神农本草经》系先秦时代著作。原书虽已早佚，但其原文一直为其后的历代此书注本及其派生著作辗转保留与反复迻录。其中除传世的多种本草学专著外，在出土的卷子文献方面有以下一些。

一、《本草经集注·甲本》（日甲藏：龙 530）——这是在敦煌出土，现保藏于日本龙谷大学的卷子，系《神农本草经》的一种古注本、由南北朝·梁·陶弘景（即陶隐居）所撰注文。原卷子正、背两面书写。背面为《大智度论》及《比丘含注戒本·序》。正面即此书。原书 7 卷，此为其卷一，但除卷首缺 3 行外，卷一全部均完整。此卷最末一行记有：“《本草集注第一·序录》华阳陶隐居撰”诸字，记明其书名、卷次及撰人。现存 720 行。

二、《本草经集注·乙本》（德藏：Ch 1036r TⅡTVr）——此本为 Ch 1036r TⅡTVr 残卷的正面。该残卷首尾均缺，系正、背两面书写，分别为两种医书者。此正面所书的《本草经集注》原为南北朝·梁·陶弘景撰。书名原脱，收藏馆原误题作《药性论》。今依《证类本草》所载《本草经集注》佚文厘定，称为“乙本”。原书 7 卷，首尾均缺。现存 12 行（双行注文作 1 行计算）文字。

三、《新修本草·甲本》甲卷（英藏：S. 5434－1）

《新修本草·甲本》乙卷（英藏：S. 4534－2）——此《新修本草·甲本》的甲卷与乙卷均为S. 4534编号中的两个残片，均抄录《新修本草》一书的文字。《新修本草》原书共54卷。为唐代苏敬等人撰。现存这两个残片其文字互不连续。其中一片为该书卷十七果部的残文，今称为甲本，甲卷，现存8行文字；另一片为该书卷18菜部之末及卷19米谷部之首的残文，今称为甲本，乙卷，现存29行文字。按，此甲本，甲卷之末为梅实一药的残文。其后应与S. 9434残片（即《新修本草》甲本，丙卷）之梅实文相接续。

《新修本草·甲本》丙卷（英藏：S. 9434）——此《新修本草·甲本》的两卷系抄录于S. 9434残卷上。S. 9434原为正、背两面书写。正面为亡名道家书。背面即此书的残文，且其书写方式系与正面文字上下倒置书写。现存共5行文字，相当于该书卷17果部的梅实及枇杷叶二药的下半截文字。按，此残片之尾与《新修本草·甲本》甲卷（即S. 4534的一片）之首相连接，为同一纸断裂。

四、《新修本草·乙本》（法藏：P. 3714）——此P. 3714残卷系正、背两面书写。背面为乾封二年（667年）至总章二年（669年）伊西等州驿牒文，正面即此书。书名原脱，今依《证类本草》所引本书佚文厘定。现存39行文字。

五、《新修本草·丙本》（法藏：P. 3822）——此P. 3822残卷书名原脱，今依《证类本草》所引本书佚文厘定。现存13行文字。

六、《新修本草·丁本》（日丙藏：编号待查）——此残卷自敦煌出土后曾由已故收藏家李盛铎收藏，其后转入日本杏雨书屋迄今。其书名原脱，今据《证类本草》所引本书佚文厘定。现存33行文字。本残卷内容为唐代修定《新修本草》时由李勣等人撰写的序文。其中第1—26行上下截均有缺文，第34行以下也已不存。如将此序与《证类本草》所引此序对照，则在此本中的第18—25行文字（即由："我大唐之王天下也"至"每切宸衷"一段）因系颂扬李唐政绩之词，故在《证类本草》均已删去。

七、《亡名氏本草序例》（英藏：S. 5968）——此残卷撰人不详。书名原脱，今新拟定。卷子前后均缺，上半截不存，只有下半截现存24文字。

第六节　药物名目类

本类卷子文献均系记述有关药物的名称或目录者。主要有以下一些。

一、《药名词》（英藏：S. 4508）——撰人不详。原缺词调名称。其录文收入任二北《敦煌歌词总编》一书的"失调名"词中。这也是由药物名称的谐音或其相似的涵义作为某些语词代称写作诗词的一种方式。在此首词中如以"意美"代"薏米"，"夫子"代"附子"，"闺心"代"桂心"，"浪荡"代"莨菪"等均属谐音。而所用"半夏"一称，既是节令，又是药名，则系取其近似涵义之类。

二、《药名杂记》（英藏：S. 7205）——S. 7205残片系正、背两面书写。正面为杂写《归义军节度使牒》。背面共2行文字，记有槟榔、豆蔻、高良姜、诃梨勒、芎藭、茯苓、桂心、白术、芍药及人参等药名。

三、《甘蔗造糖法》（法藏：P. 3303）——P. 3303卷子系正、背两面书写。正面为"三身真言"及"札佛真言"等录文。背面为《（西天五印度）用甘蔗造沙糖法》。书名原脱，今新拟定。医史类文献。现存9行文字。

四、《茶酒论·甲本》（英藏：S. 406）——王敦（或作"敷"）撰。残卷。医史类资料。存序文及前部内容，但脱撰人姓名。现存19行文字。

按，此系在敦煌出土的王敦氏《茶酒论》写本之一种，今称其为“甲本”。此外在敦煌出土者尚有四种，即乙本（S. 3930）、丙本（S. 5474）、丁本（P. 2718）及戊本（P. 2875）。其中以丁本保存的内容最完整，其余各种（包括甲本在内）均有残脱。可互相对照。又按，王敦为4世纪初东晋时人。

五、《茶酒论·乙本》（英藏：S. 3930）——此残卷可分前、后两部。前部残文6行，其末行记“己卯年正月十八日……”等字样。其后即“《茶酒论》一卷”的序文及本文，共71行（中间有1空行）。残卷后部为《新合千文皇帝感词》、《新合孝经皇帝感词》及《秦妇吟》等内容。

六、《茶酒论·丙本》（英藏：S. 5774）——此卷子残存3片。第1片有3行，首行记书名及撰者。即：“《茶酒论》一首，乡贡进士王敦撰”。其次有2行序文（不全）。第2片为序文及正文的残断部分5行。第3片为正文的残断部分6行。共存14行残文。

七、《茶酒论·丁本》（法藏：P. 2718）——按，P. 2718此卷子可分前、后两部分。前部为《王梵志诗》一卷。后部为《茶酒论·丁本》一卷。完整。首记书名、卷数及撰者。次为序文及本文。全部共46行文字。最末第二行作：“茶酒论一卷。”最末第一行作：“开宝五年壬申岁正月十四日知术院弟子闫海真手书记。”

八、《茶酒论·戊本》（法藏：P. 2875）——此残卷首全尾缺。其内容可参见S. 406《茶酒论·甲本》。

九、《亡名氏本草目录》（日甲藏：大谷　编号待考）——此残片系在青海、四川境内的吐谷浑故国旧址出土。其书名及撰人均不详。其内容系记有多种药品名录，故据之拟定书名。现存6行文字。

第七节　丸药方及成药仿单类

在本类出土文献中除了手写的残片文书外，还发现了一种早期的木版印刷文书。它们全都是属于中成药的配方及其商品仿单方面的内容。

一、《辰龙麝保命丹》的商品仿单（俄藏：TK 173 孟列夫编号：302）——木版刻印。按，此件并非医书（孟列夫误记其名为“药方”），乃是一种药品仿单。所谓药品仿单是旧时中药铺中为其所出售的每种成药商品的包装封皮上介绍该药名称、药效、主治及服法、宜禁等内容的文字的说明书，一般每件成药商品只用一张。此件也系单独一页，但缺其右侧前端（约1行文字）及仿单的下半截。仅保存有左上角的部分栏框，呈左右双边形。仿单的上部有高3.5公分，宽约10.5公分大小的横框。在横框中有通栏大字刻记黑底白字（阴文）的该药名称，即“辰龙麝保命丹”6字。其下为纵排的文字说明，共11行，但缺首行，实存10行残文。孟列夫称此件为“金刻本，13世纪上半期的。”孟氏并认为此方所记述的药剂效用和服法与《中国医学大词典》（谢观撰）P. 4246的“龙麝聚圣丹”相同。但据本人考察，“龙麝聚圣丹”药方系始见于元代罗天益《卫生宝鉴》一书，其主治为“心脾寒热，毒气攻冲咽喉”诸证者，而此仿单并无此主治文，方名也异，显非相同药物。

二、《亡名氏丸药方第一种》（英藏：KK 0117f。Or　8212/1106）——撰人不详。残片前、后、上、下均脱。郭锋称为：“大沉香丸药方”，并记其高24公分，宽17公分。行书。按，此残片仅存3行残文。其第一行即：“……安服一丸，细嚼，……”2行为“淡生姜汤下。心定……”。3行即“……大沉香丸……”。书名原脱，今新拟定。

三、《亡名氏丸药方第二种》（英藏：KK 0118e。Or　8212/1116）——撰人不详。残片前、后、上、下均脱。郭锋称为“残药方”，并记其高 10 公分，宽 8 公分。按，此残片仅存 2 行残文，每行 4 字，记作：“……丸一□大王……”，共 8 字。此外别无药方名称及处方。原无书名，今据其残文中的“丸”字暂称其为《亡名氏药方第二种》。

［附］：“萎蕤丸服药法”（64 TAM 30：10）——残纸片。按，此纸片系在新疆吐鲁番故址出土。原系裹在一丸药的周围。该丸药重 46.3 克，编号为 64 TAM　30：9 其上面有 3 行文字，记以“萎蕤丸”的药名及其服用方法。系药丸的包装纸，具有仿单性质。（新疆自治区博物馆藏）。

第八节　食疗本草类

食疗本草是具有一定医疗药用效果的食物类专集。这类出土的专书残卷，只有以下一种。

《食疗本草》（英藏：S. 76）——唐·孟诜撰。唐·张鼎增补。残卷（原书 3 卷）。书名及撰人均原脱，今据其内容对照《证类本草》中的《食疗本草》佚文证实其书名及其撰注者。现存 137 行文字。

第九节　药价文书类

本类出土均为残片，记述各种药物商品品种及价格的文书。具有提供考察药学历史和中国经济学史的参考价值。

一、大谷　2355——《药价文书第一种》。药价文书属于物价文书范围。这类文书均记述了有关药物（包括本草学中所记述的品种）的名称、分量（或等级）及其商品价格。文书本身虽未记明这些商品价格的具体时代日期，但从它们的抄写时代来看，基本上都是反映了唐、宋之际的药物市场物价情况，属于药学史（药物经济）的重要参考资料。吐鲁番出土的这类文书共有 35 种（即龙谷大学的 35 个编号）。它们均各自独立，并不前后衔接。其记录的内容各不相同，但均属残卷性质。按照日本学者池田温《中国古代籍帐研究》P. 447 的考证，这些药价文书残片均为唐·天宝 2 年（743 年）交河郡市估案（药价）（此文系据荣新江教授提供）。此种大谷 2355《药价文书第一种》的残卷原缺题名，今新拟定。现存共 9 行残文。

二、《药价文书第二种》（大谷　3033）——原缺题名，今新拟定。现存 4 行残文。

三、《药价文书第三种》（日甲藏：大谷　3036）——原缺题名，今新拟定。现存 7 行残文。

四、《药价文书第四种》（日甲藏：大谷　3042）——原缺题名，今新拟定。现存 6 行残文。

五、《药价文书第五种》（日甲藏：大谷　3049）——原缺题名，今新拟定。现存 2 行残文。

六、《药价文书第六种》（日甲藏：大谷　3050）——原缺题名，今新拟定。现存 4 行残文。

七、《药价文书第七种》（日甲藏：大谷　3052）——原缺题名，今新拟定。现存 2 行残文。

八、《药价文书第八种》（日甲藏：大谷　3054）——原缺题名，今新拟定。现存 3

行残文。

九、《药价文书第九种》（日甲藏：大谷 3056）——原缺题名，今新拟定。现存4行残文。

十、《药价文书第十种》（日甲藏：大谷 3061）——原缺题名，今新拟定。现存2行残文。

十一、《药价文书第十一种》（日甲藏：大谷 3062）——原缺题名，今新拟定。现存3行残文。

十二、《药价文书第十二种》（日甲藏：大谷 3063）——原缺题名，今新拟定。现存2行残文。

十三、《药价文书第十三种》（日甲藏：大谷 3071）——原缺题名，今新拟定。现存3行残文。

十四、《药价文书第十四种》（日甲藏：大谷 3074）——原缺题名，今新拟定。现存2行残文。

十五、《药价文书第十五种》（日甲藏：大谷 3076）——原缺题名，今新拟定。现存6行残文。

十六、《药价文书第十六种》（日甲藏：大谷 3081）——原缺题名，今新拟定。现存5行残文。

十七、《药价文书第十七种》（日甲藏：大谷 3085）——原缺题名，今新拟定。现存7行残文。

十八、《药价文书第十八种》（日甲藏：大谷 3088）——原缺题名，今新拟定。现存9行残文。

十九、《药价文书第十九种》（日甲藏：大谷 3089）——原缺题名，《敦煌古医籍考释》称为《药价文书第一种》，今改称《第十九种》。现存7行残文。

二十、《药价文书第二十种》（日甲藏：大谷 3091）——原缺题名，今新拟定。现存8行残文。

二十一、《药价文书第二十一种》（日甲藏：大谷 3092）——原缺题名，今新拟定。现存10行残文。

二十二、《药价文书第二十二种》（日甲藏：大谷 3093）——原缺题名，今新拟定。现存8行残文。

二十三、《药价文书第二十三种》（日甲藏：大谷 3094）——原缺题名，今新拟定。现存9行残文。

二十四、《药价文书第二十四种》（日甲藏：大谷 3095）——原缺题名，今新拟定。现存7行残文。

二十五、《药价文书第二十五种》（日甲藏：大谷 3096）——原缺题名。《敦煌古医籍考释》称为《药价文书第二种》，今改称《第二十五种》。现存8行残文。

二十六、《药价文书第二十六种》（日甲藏：大谷 3097）——原缺题名，今新拟定。现存8行残文。

二十七、《药价文书第二十七种》（日甲藏：大谷 3098）——原缺题名，今新拟定。现存7行残文。

二十八、《药价文书第二十八种》（日甲藏：大谷 3099）——原缺题名，今新拟定。现存6行残文。

二十九年、《药价文书第二十九种》（日甲藏：大谷 3413）——原缺题名，今新拟定。现存2行残文。

三十、《药价文书第三十种》（日甲藏：大谷 3414）——原缺题名，今新拟定。现存1行残文。

三十一、《药价文书第三十一种》（日甲藏：大谷 3416）——原缺题名，今新拟定。现存1行残文。

三十二、《药价文书第三十二种》（日甲藏：大谷 3435）——原缺题名，今新拟定。现存2行残文。

三十三、《药价文书第三十三种》（日甲藏：大谷 3441）——原缺题名，今新拟定。现存1行残文。

三十四、《药价文书第三十四种》（日甲藏：大谷 3445）——原缺题名，今新拟定。现存3行残文。

三十五、《药价文书第三十五种》（日甲藏：大谷 3447）——原缺题名，今新拟定。现存1行残文。

三十六、《亡名氏禁方第一种》（日甲藏：大谷 3220）——撰人不详。残卷。缺下半截。正、背两面书写。背面为阴阳书（《阴阳要诀》）。正面即此书。原缺书名，今新拟定。现存12行残文。

第十节 针灸医书类

我国出土的针灸医书类（包括针灸图在内）其内容均为传世的古针灸医籍所未见者。现有以下几种。

一、《新集备急灸经·甲本》（法藏：P. 2675－1）——卷子 P. 2675 实际上包括了两种非同一人抄录的《新集备急灸经》残本，今分别称为甲本与乙本。此甲本有图像及文字，系正、背面写绘。其正面为《新集备急灸经》前段的开始部分，今称为甲本甲卷，此卷绘有正面人身正面穴位图，但现只有上半截。下半截已不存。其文字部分现存29行。记有某些孔穴及其用灸法主治的内容。在其首行则记以此书书名及卷数。即："《新集备急灸经》一卷。京中李家于东市印。"

甲本的背面仍为《新集备急灸经》的文字继续部分。今称为甲本乙卷。此卷图像已佚，现存43行文字。其前部及前面的下半截均缺。内容为人神禁忌（"七星人命属法"）。

二、《新集备急灸经·乙本》（法藏：P. 2675－2）——此本系 P. 2675 的另一残本。此本也是正、背两面书写。其正面为曹议金代呈状文（书状）开首。背面现存28行文字，其内容与《新集备急灸经》甲本乙卷残文基本相同，所记也是人神禁忌。但其中个别文字略多，而图形部分已佚。今称为《新备急灸经·乙本》。

三、《灸经明堂》（英藏：S. 5737）——撰人不详。残卷（原书1卷）。首全，尾缺。首行记有书名："《灸经明堂》"4字标题。卷子下半截不存，只有上半截。现存22行文字。

四、《灸法图》甲卷（英藏：S. 6168－1）

《灸法图》乙卷（英藏：S. 6168－2）

《灸法图》丙卷（英藏：S. 6262－1）

《灸法图》丁卷（英藏：S. 6262－2）

《灸法图》戊卷（英藏：S. 6262－3）

《灸法图》己卷（英藏：S. 6262－4）——撰人不详。写绘本残卷。书名原脱，今新拟定。本书现存6个残片。原为同一长卷，其上陆续绘有多数并列的人体全身裸露正面或背面图。每图之上分别点绘出若干灸疗的孔穴部位，并在图形两侧注出其穴名及所主治病症。但此长卷出土后业已分裂为数个孤立的断片。其中S. 6168有两个互不联结的残片，今分别称为甲卷与乙卷。S. 6262有四个互不联结的残片，今分别称为丙卷，丁卷，戊卷与己卷。在以上六的残卷中全部可以辨识出的原图残迹虽有18图，但其中人体图像完整者只有5图，另有图形不全者10图，至于另外3图的图像全佚，只有其个别残存注文。（此件的原图形像考证及本人所制其复原图请参考1985年5月《中国针灸》杂志发表的本人《敦煌出土的古针灸图》一文）。

五、《亡名氏灸法》（日甲藏：大谷　编号待考）——此残卷系在我国西域古园吐谷浑遗址出土，现存日本龙谷大学图书馆，其撰人不详。残片，内容记有脾风的灸法及有脾俞等穴名。书名原脱，今新拟定。现存5行文字。见三木荣氏引《西域考古图谱》卷下）。

[附]：《针灸节抄》（65 TAM 42：48）——此残卷现保存于新疆博物馆。其撰人不详。残卷，首尾均缺。新疆博物馆在其发掘简报（见《文物》1973年10期）称为《针经》。考其内容为治疗男子及妇人某些疾病的针灸取穴法。多系摘自《针灸甲乙经》卷十一第十篇及卷十二第十篇的内容，故今称其为《针灸节抄》。现存10行文字。

第十一节　脉诊医书类

我国出土的脉诊类医书种类较多，可资弥补同期的传世古脉书的不足。现有以下几种。

一、《脉经》（英藏：S. 8289－2）——晋·王叔和撰。残卷（原书10卷）。书名及撰人名原脱。今据传世宋本《脉经》对照而确认其实为该书。此本为S. 8289残卷的第二部分，相当该残卷的第18—46行文字，但实存24行（其中第26、29及31行均缺文）。现存《脉经》王叔和序文的首行残文“新撰”二字。其后即王氏自序的残文及《脉经》卷一“脉形状指下秘诀第一”的开首数行残文。

二、《亡名氏脉经第一种》（英藏：S. 3287－3）——此本系P. 3287残卷的第三部分。现存10行文字（即51—60行）。其撰人不详。残卷，书名原脱，今新拟定。

三、《亡名氏脉经第二种》（英藏：S. 3287－5）——此本系P. 3287残卷的第五部分，现存82行半文字（即67—149行）其撰人不详。残卷。书名原脱，今新拟定。

四、《亡名氏脉经第三种》（俄藏：ДX 02869）——此本系正、背两面书写。背面为寺院账册。正面即此书。撰人不详。书名原脱，今新拟定。残卷前后上下均缺。现存12行残文。内容全系论述诊脉法。

五、《玄感脉经》（法藏：P. 3477）——撰者原书未记，今考当是唐人苏游氏。残卷（原书1卷）。此残卷之首记有书名及卷数，即“《玄感脉经》一卷”。卷尾缺脱。现存69行文字。

六、《七表八里三部脉》（法藏：P. 3655－2）——1卷。完整。此本为P. 3655卷子的第二部分，相当于该卷的第44—64行文字。共存21行。其撰人不详。原未记书名，但前后分别记有三个篇的篇目，即："七表"、"八里"、"三部脉"。今据之称为《七表八里三部脉》。

七、《青乌子脉诀》（法藏：P. 3655 -3）——1卷，完整。此本为P. 3655卷子的第三部分。相当于该卷的第64—79行。共存16行。青乌子（系肖吉氏别号）撰。其首行记此书书名"《青乌子脉诀》。"现存16文字（64—79行）。

八、《平脉略例·甲本》（英藏：S. 5614 -2）——此书首行所记书名及卷数文为："《平脉略例》一卷"。但未记撰人。此本系S. 5614卷子的第二部分，有81行文字。相当其83—164行。今称此本为甲本。

九、《平脉略例·乙本》（法藏：P. 2115 -2）——此卷脱卷首书名标题及撰人姓名，又缺卷尾。今据其内容与《平脉略例·甲本》（S. 5614）基本相同，故称之为乙本。现存66行文字（109—174行）。

十、《平脉略例·丙本》甲卷（英藏：S. 6245 -2）撰人不详。书名原脱，今据此书甲本（S. 5614）与乙本（P. 2115）对照，知其为该书残文，故称为丙本甲卷。现存6行文字（35—40行）。按，此残卷之尾，与《平脉略例·丙本乙卷》（即S. 9431）之首相连接。

《平脉略例·丙本》乙卷（英藏：S. 9431）——撰人不详，书名原脱。原物仅存5行残文。其内容与甲本第117—120及122—124行基本相同，但条文次序有所改变。按，此残片之尾与《平脉略例·丙本》丙卷（即S. 9443）之首相连接，为同一纸断裂。故称为丙本乙卷。

《平脉略例·丙本》丙卷（英藏：S. 9443）——撰人不详。书名原脱，共存4行，但第3行缺字，实存3行残文。其内容与甲本第118—120行基本相同，其中此残卷的首行与《平脉略例》丙本乙卷（S. 9431）的末行文字原系上下衔接互相可缀合为一者，实为由同一残片所断裂。又，此残卷之尾与《平脉略例》丙本丁卷（即S. 8289）之首相连接，故称为丙本丙卷。

《平脉略例·丙本》丁卷（英藏：S. 8289 -1）——撰人不详。书名原脱。首、尾均残，又缺上半截。S. 8289共46行文字。正、背两面书写。背面为道经注疏。此本系S. 8289卷子正面的第一部分。有17行文字，相当其1—17行，但其中有7行缺字，实存10行文字。其内容与甲本的107—116行基本相同。按，此残卷之首与《平脉略例》丙本丙卷（即S. 9443）之尾相连接，故称为丙本丁卷。

十一、《平脉略例·丁本》（法藏：P. 4093）——此本为册页装，现存64页。据赵和平先生云：原书主体为唐·刘邺撰《甘棠集》（系书仪类著作）。似首尾不全。其中第63页系嵌入其中的《平脉略例》（有书名标题）一书开始部分，共存9行文字。但以下缺如。而第64页则系另抄的《般若波罗蜜多心经》卷首部分，共8行文字。

十二、《不知名脉法》（英藏：KK 012 dd [Or 8212/1343]）——残片。撰人未详。首尾上下全脱。英国图书馆将其与另外残片合裱于一纸。黄永武《敦煌宝藏》中曾收有此件的图影，该书的编号是："斯·碎片·181"。但此残片实出自黑城，并非敦煌。兹据郭锋《甘肃新疆出土文书》采用英国图书馆之上记编号。现仅存4行残文，均论诊脉之法。惟第1、2行文字不见传世古医书中。第3、4行文字可见王叔和《脉经卷一·辨尺寸阴阳荣卫度数第四》一篇，但次序颠倒。书名原脱，今新拟定。

十三、《五脏脉候阴阳相乘法·甲本》（英藏：S.5614－3）——此书首行所记书名标题为：“《五脏脉候阴阳相乘法》”，但未记卷数及撰人。在敦煌卷子中此书的其他写本还有乙本（S.6245－1）。故今称此本为甲本。现存16行文字（165—191行）。

《五脏脉候阴阳相乘法·乙本》（英藏：S.6245－1）——撰人不详。书名原脱，S.6245卷子首尾均缺。正背两面书写。正面为道经。背面共存40行文字，此本为S.6245的前部，共存31行文字。（相当其1—31行）。今据此书甲本（S.5614－3）对照，知其为该书部分残文，故称之为乙本。

十四、内容待考的脉法一种（英藏：S.10527）——书名待定。按此件书影本人尚未见到。据荣新江氏题作：“脉经——首尾均残，存2行，字极工整。据内容拟（脉经）名。又叶边有小字，属背面文书。（背面为“赞天人及儿郎文”）。4×13.8cm”。

第十二节　望诊、问诊医书类

我国出土的望诊与闻诊医书只有以下一种。

1.《占五脏声色源候·甲本》（英藏：5614－4）——此书首行所记书名标题为：“《占五脏声色源候》”。但未记卷数及撰人。在敦煌卷子中此书的其他写本还有乙本（S.6245－2）。故今称此本为甲本。现存3行文字（192—195行）。

《占五脏声色源候·乙本》（英藏：S.6245－2）——撰人不详。书名原脱，今据此书甲本（S.5614－4）对照，知其为该书部分残文，故称之为乙本。现存3行文字（32—34行）。

第十三节　记有书名的医方书类

医方书是属于记述医疗方剂的专书。我国出土的医方书中原记有书名，或其原书名虽缺，但现经考订后已予以暂行拟定书名者均属于此类。现有以下几种。

一、《（新雕）孙真人千金方》木刻版印残叶之一。唐·孙思邈撰，残存纸叶1片（原书30卷）。前、后、上、下均缺，现存残文7行半。按，此残片曾在《敦煌宝藏》第55册中缩小影印（编号为：斯·碎片·79），但未能记其自黑城出土。书名原脱，今将其内容及残存的刻本图影与日本静嘉堂文库所藏宋代刊本的《新雕孙真人千金方》相对照可证实其为该书卷十三，胸痹第七的部分残片。而其原文则系引自张仲景《伤寒杂病论》古本佚文者（可参见本人《日、英、俄藏（孙真人千金方）珍希文献及其重要意义》一文，见《敦煌吐鲁番研究》年刊第二卷P285。又可参见后文俄　303此书的木刻印本残叶之二）。

又按，此编号本人收入《敦煌医药文献辑校》一书（系《敦煌文献分类录校刊》丛书之一，已于1998年江苏古籍出版社出版）。在该书中题名《伤寒杂病论》丁本残卷。

二、《（新雕）孙真人千金方》木刻印本残叶之二（俄藏：TK　166.孟列夫编号：303）——唐·孙思邈撰。残存纸叶6叶（原书30卷），即该书卷13的第20、21、22、23、24叶及卷14的第1叶（各叶前、后各半叶，每半叶均14行，行23—25字），共168行（其中第5叶之末行记有“孙真人千金方卷第十三”，第6叶之首行记有“孙真人千金方卷第十四”字样），每半页大小为32×20公分。

按，此件文献三木荣氏曾误题为“千金翼方”，并误以为系与日本宫内厅书陵部所藏的元·大德本《千金翼方》同为一版。

1988 年李继昌在《列宁格勒藏孙真人千金方残卷考索》一文中仅就俄藏此文献卷 14 首叶的图影作了介绍。

1989 年小曾户洋氏在《千金方书志概说》及 1996 年在《中国医学古典与日本》一书中先后转引李继昌文，但李继昌及小曾户二氏均只记有此文献卷 14 的一叶，且均未见到实物与照片。

本人在 1996 年中医古籍出版社出版的《中医药文献研究论丛》一书中始据俄国·米施可夫《黑城出土汉文文献目录提要》（1984 年俄文版）明确了当时出土的此文献并非一叶，而系实存 6 叶。惟在该书中仅将卷 14 叶的图影发表（本人在该文中已作了考证），但该书对其余五叶仅记首、尾文字，缺乏全部录文。直到 1998 年 3 月始获见了此件的全部书影。经与日本静嘉堂藏同名书的图影对照，二者并非同一版本。

三、《备急单验药方》（英藏：S. 9987 – B2）——此《备急单验方》残片系 S. 9987 残卷的一部分。S. 9987 残卷首尾均缺。原由上、下两层残纸粘连。后经英国博物馆（今英国图书馆）将其剥揭修复，共得残片四块。它们均单独分离，彼此之间互不连属，且其大小外形各异。即：

剥离后的上层纸为一个残片，该馆编号为 S. 9987 – A。上面抄录医方。撰人不详，书名原脱，今称为《不知名医方第十八种》。

录离后的下层纸共有三个残片。该馆编号为 S. 9987 – B1，B2 与 B3.

S. 9987 – B1 系正、背两面书写。正面为《庄子》一书，系晋人郭象注释本的节抄，存 8 行文字。背面书名原脱，系亡名氏相书的残断。

S. 9987 – B3 抄录《裁衣吉日》。存 8 行文字。其首行即“《裁衣吉日》”标题。

《备急单验药方》的书名见于 S. 9987 – B2 的首行。原文即：“《备急单验药方》□卷并序”。此处脱文一字疑是“一”字。此残片存 9 行文字。内容系《备急单验药方》序文，但无撰人姓名及日期，也无正文的药方部分。残片高 14. 5 公分，宽 8. 5 公分。

四、《杂疗病药方》（法藏：P. 3377）——撰人不详。残卷。正、背两面书写。正面为《孝经》第三至第七章，背面即此书。书名原脱，今新拟定。现存 50 行文字。

五、《单药方》（法藏：P. 2666）——残卷。正、背两面书写。正面为道经，背面即本书。书名原脱，今新拟定。现存 91 行文字。

六、《唐人选方第一种》甲卷（法藏：P. 2565）——撰人不详。残卷。书名原脱，今新拟定。按，此《唐人选方第一种》残卷出土后分为前后断续的三截。在巴黎图书馆共编为三号。今称 P. 2565 为甲卷；P. 2662 为乙卷；P. 3731 为丙卷。经考察此三截的字体款式、体例均同，且各段所引医方均记有唐以前医家姓名出处，属于选方性质，各残卷中均有武周新字（包括：天、地、人、年、月、日等字）。可证此三截原属在武则天时均属同一卷轴书写而拆散者。其中甲卷和乙卷又有前后衔接的痕迹。此甲卷现存 104 行文字。

《唐人选方第一种》乙卷（法藏：P. 2662 – 1）——此本为 P. 2662 残卷的正面。该残卷首尾均缺。系正、背两面书写，分别抄录两种医书。此正面所书系医方书一种，其撰人不详。书名原脱，现存 83 行文字。今据其内容所引医方均记有唐以前医家姓名出处，属于选方性质。且可见有武周时新字，而其文字与体例也与 P. 2565 一致，且可缀续于该残卷之后，故今称之为“《唐人选方第一种》乙卷”。

《唐人选方第一种》丙卷（法藏：P. 3731）——撰人不详。书名原脱，今新拟定。现存40行文字。今据其内容所引医方文字，体例均与P. 2565及P. 2662－1一致，且可掇续于P. 2662－1之后，故今称之为“《唐人选方第一种》丙卷”。

七、《唐人选方第二种》（德藏：Ch 1036r TⅡTVr－2）——此本为Ch　1036rTⅡTVr残卷的背面。今据本书内容中有唐代医家（张）“文仲”选辑医方字样，而拟定书名。现存12行文字。

八、《黑帝要略方》（法藏：P. 3960）——撰人不详。残卷（原书1卷）。卷首大部均缺，仅有卷尾。正、背两面书写。正面为七言《古贤集》。背面即《黑帝要略方》，（此书名记于书末）。现残存27行文字。

九、《诸医方髓》（Ch 3275. TⅡV49－2）——此本为Ch 3275（TⅡV49）残卷的背面。其撰人不详。残卷。此书第一行记有书名及卷数，即：“《诸医方髓》一卷”。第二行以下即该书序言的前段。现存6行文字。

十、《辅行诀脏腑用药法要》——1卷。敦煌出土医书。原卷出土时完整，但今其实物已不存，仅有文字内容尚能全部保存，其流传经过是：于1915年时河北威县中医张光荣（字偓南）曾去敦煌千佛洞访求古籍，由驻洞道士手中重金购得卷子本医书一种，即《辅行诀脏腑用药法要》。张氏曾珍藏其书，并用之授子孙及弟子。1996年“文革”期间，原卷子不幸被毁，仅存有三种抄本。1974年张氏嫡孙张大昌将其抄本之一捐赠中医研究院。经本人先后两次派专人去威县张大昌家调查并校对了另外两种抄本，同时又由本人及史学家张政烺、李学勤二教授对此抄本文字作了书面鉴定意见。肯定了原卷虽亡，但卷子原文的真实性可以确立。兹将该卷子说明如下。

卷子第1行记有书名及撰者名，即：“《辅行诀脏腑用药法要》一卷。梁·华阳隐居陶弘景撰”。惟关于此书撰人问题据张、李二教授的意见当系陶弘景氏传人辑录陶说所撰，而冠以陶氏之名者。关于其撰年问题，本人及张、李二教授均认为此书绝非后世人伪撰，作为早期失传的古医籍之一，是具有重要学术价值的。惟此书原卷已佚，故其写本行数未详。其录文可见本人的《敦煌古医籍考释》及《敦煌文献分类辑校》二书，系据上述三种抄本参校者。

[附]：《旃独杏枣汤方》（72 TAM 153：34）——此残纸。系解放后新疆维吾尔自治区博物馆文物考队在吐鲁番地区所发掘。共存3行文字，系记一完整药方。其第一行作“□汤方”，（脱汤方名），今据方中共4味药物拟定方名。

第十四节　不知名医方类

本类医书均方剂学著作残卷。其书名及撰者均不详。兹为便于考察，故统一按照“不知名医方书”的名称依次排列。

一、《不知名医方第一种》（英藏：S. 1467－1）——S. 1467残卷首尾均缺。正、背两面分别抄录两种医书。其正面即S. 1467－1，现存28行文字。撰人不详。书名原脱，今称为《不知名医方第一种》。

二、《不知名医方第二种》（英藏：S. 1467－2）——此本抄录于S. 1467残卷的背面。现存56行文字。其抄写体例、字体、行款均与S. 1467－1有异。系另一种医方书。其撰人不详。书名原脱。今称为《不知名医方第二种》。

三、《不知名医方第三种》（英藏：S. 3395）——撰人不详。残卷。书名原脱，今新拟定。卷子上半截不存。现存下半截29行文字。

四、《不知名医方第四种》（英藏：S. 5435）——撰人不详。册叶装残书。书名原脱，今新拟定。现存219行文字。

五、《不知名医方第五种》（英藏：S. 6177－2）——撰人不详。残卷。正、背两面书写。正面为《孝经》。背面即《不知名医方第五种》。书名原脱，今新拟定。现存10行文字。

六、《不知名医方第六种》（法藏：P. 2882）——撰人不详。残卷。正、背两面书写。正面为残道经。背面即本书。书名原脱，今新拟定。现存153行文字。

七、《不知名医方第七种》（法藏：P. 3144）——撰人不详。残卷。正、背两面书书写。正面为残道经。背面即此书。书名原脱，今新拟定。现存33行文字。

八、《不知名医方第八种》（法藏：P. 3201）——撰人不详，残卷。正、背两面书写。背面为王锡上吐蕃赞普书。正面即本书。书名原脱，今新拟定。现存60文字。

九、《不知名医方第九种》（法藏：P. 3596）——撰不不详。正、背两面书写。正面为《太玄真一本际经》卷第四的部分内容。背面即此书。书名原脱，今新拟定。现存247行文字。

十、《不知名医方第十种》（法藏：P. 3930）——撰人不详。蝴蝶装残册。书名原脱，今新拟定。现存15个半叶（共8折），187行文字。

十一、《不知名医方第十一种》（英藏：S. 6052）——撰人不详。残卷。书名原脱，今新拟定。现存33行文字。

十二、《不知名医方第十二种》（英藏：S. 4329）——撰人不详。残卷。书名原脱，今新拟定。现存48行文字。

十三、《不知名医方第十三种》（英藏：S. 3347）——撰人不详，残卷。书名原脱，今新拟定。现存129行文字。

十四、《不知名医方第十四种》（法藏：P. 5549）——撰人不详。残片。书名原脱，今新拟定。此书正、背两面书写。其正面为甲卷，现存3行文字。背面为乙卷，现存4行文字。

十五、《不知名医方第十五种》（英藏：S. 6084）——撰人不详。残卷。书名原脱，今新拟定。现存111行文字。

十六、《不知名医方第十六种》（法藏：P. 2662－2）——此本为P. 2662残卷的背面。其撰人不详。书名原脱，今新拟定。现存111行文字。

十七、《不知名医方第十七种》（英藏：S. 4433）——撰人不详。残卷。书名原脱，今新拟定。卷子正面为佛经。本书系写于该卷的背面，共存48行文字。

十八、《不知名医方第十八种》（英藏：S. 9987－A）——此本系S. 9987残卷经剥离整理后的上层残片（参见前《备急单验方》条）。撰人不详。书名原脱，今称为《不知名医方第十八种》。其高18公分，宽39.9公分。又缺下半截。现存44行文字，约近30个医方。

（按）：《不知名医方第十九种》暂缺。

十九、《不知名医方第二十种》（法藏：P. 3885）——撰人不详。残卷。正、背两面书写。正面为《唐诗集》。背面即此医方。其前、后均缺。内容有“疗髓虚病”及“疗髓实病”诸方，“煮石法”，“治鼠漏疮（方）”，“治牙疼方”……等。书名原脱，今新拟定。现存21行文字。

（按）：《不知名医方第二十一种》至《不知名医方第二十三种》均暂缺。

二十、《不知名医方第二十四种》（英藏：S.9517）——撰人不详。残卷（前、后、上、下均缺）。书名原脱，今新拟定。现存3行文字。

二十一、《不知名医方第二十五种》（英藏：KK.II.0265［n］［M.477］）——（马伯乐氏记作："失名医书"）。撰人不详。残片。书名原脱，今新拟定。按，此残片图影本人未见。据马伯乐氏，其上记有："人□□赤丹麻"等文。今待续考。

二十二、《不知名医方第二十六种》（英藏：M.147［T.XLIV.c.09］）——（马伯乐氏记作："失名医书"）。撰人不详。残片。书名原脱。今新拟定。按，此残片图影本人未见。据马伯乐氏，其上记有"北斗"及"南斗鵰鹊"字样。马伯乐氏认为"或是医方的占星术。"今待续考。（又按，据沙知先生谓："此是敦煌碎片，不是楼兰文献。存：'麵二□'二字"）。

二十三、《不知名医方书第二十七种》（英藏：Mr.tagh.6630［M 467］）——撰人不详。残片。前、后及下半截均缺。按，此残片图影本人未见。据陈国灿《斯坦因所获吐鲁番文书研究》称为："医书残片"。内容为断续的4行残文，有"妇人不用"、"鸡鸣"，"两枚"、"一枚"、"梳刷"等字样，文义未明。

二十四、《不知名医方第二十八种》甲卷（德藏：Ch 354［TⅡ 3032］）——撰人不详。其大小为高9.6公分，宽3.8公分。正、背两面书写。其正面记文有："即语不得""……其针即离……"，"以乳洗（此二字原倒置，其旁有改正符号）之"等字样，因残破过甚，不能成文。书名原脱，今新拟定。现两面各存3行，每行各27字。

《不知名医方第二十八种》乙卷（德藏：Ch 483［TⅡD 136］）——撰人不详。其大小为高10.0公分，宽4.0公分。正、背两面书写。按，此残片据荣新江氏谓其形状与Ch 354相同。为同一人手笔。故应为同卷断裂者，故今列为《不知名医方第二十八种》残片之二。其正面记有"青木□香"、"取人髮"、取"燕子粪（耋）"等药名。背面记有："等物相和为散，三处共煎（前）"的制药法及"颠狂也"的病名。但均甚残断，不能成文。书名原脱，今新拟定。现两面各存3行，（正面约20字，背面约26字）。

二十五、《不知名医方第二十九种》（德藏：Ch 396［TID］）——撰人不详。残片。据荣新江谓："此件用麻纸书写。有朱笔改订。大小为14×20公分"。书名原脱，今新拟定。现存8行文字。其第1、2行记一丸药方之尾部服法记文。即："右件为散，炼蜜丸如弹子大，空心温酒米汤"（第1行），"下一粒"（第2行）。第3—7行记另一药方，即："又方：泽兰（一两），枸杞（半两，拣），乾地黄（一两）"（第3行），"萆薢（半两），炙艾（半两），覆盆子（一两），芍药（一钱）"（第4行），"当归（一钱），赤石脂（半两），柏子仁（一钱），阿胶（炒）"（第5行），"桑寄生（各一钱）"（第6行），"右件为散，炼蜜丸，弹子大。空心温酒米汤下一粒"（第7行）。第8行记黑神散的开始部分，即："黑神散，治妇人产后一切危恶之疾，功（攻）效不能"。（以下缺如），据小曾户洋考证此方即宋代《和剂局方》"绍兴续添方"的治妇人病"黑子散"方，由此残片的字体推测，可能为宋、元间的产物。

二十六、《不知名医方第三十种》（德藏：Ch 1617［TⅡT 3072］）——撰人不详。残片。其大小为高8.8公分，宽8.4公分，正、背两面书写。正面即此书，共3行文字。书名原脱，今新拟定。其上记有痔病、妇人带下漏血等病名。但方药已佚。背面为占书。

二十七、《不知名医方第三十一种》（德藏：Ch 1986 [TⅡT 1274]）——撰人不详。残片。缺上半截及前、后部。其大小为高 10.2 公分，宽 6.5 公分，乌丝栏，楷书。文字写出栏外。现存 5 行，其第 1 行的右半部已不存，可辨出文字即："▨行四、五里进一服。忌□"。第 2 行为："▨蕤仁（人）、黄连、茯苓，"第 3 行为："▨三服，"第 4 行为："▨疗噎病方：取驴，"第 5 行为"▨上，立瘥（差）。"此残片背面记有与医药无关的 8 字。

二十八、《不知名医方第三十二种》（德藏：Ch 3138 [TⅡTD 132]）——撰人不详。残片，其下半截不存。高为 12.0 公分，宽 5.8 公分。据荣新江谓："此件用黄麻纸，楷书精写，有朱笔分段"。现存 3 行，35 字。书名原脱，今新拟定。其第 1 行为："羊粪二千颗，曝千颗，日别▨。"第 2 行为："澄清，晨旦以布绢裹别去滓□"。第 3 行为："治牙疼，以正月一日，日未出时，口含▨"。又，此残片的背面为佛典，系写在正面医书之前，因背面折栏折在字上。

二十九、《不知名医方第三十三种》（德藏：Ch 3167 [TⅡTD 216]）——撰人不详。残片。前、后及下半截均缺。凡 7 行残文，53 字。其高为 13.9 公分，宽为 12.0 公分。系西域医方。在医方中有用汉文音译的梵语药名，即第 1 行为"▨毗遮噜迦法，用□，"第 2 行为："□丸香置涉糖替亦得。用花▨，"第 3 行为："底迦法：用油麻油补瑟▨，"第 4 行为："阿涅婆果油真言妃及▨"，第 5 行为："天用。鱼脂祀鬼用▨"，第 6 行为："三法中用。药中▨"，第 7 行为："阿毗遮噜迦用▨"。此书名原脱，今新拟定。

三十、《不知名医方第三十四种》（德藏：Ch 3218 [无原编号]）——撰人不详，残片。正、背两面书写。书名原脱，今新拟定。据荣新江谓："此件用黄麻纸"。残纸缺上半截及前、后部，其高为 26.2 公分，宽 4.6 公分。正面为医书，共 2 行，31 字。背面为佛典。佛典文中的"愍"字缺笔为"㥧"，应为唐初写本。2 行医书中记有"取人头发烧作灰，用竹筒吹鼻中即止"（第 1 行），和"▨乳，吞马蔺子二枚即瘥（差）"。及"治妇人胎死腹（中）"（第 2 行）诸方的主治文。荣氏疑为此编号与 Ch 3138 为同卷。但尚无确证。

（按）：《不知名医方第三十五种》暂缺。

三十一、《不知名医方第三十六种》（俄藏：ДΦ 02999）——撰人不详。书名原脱，今新拟定。残卷。前部及上、下部均缺，共存 7 行残文。写本有行线栏格。所记方剂中仅能辨出杏仁（人）、革（蓽）拨、甘草、诃勒……等个别药名及用量。

三十二、《不知名医方书第三十七种》（俄藏：ДX 10298）——撰人不详。残片。书名原脱，今新拟定。卷子下半截不存，只有上半截。现存 9 行文字。

三十三、《不知名医方第三十八种》（俄藏：X356－2）——撰人不详。书名原脱，今新拟定。现存 8 行文字（末 1 行为"闵公左氏传解第四"的标题，应属讹误）。

（按，以上三个编号的医学文献解说本人均据自《俄藏敦煌文献》的原件图影）。

三十四、《不知名医方第三十九种》（俄藏：TK 107）——撰人不详。残片。正、背两面书写。正面为《佛说普遍光明焰 清净炽盛思惟如意宝印心无能胜总持大明王大随求陀罗尼经》的卷末，背面有此方书一则药方的反印纹，仅存 3 行。第一行为："酸枣仁人参（去节、头）　茯苓（去皮、各半）”第二行为：“右为细末，每服三钱”。第三行为：“☐麻黄（三［两?］☐）”。

三十五、《不知名医方第四十种》（俄藏：ДХ. 1326b［俄　1540］）——撰人不详。三木荣称其为“医书。断片一枚。原文起自‘……皮肤……’，终自‘……俱有患处’”。书名原脱，今新拟定。现存9行文字。

三十六、《不知名医方第四十一种》（俄藏：TФ　6867［孟列夫编号：297］）——残叶。孟列夫称为“医文”。据其介绍：此件抄写在一个小册子的第2—4面上。该册子的其余部分是手写的西夏文。面幅11.5×16.5公分，栏面11×13公分。纸色灰，小字双行夹注。面6—7行，行11—12字，共16行。无书题。(13世纪上半期)。内容为药方及其配制规则。残存开始部分为：“敕赐紫苑丸，东宫司直贾所”。末尾部分为：“梧桐子大，每服五丸为度”。

三十七、《不知名医方第四十二种》（俄藏：TK　187［孟列夫编号：304］）——残叶。蝴蝶装，写本。孟列夫称为“治疗各种疾病的药方”。据其介绍：“共存15页。各页散乱，排列顺序不详。46×24公分，页20行。”但据本人自《俄藏黑水城文献》所载此件图影所见，共有16页。惟其中第3、4页，第5、6页及第7、8页的图影均系同一书叶在正、背两面书写者。故其原件实数应为16－3＝13叶（残叶）。在全部残叶中均无书名与撰人。其内容杂记有治泻利、牙疼、痈肿、咽喉肿痛……等医方。方名有：“神仙透骨丹”、“治诸风乌金丸”、“千金膏”、“雄黄丸”、“烧金法”……等。

三十八、《不知名医方第四十三种》（日丙藏：［编号待查］）——残片。现存12行文字，内容包括“又方”在内的医方4—5首。其中有主治文：“热风入心。（原注：此牛热风入心病方。”此残片三木荣氏称为“牛医方书”。小曾户洋称为：“失名医方书”。现收入天理大学天理图书馆所编的《石室遗珠》一书中。

三十九、《不知名医方第四十四种》残片之一（日甲藏：大谷　1052）——在日本龙谷大学保存的这种医方书其书名、卷数及撰人均不详。它们的共同特征是：每个残片均碎小散落，其数量共有30块（即龙谷大学的30个编号）。每块前后均缺。上、下也多不全，而彼此之间也互不衔接。惟每块残片均能清晰辨出其书写的文字的形态、大小均系出自一人之手，原系用朱丝栏书写，各行间距也均一致。足以证明各残片均为同一书的同一写本而断裂析分者，故今总称其为《不知名医方第四十四种》。从此书所载处方中的药名来看，除见于中国本草书的药物外，尚杂有源自梵文药名的汉文译音者，应属于中、西草药兼用的医方书。此种大谷1052编号的“残片之一”现存共5行残文。（按：以下所记此书的其他残片均记出其现存行数和必要的说明，不再详记）。

《不知名医方第四十四种》残片之二（日甲藏：大谷　1056）——现存共2行残文。

《不知名医方第四十四种》残片之三（日甲藏：大谷　1074）——此件存板框上线。现存14行残文。

《不知名医方第四十四种》残片之四（日甲藏：大谷　1076）——现存共4行残文。

《不知名医方第四十四种》残片之五（日甲藏：大谷　1077）——现存共11行残文。

《不知名医方第四十四种》残片之六（日甲藏：大谷　1078）——现存共9行残文。

《不知名医方第四十四种》残片之七（日甲藏：大谷　1383）——现存共6行残文。

《不知名医方第四十四种》残片之八（日甲藏：大谷　1384）——现存共3行残文。

《不知名医方第四十四种》残片之九（日甲藏：大谷　1385）——现存共6行残文。

《不知名医方第四十四种》残片之十（日甲藏：大谷　1386）——现存共3行残文。

《不知名医方第四十四种》残片之十一（日甲藏：大谷　1387）——现存共6行残文。

《不知名医方第四十四种》残片之十二（日甲藏：大谷　1388）——现存共3行残文。

《不知名医方第四十四种》残片之十三（日甲藏：大谷　1389）——现存共3行残文。

《不知名医方第四十四种》残片之十四（日甲藏：大谷　1390）——现存共7行残文。

《不知名医方第四十四种》残片之十五（日甲藏：大谷　1391）——现存共4行残文。

《不知名医方第四十四种》残片之十六（日甲藏：大谷　1392）——板框存上线。现存3行残文。

《不知名医方第四十四种》残片之十七（日甲藏：大谷　1393）——现存4行残文。

《不知名医方第四十四种》残片之十八（日甲藏：大谷　3191）——现存6行残文。

《不知名医方第四十四种》残片之十九（日甲藏：大谷　3526）——现存2行残文。

《不知名医方第四十四种》残片之二十（日甲藏：大谷　3532）——现存7行残文。

《不知名医方第四十四种》残片之二十一（日甲藏：大谷　3533）——现存10行残文。

《不知名医方第四十四种》残片之二十二（日甲藏：大谷　3539）——现存11行残文。

《不知名医方第四十四种》残片之二十三（日甲藏：大谷　3551）——现存15行残文。

《不知名医方第四十四种》残片之二十四（日甲藏：大谷　3751）——现存3行残文。

《不知名医方第四十四种》残片之二十五（日甲藏：大谷　3866）——现存2行残文。

《不知名医方第四十四种》残片之二十六（日甲藏：大谷　3976）——现存3行残文。

《不知名医方第四十四种》残片之二十七（日甲藏：大谷　3977）——现存5行残文。

《不知名医方第四十四种》残片之二十八（日甲藏：大谷　3979）——现存3行残文。

《不知名医方第四十四种》残片之二十九（日甲藏：大谷　4012）——现存5行残文。

《不知名医方第四十四种》残片之三十（日甲藏：大谷　4363）——现存5行残文。

《不知名医方四十五种》（李0232）——此件原为二十世纪初藏书家李盛铎氏旧藏。残卷。现藏所不详。其撰人不详。仅存医方一首，原题名“换鬚髪方”。书名原脱，今新拟定。因本人尚未见该件，故其行数不详。

［附按］以下由《不知名医方第四十六种》至《不知名医方第五十三种》均为解放后吐鲁番地区出土，现藏于新疆博物馆者。由《不知名医方第五十四种》至《不知名医方第五十七种》均为解放后黑城地区出土，现藏于内蒙古文物考古研究所者。由《不知名医方第五十八种》至《不知名医方第六十六种》均为解放前吐鲁番地区出土现藏于旅顺博物馆者。

［附1］《不知名医方第四十六种》（60 TAM 338：32/1）——撰人不详。残片。其外形已呈鞋样剪纸状。宽15公分，高26.5公分。《吐鲁番出土文书》称其为“唐人写疗咳嗽等病药方”。其内容记“咳嗽短乏不得气”等症的治疗药方。书名原脱，今新拟定。现存5行文字。

［附2］《不知名医方第四十七种》（60 TAM 338：14/6）——撰人不详，残片。宽10.3公分，高7.2公分。《吐鲁番出土文书》称其为“唐人写残医方”。可辨有4行文字，但均断续不衔接，读不成文。只能从药用剂量“九（究）两”中识知属于医方，故称为《不知名医方第四十七种》。

［附3］《不知名医方第四十八种》（66 TAM 73：32/1［b］）——撰人不详。残片。按，此残片共存4行文字。其首行记有“□黄方：茵□、栀（支）子、芒硝……丸”诸字。新疆博物馆称为“治急黄方”。又按，此残片所记仅一方名，有治黄病字样，并非原书名称，故今称为《不知名医方第四十八种》。其宽约10公分，高约15公分。又按，新疆馆将此残片编号与66 TAM 73：32/2b——均列为“治急黄方”项，并记以：“本件（指编号32/1b）行4。左下方残片（指编号32/2b）倒书字，与药方无关，为后人戏书，今不录”。鉴于后一残片与医药无关，且与前一残片单独分离，故此处从略。

［附4］《不知名医方第四十九种》（69 TAM 117：57/5）——撰人不详。残片。按，此编号新疆博物馆称为：“残古医方”。现断离为上下两个分离的残片，但其文字仍可上下断续衔接。可辨出3行文字。其中仅记有方剂中的个别药名（鳖甲、防己、姜、术等）及药量，主治及服药法文均脱。两枚残片的大小均约为宽13.3公分，高7.5公分。

［附5］《不知名医方第五十种》残片之一（72 TAM 204：42）——撰人不详。按，此种医方书残片破碎太甚，在其出土的TAM 204号墓葬中已发现较能辨识的残片包括此42号在内共有6片。它们的共同特征是每个残片形状各异，大小不一，虽可勉强辨出行数，但字数极少，读不成文。惟字里行间仍可读出方剂中的药名或其主治文等。特别是它们书写的字体全属同一人手笔，类唐人书法。今统称其为《不知名医方第五十种》，并用残片“之一”至“之六”以别之。此残片宽17.7公分，高12.2公分。记有“……气逆……上下不和方”及泽泻、桂心……等药名。可辨出6行文字。

《不知名医方第五十种》残片之二（72 TAM 204：53）——此残片宽约13公分，高约18.1公分，其外形破碎不成整块状。记有“吐血”、“补气”及“生姜四两”，杏仁六十枚”等药物。可辨出6行文字。

《不知名医方第五十种》残片之三（72 TAM 204：43）——此残片最宽处15公分，高约23公分。记有杏仁、葶苈及捣（药）之制药法。可辨出4行文字。

《不知名医方第五十种》残片之四（72 TAM 204：45）——此残片宽约5公分，高16公分，记有黄耆（二两）及当归等药名。可辨出2行文字。

《不知名医方第五十种》残片之五（72 TAM 204：51）——此残片外形呈横排细长条状，宽约 17.9 公分，高约 2 分分。可辨出 4 行文字。但只有“……苏四两”及“前件”等数字。

《不知名医方第五十种》残片之六（72 TAM 204：50）——此残片外形呈竖排细长条状。只能辨出 1 行，共 4 字，即：“用半两得”。

［附 6］《不知名医方第五十一种》残片之一（72 TAM 204：46）——撰人不详。按，此系与上记的《不知名医方第五十种》出自同一墓葬，但其字体与之有异，虽也系唐人书法，但属另一种医书者，故今称为《不知名医方第五十一种》。此种医方也存有 6 个形状不等，破碎支离的残片。此残片宽 5.0 公分，高 14.3 公分。可辨出二行文字。记有“秦艽（胶）三两”，“□□二两”等。

《不知名医方第五十一种》残片之二（72 TAM 204：44：48）——此残片宽 15 公分，高 13.3 公分。可辨出 3 行文字，记有“（当）归四分，桂心、紫苑四分，大戟三分……”等处方药名。

《不知名医方第五十一种》残片之三（72 TAM 204：49）——此残片宽约 6.0 公分，高 5.0 公分。可辨出 3 行文字，只有：“白术四分，防（己）”6 字。

《不知名医方第五十一种》残片之四（72 TAM 204：52）——此编号中共有 4 个零残小碎片，均单独分离，每片约 32 - 52 公分大，各片之间只能勉强联接成文。其中有“子午”、“汤服之”，“并忌”、“（生）冷”等记文。

《不知名医方第五十一种》残片之五（72 TAM 204：47/1）——此残片约宽 8 公分，高 10 公分。可辨出 3 行文字。有“停后”、“一服中取”等记文。

《不知名医方第五十一种》残片之六（72 TAM 204：47/2）——此残片约宽 4.2 公分。可辨出 2 行，每行 1 字，即“者”与“禁”字。

［附 7］《不知名医方第五十二种》（72 TAM 153：34）——撰人不详。残片。可辨出 3 行文字。有白梅皮、杏仁及大枣等 1 首残药方文。

［附 8］《不知名医方第五十三种》（72 TAM 504：4/43）——撰人不详。残片。按，此残片新疆博物馆称为“唐人写疗眼方”。可辨出 2 行，记有：白石蜜、决明子等药名及“（眼）上运”、“忌冷水”、“忌光”、“忌酢”、“忌酪”等文字。

［附 9］《不知名医方第五十四种》（F62：W24）——撰人不详。残卷。原大 14.0 × 18.0 公分。麻纸。行草书。记有三首药方残文。书名原脱，今新拟定。现存 11 行文字。

［附 10］《不知名医方第五十五种》（F21：W18）——撰人不详。残片。原大 14.0 × 6.0 公分。麻纸。行草书。仅存一处方中的三味药名及药量。书名原脱，今新拟定。现存 2 行文字。

［附 12］《不知名医方第五十六种》（F8：W2）——撰人不详。残片。原大 17.0 × 8.5 公分。竹纸。行草书。仅存一处方末的服法文。书名原脱，今新拟定。现存 2 行文字。

《不知名医方第五十七种》（F14：W7）——撰人不详。残片。原大 19.5 × 8.0 公分。草纸，行草书。仅存一处方残文。书名原脱，今新拟定。现存 3 行文字。

［附 13］《不知名医方第五十八种》（旅博［流水号］72）——现存共 4 行残文.

［附 14］《不知名医方第五十九种》（旅博 73）——现存共 4 行残文。

［附 15］《不知名医方第六十种》（旅博 74）——现存共 3 行残文。

［附16］《不知名医方第六十一种》（旅博75）——现存共5行残文。

［附17］《不知名医方第六十二种》（旅博76）——现存共4行残文。

［附18］《不知名医方第六十三种》（旅博78）——正、背两面书写，现存共2行残文（正、背各1行）。

［附19］《不知名医方第六十四种》（旅博102）——现存共2行残文。

［附20］《不知名医方第六十五种》（旅博143）——现存共2行残文。

［附21］《不知名医方第六十六种》（旅博170）——现存共4行残文。

第十五节　专科医书类

本类医书是指临床医疗各种学科（包括内、外、妇、儿等学科的专门著作而言。但在出土医书中只有下属于外科和妇科（包括产科）的少量文献。

一、《刘涓子鬼遗方》（德藏：原编号不详）——此残卷在新疆吐鲁番地区出土。系南北朝·南齐·龚庆宣撰。册叶本。正、背两面书写同一书内容，但其首、尾均缺。今称其正面为甲卷，背面为乙卷。据乙卷第4行标有“《刘涓子鬼遗方》卷第九”的书名及卷数标题。与传世本《刘涓子鬼遗方》对照，可知甲卷残文系该书卷九以前的部分内容，而乙卷残文则系该书卷九之末及卷十之首的连接部分。现两卷各存15行文字。

二、《妇科秘方》（俄藏：ДХ　00924［俄　1536］）——残叶。前、后部均脱失。撰人不详。现存30行文字。残卷原大39.0×12.5公分。按，此残叶，日本三木荣氏在1964年《东洋学报》曾称其为“失名医方书”。本人在1996年的《敦煌医药文献辑校》一书中因尚未见到原件图影，故曾称其为《不知名医方第三十九种》。现据新发表的该残叶图影内容所记均妇产科医方（原文起自：“□洗疮然……”。止于“……和腊月”）。故暂依《俄藏敦煌文献》第七册所拟的“《妇科秘方》”书名。但此残叶上并无此称。

［附］：《妊产方》甲卷（F14：W1）——此件为内蒙古文物考古研究所藏黑城出土者。其撰人不详。残叶。原大14.5×10.0公分。竹纸。楷行书。书册残叶，前后均缺，此为一叶的后半叶，栏框四周单边，内容为产科诸病医方。书名原脱，今以此编号与F14：W2编号系属同书，同一抄本的不同残叶，而后者内容均为妊娠病医方，故分别称为《妊产方》的甲卷与乙卷。此甲卷现存8行（另有双行小注）文字。

《妊产方》乙卷（F14：W2）——此件出土及保藏地点均同《妊产方》甲卷（F14：W1）为同书，同一抄本但不同叶的前半叶。其字体与写录规格与甲卷全同。现存7行（另有双行小注）文字。

第十六节　医史资料类

在本类中凡涉及与医学历史有关的资料均属之。有以下几种。

一、《不知名类书》中的医家郭玉传（英藏：S.2072）——撰人不详。残卷。此篇有董奉、郭玉等七位汉代医家、养生家及汉代方士的传记。其中郭玉为西汉著名医家。书名原脱，今新拟定。医史类文献。

二、《佛家类书》中的名医传（英藏：S.4679）——撰人不详。残卷。书名原脱。书中分类有“射品”、“书品”、“医品”……等篇，在“医品”第五篇中题为“医名”。内容系引自各种佛家类著作中的一些名医传略。但所记均非汉族医家。医史类文献。现存33行文字。

三、《妙法莲花（华）经》中的授医轶事（英藏：5761）——残卷。按，在此卷子的“如来寿量品第十六”一篇记有某父传授诸子经方药草故事。但未记具体疾病用药之法。医史类文献。有关资料现存17行文字。

四、《文殊问疾佛典》（罗　编号不详）——按，此件文书系敦煌出土。系佛教文书，属医史类文献。其原件在二十世纪初曾为藏书家罗振玉氏保存，但今不详藏所。

五、《伍子胥变文·甲本》中的药名诗（法藏：P. 3213）——撰人不详。残卷。按此残卷中有关药名诗部分已佚。此诗可参见下面的《伍子胥变文·丙本》。

按，敦煌出土的《伍子胥变文》共有4种传本残卷。今据王重民《敦煌变文集》上集分别称P. 3213为甲本，S. 6331为乙本，S. 328为丙本，P. 2794为丁本。

六、《伍子胥变文·乙本》中的药名诗（英藏：S. 6331）——撰人不详。残卷，现存13行残文（其中7行均缺下半截），其中有关药名诗部分已佚，此诗可参见下面的《伍子胥变文·丙本》。

七、《伍子胥变文·丙本》中的药名诗（英藏：S. 328）——撰人不详。此书记有战国时人伍子胥传，其内容有一段伍子胥与其妻对话文字，系用药名编写，类似游戏文章。兹将其单独抽出，现称之为“药名诗”。撰人不详。可作为医史类资料。此S. 328首尾均残。其中“药名诗”部分现存13行完整文字。至于甲本与乙本均缺药名诗内容。而丁本则仅存药名诗两节文字。

八、《伍子胥变文·丁本》中的药名诗（法藏：P. 2794）——撰人不详。残卷，此卷中的药名诗可与《伍子胥变文·丙本》互校。

九、《不知名阴阳书》中的病症与药名（英藏：S. 1468）——撰人不详。残卷。医史类文献。

十、《佛说痔病经》中的病名（英藏：S. 5379）——内容完整。原系梵文，此卷子为汉译本。现存23行文字。

十一、《占病书》中的病名（法藏：P. 2621）——撰人不详。残卷。正背两面书写。正面为《事林》。背面即此书。书名原脱，今新拟定。医史类文献。现存28行文字。

十二、佛典《劝善经》中的七种死病（法藏：P. 3036）——撰人不详。残卷。现存3行文字，医史类资料。

十三、佛典《救诸众生苦难经》中的十种死（英藏：S. 3417）医史类文献。

十四、《百一物本》中的医用物品（英藏：S. 4636）——撰人不详。残卷。正、背两面书写。本书系写于该卷的背面。现存2行文字。正面为比丘供养经。

十五、《行事钞》中的“治病所须”（法藏：P. 2215）——撰人不详。残卷。原卷系佛书《四分律删繁补缺行事钞》卷一的部分内容。医史类文献。现存10行文字。

十六、《乞药笺》（英藏：S. 5901）——撰人佚名。完整纸叶。书名原脱，今新拟定。

十七、《佛家疗病催产方》（法藏：P. 3916）——本件卷子先后连续节录约10余种佛家典籍的汉文译本。每种典籍除记出其书名外，或附记有译者之名，但均未记明年代。其中第七种的书名作：“《佛顶心观世音疗病催产方》卷中”，但此书名与其前后所抄的两种书名均不一致（第六种书名作：“《佛顶心观世音菩萨经》卷上”，第八种书名作：“《佛顶心观世音菩萨救难神验经》卷下”）。考其内容惟在第七种书中记有利用朱砂书写佛家用语的文字并用香水或药物单方吞服的治疗难产、心痛及其饮食禁忌的方法。今仍沿用其书名的后半部分。本件卷子可供医史资料的参考。

[附]《占病诗》的病名（F137：W2）——此件为残叶，系内蒙古文物考古研究所在黑城故址发掘出土。其撰人不详。残叶。原大27.3×18.0公分。竹纸。楷行书。书名原脱，今新拟定。首行记有“卌六（四十六）”二字。其内容有“眼目昏暗”、“腰脚残疾”、“脾胃受疾”及“湿证”四种疾病的占卜七言诗各一首，今据此残叶首行记有“卌六”二字，末行只存“湿证”诗的前二句，可知此乃《占病诗》中尚存第47节的一部分。书名原脱，今新拟定。医史类文献。现存12行文字。

第十七节　佛家医方类

本类是在佛教文献中的医学方书。有以下三种。

一、《佛家医方第一种》（法藏：P.2665）——撰人不详。残卷。正、背两面书写。正面为残道经。背面书写医方及佛家书文。书名原脱，今新拟定。医方部分现存12行残文。

二、《佛家医方第二种》（英藏：S.5598）——撰人不详。残卷。书名原脱。今新拟定。其内容除本残卷的前部为佛经外，后部自第25行以下记有药方一首，现存13行文字。

三、《佛家医方第三种·甲本》（法藏：P.3230）——撰人不详。残卷。书名原脱，今新拟定。此书内容与S.6107（《佛家医方第三种·乙本》）内容相同，可参见前文。

四、《佛家医方第三种·乙本》（英藏：S.6107）——撰人不详。残卷。书名原脱，今新拟定。现存172行文字。按，此《佛家医方第三种》的内容系收载于佛典《金光明最胜王经·大辨才天女品第十五》中的洗浴药方。药方之后有咒语，今系全文抽出称为此名者。在敦煌文献中又有与此文字相同的残卷，现存法国，现称其为《佛家医方第三种·甲本》（参见P.3230）。

第十八节　道家医方类

本类是在道教文献中的医学方书。有以下二种。

一、《道家医方第一种》（法藏：P.4038）——撰人不详。残卷。书名原脱，今新拟定。现存84行文字。

二、《道家医方第二种》（法藏：P.3749）——撰人不详。正、背两面书写。正面有用祝由治病符文二图，记有道家医方。书名原脱，今新拟定。背面为牒文。现存61行文字。

第十九节　气功类

本类是论述气功养生的专书，有以下一种。

《呼吸静功妙诀》（法藏：P.3810）——此P.3810残卷前后连续抄录8书（篇）。依次是：《湘祖白鹤紫芝遁法》、《白鹤灵彰咒》、《紫芝灵舍咒诀》、《鹤神所在日期》、《踏魁罡步斗法》、《太上金镇连环隐遁真诀》、《足底生云法》（包括《乘云咒》）及本书，亦即《呼吸静功妙诀》。除以上7书（篇）均道家修炼术，与医药无关外，此《呼吸静功妙诀》撰人不详。书名及内容完整。养生著作。现存16行文字。

第二十节　温泉类

本类是涉及温泉特点及有关医疗方面的专书有以下一种。

一、《温泉赋》（法藏：P. 2976）——唐·刘瑕撰。残卷。此卷子首尾均缺。前部抄写诗文杂录。后部为《温泉赋》，其第一行记：“《温泉赋》一首。进士刘瑕”。据赋文可知其写于天宝元年（742年）。赋文部分现存21行文字。

第二十一节　辟谷类

本类是论述辟谷方面的专书。有以下几种。

一、《辟谷诸方第一种·甲本》（法藏：P. 2637）——撰人不详。残卷。与此书内容相同者除本卷外，尚有P. 2703。书名原脱，今新拟定，现称P. 2637为甲本，称P. 2703为乙本。现此甲本存76行文字。

二、《辟谷诸方第一种·乙本》（法藏：P. 2703）——撰人不详。残卷。此卷与P. 2637（《辟谷诸方第一种·甲本》）内容全同，可参见前文。

三、《辟谷诸方第二种》（英藏：S. 5795）——撰人不详。书名原脱，今新拟定。卷子下半截不存。只有上半截。现存12行文字。

四、《辟谷诸方第三种》（法藏：P. 3043）——撰人不详。残卷。书名原脱。今新拟定。现存20行文字。

五、《辟谷诸方第四种》（英藏：S. 2438）——撰人不详，残卷。书名原脱，今新拟定。本书为该卷的前部，共69行文字（该卷后部为道经）。

六、《佛教绝食等修炼法》（英藏：KK［原无编号］Or　8212/1270）——撰人不详。书名据郭锋氏。残叶。前、后及上半截均缺。敦氏记其为：“两面书，册叶装。14.5×10.7（公分）。褐白纸，行书”。正面共8行，记有“定念”“自创问想”之修炼法。背面共6行，记有“绝食之法”诸文。

第二十二节　服石类

本类是有关服石方面的专书。有以下几种。

一、《五石药方·甲本》（英藏：S. 11363）——撰人不详。残片。书名原脱，今新拟定。此碎片前、后、上、下均不存，只有书心部分。现存2行残文。

二、《五石药方·乙本》（英藏：S. 9936）——撰人不详。残片。此碎片前、后、上下均不存，只有书心部分。现存3行残文。书名原脱，今新拟定。以其与　S. 11363的《五石药方·甲本》文字相近，而衔接其后，故其称为乙本。

三、《钟乳散方》（俄藏：Φ. 356－1）——此本为Φ. 356残卷的正面。该残卷首尾均缺。系正背两面书写，分别抄录两种医书者。此正面所书者现残存9行文字，其撰人不详。书名原脱，今据其原文中的处方厘定书名。现存9行文字。

［附］《疗服石方》（罗　0672）——1卷。残卷。首尾均缺。此残卷系清末民初时罗振玉氏在津沽书肆中购得后家藏，并影印收入其所编的《贞松堂藏西陲秘籍丛残》中。该书题作：“疗服石医方残卷”。此后又由罗振玉氏长嗣罗福颐在1952年的影写本《西陲古方技书残卷汇编》一书中予以影写。此残卷原撰人不详。书名原脱，罗氏称之为《疗服石药方》，今仍用其名。现仅存原书的第六篇之尾及第七篇（即“解石方第七”）的大部分。此书中的某些内容与传世医书《诸病源候论》、《千金要方》、《千金翼方》、《外台秘要》及《医心方》有相同或相近之处。现存95行文字。

第二十三节　房中类

本类是有关房中方面的专书。有以下一种。

《天地阴阳交欢大乐赋》（法藏：P. 2539）中的房中佚文——唐·白行简撰。残卷。首完，尾缺，但有关房中部分完整。现存61行文字。首行记有："天地阴阳交欢大乐赋白行简撰"。

第二十四节　兽医类

本类是兽医学方面的专书。有以下几种。

一、《医马经》（法藏：P. t. 1062）——撰人不详。书名原脱。据黄布凡氏书名作《古藏文医马经》。原卷正、背两面书写，本书系书写于背面。现存110行文字。"列举了放血、扎针、火针、烧烙、药物灌引等二十余种医马和骟马方法。"

二、《驯马经》（法藏：P. t. 1065）——撰人不详。书名原脱。据黄布凡氏书名作《古藏文驯马经》。原卷正、背两面书写，本书系书写于背面。现存102行文字。"叙述喂养与调教马匹方法。……写卷记录了吐蕃饲养、医治、调驯马匹的丰富经验。"

[附]《牛疫方》残片之一（64 TAM 19：41/4）——撰人不详。残片仅存1行，记以"《牛疫方》鬼"4字。前3字乃其书名。宽5.0公分，高15.0公分。按，此编号的残片与下记"19：44"的残片同出一墓，均治牛疫，系自同书析出者。

《牛疫方》残片之二（64 TAM 19：44）——《敦煌古医籍考释》名"牛病薰药方"。撰人不详。残片。按，此乙卷残片与上记的甲卷残片同出自阿斯塔那19号墓中。此卷宽25公分，高10公分。共存7行文字。记有"☒三两，术三两，细辛一两，☒初以瓶盛药，☒瓶内烧药，气熏牛鼻中☒上即止，……"等字。

第二十五节　历书中的医疗宜忌类

我国很早就有专门记载每年历法的专书，其中兼记有多种补充注释的日历称为具注历日。但早期的历日多未能传世。既知敦煌出土的最早历日即北魏太平真君二年（440年）者。但其所存残文甚少。故尚未见其中有关医疗宜忌之文。而在其他多种敦煌出土历日中均记有在每年一定月日有关医疗宜忌的文字，其内容率多大同小异。而与这类历书中文字完全一致的医疗宜忌内容在隋唐前后的医学（特别是针灸学）文献中均可见到。例如在敦煌出土的残卷《新集备急灸经》（P. 2675）和《灸经明堂》（S. 5737）二书中，以及传世医书《千金要方》卷二十九、《太医针灸宜忌第七》与《千金翼方》卷二十八、《针灸宜忌第十》以及《外台秘要方》卷三十九、《孔穴主对法》等书所记的逐日人神禁忌针灸文字均是。甚至直到1447年（明·正统八年）时还出现了记述这类针灸禁忌的专书，即由全循义、金义孙所编录的《针灸择日编集》一卷。此书在明代以后又曾多次重刊，具有一定的影响。现在就将在敦煌出土历日中记有医疗宜忌内容的卷子按照原历法的年代顺序依次排列如下。

甲、敦煌出土的唐朝历日残卷——

一、公元809年《元和四年具注历日》（法藏：P. 3900）——此具注历日所记的医疗宜忌，现残存三月至六月份中的治病吉日及血忌日文。

二、公元821年《长庆元年具注历日》（法藏：P. 2583）——此具注历日所记的医疗宜忌，现残存三月及四月份中的治病吉日及血忌日文。

三、公元829年《大和三年具注历日》（法藏：P. 2797 －2）——此具注历日书写在P. 2797的背面。其所记的医疗宜忌残存十一月份中个别日的治病吉日及血忌文。

四、公元834年《大和八年具注历日》（法藏：P. 2765）——在此具注历日中记有每月30日人神所在不宜针灸文。

五、公元858年《大中十二年具注历日》（英藏：S. 1439－1）S. 1439卷子正、背两面分别书写两种历日。正面所记即此唐代大中十二年的历日。其中记有全年之中的逐日服药及治病吉日。

六、公元864年《咸通五年具注历日》（英藏：S. 1439－2）——此具注历日系书写在S. 1439的背面。其内容与上记大中十二年具注历日大同。

七、公元888年《光启四年具注历日》（法藏：P. 3492）——此具注历日所记的医疗宜忌现残存九月至十一月份中的治病吉日及血忌日文。

八、公元891年《大顺二年具注历日》（法藏：P. 2832）——此具注历日所记的医疗宜忌现残存五月份中个别日的治病吉日文。

九、公元892年（大顺三年具注历日《（法藏：P. 4983）——此具注历日所记的医疗宜忌现残存十一月及十二月份中的治病吉日及血忌日文。

十、公元893年《景福二年具注历日·甲本》（法藏：P. 3476）——此具注历日中记有自五月份以后的逐日人神流注及有关治病、服药吉日文。

十一、公元893年《景福二年具注历日·乙本》（法藏：P. 4996）——此具注历日内容同《景福二年具注历日·甲本》。

十二、公元895年《乾宁二年具注历日·甲本》（法藏：P. 4627）

十三、公元895年《乾宁二年具注历日·乙本》（法藏：P. 4645）——此二书均同一年的不同写本。

十四、公元897年《乾宁四年具注历日》（法藏：P. 3248）——此具注历日中所记的医疗宜忌现残存三月至八月份中的服药、治病吉日及血忌日禁针灸文。

十五、公元900年《光化三年具注历日》（法藏：P. 2973）——此具注历日中所记的医疗宜忌现残存五月及六月份个别日的人神所在文。

十六、公元905年《天复五年具注历日》（法藏：P. 2506－2）——此历日系书写在P. 2506背面。其中所记的医疗宜忌现残存一月及二月份中的治病吉日及血忌日文。

乙、敦煌出土的五代历日残卷——

十七、公元922年《贞明八年具注历日》（法藏：P. 3555－1）——P. 3552卷子正、背两面分别书写两种历日。正面所记即此后梁·贞明八年的历日，现残存一月至六月份中的治病吉日及血忌日文。

十八、公元923年《贞明九年具注历日》（法藏：P. 3555－2）——此历日书写在P. 3555的背面。其中所记的医疗宜忌现残存十月至十二月份的治病吉日及血忌日文。

十九、公元924年《同光二年具注历日》（英藏：S. 2404）——此系后唐·同光二年的历日。其中所记的医疗宜忌有逐日人神所在及禁针灸文。

二十、公元926年《同光四年具注历日》（法藏：P. 3247－2）——P. 3247卷子正、背两面书写。正面为佛典《四分律删补随机羯磨》卷下。背面即此后唐·同光四年的历日。其中记有每月三十日中的人神流注之文。

二十一、公元933年《长光四年具注历日》（英藏：S. 276）——此系后唐·长兴四年的历日。其中记有全年之中的逐日服药及治病吉日。

二十二、公元944年《天福九年具注历日》（法藏：P. 2591）——此系后晋·天福九年的历日。其中记有全年之中的逐日人神所在及治病吉日。

二十三、公元956年《显德三年具注历日》（英藏：S. 95）——此具注历日记有撰人姓名，即“翟奉达撰”，系后周·显德三年的历日。其中记有“血忌日”不宜“针灸出血”及全年之中逐月（日）人神所在身体某部位禁忌针灸以及服药与治病的“吉日”之文。

二十四、公元959年《显德六年具注历日》（法藏：P. 2623）——此系翟奉正撰的后周·显德六年历日，其中记有“血忌日”不宜针灸出血之文。

丙、敦煌出土的北宋早期历日残卷——

二十五、公元982年《太平兴国七年具注历日·甲本》（英藏：S. 1473）——此具注历日所记的医疗宜忌记有全年365日人神所在的禁针灸文。

二十六、公元982年《太平兴国七年具注历日·乙本》（英藏：S. 11427）——其内容同《太平兴国七年具注历日·甲本》。

二十七、公元986年《雍熙三年具注历日》（法藏：P. 3403）——此具注历日所记的医疗宜忌记有全年365日人神流注及个别日的治病及服药宜忌文。这也是在敦煌出土历日卷子中保存文字最完整的一种。

二十八、公元989年《端拱二年具注历日·甲本》（英藏：S. 3985）——此具注历日所记的医疗宜忌记有全年之中逐日人神所在的禁针灸文。

二十九、公元989年《端拱二年具注历日·乙本》（法藏：P. 2705）——其内容同《端拱二年具注历日·甲本》。

丁、敦煌出土不详年代的历日残卷——

三十、《未具年代具注历日》（英藏：S. 5919）——此具注历日残破过甚，现只存有人神所在的15条个别记文。

第二十六节　记有人体部位名称类

本类是涉及有关解剖学方面的人体体表部位名称见于古代术数类相书中的资料文献。有以下几种。

一、《相书第一种·甲本》（英藏：S. 5969）——许负等人撰。残卷。书中记有人体体表部位名称。其首行记有“汉朝许负等一十三人集”字样。书名原脱，今依与其内容全同的《相书第一种·乙本》所题书名称其为甲本。（《敦煌宝藏》一书据之题作“许负阴阳书”。）今有碎片二块。其一现存14行文字。其二现存16行文字。（参见P. 3589《相书第一种·乙本》）。

二、《相书第一种·乙本》（法藏：P. 3589－2）——许负等人撰。残卷。正、背两面书写。正面为“七曜利害吉凶征应占”。背面即相书。首行记：“《相书》一卷。汉朝许负等一十三集”（记有许负等十三人姓名）。按，原书36篇，现存73行文字及面部、人身正、背面及手掌等8个残图。医史参考文献。

三、《相书第二种》（英藏：S. 5976）——撰人不详。残卷。书名原脱，今新拟定。按，此卷内容系绘有周身所生痣点的部位图象。残卷前后均缺。现存下半截，即只有一幅残缺的人体左、右下肢部的痣点部位及名称。但未见其他记文。

四、《相书第三种》（法藏：P. 2797－1）——此卷子正、背两面书写，正面即此本。

其撰人不详。残卷。此书记述人体体表各部（如面、额、眉、胸、背、手、足……等）观相其形色以测吉凶之法。或以为可作医史类资料参考。惟其内容虽记有体表部位名称，但与医事无涉。书名原脱，今新拟定。

五、《相书第四种》（法藏：P. 3390）——撰人不详。残卷。正、背两面书写。背面为《四方净上功德记》。正面前部为面部相书，后部为《庄上浮图功德记》一篇。面部相书前缺。内容为相面部颜色看吉凶之法，共残存大、小10图，均为人颜面部正面图，图上及图侧均记有相法文字。书名原脱，今新拟定。医史类参考文献。

六、《相书第五种》（俄藏：ДХ. 1258［俄　1539］）——撰人不详。据三木荣称其为："选择相书"。（断片五枚）。书名原脱，今新拟定。

第二十七节　祝由类

本类是和医疗心理学有关。在宗教的外衣下，以符咒祝祷治病，也即祝由术方面的专书。有以下几种。

一、《陵阳禁方》（英藏：S. 6030）——撰人不详。残卷。书名原脱，今新拟定（据书中两处记有"陵阳曰"字样得名）。现存8行文字。

二、《王宗无忌单方》（法藏：P. 2635－2）——残卷。正、背两面书写。正面为《事林》卷8之末至卷10之始。背面即此《无忌单方》。此卷子首行记有书名"《王宗无忌单方》"，其内容杂论方士禁术。医史类资料。现存9行文字。

三、《亡名氏禁方第一种》（日甲藏：大谷3220）——此卷子正、背两面书写。其背面为阴阳书《阴阳要诀》，正面即此本。撰人不详。残卷，缺下半截。原缺书名，今新拟定，现存12行残文。

四、《亡名氏禁方第二种》（英藏：M. 174［LA. V. x. 018］）——（马伯乐氏记作"医药星占术"）。撰人不详。残卷。书名原脱，今新拟定。现存5行文字。

五、《服药符籙仪轨》（俄藏：ДХ 00263）——撰人不详。全为21个小残碎片。残文记有："药"、"如麻子"、"捣筛"、"白素药"及符咒。

六、《亡名氏服药咒》（俄藏：Φ. 281）——残卷。前部脱失，后部完整。草书。此咒文系病人服药时之祝由词。有咒文共十种咒词，各以动物（即：1. 虾蟇形、2. 龙形、3. 人形、4. 封牛形、5. 羖羊形、6. 金翅鸟形、7. 马形、8. 兔形、9. 龟形、10. 虎形等）之形命名，书名原脱，今新拟定。现存106行文字。

七、《驱鬼疫祝由符》（英藏：S. 9932）——残片。缺前部及上半截。正、背两面书写。背面为道教符录。正面即此驱鬼疫的祝由符，共存3行文字。其中第1行有"心意惶惶屈诣"6字。第2行有："邪鬼疫气一时消"7字。第3行有"力，康强。急急如律令"8字。

八、《观世音不空羂索心王神咒》（治眼病咒）（英藏：S. 5741）——残卷。残存"咒和眼法第十一"篇全文及"咒疗除一切灾患获持清净法第十二"篇的前部。其中记有用咒语配合点眼药方治疗眼病之文。现存32行文字。

九、《避鬼方》（俄藏：ДХ　00566［俄　1538］）——撰人不详。书名系据三木荣报告。谓其残存1片。共16行。医史类资料。

十、《驱祟方》（俄藏：ДХ　00506V）——撰人不详。残卷。原卷正、背两面书写。正面为"十二月壬气"。背面即此驱祟方。内容记有："病人赤黑色头痛……"，"病在血祟见养鬼”等文字。乃病人驱除病邪的祝由术。现存17行文字。

十一、《亡名氏祝由术》（法藏：P. 2856）——残卷。按此卷子，小曾户洋氏题作：“失名卜筮书。”《敦煌宝藏》题作：“发病书。”卷子首缺、尾全。其内容包括：根据男、女不同年令的祝由符咒，“推（算）年历法，”“推得病日法”，“推初得病日鬼法”，“推得病时法”等。末行记有“咸通三年壬午岁（826年）五月写发病书记”诸字。书名原脱，今新拟定。现存339行文字。

十二、《祝由方》（德藏：Ch 3887［T Ⅰ D 1031］）——吐鲁番出土残片。前、后、上、下均缺。正面即祝由方，背面绘有云雾，童子残图。正面共3行残文。即：第1行为：“颠倒祟狂水”，第2行为：“庚卯日患鬼”，第3行为：“此病因食得之。酉日”诸字。

十三、《医卜书》甲卷（俄藏：ДХ 02800）

医《卜书》乙卷（俄藏：ДХ 03183）此二件编号形制、字形、字体均同，又均缺下半截，其前后均缺，及同一卷子的断裂。原缺书名及撰人名。共25行。今据其内容分别称为《医卜书》甲卷及乙卷。系按照八卦相应一年中的月份所患何种疾病，以及在该月份中的宜忌事项。其中也包括了服药及针灸的宜忌问题。现存乾、坎、艮、震四个月份的不全记文。但无具体病名及治法。

十四、《杂方术》（法藏：P. 3093）——撰人不详。残卷。正、背两面书写。正面为《佛说观弥勒菩萨上世兜率天经讲经》文。背面即此书。书名原脱，今新拟定。现存102行文字。

第二十八节　佛教医文类

本类是在佛教典籍中以医治疾病为目的，利用祈祷、咒文、仪式、比喻等形式，并涉及各种香药名称等方面的文献资料。有以下几种。

一、《佛教医文第一种》（俄藏：A5［孟列夫编号：298］）——残页。蝴蝶装，写本。孟列夫称为“佛教医文”，据其介绍：“首全，尾缺。存10个双页和第11页的第1面。面幅8.5×9.0公分。共7行，行9—10字，小楷。纸褐灰色，涩滞。（13世纪初的）。共有三篇医文汇集，即：《念一切如来百字忏悔剂门仪轨》、《求佛眼母仪轨》和《利他截病四种内》（缺尾）。其中分别记有除病的仪式、咒语和药品”。

二、《佛教医文第二种》（俄藏：A. 13［孟列夫编号：299］）——蝴蝶装写本。全文。孟列夫称为“佛教医文”。据其介绍：“此件共8个双面。版心上有页码。面7.5×9.5公分。共5行，行11—13字。潦草的小楷。纸灰色。正文前有祈祷语。其后为小字的作者署名：‘大五明传’。第1面背面有小字书名《佛眼母》。（13世纪初的）。内容记述了驱除疾病的仪式和药品、咒语”。

三、《佛教医文第三种》（俄藏：TK　286［孟列夫编号：300］）——蝴蝶装，写本。首尾残缺。孟列夫称为：“利他截病四种内”。据其介绍：“此件共1个双页。页幅20×14公分。页14行，行12字。小楷。用尖木笔抄写。纸灰色，无书题。（13世纪初的）”。正文后记：“念一切如来百字忏悔剂门仪轨”和“求佛眼母仪轨”。

四、《佛教医文第四种》（俄藏：TK　287［孟列夫编号：301］）——蝴蝶装，写本。首缺。孟列夫称为“佛教医文”。据其介绍：“此件共4页。面幅6.5×9.0公分。面5行，行8字。最后一面无字。小楷。尖木笔抄写。段末有小字祈祷语。纸色灰褐，无书题。

(13 世纪初的)。从‘种种毒药’至‘弟亦竟阿帝’。其内容记述了药剂的成分，服药时念诵的陀罗尼，以及药方是由谁传给谁的”。

五、《佛说延寿命经·甲本》（法藏：P. 2171——撰人不详。首尾完整。首行及尾行均记有书名。现存 21 行文字。

六、《佛说延寿命经·乙本》（法藏：P. 3824）——撰人不详。首尾完整。首行及尾行均记有书名。现存 27 行文字。

七、《佛说救疾经》（英藏：S. 2467）——1 卷。撰人不详。残卷仅开首 13 行，缺下半截文字。一卷”数字。内容均属通过宗教仪俗救治疾病之说，类似祝由。但无药物及病症记文。现存 107 行文字。

八、佛典《救疾病经》（法藏：P. 4563）——撰人不详。残卷。前缺。末 4 行记有：“开皇五年（585 年）九月一日弟子□永□造《救疾病经》百卷。愿一切众生……”之文。现存 9 行文字。现残存三至十月份中的治病吉日及血忌日文。

九、《佛家语喻医方·甲本》（法藏：P. 3244）——书名原脱。撰人不详。《敦煌古医籍考释》始称其为《佛家语喻医方》。今据 P. 3777 考之，与此卷乃同书的不同写本。故名此卷为“甲本”，称 P. 3777 为乙本。保存文字以乙本更为完整。内容均仿照中医书写方剂的形式喻以佛家修身养性之道。现存 53 行文字。

十、《佛家语喻医方·乙本》（法藏：P. 3777）——书名原脱，今新拟定，（可参见《佛家语喻医方·甲本》。

十一、《金光明最胜王经》中的香药名称（英藏：S. 2453）——按，此卷子为《金光明最胜王经》（唐·释义净译。现传世本为唐·释慧沼之“疏”十卷）卷三部分。此卷子中有其中第十五篇即：“大辨才天女品第十五。”记有“取香药三十二味”的 32 种香药中文名称及其梵文的汉译音。其中包括昌蒲、苜蓿、麝香……等药名。此部分现存 16 行文字。

第二十九节　少数民族医书类

本类是涉及我国古代各少数民族特有的医疗方法并用民族的语言文字撰写的医籍。有以下几种。

一、《藏医杂疗方》（法藏：P. T. 1057）——此卷子用古藏文书写，内容基本完整。共存 13 叶，208 行。无书名及撰人姓名。第 1 行即记明本书系“从王府中抄出治疗各种疾病的医书”，全部内容为治疗各种疾病的共 38 个医方，每个医方所用的治疗方法包括药物单方、灸法、其他多种外治法及祝由术等。

二、《百病疗方》（印藏：India Office. No. 756）——撰人不详。书名据罗秉芬文作《古藏医百病疗方长卷》。共存 451 行文字。“包括吐蕃医学文献十篇，治疗内、外科多种疾病疗方 60 多条，是现存最长的吐蕃医学文献”。

三、《古藏文针灸图》（法藏：P. t. 18. 17）——撰人不详。书名原脱。图卷前部及后部均残缺。1951 年日本福田永胜曾对此图卷在《医道の日本》杂志上撰文介绍，并指出在此图卷上共存左侧及右侧全身的穴位图共二幅。每图的人身上各点记有穴点，并用引线在图的外侧记明该穴的部位，但没有穴名。两幅全身穴位图均为成年男子。据福井氏统计其上面的穴点部位共 28 处．此后在 1984 年黄颢氏又在《西藏研究》杂志上也将此图卷作了介绍。但其用中文译出的灸穴部位与福井氏文不尽相同。这些穴位均属藏医系统，与中国古医书中的穴位也有所不同。此外，另据1998年出版的《敦煌学大辞典》中的本条词目文（罗秉芬撰），其说也与上面的记文不同。兹将其说录下，以供备考。“共三幅，均系男性，裸体，束发，半侧面图。共十九个穴位。图一右侧有三行逆图倒写古藏文，分指三个穴位。在此上下另有十二行残损严重的古藏文说明。图三有六处穴位说明，文字残损，但尚可辨认。图一标有下肢左右腿穴位十三处。图二标有上臂穴位两处，下肢穴位四处。图面每个穴位以黑点表示穴位方位，再从黑点处引出黑线，末端写古藏文穴位说明。全图共包括下肢穴位十七处，上肢穴位两处，颈椎、脊椎穴位十二处。”

四、《藏医灸法第一种》（法藏：P. T. 127）——撰人不详。书名原脱，今新拟定。（《敦煌本吐蕃医学文献选编》对此卷与P. T1044均称为《火灸疗法》。兹为避免两种编号重名起见，故改为今名）。全卷首尾完整，共184行文字。其中1—77行非医书。78—184行为本书，实有107行。书中记述了“风邪侵入内脏引起腹鸣”、“受风疼痛”、“口鼻出热气”……等46种症的灸疗方法。在本卷卷末原文记有：“本外治疗方并非出自库藏，在搜集所有疗方基础上结合象雄疗方写成。

五、《藏医灸法第二种》（法藏：P. T. 1044）——撰人不详。收名原脱，今新拟定。（《敦煌本吐蕃医学文献选编》也称此卷为《火灸疗法》）。卷子首残，尾全。现存58行文字。书中记述了“消化不良”、“腹腔痛，瘤块”、“脾脏黄水扩散”……等18种病症的灸疗方法及零残文字。在本卷卷末原文记有：“本疗方是从印度国王土搜集的外治疗方”，同时还提到在一年四季中以春天施用灸法最有效。

又据罗秉芬谓：“（以上两件——即P. T. 127及本卷）共载64条火灸疗方，76处穴位。穴位基本无定名。取穴方法与汉族中医取穴方法大体一致。有骨度分寸定穴法、指寸定位取穴法、自然体态标志定位取穴法”。

六、《吐蕃医疗术》（印藏：India Office 56. 57［又作VO1. 56. fo1，57］）——撰人不详。书名原脱，在罗秉芬、黄布凡编译的《敦煌本吐蕃医学文献选编》一书中称为《医疗术》。卷子前后均缺，现存40行文字。系古藏文书写。内容记治疗“流血”、“肿瘤”、“腹内有寒症”……19种病症，3种牛病及1种羊病的共23个医方。其医疗方法有草药内服、外用及火灸等。据黄布凡氏文称此残卷：“（其）语言接近现代安多方言，在医理和疗法上可见到中医的影响。……（其成书）年代约为八、九世纪”。

七、《象雄语医书》（印藏：S. t. 755）——象雄语是公元七世纪中期以前阿里地区的一种语言。英国的印度事务部所藏在敦煌出土的，这一卷子本《象雄语医书》，撰人不详。据罗秉芬文此卷子依英国托马斯（F. W. Thomas，曾任印度事务部图书馆馆长）“断是此卷是用藏文字母写的象雄语医学文献。1967年他的学生汤普森（A. F. Thompsan）在《泰东》（Asia Major）杂志上用拉丁字母转写的这份写卷。……并从中发现目前尚通用的藏医药名”。又谓：此卷“共120行（文字）。首尾完整，字体清晰”。

八、于阗文医药文献（印藏）——于阗（或作“寘”）是我国古代西北部的古国之一。位于今新疆和田县一带，有自己的文字，即于阗文。其建国时代历汉晋、南北朝、唐及五代，北宋以后灭亡。印度事务部图书馆藏于阗文医药文献的编号为Ch. Ⅱ003。据荣新江教授谓：“在1941年由挪威人柯诺夫（Sten Konow）著有《印度事务部图书馆藏于阗文医药文献》一书（A Medical Text in Khotanese Ch Ⅱ003 of the India Offiee Librarry），在奥斯陆出版。系斯坦因所获敦煌于阗文写本医药文献《时缚迦书》的英译文，并给出词汇索引和释义。书前的导言是一篇于阗文医药文献概述”。

九、龟兹语敦煌文献（印藏）——龟兹也是我国古代西域的古国之一。位于今新疆库车县一带。也有自己的文字，其建国时间历经汉代及魏、晋时代。据荣新江教授谓：“在1948年法国菲利奥札（Jean Filliozat）著《龟兹语医药与占卜文献残卷》（Fragments de textes Kowcheens de medeeine et de magie）一书，在巴黎出版。导言讨论文献的时代，“吐火罗语”定名问题和龟兹文字等。正文转写、翻译敦煌、库车出土的龟兹医药文献九件和占卜文一件”。

十、回鹘文《杂病医疗百方》（德藏：编号待查）——吐鲁蕃出土残卷。回鹘是我国西北地区维吾尔民族的古称，原名回纥，于公元788年（唐·贞元4年）改称回鹘。自9世纪后族人分别西迁于甘州、西州及沙州等地。其所使用的文字即回鹘文，系源自中亚粟特文系。此残卷撰人不详。书名原脱，此书名系据邓浩，杨富学《吐鲁番本回鹘文〈杂病医疗百方〉译释》（按，洪武娌在《中华医史杂志》1984年4期中称其为《古回鹘医疗杂病治疗手册》）。现存201行，首尾部分有残缺。其内容据洪武娌统计此残卷中所记的各种病症共41种，涉及内、外、妇及五官等各科病症。处方中所用的药物（动、植、矿及加工药）共92种。

十一、古藏文《苯教祛病消灾法》（法藏：P. t. 1194）——此件为敦煌出土残卷。撰人不详。书名原脱。今据《敦煌学大辞典》杨铭氏文。即：“共56行（文字）。写于《金光明经》纸背上。全篇共分四段。叙述四个内容略有不同的故事。涉及苯教徒如何为人祛病、驱鬼、消灾，如何进行宗教仪轨等”。

十二、《古藏文粟特语医药文献》（法藏：Pelliot Sogdien 19）——粟特语本系中亚地区粟特族的语言。自汉代以后迄隋唐时期，在我国西北地区（包括敦煌在内）均有大批粟特商贾来此定居，并形成当地氏族聚落。此《古藏文粟特语医药文献》系敦煌出土的残片。现收藏于法国国立图书馆。其主要内容据荣新江文，即：“包括三个有关吐剂、下剂、媚药的处方”。（其）图版及转写载于该馆出版的《粟特语文献选刊》等文献中。

[附]：《西夏文不知名医方》（“西夏文物”：347）——残页。书名原脱，今新拟定。据《西夏文物》P. 325的说明，即此残纸：“上下有墨划单栏框，存西夏文楷书八行。内容为治疗伤寒等病的药方。其中牛膝、椒、术米等药名以及煎法、服法多与中医相同。反映了西夏医学与中原传统医学的关系”。（参见史金波等《西夏文物》一书，1988年文物出版社出版）。

第三十节　书名待定医书类

一、书名待定之一（英藏：Or　8212/1011 Toy　Ⅲ 029 Y）——此件系在吐鲁番地区的吐峪沟出土。按，此件医药文书郭锋氏称为“残药方”，并记其高11.1公分，宽9公分。前、后均缺。现仅存2行残文，共5字。即：第1行为：“……五（钱）九分出……”。第2行仅1“定”字。按，此残片原是否为某书的一部分，或单独书纸上，尚不能详。

二、书名待定之二（英藏：S. 11414）——按，此件书影本人尚未见到。据荣新江所记即：“药方残片。仅存1行。（10.2×8.7cm）”。

三、书名待定之三（德藏：Ch　2314（TⅡT 393）——吐鲁番出土。残片。仅存上部1行残文。即：“剜见眼根常清　”7字。其下一行仅存右半边文字。内容不详。此件是否为医书。待考。

四、书名待定之四（德藏：Ch　3445［缺原编号］）——吐鲁番出土。残片。仅存1行，2字，又2个半字，即："□腔（?）腿膊"。

五、书名待定之五（德藏：Ch　6115［TⅡY 46］）——吐鲁番出土。残片。前后及下半截均缺。仅存18行残文，用西域文及汉文杂书而成。汉字中可见有："草木之属"、"头痛"、"虚者"……诸字样有关医学之内容。

六、书名待定之六（德藏：TID　1031）——吐鲁番出土。按，此件编号据小曾户洋氏，谓其为医疗残文，但未作其他任何说明。书名原脱，今新拟定。

［附］：关于德国编号为Ch 3167的内容及其定名问题：

由吐鲁番出土，经德国编号为"Ch 3167"一件文献，书名原脱，撰人不详。残片的前、后及下半截均缺。凡7行残文，53字。其高为13.9公分，宽为12.0公分。据小曾户洋氏在《中国医学古典と日本》第五章中收入了此件的释文，并定名为："《西域药方书》"。后本人据北京大学陈明同志所见原物影件，再经与《大藏经》八九三卷《苏悉地羯经》卷上"分别然（燃）灯法品第十一"一章所记有关药品文字对照，两处文字基本大同。足征此件并非"西域药方书。"而系佛教徒所谓的"阿毘遮噜迦 abhicaraka 法"。今考该法为佛教密宗四种坛法之一。又汉译作"降伏法"或"调伏法"。是为自身或他人祈祷消除灾难、疾病及增寿的一种修行法。虽也寓有防治疾病及增强健康之目的、但并不属于医疗方药范围。兹为提供参考起见现将《苏悉地羯经》（以下简称"苏"）与Ch 3167（以下简称"C"对照如下表。

（苏） （C）	（上略）阿毘遮噜迦法，用下香油，扇底迦用，以油麻补瑟征迦用，（1行）遮噜迦法，用 （3行）底迦法，用油麻油补瑟
（苏） （C）	芥子油阿毘遮噜迦，用阿怛婆果油，直言妃用，及余女仙，诸余果油，直言主用，（4行） 阿涅婆果油，真言妃及
（苏） （C）	苦树果油，诸天神用，谓摩诃迦罗等，鱼脂鬼用・・・・・・（中略）（5行）天——→用 ——→鱼脂祀鬼用
（苏） （C）	・・・・・・诸药之中所生油，・・・・・・阿毘遮噜迦用，如上所略说灯、然次第（下 略）（6行）三法中用，药中（7行）阿毘遮噜迦用，

以上在（苏）文中无（C）第2行残文，即"丸香置沙糖替亦得用药。"又，（C）第6行残文也与（苏）文有异。（C）的其他各行均与（苏）同。

第六篇　争取加速回收海外中医药孤善本古籍的进程

有鉴于以上所述在当前还有不少中医药孤善本古籍仍散在海外的情况，为了更好地发展我国中医药学的需要，必须进一步地通过多种途径，争取在不久的将来全数予以回收，而这也是我们这一代中医药工作者义不容辞的责任。

总的来说，为了达到全面地将海外所藏全部国内亡佚与未见善本中医古籍妥善回收，并使之充分得以利用的要求，关键问题要具备以下三方面的条件。

其一是调研工作——首先要确定在海外各地善本中医药古籍的藏书单位及其所保藏的具体书名及其主要内容特点。在这方面数年来我们虽已初步做过多次考察，并已先后争取回收了若干当前国内所无的中医药古籍，但究属于利用个人赴国外之便及个别国外友人的业余协助。故条件还有很多限制。如果今后能将此项工作正式列入国家的科研规划中，有计划地继续开展，必将会收到更好的事半功倍效果。

其二是经费问题——回收海外保藏善本中医古籍的方法，主要是征得保藏该古籍单位的许可条件下，利用复印技术或摄影技术将我们所需要的古籍全部内容清晰地影拍或复制。但这需要一定数量的经费。其中包括复印费，摄像费，特别是该古籍收藏单位所规定的使用版本费、材料费以及必需的差旅费等。前不久我们虽然已经向日本国际交流基金会亚州中心提出了先后三次申请，并得到一定的经费资助，回收了若干中医古籍，但距离我们今后所要求回收的中医古籍范围目标还有相当大的差距。故下一步还希望得到国家中医药行政领导方面的重视与支持。

其三是海外中医古籍回收后的充分利用——随着海外中医古籍逐步回收工作的展开，不仅要在国家专业图书馆及相关的中医药学术单位利用其复制品提供广大的科研与医疗人员充分参考利用，同时还应当将这批重要的中医古籍由出版部门陆续将其影印或点校后出版。现在人民卫生出版社已将我们经手回归的首批海外所藏珍希中医古籍 15 种正式出版问世。相信不久的将来这类回归的重要文献新产品还将要不断地奉献在国内学者面前。

药学史研究

1. 在我国历史上最早的一部药典学著作——唐《新修本草》

我国最早的并且在世界历史上也是最早的一部药典著作，乃是唐朝政府所纂修的《新修本草》一书。这部书是唐高宗显庆四年（公元659年）完成的。外国最早的一部药典是纽伦堡政府在公元1542年颁布的，比这一部《新修本草》要迟883年。这部伟大的具有历史意义的药物学著作，不仅从其撰写过程看来，是约有二十多位医学家集体所完成的工作，而且从著作的内容资料根据方面看来，也是在承继了前代的一些代表性药物学著作的基础进一步的总结工作。因此，可以认为《新修本草》一书乃是在当时最为完备的一部药物学著作。正是由于这部作品的内容丰富，取材精要，并且是由政府编制公布，而引起了当时的及以后很长时期的国内外医学领域中极大的影响。因此，我们医务工作者对于祖国历史上的这一伟大的科学贡献有必要加以认识与了解。

首先，我们谈一谈这部唐《新修本草》（以下简称《唐本草》）是在怎样的情况下产生的？

我们知道，在《唐本草》以前的时代里，即公元4世纪，陶弘景曾著一部比较著名的总结性药物学著作即《名医别录》。但是这部著作不但有若干错误，同时由于新药日多，已不能适应当时的需要，因此必需加以修正与增补，这也就是《唐本草》产生的主要原因。

在编纂此书的过程，过去一直存在着两种说法，李梴[(1)]和李时珍[(2)]等说本书的纂修在唐高宗永徽间（650～655年），由皇帝诏命李勣、于志宁等人修纂陶弘景的著作，而成英公《唐本草》（英国公是李勣的封号）七卷。此后到了显庆四年（659年），又经苏敬（因避圣讳改敬为恭，故一作苏恭）等重为修订而命名为《新修本草》者。陈棨[(6)]及中尾万三则认为本书的纂修过程只有一次，即由苏敬所发起而经朝廷批准后开始纂修的（当然李勣等人都参加了这一次的纂修工作）。这一个说法可见于唐代的史书方面包括旧《唐书》[(3)]、新《唐书》[(4)]和《唐会要》等文献。此外，在今日尚存的《唐本草》序文[(5)]中也仅提到了本书的纂修过程只有一次的纪录。作者是同意此种说法的。

参加这一次纂修者包括了上述的苏敬、李勣、于志宁等，共有24人之多[(8)]（依日本天平抄本《新修本草》作22人），只因还是从五品上阶的官职，而李勣已是从一品的唐代重臣了。由此也可以看到这一工作名义上是在李勣领导，实际工作还是苏敬等一个集体撰修。

我们从《唐本草》的序文中知道，本书共有54卷之多，其中包括了本草、图经及目录等[(9)]。但是唐新本草的原来内容既已早佚，那么这54卷又都是包括那些组成部分呢？作者根据旧《唐书》[(10)]、新《唐书》[(11)]及日本古代的文献和《日本国见在书目》[(7)]等书及其他有关的原始资料（包括今日已佚的资料）中所记的本书卷数及内容考察结果，可以简单的归纳如表一。

由上述各种资料对照看来，可以归纳为本书在当时曾纂修有《新修本草》20卷及其目录1卷。《新修本草》药图25卷及其目录1卷。此外尚有《新修本草》图经7卷，共计54卷。至于53卷之说，中尾万三认为：在当时还没有药图的目录一卷，这一卷可能是后来加的[(7)]。

这样看来，《唐本草》一书可分为三主要组成部分：一是本草的部分，一是药图的部分，另一是图经的部分也就是有关药物的产地、采用、形状等内容，即今天所说的生药学部分。这部《唐本草》54卷原稿今日完全失传，因此有关《唐本草》的内容，只能从其佚文及后代传抄的内容中去加以研究。我们知道，在《唐本草》一书的“药图”及“图经”部分，至宋代曾在此基础上进一步发展成为嘉祐时（1058～1061年）的《图经本草》，并进一步发展为宋代的《证类本草》以及其后的各种刊本。

表1

原始资料（存或佚）	所记的卷数与内容
唐《新修本草》孔志约序（存）	54卷：（各卷的详细内容未记）
唐英公上表（佚）	53卷：本草20 目录1 药图25 图经7
唐《英公本草》序（佚）	53卷：（详细内容未记）
《蜀本草》序（佚）	53卷：（详细内容未记）
唐李含光《本草音义》序例（佚）	54卷：正经20 目录1 图25 目录1 图经7
旧《唐书经籍志》（存）	54卷：本草图经7 新修本草21 新修本草图26（除去本草音三卷，不计算在内）
新《唐书艺文志》（存）	48卷：本草20 目录1 药图20 图经7
新《唐书艺文志》（存）（又一次记录）	54卷：新修本草21 新修本草图26 本草图经7 新修本草20卷，又，本草图27卷
《日本国见在书目》	

在《唐本草》中的“本草”部分，共20卷的内容。这些内容原始资料虽佚，但仍能藉手抄的残卷及后代所记录的佚文等方式，得以保留下来。而通过了这些现存资料，就使我们不难追溯认识《唐本草》的原貌了。

今日我们所已发现的有关《唐本草》残卷及其佚文，据作者所知有以下数种：

在《唐本草》的现存残卷子抄本方面，已发现者有：

日本聿修堂藏《唐本草》卷子残本，只有10卷（即卷4、5、12、13、14、15、17、18、19、20）[12]。

英国皇家博物院藏中国敦煌《唐本草》卷子残片二片（包括卷17之一部，卷18之末及卷19之首）[7]。

法国巴黎图书馆藏敦煌出土《唐本草》残本（内容不详）[13]。

日本仁和寺藏《唐本草》卷子残本，完整者五卷（卷4、5、12、17、19）。这五卷内容曾于昭和11年（1936年）由日本本草图书刊行会予以影印[7]。

日本尾张德川黎明会藏《唐本草》卷子残本一卷（即卷15。这一卷的内容曾由日本本草图书刊行会于1937年影印）[14]。

清人傅云龙影印日本影抄《唐本草》卷子本共11卷（其中包括上述聿修堂藏的十卷，此外又多出卷3一卷）[6]。

在《唐本草》的现存佚文方面主要者有下列各种佚文：

1. 唐孙思邈《千金翼方》卷1（药名第二）。

同上卷2～4“本草上、中、下”——依照余云岫的意见认为《千金翼方》中之本草即《新修本草》，这个说法从很多既存资料对照看来，是很接近事实的。[15]

2. 日本丹波康赖《医心方》——这书是日本圆融帝永观二年[16]（公元984年）所撰。其卷一中有“诸药和名”一篇即系《唐本草》的旧目。按本书为日本今存的最古医书之一，曾吸收了不少隋唐时代的医学内容与思想。

3. 宋唐慎微著《经史证类备急本草》，此书原刊虽佚，但后世的各种刊本及改编增编本甚多。《唐本草》的存目与内容均散在于此书的各卷中。

4. 其他如明代的《本草纲目》，日本的《和名本草》等书中也都存有《唐本草》一书的佚文。

《唐本草》一书的“本草”部分，将药物分为九大类。这种分类方法显然是较之公元四世纪左右时陶弘景将药物分为七类更为增加了。从这个分类法中也可以看出由于动物性药品的增多，在本书中已将原来的“虫兽部”扩大为“禽兽部”及“虫鱼部”。同时由于植物性药的增多，在本书中也将原来的“果菜部”扩大为“果部”及“菜部”。这样，药物的九种分类方法即：（1）草部三品（6卷）；（2）木部三品（6卷）；（3）禽兽部（1卷）；（4）虫鱼部（1卷）；（5）果部（1卷）；（6）菜部（1卷）；（7）玉石部三品（3卷）；（8）米谷部（1卷）；（9）有名未用部（1卷）；除此之外，尚有序、例各一卷，共计20卷[(16)]。

《唐本草》一书，不仅是在药物的数量上有了很多新的增加，在药物的分类方法上也更趋于完善，而且在这些新增加的药品实际临床价值上也提供了极多有效药物。比如作为镇痉剂的阿魏，泻下剂的蓖麻子，以及杀虫剂的鹤虱等，都是前代的药物学中所没有而是《唐本草》中新增的。

此外，在《唐本草》的新增药物中，我们还可以看到来自国外的一些新药。比如来自波斯的安息香，以及毗梨勒、庵摩勒等。

在《唐本草》一书中最重要的特点之一，就是忠实地按照原来的形式保留了前代的代表性本草学著作中的文字，主要是以朱色书写了《神农本草经》原文，以墨色书写了《名医别录》的原文。并且凡是在本书中新增加的药物，都记以“新附”的字样。这种朱色与墨色的区别也就成为后来在宋初《开宝本草》镂板时，所刻记的“白字”与“墨字”的根据。不过这种朱字与墨字的区别在现存的《唐本草》卷子抄本中是没有的。这可能是因为现存的残卷经过了多次传抄的结果。

《唐本草》一书在我们祖国医学的历史上是有着非常重大的意义的。首先，由于此书的编成，标志着我国药物学的一大进步。因为如前所说，本书不仅是承继了前代药物学的传统，而且更向前发展了。从本书著作的过程来看，像这样的一种集体式的撰修药物学的事情，也是在我国历史上的创举。特别是由于本书内容的取材丰富审慎，并且绘有相当多的药图与有关生药学方面的解释，因此这部著作的内容，曾广泛地受到学者们如孙思邈等的尊重与研究。

从《唐本草》这部官定本草学本身所富有的法定根据看来，在唐代的医事制度上也都是主要以本书作为医生学习基础的。比如唐代政府所规定的医学制度，医博士教学生，本草是一门必修课程。

可见在唐代的医学教育制度上是非常重视本草的学习的，不论学内科、外科或儿科等的医生对于本草都是一门必修的课程。

不仅在我国古代的医学界方面曾深刻地受到本书的影响，就是在接受我国文化最多的日本古代时期，也是异常重视本书的。关于本书最早传入日本的年代今已不详。但是《唐本草》一书的名称，最早在日本天平三年（731年）就已有了田边史的手抄卷子本（今日尚存有其重抄残卷，即上面所说的聿修堂本）。此外，在日本天平20年（748年）本书的目录尚可见之于正仓院文书之写章目录中[(17)]。

此外，在日本古代的历史文献《续日本书记》及《延喜式》(18)两书中也可以看出，日本方面的医学教育制度是同样尊崇这部著作，并列为医学教育的必修课程之一。如：《续日本书记》，桓武天皇延历六年（公元787年，相当于唐德宗时），戊戌："典药寮言：'苏敬注《新修本草》与《陶隐居集注本草》相检，增一百余条。亦今采用草药。既合敬说，请行用之。'许焉"(19)。

《延喜式》："凡读医经者，《太素经》限四百六十日。《新修本草》三百十日，《小品》三百十日，《明堂》二百日，《八十一难经》六十日。其博士准大学博士。给酒食并灯油赏钱。"

"凡《太素经》准大经。《新修本草》准中经。《小品》、《明堂》、《八十一难经》并准小经。"(18)

《延喜式》："凡医生皆读苏敬《新修本草》。"(18)

由上面所引证的这些资料看来，《唐本草》一书对于日本医学方面的影响之深刻性，也就可以想象一般了。

日本的古文化来自我国，在唐朝曾派许多学生到长安留学。这些学生当有学医的。日人把中医叫作汉医，他们尽力搜集中国医书是"理有固然"的。

至于英美帝国主义之把我国的文化遗产盗窃去，藏在他们的博物院与图书馆中，则一方面表示他们的可耻行为，一方面可见他们对于我国文化遗产的重视。

参考文献

（1）李梴：《医学入门》。
（2）李时珍：《本草纲目》序例。
（3）旧《唐书》：吕才传，卷74。
（4）新《唐书》：于志宁传，卷104。
（5）唐《新修本草》：孔志约氏序文（《大观本草》卷一序例中。）
（6）陈榘：《蕙喜庐丛书》影印《唐本草》。
（7）中尾万三：关于唐新本草之解说。
（8）新《唐书》：艺文志。
（9）参见孔志约氏唐《新修本草》序："撰本草并图经、目录等，凡成五十四卷。"但此外依宋人掌禹锡氏引《蜀本草》序指为53卷。
（10）旧《唐书经籍志》（卷47）。
（11）新《唐书艺文志》（卷59）。
（12）涩江全善：森立之氏《经籍访古志补遗》。
（13）渡边幸三："陶弘景诸药通用药文献学的考察"（日本东洋医学会志1953年12月号）。
（14）满州医科大学《续中国医学书目》P136。
（15）余云岫："读千金翼方札记"（余氏《医述三集》）。
（16）《唐本草》序例注（现被保留于《证类本草》序例中）。
（17）该目录所记原文是："《新修本草》，二帙，廿卷。"（依中尾万三氏）
（18）按"延喜"为日本醍醐天皇之年号，相当于公元901～922年，为唐末五代初期。《延喜式》是日本的一部古代史书。
（19）《续日本书记》卷39。

（1955年6月《中华医史杂志》7卷，第2期）

2. 关于《证类本草》的一些问题的商榷

中华医史杂志1954年第二期及第四期内曾分别刊载了洪贯之和王筠默的“《证类本草》和《本草衍义》的几个问题”两篇同名的论文和1954年第二期洪氏论文后的编者按语。我认为这几篇文字在介绍有关《证类本草》等问题时有很多宝贵的见解，但是由于现存的古代资料的限制也还存在着若干重要问题。作者就一些新的资料，加以补充和讨论。

一、《证类本草》的著作年代问题

洪贯之论文中并没有提到《证类本草》一书的原始著作年代问题，王筠默论文中是这样说的：“《证类本草》的原始著作，为唐慎微的《经史证类备急本草》(1098年)”。

王氏所说的1098年相当于宋哲宗元符元年，但是这一年代的根据并没有提出。

按历代学者对于唐代著作曾有过各种不同的看法，如南宋时的王继先(1)及明代的李时珍(2)等都认为是大观中（大观二年，1108年）由唐氏所撰著的。

也有的学者认为是在大观二年以前撰著的，例如日本的冈田元矩氏(3)。

另外，还有的学者们认为本书的著作年代应当是在宋哲宗元祐之间（1086～1094年），例如南宋时的赵与时(4)及清人钱大昕(5)等。

可见，关于《证类本草》的撰修年代问题确是存在过很多不同的说法的。但是到底上述说法哪一种可靠，就不能不根据既有的各种资料加以重新考察了。

中尾万三氏认为《大观本草》卷首艾晟序文(6)中所说的“而其书不传（指《证类本草》)，世罕言焉。集贤孙公得其本而善之。邦计之暇，命官校正，募工镂板，以广传。”是指本书的第一次付刊时期。更认为：这个时期应比艾晟刊本时期为早。据他考据宋史卷374孙升传，孙升曾任职集贤学士，就是序中所说的集贤孙公。更谓宋代政府设立集贤学士的年代，当是由元祐五年（1090年）至绍圣四年（1097年）的八年间，而孙升氏在这一段时期中又曾一度因为董敦逸与黄廷基的弹劾而一再被贬。董氏任御史的年代是元祐6～8年（1091～1093)，因此断说孙升最初将《证类本草》付印的年代，应在其任中的年代，也就是1091～1093（元祐6～8年)。

关于“集贤孙公”的另一个说法是明代人梅鸾（一作梅鷟）所写的《南痈志经籍考》(卷18）类书类的《大观本草》项下，以为集贤学士孙公是孙觌，并非孙升。其说如下：“慎微不知何许人。大观二年，集贤学士孙觌得善本刊之。大德壬寅宗文书院重刊。”

不过，梅鷟所指的这个集贤孙公即孙觌的说法是不可靠的。但从孙觌的有关传记资料看来(9)都可以证明孙觌在大观二年，年28岁，大观三年中进士，并为太学诸生。历事徽、钦、高、孝四朝，虽曾任过翰林学士，但都从未任过集贤学士。集贤孙公绝非孙觌氏。

但是，这一个说法并不能说明《证类本草》一书就是这时写出的。因为既然在艾晟的序文中指出了“而其书不传，世罕言焉”之后就立刻提出了孙公得其书而开始镂板的事，当然本书的著作年代应在此时以前。

中尾万三氏对于这个问题的考察是根据政和本草的宇文虚中跋文（金皇统三年，1143年)。宇文虚中是宋臣降金，这时距孙氏刊本的年代不远，在宇文氏跋文中既然很详细地提到宇文氏本人在儿童时曾见过唐慎微为其父治病等，当然在文中所提到的其他字样也是值得研究的了。特别是在该跋中所提到的“唐慎微……遂集为此书。尚书左丞蒲公传正，欲以执政恩例奏与一官，拒而不受”等话看来，中尾氏认为很可能是蒲传正见到唐氏原著之后，欲保荐他到朝廷中作官。据中尾氏的考察，蒲宗孟于元丰五年（1082 年）四月始任尚书左丞，元丰六年（1083 年）八月罢官。认为唐氏撰著《证类本草》的时期，应当是 1082 年左右，或在此以前。

不过，此外又有一个问题出现，就是在《证类本草》一书中曾引用下列二个著作。

《孙尚药方》。在《证类本草》的内容中，如卷四的“石硫黄”项下就引用了这个书目，原文作“孙尚药”三字。（但这一书目在《政和本草》卷首的引用书目中并没有记载。）据说孙尚曾著有《秘宝方》十卷，刊行年代是元丰八年（1085 年）。

《初虞世方》。这个名称不仅见于《政和本草》卷首的引用书目中，也见于《证类本草》（包括大观本与政和本）的内容中。如卷七的“黄芪”项下，卷九的“恶实”项下等，都记有“初虞世”字样。查初虞世曾著有《古今录验养生必用方》一书。本书已佚，依陈振孙《书录解题》所记，本书卷首有绍圣丁丑（1097 年）的序文，这可能就是本书的刊行年代。

如果把上述两著的年代和中尾氏的考证对照一下，就可以排列成以下的次序：

1082 年左右蒲宗孟见到唐慎微氏的著作（中尾氏）

1085 年孙尚撰《秘宝方》十卷

1091～1093 年集贤孙公开始刊行本书

1097 年初虞世撰《古今录验养生必用方》

从上表看来，如果承认了孙尚的《秘宝方》就是《证类本草》中所指的“孙尚药”，和初虞世的《古今录验养生必用方》就是《证类本草》中所指的《初虞世方》的话，那么显然《证类本草》的撰成年代当是在 1097 年以后。

但是无论如何，有一个问题是必须提出的，就是《证类本草》的著作年代是在陈承所纂的《重广补注神农本草》并图经一书的年代（元祐七年，1092 年）以后，因本书卷三的丹砂项下注文中曾特别说明，未采用和参考陈承的著作。

二、关于《证类本草》中加入陈承著作的问题

在《证类本草》一书内开始加入陈承的《重广补注神农本草》并图经的内容是由宋大观二年艾晟所加入的这一个问题，亦非始自洪氏提出。

最早曾经南宋时代的本草学家陈衍指出了（1249 年），现在不妨节录他的话如下，以供参考(7)。

“《大观经史证类备急本草》（唐慎微编）……于大观二年，杭州仁和县尉艾晟氏为序。晟仍参对陈承议论，皆可稽据，谓之‘别说’。入于逐药之尾。其序且言慎微姓唐，不知为何许人，传其书，失其邑里、族氏，故不及载云。”

可见，这一问题的发现已是很早的事了。并且我们知道，这一问题的发现，也不仅是陈衍一人，此外像日本的丹波元胤氏(8)，中尾万三氏(9)等都曾先后的发现了这一个问题。这里就不再引述。

三、关于在《证类本草》中最早加入《本草衍义》的问题

洪氏认为在《政和本草》中加入《本草衍义》的开始，并不始于张存惠。《中华医史杂志》的编者却否认这个说法，而认为："在北方，张存惠是将寇氏《衍义》增入《政和本草》的第一人。""在南方却不然了。"此后该编者并提出了《新编类要图经本草》一书，来说明南方早于北方增入《衍义》。

我认为，上述二说均欠妥当。

第一，《中华医史杂志》编者把《政和本草》和《证类本草》（即唐氏的原著）没有严格区分开来。事实上，据我所见的《新编类要图经本草》及各种刊本的内容来源主要是《证类本草》，至少也是《大观本草》加入《本草衍义》的改编性著作，绝不是根据《政和本草》而发展来的。因为南宋时代《政和本草》流传于金人之手，因此南宋没有《政和本草》重刊本。（这是我根据南宋时期很多有关《证类本草》刊本考察的结果，在钱大昕《养新录》中也有同样的看法[14]。）既然这样，那么首先就应当承认，在《证类本草》后世刊本之一的《政和本草》一书中首先加入《本草衍义》的就是张存惠本（亦即晦明轩本，已将《新修政和经史证类备用本草》的"新修"二字改为"重修"二字。），而不是《新编类要图经本草》，因为后者并不是《政和本草》刊本，当然就谈不到南方早于北方的问题了。

至于若是谈到在《证类本草》中首先加入《本草衍义》的问题，当然可以指出《新编类要图经本草》一书的名称，但是也不是最妥当的。因为这部换了名称的著作，不仅是将《证类本草》与《本草衍义》加以合编，而且也将《证类本草》的内容予以缩编。也就是说这部书的形式已完全和原来的《证类本草》不同了。

第二，据我所见今日尚存的南宋时《证类本草》刊本最早者尚有庆元元年（1195 年）的江南西路转运司第二次《大观本草》刊本（王回氏刊本）（今存有残本），和金人夏氏书铺于金贞祐二年（1215 年）刊行的《大观本草》刊本（今日尚存有一部）。这两部刊本的年代均较晦明轩刊《政和本草》（1249 年）为早，并且都是《大观本草》与《本草衍义》二书的最早合刊本（非全编本）。可见在南宋嘉定时代（1208 ~ 1224 年）出版的《新编类要图经本草》或即据王回氏刊本将二书内容予以合编与改编。正是这样，如果说更晚的张存惠在《政和本草》中不是遵循着上述这些著作（特别是金人夏氏书铺本）的方式而再度地发展结果，是很难理解的。

综括以上所说，我们可以得到下面的一些初步结论：

1. 最早将《大观本草》与《本草衍义》合刊的有南宋庆元刊本（1195 年）及金人贞祐刊本（1215 年）。

2. 最早将《证类本草》的内容与《本草衍义》的内容加以合编、改编并改变其书名的著作是南宋嘉定时（1208 ~ 1224 年）的《新编类要图经本草》一书，此书后世又有多种不同的刊本与名称。

3. 最早将《本草衍义》的内容逐条加入到《政和本草》中并开始改称为"重修"《政和本草》字样的是张存惠（晦明轩刊本）。

四、关于《证类本草》的各种后世刊本问题

关于《证类本草》的各种后世刊本问题，在洪氏的文章没有提到。王氏的文章中只提

到了晦明轩的重刊本四种，但都只是属于重修《政和本草》的刊本，并且都是明代的，至于《大观本草》和它们的各种其他后代刊本等都说得很少。对于《证类本草》《大观本草》和《政和本草》一个标题的内容来说，则不够全面。王氏所说："除上列四种刊本外，至少还有一二种刊本。"实际除王氏所举的刊本外，历代的《证类本草》刊本（大观、政和及绍兴三类刊本）包括国外日本及朝鲜的一些覆刻本至少要在30余种以上。这些刊本，据作者所知今日尚存的也有20种左右。不过关于这些刊本的演变过程，它们之间的系统，它们内容的异同点等详细事项很难在这篇短文说明。以后有机会当另行介绍。

五、关于《新编类要图经本草》一书的刊本问题

关于《新编类要图经本草》一书，据我们所知曾有着很多不同的刊本，并且这些刊本的名称也不完全相同，内容方面也有很多出入。根据洪、王二氏和《中华医史杂志》编者所引的书目有以下几个名称：

1. 函芬楼影印元刊道藏本《图经衍义本草》（42卷16册，序例5卷1册）
2. 《天录琳郎书目》——《新编证类图注本草》（4函24册）
3. 《经籍访古志补遗》——《新编类要图经本草》
4. 《类编图经集注衍义本草》

以上四种不同名称的刊本，除了第3种外，其余三种我都见过，并且作过一些初步的校勘工作，因此我想就这个问题谈一谈。以下为了避免这些冗长的书名，就暂用第1、2、3、4种刊本来代替。

关于第1种刊本与其他刊本对照看来，涵芬楼影印版原缺卷首目录一卷，而这卷的内容在第2与第4种今尚被保留着。

关于第2种刊本，现收藏于北京图书馆善本书内但被编目者记为元刊。据我根据《天录琳琅书目》中所说的在本书各册之首末均加盖有"谦牧堂藏书记"的白文及朱文印记的话看来，完全与此本相同。此外除了上述印记之外，在各册封里尚印有清高宗的"王福五代堂宝"（上），"八徵寿耄念之宝"（中）及"太上皇帝之宝"（下）等印鉴。而在各卷的第一页，除了谦牧堂的白文印记外，尚有"天录继鉴"及"乾隆御览之宝"等印鉴。更可以证明这就是天录琳琅的遗书无疑。但是本书今日尚存16册，其中尚缺卷7～16各卷。

关于第3种刊本，据编者根据《经籍访古志补遗》中所说的书名与著者和《医籍考》一书中所说的书名与著者对照的结果，认为可能就是一种刊本。这二种说法如下：

《经籍访古志补遗》："《新编类要图经本草》，42卷，序例五卷，目录一卷。建安余彦国刊本。聿修堂藏。宋桃谿儒医刘信甫校正。卷首有许洪校正字。目录末记建安余彦国刊于励贤堂。"

《医籍考》："刘信甫，《新编类要图注本草》，42卷。"

上面所说的书名一作《图经》，一作《图注》。并且校者方面后者缺许洪氏的名字。可能后书尚缺序例五卷及目录一卷的缘故。至于这二种书是否即同一刊本，因为今日我都没有见到，还是一个问题。

关于第4种刊本，我也是在中央卫生研究院图书馆中所见的"元世医普明真济大师赐紫僧慧昌校正"残本（即《中华医史杂志》编者所说的刊本）。这一残本只有二册，即目

录一卷和序例五卷，至于内容方面的42卷则已全佚了。但是，本书内容中的主要部分还不难从既存的目录中找到一些线索。

此外在这一刊本的各卷之前都记以寇宗奭编撰、许洪校正字样。

我们知道，在《经籍访古志》中也曾提到本书的名称，并且指出："按此书即类要图注本草而妄改题目者。"

从上述四种刊本对照看来，在刊行年代上虽然都没有记载，但第1、4种刊本较为晚出。因为这都是元代刊本，而第2、3二种刊本可能较早一些，我认为第3种刊本应当是更早期一些的。这是因为：

从著者方面来看，第3种刊本有许洪及刘信甫两人的姓名。许、刘二氏为同时代人（约宋嘉定中人），他们将唐慎微的《证类本草》和寇宗奭的《本草衍义》二书内容加以合并与缩编并改编了原来的卷数编次之后，题以"校正"的字样是很恰当的。因此，在这一刊本中并没有加上寇宗奭氏编撰的字样。因为如果追溯起本书的原著者时，当然主要还是唐慎微。至于其他的三个刊本，都添了寇氏的名字，但却把刘信甫校正的字样给略去了。

从内容方面来看，在第3种刊本中也刻有黑白字的标记，并且"仁"字一律书作"人"字。这是在《经籍访古志》中已经提到过的问题。

最后，我还要特别谈一下关于现在尚存的三种刊本内容的对照问题，与这三种刊本内容与《证类本草》（大观与政和）内容对照的问题。

在前一个问题，值得注意的是，据我根据现存各本相互校勘的结果，发现第2种刊本（即《天录琳琅书目》中的）和第4种刊本（即元僧慧昌校正的）的内容编排与各卷所收药数完全相同。但是在第4种刊本卷首的子目中却又比第2种刊本对于所引证的药物来源的记载更较详细一些。至于现存的第1种刊本（即道藏本）内容却是和第2、4二种刊本的内容有很多出入。比如在第2种与第4种刊本中共收有药物总数1050种，而第1种刊本却只有1045种。此外在各卷中所收的药物数目也均互有出入。当然，这些刊本的卷数虽都是48卷（即本文42卷、序例5卷、目录1卷），但内容方面，不论在药物的总数方面或是每种药物的注文方面或所给的药物图形方面均较《证类本草》的各种刊本（包括大观、政和）为少。至于为什么会产生这么多的出入其原因还不明了。

总语

综括以上所提出的若干问题，仅是个人的认识和补充。深信在我所提出的问题中还是存在更多的缺点与错误。仅在此要求各位著者与读者们予以指教与改正，使我们对于祖国的这一伟大科学著作《证类本草》的认识更能正确。

【注释】

(1)《绍兴校定经史证类本草》序。

(2) 见《本草纲目》序例。

(3) 冈田元矩氏跻寿馆《医籍考》。

(4) 赵与时氏《宾退录》。

(5) 钱大昕氏《养新录》卷14。

(6) 中尾万三氏《绍兴本草解题》。

(7) 陈衍《宝庆本草折衷》卷20。

（8）丹波元胤《医籍考》卷10。

（9）参考孙觌《鸿庆居士集》（光绪盛氏刊本）中周必大及孙觌之子介宗氏及庆之5年的序跋，此外尚可参考孙觌孙尚书《内简尺牍编注》及陈振孙《书录解题》等书都提到过有关孙觌生平问题。至于孙氏本人，《宋史》未予立传，这个问题，在光绪时盛宣怀是曾有过说明的。这里从略。

（1955年9月《中华医史杂志》第三期）

3. 我国最古的药酒酿制方

我国用酒的历史很早，商代社会中贵族饮酒之风已盛行，酒的品种、制法及用具不断多样化，医疗上已普遍用酒作为药引或溶媒。到了周代，除直接应用于日常生活中的食用酒类外，还出现了专门为了医疗目的而酿造的药酒，这就是《周礼》中称为“医”的酒类。在马王堆出土帛书《养生方》和《杂疗方》二书中曾记载若干用制酒的麹配合药物处方专门酿造的医用药酒。应当说明，“医”字在这里和后代的概念不同，并非医疗之义，而是酒的一种。汉代许慎在《说文解字》中更明确提出：“酒，所以治病也，《周礼》有医酒。”

为治病而专门酿造的药酒，其特点或是预先将某些药物配合造酒的原料和酒麹等物所酿造；或是利用药物、酒麹再加一定量的酒类所酿造。这些都和单纯将药物浸渍于一般食用酒内制造的药酒有很大不同。

酿造的药酒在《五十二病方》和《黄帝内经》中均没有见到，在秦汉以后的医书中也极少记载。唐代医书如《千金要方》卷七及十二所记的五加酒方、术膏酒方、松叶酒方等虽然都是保留下来的个别酿造药酒方，但其年代均已较晚。现在我们从出土的汉墓帛书《养生方》和《杂疗方》二书中看到了先秦时代酿造的药酒方，使我们今天有可能初步了解这种药酒的特点及其制法。在《养生方》的现存文字中可以辨识的共有六方，即：

（1）用麦冬（即颠棘）配合秫米等酿制的药酒（原题：“以颠棘为浆方”，治“老不起”）。

（2）用黍米、稻米等制成的药酒（“为醴方”治“老不起”。按此方和《齐民要术》引《食经》的制醪法很近似。）

（3）用好酒（“美酒”）和麦 X（药名，不详）等制成的药酒（“为醪”，为强壮剂）。

（4）用石膏、藁本、牛膝等药酿制的药酒（制法不详，见“用少”）。

（5）用漆和乌喙（即乌头）等药物酿制的药酒（制法不详，见“醪利中”，系强壮剂）。

（6）用漆、节（药名）、黍、稻、乌喙等酿制的药酒（见“醪利中”，系强壮剂）。

在《杂疗方》中酿制的药酒只有一方，即用智（药名，不详何物）和薜荔根等药放入甗（古代的一种炊事用蒸器）内制成醴酒（见“XX 加酿”，系强壮剂）。

在上述《养生方》等书中的七个药酒方中都比较详细地记述它们的配方和具体酿制工艺，而每种药酒的制法又各有其不同特点。但可惜这些药方文字大都残断，因此这里只能选一个比较完整的制酒方加以介绍，即《养生方》“谢醪中”的第二方［亦即上文的方(6)］。该方共包括了十道工序。为了帮助读者了解原方文义起见，特将原文分条抄录，并用括号予以简注，再附以译文，如下：

1. “为醪：细斩漆（泽漆）、节（地节，系玉竹之别名）各一斗，以水五 XXXX（此处缺四字。第一字应是‘斗’字，余三字当指浸泡，或煮沸），浚（把液体取出）。”

［译文］制造醪酒的方法是：将泽漆和地节各一斗，细细切碎，加水五斗，经过浸泡或煮沸后，过滤，去渣。

2. “以汁煮紫葳，XXXXXXXX（原缺八字，其中当包括紫葳的药量及操作法），又浚。”

［译文］用上述（1）的药汁浸出液煮紫葳，再过滤，取汁。

3. “X 麹，麦麹各一斗，XXX（原缺三字，当指加水混合后，静置），卒其时（即一昼夜），即浚”。

［译文］别取 X 麹和麦麹各一斗，加水混合，静置，经过一昼夜，再过滤，取汁。

4. “XXX 黍、稻 XX（以上共缺五字，再加‘黍、稻’二字，其涵义依后文当指用黄粘米和大米分别煮成的饭食及其数量），水各一斗”。

［译文］将黄粘米（若干量）和大米（若干量）各加水一斗煮熟成米饭。

5. “并，沃（浇灌）以麹汁，滫（本义为淘米汁，引申为发酵）之如恒（常）饭”。

［译文］合并（两种米饭），再将上述的麹汁（3）浇入饭内，像一般汤泡饭的方法一样，使之发醇。

6. “取乌喙三颗，干姜五，焦牡（古药名，不详）X，凡三物，甫（假借为㕮，为㕮咀）XX 投之（‘投’字古义为相合）”。

［译文］再取乌喙三个，干姜五块，焦牡（数量不详），共三种药，均㕮咀捣碎后混合。

7. “先置 X 罂中，即醸黍其上”。

［译文］先把这些药放在一个大瓦罐的底部，再倒进已发酵的黄米（加大米）饭。

8. “XX 汁均沃之”。

［译文］其上面则用已预制的紫葳等药汁（2）均匀地浇注。

9. “又以美酒十斗沃，如此三”。

［译文］再用好酒十斗分三次浇到里面去。

10. “而 XX（此处缺二字，当指醸成药酒所需放置的时间）”。

11. “以铺食（假借为哺时，即申时）饮一杯。已饮，身体痒者，摩之。服之百日。令目明，耳聪，末皆强，XX 病及偏枯”。

［译文］制成的药酒可在每天下午三至五点钟喝一杯。凡饮酒后身体发痒者，可以进行按摩。这种药酒喝一百天后，可使人视力明亮，听力改进，手足四肢及阴部机能均增强，并可治疗 XX 病及半身不遂。

上面这个醸制药酒的比较完整的工艺过程可以说是迄今为止最古的记载，也是我国药学史和化学史上的重要史料。

如果我们将此养生用的药酒方进一步分析它的组成和药效时，就可以发现其中泽漆和地节二药正是后汉名医华佗所推崇的“漆叶青黏散”一方的成分。追本溯源，可以看出此药方的最早施用至少要在华佗以前数百年。

按“漆叶”就是泽漆之叶，“青黏”就是地节的异名。据《三国志·华佗列传》，该方的组成是用漆叶屑一升，青黏十四两作散剂，谓：“久服去三虫，利五脏，轻体，使人头不白”。原注：“青黏者，一名地节”。

我国秦汉前后所称的泽漆，并非后代药用商品中一般采用的大戟科植物猫儿眼睛草，而是夹竹桃科的罗布麻（罗布麻的综合利用，125 页，科学出版社，北京，1978），其效用为降低血压，强心，利尿，壮阳。而地节在《神不本草经》中称为“女萎”，《名医别录》称为“萎蕤”，也就是今药名为“玉竹”者，有强心、润肺、滋阴、生津等功能。两种药物配合对于预防老年中风、感冒，增强机体抗病能力等有一定作用，是一种比较平稳简易的养生药。除了以上两药外，在酿酒过程中还加入了舒筋活血的紫葳，祛风镇痛的乌喙，通络散寒的干姜等，此种相互配伍酿制出来的药酒，对于虚弱体质的滋补，以及老年性疾病的防治，也都有一定的作用。

（1980年《药学通报》第15卷第7期，P28～29）

4.《李当之药录》——2世纪顷《神农本草经》的一种辑注本

《李当之药录》即《李当之本草经》是后汉时李当之为《神农本草经》所撰写的一种注释著作。以上两个书名最早均见于《隋书经籍志》引梁《七录》中，并分别记为6卷及1卷。可知在梁时此书已有两种不同卷数的传本。在《唐书经籍志》及《新唐书艺文志》中则称此书为《李氏本草》3卷，出现 了3卷本。此外又有称此书为《李当之本草》者（见《嘉祐图经本草》据《证类本草》卷20. 鲍鱼条）。

关于李当之的生平，不见于传世的史传中。陶弘景在《本草经集注》中曾提到："（《神农本草经》）魏晋已来，吴普、李当之等更复损益。……互有得失，医家不能备见，"五代韩保升为上引序文作注时提到："（李当之），华佗弟子，修神农旧经，而世少行用。"但此二说均系后人追述之言，特别是韩氏所谓华佗弟子一事，在《后汉书》及《三国志》华佗传中虽记有其弟子吴普、樊阿及同时人冷寿光、唐虞、鲁女生诸人事略较详，但对李当之氏全未提及。而韩保升距华佗时期已有七个世纪之久，其说是否确切尚值怀疑。惟从《吴普本草》佚文中已大量引用了《李当之药录》一事来看，李当之氏生年必早于吴普则是无可置疑的。据此也可确定《李当之药录》至少应撰于2世纪左右。

《李当之药录》一书自北宋以后已佚，现仅存有南北朝以后北宋以前一些古籍中引录此书的佚文。为了进一步说明《李当之药录》、《李氏本草》、《李当之本草经》和所谓"李云"等名称均为一书，我们也可以通过此书佚文的内容加以证实。

首先，在梁人陶弘景注文中所引的本书佚文，多简称"李云"。但《证类本草》卷14溲疏条陶注中在先引"李云……""之后，又继记以"……李当之此说"。而在《证类本草》卷12牡荆条，陶注中则直接引用此书的全名，即；"《李当之药录》乃注溲疏下云……"。足以证明陶氏所引的"李云"、"李当之"与"李当之药录"源出一书。

其次，《唐本草》、《新修本草》在天鼠及伏翼二药的注文中（均见《证类本草》卷19）均引有"李氏本草"佚文。而在远志一药的注文中（见《证类本草》卷6）则径记以"（李当之）《药录》下卷有齐蛤"。即在这里不仅记有书名，且记有卷数。——"下卷"。也进一步证明当时所见《药录》传本必应为3卷或2卷本，而不可能是其他卷数本。再从既知的古籍所引的《李当之药录》佚文来看，其内容或是直接引有全部的《神农本草经》原文，或是直接针对《神农本草经》的药物原文（或《名医别录》原文）所作的注释（有关这方面的说明及例证后文还要谈到）。足征《李当之药录》和《李当之本草经》具有共同的内容，故应属于同书的不同古传本之异名。

迄今为止，既知《李当之药录》的佚文出处及其引用条数，据本人所见有以下一些：

后汉·吴普《吴氏本草》佚文（据《北堂书钞》卷146［1条］，《太平御览》卷980——993［57条］）及《证类本草》载《嘉祐本草》注［24条］，均与《太平御览》重出）所引（作"李氏"） ………………………………………………………… 82条

梁·陶弘景《本草经集注》（据《证类本草》卷7，12，13，14，15，22，23，27及30）所引（作"李云"，又作"李当之药录"） ………………………………… 15条

唐·欧阳询等《艺文类聚》卷87所引（作"李当之药录"） …………………… 1条

唐·苏敬等《新修本草》（《唐本》注文）（据《证类本草》卷8）所引（“李氏本草”）………………………………………………………………………………1条

同上书注文《唐本草》注，据《证类本草》卷12，13，19，20，23）所引（作“李氏本草”，“李当之本草”，“李云”及“又云”）……………………………8条

五代·韩保升等《重广英公本草》（《蜀本草》）注文（据证类本草》卷22，23）所引（作“李云”）………………………………………………………………2条

北宋·李昉等《太平御览》（据该书卷959，971）所引（作“李当之药录”）
………………………………………………………………………………2条

宋·苏颂等《嘉祐图经本草》（据《证类本草》卷12，20）所引（作“李当之”“李当之本草”）……………………………………………………………………2条

元·陶宗羲《说郛》（据该书弓106）所辑《李当之药录》——一书 ……………15条

以上合计128条

按，《说郛》弓106的辑本《李当之药录》，全书共收佚文15条。但其中阳起石的第二条文字与《太平御览》卷987引《吴普本草》同药文字全同。而菥蓂条文字也全同而略少，可知这种辑本的《药录》并不完全是原书，其中也杂有《吴普本草》文字。

从现存的《李当之药录》佚文来看原书内容时，可知在此书中除了辑录有《神农本草经》古本的原文以及李氏对原文的注释外，还补充了李氏个人对于某些药性的新见解和新增加的部分药物（即《本经》以外药物）。

关于《李当之药录》全书所收的药物总数，尚未见确切的古籍记载。现仅能从此书全部存世的128条佚文中除去其重出的药名条数，共知有82种药名。在这82种药名中，其来源出自《本经》的药物共71种（109条），《本经》以外，为李氏新增的药物11种（19条）。

（1987年5月《中国医史文献研究所建所五周年纪念论文集》）

5. 宋代的民营药商

摘要　宋代民营的药物事业在当时各都市已有了很大发展，特别是各类药品的专业化所出现的多种类型的商业组织，为宋代医药学事业的兴旺发达创造了良好条件。

关键词　民营药商；私营药铺；药市；食药；香药

1　宋代民营药商的一般情况

宋代民营的药物事业，在当时的各大都市地方业已有了很大的发展，其中特别是两宋首都即北宋的汴京（今河南省开封市）与南宋的临安（今浙江省杭州市）等地最为集中与发达。当时，在这些较大的城市中不仅民营药商的数量相当多，而且也已具有了根据药物不同用途、性质和经营方法所出现的商业分工。这种商业分工的种类，主要可以区分为：私人经营的药铺、药商的行市、市集上的药贩、酒楼上的卖药人以及食物药、香药等不同性质的药商。

当时，都市中的药物流通量极大，特别是在首都，由于药物多半是由全国各地运来的商品及进贡品，因此，所集中的各地土产药物的品种也是相当多的[1]。

现在，我们就分别研究一下宋代的各种民营药商。

2　私营药铺（附：送药）

在宋代，私人经营的药铺，不论在经营的资本上还是规模上都是相当可观的。举如宋人所写的《岁时广记》一书中对于苏州地方有名的朱家药铺的记述是：

“灯夕惟杭、苏、温，华侈尤甚。苏州卖药朱家，灯烛之盛，号天下第一”[2]。

再如，在南宋时人吴自牧所撰的《梦梁录》一书中，在提到当时临安地方的各著名商店名称（包括各药铺的名称）以后，继续作了下面的一些说明：

“自大街及诸坊巷，大小席铺，连门俱是，即无空虚之屋。每日清晨，两街巷门，浮铺上行，百市买卖，热闹至饭前，市罢而收”。

盖杭州乃四方辐辏之地，即与外郡不同，所以客贩往来，旁午于道，曾无虚日。”[3]

正是由于在当时较大都市中的人口密集（按：南宋时仅杭州一地及其属县的人口即拥有百余万人[4]。）和商业繁荣情况，就必然成为促进与推动药商事业日益庞大与普遍化的必要条件。

这种情况即使仅以药铺数量的增长已相当众多一事来看，就是非常值得注意的了。这里不妨举出今日既知的两宋首都的著名药铺名称来研究一下。

在北宋首都汴梁地方的著名药铺，依宋人孟元老凭记忆所及，有以下一些：

报慈寺街有：“百钟（种?）圆（丸）药铺”之名[5]。

潘楼东街巷有：“李生菜小儿药铺”、“仇防御药铺”、“下马刘家药铺”等[6]。

马行街北有：“时楼大骨传药铺”、“两行金紫医官药铺，如：杜金钩家、曹家、独胜元、山水李家——口齿咽喉药；石鱼儿、班防御、银孩儿、柏郎中家——医小儿；大鞋任家——产科”[7]。

右掖门外有："张载花洗面药"、"导婆婆药铺"、"（建隆）观内东廊于道士卖齿药"、"荆筐儿药铺"、"盖防御药铺"[8]。

相国寺东门街巷有："张殿丞药铺"、"宋家生药铺"[9]。

在南宋首都临安地方的著名药铺，依宋人吴自牧所记有下面一些：

自淳祐年（1241～1252年间）有名铺席相传者，如："潘节干熟药铺……张家生药铺……观复丹室……讷庵丹砂熟药铺……陈直翁药铺……梁道实药铺……杨将领药铺……官巷前，仁爱堂熟药铺、侪义坊三不欺药铺，官巷北，金药臼、楼太丞药铺……漆器墙下，李官人双行解毒丸……外沙皮巷口，双葫芦眼药铺……陈妈妈泥面具风药铺、大佛寺疳药铺、何和大师乌梅药铺，三桥街，毛家生药铺……张省千金马杓小儿药铺……郭医产药铺"[10]。

以上的一些著名药铺名称的记载，当然还只是两宋首都地方的一些主要药铺名称，但是不难初步看出当时民间药业方面已经具有了相当的分工。比如，从药铺出售药品的性质来看，就有专售供汤剂饮片用的"生药铺"和经过一番加工制药过程以出售丸、散、膏、丹为主的"熟药铺"的区别。在熟药业方面还有更细致分工的药铺出现，像上面所举的"丹室"、"丹砂熟药铺"、"丸"药铺等者是，而所有这些当然都只是门市方面的药铺，而作为批发药材的"药行"，尚未包括在内。

就专业的药铺来看，当时已有了像上面所记的：（1）"口齿咽喉药"（或"齿药"）铺；（2）"眼药"铺；（3）"小儿药"（或"疳药"）铺；（4）妇"产"药铺；（5）化装药（即"洗面药"）铺；（6）"风药"铺；（7）其它（如"时楼大骨传药铺"似乎是卖正骨科药物的药铺；"保和大师乌梅药铺"则似乎是卖食物药的店铺或是卖驱虫剂的药铺）。

这些药铺除了加工制药和卖药外，每逢年末，也和都市中的其它大店铺一样，往往有馈送顾客药物的风俗。赠送药物当然是带有商业宣传性质的，但也籍此促进了药业的发展。当时，不仅店铺有送药之俗，就是连道士和医生们也有在年末送药的习惯，已形成为一种风气。

《梦梁录》："岁旦在迩，席铺百货，尽（以）门神、桃符，……馈予主顾。更以苍术、小枣、避瘟丹等相遗。

如宫观羽士，以交年疏，仙术汤等，送檀施家。

医士亦馈屠苏袋，以五色结成四金鱼，同心结子，或百事结子，并以诸品汤剂送予主顾第宅。受之，悬于额上，以辟邪气。"[11]

《岁时广记》："医工以腊月献药，以风药为主，亦有献口脂、面药及屠苏者。"[12]

《武林旧事》："都下自十月以来，……医家亦多合药剂，有以虎头丹、八神、屠苏贮以绛囊，馈送大家，谓之'蜡药'"[13]。

可见，这种普遍送药的风俗，对于药业的发展，恐怕也是起着一定的推动作用的。

此外，由于当时熟药的商品已相当普遍，所以这时在药铺方面已印有现成的"药贴"记明该熟药的用途，有的甚至还记明和附加以"药引"出售给顾客。像宋人所记的四川蕲口市上药肆中的药贴，就是一个例子。

《入蜀记》："是日买熟药于蕲口市，药贴中皆有煎煮所须，如薄荷、乌梅之类，此等皆客中不可仓促求者，药肆用心如此，亦可嘉也。"[14]

3 药市

除了门市商店的各种药铺之外，在宋代大都市中还设有专门定期的大宗药物贸易市场，也就是药市。药市的开创，虽然不自宋代始，但到了宋代已更加繁荣起来。

关于药市的起源，这里不妨先简单地说一下。据说药市是在公元859年，也即唐宣宗大中十三年时，为了纪念唐代王昌遇而产生的。药市最初是在四川的梓州地方（按：即今四川省三台县）举行，并且每年一度于9月8日夜迄9月9日开市。这时，远近各地的药商，都来此地进行交易。这当然是一种批发性质的行市，而绝不是为一般市民购药而设的。

到了北宋天圣时期（1023～1031年），由于商业交易的繁盛，所以又展期三日，即到9月11日结束。

《四川记》："唐·王昌遇，梓州人，得道。大中十三年九月九日上升，自是以来，天下货药辈皆于九月初集梓州城。八日夜于州院街、易元龙池中货其所赍之药。川俗因谓之药市，递明而散。

逮国朝天圣中，燕龙图知郡事，又展为三日，至十一日而罢。药市之起，唐·王昌遇始也。"(15)

《物原》："（唐）王昌遇，始制重阳药市。"(16)

药市的日期虽然每年一度仅数天，相当短促，但是，在这很短的日期中，其交易药物商品价值之大、数量之多，各地药物品种之广，以及真药与伪药相参等方面，也都是惊人的。这里，不妨从下面举出的北宋人宋祁（天圣二年进士）对于当时药市所写的诗中看出这种情况。

《九日药市作》："阳九协嘉神，期入始多暇，五药会广廛，游肩闹相驾，灵品罗贾区，仙芬冒阓合，撷露来邮阿，斸烟去岩罅，系道杂提携，盈檐更荐籍，乘时物无贱，投乏利能射，痈苓互作主，参荠交相假，曹植谨膺令，韩康无二价，西南岁多疠，痹湿连春夏，佳剂止刀圭，千金厚相谢，刺史主求瘼，万室系吾化，顾赖恶石功，扪衿重嘶喈。"(17)

除了四川梓州地方之外，这种药市的商业组织形式，其后也发展到其他的较大城市中去。例如，四川的成都地方就有一个药市。

《益州记》："成都有三市，曰：蚕市，一：曰：七宝市，二；曰：药市，三也。"(18)

《四川记》："成都九月九日为药市。一川所出药草、异物与道人毕集。帅守置酒行市以乐之。别置酒以犒道人。是日早，士人尽入市中，相传以吸药气愈疾，令人宁康；是日雨，云：'有仙人在其中'。张仲殊作望江南以咏之曰：'成都药市晏游闲，……'（下略）"(19)

宋代成都的药市每年由九月九日起，为期5天，是我国西南部相当繁荣的一个大药物市场。这种盛况可以在很多宋人的著作中看出。如宋人庄季裕就写道：

《鸡肋篇》："（成都）至重九药市，于谯门外至玉局化五门，设肆以货百药，犀、麝之类皆堆积。府尹监司皆步行以阅，又于五门之下设大尊，容数十斛，买杯杓。凡名道人者皆恣饮。如是者五日云。亦间有异人奇诡之事。方太平盛时，公私富贵，上下佚乐，不可一载也。"(20)

宋人蔡绦写道：

《铁围山丛谈》："往时川俗喜行毒（按：即所谓金蚕毒、'蛊毒'之类——著者），而成都故事，岁以天中重阳时，开大慈寺，多聚人物，出百货其间，号名药市者。于是有以窗隙间呼货药一声，人识其意，亟投以千钱，乃从窗隙间度药一粒，号解毒丸，故一粒可救一人命。夫迹既叵测，故时多疑出神仙。政和间（1111～1117年）祐陵以仁经惠天下，尝即上清宝箓宫之前新作两亭：左曰仁济，给药治疾苦；右曰辅正，主符水除邪鬼。因遂诏海内丸药之治病，彰彰有声者，悉索其方书上之。于是成都守臣监司奉命相与穷其状，乃始（知）得售解毒丹家。盖世世惧行毒者仇害，故迹其迹，非有所谓神仙也。即处方修治得其全，即并药奏御事，下殿中省。……由是殿中省群臣验其方，则王氏《博济方》中之保灵丹方耳。"(21)

上面这段记载，描述了当时成都药市中江湖卖药的，政府施药的和用符水治病的几种类型。

宋人陆游在其诗文中都曾对成都药市加以说明，如：

《重九诗》："药市神仙恩益部，羔盘节物记京华"；(22)

《老学庵笔记》："成都药市以玉局化为最盛，用九月九日。杨文公《谈圃》云：'七月七'，误也。"(23)

据说，在成都地方每月都有集市，其中也包括药市。其名称如下：

《成都古今记》："正月灯市，二月花市，三月蚕市，四月锦市，五月扇市，六月香市，七月七宝市，八月桂市，九月药市，十月酒市，十一月梅市，十二月桃符市。"(24)

由于成都的药市非常著名，所以即使不在开市的日子里，也有着一个固定的地点。例如，宋代僧人吴文莹在他所记的一段笔记中就曾有过记述。

《湘山野录》："成都无名高僧者，……一旦忽一山仆至寺，言：'先生来晨，请师诵经，在药市奉候。至则已在。'（下略）"(25)

至于在不开市时的药市里，是否还有个别零星的卖药商贩尚不清楚。

在南宋首都临安地方的药市，据现存资料可考者，有下面两个名称的记载：

1. 炭桥药市(26)

2. 川广生药市(27)

以上两个药市的名称不知是否系同一药市的两个别名。至于这种药市的性质，是否与梓州地方的药市相同，也还不清楚。

此外，我们知道，在当时的临安一地，仅各种商业行市即有414种之多。其中，除了药市之外，与药物有关的行业方面，例如：风筝药、胶矾斗药、医飞禽、卖插药(28)。

这些行市，虽不一定直接与医学上供预防与治疗的药物有关，但也多属于药物行业的派生行市，在间接影响药业的发展上也是有一定作用的。

4 城市中卖药的小商贩

除了经营规模较大的药商店铺及行市之外，在宋代的城市中，也有不少的卖药小商贩出现。这些小商贩的种类有很多，这里先谈一下在市集上经营药业的一些小商贩。

当时，在都市中由小商贩及流动艺人们集中起来的市集，一般称作"瓦舍"或"瓦子"，所谓"瓦舍"，依吴自牧的解释是：

"瓦舍者，谓其'来时瓦合，去时瓦解'之义，易聚易散也。不知起源于何时。顷者，京师甚为士庶放荡不羁之所，亦为子弟洗连破坏之门。"[29]

可知，当时的"瓦舍"实有百货杂聚的平民商场之意。在"瓦舍"中卖药的小商贩北宋时即有，例如孟元老所记的汴梁（开封）地方瓦舍中的药贩：

"（东角楼）街南桑家瓦子，近北则中瓦，次里瓦。其中大小勾栏五十余座。……瓦中多有货药、卖卦、喝故衣、探博、饮食、剃剪、纸画、令曲之类。终日居此，不觉抵暮。"[30]

瓦舍中的卖贩，不仅北宋时有，南宋时也有。从其特点来看，不仅经营的商业规模小，而且其中也往往寓有流动的行商性质。我们知道，在我国历史上，作为云游各地行商性质的卖药人，从现存文献上看来，早在先秦时代即已出现了[31]。那么，这种在瓦落市集中的行商药贩，也未必不是由这种卖药人蜕化出来的一种形式。

都市中的这种小型药贩不仅可见之于"瓦舍"的市集上，而且也可见之于街道上的摊商或节日时的庙会上（可参后面所说的食药及香药商贩）。

比这些小型药贩经营规模更小的，可以说就是在酒楼、饮食店和茶馆中的流动药贩了。这也是早在北宋时期即已有的一种药贩形式。比如：孟元老即记有在汴梁地方的酒楼内多见有卖药人的资料。

《东京梦华录》："又有卖药或果实、萝卜之类，不问酒客买与不买，散与座客，然后得钱，谓之'撒暂'。如此，处处有之。惟州桥炭张家、乳酪张家不放前项人入店。"[32]

在南宋时期，这种饮食店一般又称为"分茶店"或"分茶酒店"[33]。其中也可以见到上述的卖药人，即：

《梦梁录》："有卖食药、香药、果子等物，不问要与不要，散与座客，名之'撒暂'，如此等类，处处有之。"[34]

当然，在酒、茶店内，由这种流动性质的小商贩零售的药物，主要还是以"食物"与"香药"为主，并非泛售一般治疗用药物。

5　食药与香药商

宋代药商的另外两大类，就是从事经营所谓"食药"与"香药"的药商。这两类药物虽然基本上都不是作为治疗用的药物，但却都是在都市中非常普遍的专门行业。而从经营的规模上来看，也均有座商、行商及小型药贩等形式。因此，有专门加以叙述的必要。

首先，在"食药"这个专门性行业方面，其所经营的商品范畴以下面两类为主。

5.1 出售季节性疾病的饮食预防药（包括暑药及腊药等）。

5.2 出售增进营养性质的食物药，包括开胃作用、化痰作用、补益作用以及顺气作用的各种食物药。

关于"食药"这个专门性行业的最早历史，现已无法查考，不过，从《周礼》一书中所记的先秦时代专门官职——"食医"一职的职掌中[35]，颇可视之为"食药"这门行业的最早渊源。

此后，有关食疗方面的专门著作中，特别是以唐代孟诜为代表的食疗本草学专书，恐怕也是间接促使都市中逐渐发展"食药"这门行业的一些主要因素。

由于食药的内容多以美味的食物方式出售，而各商贩所售的食药内容也有所不同，因此，颇受一般市民的欢迎，并成为日常人们喜好的副食品之一。比如：在南宋时期杭州地方的夜市、晓市及专门的店铺中，即可见到有卖食药的各种商贩。

《梦梁录》："杭城大街买卖昼夜不绝，夜交三、四鼓，游人始稀，五鼓钟响，卖早市者又开店矣。……（夜市内有：）赏新楼前仙姑卖食药。"(36)

在各商贩所售的食药内容方面也均不一致，其中如：乾缕、木瓜、菖蒲……和汤药、丸散等都是。

《岁时杂记》："京师贾人预畜四方珍果至灯夕街鬻。……嘉祐中（1056～1063年）又以纸贴为药囊，实以乾缕、木瓜、菖蒲咸酸等物，谓之下酒果子。"(37)

《梦梁录》："有浮铺早卖汤药二陈汤及调气、降气并丸剂安养元气者。"(38)

这种应用食药的风俗不仅在商业方面相应地有了专门性的行业，而且也表现在宋代人民的日常生活方面。例如：在宋代的一些著名儒家和医生们都很重视食物养生的问题。像苏东坡《养生集》一书(39)以及沈括、陈直等著作中均可以看出他们对于食物疗养药的重视程度(40)。

此外，在民间广泛被人们重视与应用食药的另一个例子，还可以举出迄今仍普遍流传于民间的"腊八粥"的风俗。追溯"腊八粥"的起源，早在我国唐代就已产生，最初流行在僧寺中，以后逐渐普及到民间。而到了宋代就更为流行，并成为宋代民间冬季食药最多见的一种(41)。关于腊八粥可用于治病、防病的食药用途，可从下面的资料中看出。

《天中记》："宋时东京十二月初八日，都城诸大寺作浴沸会，并送七宝五味粥，谓之腊八粥；《比喻经》谓'诸谷米果煮粥，取逼邪、祛寒、祛疾病'。"(42)

在"香药"这个专门性的行业方面，其所经营的商品范畴，可能包括了以下三类：

5.2.1 供人们随身佩带的避邪秽疫疠用的芳香性药品，亦即所谓"佩香"。

5.2.2 供宫殿居室空气清沁芬芳燃点之用；庙宇及祭日、朝廷典仪或婚丧、祈祷等供奉神祇、祖先之用；以及暑日熏避蚊蚋时所应用的各种香药，亦即所谓"熏香"。

5.2.3 供内服或外用（以嗅鼻药为主）作为预防或治疗用的芳香性药物。这类药物似可名之为"药用香药"。

关于香药起源的历史，现已不能查考。仅知"香药"一称，不见于我国最古的医学文献中。从现存史料来看，可以知道香药大多数都是由东南亚一带地域的佛教及回教国度传来的。其中，有些香药是由这些佛教国度所进贡的，有些则是我国南方云南、广东、广西等地的产物(43)。可见，香药一物在佛教中具有相当重要的地位。所谓"香药"依佛学典籍的解释是："混种种之香而炼成之药"。而且早在古典佛经之一的《金光明最胜王经》一书中就已出现"香药"一称(44)。

在我国宋代，香药已成为一种民间极普遍的商业，除了有专门的行业经营外，也还可以见之于其他的熟药店中兼营香药的。比如在今存的《增广太平惠民和剂局方》一书（《学津》本）"诸香"门内即附有香药方四则，这四则香药方都可以视为在当时官办的药铺——惠民局——中兼营出售的香药配方。

这四则香药方的名称是："分积香"、"衙香"、"降真香"、"清远香"。

以上四种均系研成细末的散剂，由于书中未记出它们可供食用的目的，故当系一般的"佩香"类的处方。从这些香药配方中还可以看出，当时香药的品种是相当多的。以"分积香"一方而论，其成分即有：沉香、笺香、甲香、檀香、沙木炭、丁香、藿香、麝香、零陵香、牙硝、脑子、梅花脑等12味药品之多[45]。

在供医药方面内服用的“香药”方面，早在隋代杜宝所撰的《大业拾遗录》一书中就曾记述过“五香饮”的资料[46]。而到了宋朝时期，这种供医药内服用的香药已进一步地成为食用商品。例如：在《岁时杂记》一书的“货香药”一节中即记有供食用的一些香药名称：

“京师上元有独体朱砂丸、龙脑丸、橄榄丸、梅花丸、药丁香。又以药丁香为字及花，皆谓之宵夜果子。又货茶丁香，今行在三省大门前金葫芦张家独体朱砂丸，每贴一百贯。”[47]

在供医药处方用的香药方面，在宋代也是广泛地被应用着的。比如根据穆德全依《宋会要稿》一书中所统计的宋代外国进贡药物来看，在960～1178年的218年中，外国人贡宋朝的次数有633次。其中明确记有药物的有98次。药物的名称方面有乳香、丁香、檀香、龙涎香（金颜香）、木香、安息香、麝香……等以芳香药物为主的一些“香药”，约近数十种之多。而从这些香药类的外国产地来看，依穆氏的统计，有以下各国家，即：大食（今阿拉伯）诸国、三佛齐（今苏门答腊岛南端）及其属国、阇婆（今爪哇）及其属国、占城（今越南南部）、真腊（今柬埔寨）、渤泥（今婆罗州）、木俱兰（今巴基斯坦及伊朗）、细兰（今锡兰）、麻逸（今菲律宾、吕宋）、交趾（今越南南部）、天竺注辇（今印度南端）。此外，尚有非洲东岸的一些国家[48]。

这些供医药用的外来香药在宋代医疗方面被广泛应用的事实，还可以从宋人所撰的各种医学方书中所载的药方内容加以考察。在这一方面，根据穆德全将宋代医方十二部著作的初步统计资料就可以看出：其中所收录的包括有上述外来药物的处方总数就不下300余方之多。而其中的绝大多数都是包含有“香药”成分的[49]。

当然，在以上所述的各种社会和国际关系的影响下，宋代时期，这种售买香药的店铺与零售商的各类必然也是相当之多的。例如：在《东京梦华录》一书所记汴梁地方的香药即可分为下面各类。

第1类：香药铺。规模较大的著名店铺有：报慈寺街[50]及东角楼街南[51]两处。

第2类：较小的香药贩。如在相国寺殿后[52]以及各宅舍宫院前（又称“勘宅”）等处皆有之[53]。

第3类：酒食楼内的零星流动卖香药者。这种药贩又称之为“厮波”[54]，见于各酒、食店内。此处就不再赘引。

此外，关于香药在我国宋代盛产于南方广西一带的情况，也可以由宋人周去非的著作中看出。在周氏所写的《岭外代答》一书中曾记有我国南方所产的各种香药，如：沈水香、蓬来香、鹧鸪斑香、笺香、零陵香……等十种的名称、性能、产地等说明[55]。

最后，由于香药是在当时很流行的一类药物商品，所以宋代政府也很注意它的商业税的征收问题。比如根据当时的市舶司（是管理码头上的税务机关）对于香药纳税的规定办法是：

《建炎以来朝野杂记》：“绍兴十四年（1144年）命诸商之以香药至者，十取其四。

十七年（1147年）诏下：‘沉香、豆蔻、龙脑之属，号细香药者，十取其一。’

至绍兴末（1162）两舶（著者按：指闽、广二舶司）抽分及和买，岁得息钱二百万缗、隶贩曹。然所谓乳香者，户部常以分数，下诸路鬻之。”[56]

以上单就政府所收的税款数目来看已相当庞大，足征香药在国内的行销数量必然也是非常可观的了[57]。

结语

综括上述，不难看出在宋代的药物贸易事业已经有了很大的发展。这时不仅开始创办了历史上最早的官办药铺——和剂局与惠民局（其前身为熟药所），并且很快在全国范围内建立起相应的机构。同时，民营药商的规模与数量也有了长足的进步，特别是出售各类药品的专业化分工所出现的各种类型商业组织。这些均为宋代医药学事业的兴旺发达创造了良好的条件。

注释与参考文献

（1）关于宋代全国各地进贡的土产药品，即土贡方面，每年数量及品种均极可观，可以参考宋人乐史氏撰的《太平寰宇记》及宋人王存所撰的《元丰九域志》等书，均有记述。

（2）宋・陈元靓撰《岁时广记》卷十州郡灯一节。(依《丛书集成》初编本0179册，105页引《岁时杂记》)。

（3）宋・吴自牧《梦粱录》卷十三“铺席”（《学津讨源》本）。

（4）见《梦粱录》卷十八，户口一节引《咸淳志》：“杭城九县共主客户三十九万一千二百五十九，口一百二十四万七百六十。”

（5）见孟元老《东京梦华录》卷二，宣德楼前省府宫宇一节（《学津讨源》本）。

（6）《东京梦华录》卷二，潘楼东街巷一节。

（7）《东京梦华录》卷三，马行街北诸医铺一节。

（8）《东京梦华录》卷三，大内西右掖门外街巷一节。

（9）《东京梦华录》卷三，寺东门街巷一节。

（10）吴自牧《梦粱录》卷十三，铺席一节。

（11）《梦粱录》卷十，十二月一节。

（12）《岁时广记》卷三十九，送风药一节，引《岁时杂记》（依《丛书集成》初篇本第0181册，424页）。

（13）周密《武林旧事》卷第三，岁晚节物一节（《知不足斋丛书》本）。

（14）宋陆游《入蜀记》（乾道六年撰）（据进步书局石印本）。

（15）《岁时广记》卷三十六，置药市一节，引《四川记》。(《丛书集成》初编本0179册，399页)。

（16）明人罗欣《物原》事原第十八：（《丛书集成》初编本0182册）

（17）见《宋诗记事》卷十一，宋祁诗，九日药市作（乾隆十一年刊本）。

（18）依《古今图书集成・博物汇编・草本典》卷二十一，药部艺文1~10，引李膺《益州记》。

（19）《岁时广记》卷三十六，吸药气一节，引《四川记》。(依《丛书集成》初编本399页)。

（20）宋・庄季裕《鸡肋篇》风俗（据商务印书馆铅印《旧小说》丁集一，宋101页）。

（21）宋・蔡绦《铁围山丛谈》（据《说库》石印本第14册）。

（22）见《佩文韵府》卷三十四上，四纸，市，药市项下引宋人陆游重九诗句。

（23）《佩文韵府》卷三十四上，药市项下，引陆游《老学庵笔记》。

（24）《佩文韵府》卷三十四上，药市项下，引《成都古今记》。

（25）宋僧文莹《湘山野录》卷下（据《说库》第12册，石印小字本）。

（26）宋代杭州地方的炭桥药市之名可见于下面的出处：(1)南宋人灌圃耐得翁于1235年时所撰的《都城记胜》，市井一节（《四库全书》本）。(2)周密《武林旧事》卷六，诸市一节。(3)吴自牧《梦粱录》卷十三，团行一节。(以上均无详细说明)。(4)《咸淳临安志》卷十九，志，疆域四（道光汪氏仿宋刊本）记以："药市——在炭桥，今义和坊内芳润桥。"

（27）见南宋人西湖老人于1253年所撰《繁胜录》一节，诸行市一节（涵芬楼秘籍第三集本）。

（28）西湖老人《繁胜录》诸行市一节。

（29）吴自牧《梦粱录》卷十九，瓦舍一节。

（30）孟元老《东京梦华录》卷二，东角楼街巷。

（31）如刘向《列仙传》卷上所记的安期生，崔文子等人，以及《后汉书》卷八十二下所记的壶公，卷八十三所记的韩康等都是一些流行的药物行商。

（32）孟元老《东京梦华录》卷二，饮食果子一节。

（33）吴自牧《梦粱录》卷十六，面食店一节中云："大凡面食店亦谓之分茶店"。

（34）吴自牧《梦粱录》卷十六，分茶酒店。

（35）依《周礼·天官·冢宰》所记为帝王服务的"食医"，其职责是："掌和王之六食、六饮、六膳、百羞、百酱。八珍之齐。"

（36）吴自牧《梦粱录》卷十三，夜市。

（37）《岁时广记》卷十一，鬻珍果一节引《岁时杂记》。（《丛书集成》初编本116页）。

（38）吴自牧《梦粱录》卷十三，天晓诸人出市一节。

（39）苏东坡《养生集》现存有康熙重刊本，记述日常以食物养生之道颇详。

（40）可参考宋人沈括《梦溪笔谈》，宋人陈直《寿亲养老新书》（《翠琅玕馆丛书》。第18~20册）及宋人韦行规、蒲处贯、姜蜕等的养生学著作（均见《说郛》第七十八册）。

（41）按：唐开元时李福有"腊八粥诗"之作，记以腊八粥系来自西域梵王国者，又名佛粥（见清人顾铁卿《清嘉录》卷十二，腊八粥一节。依进步书局石印本）。足征唐时即已有此粥。据此可知，依《古今笔记精华》卷二，事源一卷中所记"食腊八粥始于宋"一语，显系有误。关于宋时僧寺及民间于12月8日作腊八粥之俗，除见于宋人的《东京梦华录》、《梦粱录》、《武林旧事》外，尚可见于孙国枚《燕都游览志》、吴曼云《江乡节物词》，以及陆放翁诗句中等，此处均不引录。

（42）见《古今笔记精华》卷二，事源，食腊八粥始于宋一节，引明人陈耀文《天中记》。

（43）前者如《本草纲目》卷43檀香条引《明一统志》中所说的："檀香出广东、云南及占城、真腊……等国"。后者如《南史·丹丹国传》所记："大通二年（528年）（丹丹国）王遣使奉送象牙……香药。"又如《宋史·太祖本纪》开宝九年（976年）二月所记钱俶进贡的香药等均是。

（44）依丁福保编《佛学大辞典》1618页上，香药项记有《最胜王经》七曰："洗浴之法，当取香药三十二味。"（据上海医学书局印本）之说。又，依穆德全对香药的解释是："香是香料，药是药物。这两种东西常被宋人合在一起。当然有些药就是香；有些香也含有药的成分和用途。"（依穆氏的"宋代以前的外来药物及其在方剂中的应用"一文）。

（45）《增广太平惠民和剂局方》卷十（依《学津讨源》本第十集，第99册）。

（46）见李时珍《本草纲目》卷十四，甘松香，发明项下引杜宝《拾遗录》："寿禅师妙医术，作五香饮，更加别药，止渴兼补益最妙"。

（47）《岁时广记》卷十一，货香药一节引《岁时杂记》（《丛书集成》初编本117页）。

（48）参考穆德全《宋代以前的外来药物及其在方剂中的应用》一文（《上海中医杂志》1957年9月号）。

（49）据穆德全上文中所统计的宋代医方著作名称是：《集验背疽方》、《鸡峰普济方》、《寿亲养老新书》、《类证普济本事方》、《小儿药证直诀》、《产育宝庆集》、《洪氏集验方》、《苏沈良方》、《颅囟经》、《妇人大全良方》、《和剂局方》、《圣济总录》等，共12部著作。

（50）孟元老《东京梦华录》卷二，宣德楼前省府宫宇一节。

（51）《东京梦华录》卷二，东角楼街巷一节。

（52）《东京梦华录》卷三，相国寺万姓交易一节。

（53）《东京梦华录》卷三，诸色杂卖一节。

（54）《东京梦华录》卷二，饮食果子一节。

（55）宋·周去非《岭外代答》卷七，香门（依《说库》本）。

（56）宋·李心传《建炎以来朝野杂记》市舶司本息一节。

（57）据《宋会要稿》职官四十四所记，可知北宋政府在982年（太平兴国七年）时，就曾下诏令规定乳香等八种药物为政府的专卖品。而到了南宋绍兴时仍然。此外，根据《宋史·大食传》中记载：大食（阿拉伯）商贩啰辛氏仅贩卖乳香一药，即价值三十万缗的资料来看，尤足能见到当时香药在宋代行销数量之多与品种之广。

（1988年12月第10期《医史文献理论丛刊》，又见于1992年《中国药学杂志》第27卷增刊）

6. 宋代的官办药铺

公元10~13世纪左右，是我国的两宋帝国时代。这个时期，由于封建政体的高度集中，在国民经济特别是农业和手工业方面也得到了相应的发展。这种现象虽然到了南宋偏安一隅的时期，随着没落的统治阶段恣意享受与挥霍，也一直成为促使若干较大城市商业繁荣的一种重要因素，其中也包括了当时的药商方面，从而在很大的程度上推动了药物学事业的发展。本文即拟就这方面的问题加以初步研讨。

宋代药商的种类，从性质上看，大别之可分为官家主办的药铺和私人经营的民间药商两大类。兹先就官办药铺予以研究。

一、历史与沿革

我国古代历史上官家主办的专业化药铺最早创始于北宋时期。它在宋朝的发展历史如下：

早在北宋初期宋政府即在京师设立“熟药库”的机构，“熟药”就是经过加工配制的丸散膏丹之类的成药。“熟药库”就是专门管理与收存成药的一种官方组织。

直到1076年（熙宁九年）北宋政府在京师（即首都汴梁，今河南省开封市）太医局领导下成立了“熟药所”(1)（一作“卖药所”），并将熟药库取消而并入熟药所内。即：

《宋会要稿》：“神宗熙宁九年（1076年）五月：诏：中书理局修太医局式，候修定，即移市易务卖药所往彼看详。十四日诏：罢熟药库合药所。其应御前诸处，取索散药等及所减人吏并隶合卖药所，本所改入太医局。”(2)

陈师文氏：“自开宝以来……又设太医局熟药所于京师。”(3)

这可以说是我国最早的一种官办药铺。

到了1103年（北宋徽宗崇宁二年）时，始将卖药所加以扩充而增设为七个药局；而另派“丞”的官员一名负责专门掌管(4)。当时，这种卖药的机构业已备具了独立的商业性质，改属太府寺领导，而不再直接隶属太常寺系统的太医局了。

这七个药局的名称与职责，依《宋会要稿》所记，原系二处“修合药所”（即和剂局）的制药机构和五处“出卖药所”（即惠民局）的卖药机构。

但是到了1114年（政和四年）时，又将两处“修合药所”称为：“医药和剂局”；五处“出卖药所”改为：“医药惠民局”。在汴京地方仍是七个药局组织（以出售熟药为主）。

《宋会要稿》：（政和四年）时，又将两处“修合药所”称为：“医药和剂局”；五处“出卖药所”改为：“医药惠民局”。在汴京地方仍是七个药局组织（以出售熟药为主）。

《宋会要稿》：“（政和四年四月）（1114年）尚书省言：“两修合药所，五出卖药所，盖本《周官·医官》拯救万民疾苦，今只以都城东壁、西壁、南壁、北壁并商税院东出卖熟药所名之，甚非元创局惠民之意，矧今局事不隶太医所，乞更两修药所曰：医药和剂局；五出卖药所曰；医药惠民局。”从之。”(5)

南宋人周辉氏在他的《清波新志》一书中也提到：“神宗朝，刱置卖药所。初止一

所，崇宁二所，增为五局。又增和剂二局。第以都城东、西、南、北壁卖药所为名，议者谓失元创药局惠民之意。”(6)

据南宋遗民孟元老氏所撰的《东京梦华录》一书中，也介绍了在他记忆中的当时（北宋崇宁至宣和，1102～1124年）汴梁地方的两个主要官办药铺名称，即：“熟药惠民南局”及“熟药惠民西局”(7)。这也就是当时五个“医药惠民局”中的两个局名。

及1123年（徽宗宣和三年），也就是北宋政府即将灭亡的前夕，曾一度撤销了这种卖药的机构(8)。

到了南宋之初，即在1136年（高宗绍兴六年）时，南宋政府又重新在当时的首都临安（即今之杭州）恢复设立了这种卖药机构(9)。

当时，这种卖药机构共有四所，即：“药局四所，其一曰：和剂局。”(10)不过，这时尚没有冠以“太平”惠民局之称。

《宋会要稿》：“高宗绍兴六年（1136）正月四日，诏：“置药局，以惠行在。”太医局熟药东、西、南、北四所为名。内将药局一所以和剂局为名。从户部侍郎王昊之请也。”

同日，诏：“和剂局置监官文武各一员，差京朝官或大使臣……（下略）”(11)

“太平惠民局”一称的最早出现，是在1148年（绍兴十八年）时，先将临安地方的药局改称，即：

《玉海》：“（绍兴）十八年，闰八月二十三日，改熟药所为太平惠民局。”(12)

同上：“（绍兴）十八年，闰八月二十三日，朝旨：熟药所依在东京，改太平惠民局。”(13)

《宋会要稿》：“（绍兴）十八年，闰八月二十三日。朝旨：熟药所依在东京改作太平惠民局。”(14)

到了1151年（绍兴二十一年）时，才下令将全国的官办药局统改称为太平惠民局。

《宋会要稿》：“（绍兴二十一年），闰四月二日。诏：“诸路常平司下令府、州、军，将熟药所并改作太平惠民局。”(15)

《玉海》：“（绍兴）二十一年，闰四月二日，诏：‘诸路常平司，行下会、府、州、军，将熟药所并改作太平惠民局。’”(16)

在1165～1173年左右（南宋乾道时），当时在临安地方的这种官办药局名称及地点依时人周淙氏所记，有以下五局。

《乾道临安志》：“和剂局——在临安府治后；

太平惠民南局——在太庙之南；

太平惠民北局——在灞头市；

太平惠民西局——在众安桥；

太平惠民东局——在浙江。”(17)

此后，1249年时（理宗淳九年）南宋政府又在临安新设了一个药局，即：《宋史》“（淳祐九年，正月癸亥）诏：‘命临安府……仍置药局。’”(18)

这时在临安地方已共有五个惠民局了。

南宋人吴自牧氏所撰的《梦粱录》一书中，也记述了当时（1241～1252年）在临安地方的一些著名药铺名称，其中也包括了下面两个官办药铺即；

《梦粱录》：“坝头榜亭安抚司惠民坊熟药局”及“市西坊南和剂惠民药局。”(19)

在南宋人潜友说氏于1265～1274（咸淳时）年间的记载中，则更为详细地记述了当临安地方一个和剂局和五个惠民药局的名称，即：

《咸淳临安志》：“惠民和剂局——在太府寺内之右……（中略）；

太平惠民局——局凡五；……（中略）

南局——在三省前；

西局——在众安桥北；

北局——在市西坊南；

南外局——在浙江亭；

北外局——在北廓（原注：外二局，以各地税官兼领）”[20]。

以上所记的这种官办药铺的组织，都还只是集中地设在两宋的都城（汴京及临安）地方。但是此外在当时全国各州郡方面，也都相继设立了惠民局。据可以考察的史料方面可以知道，早在北宋时期在京师增设七个药局之后，即在全国各地陆续组成了很多药局。例如北宋末人陈师文氏就写道：

《太平惠民和剂局方表》：“爰自崇宁，增置七局，揭以和剂、惠民之名。……此诏会、府，咸置药局。”[21]此外北宋末期在全国各地陆续建立了熟药所。如：

《宋会要稿》“崇宁二年（1103年）五月九日，吏部何执中言：‘太医熟药所其惠甚大，当推之天下，凡有市易务（物?）处置外局，以监官兼领。’从之。”[22]

同上：“政和三年，七月十五日（1113年）陕西运判陈建言：‘窃见利州路、文龙二州，系边缘州郡，所管外镇寨不少。……设遇有疾病之人，本处无医药，往往损失者众。乞……许于本州县取卖熟药出卖。’从之。”[23]

可见，北宋时期的各地的药局组织必然还是很多的。南宋时期，到了1151年（即高宗绍兴21年）时，又重新正式诏令在南宋领域内的各大州郡中的药局普遍改称太平惠民局。[24]

据当时文献所记，在南宋初期南宋领域内的药局，恐怕至少已发展到七十个之多，正如南宋人周密氏所记的：

《癸辛杂识》；“和剂惠民药局，当时制药有官监造，有官监门，又有官药，药成，分之内分，凡七十局。”[25]

当时，惠民局的设立，遍布全国各地，如淮东、淮西、襄阳、四川、陕西等地都有[26]。

这种地方性质的惠民药局也有因当地官员的申请和以募捐方式在各地陆续增设的。这里可以举出张嗣古氏所撰的《惠民药局记》一文的说明为例。

“鄱阳吴予似丞万载且三年，以书抵予曰：‘……（上略）乃捐所尝得添给等钱，通若干缗，请诸常平司，愿得循环运惠民药局，以售诸邑。……自是邑人无远近，皆得善药。……’”[27]

南宋时期，在全国各地地方分别设立的惠民药局虽有不少，但它们的具体情况多已很难考察。现在仅将尚有文字记载的浙江明州（今宁波一带）地方药局简述如下。

明州鄞县在1227年（宝庆3年）建立了一所惠民药局。开创之初规模较小，后来逐渐扩大，随着经营规模与制药设备要求的不断改善，药品质量与医疗水平的提高，前来就诊的患者日益增多。因而又陆续在鄞县城区及其邻县开办了十四处惠民药局的分局（所谓

"子铺")。这些分局在本县的有：府前班春亭都局，上马亭铺，南门里大庙前铺，及瓜亭铺，灵桥门铺，江东门外铺，东步铺，东门水军。在邻县的有；慈溪县铺，奉化县铺，昌国县铺，象山县铺，余姚县铺，上虞县铺，以上这14处惠民药局的分店连同鄞县的总店每年在开展医疗工作方面都收获了相当的效益(28)。

二、药局的机构、职责与性质

在"和剂局"和"惠民局"的组织机构上，宋政府均设有专门的官吏。

《癸辛杂识》："和剂惠民药局，时制药有官，监造有官，……出局则又各有监官。"其中和剂局内部的人事组织，有以下的规定(29)：

《宋会要稿》："和剂局监官文、武各一人。大宗正司一人，小使臣一人，巡防内和剂局兵十一人，和剂局专知官一人，分手二人，书手二人，生药库手一人，杂买务辨验药材官一人，和剂局修合官一人。"(30)

和剂局和熟药所在当时还制定了一些必要的制度和条例。如在南宋初曾公布了夜间值班卖药人员循忽职守时的惩处法令：

《宋会要稿》："绍兴六年（1136年）十月四日，诏：熟药所、和剂局监专公吏轮留宿值，遇夜间民间缓急赎药，不即出卖，从杖一百，科罪。"(31)

关于"和剂局"和"惠民局"两个机构的职责分工方面，大体上是前者以制药为主，后者以卖药为主。但也不限于此，二局均兼办其他一些工作。它们的具体职责可分述如下：

惠民局的主要职责有四，即：

1. 卖药——即将和剂局经过加工制造的药物出售于民间。从出售的药物种类来看，基本上是以出售"熟药"（也就是根据药物配方制好的药品，包括丸、散、膏、丹等）为主。可能也兼售生药（主要是组成方剂的各种饮片类单味药品）为辅，不过详情还不得而知(32)。

这种官办药铺和民营药铺的最大不同之点就是：前者一面是派官员负责经营业务（即"有官监门"——周密氏）；另一方面，也有些"半施药"的性质。因此药价的取费是较民营药铺为低的。据说，一般药价约低兼于市价1/3左右，正如周密氏所说的：《癸辛杂识》："和剂惠民药局……出售则各有监官，皆以选人经任者为之，谓之京局，官皆为异时朝士之储，悉属之太府寺。其药价比之，直损三分之一。"(33)

2. 施医——除了卖药之外，由于药局本身多设有专职的医生，因此又可作为官方施医的机构。其中包括对于贫苦的人，有病的囚犯，在兵灾、天灾或疫病流行时的难民等，予以免费或减费。例如：

《宋会要稿》："元祐八年"（1093年）（四月二十六日）诏：'近日在京军民疾患，难得医药可措，于太医局选差医人就班直军营坊巷，分认地，分诊治。开封府郡提举合药，并日支食钱。'"(34)

上文虽未提出是由"熟药所"担任"诊治"与"合药"，但这时在开封已成立了由太医局领导的"熟药所"，即和剂惠民局的前身。既然文中提到由太医局派医"诊治"与"合药"，当然主要还是由"熟药所"担任。

同上："（绍圣元年）（1094年）（闰四月二十日）三省言：'京师疾疫。'诏：'太医局熟药所即其家诊视，给散汤药。’”[35]

同上：“绍圣元年（1094 年）四月一日，诏：访闻在京军民疾病者众，令开封府关太医局，取熟药疗治。”[36]

同上：“崇宁三年（1104 年）十月十四日，臣寮言：欲望行临安府。……遇有无倚病人，……轮差医人专切开治，所用汤药，太医熟药局关请。”[37]

同上：“大观二年（1108 年）三月，西京民庶疾疫，……令修合汤药。”[38]

同上：“宣和五年（1123 年）六月五日，中书门下省言：细民阙药，已令翰林院差医官四员，遍诣临安府城内外看诊，其合用药于和剂局置历支。”[39]

同上：“（元符三年）（1110 年）三月二十三日，诏：‘以疾疫，令太医局差医生分诣闾巷医治。’……八月四日。诏：‘诸路应岁赐药钱处，遇民疾时，州县委官临视，医人诣巷，随其脉，给药。’”[40]

以上都是北宋时期的一些记载，在南宋时期，惠民局的施医记载有：

《宋会要稿》：“（绍兴七年）（1137 年）七月二十四日。诏：‘健康内外居民病患者，令翰林院差官员四，分诣看诊。其合用药，令户部药局应副。’”[41]

同上：“（绍兴十六年）（1146 年）六月二十一日。尚书省言：‘方此盛暑，虑有疾病之人，昨在京日，差医官诊视，给散夏药。’诏：‘令翰林院差医官四员，遍诣临安府城内外看诊，合药。令户部行下和剂局应副。候秋凉日，住罢。’其后每岁降诏，同此。”[42]

同上：“（绍兴十六年）（1146 年）六月十一日。诏：‘方此盛暑，切虑庶民缺药服饵，令翰林院差医官四员，遍诣临安府城内外看诊合用药，仰户部行下和剂局应副置历支，……差拨担药兵十二名，候秋京日住罢，每岁依此。’”[43]

按：上面所说的：“其后每岁降诏，同此。”的说法，是指在以后每年的盛夏时，即差医在临安治疗给以夏药的事。像这类的事如在《宋会要稿·食货五十九之三十三》中所记的 1156 年（绍兴二十六年）时所散放的夏药，就是一个例子。同类的例子就不再例举。

《宋史》：“（绍兴二十一年）（1151 年）（六月）辛已，命大理三衙及州、县，和药剂、疗病囚。”[44]

《中国医学史》：“宋孝宗时（1163～1189 年）遇有贫困之家及水旱疫疠，也由（惠民）局给药剂，官兵还发给大量的夏药。

隆兴三年（1164）年两淮因金人蹂躏，疫疠盛行，便赈济了药剂四万帖，并使臣遍诣两淮乡村散发。”[45]

《宋会要稿》：“（淳熙十四年）（1187 年）正月二十七日。诏：‘军民多有疾疫之人，可令和剂局取拨合用汤药，分下三衙，并临安府各就本处医人巡门俵散。’

二月八日。浙西提举罗点言：“本路州县疫气大作，居民转染，多是全家病患。臣遂就局修制汤剂给散，选官监督。各州职医巡门置历抄札患人，逐一医治。（下略）”[46]

同上：“（嘉泰三年）（1203 年）（五月十六日）臣僚言：‘……宜命太医局选民间所常用及试有效，简要可行之方，集为一部，颁之诸路。……诸州拨常平钱收市，药物合成丸散，贱价出卖，以济民。略收利息，以供官吏之费，使本钱不耗，为循环之用。’从之。”[47]

《宋史》：“（淳祐八年）在南宋京城临安还专门设立了一处称为‘施药局’的机构，”即：

"施药局——淳祐八年五月有旨：令腐尹赵与（筹），以民间盛暑，病者颇多，因创局制药。命职医分行巷陌诊视与药。月为费数方，多所治疗。十年二月得旨，降钱十万，令多方措置以赏罚课医者，究心医诊。"(49)

等都是一些例子。

此外，在浙江明州地区官办的惠民药局每年在春、秋两季都开展向群众施药的活动。其中有记录可查的有以下一些：

"宝祐五年（1257 年）散药二千八百三十五贴。

宝祐六年（1258 年）（按，此处原有脱文）。

开庆元年（1259 年）散药二千四百九十三贴。"(50)

3. 编辑与修订"药局方"——"药局方"是指在药局中据以从事进行成药配方时的一种方书，基本上其意义是略与后代药铺中的"成药仿单目录说明"的性质相同。但是由于它是一种官定的方书，因此，不论在政治或学术方面都曾起了很大的作用。

药局方的用途，一方面可以使药局根据这种"局方"所规定的药品成分、剂量等加以正确地修制各种成方（所谓"熟药"的成方）；而且也可以帮助医家与病家得以认识各种成药的组成与用途。关于这个问题，后面我们还要较详细地说明。

4. 其他——除了以上三个主要的职责外，药局方面还有其他的一些任务。例如其中有：

（1）随时收集民间的各种有效验方，以供修订"药局方"的参考。如：

陈师文氏："自创局以来，所有之方，或取于粥药之家，或得于陈献之士。"(51)

（2）医治军队士兵，救治难民。

《宋会要稿》："元丰元年（1078 年）四月二十一日，诏：'太医局选医生十人，给官局熟药，乘驿诣曹村决河，医治见役兵夫。'"(52)

（3）药局还可以供应当时官办的慈善机关（如安济坊）中病人们的医药。如：

《宋会要稿》："绍兴十三年（1143 年）十月十四日臣寮言：'欲望下行，临安府、钱塘、仁和县，踏逐近城寺院，充安济坊。遇有无倚病人'令本坊量支线米养济。差医人一名，专切看治，所用汤药，太医熟医局关。"(53)

（4）整顿不合格的药品

如：在 1156 年（绍兴二十六年）时，曾下令惠民和剂局把陈旧的药物及时的毁掉，并随时加以检查(54)之类，这里不再例举。

在和剂局的职责方面，主要是以药物的加工和制造为主。其中包括：

1. 炮炙出售药物——主要是按《和剂局方》书中的配方，炮炙监制各种熟药（包括丸、散、膏、丹等）供惠民局（或熟药所）的门市出售民间。

《和剂局方》一书是当时和剂局熟药所的一种制造熟药（成药）的药方配本，按药物的用途分类记述了各种丸、散、膏、丹、酒……等制剂的药方。(55)

为了加工炮炙各种熟药所需用的原料药材（即生药）。其来源主要是在全国各地药材生产地收购。

《宋会要稿》："崇宁元年（1068 年）十月十六日，诏：户部员外郎周产质言：'熟药所买诸色生药，……仍委提举司常切催促其逐州、军递年所收买药材，……具状解发到所，依数支还熟药前去。'从之。"(56)

收购来尚未加工的生药材一般都贮存于“官药库”内，以备配合熟药时临时支取。并且根据库存情况在前一年事先作出预算，以便采购。并要求尽量达到药材的质量良好，品种齐全的目的。

《宋会要稿》：“政和二年（1112年）七月八日，诏：‘今后各剂局岁用药并先于在京官药库据见在库数取发。如无及不及，即前一年春季计度一年所用之数，诏诱客人，以出产甚好材料，令兴贩前来申卖。至年终买不足，即据所阙数令户部下出产处以封椿钱和买，限当年冬季以前，附纲起发到大观库送纳，听本局据合数取拔。’”(57)

凡和剂局制造的熟药（成药）均加盖“和剂局记”四字的标记。

《宋会要稿》：“绍兴六年（1136年）十月四日，诏：‘药局印记’‘和剂局记’四字为文，熟药所东、西、南、北四所，各以之记六字为文。……撰合假药，伪造贴字印记，作官药货卖，并依伪造条法。”(58)

2. 炮炙供奉药物——宋代供奉帝王应用的药品，一般均由当时内廷中的“御药院”担任炮炙合药。而这里所说的和剂局的职责，主要是制成的季节性“暑药”及“腊药”，供给帝王每年发放大臣、王公等的时令药品之需者。

以上两种和剂局的职责，均可引用潜友说氏的说明如下：

《咸淳临安志》：“惠民和剂局（按，即和剂局）……制药以给太平惠民局；与暑、腊药之备宣赐者。”(59)

又，在《宋史》中记载：

“和剂局、惠民局——掌修合良药，出卖，以济民疾”(60)的说法。

此外，依《宋会要稿》所记载是：

“和剂局，修合汤药，应副诸局给卖。”

又：“和剂局，杂买务、药材所隶焉。”(61)

宋，吴自牧《梦粱录》：“惠民和剂局在太府寺之右，制药以给惠民局……惠民局则藏熟药价货以惠民也。”(62)

关于和剂局制成药物以备帝王宣赐大臣的目的方面，多是根据每年一定的季节来决定的。其中，朝廷在每年之末，均赐予高级官员及亲王等以“腊药”（一种冬天预防中寒的药物）；而夏天则赐以“暑药”（夏天预防中暑的药物），如：

《武林旧事》：“腊日赐宰执、亲王、三衙从官、内待、省官并外阃、前宰执等腊药，系和剂局进造（原注：宋刻、‘局’下有‘方’字），及御药院，特诣制造银合，各一百两，以及五十两，三十两各有差，伏日赐暑药亦同。”(63)

这种季节性馈送药物的数量，每年都是很多的。正如《宋会要稿》一书中所记的：

“孝宗隆兴元年（1163年）以都省言：‘和剂局逐年所支三衙官兵夏药二十余万贴。’”(64)

在宋代政府馈送大臣们“腊药”的内容中，也包括了“口脂”和“面药”两类冬日保护口唇及面部皮肤的药物（防冻药）。关于口脂和面膏的药物配方最早见于我国唐代的医书《外台秘要》中（见卷32）(65)。而这种馈药的风习，据说也早在唐代时期即已开始了。例如：

《提要录》：“唐制，腊日赐宴及赐口脂、面药。”(66)

《文昌杂录》：“唐，岁时节物……腊日则有口脂，面药。今（指宋代——著者）岁时遣问略同。"[67]

《岁时记》："腊日，国朝旧不赐口脂、面药，熙宁初（1068 年）始赐。"[68]

《景文龙馆记》："三年腊日……赐口脂、腊脂。"[69]

宋代政府除了分赠大臣们以暑、腊药的"熟药"外，有时也分赐以贵重的"生药"，其中如牛黄、丹砂等。

《岁时记》："腊日，政府以供堂钱制药，分送诸厅。其后，多分送药材，如牛黄、丹砂、龙脑、金银箔之类。张杲卿秉政日，独以为伤廉，不受。开封府及旧三司则集众钱，合和均分，他官入钱，皆得之。外郡亦然。"[70]

不过，上面所记的宋政府所赐的口脂、面药，以及贵重生药等药品是否系由和剂局监制的，还是由当时的御药院监制，因未明文记载，仅能录供参考。

3. 其他——和剂局还要经常向各地收买药材，以鉴定真伪[71]；以及承制馈送国际方面的药物（如 1076 年时，制造"瘴药"30 种，并派使送往安南之类)[72]等任务。

炮炙治疗疫病药物——"瘴药"

《宋会要稿》："按熟药所立于熙宁九年六月，时逮太医局。其时诏令太医局修合瘴药，当是合药所承旨行之也。"

淳熙十四年（1187 年）正月二十七日，诏："军民多有疾病之人，可同和剂局取拔合用汤药，分下三街衙。"

二月八日浙西提举罗点言："本县（此处疑脱"及"字）三十县疫气大作，居民转染，多是全家病患。医遂就局修制汤制给散。"[73]

同上："熙宁九年（1076 年）诏：'太医局合治瘴药三十种，遣使臣斋付安南行营总管司。'"[74]

此外，和剂局在制药的技术上，还对于剂型的改良方面提供了简化汤药的服用方法。这种雏形的剂型改良，当然也是非常值得我们重视的。

关于这种剂型改良的记载，可以考之今日尚存的《增广太平惠民和剂局方》一书中，在该书内曾将古典医书中所记的一些重要的"汤方"，如"桂枝汤"、"麻黄汤"、"小柴胡汤"、"大青龙汤"……等汤方，在其所记载的加工炮炙方法上，均一律改为研成细末的"散"剂药型。

我们知道，《和剂局方》一方乃是宋代和剂局内监制药物的标准方书。那么这种将"汤"方中的饮片改变为药末形的散剂方法，也就是所谓"煮散"法，不仅简化了商业的配制及包装等过程，而且也节省了病家的煎煮等手续。因此，和剂局在提供剂型的改良方面，也是起到很大的作用的。

上面所说的都是药局的分工与职责。

在药局的内部组织与制度方面，可以举出《宋会要稿》一书中的记载来看，即：

"绍兴六年（1136 年）七月十六日。朝旨：'和剂局，熟药所监官每月从本部于一文息钱内添支犒设钱一十贯文。'

同日，诏：'卖到药钱，每五日一次送纳药材所。'

同日，诏：'熟药局及和剂局差拨兵级巡防。内：和剂局一十人，卖药局各四人。'

同日：诏：'熟药四所，分轮双、只日启、闭。遇启，即出卖汤药；遇闭，即计算前一日卖到钱数，编排见在。'"[75]

在对待药局人员违反制度时的惩戒办法方面，也有规定。

同上："是年（绍兴六年）二月二十三日，朝旨：'今后交跋到熟药，虚称阙绝者，并从太寺觉察，从杖一百，科罪。'"

同上："（绍兴六年十月八日）诏：'熟药所和剂局监专公吏轮流宿直。遇夜，民间缓急赎药，不即出声，从杖一百，科罪，'"(76)

同上："同日，诏：'药局作匠，并不得占使。如违，从杖一百，科罪。'"(76)

关于药局的商业性质方面，从现有的记载看来，一般均系由国家给予一定的本钱，然后根据经营所得一定利润，再上交国家。例如：

《宋会要稿》："元丰元年（1078 年）四月二十四日，三司言：'太医局熟药所，熙宁九年（1076 年）开局，至十年（1077 年）六月，收息钱二万五千馀缗，计倍息。'诏：'……减磨勘三年，依条给赏，自今二年一比较。'"(77)

同上："崇宁二年（1103 年）五月九日，吏部尚书何执中言：'太医熟药所，其惠甚大，当推之。'"(78)

可见，这种官办药铺的利润方面，正像上面所记的："倍息"、"其惠甚大"的说法一样，乃是相当之高的。这个问题，除了上面所举的材料外，南宋人周辉氏也谈到了在北宋时代的首都地方药局每年收入仅息钱平均即有四十万（缗）之多。这个数字是较之上面所记的北宋最初开办了第一个熟药所时（1076～1077 年），在第一年内的利息收入共二万五千馀缗的阶段，共增长了十六倍之多，足徵这种官家举办的卖药机构，实质上已具有变相的剥削性质的为当时统治阶级服务的商业性质。

《清波杂志》："（上略）（北宋首都药局——著者注）岁得息钱四十万，以助产户部经费。

今行在所置（药）局（指南宋首都药局——著者注），岁课虽视昔为损，意其在夫羡赢，其于拯民瘼，施实惠，亦云博矣。"(79)

上面所说的南宋时首都药局每年收入虽较之北宋首都药局略有减少，但是作为统治阶级服务的剥削性质并未改变，而其利润收入也还是不少的。

此外，如果从元代所设立的惠民药局组织的经营方法看来，也是有供我们参考价值的。元代惠民局的经营方法主要如下：

《元史》："（太宗九年）置（惠民药局）——给银五百，定为规运之本。

（中统四年）复置局于上都，每中统钞一百两，收息钱一两五钱。"(80)

又："凡局皆以各路正官提调，所设良医，上路二名，下路府、州各一名。其所给钞本，亦验民户多寡，以为等差，今并著于后：

腹裹——三千七百八十定　河南行省——二百七十定　湖广行省——一千一百五十定　辽阳行省——二百四十定　四川行省——二百四十定　陕西行省——二百四十定　江西行省——三百定　江浙行省——二千六百一十五定　云南行省——真则一万一千五百索　甘肃行省——一百定。"(81)

以上所举虽是一个元代时的材料，但也可以间接看出宋代的惠民局的性质，实际上恐怕仍不外乎是一种官家经营的企业性的机关罢了。

三、"药局方"的产生

前面已经说过，为了使官办药局所制造的"熟药"配方有所准绳，因此也相应地产生了这方面简称为“局方”的著作。

局方的最早出现，是在北宋政府于1076年开始成立“卖（熟）药所”以后几年的事。即在汴梁成立卖药所的后二、三年，相当于神宗元丰中（1078～1085年）时，曾为了编辑局方的目的，下诏普遍征求民间有效良方，并集中到太医院内加以试验后，依方配药，发卖民间。同时将这些成方编辑成书，刊行于世，这就是“太医局方”一书[82]。其经过如下：

《文献通考》：“《太医局方》十卷。晁氏曰：‘元丰中，诏天下高手，各以得效秘方进，下太医局验试，依方制药，粥之，仍模本传世。’”[83]

从上面的记载看来，可以知道，这部太医局方的性质和在此以前的历代由朝廷官员们纂集民间效方所编纂的官订方书的性质有所不同。也就是在前者方面是具有了制造与出售药物商品的仿单说明性质，而后者则是纯粹作为处方汇编性质出现的。

其后不久，于1103年“卖药所”名称改变为“惠民和剂局”，与组织扩大为七个药局后，随着业务的日趋开展，这种局方的内容也逐渐有所增补与修正，并刊行过一种“和剂局方”（正式书名不详）。不过，此书刊行后不久，即由于错误之处极多，而不能不另行修订，这次的修订原因是如下的：

“（上略）又设太医局熟药所于京师……爰自崇宁，增置七局，揭以和剂，惠民之名，俾夫修制、给卖各有攸司。……然自创局以来，所有之方，……未经参订，不无舛讹，虽尝镂板颁行，未免传疑承误。（下略）”[84]

最初正式修订《和剂局方》的一次记载是在大观中（1107～1110年）由医官陈师文、陈承、裴宗元等氏所修订的，陈氏等并撰有修订后的上书表一文[85]。这次修订后的《和剂局方》[86]共五卷[87]。这次的刊本又可简称为“大观本”，大观本《和剂局方》的特点是：全书共分为“二十一门，二百九十七方”[88]。

到了南宋时期，绍兴十八年时才正式产生了“太平惠民局”之称。其后三年（即绍兴二十一年，1151年）才重新修订刊刻《局方》（所谓“监本药方”，简称“绍兴本”）问世[89]。恐怕这时才正式有《校正太平惠民和剂局方》之称出现。

绍兴本的《和剂局方》，原本虽也早已失传，但在今存的《增广太平惠民和剂局方》一书各卷中，于原旧的处方之后，均标记以“绍兴续添方”数字，作为绍兴时补充的药方。据此统计各卷中绍兴新添的药方总数，共72方。

到了1208年时（嘉定元年），太医助教许洪氏又将绍兴监本的“局方”一书加以重新校订后附以注释，并且分门别类地加入了吴直阁氏的《得效名方》和当时全国各地诸药局的经验秘方，此外在本书中，还合刊了许氏自撰的《太平惠民和剂局方指南总论》三卷一书（为一部解释局方一书中药性的著作）[90]。许氏的这次校补注释后的书名，即《增广太平惠局和剂局方》共十卷（除《指南总论》三卷外）[91]。在今存本的《增广太平惠民和剂局方》一书各卷中，均记有“吴直阁增诸家名方”及“续添诸局经验秘方”二标题。据著者统计，前者所增之方数共98方，后者所增之方数共133方。

此后经过了宝庆（1225～1227年）、淳祐（1241～1245年）等年代，在药局方面均对此书有所增补。据今存本的《增广太平和剂惠民局方》一书看来，于各卷中均记有：“宝庆新增方”及“淳祐新添方”二个标题。据著者统计，前者共67方，而后者共42方。

到了元代以后，本书经过多次增删过程，已有多种不同刊本。如《四库全书》本全书共14门788方，而《学津讨源》本则为14门674方[92]。上述二本的内容出入也有很多[93]。这里就不再逐一介绍。

四、官办药铺的缺点

宋代的这种官办药铺，在当时的条件下，一方面虽是具有着进步的意义，但另一方面也是具有着一定缺点的。这种官办药铺的缺点可以从两方面来认识。

首先在政治方面，由于药铺企业化，并且演变成是一种剥削性质官办商业的结果，致使药局内部的某些官员方面产生了不懂药材和贪污舞弊的一些现象；出售的药物方面也产生了品质低劣、药料剧减、伪药代真的现象；对于当朝权贵方面则产生了阿谀奉承的现象等。因此，对于广大的劳动人民来说，很难起到应有的救济作用。正如宋人俞文豹氏所揭露的：

《吹剑录外集》："惠民局以药材贵而药价廉，名虽存而实则泯，职其事者，太府丞也，非惟药材不能通晓，而骤迁倏易，亦不暇究心职业。所谓四局官，止于受成，坐肆而已。惟吏辈处其间，出入变化，皆在其手。药材既苦其恶，药料又减亏。稍贵细药，则留应权贵之需。四局所卖者，惟汎常粗药，缺者多，而赎者亦罕。一局输费，为数不赀，民受其名，吏享其实。故都人谓惠民局为惠官局；和剂局为和吏局。"[94]

当时为了杜绝违法现象，虽曾制定了一些相应的法令，如：

《宋会要稿》："隆兴元年（1163年）五月二十八日，诏：……和剂局所管药材，内有贵细物，除偷出门一节已有监官亲事官搜检罪尝外，……许人告，赏钱二十贯。监临不觉察，同罪。"[95]

但这类法令只是表面文章，实际上，南宋时期药局内部营私舞弊的活动还是相当严重的。在这里我们还可以从南宋·周密所揭发的药局内部情况中看出：

《癸辛杂识》："和剂惠民药局。……然弊出百端，往往为诸吏、药生盗窍。至以樟脑易片脑；合附易川附，囊橐为奸，朝廷莫之知，亦莫能改也。凡一剂成，则又皆为朝士及有力者所得。所谓惠民者，元未尝分毫及民也。独暑药、腊药分赐大臣及边帅者，虽隶御药，其实（和）剂局为之稍精致。若至宝丹、紫雪丹之类，固非人间所可办也。"[96]

可见，这种表面上披着"惠民"之名的药局，实际上仅是一种变相的纵容官吏贪污、剥削甚至害人（以伪药代真药）的机构而已。

其次在医学界方面，由于《和剂局方》一书的产生，也直接对于当代的内科学方面产生了影响。其中特别是由于本书是一部官订的方书性著作，因而促成了药局方面，墨守成规；医家方面，不求深造；和病人方面的盲目检方用药的一些流弊，加之《局方》的内容方面也有若干值得考虑与斟酌之处。因此，金代名医朱丹溪氏就曾专门写过一部批评性的《局方发挥》著作。他在序言中提到：

"《和剂局方》之为书也，可以据证检方，即方用药，不必求医，不必修制，寻赎现成丸散，病痛便可安痊。……自宋迄今，官府守之以为法，医门传之以为业，病者恃之以立命，世人习之以成俗。然予窃有疑焉。……今乃集前人已效之方，应今人无限之病，何异刻舟求剑，按图索骥，其偶中难矣。"[97]

此外，在《和剂局方》一书中的错误之处可能还是很多的，如周密氏所说的：

《癸辛杂识》："若夫《和剂局方》乃当时精集诸家名方，凡经几名医之手，至提领以从官内臣参校，可谓精矣。然其间差讹者亦自不少。且以牛黄清心丸一方言之。凡用药二十九味，其间药味寒热讹杂，殊不可晓。尝见一名医云：'此方止是前八味，至'蒲黄'而止。自'干山药'以后凡二十一味，乃补虚门山芋丸。当时不知缘何误写在此方之后，因循不曾改正。'余因其说考之，信然。凡此之类，必多有之。"(98)

五、官办药铺的进步意义

官办药铺虽然具有着不少缺点，但在当时条件下，在推动药物商业的发展和对于内科学的帮助方面还是具有一定的进步意义的。在这方面，可以分为两方面来说明。

先就《和剂局方》一书对于内科学的影响方面来看。前面已经说过，《局方》一书的出现，是曾起了一些消极作用的。但是另一方面本书中所保留下来的真正有效治疗方法还是有一定数量的，因此本书仍为广大的医家所重视，例如明代医生张景岳氏、俞弁氏等都曾先后指出过。

张景岳氏："至若《局方》一书，虽云多用热涩，然于实热新邪，岂云皆用此法？……岂《局方》专以热涩为用，而可斥其非耶？……其中或过于粉饰者，料不能无，而真效之方，必亦不少。"(99)

俞弁氏："或问曰：'《和剂局方》，凡丹溪《发挥》辨之详矣。戴原礼乃丹溪高弟，今观其所著《证治要诀》方论，皆祖《局方》，何也？'余曰：'《局方》亦何负于人哉！前后活人，不知其几。丹溪但辨其用药者误耳，非方之罪也。（下略）'"(100)

《和剂局方》一书在民间广泛流传的情况一直到了明代，像当时的小说中也经常提到此书的名称(101)，就可见一般了。

《和剂局方》不仅在国内的影响很大，进而传入日本。而在日本的镰仓、室町时代左右，中国的《和剂局方》一书已形成为日本内科学方面的主要学派之一(102)。可见，本书在内科学的推动作用上还是有着一定贡献的。

其次，再就药局的事业组织在当时及后代的影响方面来看，宋代所首创的这种药局形式，对于当时的北朝金国与蒙古以及其后的元、明各代都得到了相应的承继与发展。这里不妨简介如下：

在金政府方面：

于1154年（金废帝贞元二年，相当南宋初绍兴24年）时，金政府开始设立了惠民局。

《金史》："（贞元二年十一月）是月，初置惠民局。"(103)

到了1233年（相当宋理宗时）金政府又新设了惠民司。

同上："（天兴二年（1233年）八月辛丑）（设）惠民司，以太医数人，更直病人，官给以药，仍择老年进士二人为医药官。"(104)

在蒙古（后改称元）政府方面：

于1237年（相当南理宗时）始于燕京等十路地方均置惠民药局，以奉御田、太医王璧、齐揖等为局官。(105)

到了1260年（相当南理宗时）又在大都地方（即今之北京）有成都一路开设药局。

同上："大都惠民局，秩从五品，……中统二年始置，受太医院札。"(106)

同上：“（中统二年五月）诏成都局路置惠民药局，遣王祐于四川等路采访医儒僧道。”(107)

同上：“世祖中统二年，又命王祐开局。”(108)

1263年（中统四年，相当宋理宗时）又增置药局于上都（即开平府）。

同上：“上都惠民司，提点一员，司令一员，中统四年始置。”(109)

1266年（至元三年，宋度宗时）又命太医官统管各路药局。

同上：“（至元三年五月）敕太医院领诸路医户、惠民药局。”(110)

1268年（至元五年）又成立了西夏惠民药局。

《续文献通考》：“至元五年七月，立西夏惠民药局。”(111)

1288年（至元二十五年）曾一度撤销了这种药局组织机构，直到1299年（大德三年）时才重新恢复。

《元史》：“至元二十五年，以失陷官本，悉罢革之。至成宗大德三年，又准旧例，于各路置焉。”(112)

同上“大德三年春正月置各路惠民局，择良医主之。”(113)

以上是元代的惠民局，到了明代初期，仍然相沿旧制，遍设全国。正如《明史》所记：

“（洪武三年）（1370年）置惠民药局。府设提领、州、县置官医，凡军民之贫病者，给之医药。”(114)

可见，这种官办药局的形式，一直在金、蒙古、元、明各代中被保存下来，并且推广到全国各地的府、州、县等地方去，成为社会上的一般药商组织。不过到了清代以后，这种惠民药局的名称已不复存在，而被其他形式的机构所代替了。

【注释】

(1)《宋会要稿·职官二十七之十二》(依北平图书馆影印本)。

(2)《宋会要稿·职官二十二之三十七》。

(3) 见宋人陈师文等氏所上《惠民和剂局方》之表（原文载于今通行本之《增广太平惠民和剂局方》一书卷首)。

(4) 依《宋史》卷一百六十五，职官志五，太府寺一节中：“崇宁中，置药局七，添丞一员点检。”而同卷的“所隶官司有五”一段中则记有：“和剂局、惠民局”的记载。此外，陈师文等氏表略同上，均未记以崇宁几年。《中国医学史》（未定稿）则迳记以崇宁二年事。

(5)《宋会要稿》职官二十七之二十一至二十二。

(6) 见周辉氏《清波杂志》(1192年著) 卷十二（依进步书局铜印小字本)。

(7)“熟药惠民南局”一称见孟元老氏（幽兰居士)《东京梦华录》卷二，东雀门外街巷一节；而“熟药惠民西局”一称可见同书卷三，大内西右掖门外街巷一节（依《学津讨源》本)。

(8)《宋史》卷一百六十五，太府寺：“宣和三年减罢。”

(9) 绍兴六年的记载，系依《宋会要稿》职官二十七之六十六，“惠民和剂药局”一节，但依南宋人潜友说氏《咸淳临安志》卷九，行在所录，监当诸局一节，则记为绍兴五年，即：“太平惠民局……绍兴五年置，从户部侍郎王俣之请也。”（依道光时汪氏仿宋刊本)。不过这时的药局，尚无“太平”二字之称，引文中所记的“太平”二字乃系潜友说氏依当时的局名所附加者。此外，又依南宋人王应麟氏《玉海》卷六十三，艺文·艺术一节中所记，也是绍兴六年，正月四日所置，与《宋会要稿》之说相同(宋史无此记载)，故今据之。

（10）王应麟《玉海》卷六十三，艺文·艺术邢（依光绪九年，浙江书局刊本，第三十一册）。

（11）《宋会要稿·职官二十七》惠民和剂药局一节。

（12）王应麟《玉海》卷六十三，艺文·艺术一节。

（13）王应麟《玉海》卷六十五。

（14）《宋会要稿》职官二十七。

（15）《宋会要稿》职官二十七。

（16）王应麟《玉海》卷六十五。

（17）见南宋乾道时人周淙民《乾道临安志》卷第一，“局”一节中（依商务印书馆，《丛书集成》（铅印）本第3215册，P. 12）。

（18）《宋史》卷四十三，理宗纪三，又可见《续文献通考》卷三十二，国用三，振恤一节，略同此。

（19）吴自牧氏《梦梁录》卷十三，铺席一节（依《学津讨原》本）。

（20）潜友说氏《咸淳临安志》卷九，行在所录，监当诸局一节（依道光汪氏仿宋刊本）。又依吴自牧氏《梦粱录》卷九，监当诸局一节略同此。

（21）见《增广太平惠民和剂局方》一书卷首陈师文等氏之表（依《学津讨源》本）。

（22）《宋会要稿》太府寺职官二十七之十七。

（23）《宋会要稿》太府寺职官二十七之二十一。

（24）见《宋会要稿》职官二十七：“（绍兴二十一年）闰四月二日。诏‘诸路常平司，下令府、州、军，将熟药所并改作太平惠民局。’”

（25）周密氏《癸辛杂识》别集上（九）（依汲古阁刊本）。

（26）《中国医学史》（中医研究院，未定稿，1956年）P. 75。

（27）《古今图书集成·博物汇编·草木典》第二十一卷，药部艺文，一之十。

（28）见《开庆四明续志》卷上，惠民药局。

（29）周密氏《癸辛杂识》别集上。

（30）《宋会要稿》职官二十七之六十六至六十八。引《中兴会要》。

（31）《宋会要稿》太府寺职官二十七之六十七。

（32）依吴自牧氏《梦粱录》卷九，监当诸局一节所说：“太平惠民局，置五局，以藏熟药，假货以惠民也。”仅是提到“熟药”，未及“生药”。不过，又依《宋会要稿》职官二十七“惠民和剂药局”一节，则有下面的记载，即：“（绍兴六年）1131年（七月十六日）诏：‘熟药四所，分轮双、只日启、闭。遇启，即出卖汤药。’”从上文中所说的“出卖汤药”一语看来，可以推测药局所出售的药物是以熟药为主，但也是包括了某些生药饮片中的“汤药”的。

又，考之今存的《增广太平惠民和剂局方》一书中所记的配方，虽以熟药剂型的“丸”、“散”、“膏”、“丹”为主，但也有若干汤药的配方杂于其中。如细查这些汤药配方的制药方法时，则均系将该处方中各种饮片研成细末，也即改汤为散的剂型方式。故虽仍保留“汤”名，但实质上已成为熟药性质的“散”药了。至于上引《宋会要稿》中所记的“汤药”，是否即系指此种散剂形式的“汤药”而言，还不敢确定。

（33）周密氏《癸辛杂识》别集上（九）（依汲古阁刊本）。

（34）《宋会要稿》食货五十九之五。

（35）《宋会要稿》职官，太府寺二十七之十六。

（36）《宋会要稿》职官二十二之三十八。

（37）《宋会要稿》食货六十八之一百四十（补食货六十之九）。

（38）《宋会要稿》食货五十九之七。

（39）《宋会要稿》职官三十六之九十七。

（40）《宋会要稿》食货五十九之六。

（41）《宋会要稿》食货五十九之二十九。

（42）《宋会要稿》食货五十九之三十一。

（43）《宋会要稿》职官三十六之一百四。

（44）《宋史》卷三十一，高宗纪七。

（45）中医研究院《中国医学史》（未定稿）（1956 年）。

（46）《宋会要稿》食货五十八之十七。

（47）《宋会要稿》食货五十八之二十五。

（48）《宋史》卷四十三，理宗本纪。

（49）见《淳临安志》卷七，“施药局”。

（50）引文见《开庆四明续志》卷二，惠民药局。每岁散药。

（51）陈师文等氏，上《惠民和剂局方》之表。

（52）《中国医学史》（未定稿）（1956 年）。

（53）《宋会要稿》食货六十之九居养院等杂录。

（54）《宋会要稿》职官二十七“惠民和剂药局”：“（绍兴二十六年）十月二十一日。诏：‘惠民和剂局，全户部委官相验，将陈损旧药，并行毁弃。’”

（55）《太平惠民和剂局方》。

（56）《宋会要稿》职官二十七之二七。

（57）《宋会要稿》职官二十七之二十一。

（58）《宋会要稿》职官二十七之六十六（引《乾道会要》）。

（59）潜友说氏《咸淳临安志》卷九，行在所录，监当诸局（依道光汪氏仿宋刊本）。又按，吴自牧氏《梦粱录》卷九，临当诸局一节亦有此说。

（60）《宋史》卷一百六十五，《职官志》第一百一十八，职官五。

（61）均见《宋会要稿》职官二十七之一。

（62）吴自牧《梦粱录》卷九。

（63）周密氏《武林旧事》卷第三，岁晚节物一节。

（64）《宋会要稿》职官二十七，惠民和剂药局。

（65）王焘《外台秘要》卷二十二。

（66）见宋人陈元靓氏撰《岁时广记》卷三十九引《提要录》一书（依《丛书集成》初编第 0181 册第 423 页）。

（67）见《古今笔记精华》卷四，风俗一节所引宋人庞元英氏《文昌杂录》。

（68）《岁时广记》卷三十九，引《岁时记》（依《丛书集成》初编第 0181 册第 423 页）。

（69）《岁时广记》卷三十九，引《景龙文馆记》（依《丛书集成》初编第 0181 册第 423 页）。

（70）《岁时广记》卷三十九，引《岁时记》，制官药一节。（依《丛书集成》初编第 6181 册第 424 页）。

（71）陈师文等氏《上惠民和剂局方表》云：“又设收卖药材，所以革伪滥之弊。”

（72）《宋会要稿》职官二上二之三十七：“熙宁九年（1076 年）诏：太医局合治瘴药三十种，遣使臣赍付安南行曹总管司。”

（73）《宋会要稿》食货五十八之一。

（74）《宋会要稿》职官二十二之三十七。

（75）《宋会要稿》职官二十七，惠民和剂药局。

（76）《宋会要稿》职官二十七，惠民和剂药局。

（77）《宋会要稿》职官二十七之十二。

（78）《宋会要稿》职官二十七之十四。

（79）周辉氏《清波杂志》卷十二（依进步书局石印小字本），又按：依周密氏《癸辛杂识》一书所记和剂惠民局，有："每岁糜户部缗钱数十万，朝廷举以偿之。"与《宋会要稿》及周辉氏之说不同，今依《宋会要稿》及周辉氏之说。

（80）《元史》卷九十六，食货志四，惠民药局。

（81）《元史》卷九十六，食货志四，惠民药局。

（82）按丹波元胤氏于《医籍考》卷四十六，方论第二十四曾指出："《太医局方》与《和剂局方》本自不同，《提要》（按，指《四库全书总目提要》而言一著者注）误以此书为神宗时旧本重修，疏甚。"，但这种说法是不够正确的，其理由在后面的本文中还要谈到。

又按，汪寄良氏在他的"宋元流行最广的方书惠民和剂局方"一文（见《中华医史杂志》1953 年，第 2 号，第 84 页）也否认《太医局方》与《和剂局方》无关系的说法。

（83）见《文献通考》卷二百二十三，《经籍考》十，子部医家。又按，赵希弁氏《读书后志》也有此说。但作十三卷。

（84）陈师文等氏《上惠民和剂局方表》。

（85）陈师文等氏《上惠民和剂局方表》今被保留于《增广太平惠民和剂局方》一书的卷首（见《学津讨源》第十集或《丛书集成初编》第 1435 册；但未记撰文时的年代，今依王应麟氏《玉海》卷六十三，艺文，艺术，熙宁太医局一节。指以大观中校订者（依光绪九年刊本，第 31 册）。又，依赵希弁氏《读书后志》一书，同《玉海》之说）。

（86）经陈氏等修订后的正式书名不详，据《医籍考》卷四十六依《宋志》所记为："陈师文，校正《太平惠民和剂局方》"。但是据《慈云楼藏书目》（依丁福保等氏《四部总录医药编》中册，第 484 页转引）认为（"绍兴中，改熟药所为太平惠民局，以监本药方颁诸路。由'太平惠民'四字，乃绍兴重修时所加也。"）的论据，和我们在前面本文的"历史与沿革"所提到的材料中，都可以说这时的药局名称与书名均无"太平"二字之称。故《医籍考》所引的《宋志》中的"校正太平惠民和剂局方"一书名，当系在南宋绍兴时期以后的书名，决非陈师文等氏所修订时的书名。

（87）见《宋史·艺文志》卷六，子类，医家类（依《丛书集成》本第 0010 册第 122 页）及《玉海》卷六十三，艺文，艺术。但根据陈振孙氏《直斋书录解题》卷十三，医书类，则作六卷，据《医籍考》卷四十六，撰者丹波元胤氏的意见认为：陈氏作六卷者，是因为：'或析目录，别为一卷'的缘故。至于晁公武氏《读书志》记此书为十卷者，恐系指其后的绍兴本而言。

（88）见陈振孙氏《直斋书录解题》卷十三，医书类（依光绪九年，江苏书局刊本第四册）。又，王应麟氏《玉海》一书同此。又按：依赵希弁氏《读书后志》中所说，在大观本的修订中曾："校正七百八字，增损七十余方"的说法。但据著者考之性传世本《增广太平惠民和剂局方》一书中（依学津本），总计绍兴时的续添方总数共 72 方，不知赵氏所指"增损七十余方"是否系指绍兴时的"新添方"而言，还是在大观修订时的增损数字。

（89）王应麟氏《玉海》卷六十三，艺文，艺术，熙宁太医局："（绍兴）二十一年十二月十七日以监本药方颁诸路。"（依光绪九年浙江书局刊本第 31 册）

又按，《宋会要稿》职官二十七也有："（绍兴二十一年）十二月十七日。诏：'将太平惠民局监本药方，印颁诸路。'"

（90）许洪氏《注太平惠民和剂局方》的自序（1208 年）（按，此序文现收载于丹波元胤氏《医籍考》卷四十八，方论第二十四中）云："洪于供职暇日，谨证以监本，精加校定，……具药注于逐品之下。……仍并将吴直阁《得效名方》及《诸局经验秘方》，各随条类，附于本方之左。又编次和剂指南总论，以冠帙首。"

（91）见朱彝尊氏《曝书亭集》卷第五十五，跋十四，"书太平惠民和剂局方"一文（依《四部丛刊》涵芬楼影印原刊本第十三册），及《四库全书总目提要》。

(92) 依《四库全书》原本（北京图书馆藏书）之《太平惠民和剂局方》一书及其提要（载于卷首），及《学津讨原》本《增广太平惠民和剂局方》张海鹏氏跋（第10集，第9册卷尾）（依涵芬楼影张氏照旷阁刊本）。

(93)《四库》本与《学津》本的主要区别如下：

《四库》本与《学津》本各卷中的方数互有增损，举如；

卷一："诸风门"，《四库》本为83方，《学津》本为68方。

卷十，"诸汤门"，《四库》本为26方，《学津》本为18方。

卷十，《四库》本无"诸香门"，《学津》本则有4方。此外，《四库》本无陈师文等氏表、目录、及"绍兴"、"宝庆"……等新增方字样。

《四库》本与《学津》本均无许洪氏序，均有纪昀氏等之《提要》。盖《学津》本校《四库》本晚出也。又，《四库》本所附的《指南总论》三卷与《学津》本所附的《用药总论》三卷内容也完全不同，所记撰人姓名亦异。

以上仅系二本异同之大要，详当另撰文考之。

(94) 宋人俞文豹氏《吹剑录外集》第14—15页（依进步书局石印小字本）。

(95)《宋会要稿》职官二十七之六十七。

(96) 宋·周密氏《癸辛杂识》别集上（九）（依汲古阁刊本）。

(97) 朱丹溪氏《局方发挥·序》（依陈修园医书七十二种）本，上海大文书局铅印本）。

(98) 周密氏《癸辛杂识》别集上（九）（依汲古阁刊本）。

(99) 张景岳氏《景岳全书》卷之三，道集，传忠录下，辨丹溪二十九（依乾隆33年重刊，吴郡蔡照楼藏板）。

(100) 俞弁氏《续医说》卷一，医书，和剂局方（依上海文明书局，宣统三年铅印本第四页）。

(101) 可参考汪寄良氏《宋元流行最广的方书》一文所引《水浒传》中的话（中华医史杂志1953年第2号第85页）。

(102) 参见富士川游氏《日本医学史》第124页及第185页，（昭和16年版）。

(103)《金史》卷五，本纪五，海陵王本纪。

(104)《金史》卷十八，本纪十八，哀宗纪下。又按；《续文南通考卷三十二，国用三，振恤略同此。

(105)《元史》卷九十六，食货志四，惠民药局。

(106)《元史》卷八十八，百官志四，太医院。

(107)《元史》卷四，本纪四，世祖本纪。

(108)《元史》卷九十六，食货志四，惠民药局。

(109)《元史》卷八十八，百官志四，太医院。又，《元史》卷五，本纪五，世祖纪二，中统四年六月癸酉亦记有此说。

(110)《元史》卷六，本纪六，世祖纪三。

(111)《续文献通考》卷三十二，国用三，振恤。

(112)《元史》卷九十六，食货志四，惠民药局。

(113)《元史》卷二十，本纪第二十，成宗纪三。

(114)《明史》卷七十四，职官三，太医院。

（1995年9月《全国药厂药店史学研讨会论文集》）

7. 药学史学科在当代发展的现状和趋势

*本文系在中国药学会第十八届理事会第二次会议上的学术报告。药史学会部分委员提供了素材。

药学史是研究药物学发展的历史规律的一门学科，是整个药学不可分割的一部分。开展药学史研究，有利于总结药学发展的经验，促进现代药学的发展。为了更好地发展我国药学史研究，现将这一学科在国内外的现状和发展趋势作一介绍。

国内药史学科发展情况

国内药史研究在半个多世纪以来，主要集中在古代药史发展方面。近二三十年来，近现代药史研究有了较快的进展，到 80 年代初，终于形成了一支人数可观的研究队伍。1983 年，中国药学会药学史分科学会正式成立，成为全国药史研究的组织核心。以下就主要学术研究进展作一概述。

1. 中国药学通史与现代史

除杂志发表的一些中国药学史概述性文章外，50 年代陆续出现了一些药学史专著。特别是 70 后代后期，药史研究的深入发展导致了好几种药史专著问世。如北京中医学院编写的《中药简史》、薛愚等编《中国药学史料》（1984），黄胜白、陈重明的《本草学》（1988）。以及朱晟编内部印行的《中药简史》（1988），渠时光的《中国药学简史》（1970）。近年尚志钧等编的《历代中药文献精华》（1989）上编也对历代本草文献发展源流进行了探讨。台湾学者那琦的《本草学》（1976）前半部对古本草发展情况亦有系统介绍。现正在编写中的《中华本草》设有本草史专章，从本草学术发展角度探讨中国药学发展规律。

近现代药学史研究起步较晚，但发展很快。阶段性的、药学各专科发展的专论不断出现。比较系统的论著有张昌绍的《现代的中药研究》（1954）、李维桢的《中国药学现代史》等，分别叙述了旧中国及新中国建国以来的药学研究发展概况。

2. 古本草著作的整理与研究

古代本草著作的标点、校勘、辑佚、注释等工作是药史方面的重要内容。50 ~ 60 年代，一批重要的本草著作影印或排印出版。（如《重修政和本草》，《本草纲目》张绍棠本等）。80 年代以后，本草著作的辑佚、校点工作有了长足的发展。我国现存最古的药学著作《神农本草经》的辑校译释工作已列为部级重点课题。这几年辑校的古本草有《食疗本草》（谢海洲等辑，1984），《神农本草经校点》（尚志钧，1984），《本草经》（曹元宇辑，1988），《本草经》（王筠默辑，1989），《名医别录》（尚志钧等辑，1986），《图经本草》（胡乃长等辑，1988），《履巉岩本草》（郑金生考校，1990 年内部印行）等。尚志钧所辑《吴普本草》、《本草经集注》、《雷公炮炙论》、《药性论》、《本草拾遗》、《日华子本草》、《海药本草》、《本草图经》等书已油印行世。此外，已标点校勘出版的古本草还有《本草乘雅半偈》、《本草蒙筌》、《食物本草》、《本草衍义》、《汤液本草》、《饮膳正要》、

《草木便方》、《本草求真》、《本草从新》等。目前，这方面的工作正在深入开展。

3. 出土药学史料的研究

近几十年多种医药资料的出土，为研究我国早期药学发展情况提供了大量的新依据。继1975年《武威汉代医简》整理出版之后，马王堆汉墓的医书也相继出版。1978年首先出版了整理校注后的《五十二病方》。近年对马王堆医书中的药学资料及药材实物进行研究的文章已有数十篇，这是建国以来药史研究的重要进展之一。另一个重要进展是敦煌古医籍的研究。1989年先后出版的马继兴等《敦煌古医籍考释》、赵剑雄《敦煌医籍选释》二书，为研究敦煌医书中的药学史料提供了有利的条件。

在出土的药材实物研究方面，宋代泉州沉船中的香药研究，余姚河姆渡遗址的动植物调查，西安南郊何家村唐药考证等，也都取得了重要进展。

4. 单味药本草考证

70年代初期，经过比较深入的本草考证的药物有30余种（如当归、黄芪、地黄、鹤虱、牛膝等）。最近10年经考证的药品已有50余种（如秦皮、自然铜、巴戟天等）。谢宗万的《中药材品种论述》上中册已出版，里面不仅讨论了150余种药材的品种，而且在本草考证的理论上有所建树。黄胜白等的《本草学》，台湾学者那琦的《本草学》也分别对几十种中药材进行了本草考证。这方面的研究不仅对了解单味药的历史有重要作用，而且对当代中药的生产实际有所裨益。

5. 药学分支学科的专题研究

目前研究比较多的是中药的传统药理。已发表的几十篇论著对药性学说、归经学说、十八反、十九畏等均有较深入的探讨。近年来，王爱芳、邓青云对炮制、制剂的历史进行了初步整理。王孝涛等对多种药物炮制历史有了较深入的研究。中医研究院中药研究所印行的《历代中药炮制资料辑要》（1973），以及在此基础上更进一步提高的《历代中药炮制法汇典》（1980），是研究单味药炮制历史的重要参考资料。此外在药事制度、药物贸易、海洋药物、地方药史、药学中外交流史等也有一些研究。

6. 少数民族药史

近年来对少数民族药学史的研究发展较快。藏医的《四部医典》已译成汉文，由人民卫生出版社出版（1983）。据此对藏药的研究续有增多。在此以前，潘锦堂、罗达尚等就对《晶珠本草》、《四部医典》等书中的藏药进行了品种考订（1978）。藏药的发展概况可见于《古代藏医学史略》（1980）及拉萨市藏医院所撰专文中。蒙古族医药发展研究亦有一些报道。1979年，云南发掘出用彝文记述的彝族医药专著《明嘉靖间抄本》，对了解彝药发展史颇有意义。《滇南本草》中记载的少数民族药物也受到了药史研究者的关注。近年对《滇南本草》作者及版本的研究取得了新的进展。1990年5月广西召开的第五届全国药史本草学术会议上，有关民族药史的论文中开始出现了有关壮族、维吾尔族、苗族等少数民族药史的内容。

7. 药史人物的研究

近些年来，有关明代医药学家李时珍的研究文章和专著日益增多。在其生卒年、生平医药活动、治学态度、科学精神、学术成就等方面均有较深入的研究。此外，对陈承、吴其浚、赵学敏、兰茂等药学家也有一些探讨。另外一些研究文章中，就孙思邈、葛洪、陶弘景等医药学家对药学发展的历史作用进行了讨论。

近现代有关药史人物的研究进展迅速。《中国药学杂志》专辟有“药学人物”一栏，从 1981 年第 3 期开始，几乎每期都刊载一二篇药学专家传记。1983 年，中国药学会药史学会和中医研究院等单位分别举行了纪念生药学家赵燏黄诞辰一百周年的学术会议。

8. 医药工商业史

自鸦片战争至中华人民共和国建立的百余年间，我国的制药工业走过了艰难曲折的道路。传统的中药店、药行与西药店厂大多各有一部艰难的创业史，反映了半封建半殖民地社会药学发展的特殊性。这些情况在《中国药学史料》和《现代中国实业志》（杨大金编，1937）等书中已有初步反映。《中国近代工业史资料》（第 1、4 辑，1961）也收载了几篇介绍近代制药工业的文章。近年来，《中成药研究》及《中国药学杂志》（原《药学通报》）对厂店史陆续有所介绍。这两个刊物以及其它报刊相继介绍了一些老字号的中药店，如北京同仁堂、杭州胡庆余堂、重庆桐君阁、广州陈李济、沈阳天益堂、苏州雷允上等。还有一些文章介绍了上海信谊药厂、五洲药房、汉口民生药厂等西药厂史，并写出了有关近代上海药业及制药工业史方面的专著。

河北安国、河南百泉、江西樟树镇，为我国三大药都，素有“北有安国、中有百泉、南有樟树”之说。近年来对这些传统的药材集散地历史有一些新的研究。研究者对此三地进行了实地调查和文献考察，探讨其历史沿革。对地方药业帮会的研究还不很多，但已有人对江西药业中的樟树帮和建昌帮的历史进行了专门探讨。一些著名中成药（例如云南白药、六神丸、季德顺蛇药、片仔癀、女金丹等）的历史也续有报道。

9. 药学教育史

这方面的专题研究工作目前还不很多。其中宋梧生、薛愚等介绍了建国以前各级药学教育的历史状况，包括一些高等药学科系的历史沿革、师资配备、毕业生情况等内容。同时也反映出在半封建半殖民地的旧中国办药学教育的重重困难。有的文章论述了解放以前药学教育界为生存和发展而与国民党当局进行抗争的情况，例如改药科为药学院的斗争等。同时，还有一些文章讨论了建国以后药学教育蓬勃发展的情况，并将新旧中国药学教育发展情况进行了对比。

10. 中国人民解放军及革命根据地药学历史

国内革命战争时期，药材工作是我军卫生工作的一个重要组成部分，但关于这方面的史料尚不多。其中“中国人民解放军药材工作简史”一文阐述了第二次国内革命战争时期，第三次国内革命战争时期（解放战争时期），抗美援朝时期以及和平建设时期我军药材工作的发展概况。李维桢等据自己的亲身经历，介绍了抗日战争时期八路军制药厂的建立及药学教育等重要史料。

11. 其它方面

建国后发表了不少阶段性进展的综述文章，如“我国医药事业光辉的三十年”等，阐述了建国以后药学各个领域的迅速发展。部分文章综述了药政管理、药检和医院药房方面的进展。薛愚《中国药学会史略》探讨了中国药学会的历史沿革和工作内容。陈新谦曾撰文论述中国药学会在解放前后的历史以及我国药学期刊的发展史。吴良祚等考察了太平天国的药政工作以及使用过的药方。于达望撰文记下了解放前《中华药典》的编纂经过。不少文章还对一些药学研究单位和高等药学校系的历史沿革进行了报道。此外，《药学年鉴》、《当代中国·医药分册》等书中有着大量的现代药学史料。

此外，我国学者关于国外药学史的研究方面，虽也有零星的研究文章，但数量极少，今后尚有待提倡与开展。

国外药史学科发展情况

1. 各国药史学术团体简况

目前，研究药学史的国际性学术组织有三个，还没有一个统一的世界性药学史国际学术组织。其中规模较大的一个国际性学术组织是总会设立在荷兰的国际药学史学会。地点在荷兰海牙，有32个国家参加。其任务是对高水平药学史学者的研究成就给予鼓励。学会通常每两年召集一次国际会议。主要刊物是药学史《通讯》（Communications），报道世界各地药学史活动及国际药学史学会成员的出版物及活动，一般一年两期。除此而外的国际药学史的组织尚有两个，其规模均较小，但也相应地开展一些学术交流活动。

2. 国外药学史研究概况

日本近年来药史研究相当活跃。日本著名本草学家冈西为人的几部药史著作在70年代相继出版：1974年刊行《中国医书本草考》，汇集了作者数十年来医药史研究论文；1977年出版的《本草概说》，不仅概述了中国古代药学发展史，也比较系统地讨论了日本本草的演变，学术水平较高。1961年冈西为人的《重辑新修本草》，在台湾首次影印，1978年又套色影印。以上三书，是日本药史研究中水平较高的著作。

在本草著作整理刊行方面，日本药史界成果可观。1974年，春阳堂再度出版《校订新注国译本草纲目》。该书在初版问世40年之后，重新全面予以校订，对原订药物学名做了不少修正。1979年，春阳堂刊行《本草纲目附图》，集中了金陵本与张绍棠本药图，为本草考证提供了方便。1971年，春阳堂另选龙谷大学所藏《绍兴本草》影印，这是该堂继1933年影印大森文库本《绍兴本草》之后的又一次影印该书，并附有冈西为人专文“《绍兴本草》解题”。

药史研究方面比较重要的成果为日本药学会编著的《日本药学会百年史》一书，是反映日本近现代药学发展的重要著作。近年来日本的《宋元时代的科学技术史》、《明清时代的科学技术史》等书中，也收载了多篇药史论文。

此外，日本学者对某些中国本草也有不少研究，如中尾万三对《绍兴本草》和《食疗本草》有新考证；石户谷勉的《北支那之药草》、《汉方药分类史大观》；清水藤太郎的

《日本药学史》；石坂哲夫的《药学历史》、《世界药学历史》；木村康一的《本草》、《日本的药用植物》；渡边幸三对《证类本草》、《本草纲目》等古本草学的研究论文，以及白井光太郎、北村四郎、山田宪太郎、篠田统等学者的论著和文章，对药史本草均有较深入的研究。

在西方，药学史的研究方兴未艾。美国药学史家赖莫斯（Kremers）等人合写的《药学史》，40 年代出版后，迄今已多次改版，此书对西方药学起源及古代、近代药学史均有较详细的论述。其次如美国特瑞里斯（Trease）的《历史上的药学》，也是很有价值的药学史专著。

欧洲方面，英国科技史家李约瑟在《中国科技史》中以专卷介绍了中药学的历史，英国伊博恩等人译述《本草纲目》的工作，已进行了几十年，并译出了若干卷。德国医药史家文树德（P. U. Unschuld）在 1984 年出版了《中国药学史》（Medicine in China：A Histor of P harmaceutics），迄今为止，这是西方最全面系统地介绍中国古本草发展源流的专著。此外，德国学者施拉姆（G. Schramn.）曾撰写《中药》与《本草纲目》的意义、《中国古代化学》等文，对介绍我国药史也有积极意义。欧洲其它国家及美洲诸国学者对药学史也发表过很多文章和论著。

综观国外对医药学史的研究，可以看出西方药史研究的某些特点，如：(1) 不仅研究本国医药学史，也研究外国医药史。(2) 近现代医药史的研究受到极大的关注，它与古代和中世纪医药史的研究相比，比例大体为 2：1。(3) 作为药学综合研究，更强调医药学的社会史，认为医药学的发展不完全局限于技术方面，也涉及哲学、经济、政治、艺术、宗教等社会背景。(4) 近年较注意方法学，主张加强比较研究，认为医药史不应只限于西方体系，还要同东方医学作比较研究，并且不应局限于文献上的研究，还要实地考察。(5) 对目前医药上需要解决的疑难问题的历史资料，亦相当注意，如重视对心血管系统的药物史、肿瘤药物史、长寿药物史、避孕药物史等的研究。

结语

以上粗略地介绍了国内外药史研究的某些进展。我国药史研究已经取得了很大的成绩，但与国外相比，还有不足之处。由于我们拥有大量古本草文献及考古新获，有良好的物质基础，因此，我们完全可以不断加强药学史的研究工作，赶超世界先进水平。

（编者注：第一作者马继兴，第二作者郑金生）

（《中国药学杂志》1991 年第 26 卷第 9 期）

8. 古本草序录“七情表”所载《本经》佚文考

《神农本草经》的佚文，在传世的古本草中除了见于以朱字或白字阴文方式保存下来的《本经》原文外，仍以墨字形式在“序录”中出现的“七情表”也同样是反映了《本经》部分药名、七情、及其三品分类的。因此，为了全面地收辑《神农本草经》的佚文，“七情表”也成为辑复《本经》佚文的一种重要依据。

“七情表”来自“七情旧注”，因此，必须先对“七情旧注”加以考察。

一、“七情旧注”的内容与名称——“七情旧注”是在《本经》每种药物条下有关该药“七情”的一项记文。在传世古本草中这种记文大多以小注形式出现，其位置均在《本经》或《别录》的大字原文之后，而在陶弘景氏小字注文之前。所谓“七情”，即：1、单行，2、相须，3、相使，4、相畏，5、相恶，6、相反，7、相杀，也即《本经》序录所说的“凡此七情，合和视之”。

这种“七情旧注”，初无定名。陶弘景氏曾用过以下二称：

其一是：“相使”。如陶氏在“七情表”小序中所说：“又《神农本经》相使正各一种。”

其二是：“畏恶”。如前胡一药陶弘景注：“《本经》上品有柴胡而无此，晚来医乃用之。亦有‘畏恶’（按：指七情古注）。明‘畏恶’非尽出《本经》也”。

但是，“相使”与“畏恶”二称都无法全面概括这类古注的内容，因此，我们统称之为“七情旧注”。

至于“七情旧注”在《神农本草经》古传本的原貌今虽不详，但据陶弘景在“七情表”小序中曾提到：本来均在《本经》各药条下的七情旧注中所记的药物、数目，据陶弘景在“七情表”小序中曾提出《本经》（古传本）在每种正品的药物项下，其七情旧注中的七情药本来均各记有1种。此后才有人参照《药对》一书逐渐将七情旧注中的七情药增加到二、三种（或以上）。按其原文是：“又《神农本经》相使正各一种，兼以《药对》参之，乃有两、三。于事亦无嫌。”

此外，在《蜀本草》注中（见《证类本草》卷1），也对《本经》原书七情旧注中的七情药数作了如下说明：

“（《神农本草经》七情药数）凡三百六十五种。有单行者七十一种，相须者十二种，相使者九十种，相畏者七十八种，相恶者六十种，相反者十八种，相杀者三十六种。凡此七情，合和视之。”

以上所记七情药物的总数共365种，与《本经》正品药数相符。这恰好与陶弘景所谓每药各有一种七情药的说法，完全一致。惟上述这种最早的七情旧注中的全部药名今已不详。

二、七情旧注的早期演变——七情旧注究竟起源于何时虽已不详，但根据《神农本草经·序录》原文中已有专论七情之文以及上面所引陶弘景、《蜀本草》均指出在《本经》一书中每种药物最初只有1种七情药的记载来看，似乎七情旧注是《本经》原书的一部分内容。但是从传世古本草的体例来看，《本经》与《别录》文均为大字，独七情记文为其小注。亦即表明七情记文的时代应在《别录》之后，特别是在《本经》的古传本中七情旧注，不仅见于《本经》药物项下，也见于《别录》药物项下，如：

《证类》卷8前胡（《别录》药条下七情旧注："半夏为之使。恶皂荚。畏藜芦。"陶弘景注："《本经》上品有柴胡而无此（指前胡），晚来医乃用之。亦有畏恶（指七情旧注），明畏恶非尽出《本经》也。"这说明七情旧注至少在《名医别录》中即已出现。

迄后汉时期，在《李当之药录》和《吴普本草》所引的《本经》佚文中也收载了七情旧注。从二书的现存佚文来看，其每种药物的七情药数也多在一种以上，且其药名与药数也往往与传本《本经》的七情旧注有若干出入，可知在李、吴二氏本草中的七情旧注又有了新的发展。（有关这方面的具体情况本人另有《李当之药录辑注神农本草经古本的考察》及《吴普本草所引神农本草经古本的考察》二文，这里从略。）而到了南北朝时的《本草经集注》一书，七情旧注中的七情药名就更加增多起来。

三、古本七情旧注中所存在的问题——由于《本经》一书在南北朝以前已有很多不同类型的古传本流传，因而其所流传下来的七情旧注佚文也相应地出现了错讹、混淆和缺佚等现象。其中在古本《本经》七情旧注佚文中的某些错讹之处，早在陶弘景氏即已有所指出。如：《证类》卷6，独活条下七情注有："豚实为之使"五字。陶弘景注："药名无豚实，恐是蠡实。"

又如：同书卷6远志条七情旧注："……畏齐蛤"。陶注："按药名无齐蛤，恐是百合。"

七情旧注中的七情药物相互混淆现象，在古本《本经》中也可看到，有关这个问题，陶弘景氏在其所撰的七情表序文中已作了说明。即：

"（《本经》又（按：《证类》原讹"人"字，今据敦本《集注》改正）有乱误处。比如海蛤之与（按，《证类》原缺"与"字，今据敦本补）鮀（鲟）甲，畏恶正同。（按，《证类》卷20海蛤条下七情注云："蜀漆为之使，畏狗胆、甘遂、芫花。"同书卷21鮀鱼甲下七情注云："蜀漆为之使，畏狗胆、芫花、甘遂"）。

"又有诸芝使署（薯）预，署预使紫芝。"（按，《证类》卷6署预条下七情注云："紫芝为之使"。同卷紫芝条下七情注云："署预为之使。"））"

陶氏认为以上现象本来不应当产生，但是他当时所见的《本经》古传本文字就是这样，只能照录原文（即："计无应如此，不知何者是非，亦且并记，当更广验正之。"）

此外，从《证类本草》所引全部《本经》药物（白字阴文）来看，在369种药物中有七情旧注的有179种（包括五色石脂中的赤石脂、黄石脂及青石脂3种在内），无七情旧注的有190种（包括两种《本经》副品药即青△及赤小豆）。

由此可见，七情旧注在《本经》古本中所出现的这些混乱缺错等现象，都是和历史演变过程中的反复传抄及后人增删等原因分不开的。

四、七情表的特点——陶弘景氏在为《本草经集注》作注时，由于当时见到《本经》中的七情旧注均分别散见在药物条下，为了使用时的检索方便，故将《本经》各药的七情旧注单独录出集中编录于序录卷中，这就是后代学者所称的"七情表"。正如陶弘景氏在"七情表"的小序中所说的："至于诸药尤能递为利害，先圣既明有所说，何可不详而避。……今按方处治必恐率难寻究本草，更复抄出其事在此，览略看之易可知验。"

古七情表药物排列方法是按照《本草经集注》的药物分类法，即玉石、草、木、虫兽、果、菜、米谷各部（不包括有名未用部）的顺序，而每部又依照上、中、下三品依次排列的。每种药物均先记出《本经》药名，其次再记出与该药有关的七情药名。从现尚存的古七情表佚文来看，在七情表的全部药名中虽然绝大部分是《本经》药物，但也包括了少数《别录》药物。但由于它们均无朱、墨字或白字阴文与鉴墨字阳文的区别，所以只能依靠对照《证类本草》来鉴别何者属于《本经》药物。

现存世的各种古传本七情表中的药数也很不一致，但均在200种药上下，虽非全部《本经》药数，但在此药数范围内，对于辑复《本经》药名及药品方面还是有重要参考价值的。

五、七情表古传本的种类——自陶弘景在其《本草经集注》中最先辑录出七情表之后，在唐、宋时期的药典性本草学著作如：《新修本草》、《蜀本草》、《开宝本草》、《嘉祐本草》和《证类本草》等书均相继予以收载，在唐代的《千金要方》及日本的《医心方》中也全文予以引录，这些都是一些七情表的古传本。但由于上述的《新修本草》、《蜀本草》、《开宝本草》及《嘉祐本草》均已佚，故现尚能完整保存的七情表古传本佚文只有出土的《本草经集注·序录》残卷，及传世的《千金要方》、《医心方》和《证类本草》四书，其中《千金要方》又有三种不同的古传本。因此，这种古七情表现存共有6类传本。至于在明代的《本草纲目》中虽也辑有七情表，但其内容已较古本有很大扩充与修订，辑佚价值不高，故本文不予论述。兹将这6类古传本七情表分述如下。

1. 敦煌出土《本草经集注》残卷中的七情表（简称：敦本《集注》七情一）——敦煌残卷的《本草经集注》（卷1部分）中的七情表，是现存七情表古传本中的一种重要实物资料。原书虽是南北朝时陶弘景所撰，但此卷子却并非陶氏撰写时的原书，而系其在唐代早期的复抄本。虽然其史料价值很高，但就其内容来说尚无法完全如实地反映陶氏原书的旧貌。这是因为：在此七情表全文之末原记有共141种的药数，但在残卷七情表的实有药数却200种，即超过原数59种，这说明残卷在其反复传抄过程中后人已经有所增补。此外，就这一《本草经集注·序录》的敦煌残卷的抄写年代与抄写质量来说，也存在值得研究的问题。主要是因为该残卷是唐代民间相互传抄的一种俗写本，和正式版刻或官方正式颁行的缮本有异，其抄录文字内容很难严格。同时此写本的时代距离陶弘景所撰原稿的公元500年，至少已有百年以上，其中舛讹变易之处还是相当多的。

2. 宋本《千金要方》所辑七情表佚文（简称宋本《千金》七情表）——此书现存最古本为日本上杉氏旧藏的宋刊本。1849年由日本江户医学馆影刻，现在通行的人卫影印本即据自此本。其卷1辑有源自《本草经集注》的七情表全文。

3.《真本千金方》所辑七情表佚文（简称真本《千金》七情）卷1——此书系日本保存的古卷子本在1832年影刻者，但仅存卷1部分。由于此书的祖本是在宋臣校定以前，故能反映了《千金要方》在北宋以前的旧貌。此书虽只存1卷，但其内容恰好是卷1，故七情表全文（源自《本草经集注》）均仍保存。

4.《孙真人千金方》所辑七情表佚文（简称，孙本《千金》七情表）卷1——此书是清代藏书家黄丕烈原藏的一种宋刊本。其祖本也是未经宋臣校改而反映了北宋以前古貌者。原书只有20卷，由于卷1尚完整无缺，故也有七情表（源自《本草经集注》）的全文。

5.《医心方》所辑七情表佚文（简称《医心方》七情表）——此书为日本丹波康赖

撰于984年，距陶氏撰《本草经集注》约400余年。其卷1所辑录的七情表也是源自《本草经集注》的。

6.《证类本草》所辑七情表佚文（简称《证类》七情表）——（大观本、政和本全同。以下简称《证类》）——此书卷二所辑的七情表曾根据《嘉祐本草》一书将《本草经集注》的七情表作了一些药味的增补。但在所有增补的药名下方均予以记明，故仍可清楚地分辨出那些是《本草经集注》的七情表的药名。特别是由于《嘉祐本草》撰于1060年，早于1066年宋臣校定《千金要方》6年，故其所辑七情表的佚文也是较早的一种。至于《证类本草》虽然主要有《大观本草》和《政和本草》等传本，但其七情表的内容全同，故这里不予以区分。

六、六种古“药物七情”所载《本经》药数的比较——以上所说，在《本草经集注》残卷与佚文中的“七情表”，共有六种。为了深入考察《本经》的三品药名，有必要先将此6种“七情表”中所收的《神农本草经》药数进行对比考察。

首先，在敦本《集注》的“七情表”之末记有全部药数，即“右一百四十一种”，但该“七情表”的实有药数却是200种，多出原文59种。

在《真本千金方》“七情表”之末也记有“右一百四十一种”，但该“七情表”的实有药数共192种，也多出原文51种。

在《孙真人千金方》“七情表”之末记有“右一百九十九种”，但该“七情表”的实有数字共196种。即少于原文3种。

在宋本《千金方》“七情表”之末记有“右一百九十七种”，与该“七情表”的实有数字197种吻合。

在《医心方》“七情表”之末，没有记出其全部药数，在该表中的实际药物总数共197种。

在《证类》“七情表”之末记有“右二百三十一种”，其末又有《嘉祐本草》小字注文：“三十四种续添。”如对照该“七情表”的具体药名时，则凡在药名后附有“臣禹锡等谨按……”注文者均为《嘉祐本草》续增的药物，而其数目恰为34种。今将231种减去34种共有197种药数。又在197种药名中，有1种药名即“木防已”，此药原系见于《嘉祐本草》防已项下误被析出改作大字者，如除去此种，实数共196种。

表1　　六种古本七情表药数比较表

陶弘景七情表今存见的古本名称	七情表所收的药数					备考
	见于该七情表最末一行的总括性记文	现存传本中的实有药数				
		药物总数	属于《本经》的药物	属于《别录》的药物	其他	
敦煌本《本草经集注·序录》	141种	200种	184种	15种	未见《本经》与《别录》佚文的药物1种（即井水蓝）	——

《真本千金方》	141 种	192 种	178 种	14 种	——	——
《孙真人千金方》	199 种	196 种	185 种	11 种	——	——
宋本《备急千金要方》（据江户影本）	197 种	197 种	185 种	12 种	——	——
《医心方》	（无记文）	197 种	184 种	13 种	——	——
《证类本草》	231 种	231 种	185 种	11 种	嘉祐一新增药物 34 种，嘉祐续注药物 1 种	除去嘉祐新增药物及续注药物外，实有药物数 196 种。

表 2　　**六种古本七情表中的《别录》药物**

		黄精	牡荆实	葵根	龙角	玉屑	前胡	井水蓝	大麦	酱	鹿角	玄石	占斯	蕈草	弋共	方解石	特生礜石	豉	药物合计
敦本	−	+	+	+	+	+	+	+	+	−	+	+	+	+	+	+	+	+	16
真本	+	+	−	+	+	+	+	−	+	−	+	+	+	+	+	+	+	−	14
医心方	−	+	−	+A	+	+	+	−	+	−	+	+	+	+	+	+	+	−	13
孙本	−	+	−	+	+	+	+	−	+	−	+	+	+	−	−	+	+	−	11
宋本	−	+	−	+	+	+	+	−	+	+	+	+	+	−	−	+	+	−	12
证类	−	+	−	+	+	+	+	−	+	−	+	+	+	−	−	+	+	−	11
					注1			注2		注3									

A：龙齿附

注 1：附入龙骨条

注 2：未见《本经》、《别录》佚文

注 3：附入鹿茸条

七、两大类古“七情表”传本系统——通过上面 6 种“七情表”传本的药数对照表可以看出，在敦本《集注》和《真本千金方》的“七情表”最后均记有“右一百四十一种”的总数。由于这种传本，前者是在我国西北出土，后者是早在唐季已传入日本的卷子本。二者来源不同，但其所记的数字全同，又均与其实际数字不符。说明 141 种的药物数字绝非个别写本中的笔误，而恰好说明 2 种传本的来源是完全相同的。至于它们的实际药数之增多，应是由于在《本草经集注》撰成后，其“七情表”业已有人（佚名氏）进行了增补。但“一百四十一种”原文并未及时予以改正。

此外，从《医心方》本“七情表”的药物实数 197 种的具体药名，及其三品药物的分类方法与敦本《集注》、《真本千金方》均基本相同这一事实来看，说明此三种传本均来源自一种祖本可以称之为：《本草经集注》的甲传本，并共同形成了甲传本系统。

将甲系统3种传本的药物相比较时，则三本完全相同的药物各有190种。而在190种药物以外，敦煌《集注》多出10种，共200种：《真本千金方》多出2种，共192种：《医心方》本多出7种，共197种。其所多出的药名如下。

表3　　三种甲系统古本七情表各自多出的药名异同一百四十一种

	黄精	恒山	蕳蓭子	蔓荆实	葵根	井水蓝	凝水石	理石	白芨	辛夷	白马茎	豉
敦本《集注》	−	−	+	+	+	+	+	+	+	+	+	+
《真本千金》	+	+	−	−	−	−	−	−	−	−	−	−
《医心方》	−	+	+	+	−	−	+	+	+	+	−	−

在甲系统三种传本的药物三品排列方法上均完全相同。

其次，从《孙真人千金方》、宋本《千金方》和《证类本草》3种传本中实有药数与三品药名分类特征来看，也基本全同。而与上述的甲传本有较大的差别。说明此3种传本系来源自另一种祖本，可称之为《本草经集注》的乙传本，并共同形成了乙传本系统。

乙系统的三种传本的药数（但《证类本草》应除去后增入的34种药物和1种误被析出的药物）除三本完全相同的药物各有196种外，惟有宋本《千金方》多出1种药物（即“酱”一味）。

此外，乙系统三种传本的药物三品排列方法也完全相同，而与甲系统有较大差异。

至于从这两类系统的发展过程来看，不论是甲传本或乙传本，都是陶弘景《本草经集注》原书的派生产物。它们都在7世纪初孙思邈撰成的《千金要方》以前，并且是各具独自特点的传本。

八、七情表两类传本系统的区别——主要有以下三点：

1. 药物有无之异——七情表甲、乙两类传本系统的药物除大多数相同外，尚有若干是甲传本系统的药物为乙传本系统所无，或乙传本系统的药物为甲系统所无者。这可以从表4中看出：

表4　　两类七情表古本系统药物之有无

	葱实	蕈草 弋共	蔓荆石 辛夷 凝水石 理石 白芨	恒山	黄精	井水蓝 白马茎 葵根 豉
甲传本系统	无	有	无 （敦、心本有）	有 （真心本有）	无（真本有）	无（敦本有）
乙传本系统	有	无	有	有	无	无

从两类传本系统分别所收载的药物总数看，以乙系统3种传本的药物总数最为一致。其中除宋本《千金方》多出1药（即米部中品的酱）外，各本总数均同为196种药物。

如果将这196种药名与甲传本系统对照时，由于甲系统的3种传本的药物总数各有不同，故其药名的相互出入也较大。将两类系统共有的药数相互比较，见表5。

表5　　两类七情表古本系统药物总数之差异

乙系统（除宋本《千金方》的1种外）		传本均为196种甲	
甲系统	《医心方本》	197种	较乙系统　少1种（葱实） 多2种（蕈草、弋共）
	《真本千金方》本	192种	较乙系统　少7种（蕳蓄子、蔓荆实、辛夷、葱实、凝水石、理石、白芨） 多3种（蕈草、弋共、黄精）
	《集注》的敦煌写本	200种	较乙系统　少2种（葱实、恒山） 多6种（蕈草、弋共、豉、葵根、井水蓝、白马茎）

2. 药物三品之异——两类系统中的药物三品归属，也有很多较大的差异，主要表现是同一药物在甲传本系统中均属于某品，但在乙传本系统中却均属于另一品，也即属于同药异品的现象。这类两个系统异品的药物计有33种之多。即：

1）甲传本之上品药系乙传本之中品药者——有3种：石龙黄、泰椒、水银。

2）甲传本之中品药系乙传本之上品药者——有16种：黄连、黄芪、防风、续断、决明子、丹参、五味子、杜若、沙参、薇蘅、桑螵蛸、龟甲、石钟乳、蘗木、芎䓖、海蛤。

3）甲传本之中品药系乙传本之下品药者——有3种：桔梗、伏翼、天鼠屎（但后2种在乙传本的孙本及宋本均作中品）。

4）甲传本之下品药系乙传本之上品药者——有8种：巴戟天、飞廉、五加皮。

5）甲传本之下品药系乙传本之中品药者——有8种：淫羊藿、紫参、地榆、泽兰、防己、牡丹、款冬花、女菀。

以上两类传本三品相异数共34种。

（附）：除了在七情表所记的《本经》药物中有三品之异外，在其所记的《别录》药物中也有三品相异的情况。如《别录》的占斯一药。甲传本作下品，乙传本则作中品之类。

3. 药物名称之异——将甲、乙系统（包括其个别传本）加以对照时，可以看出其中属于同一药物而所记载名称有异者，有以下6种，但多系别名性质，故不能作为两种系统的主要差异。兹列对照表如表6，仅供参考。

表6　　两类七情表古本系统药名之差异

甲系统的药名	乙系统的药名	备考
女萎	女萎萎蕤	别名
龙齿角	龙角	别名（敦、心本作龙角）
淫羊藿	仙灵脾	别名（证类作淫羊藿）
防己	汉防己	别名（宋·证类本作防己，又证类本又自嘉祐注中析出术防己1种）
石龙子	蜥蜴	别名（敦、心本作蜥蜴）
恒山	常山	药名避讳＊（宋本作恒山）

＊　“恒山”一称自汉代以后曾经历数朝多次避讳。如汉时避文帝讳，改为常山；唐代避穆宗讳，又改为常山；宋代避真字讳，再改为常山。故用此讳字在鉴定年代问题上无特殊意义。

此外，在甲系统的敦本七情表及医心方七情表中药名的异体字、俗字及通假字均有很多，这主要是它们均本自民间手写本辗转抄录的结果，虽不属于上表的范围之内，但也可供参考，现列举如下：樊——矾（石），慈——磁（石），伏——茯（苓），落——络（石），芦——（菴蕳子），及——（防）己，利——（秦）椒，穹——芎（藭），勺——芍（药），膏——藁（本），支——栀（子），蠋——蜡（蜜），蚚——蜥（蜴），苗——（班）猫，零——羚（羊角）等。

九、七情表对《本经》辑佚的价值。

主要有三个方面：

1.《本经》药名佚文——保留的《本经》药名约180种左右（各种古传本的七情表分别有178、184、185种）。

2.《本经》药品佚文——可以为上述180种左右的药物中的每一药物各属于上、中、下何品提供参考依据。

3.《本经》药物七情佚文——可补充校定180种左右药物的七情旧注佚文。

最后需要指出的是，传世的七类“七情表”虽然可供辑佚《本经》药名之参考，但也存在很多严重不足之处。其中包括：

其一，是“七情表”中的《本经》药数（不论甲、乙系统）均只有180种左右，仅为《本经》药数的1/3强。

其二，是“七情表”中个别药物的三品分类有不符《本经》原文三品药效定义之处，如将有毒而药效符合下品的水银在甲系统中反被列为上品。

其三，将不同古传本“七情表”三品分类彼此参差出入很多，需要认真地加以考察核定。

其四，七情表中的某些药名，据《证类本草》等书的黑白字体分，有一些是非《本经》的药，而是《别录》的药。其中包括玄石、酱（宋）、大麦、前胡、方解石、特生礜石、牡荆实、玉消芒屑、黄精、占斯、蕈草（甲系统）、弋共（甲系统）等。

其五，七情表中的个别药名，不见于传世的（本经）药物佚文。其中如井水蓝（见《集注》“七情表”）一药就是既非《本经》，又非《别录》的药。

其六，七情表中的1种药名在传世的《本经》佚文为6药——如六芝的传世的《本经》中分别为赤芝、黑芝、青芝、白芝、黄芝、紫芝等六种。

其七，七情表中的某些药名系传世的《本经》佚文的副品药，如表7。

表7　　《本经》本文与七情表中药物正、副品之互易

七情表中的《本经》副品药名		本经原文的正品药名
鹿角（副品）	→	鹿茸（正品）
龙角（副品）	→	龙骨（正品）
葵根（副品见敦本）	→	冬葵子（正品）

（1992年6月《中国药学会北京分药学史分科会第二届年会学术论文集》）

9. 古本《神农本草经》佚文对于辑复原书旧貌的重要意义

《神农本草经》是既知最古的一部中国药物学专著。其著作年代距今已在二千年以上，原书早已失传，故现在所能见到的多种名称与版本的《神农本草经》都是后人根据该书保存的佚文重新辑复的。由于各辑复者所处的时代条件及其本人主观认识等因素的差异，这些辑佚本的《神农本草经》无论在其内容或复原逼真程度的水平上均有不同的差异。然而由于辑复《神农本草经》原文的确切与否直接影响着对古代中国药学史乃至世界药学史学术发展成就的全面认识与客观评估，故进一步深入辑复《神农本草经》原书旧貌的工作，迄今仍是药学史研究者的一项重要而艰巨的课题。但是影响辑佚古书质量的有关因素是有很多方面的。而本文只是从其中一个侧面，即从发掘药学古籍进行其文字考古的角度上对于现尚存世的古本《神农本草经》佚文的真实性进行考察，力求为进一步正确合理地恢复该书原始面貌提供客观物质依据，并进而阐明这种研究途径的重要意义与其价值。

在《神农本草经》的佚文的传写过程中不断掺入很多俗写、错讹与避讳文字，还有不少是取代本文的通假字混杂其间，这些文字的异写，除了讹误者外，都属于广义的古字范畴。自从北宋时期广泛雕版印刷医书本草后，这些异写文字大都被重新进行了厘正，而改易为以后世通行体为主的本字。但即使到了宋代以后的各种本草书版中，仍有一些不及改正而删汰未尽的异写古字间可见到。因此为了深入恢复《本经》原文的要求，搞清这些古字的原委是非常必要的。故本文将分为以下五个方面加以考察。

一、《本经》古本佚文中的异写文字

由于迄今为止传世《本经》古本的实物最早只能上溯窥见及隋、唐时代的遗迹。至于《本经》的原始底本及其后不久的传录本实物均久已亡佚。因而撰写《本经》时所书写的文字，也即与其撰写时代相适应的通行篆体及隶体字形当然也无从得见，因此，考察《本经》的异写文字，只能从现在尚存的一些《本经》最古传本入手追踪。其中主要可见于敦煌出土的《本草经集注序录》残卷，敦煌出土的数种《唐本草》残卷，日本仁和寺古卷子本《唐本草》与《医心方》，以及《真本千金方》，《本草和名》等书中。这类《本经》古本均系宋代以前的各种卷子写本。它们书写所用的文字既无统一的规范标准，同时也掺入了六朝、隋、唐时代民间惯用的大量古代俗字、别字，甚至错讹文字在内，现分别说明。

1. 古俗字、别字举例

在《本经》写本中的俗字、别字虽非正体，但碍于约定俗成的习惯势力，却往往在相当长的历史时期中取代了正体文字的地位，甚或使后者湮没不彰。有鉴于以上这些古传本中所记的同一文字的书写体大致相同，并与敦煌大量出土的卷子文书（包括医书）相一致，故在这里不分别记出，仅将其中与后世字体有显著差异的文字合并举例如下：

1. 古俗字、别字

古体别字	后世通用繁体字	古体别字	后世通用繁体字
昌	菖	干	乾
𢿱	殺	胷、胷	胸
𦢊	腦	沙	砂
礠（磁）	磁	聾	聾
苄	葉	僵	殭
𧈡、虻、蝱	䖟	茵	茵
薇蕤、薇、蕤	蕤	苽、芪	瓜
荚	芡	攵	文
鸓	鸓	勺	芍
伏	茯	𤍠	熱
𨒫	逆	血	血
虵	蛇	淡	痰
瘙	瘙	臈、蝎	蠟
募、募	蔓	腐、庸	膚
猗	狗	庚	鹿
带	帶	满	滿
齿	齒	瞖	翳
膝	膝	亲、桒	桑
猗	枸	膓	腸
瓫	盆	臼、鼡	鼠
麦	麥	支	梔
臭	臭	虫	蟲
開	關	䈥	筋
廱	癰	满	滿
絲	絲	死	菀
洩	泄	蔕、蒂	蒂
虒、虎	虎	藻	藻
芷	芷	窮	藭
夷	夷	䟽	疏
廉	廉（蠊）	紫	紫
漆	漆	戟	戟

古体别字	后世通用繁体字	古体别字	后世通用繁体字
夘	卵	塩	鹽
悪	惡	坚	堅
蚃	蟲	宍	肉
注	疰	菍	葱
鈆、铅	鉛	叅、参	參
沯	督	匧、匲	匳
鼈	鼈	屖、犀	犀
皰、皰	疱	澓	復
斂、斂	蘞	皯、皯	皯
椒、枡、枡枡	椒	僵	殭
巳	巴	瘡	創
泰	秦	麋	麋
蚚	蜥	栁	柳
蓬	蓬	蔘	蔘
莩	葶	茈	柴
酸	酸	班	班
粮	糧	蜜	蜜
麝	麝	藁	藁
粨	柏	絲	絲
苉	芒	皂	菒
脂、胸、脂	脂	皂	皂
核、椽	核	瓠	瓠
蒲	蒲	華、華、華	酸
橘、橘	橘	膠	膠
棗	棗	蘛	翹
蜂	蜂	鷰	燕
蚕	蠶	抉	决
欵	款	萸、萸、萸	萸
蔘	蔘	鹹、醎	鹹
蟯	蟯	礜	礜
矛	茅		

2. 讹误字举例：

讹误字	本字	讹误字	本字
莫、英、荚	英	蝨	蠹
董	薰	蜥、蚚、蚸	蜥
䗪、蠦	蟅	䕘	葵
蕓	蕤	蕘	翹
莂	利	䤋	酸
啄	喙	藿	雈、雚
斉	脊	流	疏
英	荚	芑	芒
全	含	霞	覆
蛵	蛭		

二、《本经》佚文中的讳字

讳字是在中国历代封建皇朝统治时期为了不用本朝帝王名字所规定的代用字，或将原字的最后笔划省略（缺笔）。代用字多用同义字，间也有用同音字者。这种避讳字主要见于本朝的文书中，逾朝即将本字复原，因而讳字多具有一定时代特征。但也有些个别讳字因系同义的惯用字，逾期未改并一直沿用下来。现将《神农本草经》佚文中较常见的一些讳字说明如下。

1. “恒”字——《本经》下品有常山一药，其原名恒山。恒山本为五岳中的北岳。《尚书·禹贡》：“大（太）行、恒山，至于碣石，入于海。”《周礼·夏官·职方》：“正北曰并州，其山镇曰恒山。”《尔雅·释山》：“恒山为北岳”，均指此山而言，其位置相当今河北省与山西省交壤处，旧曲阳县境。西汉初高祖时始在其地置恒山郡。而恒山一药当即由其产地而得名者。及汉文帝刘恒即位后，因避其讳名而故恒为常，恒山郡改为常山郡。恒山一药也随之改易。汉代以后恒山地名复旧，恒山药名也仍用旧名。这一事实可以在下面的唐代及日本早期卷子本文献中得到证实。即：

敦煌出土《本草经集注·序录》“诸病通用药”的“温疟”条下及“瘘疮”条下均作“恒山”。敦煌出土《新修本草》乙本（巴黎图书馆编号：P. 3714）所记《本经》药名亦作“恒山”。

《真本千金方》卷1“七情表”及《医心方》卷1“药畏恶、相反法第九”均作“恒山”。（仁和寺本《唐本草》缺该卷）。

但是到了北宋初期，由于宋真宗名赵恒，因避恒字，恒山一药又再度改为常山，这可以从宋嘉定刊本的《大观本草》常山条中看出。但至此以后，“常山”药名已为医家所习用并沿用及此后的金、元、明、清迄今，而恒山一名遂晦而不显。

2. “坚”字——《本经》在其流传过程中于隋代时因避隋高祖杨坚名讳改“坚”字为“牢”字。如《本经》戎盐条有“坚肌骨”三字（见《大观》、《政和》诸本。嘉定本《大观本草》“坚”讹作“紧”）。而《北堂书钞》卷164引《本草经》作“牢肌骨”。

3.“治”字——“治”字是在《本经》全书中出现次数最多的一个讳字。在唐代时期，因避唐高宗李治的名讳，故在各种文书中“治”字被避而不用。而唐人写本的《神农本草经》或其他载有《本经》佚文的文献均将“治”字改过。其中也包括某些在唐代以后但直接承袭唐人写本未动的某些较晚期的版本。

从现尚存世的各种古本《本经》佚文来看，除了只有一处的“治”字仍被各本保留未变外，其余各处的“治”字均可看到被改用他字的踪迹。这一处的原文即见于“序录”中的：“下药一百二十五种。……主治病”的“治”字。推其原因，有可能是唐代抄录此书时未及改动所致。

至于在《本经》其他各处的“治”字，则唐人每视其所在原文中的不同位置，据其字义分别用其同义字所代替。现分述如下：

(1)“采治时月生熟”(见《本经》“序录”)。

按，宋本《大观》、金本《政和》、宋本《千金》(卷1，第6节)及《本草纲目》等均作“采造时月生熟”。将“治”改为“造”，系沿袭唐写本未改者，惟敦煌出土本《本草经集注》、《真本千金方》及宋版《孙真人千金方》等书中则此文仍作“治”字未改。

(2)“凡欲治病，先察其源”(见《本经》“序录”，但《证类》诸本无“凡”字)。

按，宋本《大观》、金本《政和》及《本草纲目》等“治”字均作“疗”。而宋本《孙真人千金方》、宋本《千金》(均卷1，第4节)“治”字均作“理”。至于敦煌本《本草经集注》及《真本千金方》则仍作“治”字未变。

(3)“若用毒药治病”(见《本经》序录”)。

按，宋本《大观》、金本《政和》及《本草纲目》等“治”均作“疗”。而敦煌本《集注》、《真本千金方》、宋本《孙真人千金方》、宋本《千金》(均卷1，第8节)等则仍作“治”字未变。

(4)“治寒以热药，治热以寒药”(见《东经》“序录”)

按，宋本《大观》、金本《政和》、宋本《孙真人千金方》及宋本《千金》(均见卷1，第5节)等“治”均作“疗”。而敦煌本《集注》、《真本千金方》(卷1，第5节)及《医心方》(卷1，第3节)等则仍作“治”字未变。

(5)在《本经》早期传本佚文中对于每种药物项内主治各种病证的开始，大多均冠以“治”字，即“治××(某病证)……”字样。这种古记文形式迄今在传世的某些古籍中仍可看到。现举例如下。《艺文类聚》引“《本草经》”文有：卷82水萍条：“治暴热……”。卷89合欢条：“治安五脏……”。黄连(莲)条：“治热……”。卷89乌贼鱼骨条：“治寒热惊气……”等。

《太平御览》卷984~993“药部”所引录的《本经》各药佚文中绝大多数均在其主治文之前记以“治”字。如，石硫(流)黄条：“治妇人阴蚀”。凝水石条：“治身热。”阳起石条：“治崩中”。……等均是。而同书“药部”所载录的《吴氏本草(经)》佚文同样也多记以“治”字。

而到了唐代在传写的《本经》佚文中各药物条的“治”字已全部用他字代替。其中最多的代用字即“主”字。这可以从以下两类本草文献中看出。其一是在敦煌出土的唐人写本《唐本草》残卷(包括甲本、甲卷、乙卷，乙本及丙本等)中凡《本经》药物佚文的主治病证之前均作“主”字。其二是在《证类本草》各类传本系统(包括《大观》、

《政和》、《绍兴》等）在其所载《本经》佚文主治病证之前均作“主”字，此外，《本经》药物文前的“治”字，也有少数用“疗”字代替，如《太平御览》卷1000“萍”条引《本草经》佚文：“水萍，……疗暴热”就是一例。

4. “葉”字——唐太宗名李世民，唐人避其名讳将“葉”字改为“菜”字，这种“葉”字的讳字书写法可以从以下三种卷子本医书所引《本经》药名看出。即：

其一是在敦煌本《本草经集注·序录》“诸病通用药”“久风湿痹”条的“松叶”，“不得眠”条的榆叶……等。

其二是在仁和寺本《新修本草》卷13的“桑叶（桑根白皮副品）”、柳叶（柳花副品）……等。

其三是在半井本《医心方》卷1所引《新修本草》目录的桐叶等。但在上述《本草经集注》及《新修本草》两种写本中仍可见个别的“葉”字系在传录时尚未及改正者。

5. “薯”和“蓣”字——《本经》上品有薯蓣一药。但经过唐、宋两代时均因避帝讳而一再改名为“山药”，并在广大民间沿习应用至今未再改过，仅在本草文献中仍予保留。仅在北宋时的《本草衍义》首作了改正和说明。即：“山药。按《本草》上一字犯英（宗）庙讳，下一字曰‘蓣’，唐代宗名预，故改下一字为药。今人遂呼为山药。如此则尽失当日本名，虑岁久以山药为别物，故书之。”

按，在敦煌本《本草经集注·序录》的“诸病通用药”中作“署豫”，“七情表”中作“署预”（“预”为“豫”的通假字）。在《真本千金方》“七情表”中作“署预”在《医心方》卷1作“暑（为“署”的通假字）预。”在南宋嘉定本《大观本草》卷6仍作“薯蓣”，金晦明轩本《政和本草》卷6作“薯蓣”。

6. “玄”字——《本经》中品有玄参一药。但在北宋时期因避宋始祖赵玄朗名讳改“玄”为“元”，将玄参改称元参。或将“玄”字缺其末笔。如在敦煌出土唐写本《本草经集注》中仍作“玄参”。但在《本经》的孙星衍辑本、顾观光辑本及姜国伊辑本中均改作“元参”。而在王门运辑本中则作“玄”字。

7. “驚”字——“驚”病在《本经》佚文中可见“龙胆”、“牡蛎”诸药，此外又有“邪”（见防葵条药），“驚悸”（见人参等药），“驚恐”（见桔梗条）……等。宋代因避宋太宗之祖赵敬名讳，将“驚”字缺敬之末笔。如宋版《太平御览》卷991沙能条引《本草经》文作“驚”即是。

8. “癥”字——“癥瘕”一病名在《本经》药物条下可见于卷柏、龙骨……等药条中。宋人因避仁宋赵祯讳，在宋版《证类》中将字缺末笔作“癥”。

9. “丸”字——“丸”字在北宋末期因避钦宗赵桓讳字改为圆。在宋代医籍中多沿此例。《本经》牛胆（牛黄条副品药）文有“胆可丸药”一句，在元代梅溪书字本《千金翼方》卷3引此文时作“胆可圆药”即系因沿袭宋版未及改正者。

三、《本经》药名的通假字

我国宋代以前文献的记载主要为抄写方式，由于缺乏统一的文字规范标准和抄写者为了一时的方便，因而出现了大量用字音相同或近似的通假字代替本字的现象。这在古本草医书中通假字也同样是普遍存在的。通假字虽然主要以谐音为主，但我国文字的古音数千年来迭经变化。秦汉以前属于上古音系，和其后的中古音系以至现代的字音之间均已有很大区别。特别是在《本经》古本佚文中的很多通假字和其原来的本字之间不仅字形异，而且古今字音也往往悬殊，从而直接影响了对《本经》内容的正确辨识。因此，在这里先就《本经》药名中最常见的一些通假字加以考察。

1.《本经》药名中的“華”字——在《本经》一书中除“序录”所记有“根、茎、花、实”的“花”字外，以“花”字作为正名的药物有旋花、款冬花、旋复花、荛花、柳花、栾花、芫花等。作为别名的药物有筋根花，为旋花的别名。水花，为水萍的别名。作为副品的药物有景天（花）、云实（花）、蠡实（花）、桐（花）、桃（花）等。

考“花”字的古写为“華”，而“花”为后起的通假字。据邵瑛《说文解字群经正字》：“《说文》无花字，观其各部解释可证。……皆以雩，作今花字用。经典亦只作華，无作花者。《诗》、《礼》、《尔雅》历历可据。不知何时以花为花果，而華但为荣字耳。”但从现存古籍来看，魏，张揖《广雅·释草》：‘蒚、葩、菁、蘂、花，華也。”可以说是既知最早释花字的记载。至六朝时期，花字多已通用。如《玉篇·草部》：“花，今为華荂字。”

如果再从现存的古本草传本来看，在敦煌出土的《本草经集注·序录》“七情表”中的菊花、栾花均作“花”，而同书“诸病通用药”“温疟”条的荛花，“大腹水肿”条的荛花、芫花，“痰饮”条的芫花。旋复花等则均作“華”字。在敦煌出土的卷子本《新修本草》乙本（P3714）中的芫花、荛花、旋复花等均作“華”字。仁和寺卷子本《唐本草》、《医心方》卷1“七情表”，同卷又引《唐本草》目录及《本草和名》等书“花”也作“華”字。《太平御览》卷957杨柳条引《本草经》柳花，卷992芫花条及旋花条引《本草经》均作“華”字。而嘉定本《大观本草》及晦明轩本《政和本草》的菊花（卷6）、旋花（卷7）、款冬花（卷9）、旋复花、荛花（均卷10）、芫花（卷14）均作“花”字，而卷14的柳花及栾花则均作“華”字。按，“花”与“華”上古音均晓母，鱼部韵，为同音通假字。

2.《本经》药名中的“人”字——在《本经》药名中有郁李仁、桃核仁、及杏核仁，均以“仁”字命名。但在古本草传本中“仁”字每多书作“人”。这是由于“仁”与“人”古音相同，二字均日母，真部韵，故可互通。据清·段玉裁《说文解字注》：“果仁之字，自宋元以前本草、方书、诗歌记载，无人不作人字。自明，成化重刊《本草》，乃尽改为仁字。”但段氏此说是不对的。

首先，在秦汉古籍中“仁”与“人”互通之例证很多，举例如：《礼记·中庸》：“仁者，人也”。《周易·系辞下》：“何以守位？曰：人。”《经典释文》卷2：“（《周易》）王肃（本）、卞伯玉（本）、桓玄（本）、明僧绍（本均）作仁。”《论语·雍也》：“井有仁焉。”朱注引刘聘君云：“仁，当作人。”《春秋公羊传·成公十六年》：“此其言舍之何，仁之也。”《礼记·表记》：郑玄注引上文“仁”作“人”。

其次，在现存的一些宋、元版本实物医籍中用“仁”字作为果仁之名的实例很多。如在宋版《史载之方》、宋版《鸡峰普济方》、宋版《伤寒总病论》（均见藏日本静嘉堂文库），宋版《卢氏济生方》、宋版《魏氏家藏方》（均见藏日本宫内厅）……等书凡医方中的果仁药名均作“仁”。而在宋版《类证普济本事方》、《增广校正和剂局方》（五卷本）（均见藏日本宫内厅）及元版《御药院方》（见藏静嘉堂文库）等书医方中的果仁药名“仁”字与“人”字互见。

以上事实充分说明医书果仁的“仁”绝不始自明代成化年间，其与“人”字互为通假，也是具有很古渊源的。惟在后代医书中的果仁药名已不再用“人”字，故在本辑本中也以此为据。

3. 卷子写本中的《本经》药名假字——鉴于《本经》原书实物早佚，而现存最早记载《本经》佚文的古医籍实物只有个别的卷子写本，其时代均为唐宋之际。因而从这些卷子写本中考察《本经》药名的通假字，具有更能接近原貌文献的特征。故以下就将敦煌本《本草经集注》、《新修本草》乙本、仁和寺本《新修本草》、《医心方》以及《真本千金方》等卷子本中所载的《本经》药名假字加以考察。

（1）植物药名——主要的通假字有：

蘧麦——正名即瞿麦。“蘧麦”之名见《真本千金方》和宋本《孙真人千金方》卷1的“七情表”中。与瞿上古音均群母，鱼部韵。同音通假。

篇蓄——正名即萹蓄。篇与萹上古音均真部韵。篇为滂母，萹为帮母纽。叠韵通假，故篇假为萹。

泽写或泽舄——正名即泽泻。写与泻上古音均心母，鱼部韵。同音通假。上古音为心母，铎部韵，与泻字双声通假。故写与舄均假为。

析冥子——正名即菥蓂子。析与菥上古音均心母，锡部韵。同音通假。故析假为菥。冥与蓂看上古音均明母，耕部韵。同音通假。故冥假为蓂。

菴芦子——正名即菴蕳子。芦与蕳上古音均来母，鱼部韵。同音通假。故芦假蕳为。

款东——正名即款冬花。东与冬上古音均端母纽。东为东部，冬为冬部韵。故东假为冬。

菴间——正名即菴蕳子。间与蕳上古音均来母，鱼部韵。同音通假。故间假蕳为。

槀本，或膏本——正名即藁本。藁、槀与膏三字上古音均见母，宵部韵。同音通假。故槀与膏均假为藁。

署预，署豫，或署预——正名即薯蓣。署与薯上古音均禅母，叠韵通假。故署与暑均假为薯。豫、预与蓣中古音均去声，御韵（见《广韵》）。同音通假。故豫与预均假为蓣。

昌蒲——正名即菖蒲。昌与菖上古音均昌母，阳部韵。同音通假。故昌假为菖。

茵陈——正名即茵蔯蒿。陈与上古音均定母；真部韵，同音通假。故陈假为蔯。

萆解——正名即萆薢。解与上古音均见母，锡部韵。同音通假。故解假为薢。

充尉子——正名即茺蔚子。充与茺上古音均昌母，东部韵。同音通假。故充假为茺。尉与蔚上古音均影母，物部韵。同音通假。故尉假为蔚。

梨卢、蔾卢或梨芦——正名即藜芦，梨蔾与藜上古音均来母，脂部韵。同音通假。故梨与均假为藜。卢与芦上古均来母，鱼部韵。同音通假。故卢假为芦。

勺药——正名即芍药，勺与芍上古均禅母，药部韵。同音通假。故勺假为芍。

蜀柒及泽柒——正名即蜀漆及泽漆。柒与漆上古音均清母，质部韵。同音通假，故柒假为漆。

房葵——正名即防葵。房与防上古音均并母，阳部韵，同音通假。故房假为防。

白头公——正名即白头翁。公与翁上古音均东部韵。公为见母，翁为影母纽。双声通假。故公假为翁。

亭历或亭苈——正名即葶苈。亭与葶上古音均定母，耕部韵。同音通假。故历为苈。

蝭母——正名即知母。蝭与知上古音均端母，支部韵，同音通假，故蝭假为知。

鬼旧——正名即鬼臼。旧为舊字古俗写，与臼上古音均群母纽。舊为之部，臼为幽部韵。双声通假。故鬼旧即鬼臼。

蔨莨——正名即莨菪子。蔨与菪上古音均来母，铎部韵，同音通假。故蔨假为菪。

落石——正名即络石。落与络上古音均来母，铎部韵。同音通假。故落假为络。

王不流行——正名即王不留行。流与留上古音均来母，幽部韵。同音通假。故流假为留。

白芨——正名即白及；芨与及上古音均缉部。芨为见母，及为群母纽。叠韵通假。故芨假为及。

夜干——正名即射干。夜与射上古音均铎部韵。夜为余母。射为船母。叠韵通假。故夜假为射。

纵容——正名即肉苁蓉。纵与苁上古音均精母，东部韵。同音通假。故纵假为苁。容与蓉上古音均余母，东部韵。同音通假。故容假为蓉。

干畺——正名即干薑。畺与薑上古音均见母，阳部韵。同音通假。故畺假薑。

紫威——正名即紫葳。威与葳上古音均影母，微部韵。同音通假。故威假为葳。

女宛——正名即女菀。宛与菀上古音均影母，元部韵。同音通假。故宛假为菀。

当陆——正名即商陆。当与商上古音均阳部韵。当为端母，商为书母，故当假为商。

练实——正名即楝实。练与楝上古音均来母，元部韵。同音通假。故练假为楝。

无荑——正名即芜荑。无与芜上古音均明母，鱼部韵。同音通假。故无假为芜。

枝子——正名即栀子。枝与栀子上古音均章母，支部韵。同音通假。故枝假为栀。

搜疏——正名即溲疏。搜与溲上古音均山部，幽部韵。同音通假。故搜假为溲。

苟起根——正名即枸杞。苟与枸均见母，侯部韵。同音通假。故苟假为枸。起与杞上古音溪母，之部韵。同音通假。故起假为杞。

五茄——正名即五加皮。茄与加上古音均歌部韵。茄为群母，加为见母。叠韵通假。故茄假为加。

蒲陶——正名即葡萄。蒲与葡上古音均并母，鱼部韵同音通假。故蒲假为葡。陶与萄上古音均定母，幽部韵。同音通假。故陶假为萄。

蜚蠊——“蜚蠊”原系虫类的《本经》药物。但在敦煌本《本草经集注》“七情表”（草药下［品］部）及宋本《孙真人千金方》卷1“七情表”（草药上［品］部）中均记有：“蜚蠊”一名，其七情注云：“得乌头良。恶麻黄。”但事实上，上述二书的蜚蠊均见于草部，显系讹误。今以宋本《大观》对勘。则在“七情表。草药上部”者其正名实为草药飞廉。而所以致误的原因，是由于蜚镰与飞廉上古音全同之故。也即：飞与蜚均帮母，微部韵。而廉与蠊均来母，谈部韵。今复核以《本经》上品药飞廉原文下的七情古注（见《证类本草》卷7），与上记二书所引注文全同。益可佐证敦本《集注》与《孙真人千金方》中的“蜚蠊”二字乃因古音通假而致误书者。

（2）矿物药名——主要的通假字有：

白恶——正名即白垩。恶与垩上古音均影母，铎部韵。同音通假。故恶假为垩。

大一禹馀粮——正名即太一馀粮。大与太上古音均月部韵。大为定母，太为诱母纽。故大假为太。

留黄，或流黄——正名即石硫黄。留与流上古音均来母，幽部韵。同音通假。故留假为流。《集韵·千·尤》：“硫，硫黄，药石。或作石留，通作流。”

樊石或焚石——正名即礬石。樊与焚上古音均并母，元部韵。同音通假。而焚字为并母文部韵，叠韵通假。故樊与焚均假为礬。

慈石——正名即磁石。慈与磁上古音均从母，之部韵。同音通假。故慈假为磁。

（3）动物药名——主要的通假字有：

零羊角——正名即羚羊角。零与羚上古音均来母，耕部韵。同音通假。故零假为羚。

射香——正名即麝香。射与麝上古音均船母，铎部韵。故同音通假。故射假为麝。

天鼠矢——正名即天鼠屎。矢与屎上古音均书母，脂部韵。同音通假。故矢假为屎。

吴公——正名即蜈蚣。吴与蜈上古音均疑母，鱼部韵。同音通假。故吴假为蜈。公与蚣上古音均见母，冬部韵。同音通假，故公假为蚣。

牡厉——正名即牡蛎。厉与蛎上古音均来母，月部韵。同音通假。故厉假为蛎。

鱓鱼——在敦煌本《本草经集注》“诸病通用药”“惊邪（耶）”条有“鱓甲”一药名。而在《证类》各本“诸病通用药”的“惊邪”条则作“鮀甲”。考之“鱓”有二义。其一，音、义均同“鮀”字，系指鳄鱼类动物（扬子鳄类）而言。亦即《说文·鱼部》：“鱓，鱼名，皮可为鼓”者。其二，“鱓”字音善。乃“鳝”字的古俗写。《龙龛·手鉴·鱼部》：鳝、鱓，蛇形鱼也。”由于鳝鱼身无甲鳞，故此处的鱓字系指第一义而言。

复考鮀字上古音为定母，歌部韵。而鱓与驒字均禅母，元部韵。窃疑在古传抄“鮀”字时初用其同音假字“驒”。而后又以字形近似而误书为鱓者。若然，则鱓最古当只有第二义。故可用其正名鮀鱼甲。

彊蠶——正名即白殭蚕。彊与殭上古音均阳部韵。彊为群母，殭为见母纽，叠韵通假。故彊假为殭。而蠶乃蚕字之讹。

鱧鱼——正名即蠡鱼。鱧与蠡上古音均来母纽。鱧为脂部。蠡为支部。双声通假。故鱧假为蠡。

斑苗或盘猫——正名即斑蝥。盘与斑上古音均无部韵。盘为并母，斑为帮母纽。故盘假为斑。苗、猫与蝥上古音均明母纽。苗与猫为宵部韵。蝥为幽部韵。故苗、猫均假为蝥。

蜚廉——正名即蜚蠊。廉与蠊上古音均来母，谈部韵。同音通假。故廉假为蠊。

4. 传世古籍中的《本经》药名假字——这里所说的“传世古籍”是指除了上述卷子写本外现存最古的宋、金版古籍而言。这些古版书中所记的《本经》药名虽已将写本中绝大多数的各种古俗讹字及通假字厘定为统一的繁体汉字。但仍有个别假字保留未动者。例如宋嘉定本《大观本草》及金晦明轩本《政和本草》中郁李仁的“人”字，栾花的“華”字，菖蒲的昌字之类，均与写本的假字相同，在上文均已说明。但除此之外，还有以下两个字形与字音全异的通假字药名，兹特予以重点地考证说明。

（1）薰草——此药名今见宋版《大观本草》卷31（金版《政和本草》卷30）“有名未用”类的“唐本退二十种”内作墨字《别录》文。但此药名的“薰”字乃系“萱”之假字。而萱草乃《本经》药名，为《证类》白字所遗者（其考证可参见上文第一篇，第一章，此处从略）。按，薰与萱上古音均晓母纽。薰为文部，萱为元部韵。双声通假。故薰假为萱。薰草即系萱草除声假关系外，尚有以下的旁证可资。

首先，据《本草和名》卷下“本草外药七十种·薰草”条云：“薰草，一名萱草，一名鹿葱，一名挑婆香（原注：“胡人名之”），一名忘忧（原注：“出（本草）稽疑”），一名宜男（原注：“出《兼名苑》”）。其次，萱（草）的古名又作“藼（草）”。据《说文·艸部》“藼”条云：“藼令人忘忧也。从艸憲声。《诗》曰：‘安得藼草’（马按，今本《诗经》“安”作“焉”）。同上条又出“藼”的异写二字，即“蕿，或从煖。萱，或从宣。”徐锴《说文系传》：“（藼），令人忘忧草也。……《本草》即今之鹿葱也。”这与嵇康《养生论》所说的：“萱草忘忧”。（见《太平御览》卷996引）完全吻合。

复次，《诗经·卫风·伯兮》：“焉得藼（諼本作‘藼’）草。”《经典释文》卷5：“（諼），本又作萱。……《说文》作藼。云：令人忘忧也。或作蕿。”也和《证类本草》卷11引《嘉祐本草》：“萱草根，一名鹿葱。花名宜男”之说相符。

最后，再从《别录》的薰草条性味主治文：“味甘平，无毒，主明目，止泪……腰痛，……”与《嘉祐本草图经》的萱草根条主治文：“味甘而无毒，主……轻身，明目。”之文相符。

以上事实均可证明薰草即萱草，又与藼、蕿、諼、蘐诸字为一声之转，均属同音假借之例。

（2）卢精——此药名不见《证类本草》。但在宋版《太平御览》卷991引《本草经》佚文有卢精一药。其文与《证类本草》等书所记肤青（玉石部中品）的《本经》文基本相同。而卢与肤上古音均鱼部韵。精与清均耕部韵。此二药名不仅均叠韵通假，且字形相近。故肤精实即肤青。有关此问题的考证可参见本书第五篇第二章“关于卢精一药的考证”一文，兹从略。

5.《本经》辑本中的药名假字——《本经》辑本均是后代学者自《本经》佚文中所编录，故其根据主要来自传世的《证类本草》、《本草纲目》等书，由于这些古籍，历经反复传写刊刻，距《本经》原本时代较远，故其药名假定也多经厘定，非复旧貌。此外，有些辑本的撰写虽晚，但辑者基于复古要求，对《本经》原文也采用了较多的通假字。其中在药名假字方面有些属于古写本中习见者，如砂作沙，硝作消，茺作充……之类。有些则系较偏僻而不经见的古字。例如在孙星衍辑本中：将人参的“参”写作“蓡”。将菊花写作“鞠华”。将麦门冬或天门冬的“门”写作“虋”。将羚羊角的“羚”写作“麢”。将燕屎、天鼠屎的“屎”写作“㞎”。将秦椒的椒写作“尗”……等。其中的蓡、鞠、虋、麢诸字虽始见于《尔雅》、《说文》等书，但却尚缺乏直接记载《本经》药名的古籍实物佐证，故这里不再申论。

四、《本经》病证名的通假字

《本经》药物主治文中所记的各种病证名称在其古传本中的通假字也是普遍存在的。在这里只能举出与后世病证名称极混淆的几种加以说明。

1.“淋”字——“癃”本为“淋”的古字。二字的上古音均来母纽。癃为东部，淋为侵部。故淋假为癃。但在《本经》的传世本佚文中此二字每多互用。如在《证类本草》中，“癃”字的病名及主治药物有以下一些：

癃—见黑芝条。

五癃——见冬葵子条，石韦条，髪、髮条，石龙子条，豚卵条，燕矢条，石蚕条，贝子条。

癃闭——见滑石条。

石癃——见斑猫条。

气癃——见车前子条。

癃结——见瞿麦条。

又，“淋”字的病名有以下一些：

五淋——见桑螵蛸条。

石淋——见石龙子条、石胆条、石蚕条、马刀条。

热淋——见贝母条。

淋闭——见石龙蒻条。

上面的“五癃”实与“五淋”同义。“癃闭”即“淋闭”，“石癃”即“石淋”，“气癃”即“气淋”。在马王堆出土古医书《五十二病方》中已记有石癃（石瘴）、血癃、膏癃及女子癃四种名称。武威汉简《治百病方》则记有石癃、血癃、膏癃及泔癃四种（该书有“五癃”总称，但缺一名）。在六朝以后五癃多改称五淋。而五淋之名又有多说。如《集验方》记石、气、膏、劳、热为五淋（见《外台》卷27），而《病源》（卷14）又增以热、寒二种。《千金》（卷21，第2）又增有肉淋、卒淋二种。

按淋病的淋字古又书作“痳”。据《释名·释疾病》的解释，即：“痳，懔也。小便难懔然也。（按《说文·疒部》释“痳”为）“疝病”，乃另有一义，与此不同）。

又据《玉篇·疒部》“痳，小便难也”。

而唐人杨上善氏则更进一步指出淋与癃二字的关系。即：

《黄帝内经太素》卷2《调食》：“食之令人癃（瘙）”。杨上善注：“（癃），淋也。篆字癃也。”同书卷“遗溺闭癃”句，杨注云：“瘙，痳也”。

从《黄帝内经》的传世本中也可以见到癃、淋二字互通之例。如《素问·五常政大论》有：“其病癃閟。”而同书《六元正纪大论》则有：“淋閟之病生矣。”字样。

在《诸病源候论》卷“气淋候”有：“气淋者，……亦曰气癃。”以上这些都可以作为癃、淋二字互通的旁证。

2. “瀝”字——在《本经》木香一药主治文中有：“淋露”一病。考《本经》白鲜一药主治文有“淋沥”二字，在贝母一药也有“淋沥邪气”之文。在这里的“沥”实即“露”的通假字，二字上古音均来母纽。沥为锡部，露为铎部韵。故沥假为露。淋露为古病史。系因雾露之气所引起的疫病。正如《灵枢·九宫八风》所说：“两虚一实则淋露寒热”。《素问·四时调神大论》：“则上应白露不下”。王冰注：“露者，雨之类。”《大戴礼记·曾子天圆》：“阳气盛则散为雨露”。《病源》卷10“疫疠病候”：“或由暴风疾雨，雾露不散，则民多疾疫。”

至于“淋沥”二字除上述假字外，另外尚有指淋病或女子漏下症状之义。前者如《病源》卷14“诸淋候”：“肾虚则小便数，膀胱热则水下，数而且热，则淋沥不宜。”后者如《病源》卷38“（女子）漏下候”：“故血非时而下，淋沥不断，谓之漏下也。”又，“漏五色俱下候”：“虚则淋沥，或漏（下）。”而这些都是需要和“淋露”之义加以区别的。

3. 酸痟——酸痟是古代的一种症状名称，系指肌肉软弱而有酸楚疼痛的感觉。“酸痟”在《本经》药物主治文中可见于磁石条，即：“洒洒酸痟”（“洒洒”二字《证类》作“洗洗”系假字）。但在《本经》药木虻条“酸痟”二字却书作“酸㯳”（原文即：“寒热酸㯳”）。而在《别录》药蘘草条又书作“酸嘶”。如果再从其他古书来考察，“酸痟”一词的各种通假字以可见于以下各书中：

《周礼·天官·疾医》：“春时有痟首疾”。郑玄注：“痟，酸削也。”贾公彦疏：“言痟者，谓头痛之外，别有酸削之痛。”同上，又：“人患头痛则有酸嘶而痛，酸削则酸嘶也。”

《礼记·内则》：“沙鸣”二字下郑玄注：“沙犹嘶也。……嘶音西。字又作斯。”孔颖达疏：“嘶，谓酸嘶。古之嘶字，单作“斯尔。”《列子·黄帝》：“指擿无痟痒”释文：“痟，酸削也。疼痛也。”

《说文·疒部》：“痟，酸痟，头痛。”

《玉篇·疒部》：“（痟），渴病也。”

《金匮要略·血痹虚劳病脉证》：“劳之为病，……酸削不能行。”

《诸病源候论》卷3“虚劳候”：“六极者，……四曰骨极，令人酸痟。”同上：“男子劳之为病。……。”

《外台秘要》卷16“骨极论”引《删繁论》：“手足酸痟”（此依宋本。明本痟作痟）。”同上卷17引《病源》作“痠削”。

以上均“酸痟”的通假字。如再加上《本经》辑本中的记文，总括起来有以下一些：

酸痟——《本经》磁石条，《病源》（六极）。

酸削——《金匮》、《周礼》（郑玄、贾疏），《列子》释文。

酸嘶——《周礼》（贾疏），《礼记》（孔蔬），《别录》草条。

酸斯——《礼记》孔疏。

酸㯳——《本经》木条。

酸㯳——森立之《考注》引文。

酸消——王运辑本，磁石条

痠痟——《外台》引《删繁》。

痠削——《外台》引《病源》。

痠㾷——《病源》（男子劳）。

从古音来看，酸与痠均心母，元部韵。同音通假。而痟、削、消、㾷、嘶、斯、㯳均心母纽。削与消为宵部韵，削为药部韵，嘶、斯、㾷㯳为支部韵，系一声之转，可以互通。

再从字义上来看，“酸”字有酸楚疼痛之义。如《释名·释疾病》：“酸，逊也。逊遁在后也。言脚疼，力少，行遁在后，似逊遁者也。”《广雅·释诂》：痠痟也。故“酸”。

消（痟）字有肌肉无力，或酸痛之义。如《释名·释疾病》：“消，弱也。如见割削，筋力弱也。”

同上书《释言语》：“消，削也。言减削也。”《说文·疒部》：“痟，酸痟头痛。”《周礼·天官》郑注：“痟，酸削也。”《一切经音义》卷19引《声类》：“㾷，酸痛也。”

4.“胅”字——在宋本《大观本草》的蛞蝓条《本经》白字主治文中有“胅筋”一症状。“胅”字音 die（爹），在金本《政和本草》和《本草纲目》卷42蛞蝓条“胅”又假为“轶”。在《本经》的卢复辑本及莫文泉辑本中“胅”又假为跌。这是由于与轶上古音均质部韵，属叠韵通假，故可互通。而胅与跌均定母，质部韵，属同音通假之故。

胅字古有二义。其一指扭挫伤。如《说文·肉部》：“胅，骨差也。从肉，失声，读与跌同。”轶字音 die（爹），又音 yi（逸），其本义为过度，或易位。《广雅·释诂二》：“轶，过也。”《淮南子·览冥训》：“轶鸡于姑馀。”高诱注：“自过前曰轶。”故轶筋也指扭挫伤而言。

跌字本义为差错，或超过。如《广雅·释诂下》：“跌，差也。”（据《广雅疏证》本补。）《春秋公羊传·庄公二十二年》：“肆者何跌也。”何休注：“跌，过度。”《说文·足部》：“跌，一曰越也。”可见胅筋、轶筋互通，且均指筋肉的扭挫伤。而《本经》乾地黄条主治文“折跌”的“跌”字即“胅”的假字。

此外，在《本经》竹叶条主治文又有“溢筋急”三字。溢与轶字上古音均余母纽。溢为锡部，轶为质母。故溢可假为轶。溢字本义为满溢，流出。《说文·水部》：“溢，器满也。”《史记·封禅书》集解引苏林：“溢，流出也。”故溢筋也指筋肉的扭挫伤。

而“胅”字的第二义为肿胀，或肉瘤。如《广雅·释诂二上》：“胅，肿也。”王贪念孙《疏证》：“胅之言胅起也。《尔雅》“犦牛”。郭璞注云：‘领上肉犦胅起，高二尺许。”《众经音义》卷一引《通俗文》云：‘肉胅曰瘤’。《说文》：‘瘤，肿也’。”故《本经》女萎条所记的“胅筋结肉”及营实条所记的“结肉胅筋”均指筋肉肿瘤。

5. 痿躄——在《本经》附子条主治文有“踒躄”二字。踒应假为痿。痿与踒上古音均影母，微部韵。同音通假。按，踒字义为足部受伤。如《一切经音义》卷 13 引《苍颉篇》：“挫足为踒。”同上又引《通俗文》：“足跌伤曰踒”《广雅·释诂一》：“踒，折也。”《说文·足部》：踒，足跌也。”“痿”字义为下肢肌肉无力，不能行步。如《吕氏春秋·重已》：“多阳则痿”。高诱注：“痿，躄不能行也。”《汉书·哀帝本纪·赞》集注引如淳：“病两足不能过，曰痿。”《说文·疒部》：“痿，痹也。”《索问·痿论》：“五脏使人痿，何也。”王冰注：“痿，谓痿弱无力以运动。”“躄”字古又作“壁”。《说文·止部》：“壁，人不能行也。”可见痿躄二字古义相同，故痿躄指下肢行动困难而言。同时，“痿躄”一名也屡见《内经》中。如《素问·痿论》：“五脏因热叶焦发为痿躄。”又：“急薄著则生痿躄也。”王冰注：“躄，谓弯躄，足不得伸以行也。”同上书《疏五过论》：“皮焦筋屈，痿躄为挛。”《灵枢·经脉》：“虚则躄，坐不能起。”等均是。又在《本经》牛膝条主治文中有“痿痹”二字。痹字为风湿之病。据《说文·疒部》：“痹，湿病也。”《汉书·艺文志·方技略》颜师古注：“痹，风湿之病。”其义与躄字不同，故痹字应假为躄。

6. “利”字——在《证类本草》的《本经》白字佚文中以“痢”字作为病证的名称，可见于以下各药条中。

记以“洩痢”者，见矾石，黑石脂，黄芩，女菀，云实，蘗木，殷孽，藜芦，腐婢。

记以“泄痢”者，见青石脂（按，泄与洩均心母日部韵，同音通假）。

记以“下痢”者，见干姜，葛根，黄连。

记以“洩痢脓血”者，见龙骨。

记以“下痢脓血”者，见蜜蜡。

记以“下痢赤白”者，见禹馀粮，赤石脂。

记以“大人小儿泄痢”者——见黄石脂。

此外在《本经》的“序录”中也记有“下痢”二字。

以上这些“痢”字记文均见于嘉定本《大观本草》，金晦明轩本《政和本草》等书。此外在《真本千金方》，宋本《孙真人千金方》、宋本《千金要方》各书中卷1所引《本经》“序录”文，以及现存的宋本《脉经》、宋本《病源》、宋本《外台》中也都记以“痢”字。

但“痢”为晚出之字，在六朝以前古籍中本作“利”字。其中包括《十三经》、《说文》、《广雅》、《素问》、《灵枢》、《伤寒论》、《金匮要略》、《金匮玉函经》，北齐龙门石刻药方，凡泄下之病均作“利”字。至于在《本经》古本佚文的个别药物条下上述的“痢”字仍书保留原来“利”字的也不乏见。如：

宋本《太平御览》卷988禹馀粮条引《本草经》文作“下利赤白”。宋本《千金要方》卷26引《神农黄帝食禁》佚文“干姜”条作“肠澼下利”。（宋本《孙真人千金方》卷22引上文同）。

敦煌本《本草经集注》残卷“序录”作“腹澼下利”。

而“痢”在古籍中则系晚出文字，其最早见于《玉篇·疒部》。即：“痢，泻痢也。”至宋代以后，在字书中（如《广韵》、《集韵》、《类篇》等）已普遍收入“痢”字。

今考之利与痢中古音均云声，至部韵（见《广韵》），故痢假为利。但后世医家多以“利”指一般水泻而无脓血者，以“痢”指有脓血及里急后重症状的痢疾，已与古义有别。

7、“痂”字——在《证类本草》的《本经》白字佚文中以“痂”字作为病证的名称可见于以下各条药条中。

痂疥——见雌黄、莨草二条。

疮痂疥气——见铁落条。

痂痒——见草蒿条。

马疥痂疮——见柳花条。

疥瘘痂疡——见水银条。

“痂”字自六朝以后多指疮疥愈后所形成的瘢痕组织而言。如《宋书·刘穆之列传》：“（刘）邕嗜食痂疥”。而唐代颜师古在为汉代的《急就篇》（史游撰）：“痂、疕、疥、疠、癡、聋、盲”条作注时，更是直接指出：“痂，创上甲也。”

事实上，“痂”字的古义是指皮肤疥病言。故上记《本经》各药主治文中的“痂”字均没有任何瘢痕组织的涵义。这可以从下面引用的汉代以前古医籍中得到证明。

首先是在马王堆汉墓出土的《五十二病方》中已有“痂”病专篇，其中记载了24条，共25个医方。这些医方中的治疗方法均系利用药物外治、敷、炙、封、约、盖、洗、熨诸法。所用主要药物有雄黄和水银等均属古人治疥要药，与《本经》等书所记主治疥病之文相符。

其次在下记汉代以前医书中也大都指“痂”为皮肤搔痒疥病而言。

《灵枢·经脉》：“手太阳之别……虚则生，小者如指痂疥。”

武威出土汉简《治百病方》第87简有：“治痂（加）及灸（久）及马鞍（胥）方。”

《金匮要略·水气病脉证并治》：“风气相搏，风强则为隐疹，身体为痒，痒为泄风，久为痂癞。”（《伤寒论·平脉法》大同）。

《说文·疒部》:"痂,疥也。"

《广雅·释诂一》:"痂,创(疮)也。"

《玉篇·疒部》:"痂,疮疥也。"

按,痂与疥上古音均见母纽。痂为歌部,疥为月部,属双声通假。故痂可假为疥。

五、《本经》佚文中的其他通假字

《本经》佚文中通假字除了见于药名和病名者外,还有其他名物中的一些,这里只举出其中较常见的几个。

1. "洒洒"——《本经》药物佚文多用"洒洒"或"洗洗"二词作为恶寒战溧和形容语,其中有:

"劳极洒洒如疟状"——见阿胶条(以下均据《证类本草》白字)。

"温疟洒洒"——见牡蛎条。

"寒热洗洗"——见当归条。

"风寒洗洗"——见秦皮条。

"洗洗酸痛"——见磁石条。

"皮肤洗洗"——见天鼠矢条。

"恶风洗洗"——见乌头条。

"温疟洗洗"——见白薇条。

"心腹寒热洗洗"——见䗪虫条。

又,在《别录》药物主治中也有:

"洗洗恶风寒"——见贝母条(以下据《证类本草》墨字。)

"洒洒恶寒"——见常山条。

上面的"洒洒"与"洗洗"实为同义语。洗与洒的上古音均心母,文部韵。故"洗"假为"洒"。此二字在古籍中互通之例也不乏见。如《经典释义》卷27"洒心"条云:"洒,本亦作洗。音同。"《孟子·梁惠主上》:"愿比死者一洒之。"朱熹注:"洒,与洗同。"按,"洒"(xi,洗)字的本义为渊深,又义为洗涤。如《尔雅·释丘》:"洒,深也。"《说文,水部》:"洒,涤也。"而"洒洒"二字联用则系其引伸义,恶寒之貌。正如杨上善在《太素》注中所说的:"洒洒恶寒,…谓如水灑洗寒也。"(见《太素》卷8,第1"是动则病洒洒恶寒"注)。又王冰氏也解释为:"洒洒,寒貌"(见《素问·疏五过论》:"洒洒然时惊"注)。此外,"洒"字别有惊恐之义。如《庄子·庚桑楚》:"洒然异之。"《经典释文》卷28:"洒然"条释云:"洒,惊貌。"

值得注意的是"洒洒"一词(包括其多种通假词)在其他古医书中也是屡见不鲜的,现举例如下:

《索问·诊要经终论》:"令人洒洒(《甲乙》卷5第1上作"悽悽时寒"。

《素问·刺热篇》:"肺热病者,先淅然(《太素》卷25"五脏热"篇同。《甲乙》卷7,第1上作"悽然")厥,起毫毛,恶风寒。"

《素问·刺疟论》:"是阳明之疟,令人先寒,洒淅洒淅(《太素》卷25,《十二疟》,《甲乙》卷7,第5,《病源》卷11均同。《外台》卷5,《五脏及胃疟方》作"洒洒淅淅")。

同上："肾疟令人洒洒然"（《太素》卷25《十二疟》及《病源》卷11均无"然"字。《甲乙》卷7，第5作悽悽"然"）。

《索问·风论》："腠理开则洒然寒"（《太素》卷28《诸风数类》"寒"后有"闭"字。《甲乙》卷10，第2上作"悽然寒"）。

《素问·调经论》："洒淅（《太素》卷24《虚实补泻》作："血泝"。《甲乙》卷6，第3作"悽厥"）起于毫毛。"

《素问·疏五过论》："洒洒然时惊"。

《灵枢·邪气脏府病形》："虚邪之中人也，㾐淅。"（《太素》卷15《色脉尺诊》作"洫泝"，《甲乙》卷4，第2上作"洒淅"）动形。"

《灵枢·经脉》："是动则病洒洒振寒"（《太素》卷8，第1篇同，《甲乙》卷2，第1上作："凄凄然"）。

《灵枢·杂病》："淅淅（《太素》卷30《刺腹满数》作"泝泝"。《甲乙》卷9，第9作"索索然"）身时寒。"

《灵枢·百病始生》："毛发立则淅然（《太素》卷27《邪传》同。《甲乙》卷8，第2作"洒然"）。

同上："在经之时，洒然喜惊（《太素》卷27《邪传》作"洫泝善惊"。《甲乙》卷8，第2作"洒淅善惊"）。

《灵枢·官能》："邪气之中人也，洒淅（《太素》卷19《知官能》动形。"

《伤寒论·辨太阳病脉证上》："太阳中风，……淅淅恶风。"

《金匮要略·百合狐惑阴阳毒病》："淅然者，四十愈。"

《千金要方》卷7，第3"秦艽散"主治云："洗洗寒热"。

《病源》卷7《伤寒候》引《养生法》："治伤寒头痛洗洗。"同上书。

卷13《脚气缓弱候》："或脚指及膝胫洒洒尔。"

以上各例中的淅、悽、泝、索与洒字上古音均心母纽。淅与为锡部韵，泝与索为铎部韵，均双声通假。而淅与灑为同源字，心山准双声，锡脂通转。故洒淅、淅淅、泝泝、悽悽、索索均同洒洒或洗洗，为一声之转。

2."能"字——在仁和寺卷子本《新修本草》所引的《本经》药物佚文中每记有"能老"二字。主要见于以下各药：

合欢，杜仲，猪苓，枸杞，辛夷，干漆，蔓荆实，雁肪，白瓜子，苦菜，水苏，姑活，翘根，屈草……等。

在宋本《太平御览》所引的"《本草经》"药物主治佚文中也可见到"能老"二字。如：

翘根，屈草，王不留行（均见卷991），牛膝（见卷992），香蒲，茵蔯（因尘，均见卷993）……等。

但上述"能老"二字在传世本《证类本草》中均作"耐老"。能与耐上古音均泥母，之部韵。同音通假。在古籍中此二字也多互通。如《礼记·晁礼运》："故圣人耐以于下为一家。"郑玄注："耐，古能字。"同上书《乐记》："故人不耐无乐；郑注："耐，古书能字也。"《汉书·错列传》："其性能寒。"颜师古注："能，读曰耐。其下'能暑'亦同。"

又按，耐字有可以胜任，或克服之义。《荀子·正名》："能有合谓之能。"杨惊注："能，谓堪任其事。"故"耐老"系指延迟老年期到来，与《本经》所说"不老"同义。

3. "耶"字——《本经》佚文中的"耶"字可见于下记的几种出土的本草书：

敦煌出土《本草经集注·序录》残卷的《本经》佚文中"惊（鶩）耶"一词前后有二外。

新疆吐鲁番出土《本草经集注》残片的《本经》佚文燕屎条有"逐不祥耶气"5字。

敦煌出土《新修本草》甲本乙卷（伦敦编号S. 4534—2）残卷蒜条《别录》佚文有"除耶痹毒"4字。

敦煌出土《新修本草》乙本（巴黎编号：P. 3714）残卷的《本经》佚文荛花条有："寒热耶气"4字。天雄条有"耶气金创"4字。《别录》佚文葶苈条有"皮间耶水"4字。

敦煌出土《新修本草》丙本（巴黎编号：P. 3822）残卷《别录》佚文葱实条有："除肝耶气"4字。

仁和寺本《新修本草》残卷卷4的《本经》佚文雄黄条有："恶鬼耶气"4字。雌黄条有"耶气诸毒"4字。孔公孽条有"耶结气"3字样。

以上《本经》佚文中的"耶"均为"邪"的假借字，耶与邪上古音均余母，鱼部韵。故耶假为邪。在其他古籍中"邪"以可假为耶（疑问助词）。如《荀子·哀公》："敢问何如取之邪·"《史记·魏其武安侯列传》："王孙宁可以上邪?"等均是。故"邪"、"耶"二字互通。

（1992年11月《中国药学会第十九届全国会员大会学术论文集》）

10. 历史上的神农与《神农本草经》

（内容提纲）

前集 历史上的神农

第一章 神农氏历史的传说的来源

第一节 先秦文献中的神农氏

一、传世的先秦文献

二、辑佚的先秦文献及古籍佚文

三、出土的先秦文献

第二节 秦汉三国文献中的神农氏

一、传世的秦汉三国文献

二、辑佚的秦汉三国文献及古籍佚文

三、出土的及刻石的秦汉文献

第三节 两晋南北朝文献中的神农氏

一、传世的两晋南北朝文献

二、辑佚的两晋南北朝文献及古籍佚文

三、出土的两晋南北朝文献

第四节 隋唐文献中的神农氏

一、传世的隋唐文献

二、辑佚的隋唐文献及古籍佚文

三、出土的唐代文献

第五节 五代两宋文献中的神农氏

一、传世的五代两宋文献

二、辑佚的五代两宋文献及古籍佚文

第六节 神农氏传说的分析与小结

一、历史记载的变迁过程

二、神农氏的身世与容貌

三、神农氏时代的社会环境

四、神农氏时代的战争

五、传说中神农氏对人类的贡献

六、有关神农葬地的传说

第二章 神农氏的造像

第一节 公元11世纪以前中国的神农氏造像

一、汉代的神农氏画像石与画像砖

二、隋代的神农氏塑像

三、北宋的神农氏塑像传入日本始末

四、辽代的神农氏画像

（2000 年《第十届全国药学史本草学术研讨会论文集》）

11. 我国最古的制药学著作——《桐君采药录》考

前 言

《桐君采药录》是我国，也是世界上最早的一部制药学专书。这部著作的撰写时代是至少在公元1世纪以前。由于当时人们所利用的药物都是属于取自天然的动、植、矿物，它们虽然不需要进行复杂的理、化学处理和繁琐的机械加工工序，但仍需要经过一定的采制手段方可成为实际的药物，其中包括：充分掌握辨识这些天然物质本身的形态特征，主要产地、采集的季节、时间、处所，辨识其本身的性、味、毒性，以及对于人类疾病的治疗作用等诸多问题，因而统称为“采药”，实际上总结这种采药知识的学科也就是采药学。而古代早期的采药学和现代的制药学其最终目的和要求是完全相同的。正因为如此，故我们也可以称《桐君采药录》是最早的制药学专书。这当然是中国人民的又一伟大历史创举（或发明），也是特别值得称颂的。

在中国古代药学史上《桐君采药录》一书的早期传播过程曾经历了约千余年的历程，对于国内外药学界都产生了一定的影响。但由于其后原书的失传，因而很少有人了解其历史与学术价值。故本文就是要通过既知史料的考证对其进行初步地探讨。

本文拟分为以下三个方面。即《桐君采药录》的著者“桐君”，《桐君采药录》的特征和《桐君采药录》的辑佚与考校。

第一部分 《桐君采药录》的著者桐君

一、桐君时代的传说

桐君是中国古代早期的药学家。有关记载桐君的文献最早见于约在春秋时代写成的古史——《世本》一书中(1)。

其后，在历代医籍中虽然不乏对桐君的追述，但由于桐君其人的时代早在周代以前。当时尚无有关桐君传记的文字可考，因而对于桐君所处的时代问题出现了四种异说。即：

1. 神农时代说

持此说者将神农氏与桐君在药学方面的学术成就同时并举。即：

陶弘景：“上古神农作为《本草》。……其后雷公、桐君更增演《本草》，二家药对，广其主治，繁其类族。”(2)

《延年秘录》：“神农、桐君深达药性，所以相反、畏、恶备于《本草》。”(3)

2. 黄帝时代说

持此说者以为桐君与少师、雷公等人均为黄帝时代的大臣。如：

《路史·黄帝纪上》：“（黄帝）命巫彭、桐君处方、盄餌，湔浣、刺治而人得以尽年。”(4)

徐春甫：“少师、桐君，为黄帝时臣。”(5)

李时珍：“桐君，黄帝时臣也。”(6)

《严州府志》："或曰（桐君于）黄帝时尝与巫咸同处方饵，未知是否？"(7)

3. 唐尧时代说

持此说者指出：桐君为唐尧时代的大臣。如：

《世本》："桐君，唐尧时臣，与巫咸同处方饵。"(8)

4. 上古时代说

持此说者认为桐君是上古时人，但时代不详者。如：

《严州府志》："上古桐君，不知何许人，亦莫详其姓字。尝采药求道，止于桐庐县东隈桐树下（即湾曲的桐树下面）。其桐，枝柯偃盖，荫蔽数亩，远望如庐舍。或有问其姓者，则指桐以示之。因名其人为桐君。"(9)

此外，在十三世纪末日本医家惟宗时俊撰写的《医家千字文》中还引用了我国隋唐之际的《本草抄义》一书有关桐君事迹的神仙化传说。即：

《医家千字文》："桐君乘绛云之车（即驾着深红色云彩的车），唤诸药精，悉遣其功能，因则附口录之，呼为《桐君药录》。"(10)

二、历代人民对桐君的缅怀

1. 为桐君建造祠堂　虽然桐君事迹早在先秦时期已有遗闻，但是为了纪念桐君的业绩开始建造桐君祠的地点是现在的浙江省桐庐县境内，也就是古代的严州地区。即：

《钜宋广韻》："桐庐县在严州，亦姓。"(11)

今考，严州在隋代时称为睦州。其地名系唐·武德四年（621 年）始置。严州地名在历史上又有多次改称。如民国时期属浙江省建德县。其治所在今桐庐县西旧乡镇处。根据《桐庐县志》(12)和《浙江通志》(13)的记载并有关资料，桐君祠自从建成直到现在约九百余年间曾经历了多次的严重坏损和修复重建过程，这就是：

甲.11 世纪

既知最早于北宋元丰间（1078～1085 年）由桐庐县令许由仪在该县的桐君山顶始建。当时在山湾处（原文作"山隈"）有两棵小桐树，祠堂建成后曾在堂内塑绘有桐君的画像。并且有某些名人题写的诗句。其中之一即"山中百药当年录，砌下双桐旧日荪"句。

乙.12 世纪

及 12 世纪初，孙景初继任桐庐县令时，曾将祠中的桐君绘像改以塑像。并增添了若干名人题写的诗文。但是到了 14 世纪的元朝末期，桐君祠由于遭受兵火之灾，祠庙严重受毁，旧貌已荡然不存。

丙.13 世纪

元朝时期桐庐县令张可久再度捐资重修桐君祠(14)。

丁.14 世纪

明朝开国后，于十四世纪中末期（即洪武间，1368～1398 年）曾重建桐君祠，惟规模较小。及 15 世纪末（即成化间，1465～1468 年）祠庙再度荒废。

戊.16 世纪初期

于 16 世纪初（即嘉靖初，1522 年顷）桐庐知县张莹在桐君祠庙旧址重新进行了较大规模的重建，建成后在祠内曾悬挂大钟，并使钟夫每日早晚定时撞击，并延道士主持。此后经历岁日，祠庙又复倾坏。

己.16 世纪后期

16世纪后期（万历五年，1577年）桐庐知县李绍贤捐资重建。

庚.17世纪：

17世纪末期（即万历三十年，1602年）桐庐知县杨东再度捐资重修。并在祠内增加晋代末期的本地著名文人戴颙氏塑像配享。

辛.18世纪

约18世纪时（清代康熙时）桐君祠又重修一次。但尚未见到方志记录[15]。

壬.20世纪

1908年（光绪三十四年）四川药业人士为纪念桐君，在四川重庆创办了首家以“桐君”命名的“桐君阁制药厂”，从事生产发售中药业务。该药厂经营迄今已近百年历史，一直名声远扬，为发展中医药事业作出了相应的贡献。

1959年10月桐庐县政府在桐庐山举办了“桐庐县十年成就展览，”并在其基础上扩建为展览馆。

1979年桐君祠曾修复一次。

1984年浙江省及桐庐县旅游局开始在桐庐山地区的人文景观进行较大规模的整治和丰富完善，再次重新修复了桐君祠，并且由重庆的桐君阁制药厂发起，联合杭州的胡庆余堂、杭州第二中药厂和杭州民生药厂四家在桐君山旅游区创办了称为“四方药局”的商场，以出售各家生产的特色中成药为主。此外，桐庐县旅游局又在桐君祠院内的四壁绘制成长25米，宽3.5米的大型壁画，即《汉医溯源图》。该画共分两大部分，前部着重绘以桐君老人在桐树下茅庐旁，由百姓前来求医的场面，及桐君指桐为名之状；后部则分别绘有历代九位名医像。其中首先是最古的桐君造像，其次则依次配以战国时的扁鹊，汉代的张仲景，三国时的华佗，晋代葛洪，唐代的孙思邈，宋代的王惟一，明代的李时珍和清代的王清任的历代名医像。在人物像后面的背影则配有山川野景等彩色浮雕[16]。

1985年5月由桐庐县旅游局等单位在桐庐县举办了“首届华夏中药节，”并在5月5日在桐庐祠举行了中药节的开幕式和“历代名医塑像落成典礼”。本人有幸被邀请，并和中国药学会名誉会长楼之岑教授共同参加了这次盛会，亲自目睹了当地群众对“桐君”的尊崇心情和决心投入继承发展以“桐君”为旗帜的优秀传统药学事业。

2. 冠以桐君名义的各种事物为了更好地宣扬以“桐君”为首采药治病的历史，“桐君”家乡地区的人民除了建造祠堂、供奉塑像及祭祀等活动外，还采用“桐君”和“桐”的字样命名在生活中的各种事物。其中包括：

甲. 当地地名方面

（1）郡名——“桐庐郡”。据南宋的《方舆胜览》有以下记载。

《方舆胜览》：“桐君山在桐庐。有人采药，结庐桐木下。人问其姓，指桐木示之，因以桐名郡曰桐庐。”[17]

（2）县名——“桐庐县”。

《太平寰宇记》：“（桐庐县）汉为富春县地。吴·黄武四年（225年）分富春县置此。耆旧相传云:”桐溪有大犄桐树，垂條偃盖，荫数畝。远望似庐，遂谓为桐庐县也。”[18]

《读史方舆记要》：“桐庐县，汉为富春县之桐溪乡。吴·黄武四年（225年）分置。今属吴郡。晋、宋以后因之。”[19]

按，桐庐县现仍沿用此名。

（3）乡名——“桐溪乡”。按，桐溪一称不仅是当地溪水的名称而且早在汉代时已经也是一个地名。如：

《读史方舆记要》：“（桐庐县）汉时为富春县之桐溪乡。吴·黄武四年（公元225年）分置。今县属吴郡。晋、宋以后因之。”[20]

（4）镇名——“桐庐镇”。据刘兵《桐君山的书画缘》一文[21]，画家陆俨少绘有《桐庐小景》一画，“绘的就是桐君山下的桐庐镇。”

按，桐庐镇现仍沿用此名。

（5）山名——“桐君山”，又名桐庐山。此山得名有以下的传说：

元代僧人圆至云：“桐君山在卢州。有人采药，结庐桐木下，指树为姓，故山得名。”[22]

《明一统志》：“桐君山，在桐庐县东二里，一名桐庐山。相传昔有异人于此山采药求道，结庐于桐木下。人问其姓，则指桐以示之。因号为桐君山。”[23]

《大清一统志》：“在桐庐县东二里，一名桐庐山，县以此名。下有合江亭，盧骧《西征记》：“桐、睦二江会合亭下，有山巍然直压其首，如渴鲸入水之状，即桐君山也。”[24]

（6）岭名——“桐岭”。岭名的由来可见《严州府志》[25]：“因名其人为桐君。县为桐庐。江为桐江。溪为桐溪。岭为桐岭。而山亦以桐君名焉。”

（7）崖名——按，“崖”字字义据《说文》[26]：“崖，高边也。”即崖为高山岭的外边。清代文人袁世经有《桐君崖下大历唐人题名诗一首》的七言律诗[27]，称颂唐代大历年间曾有人在桐君崖上题诗之举。

（8）屿名——“桐山孤屿”。按：“屿”字据《说文》：“屿，岛也。”[28]清代文人袁昶有《桐君孤屿》七言律诗一首[29]。诗中有“危峰崒起削青成，似有群仙抗手迎，日出常疑塔光现，云来时挟溪声行”之句，以此形容桐君山的盛景。

（9）江名——“桐江”。见上引《严州府志》。

（10）溪名——“桐溪”。见上引《严州府志》。

（11）潭名——“桐君潭”。系位于桐君山脚下的水潭。据《潇洒桐庐》：“桐君潭——桐君山脚有桐君潭，江水碧澄，深不可测。据《严州府志》载，‘潭有巨钟，渔者常见之’。……”[30]

乙. 当地名胜古迹方面，主要有

（1）祠名——“桐君祠”。前文已有说明。

（2）山寺名——“桐君山寺”。如北宋·苏辙有《望桐君山寺》七言绝句一首[31]。诗中有“严公钓濑不容看，独喜桐君有故山”句。按：上面诗句中的“严公”系指后汉时严光（字子陵）而言，严光幼时与汉光帝刘秀为同学。光武即位后严光即隐居于富春江畔的桐庐境内业农，并时常垂钓，后人因称其钓鱼处为“严陵濑”（又名严子陵钓鱼处），今为桐庐县游览处之一。

（3）寺（庙）名——“桐君寺”。如元·方回有《寄题桐君寺》一首[32]。诗中有“遥知学出神农氏，独欠书传太史公”句。

（4）禅寺名——“桐君禅寺”。如清·袁振业氏有《桐君禅寺》诗一首[33]。诗中有“道院今翻作梵宫，山阴有客养虚冲”名。

（5）塔名——“桐君塔”。位于桐君祠之旁。其始建年代不详。但在南宋景定年间

(1260—1264年)曾重修一次。此后历年变迁又有多次重修迄今[34]。

(6)桥名——“桐庐大桥”。1961年桐县为了由桐庐县途径桐君潭登桐君山之便由政府建造了一座钢筋混凝土大桥,即桐庐大桥[35]。

丙、当地事业和企业部门方面近现代在桐庐地区以“桐君”、“桐君山”、“桐君江”、“桐庐”等命名的事业和企业部门方面还有不少(包括图书馆、书店、影院、饭店宾馆、招待所……等)。这里均从略。

丁、诗文书画题词方面历代文人为桐君祠、山撰文,吟诗、作画者,即知主要者有以下一些[36]。

(1)南北朝

公元5世纪初(南北朝·刘宋初)谢灵运在其所撰《山居赋》中有“《本草》所载,山泽不一,桐(君)、雷(公)是别,(医)和、(医)缓足悉,三枝六根,五华秋实”之句。

(2)宋朝

11世纪末(北宋后期)杨时撰有《登桐君山》七言诗一首。

12世纪末(南宋初期)朱熹撰有《桐庐舟中见山寺》七言诗一首。

13世纪初(南宋末·元朝初期)方回撰有《寄题桐君寺》七言诗。

(3)元朝

14世纪初回纥族学者萨都剌(字天锡)撰《过桐君祠》诗。诗中有“桐山巍峨桐水清”句。此外,同期的李仲骧及俞颐轩二氏均分别撰有《桐君山》五言绝句各一首。

(4)明朝

14世纪末(明朝初期)桐庐诗人徐舫曾为桐君祠撰写了多首诗篇,其中包括:《桐君》(五言诗)、《张小山捐俸重修桐君祠》、《祠完迎桐君归祀》、《桐君祠》(均七言诗)及《桐君》(五言绝句)各一首。其中在《桐君》诗中不无感慨地写道:“古昔有桐君,结庐憩桐木,问姓即指桐,采药秘仙箓,……予欲访仙踪,云深不可触。”按,上记诗名中所提到的“张小山”,为元代张可久(13世纪末人)之字,曾重修桐君祠者。

又李恭也写有《重九登桐君山》及《题合江亭诗》二首。在后一首诗中记有:“严子钓台青树里,桐君丹灶白云边”句。

15~16世纪前后,明代的张和撰《桐君山》五言诗,夏言撰《泊桐江偕沈明府元材游桐君山》七言诗,卢襄撰《七月十二日与沈明府晚眺桐君山次韻》七言诗,孙纲撰《桐君》七言诗,姚龙撰《桐君山》七言诗,汪九龄撰《合江夜月》七言诗,茅坤撰《桐君山》五言诗,各一首。而屠应竣、邵万、沈椿等也均为桐君及桐君山撰有诗章。而明代著名书画家董其昌在其《啓孙若裘书》一文中则提到:“前过富春(江),因得旷眺山川,吊怀人物。桐君为发迹之祖。……桐山有九头松,状如虬龙大奇。”

(5)清朝

17世纪至20世纪初,清朝文人为桐君及桐君祠、山题写诗文者又有多人,据《桐庐文史资料》所载诗篇包括:查慎行《题桐君祠》,王僉吉《桐君山》,王僉吉《君山望晴》,汪若懿《桐君山》,袁振业《桐君禅寺》,方骥才《桐君采药》,姚桂祥《登桐君山》,戴雪舫《合江亭》,胡圣铨《登桐君山》马象麟《游桐君山》,袁昶《桐君孤屿》,柴文浩《桐君山》,袁世经《桐君崖下大历唐人题名诗一首》(均七言诗)等,其原诗句可参见该书，此处不再引录。

在绘画方面，清初画家肖云从在《桐荫论画》一文中提到曾过往桐江事。

另一清代画家华岩于1727年（雍正五年）绘有《桐荫问道图》一幅。图中人物虽未明记“桐君”二字，但不难看出其中桐君端坐桐树荫处，前方有老、幼二人向桐君拱手相求指点医药之状[37]。

（6）近现代

1961年郭沫若去桐庐时撰有《登桐君山》诗一首：“庙貌空存瞰两江，桐君山上已无王，愚人不解劈山像，当作菩萨乱插香。”

当代绘画方面，现代画家黄宾虹曾绘有《桐君山》及《桐君望海门》等图[38]。

戊、悬崖刻石方面除了上述文人写绘的诗文书画外，还有在桐君山南面临江的陡崖峭壁镌有一些古代的书法刻石记文。其中除某些经年久远，每多剥离残损，但已可辨明其时代者外，尚有以下一些。

（1）后魏刻石　这是既知最早的一种。为南北朝的后魏时期（386—534年）题名崔氏的刻石[39]。

（2）大历刻石　这是在唐代大历八年（773年）由桐庐县令独孤勉、侍御史崔缜等的篆书，题名“摩崖”，但可辨者仅存35字。

（3）皇祐刻石　这次刻石是在北宋皇祐二年（1050年）由苏才翁的楷书刻石，但也仅存十字[40]。

（4）治平刻石　治平是北宋年号，在1064～1067年间。

（5）元代刻石　此刻石据考系元代己卯年（1329年）俞颐轩在桐君山的一处摩崖上的题诗。诗中写到：“潇洒桐庐县，江山景物妍，问君君不语，指木是何年。”[41]

己、药业名称方面　国内中药业有以“桐君”二字命名的药店。如现在位于北京市王府井大街176号有“桐君阁大药房”即其中一处。

第二部分　《桐君采药录》考察

一、书名及卷数

1. 书名　《桐君采药录》的书名在各种古代文献记载中又可见到有同一书的多种简称。如果将它们的出处分别予以归纳，可以有以下六种方式。

甲.《桐君采药录》　这应当是本书名的全称。此书名可见于：南北朝·梁·陶弘景的《本草经集注》序录[42]，《药总诀》[43]及《辅行诀用药法要》[44]三书中。又可见于《隋书经籍志》[45]及明·李时珍《本草纲目》[46]中。

乙.《桐君药录》　这是本书的简称之一。此书名可见于：陶弘景《本草经集注》“藁本”条注文[47]，《旧唐书经籍志》[48]，《新唐书艺文志》[49]，《通志·艺文略》[50]，《玉海》[51]，《钜宋广韻》[52]，《日本国见在书目录》[53]，《严州府志》[54]，《桐庐县志》[55]等书中。

丙.《桐君录》　这是本书的另一简称。此书名可见于《本草抄义》[56]及《太平御览》[57]（均所引佚文）。

丁.《采药录》　这是省去“桐君”二字的书名简称。可见《古今医统》[58]和《东医宝鉴》[59]。

戊.《桐君》　这是以人名代书名。可见于《医心方》据《小品方》[60]佚文转引。

己.《药录》　这是在古籍引用本书佚文时最频繁应用的简称。主要可散见于《证类本草》一书中。[61]

庚.其他书名　此外，记以“桐君”著作的还有其他两个书名。其出处即：

《历代医方考》：“《采药对》、《采药别录》，桐君所著。”[62]

《东医宝鉴》：“《采药录》，桐君所著。黄帝臣也。《采药别录》，桐君所著。黄帝臣也。”[63]

以上所记的《采药别录》和《采药对》两本书名是否另有其书，抑或也属《桐君采药录》的别称之列，尚不清楚。

2. 卷数　关于《桐君采药录》的卷数据《通志》、《广韻》、《本草纲目》及《日本国见在书目录》（公元9世纪末）等书均记为“二卷”。而据《隋书经籍志》、《旧唐书经籍志》、《新唐书艺文志》及《玉海》等书则均记为“三卷”。

二、撰写时代、流传概况及主要内容

1. 撰写时代

《桐君采药录》的著者桐君时值上古尚无文字记载，因而属于托名之书。但其撰写时代的下限必不晚于秦汉时期而应早在此以前。

这是由于《桐君采药录》一书内容多次被《吴普本草》所引用。而吴普氏为后汉时人可以得到证明[64]。

同时《桐君采药录》又是继先秦时代业已成书的《神农本草经》之后撰写的另一部本草学专著[65]。

2. 流传概况

甲.国内方面

《桐君采药录》一书流传到晋代，约4～5世纪顷，曾被陈延之氏的《小品方》引录有个别内容[66]。

迄6世纪顷的梁代陶弘景氏在其《本草经集注》等著作中均引用了《桐君采药录》[67]。而在约同期左右的簿录著作《七录》一书中却记载了“《神农采药经》二卷”的书目[68]惟此书早佚，其与《桐君采药录》有何关系，抑或同书之异称已不得知。

在公元7世纪的中国隋朝官藏图书编目的《隋书经籍志》和将公元8～9世纪的唐朝官藏图书编目的《旧唐书经籍志》、《新唐书艺文志》等书中均记载了“《桐君药录》三卷”的书目[69]。

公元10世纪中的北宋时期由政府编修的大型类书《太平御览》中不仅直接引用了《桐君采药录》的佚文，而且还收载了《吴氏本草》中转引的《桐君采药录》多处[70]。

在北宋中后时期即公元12世纪郑樵氏的《通志》[71]及公元13世纪王应麟的《玉海》[72]二书中均收载了“《桐君药录》”的书目，惟前书记其为二卷，后书记其为三卷，但此时不知《桐君采药录》是否尚存。

惟在公元11世纪中期官修的《（嘉祐）补注神农本草》中虽也在各药物项内根据《吴普（氏）本草》转引了部分《桐君采药录》的佚文，但同时却明确指出：“《吴氏本草》今广内不复有”的话[73]，说明《吴氏本草》在当时已经失传了。

11世纪末唐慎微在其《证类本草》中，一方面引用陶弘景（即“陶隐居云”）《本草经集注》，并转引了《桐君药录》的部分佚文。另一方面又通过引用《嘉祐本草》（原书作“臣禹锡等谨按”注文）转引了《吴氏本草》中收录的部分《桐君药录》佚文。

到了16世纪李时珍撰写的《本草纲目》一书中，再次据《本草经集注》所引的《桐君药录》佚文，但其文字略有节删(74)。

乙．国外方面

（1）日本——《桐君采药录》传入日本的具体时代不详。但公元9世纪末在日本的书目学著作《日本国见在书目录》中已记有“《桐君药录》二卷”之目(75)。

在公元10世末丹波康赖的《医心方》一书中有引用《小品方》，又转引《桐君采药录》的佚文一条(76)，但无直接引录《桐君》之文。

到了公元13世纪，在日本惟宗具俊的《医谈抄》及惟宗时俊的《医家千字文》二书中均引录了《桐君（药）录》的同样佚文。

（2）朝鲜——在16世纪初朝鲜方面由许浚氏等人撰写的《东医宝鉴》一书的“历代医方”文中记有以下二书书目。

“《采药对》，桐君所著。黄帝臣也。

《采药别录》，桐君所著。黄帝臣也。”(77)

以上二书似为《桐君采药录》一书的两种不同传本的异称。虽然在《东医宝鉴》中并未引用该书佚文，但又不难看出，《桐君采药录》同样也已传入朝鲜，具有很大的影响。

丙．流传过程中的变动问题

根据上述可以知道《桐君采药录》一书的流传过程从公元1～2世纪至公元10世纪之间，通过历代反复传抄与引录业已经历了上千年的时间，而在其后世的多种传本中有无经过被人节删或补充等属于文字的变动问题，虽然尚无足够的证据，但从其佚文的文体风格等特征方面分析，尚存有某种令人置疑之处。其中如《汉书艺文志拾补》一书，在其《经方·桐君采药录》条中即指出：“《（太平）御览》卷八六七引《桐君录》”佚文有“荼花”一药，“此不知为其本文？（或）为后人注文？”(78)

又如，本人据北宋中期王尧臣的《崇文总目》所记其当时所见知的图书目录中有：“《采药论》一卷，阙”。此外，《通志》与《宋史艺文志》均载有此目，也未著撰人。又闻浙江天一阁曾藏有钞本，但今也不详(79)。按此书名恰好与《桐君》全书名称中的“采药”二字相符，至于是否系后书的节录改编本，抑或另一相类著作，亦属疑问之列。

此外，本人据相关古籍中所辑多条《桐君》佚文中所记药物产地的始置时代加以考察时，有以下一些。

西阳（县）——见茗及苦菜条，巴东（县）——见茗条，晋陵（县）——见茗及苦菜条，庐江（县及郡）——见苦菜条，临朐（县）——见薯蓣条，钟山（县）——见薯蓣条，泰山（郡）——见虎掌条，宛句（县）——见虎掌条。（马按，以上各地名开始设置时期均为汉代）。

武昌（县）——见茗及苦菜条，广（州）——见续断条。（马按，以上二地始置时期均为三国·吴时）。

晋熙（县及郡）——见苦菜条，上洛（雒）（县及郡）——见占斯条。（马按，以上二地如置时期均为晋代）。

此外在藁本（芎䓖）条中尚记有“东山”一地，乃隋代时始置县，但寻废。或以

"东山"为"山东"之倒，而"山东"在战国时期为六国之称，但作为"山东县"则已属辽时始置。以上从《桐君》佚文中的地名考察，尚可见到个别汉代以后地名。这种情况和一些传世的《神农本草经》佚文中羼有由其后的《名医别录》混入的某些产地地名的情况颇相类似，说明在其本文中已多少有被人加工成分。

3. 主要内容

甲．古书所记《桐君》内容

《桐君采药录》一书流传到宋代时期已极少见到。这可以从北宋官修的《嘉祐补注神农本草》所采用的本草类书目中只载有《吴氏本草》一书，而没有《桐君（采）药录》之名[80]可以看出。而到了明代李时珍撰写《本草纲目》时，已明确提出"《桐君采药录》今已不传。"[81]但是在此以前，早在南北朝时的陶弘景氏还多次对本书的主要内容作了介绍。即：

"上古神农作为《本草》。……其后雷公、桐君更增演《本草》。二家药对，广其主治，繁其类族。"[82]

又："依《神农本经》及《桐君采药录》，上、中、下三品之药，凡三百六十五味，以应周天之度，四时八节之气。"[83]

此外，明代的徐春甫氏及李时珍氏也对本书作了简要的说明。即：

徐春甫："少师、桐君为黄帝臣。识草、木、金、石、性、味，定三品药物，以为君、臣、佐、使。撰《药性》四卷及《采药录》。记其花、叶、形、色，论其相须、相反，及立方处治，寒、热之宜，至今传之不泯。"[84]

李时珍："《桐君采药录》。桐君，黄帝时臣也。书凡二卷，记其花、叶、形、色。"[85]

此外，在我国唐宋以前个别古医书中尚偶有提及《桐君采药论》一书者，可见于晋代陈延之氏《小品方》的部分佚文，及隋唐时期的《本草抄义》佚文等处。由于均未涉及具体药名，故此处从略。

乙．原书内容的综合考察

鉴于《桐君采药录》全书已经亡佚，而各种有关古籍引录的佚文又皆属片断零散，故只能通过上述古籍中的简要内容介绍及本书的现存佚文综合地考察一下原书内容的概貌。

总的来看，此书内容主要包括两个部分。

其一是药物部分——原书共载药物365种[86]，分为上品、中品和下品三类。每种药物项下分别记有该药的性、味，有毒、无毒及植物药类在不同月份或季节的外形特征（花、叶、茎、蔓、色彩……等），采收的时令及必要的加工，以及简要药性，七情中的所畏、所恶和所使特征。

其二是方剂部分——书中除分记各种药物外，还列有某些简易的医疗方剂[87]（参见后文）。

三、佚文出处

现存古籍直接引用《桐君（条）》佚文者

甲．《太平御览》引《桐君》

《太平御览》是北宋初太平兴国八年（983年）官修的大型类书。全书共一千卷，书中在卷八六七直接引用的书名即《桐君录》，共有2条，分为"茗"（即茶）及"茶花"

2药。

乙.《医家千字文》引用《桐君录》

《医家千字文》是日本永仁元年（1293年）惟宗时俊撰写的著作。在其原注中引录了《桐君录》的一段，在神农氏用鞭挞物类，以辨识药物的历史传说。这应当是《桐君采药录》一书“序录”的部分佚文。

2. 现存古籍间接引用《桐君》佚文者

甲.《太平御览》引《吴氏》，转引《桐君》

《吴氏本草》的著者吴普为三国时人。《吴氏本草》又名《吴普本草》、《吴氏本草经》或《吴普》，全书六卷，惟原书早在北宋时已佚[88]，但在《太平御览》中尚保存有该书以下各条药物的佚文，即：

斑猫（即斑蝥。引“《吴氏本草经》”，转引“《桐君》”）。

按，上药佚文见《御览》卷951。

石胆（引“《吴氏本草经》”，转引“《桐君》”），黄符、白符、黑符（此三药均为“五色石脂”之一，均引“《吴氏本草》”，转引“桐君”），阳起石（引“《吴氏本草》”，转引“桐君”），白礜石（引“《吴氏本草》”，转引“《桐君》”）。

按：以上各药佚文均见《御览》卷987。

麦门冬、茯苓、卷柏、当归、细辛（以上各药均引“《吴氏本草》”，转引“《桐君》”），署预（即山药。见“藷萸”条。引“《吴氏本草》”，转引“《桐君》”）。

按：以上各药佚文均见《御览》卷989。

烏头、烏喙（均见“烏头”条）、提母（即知母）、雷丸、虎掌、贯众、芍药、泽兰、狗脊。（以上均引“《吴氏本草》”，转引“《桐君》”）

按：以上各药佚文均见《御览》卷990。

人参、丹参、玄参上均引“《吴氏本草》”，转引“《桐君》”）、木防己（“防己”条）、奄闾（即“菴蕳子”）、委萎（即“女萎”，或“萎蕤”）。（以上均引“《吴氏本草经》”，转引“桐君”）

按：以上各药佚文均见《御览》卷991。

黄芩、恒山（即常山）、防风、牡丹（以上均引“《吴氏本草》”，转引“《桐君》”）

按：以上各药佚文均见《御览》卷992。

巴豆、莽草、狼牙、落石（即络石）、鬼箭、房葵、蜀黄环（即黄环）、甘遂、马刀。（以上均引“《吴氏本草经》”，转引“《桐君》”）。

按：以上各药佚文均见《御览》卷993。

乙.《医心方》引《小品方》，转引《桐君》

《医心方》是公元984年（日本永观二年）日本医家丹波康赖氏集撰中国唐代以前多种古医籍原文的著作。在此书卷十六引录有晋代陈延之《小品方》之文，其中有转引自《桐君》的佚文一条，所记为医方者。

丙.《证类本草》引《本草经集注》，转引《桐君》

《证类本草》的全称是《经史证类备急本草》，为1098年（北宋元符元年）唐慎微撰。其传世本又有《大观本草》及《政和本草》的各类刊本。在其所收载的各药物项下引用了南北朝时期陶弘景《本草经集注》的注文。在此注文中有引用《桐君采药录》（原文或称《药录》，或称《桐君录》，或称《桐君药录》）的药物佚文有以下几种，即：

天门冬（引《桐君药录》。见《证类本草》卷6）、续断（引《桐君药录》。见《证类本草》卷7）。芎䓖（引《桐君药录》，见《证类本草》卷8藁本条）、水萍（引《药录》，见《证类本草》卷9）。苦菜（引《桐君录》，见《证类本草》卷27）、占斯（引《桐君录》，见《证类本草》卷30）。

丁.《证类本草》引《嘉祐本草》，转引《吴氏》，再引《桐君》

《嘉祐本草》的全称是《嘉祐补注神农本草》，为1057年（北宋嘉祐二年）掌禹锡等人所撰。原书已佚，其佚文被保存于《证类本草》各药条下的注文中，并在此书注文前面冠以“臣禹锡等谨按”数字，以示与其他注文出处的区别。属于这类的《桐君》佚文有以下诸药。

钟乳（即“石钟乳”）、石胆、青符、白符、黑符（此三药均“五色石脂”之一，均见“黑石脂”条下《嘉祐》注文引“《吴氏》”转引“桐君”）。

按：以上各药佚文均见《证类》卷3。

阳起石。

按：此药佚文见《证类》卷4。

白礜石（即礜石）。

按：此药佚文见《证类》卷5。

麦门冬、署预（即薯蓣，或山药），细辛，卷柏。

按：以上各药佚文均见《证类》卷6。

当归，芍药，知母，狗脊。

按：以上各药佚文均见《证类》卷8。

泽兰。

按：此药佚文见《证类》卷9。

鳥头，鳥喙，虎掌。

按：以上各药佚文均见《证类》卷10。

雷丸。

按：此药佚文见《证类》卷14。

综括以上现存各种有关古籍中所引录的《桐君采药录》佚文的范围与数量来看，显然较之原书的全部内容还是极少的一小部分。但从一个侧面可以看出此书对于推动古代早期医药学事业的发展还是起着相当重要作用的。

戊.《医谈抄》及《医家千字文》引《桐君录》

此二书分别系日本惟宗具俊（约1284年顷）及惟宗时俊（1293年）所撰写，引用〈桐君录〉佚文的内容大同，其内容系记录神农氏鞭药故事。

四、《桐君采药录》与其他早期本草学古籍之比较

早在后汉时期以前有关本草学的著作除了《神农本草经》和《桐君采药录》二书外，据《吴普本草》佚文所引可以考知者尚有数家本草学专书，其中包括《黄帝（本草）》（按此书原名全称不详，今暂附以“本草”二字。下同）、《岐伯（本草）》、《雷公（药对）》、《扁鹊（本草）》、《医和（本草）》和《李当之（本草）》6种。惟在这些古本草学的佚文中只能看到个别药物性、味和有毒、无毒的文字。如果将这部分内容与《桐君》佚

文加以对照时，除了记述相同者，颇有某些相互差异之处。这种在古代早期的多种本草著作中的论述互有差异的情况，也可以在唐代初期成书的《新修本草》一书孔志约氏序文中明确地看出。孔序的原文是："梁·陶弘景雅好摄生，研精药术，以为《本草经》者，神农之所作，不刊之书也。惜其年代浸远，简编残蠹，与《桐（君）》、《雷（公）》众记，颇或踳驳。"

按，这以上中的"踳驳"一辞，义为杂乱、不一致。如《文心雕龙·诸子》："其纯粹者入矩，踳驳者出规。"通过上文的说明，可以明显看出早在唐代时期所能见到的《神农本草经》与《桐君采药录》、《雷公（药对）》等古代早期药学著作，相互间已经具有不少明显差异之处。现在在这里就将《桐君采药录》与其他古代早期本草学著作中的差异之处，据《证类本草》中的现存佚文，分别对照比较如下，以供参考。

1. 与《神农（本草）》比较

莽草——《桐君》：苦，有毒。《神农》：辛。

狼牙——《桐君》：咸。《神农》：苦。

落（络）石——《桐君》：甘，无毒。《神农》：苦。

虎掌——《桐君》：辛，有毒。《神农》：无毒。

2. 与《黄帝（本草）》比较

牡丹——《桐君》：苦，无毒。《黄帝》：苦，有毒。

巴豆——《桐君》：辛，有毒。《黄帝》：甘，有毒。

狼牙——《桐君》：咸。《黄帝》：苦。

贯众——《桐君》：苦。（一经）：甘，有毒。《黄帝》：咸、酸。（按："一经"系指《桐君》之别本）。

3. 与《岐伯（本草）》比较

丹参——《桐君》：苦。《岐伯》：咸。

玄参——《桐君》：苦。《岐伯》：咸。

芍药——《桐君》：甘。《岐伯》：咸。

牡丹——《桐君》：苦。《岐伯》：辛。

4. 与《扁鹊（本草）》比较

班（斑）猫（蝥）——《桐君》：有毒。《扁鹊》有大毒。

石胆——《桐君》：辛，有毒。《扁鹊》：苦，无毒。

5. 与《雷公（药对）》比较

落（络）石——《桐君》：甘。《雷公》：苦。

芍药——《桐君》：甘。《雷公》：酸。

第三部分 《桐君采药录》辑校

一、序录

神农氏乃作赭鞭、钩制，从六阴阳与太一（乙），升五岳。四渎土地所生，草、木、石、骨、肉、虫、皮、毛，万种千类皆鞭问之。则检其能主治，当其五温冷，故甘草先被呼问，附子后见將岳。众药皆谐，各记所能。[89]

桐君乘绛云之车，唤诸药精，悉遣述其功能，因则录之，呼为《桐君药录》[90]。

二、草部

麦门冬，甘，无毒。

卷柏，甘，生山谷。(《御览》“谷”前缺“山”字。《证类》缺“生谷”二字)

当归，甘，无毒。

细辛，辛，小温。

署（薯）豫（蓣），甘，无毒。或生临朐，钟（《御览》脱此字，据《纲目》补）山。始生赤茎，细蔓。五月花白，七月实青黄，八月熟，落根中，白皮黄，类芋。(《证类》无以下诸字）二月、三月、八月采根。恶甘遂。

乌头，甘，有毒。正月始生。叶厚。茎方，中空。叶四面（《证类》作“四四”）相当，与（嵩）蒿相似。

乌喙，有毒。(《御览》无以下诸字）十月采。形如乌头，有两歧，相合如乌之喙，名曰乌喙也。所畏、恶、使尽与乌头同。

知母，无毒。补不足，益气。

虎掌，辛，有毒。立秋、九月采（《御览》无“九月”二字）。生泰（太）山，或宛句（《证类》无此六字)。

贯众，苦。一（此处疑脱“经”字。“一经”应指另一传本)：甘，有毒。(《证类》此药缺)。

芍药，甘，无毒。

泽兰，酸，无毒。

狗脊，甘，无毒。

(以上各药除个别缺，脱文外，均见《御览》据《吴氏》转引《桐君》。《证类》同此)。

人参，苦。

丹参，苦，无毒。

玄参，苦，无毒。

木防己，苦，无毒。(见“防己”条)

狼牙，咸。

落（络）石，甘，无毒。

房葵，苦，无毒。

牛膝，酸，无毒。

甘遂，苦，有毒。

奄（菴）闾（蕳），苦，小温，无毒。

委（萎）萎（蕤），甘，无毒。

黄芩，苦，无毒。

恒（常）山，辛，有毒。二月、八月采。

防风，甘，无毒。

牡丹，苦，无毒。

(以上各药均见《御览》据《吴氏》转引《桐君》)。

天门冬，叶有刺，蔓生。五月花白。十月实黑，根连数十枚，如此殊相乱，而不复更有门冬，恐门冬自一种，不即是浣草耶。又有百部根亦相类，而苗异尔。门冬蒸，剥去皮，食之甚甘美，止饥。虽暴干，犹脂润难捣。必须薄切，暴于日中，或火烘之也。俗人呼苗为棘刺，煮作饮，乃宜人，而终非真棘刺尔。服天门冬，禁食鲤鱼。

续断，生蔓延。叶细。茎如荏，大根、本黄白有汁。七月、八月采根。今皆用茎、叶，节节断。皮黄。皱状如鸡脚者（《纲目》引文此处有“又”字）呼为桑上寄生，恐皆非真（《纲目》引文无此四字）。时人又有接骨树，高丈馀许。叶似蒴藋。皮主疗金疮。有此接骨，名疑或是。而广州又有一藤名续断（《纲目》引文作“续断藤”），一名诺藤。断其茎，器承其汁饮之（《纲目》引文作“以器承取汁饮”），疗虚损绝伤。用沐头，又（《纲目》无此字）长 。折枝插地即生，恐此又相类（《纲目》引文此句作：“恐皆非真”）。

水萍，五月有花，白色。即非今沟渠所生者。楚王渡江所得，非斯实也。

苦菜，三月生扶疏（马按：“扶疏”疑为“复苏”之假借字。据上古音韻，扶为并母，鱼部韵。复为并母，觉部韵。系同声通假。疏为山母，鱼部韵。苏为心母，鱼部韵。系同韵、通假。考苦菜为宿根生植物，据《本草纲目》苦菜条：“苦菜，春初生苗”也即三月生苗而复苏之义）。六月花从叶出。茎直黄。八月实黑、实落。根复生，冬不枯（此药以上文字《纲目》引文全同，以下自“不枯”至此药末句均略引）。今茗极似此。西阳、武昌及庐江、晋熙皆好。东人正作青茗。茗皆有浡（马按：“浡”字义为兴奋、振作），饮之益人。凡所饮物有：茗及木叶天门冬苗，并菝葜皆益人。馀物并冷冷利。又，巴东间别有真茶，火煏，作卷结为饮，亦令人不眠，恐或是此。俗中多煮檀叶及大皂李作茶饮，并冷。又，南方有瓜芦木，亦似茗，苦涩。取其叶作屑，煮饮汁，即通宵不寐。煮盐人惟资此饮。而交、广最所重。客来先设，乃加以香笔辈。

占斯，生上洛。是木皮，状如厚朴。色似桂白。其理一纵，一横。今市人皆削，乃似厚朴而无正纵理，不知此复是何物，莫测真假，何者为是也。

（以上由“天门冬”至“占斯”各药，文均见《证类》引陶弘景［隐居］注，转引《桐君录》）。

芎䓖，苗似藁本。论说花、实皆不同。所生处异。今东山（《纲目》引文作“山东”）别有藁本，形、气甚相似，惟长大尔。（此条见《证类》卷八“藁本”项据陶弘景注转引《桐君药录》）

三、木部

茯苓，甘。

雷丸，甘，有毒。

巴豆，辛，有毒。

茗，酉阳、武昌、晋陵皆出好茗。巴东别有真香茗，煎饮，令人不眠。（此条见《御览》卷八百六十七引“《桐君录》曰”）

茶花，状如栀子，其色稍白。（此条见《御览》卷八百六十七引《桐君录》，“又曰”条。

莽草，苦，有毒。

鬼箭，苦，无毒。叶如桃，如羽。正月、二月、七月采。阴干。或生田野。

黄环，辛。

四、石部

石胆。辛，有毒。

黄符（黄石脂），辛，无毒。（《证类》缺此文）。

青符（青石脂），辛，无毒。（《御览》缺此文）。

白符（白石脂），甘，无毒。

黑符（黑石脂），甘，无毒。

阳（《御览》作“羊”）起石，无毒。

白礜石（《御览》无“白”字），有毒。

钟乳，甘。

（以上各药除缺文外，均见《御览》据《吴氏》转引《桐君》。《证类》所引，《吴氏》与此全同）

五、虫部

班（斑）猫（蝥），有毒。（此条均见《御览》及《证类》据《吴氏》转引《桐君》）

马刀，咸，有毒。（此条见《御览》据《吴氏》转引《桐君》）

六、附方

治诸瘘方：赤小豆、白莶（蔹）、黄芩、黄芪、牡蛎，凡五物，分等，下筛。酒服，方寸匕。（此条见《医心方》卷十六据《小品方》转引“《桐君》说”）

注文

(1)《世本八种》。商务印书馆1957年合辑本。

(2) 陶弘景《药总诀·序》。据《金陵丛书·乙集》。

(3) 据《医心方》卷二引唐代的《延年秘录（方）》佚文转引。

(4) 罗泌《路史》卷四（《四库全书》本）。

(5) 徐春甫《古今医统大全》卷一“历代圣贤名医姓氏”。

(6) 李时珍《本草纲目》卷一上，序例上。

(7) 吕昌期《（续修）严州府志》卷十八“外志一”（万历四十一年据万历六年增刻本）。

(8) 同注1。

(9) 同注5。

(10) 据日本惟宗时俊《医家千家文》原注所引，《本草抄义》转引。

(11)《钜宋广韵·上平声》（卷第一）“东（韵）·桐”条（上海古籍出版社据乾道五年闽中刊本影印）。

(12) 童炜《桐庐县志》卷4“杂志类·祠庙”（康熙二十二年刊本）。

(13)《浙江通志》卷六十七“杂志第十一之五·仙释本传”（《四库全书》本）。

(14) 张可久重修桐君祠之举曾由明代徐舫作诗称颂。其事可参见下文“诗文书画题字”一节。

(15) 申屠丹荣等氏《潇洒桐庐》（浙江人民出版社出版）。

(16) 1984年重修桐君祠事主要参考包明颐《景观美化片断》（见《桐君·桐君山》）。

(17) 祝穆《方舆胜览》卷五“浙西路·建德府·事要”（《四库全书》本）。

(18) 乐史《太平寰宇记》卷十五“江南东道七·睦州”（《四库全书》本）。

(19)《读史方舆记要》。

(20) 同注17。

(21) 刘兵《桐君山的书画缘》（《桐君·桐君山》）。

（22）据丹波元胤《医籍考》卷十二，“本草四”转引。

（23）李贤等《明一统志》卷四十“严州府”（《四库全书》本）。

（24）清乾隆敕撰《大清一统志》卷二百三十四“严州府·桐君山”（《四部丛刊续编》）。

（25）《严州府志》。

（26）许慎《说文解字·山部》。

（27）《桐庐县文史资料专辑》第一辑（政协桐庐县委员会办公室编）。

（28）同注24。

（29）同注25。

（30）同注13。

（31）同注25。

（32）方回《桐江续集》卷18。

（33）同注25。

（34）同注18。

（35）同注13。

（36）本段所举诗文书画题词的资料主要参考引用了《桐庐县文史资料专辑》第一辑及《潇洒桐庐》。

（37）《桐荫问道图》原图收藏于广州美术馆。又，《艺苑撷英》第十六期有图。

（38）同注19。

（39）参见余绍宋《桐君山题名摩崖跋》（《桐君·桐君山》）。

（40）大历刻石与皇祐刻石的石文经清末时陈伯衡氏拓录，并于1936年由余越园在《金石书画杂志》上所写的《桐君山题名摩崖跋》一文中发表。而拓片现也陈列于该县的陈列室中。

（41）以上有关桐君山悬崖刻石的资料主要系参考了《桐庐文史资料》第一辑，余绍宋《桐君山题名摩崖跋》及孙显明《桐君山题名摩崖史料三则》二文。

（42）陶弘景《本草经集注·序录》。据1955年群联出版社影印本。

（43）同注2。

（44）陶弘景《辅行诀脏腑用药法要》，据1998年江苏古籍出版社《敦煌医药文献辑校》P. 185（影印本）。

（45）《隋书经籍志·子部·医方》。

（46）同注4。

（47）见《重修政和经史证类备用本草》卷八“藁本”条引陶隐居（弘景）氏注文，据1957扩人民卫生出版社影印本。

（48）《旧唐书经籍志·医术》。

（49）《新唐书艺文志·医术类》。

（50）《通志·艺文略·医方类》。

（51）王应麟《玉海》卷六十三。

（52）同注9。

（53）《日本国见在书目录·医方家》。

（54）同注5。

（55）同注10。

（56）同注8。

（57）《太平御览》卷八百六十七。

（58）同注3。

（59）许浚《东医宝鉴》卷一“历代医方。”

（60）见丹波康赖《医心方》卷十“主治诸瘘方第十六。”

（61）见《重修政和经史证类备用本草》。

（62）据《古今图书集成医部全录》卷五百零四转引。

（63）同注57。

（64）吴普为后汉末、三国时期医华佗弟子，据《后汉书》卷112“华佗传”：“广陵吴普、彭城樊阿皆从（华）佗学。普依准陀疗，多所全济。”而《三国志·魏志》中也载有吴普氏传。故知吴普乃后汉末至三国时人。

（65）据《政和本草》卷一引“补注所引书传”：“《吴氏本草》……（吴普）修《神农本草》。成四百四十一种。”而《吴氏本草》又引《桐君》于其内容中，足徵《桐君》一书晚于《神农本草经》。

（66）同注58。

（67）见《本草经集注·序录》：“又有《桐君采药录》，说其花、叶、形、色。”（据敦煌出土残卷本）。

（68）见《隋书经籍志·子部·医方》《桐君药录》条注：“梁（《七录》）有《神农采药经》二卷”按，在清代编纂的《山西通志·经籍·杂艺术》（卷175）也记有“《神农采药经》二卷”之目，亦属取自前书者。

（69）见《旧唐书经籍志·医术》及《新唐书艺文志·医术类》。

（70）参见《太平御览》卷951，987，989—993卷所引《吴氏本草（经）》文。

（71）见郑樵《通志·艺文略·医方类》。

（72）见王应麟《玉海》卷63。

（73）见《政和本草》或《大观本草》卷一“补注所引书传。”

（74）见李时珍《本草纲目》一书的天门冬、续断、苦菜和藁本（所记芎藭一药）各药条。

（75）藤原佐世《日本国见在书目录》（据富士川游《日本医学史》转引）。

（76）同注58。

（77）同注57。

（78）据冈西为人《宋以前医籍考》P.1347转引《汉书艺文志拾补·经方》（1958年人民卫生出版社出版）。

（79）王尧臣《崇文总目》卷三“医书类”（据《中国历代书目丛刊》第一辑·上册（现代出版社影印本）。

（80）“补注所引书传·吴氏本草”：“《唐经籍志》尚存六卷，今广内不复有。”（据《政和本草》卷一“序例上”）

（81）同注4。

（82）同注2。

（83）陶弘景《辅行诀用药法要》（见马继兴《敦煌古医籍考释》P.129）。

（84）同注3。

（85）同注4。

（86）同注81及注83。

（87）同注58。

（88）同注68。

（89）据《医家千字文》原注引《桐君录》。

（90）据《本草抄义》（《医家千字文》原注引）转引。

（2003年第十二届全国药学史本草学术会论文。又见：《桐君采药录》的著者桐君，2005年第2期第1～4页，《中医文献杂志》；《桐君采药录》考察，2005年第3期第6～9页，《中医文献杂志》；《桐君采药录》辑校，2005年第4期第4～6页，《中医文献杂志》）

12.《吴普本草经》考略（提要）

书名考

《吴普本草经》是后汉末时期迄之后周时期吴普氏为《神农本草经》一书撰写的辑注性著作。吴普是名医华佗弟子，其传略可以在《后汉书·华佗传》中见到。《吴普本草》一书的书名在传世古籍中有以下一些：

1.《吴普本草经》——见《太平御览》卷九百九十二石龙芮条。

2.《吴氏本草经》——见《太平御览》卷九百九十三麻黄条，黄孙条，紫菀条，桔梗条。

3.《吴普本草》——见《太平御览》卷九百九十一人参条。日本·亮阿阇梨兼意《药种抄》木甘草条。

4.《吴氏本草》——见《太平御览》卷九百九十革蘚条，知母条。

5.《吴普》言——见《本草纲目》卷十六败酱条。

6.《吴普》——见《本草纲目》卷十六萱草条。

7.《普》曰——见《本草纲目》卷十七乌头条，侧子条。

8.《吴氏》——见《政和本草》术条引《嘉祐本草》，肉苁蓉条引《嘉祐补注神农本草》，当归条引《嘉祐补注神农本草》。

9.《吴氏本草因》——见《旧唐书经籍志》记作："《吴氏本草因》六卷，吴普撰。"

按，上面书名中的"因"字乃"经"字的通假。因为古音中的"经"字音韵为见部，耕纽；而"耕"字为影部，真纽，属同源字，可以互通。故书名即《吴氏本草经》。

10.《吴谱本草》——见唐僧人玄应《一切经音义》卷五十九及六十七。

按，"谱"即"普"的通假字。

现在本文为统一起见仍称为《吴普本草经》。

流传考

1. 后魏时期（公元4~5世纪）贾思勰在《齐民要术》中曾引有《吴氏本草》部分佚文。

2. 唐代时期（公元8~9世纪）虞世南《北堂书钞》、欧阳询《艺文类聚》、徐坚等人《初学记》、李贤等人《后汉书》、僧玄应《一切经音义》等均引有《吴普本草》佚文。

3. 五代时期（公元10世纪）韩保昇《蜀本草》注文中记有吴普《本草》事。

4. 北宋时期（公元10世纪末至12世纪初）吴淑氏《事类赋》、掌禹锡《嘉祐补注神农本草》、苏颂等氏《嘉祐本草图经》、唐慎微氏《经史证类备急本草》以及《经史证类大观本草》、《政和经史证类备用本草》等均引用过《吴普本草》佚文。宋初由李昉等人撰写的《太平御览》更是引用了不少《吴普本草》佚文。

5. 南宋时期（公元12~13世纪）《绍兴校定经史证类备急本草》也沿袭《证类本草》一书，间接引用《吴普本草》佚文。

6. 元代以后（公元14世纪以后）文献中已不见直接引用《吴普本草》者。仅在明代李时珍《本草纲目》中还有所引用，但也都已是转手资料。

7. 日本方面公元830年（日本天长三年）由政府组织官员滋野贞主氏等人撰写《秘府略》一书（原书一千卷，今仅存残卷），其中也引用有《吴普本草》佚文。

8. 公元11世纪末，12世纪初日本僧人亮阿痞梨兼意氏在其所撰写的三种本草著作即《香药抄》、《香要抄》及《药种抄》中均引用过部分的《吴普本草》佚文。

药数及药名考

由于《吴普本草》一书早已失传，故其原书中所收的药数只能通过古人所记考知。其中梁南北朝陶弘景（即“陶隐居”）氏在其《神农本草经集注》一书的自序中提到《神农本草经》以后历代的主要药学著作时说：

“魏、晋以来，吴普、李当之等更复损、益，或五百九十五，或四百四十一，或三百一十九。或三品混糅，冷热舛错，草石不分，虫兽无辨。”

以上文中所提到撰写本草的人名只有吴普与李当之二人，但在其下面所记的书中药物数目，却记出了595种、441种和319种三个数字。与其前面的两位撰者不相对应。如果按上文中最前面的数字，似乎在《吴普本草》中应当有595种药物。这当然也只能是一种估计。

迄今为止根据本人从现存的各种古籍所辑出的《吴普本草》佚文中药物数目共有223种。其中见于《神农本草经》的药物有188种，占现存《吴普本草》药物全数的一半以上。至于由《吴普本草》新增的药物只有35种。它们的名称分别是：

小花（华）、纶布（昆布）、地锦、缺盆、木甘草、荠实、鼠尾、蒲阴实、千岁垣中肤皮、石芸、木瓜、樱桃、梨、李核、黄石英、青石英、赤石英、黑石英、白玉、石流（硫）赤、豉、大俗、麦种（小麦）、谷木皮、鹜肪，鸢尾、龙角、龙齿、运日、芫花根、鸟喙、侧子、小豆花、王刍。

内容特点考

从《吴普本草》一书论述各种药物的内容来看，主要有以下特点：

其一，在此书各种药物条内均参考引用了早期的若干本草学著作书名略称及其不同的传本（此书中均称之为“一经”）。其中有13种之多，即：

1. “《神农》”（即《神农本草经》古本之一）佚文——见人参、丹参等药。

2. （《神农》）“一经”（即《神农本草经》的另一种古本）佚文——见牛膝、空青、委萎等药。

3. “《黄帝》”（原书名不详。当为《黄帝本草》）佚文——见细辛、泽兰等药。

4. （《黄帝》）“一经”（上书的别本）佚文——见贯众、蜀漆等药。

5. “《岐伯》”（原书名不详。当为《岐伯本草》）佚文——见柴胡、泽兰等药。

6. （《岐伯》）“一经”（上书的别本）佚文——见山茱萸、狗脊等药。

7. “《扁鹊》”（原书名不详。当为《扁鹊本草》）佚文——见麻黄、麦门冬等药。

8. （《扁鹊》）“一经”（上书的别本）佚文——见蜀黄环、贯众等药。

9. “《医和》”（原书名不详。当为《医和本草》）佚文——见桔梗、钟邪等药。

10. “《桐君》”（即《桐君采药录》）佚文——见牡丹、泽兰等药。

11. “《雷公》”（即《雷公药对》）佚文——见芍药、云实等药。

12. （雷公）“一经”（上书的别本）佚文——见石长生条。

13. “《李氏》”（即《李当之本草经》）佚文——见白沙参、龙刍等药。

其二，此书在每种药物内容的特点方面，有以下一些：

1. 药物的正名凡系《神农本草经》的药物者，大多仍沿用其原名。其中除某些同名的通假字（如《神农本草经》的络石，此书称为落石。《神农本草经》的薯蓣此书称为署豫之类）、别名（如《神农本草经》的徐长卿别名为鬼都邮，此书则以别名为正名之类）及异名（如《神农本草经》的香蒲，此书则称为之“醮”之类）外，大都沿用《神农本草经》的药物原名。

2. 此书对多种药物的别名都有较详的记载。如所记黄芩一药其别名有 6 个，即黄文、妬妇、虹胜、经芩、印头与内虚。又如桔梗一药别名有 5 个，即符蔰、白药、利如、梗草与卢如。（其他举例从略）

如果再对照一下《名医别录》一书药物的别名，则上记黄芩的 6 个别名中，只有妬妇和内虚与《吴普本草》相同，其他均无。而桔梗的 5 个别名中只有利如和梗草与《吴普本草》相同。此事足以看出《吴普本草》所见药物别名已有相当的广泛程度。

3. 药物产地的记述也是此书的一个特色，特别是此书所记载的一些地名均是汉代以前者。如百合的产地为“宛朐及荆山”。

黄孙的产地为“西海山谷及汝南城郭”。

其中宛朐县、汝南郡、西海县及荆山等都是汉代及汉代以前的地名。

4. 此书对于不少药物均记述了其原来物种（主要是植物）的生长环境、原植物的形态，采收日期及简要加工方式等，都在很大程度上补充了《神农本草经》一书中该药的内容。

（2005 年 5 月专刊《现代中药研究与实践》）

针灸史与针灸铜人研究

1. 禁针穴之原理考察

一、引言

在刺针禁忌这个问题上，不仅有关乎病人治疗效率和生命安全问题，而且在进一步的科学学理检讨上亦有其相当重要之意义。而目前来说，在人民政府的大力推广针灸治疗同时，学习这一个祖国经验医学的宝贵遗产的群众日趋增多，而针灸应用在临床上的病人数量也日益广泛。为了审慎的把这一疗法更有效地服务于人民，以避免不必要的医务过失，而保证其治疗上的效率，因此在旧的禁针问题上必须重新衡量其真正的临床意义，郑重指出古代某些正确的禁忌学说，并合理地批判某些古代的错误的或是模糊的观念，而帮助初学者正确认识禁针原理。

本文中即将对于这个问题作一初步之讨论，希望针灸学者和临床医师对于此问题多多发表意见，并对于本文中的缺点与错误加以指正。

二、古代禁针穴的原理

禁穴在人体之总数，昔人所指虽有360馀穴之多，然在此若干经穴中，并非悉数皆可作为施术（针灸）之目的点，其中依之旧说，又有“禁针穴”与“禁灸穴”之区别。关于后者，因其内容已非本文范围，故暂不讨论。而在“禁针穴”方面，若严格区分时，则又复有“禁穴”与“忌穴”之别。即前者为绝对之禁针，而后者则介于可用与不可用之间，故苟在一定之条件下，“忌穴”固非绝对之避用，而仍可任意施术也。但“禁穴”与“忌穴”在习惯上，亦第非有截然之区别。而每混作一起，总称之曰“禁穴”。是则当视诸医者之应用与鉴别经验矣。然则禁针穴者，果何为而设，昔人对此问题并未能具体说明。下面我们可举出古代针医对于此问题之看法以供参考。

《脉经》：“身之穴，三百六十有五，其三十穴灸之有害，七十九穴刺之有灾。”

《资生经》：“用针者先明孔穴，补虚泻实，无失其理，针皮肤腠理，无伤肌肉，针肌肉无伤筋，刺筋脉无伤骨髓，针骨髓者无伤诸络，伤筋膜者，愕视失魂，伤血脉者，烦乱天神，伤皮毛者，上气失魂，伤骨髓者，呻吟失志，伤肢肉者，四肢不收失智，此为五乱。有死之忧也。”

上述各说虽未能具体说明其所以“禁”之故，但已指示学者对某类疾病或解剖部位不得轻易施针。而在日本中世纪时之针医对于禁针问题亦有所说明，如：

《十四经钞》：“禁针灸之说，虽不关乎人之疾苦治疗者，亦不得不记忆之也。”

《针灸说约》：“按诸禁针灸之穴，今多从之，夫人有病，由头至踵，无不皆为施针灸之处。如其无病，则由头至踵，亦无一针灸之处。仅一身动脉应手之穴，概禁针灸。非只已在法则者，皆当慎之无针。（中略）又按：经《灵枢》曰：‘凡刺动脉上者，当按其脉绝而刺之。刺热者，以手如探汤，刺寒清者，如人之不易行’。是不易之心法也。”

《针治新书》：“凡禁穴未必皆禁，要穴未必皆要”。

《针灸治疗基础学》：“泽田先生对于禁针禁灸之说，颇有拘泥之处。（中略）此等古人之定出禁针灸之穴，盖为初学之人，无所忌禁，难免用之发生危险之意。”例如：风府或哑门穴，深刺则有刺及延髓之危险，肩井深刺则易诱起脑贫血之类。(下略)

《经络经穴学》：“兹先揭六百五十七穴内之禁针及禁灸经穴，无经验者禁止施术。例如药物，相当于剧毒药然。倘经验丰富者，或生理学，病理学，解剖学，并针灸之古学明了者，于适宜之刺激量注意使用时，每可见意外之奏效者”。

总括上述各书虽能独特之标出怀疑禁穴之主张，然而亦对于各各单独经穴禁忌原因，不能说明之。

依著者之考察，古人之所以设禁针之穴其原因，可有下列数类：

（一）生理之原因

1. 位于大动脉血管之所在部者——恐伤破血管壁，致诱发动脉性出血，而有血流不止之危险。

2. 位于较大神经干部及神经节部或神经丛部者——恐损伤神经之纤维或神经节胞，至诱发神经变性萎缩，以使其所支配之组织或器官机能减低丧失，乃至其他不良之影响。

3. 位于四肢之关节部者——恐穿刺入各关节之关节囊部，溢出其浆液，而发生关节之炎症者。

4. 位于在体表骨格部之穿通内部血管神经之“孔”道或不完全“缝合”者——因前者皆为血管神经由内部穿出之所在，而后者则因骨缝合之未完备，故内部多为较大血管之通道，故咸不宜刺之。

5. 经穴之深部存在有重要之内脏者——此类经穴在深刺时往往发生在官能实质障害，甚则直接危及生命。

6. 其他不适于刺针之部位。

（二）病理之原因

1. 昔人经验记载有刺针后不良之反应者——在适宜程度与一定条件下，对所刺针之经穴往往不起任何不良反应，然而若超乎一定之程度范围时，则有若干经穴，每呈不良之影响。昔之学者对此等经刺之叙述，而指为禁穴者。

2. 古代传说之禁穴今已证明其谬误者——古人因笃古之信念过深，往往忽略实地之考验，而每以讹传讹，但今人已证明其非者。

3. 古代传说之禁穴。此类禁穴之原因因无文献可考故不详其预后之不良反应，亦未能明了其所以禁用之临床根据。

三、古代文献中关于禁针穴之记载

昔之禁针穴记载，远见于《黄帝甲乙经》一书，迄后《千金方》、《圣济经》、《铜人腧穴针灸经》等书咸有记载，而于中世纪以后之记载中最通行者即为“禁针二十二穴”说。此说之主张者屡见于《十四经发挥》、《针灸大成》、《针灸聚英》、《医学纲目》、《针灸大全》、《医学入门》、《医宗金鉴》等针灸医籍。几为后世学习针灸者遵循之一定范畴。但苟就此等所谓“禁穴”之本身视之，亦绝非一定而不可移者，往往各家之中对于同一穴道，此则以为其当禁针，而彼则以为不禁，遂至后之学者莫辨真伪，推其所以然之故当不外下列二因。

一即古医因偶然之失事，而骤视为畏害之穴；一即因古医取穴位置之差异，至此书虽记有确实不宜于刺针之穴道，而彼书则否认之。然而虽如此，吾人绝不得因此而忽视此禁穴，重要性之程度究若何，而当加以考察之。兹将古医对于禁穴禁忌与否见解汇总之叙述之。

（甲）不确实之禁针穴——所谓不确实者，即同一经穴，而某家所云之禁针与某家所指之不禁针故云也。

经脉	经穴	禁针	不禁针
肺脉	云门	入门	其他各家（但多数禁深刺）
大肠脉	巨骨	素注	其他各家
胃脉	承泣	大成　铜人　入门　三才图会	甲乙　说约　明堂
	四白	三才图会　入门	其他各家
	人迎	铜人　和语抄　东医　会元	甲乙素注
	缺盆	入门	其他各家（但多数禁深刺）
	乳中	千金　甲乙　东医　入门　高等	铜人　聚英
	天枢	千金	其他各家
	气冲	铜人　素注	其他各家
	伏兔	东医	其他各家
	冲阳	素注	其他各家
脾脉	箕门	铜人　和语抄　入门　聚英　大概集	甲乙　说约
	腹结	入门	其他各家
	腹哀	入门	其他各家
心脉	青灵	大成　会元　板本　高等　等	说约　备要
小肠脉	天容	和语抄　大成　聚英	甲乙　说约
	颧髎	入门	其他各家
	肩贞	松元：“一说：禁针。”	诸家多不禁针
膀脉	攒竹	入门	诸家多不禁针
	承光	入门	诸家多不禁针
	络郄	三才图会　板本　图翼等	素注　聚英　会元　大成　说约　备要等
	玉枕	三才图会　板本　图翼等	素注　聚英等
	心俞	入门　三才图会	其他各家
	肾俞	备要	其他各家
	白环俞	入门	其他各家
	膏肓	扁鹊神应针灸　会元	其他各家
	承筋	铜人　甲乙　入门　千金　板本等	甲乙，备要，素注

经脉	经穴	禁针	不禁针
肾脉	横骨	铜人　板本　高等　入门　大成等	其他各家
	然谷	东医	
心包脉			
三焦	会宗	铜人　明堂　会元　大成	高等　甲乙
	三阳络	铜人　甲乙等	说约
	天牖	入门	其他各家
	角孙	入门	其他各家
	颅息	松元	其他各家（但多数禁深刺）
胆脉	瞳子髎	入门	其他各家
	上关		其他各家
	（客主人）	铜人等	其他各家
	承灵	大成　会元等	其他各家
	渊液	入门	其他各家
	中渎	入门	其他各家
	阳关	入门	其他各家
	地五会	甲乙　入门	其他各家
肝脉	急脉	富永　玉森	松元
任脉	会阴	铜人　聚英（微禁针）　入门　大成　会元等（均禁针）	甲乙　入门　说约等
	神阙	甲乙　素注	其他各家
	水分	铜人等	甲乙，素注等
	鸠尾	甲乙　千金　入门	其他各家（但多数禁深刺）
	膻中	诸书皆多禁针	千金
督脉	脊中	三才图会　入门	其他各家
	神道	三才图会　入门	其他各家
	脑户	铜人　素注　三才图会	明堂　入门　说约
	百会	富永	其他各家
	神庭	诸书皆多禁针	会元："不宜深刺刺不过二分。"
	灵台	诸书皆多禁针	松元
	中枢	松元	图翼　金鉴

（乙）诸家公认之禁针穴——上举之若干禁针穴，泰半皆属疑似之间，故诸家中，虽有"二十二禁针穴"、"二十七禁针穴"等说，但根据上表不难看出各学者之间对此问题颇有伸缩出入，而考之诸家共同公认之禁针穴仅得二穴，即手五里穴、羊矢穴而已。

孕妇之禁针穴有三，亦为多数学者所述者，即合谷穴、三阴交穴、石门穴。（《三才图会》，又指孕妇禁针肩井）。但上之合谷、三阴交、石门三穴，亦有少数学者谓孕妇不忌者，如：

《会元》：“余按针丹田，补多泻少，丹田系妇女积血之海，生命之门，针泻子宫受寒焉，能受妊若针补石门，使血循环易通，子宫温暖，通体和畅，日新月异，血行为经，针之受妊，因无害也，世多不知实验耳。”

又：“补合谷泻三阴交二穴，故有妊妇禁针之说，今泻合谷补三阴交，又实为安胎之必要矣。”

a）禁深刺穴

古人对于禁深刺之穴则有：

云门、缺盆、肩井、鸠尾、上关、风府、哑门、颔厌、悬颅、瘈脉、神封、不容、巨骨等穴

b）儿童禁针穴

儿童之禁针穴则有：

囟会、颅息等（富永氏则谓足三里为儿童禁穴）。

总之虽诸家公认之经穴，亦未必皆禁，而诸家怀疑之经穴（不确实之经穴）亦不得任意施术之，是则要在施术时之各种条件下（年龄、体质、位置、刺针技术等）而参伍应用之，变更之，庶不失为得机之宜矣。

（附）历来各家之禁针穴歌（本歌见之“大成”“入门”“金鉴”“聚英”等，除词句略有先后外，均皆相同，兹录“大成”之一首以资参考）

“脑户，囟会及神庭　　玉枕，络郄，到承灵　　颅息，角孙，承泣穴
神道，灵台，膻中明　　水分，神阙，会阴上　　横骨，气冲，针莫行
箕门、承筋、手五里　　三阳络穴到青灵　　孕妇不宜针合谷
三阴交内亦通论　　石阳针灸应须禁　　女子终身妊不成
外有云门并鸠尾　　缺盆客主刺深晕　　肩井深时亦晕倒
急补三里命还平”

四、综合之考察

基于禁穴原理中所述之分类，兹对于各禁穴可能之解释说明如下。至于对各经穴反应之更详细解释，可参本人所著之《刺针手术学》（未刊本）

1. 位于大动脉血管部所在之忌穴

玉枕穴——后头动脉之分布处。颅息穴——耳后动脉之分布处。委中穴——膝腘动脉之分布处。足五里穴——股动脉之分布处。阴廉穴——股动脉之分布处。青灵穴——上膊动脉之分布处。

但此外如位于挠动脉附近之经渠，太渊，列缺，位于颈动脉附近之人迎等，虽昔人未明言为禁穴，但实与上述各经穴之禁忌，其意义相差无几也。

2. 位于较大神经干部，或神经节部，或神经丛部所在之忌穴

灵门穴——上膊神经丛。缺盆穴——上膊神经丛。承泣穴——眼窝下神经之分布处。瘈脉穴——深部存在迷走神经之下颈节（松元氏）。手五里穴——约位于挠骨神经沟部。中枢穴——脊神经后枝。风府穴——深部为延髓部。青灵穴——上膊神经部。

但此外如位于尺骨神经干部之肘谬，位于坐骨神经部之承扶，殷门等，昔人虽未指为禁穴，但其所应禁穴之意义，实同上云门等数者。

3. 位于四肢关节部忌穴

犊鼻穴——膝关节囊部。此外如肩髎穴、解溪穴等同之。

4. 位于在体表骨格部之穿通内部血管神经之“孔”道，或不完全缝合之忌穴。

络郄穴——约相当于颅顶孔部。四白穴——约相当于下眼窠孔部。囟会穴——相当于幼儿之顶囟（前囟）部。颅息穴——相当于幼儿之乳囟部。

5. 内部存有重要内脏之忌穴

缺盆穴——肺尖部。神封穴、乳根穴等——心脏部。鸠尾穴、不容穴等——肝脏部。

其他胸腹背部，重要脏器之经穴咸忌深刺。

6. 其他不适宜刺针部位之忌穴

乳中穴——乳头部。神阙穴——脐部。会阴穴——会阴部。急脉穴——精系部。

7. 古人经验或传说记载之刺针后有不良之反应者

风门穴——频刺之泻诸阳之热而发痈疽（《内经》）。鱼际穴——刺内陷为肿（《内经》）。脑户穴——刺深令人暗（《大全》）。哑门穴——深刺令人喑（《大全》）。涌泉穴——每致昏厥发热（松元）。隐白穴——同上。承筋穴——针之往往发生挛急（松元）。然谷穴——针脉中血不出为肿（《素问》）。膻中穴——针之令人夭（《聚英》）。天枢穴——依刺针深浅之程度而生之反应（松元）。天髎穴——刺陷处时则伤五脏气（《大成》）。膏肓穴——非大妙手勿针（《大成》）。劳宫穴——频针之令人陷衰（松元）。承山穴——应急速出针（松元）。余如妊妇之腹部经穴等皆是。

8. 古代传说之忌穴今已证明其谬误者

三阳络穴——（参《刺针手术学》）。箕门穴——（参《刺针手术学》）。百会穴——富永指为禁针非也。三阴交穴，合谷穴（参《刺针手术学》）。

9. 古代传说之禁穴不详其原因与预后者

神庭穴，承灵穴，灵台穴，臂臑穴，会宗穴。

五、从解剖生理学观点上看禁穴和禁针问题

如上面所说禁针穴之所以“禁”针，根据过去的一部分学者意见认为是有害的，但是另一部分学者则否认之，怎样来解释这个问题呢？

我个人认识应当从科学的实验医学中找出其正确的结论并阐明其本质。当然，关于这个问题的进一步的解决还需要今后学者们的科学实验结论，但就目前既有科学知识来说，我们对于禁穴问题作一初步的讨论还是可以的，因此我们不妨先从解剖生理学观点上来看禁穴问题。

首先应当特别指出的是在刺针治疗的部位中，对于一切内脏（包括胸腔内脏、腹腔内脏、头颈内脏脑和脊髓等）和较大的动脉干来说，乃是应当特别禁忌的部位，这些脏器或动脉是不应当刺中的，我们在此不妨举出些例证来说明此事。很久以来某些针灸大夫们常常有一种看法，他们认为“胸部不宜多针，腹部可以深刺”。因而在这些针灸大夫的临床实际操作中都非常推奖用深刺法来刺上、下腹部的一些穴道，如关元、中腕、天枢等，针这些穴道的深度常常有用到四、五寸（中国寸）或更深些。至于用二、三寸深的腹部针刺

似乎都已成了很通常的事情。在他们之间都还印象着“针深能治病”的观念。因此按照他们的理论浅针是不会生效的。

对于另外一些针灸学者看来，他们有着另外的主张，他们特意把内脏分为“贵重的”内脏和“次要的”内脏二类，像心、肺等针刺有致生命或危险的，他们列入前者，而把胃肠等列入后者。于是他们主张：与生命无关的“次要”内脏不但可以针刺，而且刺针是有好处的，因为这可以予脏器以直接刺激。或者说，这样就可以直接刺激着分布在脏器上的植物性神经末梢了，因而这就构成了他们所持的“理论”。

在第三类，还有若干针灸大夫并没有坚持深刺的优点，他们只是根据某些传统的“师傅”的特殊手技，来履行针刺的一般方法。譬如对于胸骨头切迹上方的天突穴来说，历来就有着两种比较流行的针法，一种针法是把针与皮面呈垂直的刺入皮下，这种针法有达到一寸到一寸五分深的，可以说，在很多场合是刺中了颈部内面的气管部分了（这在某些针灸医疗事故中也发现过）。还有一种针法就是把针直着刺入皮下后旋即将针柄向上方提起，用手指按着颈部切迹部，将针沿着胸骨的内侧面直刺入前纵膈腔里去，这种针法，有时竟能达到二寸多深或以上，可以说在某些场合是不难刺到胸骨后面的胸线或是大血管部的。

在这类大夫里我们还可以指出另外的若干最常见的例子来，譬如在针胸骨剑突下方的鸠尾穴时，根据传说认为这是横膈的位置，放“针入时必令患者呼气，使横膈上举（但事实上横膈位置并不在此处）而后入针”。于是当患者作了深呼气后，大夫往往认为可以无忧，不会针到横膈而有放胆的针入三、四寸者，殊不知道针尖早已达到了肝脏实质部中去了。

应当指出，上面所说的这三种类型，不论就其观点或方法来说都是错误的，在第一种人所持的“深刺较浅刺有效”的看法不仅没有学理上的根据而且也没有临床根据的，在我们的临床实验中可以证明：浅刺在某些场合并不逊于所谓深刺。对于第二种类型说，在直接要求刺激内脏的后果看来，往往会形成了某种异常作用的有力因子，因而对于疾病治疗的过程并不见得有利，据我所知在深刺腹部的结果下，曾有若干病人殆留了慢性腹膜炎的疾病。而在这种病人中是若干人在用针前都是经过了比较正规的消毒手续的。他们罹病原因据初步了解，可能是因为过于频繁的刺激同一局部的腹膜所引起。至于谈到第三种类型所引起的危害乃是由于完全不了解解剖部位所造成的错误，是很显然的。但是总的来看，上述的这些禁刺于内脏和大的血管的部位，大部分都不位于身体的表面而是位于身体的深部的。因此，禁针问题在部位方面应当是和刺针于该部位的“深度”有着密切关系的，因为根据生理学的原则讲，在任何不深于皮下的浅部针的刺激，只要刺激本身不超过一定强度，都是没有任何危害的。

我们认为在这个理论的基础上，单纯拘泥于某些绝对固定的“点”的“禁穴”观念，是有必要值得加以重新估价和修正的。我们必须不单纯地把刺激的局部看作是一个立体的观念，乃是和针入的深度有关，而非平面的；我们也必须把刺激的部位看作是一个扩大的“面”，而非一个定而不移的“点”或“线”。因为，存在于深部内脏的面积，绝不是能用皮肤表面的点和线来限制的。

当然，我们所指并不是完全抹杀了在一定场合中深刺的必要性和可能性。我们只是着重地指出，深刺在某种场合下（对于皮下之穿刺或肌肉部之刺针场合）还是可以的，但是一定不可以刺中任何内脏。即使是最完善的消毒条件下，仍然要避免刺中内脏或动脉。——这就是我们所要讨论的症结。而违反了这个原则时，就不单纯是几个古代文献所记的少数禁“穴”问题所能概括的，而应当是与禁忌“部位”和针刺的“深度”有关。换句话说，那就应当是无限多的禁穴了。

六、从临床观点特别是从若干针灸医疗事故中看禁针问题

现在我们再从临床观点上来看一下所谓“禁针穴”问题，这里我不妨据我个人所知举出几个在针灸医疗事故中比较典型的例子来观察一下。【注1】

第一个例子是某位针灸大夫本人口述的。他谈到自己的过去没有重视消毒的情况，其后他指出在一次治疗中对一个病人用了没有消过毒的针来针刺小腿部的三阴交穴，结果第二次以后这个病人始终未来再治。后来经过了解，这个病人在用针的局部发生了化脓性疾病，最后是在医院治好的，因而也促成了这位大夫对于三阴交穴在某些疾病里需要“禁针”的观念。我们不难看到，在根据着狭隘少数的经验所作出的结论将是何等不可靠。可以想见，在古代某些禁针穴的规定中是和这些狭隘的经验判断有关。在这样的判断中，其错误是单纯着重于部位问题而忽略了整个原因的考察，因为它是没有履行施术前后的严格消毒条件的。这样，我们所讨论的禁针问题，也就不至于限定在一个“禁穴”问题上，而应当从整个的原因考察上来决定禁针的各种条件问题。

第二例子，患者是一位六十岁的老太太，作保姆工作，在某诊所治疗时，经诊断认为是患下肢风湿，血压亢进（150～82mm），支气管炎和喘息，其中喘咳一病约患了20年左右。经某大夫针治了两次，第一次是针刺所谓“喘息穴”（在第七颈椎两旁），针后没有任何感觉。隔了一天，第二天这位老太太从家里走到诊所复诊时，病情没有变化，因此乃为之改针胸部的气户穴和彧中穴，均左右针刺，共计四针，深度据说是五、六分，经过捻转针下发紧后开始卧针。其后约近十五分钟的光景，病人感觉喉部有痰但吐不出来，这时病人已经很感到吃力。大夫这时急忙为之起针，而病人仍觉痰涎上涌，虽一再努力，但始终吐不出来。当时时间很是仓促，病人已开始手足乱动起卧不安。这时为了救急起见，曾先后为之针人中穴和合谷穴，但病人已感到呼吸极度困难，颜面变色，但神志尚明。

【注1】我在这里所举的几个例子，完全都是在最近不久以前的一些事实。我之所以举出这些例子的原因，是因为要藉着这些经验来加强我们针灸医务工作者的高度警惕性与认真负责地处理针灸施术问题，故所有有关的人名、时间和地点都删去了。

最后竟在极度之呼吸困难下，病人窒息而死，前后时间不及10分钟。其后虽再行人工呼吸等补救办法，但终归无效。

第三个例子，患者是一个46岁的工人患支气管喘息、心脏衰弱、发热咳嗽等症候。某医为之针治共二次，第一次是天突、上脘、中脘、气海、天枢、合谷、足三里等穴。第二次针的穴位略同，其中据了解刺入天突穴约二寸多深，针刺共约二、三分钟出针，病人感到“心慌”，出针后又隔了三、四分钟就死了。

第四个例子，患者是一个老太太，62岁，病状是脉微弱（这当然是象征着心脏衰弱），喘不上气来，和胃部疼痛。请某医针治，治疗过程共三次。第一次针璇玑、膻中、内关、曲阳等穴，并注射一针强心剂。第二次针同上穴，并增加了肺俞和膈俞。在这两次针后，患者本人感到身体有力。最后一次治疗时，针同第二次。据说在针肺俞和膈俞二穴（均后背的穴道）指针入一寸深，在针入之后患者即觉着身体支持不住，呼吸短促和困难，

这时急为之起针后复针人中和鸠尾二穴准备救急，但没有成功，患者卒于死亡。

第五个例子，是一个五十二岁的农民，患胃溃疡约半年许，后复患耳下腺部肿大，以后发展到整个头面的肿大，服中药后肿渐消，不久之后复因患者过于饱食，感到心内发满，胸下与两胁作痛，延某医诊治。当时诊断脉搏浮数而细，左“寸”部位微弱。当时予以针刺缺盆（在大锁骨上窝部）一穴，针约寸许深。当时医生即令其咳嗽共三次，后入捻转二次，患者身体已觉发抖，立即拔针，这里手已稍凉。医生用手在胸下为之推按二次，这时患者的口中立即吐出了带有热气的鲜血，数量约一大酒杯左右，同时间杂有黏液（据云当时流出的像毙人的脑浆），呼吸逐渐细小，以至停止。死亡后口内的黏液仍继续流出不止。

以上我只是举出五个比较典型的例子，写出来作为我们针灸工作者们的提高警惕的应有认识。在这些例子中，我不想详细地去分析造成这些医务过失的经过情况和个别的原因，但是它们都可以清楚地说明了一个问题，那就是在讨论到禁针问题时，必须要从多方面考虑，而决不能认为是一个狭义的“禁针穴”问题。譬如在上面的例子中，我们可以看到患者的生理条件问题、病理状态问题，诊断的正确性问题，刺针的深度问题，其次还有手术问题，消毒问题等，都应当考虑周全，然后才可以正确无误地施用针刺到治疗中去。而在这些问题中，最中心的就是要联系着医生高度负责的道德品质的修养问题。要反对麻痹的想法，譬如一般所传说的“扎针不会要人的命”，“扎针决扎不死人”等。也要反对大意的作风，譬如马马虎虎，不细诊断，未经消毒等。只有在这个基础上，才能够进一步地不断提高与改进自己的业务水平，并能切实对病人负责。

七、在刺针施术中的禁忌原则

以上所谈的当然还很不具体，但在总的方面来看，禁针问题决不单是“禁穴”问题是肯定的，因此在治疗施术中的禁针原则方面主要应当要考虑到以下几点。

1. 患者之生理条件　对于身体高度衰弱、过度疲劳之后等类的患者，在用针时必须特别加以审慎或避免用针。

在禁忌部位上讲，一般前颈部、侧颈部和前胸部的局部刺激时，即使在浅部的刺激下，也应当特别加以考虑，或避免予以较重刺激。我们曾不止一次看到和听到某些心、肺疾病时，用针于胸部所发生的晕针例子。

同时在刺针时特别在卧针过程中，应用随时注意患者的一切生理情况。

当然，上面我们已一再提到了对于任何内脏或较大动脉不可用针刺，对于这一点我们就应当要求针灸工作者们必须进一步地具备一些最起码的生理解剖学知识基础，这样就可以正确地辨识内脏的部位和去区别什么是动脉，和如何避免刺中动脉问题。

2. 患者之病理条件　患者的病理条件是指患者在某种疾病的条件下（譬如急性传染病），或在一般疾病的发展过程中（譬如因高热条件而引起的神志不清或谵语，又如疾病发展的后期所引起的体力衰竭、过度贫血、心脏衰弱、脉搏微小、呼吸困难，或由于慢性器质疾患所引起的精神异常，接受外来刺激程度的高度敏感，乃至于呼吸道内分泌物过多等等条件），是应当予以禁针，或避免予以重刺激的。

在这一方面，我们也要进一步地谈到诊断的确定性问题，和某些必要的急救措施的设备。因为我们不仅要防患于未然，而且也要在最万一不得已的条件下，加强对病人的救治。

3. 刺针之手术问题　这一个问题，也是一个比较重要的问题。首先我们应当从正确地施用消毒方法做起，像上面所举的若干例子中不难看出，不消毒是有害的。在正确的消毒操作方面，应当包括医者本人（主要是手和手指）、施用器械和手术野（刺激点周围的皮肤）三个方面来认真检查。必须严格注意已消过毒的东西，不准接触未消过毒的东西，否则即应重新进行消毒。也有些大夫对于针的消毒手续是做完了，但是仍然隔着衣服刺针。殊不知道，衣服是并没有消过毒的，所以这样就是和完全没消过毒同样的。也有些大夫对于皮肤病的患者在刺针局部不认真加以清洗后严格消毒（对于这样的患者，最好在用脱脂棉以水清拭局部后，要前后用碘酒和酒精在局部消毒），或是对于在头顶部有头发的患者用针时就马马虎虎以酒精涂过就算了。用这样态度来对待病人，显然是很不对的。

事实上，有些患者，由于过去长期在反动统治政府的压迫下，对于卫生的认识是薄弱，他们之中有很多人还不习惯于消毒的。【注 2】这就应当很好地进行说服教育，使之乐于接受。在手术问题上除了消毒外，还应当注意不要对虚弱患者过分予以强度刺激，或是在用针前不注意检查好器械就盲目拿来下针，或是在刺针过程中护理工作的不适当，病人体位的剧烈变动所发生的皮下或内脏附近的折针等。

我认为，上述三点就是在刺针施术中的主要禁忌原则。

八、结论

在本文的讨论中，主要是在指出关于有关禁针方面的一些基本认识问题，我们指出了某些过去对于"禁穴"观念中的狭隘性，也指出了在临床实际中某些针灸医师们的错误工作态度与作风，并如何克服后进的方法。我们从而也可以认识到，在体表的皮肤面上，是没有，也不可能有绝对的"禁针穴"的。只有在患者的生理条件、病理条件和手术条件的不适当的相对条件下，才有着广大的禁针领域，而这种领域的范围决不是用"禁针穴"所能包括的。因此我们就必须要进一步地突破"神秘的"禁穴观念，因为那种观念是唯心的，不实际的。

虽然这样，但是作为医务工作者的我们本身却永远不能忽略了对于病人之采取审慎周密的负责态度来处理治疗问题。在刺针的正确施术中，让我们再重复上面那两句话："反对麻痹想法！""克服大意作风！"

有鉴于上面所举的各种有关刺针业务过失的实际例子，我们将用如何的努力，来把这两句话的精神认真贯彻到实际工作中去呢。

【注 2】在中医学会针灸委员会的一次关于消毒问题座谈会中，某位大夫曾经提出，他的一些旧病人特别是老太太们，都习惯于"隔衣"针刺，而不希望在刺针局部进行消毒。

主要参考文献

楼英：《医学入门》

王冰：《素问注》

王相中：《针灸聚英》

张景岳：《类经图翼》

扁鹊：《神应针灸经》
延命山：《高等针灸学讲义》（中译本）
孙思邈：《千金方》
焦会元：《会元针灸学》
王叔和：《脉经》
皇甫谧：《甲乙经》
王慎德：《铜人腧穴针灸经》
徐风：《针灸大全》
许浚：《东医宝鉴》
代田文志：《针灸治疗基础学》
柳谷来玺：《针灸医学会书》
驹井一雄：《经络经穴学》
石坂宗哲：《针灸说约》
松元四郎平：《针灸经穴学》
板本贡：《针灸医学精髓》
《倭汉三才图会》
《十四经和语抄》
王森贞助：《针灸秘开》
富永勇：《经穴学》

（1953 年《北京中医》第 2 卷第二、四期）

2. 现存最古的针灸图

我国古代绘制针灸图的历史很早，据现存的历史资料考证，至少在公元2世纪左右我国已有若干种针灸图出现。譬如，后汉张仲景氏就曾提到在施用灸法时必须依据“孔穴”的“图像”和注文来点度穴位的话[(1)]，而三国时人曹翕氏已经绘有《黄帝十二经明堂偃侧人图》十二卷[(2)]。实际上，魏、晋之际的这种针灸明堂图的名称与内容已非止一种。像4世纪初期葛洪氏所提到的《明堂流注偃侧图》一称就是当时老年医生们所必读的一种针灸图[(3)]，而在唐代王冰氏注释《黄帝内经素问》时所屡屡引用的《古经脉流注图经》及《黄帝中诰图经》等名称[(4)]也是指早期的一种古代针灸图说的。如果根据六朝及隋唐时代的现存书目来看，专门的针灸图名称已有十余种之多[(5)]，其撰着年代也均早在唐代以前。其中六朝及隋唐时代的一些著名针灸学家如秦承祖氏、甄权氏、孙思邈氏及王焘氏等，均曾先后绘有大型和彩色的针灸图[(6)]。

但是，所有上记这些宝贵的学术资料却均早已失传，连其图形的痕迹也已无法稽者。

近年来，本人陆续获见了数种我国古代手绘的针灸卷子图影，通过有关资料的考证，可以认为它们的绘成年代均在唐代及唐代以前，即9世纪末以前。因此，不仅在世界医学历史上是现存最早的一些针灸图形，而且在学术上也有一定的研究参考意义，值得引起我们的重视。现在就分别介绍一下这几种古针灸图的内容和特点。

一、产经妊娠十月经脉图

此图共10幅，分别绘有妊娠十月所主经脉循行（用朱笔）和其在四肢部的穴位。实际上也是一种逐月妊娠的针灸禁忌图，所以头颈和躯体部的穴位以及心经、小肠经、任脉、督脉等的经脉循行和穴位都没有绘出。这10幅针灸图的形象现保存于日人丹波康赖氏撰《医心方》卷二十二所引《产经》一书中摹写后影刻之图[(7)]，此图虽非原始的手绘本，但其影摹形象当亦相去不远[(8)]。

关于此图的撰成年代及撰者，可先对《产经》一书予以考察。《产经》一书之名在唐代以前共有二种，其一为唐人时贤氏所撰，此书的宋刻书影今尚保留，但其内容主要为胎产十八论，系问答体裁[(9)]。与《医心方》一书所引之《产经》文体及内容均不相类，知非一书。其一即首先于《隋书经籍志》一书中之《产经》[(10)]。此书据《日本国见在书目》所记，系德贞常氏所撰[(11)]。年代已不详，但至少当在隋代以前出自六朝人之手。而《医心方》所引《产经》之文，当即此本。

这10幅“妊娠十月经脉图”所绘的妇人发式为双髻上挽，正面可见出腹部隆起及乳部，背面则示有脊骨之隆起，腹内则绘有十月胎儿之雏形。至于所绘经脉则均系逐月所主之经脉位于四肢部者。其中胎儿与经脉均以朱笔绘出，以异于墨笔。各图所示的穴名方面，除大半与一般针灸书相同者外，值得注意者为，在胃脉图上绘有为一般针灸书中所无的“曲尺”穴名，其部位位于解溪穴下方[(12)]。另外在脾脉图上绘有“营池”、“大阴”等穴名，也是不见于一般针灸书者。今考之曲尺一穴虽不见于《明堂》、《甲乙》及其它隋唐以后之医籍，而见之于晋人陈延之氏的《小品方》一书中[(13)]。至于“营池”一穴，则仅见于唐初孙思邈氏的《千金要方》一书[14]。此数穴均不见于唐以后针灸书引用，据此也可估证这10幅明堂图是现存最早的一种针灸图的形象。

二、《灸经图》残卷

这是在我国甘肃省敦煌县千佛洞中所发现的古代卷子之一种。敦煌卷子是我国在4～10世纪左右的一大批手写本书籍，这批卷子书籍的内容范围甚广，数量甚多，估计约不下二三万卷。这些古书约在11世纪初期因防范兵乱而封存在洞窟的暗室中，直到1900年修洞窟时由一王道士发现后绝大部分均陆续被英、法、德、日、美等国学者骗购[15]。这部灸经图残卷就是被英国的斯坦因氏所盗卖，现在收藏于伦敦不列填博物馆中的卷子照片图形，根据英国博物馆的编号共有2个即Stein 6168号及Stein6262号[16]。但此2号残卷的内容实为同一书的断裂，因此在这里一并研究。

此2号残卷均因首尾俱阙故无书目、图名及撰者，惟自内容观之，全书主论灸法治病之图，故今暂名为“灸经图残卷”。其中6168号残卷共2段残卷，存10图（其中一图之释文旁注尚存，但图形佚）；6262号残卷共3段残卷，存7图（其中一图残存傍注，另一图残存部分文字，但图形均佚）。考其体例，此二号卷子均首记主病之文，次绘用穴之图，文图相兼，亦无章节篇目及图名。图前主治之文除所论病名外，尚记以该病所用之穴名及灸法壮数，而其后之附图则主系诠释其主治文中所记之穴位者，所绘各图均全身人形图，或为正人形或为伏人形，但其轮廓则均大致相似。图中绘记所取之穴点，并以引经旁注释文于图侧，重点记出穴名（或附其灸法）。每图所绘穴数因仅限其前段文字中所记者故均不多（均五六穴至十馀穴不等）。

图形外观，各正人图中均绘有发际。头顶则绘上有挽发髻左右各一。面部有五官，躯干部则示以乳、季肋、蔽骨、脐、鼠溪及膝盖骨诸部；各伏人图中则均绘有左右发髻、两耳、脊骨、左右肋骨、胛骨、臂部等轮廓。

惟这些残卷中的文图大半均残脱不全，仅能辨识其大体而已。

首先，自残卷各段的主治文字中可以辨识出主要有下列病名及症状名称：

风劳、咽喉强、眼睛痛、头痛、面上游风、霍乱、泄利、心烦热、男子五劳七伤、失精、尿血、杂癫、腹中雷鸣、食不消化、小腹绞痛、腰脊痛强、不能饮食、大小便难、羸瘦、足肿、拘急不可屈伸、目瞑、伤寒、妇人带下、胸肋支满、心腹胀满、诸癫狂呆，等。

在所取之穴名方面，可辨识者有：

风府、风池、绝骨、天窗、板眉、曲眉、足阳明、手阳明、水道、慈宫、屈骨、横骨、关之（原）、手髓孔、玉茎头、脚五舟、中封、玄角、鼻柱、胃管（按：即中脘）、两手小指头、两足小指头，百会、天门、小□俞、膀（傍）胱（光）俞、大杼、大小肠俞、聂俞、发际、耳上关、口吻、颊车髓孔、十三椎（槌）节两边相去二寸三分、足太阳、肝俞、手心、完骨、风池、肺俞、肩井、心俞、肾俞、足心、手十指头、大指上三毛、三里、天庭、脊中等。

从上面的记述中可以看出，现存英国的这两号残卷，仅系《灸经图》原书内容的一小部分之所能幸存者，至其原书的文字及图形至少约数倍或数十倍于此的。

考之此书既不是古代薄录所载，尤不见与此酷似之佚文，故其历史价值甚高。而其内容方面亦复别树旗帜，与现存之其它针灸古籍有不少相异处。兹举此书之主要特点如下：

其一，由于这部卷子是在10世纪以前的写绘本，所以其撰著年代当作唐人或唐代以前，唐代以前学者所撰的医书今存于世者本已极渺，这个残卷的发现，在考证唐以前的医籍方面是有很大作用的。

其二，这是今存最古的一部灸疗图谱的专书，它和约与其同时代先后的唐王焘氏《外台秘要》一书中的“明堂灸法”不仅编排体例有异，而且更为简明通俗，图像丰富，有助于灸法的普及推广，和《外台秘要》一书在倡导灸法方面，互有特色。

其三，尽管这一卷子的残脱处甚多，但在各病的治疗配穴方面，较之他书颇有独到之处，似多本自撰人经验或民间经验写成，故在临床工作方面也有一定的参考及实用价值。

其四，此残卷中有很多不见于历代现存的针灸书中的穴名，举如板眉、脚五舟、天门、聂俞等均是。这些宝贵资料一方面显示了唐代民间灸法用穴范围甚广；一方面也提供了穴位研究资料的一些线索。

其五，此残卷所记的穴名中有些是以经脉名称命穴的，如“手阳明”、“足阳明”、“足太阳”之类。考之这种经脉穴名的记文多见于唐以前的医籍，宋代以后多不复用。另外，卷子中尚有若干唐代以前所习用的腧穴别名，如手、足髓孔、慈宫、颊东髓孔、胃管等，而这些资料均将有助于进一步考证穴名的演变过程。

其六，从这一残卷中尚无法看出其各段主治文字在疾病分类法上的系统性，但对灸法的适应证及疾病史的研究方面，也颇供参考。

三、《新集备急灸经》

此书共一卷，也是在敦煌千佛洞中被发现的一种残卷，后为法国人伯希和氏所骗购，原书现收藏于法国巴黎图书馆中。据该图书馆的编号是P2675[17]。这一卷子其残存首、尾两部分。卷首的部分日人黑田源次氏曾据法国藏本予以影摹。1952年罗福颐氏复据黑田氏本的卷首部分及北京图书馆藏复印件的卷尾部分予以影写，编入其所撰的《西陲古方技书残卷汇编》一书中，并撰有跋文[18]。

从本书卷首的部分来看，卷子的书名是《新集备急灸经》一卷，但未记撰人姓名及撰著作年代。又在上记书名之下复书有“京中李家于东市印”数字，可知此书当时在唐京都长安城内曾有过刻本。另外，在这一卷子、卷尾的最末一行尚记有抄写者的姓名及日期，原文如下：

“咸通二年岁次辛巳十二月廿五日衙前通引并通事舍人范子盈[19]，阴阳记景询[20]二人写记。”

按咸通二年即公元861年，这是根据上述刻本传抄此卷的时期，当然其原刻本必早于此时是没有问题的。我们知道，迄目前为止世界上最早的印本书籍日期是868年时我国刊刻的金刚经一书[21]，而这部灸经的刊刻年代至少要早于861年以前，这个事实即使在世界印刷史上也不能不是一种既知最早的雕版科技书籍，而其撰写年代成于唐代初期。

从这部残卷的内容来看，其卷首的部分仅存书名、序文及正人“明堂”图。但图像及其旁注均大半阙损。至于此残卷的卷尾部分，原系表于同书卷首部分的背面者[22]。其内容主要是有关人神禁忌之文，“七星人命尾法”及抄写人姓名等项。至于在卷首与卷尾间的残断部分虽已缺如，但据其前面的序文及本书的书名来看，不难辨识这是一部作为通俗普及用灸法图解的著作。兹录此序文的全文如下：

“《灸经》云：四大成身，一脉不调，百病皆起。或居偏远，州县路遥，或隔山河，村坊草野。小小之穴疾，药饵（耳）难求，性命之尤，如何所治。今略诸家灸治，用济不患，兼及年月日等人神并诸家杂忌用之，请家详，神验（俭）无比。”

在上记序文之后即为正人图形，题作“明堂”二字，此外并无论说。正人图形的外观，可见有头顶部之双发髻、发际以及五官等外形。其中并绘有头部前面，胸及肱部前面之穴位图圈十馀处。在正人图形之左右两侧，则旁注以腧穴之名称，部位，及其主治，针灸法等文，并以朱笔引线于图中之穴位处。但现存的这一正人图形仅存上半身，自上腹部及中部以下的人形则均缺，而其前后的旁注部分，亦均残脱不全。

自此图形的旁注中可辨识的腧穴名称及其部位如下（用引号“”者，系原文）：

“膊井穴”——在肩部

“四蒲穴”——“脐两侧五分”

“令人垂两手中指头股压上”

“承浆穴”——“下唇下”

“人中穴”——“鼻孔下”

“阴会穴”——“两耳尖上”

“手腕节”

“百会穴”——“头心上”

“住神穴”——“鼻上至发”

“光明穴”——在面部

“两脚及手心”

除上记的这些穴名外，根据本图现存的残断朱笔引线估计，全部的正人形图中，约绘有穴名三、四十穴。

在图像两侧的旁注中除分别记出穴名及其部位外，还记载了该穴的主治疾病和灸法壮数。例如在承浆一穴的旁注是：

“患邪（耶）气、鬼气疾，风瘤（痫）等病。下唇下名承浆穴，二七壮立差”。

正是由于本书在治疗方面的文字简短扼要，没有高深的医学理论，易学实用，符合于“备急”的目的，因而也是本书的一个突出的特点。

本书中所记的穴名，也有若干不见于历代一般针灸书中的经验取穴，例如经于耳尖部的阴会穴，主治眼赤生翳和眼疮等症之类，也是值得参考的。

如果再从本书的编辑体例进一步予以推敲时，则本书内容既首揭以正面的人形图，此后必当继之以背面人形图及侧面人形图，也很可能是当时民间流行的一类所谓“三人明堂图”(23)改编后的简图。而以正人形图中绘有三、四十穴计算，当时全书三图合计百馀穴左右。但总的来说，可以肯定的是，本书是选用了针灸疗法中常用有效的穴位主治编集而成的一种大众读物。同时，为了便于群众掌握施用灸法时的禁忌事项，撰者还收载了当时流传较广的一种迷信的“人神禁忌”等学说(24)附于最后，形成现存的本书卷尾的部分。

最后，在本书序文中所引用的“灸经”一书是否另有其书尚不敢说，但序中所提到的“四大”和“百一”的说法，却是明显地杂揉了部分释家医学影响的。

四、唐代的的藏文灸法灸经

我国少数民族之一的藏族，古为西羌族的吐蕃，世居我国西南的青藏高原一带，其特有的民族医学即今所称之藏医。今存较早的藏医著作即所谓《四部经典》的医书，其成书约在中唐。其后屡经学者多次修改与抄录，并广泛吸取了中国汉族医学与印度医学的特点，形成藏族医学的特有体系[25]。现存的《四部经典》一书文字，虽与其原始著作已有较大的出入，但从该书的论证周密，疗法广博等各方面看，不难看出至少在唐代藏医学术发展即已有了较高水平，而其中表现在藏医针灸疗法的现存著作方面的一种唐代吐蕃人写绘的藏文针灸图经残卷，可以说就是一种很好的例证。这一残卷原系收藏于敦煌石室内的卷子一种，后为法人伯希和氏所劫，现存法国巴黎图书馆。但该馆编号不详，亦未见该馆出版之敦煌目录著录，惟近年来北京图书馆曾摄存其全部的图影[26]，而日人福永胜美氏亦曾予以简要之考释[27]，但国内迄今尚无予以评介者。

这一卷子的首尾俱已残脱，故不详书名及撰人。全卷均由藏文书写。首载全身左侧面及全身右侧之穴图各一（共二图），继则为藏文之解说部分。在左、右侧全身穴图方面，分绘以成年男子外形。

在此二图的人体形象上则记以若干穴点，并自穴点处以引线旁导注明其名称和部位。其中，两图上所点绘的穴点有28处。兹据福永氏所译的各穴名称及编号（便于对照说明计）移译如下。

1. 腰之陷部穴
2. 大腿骨通中指之穴
3. 膝盖骨陷部穴
4. 腓肠中间之穴
5. 下肢前面骨之穴
6. 第三指及腓肠中央之穴
7. 第四指及足首之曲穴
8. 足首之甲穴
9. 第四指及足首之穴
10. 足之第一指，第二指之穴
11. 足之上部粗线之穴
12. 足之骨曲之穴
13. 足之筋之穴
14. 手掌上部之穴
15. 三块肌肉下部接合点之穴
16. 第十的下部接合点之穴
17. 第十一的下部接合点之穴
18. 第十二的下部接合点之穴
19. 第十七的下部接合点之穴
20. 第十八的肌肉的接合点之穴
21. 第二十的肌肉的接合点之穴

22. 第二十一的肌肉的接合点之穴
23. 手的肌肉的接合点之穴
24. 肩与手的肌肉的接合点之穴
25. 肩与手的肌肉的接合点之穴
26. 膝盖骨的肌肉的接合点之穴
27. 膝盖骨的肌肉的接合点之穴
28. 足的肌肉的接合点之穴

以上记有虚线部分，系由于该卷子的连续部分的亡失或模糊，故其文字已有所残阙[28]。

至于在此二图之后的藏文解说部分，在福永氏文中未予介绍，而北京图书馆所藏之照片图影因其字迹模糊，内容难辨，尚待今后进一步考察。

现在我们从上记二图的文字记明中可以认识到下面几点事实。

1. 二帧藏文人体孔穴图，乃是现存最古的一种藏医针灸图，它显示了我国古代少数民族医学中的藏医的卓越成就，并为我国隋唐时代或在此以前我国古代少数民族的藏族医学已有较高发展水平的事实提供了确凿的证据。

2. 自现存此残卷首尾均阙看来，在此针灸卷子图中，可能尚不止此二图，而其有关之论说文字亦当更为详尽。

3. 图上所绘穴名，部位亦均异于我国内地传统的针灸孔穴，此种事实，不仅足以说明我国各民族医学体系与其内容的丰富多彩，历史悠久，且均有独特之实践意义与科学价值，颇值得今后深入探索。

4. 据福永氏所译之穴名，似多系部位名称，且多有以数字代称穴名者（如“第十八的肌肉的”等），并无穴名专称，似在孔穴的发展史上较接近原始之称谓。

5. 今以此图校之以现存的《八支甘露》一书中所记的针灸疗法中孔穴名称[29]时，二书之穴，出入尚多。即使仅以现存此二图中所记的穴名号数论，亦多阙如[30]，可知当时藏医实际所应用的穴名总数恐怕是要远较现存二图中的28穴为多的。

6. 藏医针灸图中虽绘有穴位但并无经脉。

五、《黄帝明堂灸经》四十五人形图

《黄帝明堂灸经》一书的早期书名不详，此书既知最早者为北宋初收辑于《太平圣惠方》一书卷一百的全部内容，当时略去原书名称，仅保存序文二篇。其后宋元时人复将《太平圣惠方》卷一百的全文重新辑出单行并析当三卷，而定名《黄帝明堂灸经》者，这部书的撰者及年代均未著录[31]。但据本人的初步考察，其成书当在唐代的中后期[32]。在此书中曾分别绘出了人体要穴图像共45图，即原书所谓“四十五人形图”，其中包括前半的成人男子穴图（共36图，89穴）；后半的小儿穴图（共9图，52穴。但其中有25穴穴名与成人穴图重出）。此外尚有卷首之灸例总论、各图之前的诸穴解说等文字。这些图的形制，正、伏、侧等各种体位均有，而且各图的形象均不相同，每图中所绘穴位多则七、八穴，少则三、四穴。图中诸穴点均旁注穴名，而另附文字说明详述各穴之部位，主治及针灸法等。这种编辑体例虽前面所记的几种以图为主的针灸图不同，但是作为一部唐代灸疗专书来看，这些丰富多彩的形象，正是用以补充解说文字不足的一种良好的图谱。加之本书中的九个小儿灸穴图像的绘制，也是前此未见到过的一种创制，对于小儿科灸法的应用方面必然会起到一定的作用。

不过，可惜的是这部书最早的唐代写本今早不存，仅有书中所绘的“四十五人形图”的图影，尚被后人碾转抄刻，故能保存迄今。现存的此书图影虽经后人一再加工，但基本上均仍沿袭了45帧人形图的原图要点。这些图像主要保存于下列诸书中：

1.《太平圣惠方》的现存诸抄本——《太平圣惠方》一书撰成于北宋初期，是一部内容庞大的官撰医书，此书历代刊刻极少，且今均无存。现存者虽均系此书的各种旧抄本，在图形方面较之原图有所差异，但其所据既均本之宋刻之旧（按，南宋刻本清季尚存，但已称罕见）。故其图像当或相去未远，不无参考意义[33]。

2.《黄帝明堂灸经》三卷的现存刊本——此书既知最早的刊本为北宋刊本，但其书不存，存世最早者即元代的《针灸四书》本（1311年）及日人的复刻四书本（1675年）[34]。由于此书的后代刊本主据《太平圣惠方》卷一百之内容予以重辑而成，故在重辑时曾略予调整改编，其中对原书的图形方面曾作了如下一些变动。

1. 删去“四十五人形图”一标题，而在各人形图之前另依“正人”，“伏人”及“侧人”诸图改作篇次，并重予编号（如“正人形第一”、“第二”之疑）。

2. 同一图之人体外形已有较大之改易，其中不仅与《太平圣惠方》所载45人形图有较大之出入，即国内现存之《针灸四书》本与日刊四书本之图像亦均有所出入。

现在为了便于考察计，兹举此书的第一帧人形图为例，对照《太平》抄本（据人卫排印本）《四书》本，日刻《四书》本如下：

上面所影绘的同一图的三本对照图的特点是：《太平》本所绘诸图较精细，图作人冠带道家装束；《四书》本则刻工粗犷；而“日刻”本则穴旁加日名注音，似又仿日人图式所改绘者。三图中之共同点则为所注穴名完全相同，而人形外观均坐矮几上，踡屈右足，下垂左足，两肘外展，手中持杵等要点则基本相若。而面貌神志诸细微处则三图全非。

不过，今存各种刊本的《黄帝明堂灸经》，其图像虽在很大程度上有所修改，但在一定程度上尚保存了部分原始图像风格，也是可以看出的。如果再与今存的《太平圣惠方》卷一百的图形对照参考时，虽未能重睹唐人手笔的明堂图旧貌，但蛛丝马迹，承自一脉，在现存的古针灸图历史上仅亚于上记的现存唐以前针灸图像，也是一种不可多得的多早期图像，值得作进一步之研究。

六、亡名氏针经十二人形图

我国在唐代以前，以《针经》一称名书者非止一种[35]。这里所指系唐代亡名氏所撰之《针经》，由宋人收辑于《太平圣惠方》卷九十九者。该卷之首虽引录“针经序”一篇，但略去撰人姓氏和年代。今据本人初步考证，本书乃唐人所撰[36]，惟本书的唐代原始写本早佚，今存的本书文字及其复制的图影则仅保存于《太平圣惠方》一书的现存抄本中者。

从本书中的内容来看，卷首有孔穴流注、针法补泻及九针论诸文（均无标题），此后即“具列十二人形共计三百九十穴”一大标题下的孔穴各论文字及分绘的12个人形插图。各图除点记全身要穴外，均未绘出经脉。而每图所绘之穴数，约10馀穴至30馀穴不等，或正、或伏、或侧，亦均无小标题。

本书内容虽非以此12帧针灸图为主体，而系配合书中所论孔穴文字作为插图之目的。但是作为一种现存的早期针灸图影，特别是作为针法专书中的穴位插图之出现，也是有着重要的历史价值的。

此外，在元、明以后根据《太平圣惠方》卷九十九所改编的所谓《铜人针灸经》一书，乃将该卷的全文辑录后重新析作六卷，并另增针灸禁忌一卷（共七卷），而径改称《针灸经》及《铜人针灸经》之名者(37)。但这已是晚出之物，且镂刻质量低劣，图形之改动较大，此处即不再讨论。

【注释】

1. 见丹波康赖氏的《医心方》卷二，灸例第六所引。原文是“张仲景述……凡欲灸者，当详所宜，审应灸处，疏孔穴名，应灸壮数，出之以疏，临图像依注名寸数量度点灸之，如经所记壮数也。”（人卫影印本P63）。

2. 关于曹翕氏和他的针灸著作、针灸图的考证，主据马继兴氏《针灸医学史》稿，这里从略。

3. 葛洪氏《抱朴子》，内篇卷十五，杂应，《玉函方》自序云：“自非旧医，备览明堂流注偃侧图者，安能晓之哉!”（光绪乙酉刊本第七叶）

4. 以上名称散见《重广补注黄帝内经素问》一书中第五十八篇、六十篇等之王冰氏注文。

5. 根据《隋志》及新旧《唐志》中所著录的针灸图名统计。

6. 参考《千金要方》卷二十九，明堂三人图第一，《千金翼方》卷二十六，取孔穴法第一及《外台秘要》卷三十九《明堂》序等文字。

7. 丹波康赖氏《医心方》卷二十二，任妇脉图月禁法第一。（人民卫生出版社影印本，P486～491）。

8. 按《医心方》撰于984年，相当北宋初，其所引书均为我国唐以前医籍，而此书之原卷子及影写本尚存日本，故所摹影像当不失大体。

9. 唐人时贤氏所撰《产经》一书民国初尚存北京故宫图书馆，今已不详，但仍可见于杨守敬氏《留真谱》第18册一书中有影刻宋本之书影，可资考其佚文。

10. 《隋书经籍志》卷三，子部，五行：“《产经》一卷”，但未记撰人。（商务铅印本，P100）

11. 《日本国见在书目》记作：“《产经》十二卷，德贞常撰”（《日本医学史》，决定板P63）其卷数虽与《隋志》不同，但考以《医心方》一书中所引《产经》之佚文，包括妇、产、小儿等诸科疾病，内容广博，非一卷所能约该，或《隋志》所记卷数有所阙误。

12. 人卫影印本《医心方》卷二十二P489足阳明胃经图。

13. 人卫影印本《医心方》卷二，孔穴主治法第一，P55下：“曲尺二穴，《小品方》云。（下略）”

14. 《千金要方》卷四，赤白带下崩中漏下第三，“女人漏下赤白灸营池四穴（下略）”（P70）。

15. 参考向达氏译斯坦因《西域考古记》第十三章，秘室中的发现（1946年）；冯志钧译《西域考古记举要》P56～58（1957年）及刘国钧氏《中国书史简编》P47（1958年）。

16. 按伦敦博物馆藏中国医药目录手写本（据张募痕氏谈谈“在国外的中医药和有关文物”，上海中医药杂志，57年9月号）中记有：

“S6168　明堂图，高十一寸，横三十六寸长灸卷子。”

“S6262　针灸图，高十一寸，横三十六寸，卷子一轴。”

又按1957年在伦敦出版的敦煌卷子目录（Descriptive Catalogue of the Chinese Manuscripts form Jun-huang in the British Museum by Lionel GILES. D. Liff）中将“Stein”号改为“Serial号”。

17. 巴黎国立图书馆藏《敦煌石室医方书类纂》一书，《脉经》《脉论》及《灸经》，记有此残卷之法文提要，据云此卷子原“高28厘，长50.5厘，纸质厚白稍黄。（可参考冈西为人《宋以前医籍考》，人卫本P251～252）

18. 见罗福颐氏影宋本《西陲古方技书残卷汇编》(1952年)卷一,《新集备急灸经》。

19. 按:“通事舍人”系唐朝袭前代旧制所设的官名,掌管呈奏案章等本宜。

20. 按:“阴阳”即“阴阳生”,是古代掌管阴阳、律习、占星、择日等事宜的一种职业。

21. 刘国钧氏《中国书史简编》P56:“唐代刻本在敦煌发现的印本书中已有实物可见,最著名的是一种金刚经。末尾明白载着咸通九年(868年)……这是世界上现存的最早有日期的雕版印刷书籍。……由此可作出结论说,印刷术的发明,当远在公元868年之前,很可能在一百多年以前。”

22. 据罗福颐氏跋云:在《新集备急灸经》,残存首尾二段。……背面表纸画七星人命属法。黑田氏以为无关系未抄。颐按:“此卷前序有:‘兼及年月日等人神并诸家杂忌’等语,则是卷背所表实是此卷后半无疑。兹由北平藏影本临写补录后半。此卷殆原有破损,当时惧或有残佚,乃首尾背表,日久又破断去一截,至今正背文辞乃不相连属。”(西陲下方技书残卷汇编卷一)

23. 唐代以前以“三人明堂图”形式绘出的针灸图很普遍,如《隋书经籍志》中所记的《扁鹊偃侧针灸图》三卷,《明堂孔穴图》三卷(商务本P107及P103)此外如六朝时秦承祖的《明堂图》三卷,唐代甄权氏《明堂人形图》三卷及孙思邈氏的《明堂三人图》等均是。(参考马继兴氏“针灸铜人的研究”,第四章“针灸铜人图的研究”)

24. 有关针灸的人神禁忌学说在唐代还很盛行,例如《千金要方》卷二十九,太医针灸宜忌第七;《外台秘要》卷三十九,年神傍通并杂忌傍通法一篇中均有较详的记述。

25. 据孙景风等氏所译的西藏传本《印度古代医经》一书(1957年),亦以《四部经典》(即《八支甘露》)系印度医书之传入西藏者。但实际上今存的“四部”早非原文,其中混合杂揉了不少汉医的理论、药物及穴名等,而形成藏族医学一重要特色。

26. 北京图书馆的编号是P-/18.17藏文针灸图。

27. 医道之日本杂志1951年6月号封里照片及福永胜美氏之说明。

28. 据医道之日本,1951年6月号,封里,福永胜美氏的译文。

29. 参考西藏传本《印度古氏医经》一书,第四部后八续中五诊类,针治品一段及灸治品一段及同书最末所附之汉藏经穴名称对照参考表。

30. 如此二图中所记的穴名号数只有第10,第11,第12,第17,第18,第20,第21之名。但无第1~第9,第13~第16及第19等名称之类。

31. 收辑于《太平圣惠方》卷一百中的《黄帝明堂灸经》一书,除未记其撰者及年代外,亦未记其原书名称。《黄帝明堂灸经》一称的最早出现为北宋刊本(据森立之等氏《经籍访古志补遗》卷七谓:“删去《太平圣惠方》字,以单行者。”)其后元窦桂芳氏收刊于其所辑之《针灸四书》中。

32. 据丹波元胤氏《医籍考》卷二十一《明堂灸经》下及森立之等氏《经籍访古志补遗》卷七等书,均以《黄帝明堂灸经》一书系“唐以前书”。但据著者之考察其书所引多甄权、张文仲诸人姓名,则必撰于武则天之后;又其书内所记之太渊穴易作太泉,是唐人所避唐高祖讳名而宋人于辑录是书时未及改正者,故可认为其成书当在唐季中后期。

33.《太平圣惠方》之第一次刊本为北宋淳化三年(992年),第二次刊本为南宋绍兴十七年(1147年),其后终因卷帙浩多未再刊行。且此二种刊本今日亦均早佚,所存的国内及日本诸抄本及影抄本,虽仅成自明清少数藏书家之手,流传不广。但其所据则多本南宋绍兴刻本,而解放后人卫本,亦系据自现存的诸抄本所排印者。

34. 这里所指的是元至大辛亥(1311年)窦桂芳氏编集《针灸四书》时的初刻本,及日本延宝三年。(1675年复刻四书本。惟今校以浙江天一阁所藏之《针灸四书》本,虽题元椠,但其标目及内容之倒易,脱失叠见,讹误诸处甚多,犹次于日人之复刊,疑非窦氏原刻。下文所举之四书本即据此书而言)

35. 如在《隋书经籍志》一书中以“针经”之名名书者即有:《黄帝针经》,徐悦、龙衔素《针经》、《杂针经》、《程天祚针经》、《玉匮针经》、《赤乌神针经》(商务本P103),《谢氏针经》、《殷之针经》、《九部针经》(商务本P108)……等名称。

36. 按《太平圣惠方》卷九十九所辑《针经》之文，其中引有唐初甄权氏之文，知其著书年当在此之后。而在其孔穴流注一文中所记“大渊”穴名易作“太泉”（见卷首之经脉流注文），是唐人避讳时所易，宋臣虽已有所改易（如该书中之“注泠渊”一穴是），但仍有所遗，于此可见。（今存之《铜人针灸经》七卷本同《太平圣惠方》卷99）

37. 据森立之氏《经籍访古志补遗》卷七《新刊铜人针灸经》七卷条下云：“按此本翻刻元版者，旧系《圣惠方》第九十九卷，盖古《针经》之遗文，王怀隐等编入者。后人分为七卷，漫名曰《针灸经》。异本《针灸经》上有‘铜人’，二字。”可见自《太平圣惠方》卷九十九所重编刊刻之七卷本，在元代以后已有《针灸经》，及《铜人针灸经》二名。

（1962年10月《北京中医学会专刊》）

3. 唐人写绘灸法图残卷考

《灸法图残卷》是在我国甘肃省敦煌县千佛洞中所发现的古代卷子之一种。现在存于伦敦不列颠博物馆。此残卷据该博物馆编号共两个，即 Stein168 号及 Stein6262 号（亦即我们在下文中所指的《灸法图残卷甲卷》及《灸法图残卷乙卷》）。由于两者系同一书的断裂，因此在这里一并研究。

此两号残卷均因首尾俱阙，故无书目、图名及撰者。惟自内容观之，全书主论灸法治病之图，故今暂名为《灸法图残卷》。

考其体例，此两号残卷均首记主病之文，次绘用穴之图，文图相兼，亦无章节篇目及图名。图前主治之文除所论病名外，尚记以该病所用之穴名及灸法壮数，而其后之附图则主系诠释其主治文中所记之穴位者。所绘各图均全身人形图，或为正人形，或为伏人形，但其轮廓则均大致相似。图中绘记所取之穴点，并以引线旁注释文于图侧，重点记出穴名（或附其灸法）。每图所绘穴数因仅限其前段文字中所记者，故均不多（约五、六穴至十余穴不等）。

图形外观，各正人形图中均绘有发际。头顶则绘有上挽发髻左右各一。面部有五官，躯干部则示以乳、季肋、蔽骨、脐、腹股沟及膝盖骨诸部；各伏人形图中则均绘有左右发髻、两耳、脊骨、肋骨、胛骨、臀部等轮廓。

下面我们就对这两号残卷分别予以考述。

灸法图残卷甲卷（S. 6168）

此残卷首尾均阙，自内容观之均论灸法主病之图。现存者共 2 段，2 段中可辨识者凡 10 图。均为全身人形（其中一图，文存图佚）。就现存的这个残卷来看，其主要内容及现存情况可简介如下：

残卷第一段：——此段残卷可辨者共 5 图（第一～五图），为一连续之卷轴（图一、二、三）。

第一图，为正人形图，此图自股上部以下均残阙，此图前面所冠之主治文字部分亦阙，现存此图之左外侧仅存有以下之注文：

“风劳，咽喉强，眼睛痛，头痛，灸三百壮。”

按：此条引线所指图中之穴位约相当于星穴位置，但原文未记穴名。

“风府穴，在项后两相，宛宛中是。”

按，风府穴本位于后项部发际正中直上一寸，此处文字虽亦记明项后，但以本图乃正人图形，无法直接示出，故在本图中之引线所示穴点位于耳下后方，盖示意者。

“风门，在脊上，从大槌（椎）□□□（下阙）”

按：风门穴位于背部，而此为正人图形，无法直接示出，故此条所引绘之穴线亦系示意。

“绝□□（中阙）下□□□（下阙）”

按：此条所引之穴线指向下肢，因图形已残，故所指之意不明。

第二图，为正人形图，此图身股上部以下均阙。此图前面的主治文字之下截亦阙。其文云：

“夫人面上游风，……（中阙）天窓（窗），灸板眉，灸曲眉，灸……（中阙），足阳明，九十处左右灸二百（下阙）”

按：此段文字恰与《千金翼方》卷26的部分文字相似。原文是：“面上游风如虫行，习习然起，则头旋眼暗，头中沟垄起。灸天窗，次两肩上一寸当瞳人，次曲眉在两眉间，次手阳明，次足阳明，各灸二百壮。”（见人民卫生出版社影印本《千金翼方》322页）

至于二者孰系更早的文字，尚无法判定。图的左外侧注文如下：

“板眉，在眉上一寸，当眼精（睛）童（瞳）子是。”

按：此穴名虽不见诸针灸书，但其部位与阳白穴同，

“曲眉，两眉间，眉毛头是”

按：此穴又见《千金翼方》，其位置则在眉头之间正中，相当印堂穴部位。

“风府”

按：此穴引线位置同前第一图，故未重记部位。

“手阳（下阙）”

按：此条当系‘手阳明穴’，位于手部，但右手下截阙脱，左手点穴亦模糊难辨。图的右外侧注文为：在相当于“板眉”，“风府”及“手阳□”等穴的部位。均记以“同”字。

第三图，为正人形图，人像完整无阙。此图前面的主治文字云：

“灸屈骨傍　两边相去五寸，名水道三□为定热，为灸一百壮，□□横模骨傍，两相相去七寸，名曰慈宫，主灸霍乱，泄利，心烦热，灸五十壮。”

图的左外侧注文如下：

“屈骨”

按：此穴点位于紧邻脐部之外方与脐平。

“横骨”

按：此穴点位于下腹部腹股沟之上方。图的右外侧注文在与上面二穴相应之穴点，均记以“同”字。

第四图，为正人形图，人像完整无阙，此图前面之主治文字云：

“灸男子五劳七伤，失精，尿血，当灸发际，灸关原（元），灸两手髓孔，灸玉茎头，灸两脚五舟，灸两脚□□，灸两□□封，不□相十一处各灸一千壮”图的左外侧注文云：

“关原（元），在齐（脐）下三寸。”

“手髓孔”

按：此穴引线所指穴点在腕部。

“两脚五舟，在膝下廉文头”

按：此穴名不见诸针灸书，本图所示位置约在膝膑之内后方。

图的右外侧注文云：

“玉茎”

按：此图之阴部遮掩，图仅示意。

“中封，在踝前大肋（?）间，小□□”

第五图，为正人形图，仅残存面、胸、肱部及足部左侧的小部分。余则轴子自此与右侧之第六图全部残断，不相连属。此图前面的主治文字云：

"灸人杂癫，当灸两玄角，灸鼻，灸两乳头，胃管，关原（元），两手小指头，足两小指头，十一处，两边各灸五百壮。其鼻柱及小指头各一百壮，余五百壮。"

按：以上所记共七穴。其中除鼻、胃脘（即中脘）、关元为单穴外，余均为双穴，故合计共十一处。其中"脘"作"管"字之例均见于唐以前医籍中（如《脉经》、《千金要方》、《千金翼方》、《外台秘要》等书均是）。而自宋以降，已无复用"管"字者。

图的左外侧注文云：

"玄角，在额两角发际。"

按：据此条引线所指穴点，或系头维穴位置。

"鼻柱"

按：此条所指穴点，或系素髎穴位置。

"乳头"

"关□"

按：缺"原"字。

"□□□□头"

按：此条所指部位并据前主治文字，当缺"足两小指"四字。

残卷第二段：——此段与第一段卷子已完全断裂不相属。其中可辨识之图形共五图（第六——十图），为一连续之卷轴（图三、四、五）。

第六图，图形不存。仅存图右外侧之部分注文，而据此图所记穴看来，可肯定与上记第五图非一图之断裂，而另为一图者，其注文云：

"百会"

"天门，在脑板小大骨上一寸"。

按：此穴不见历代针灸书中，而此图亦亡，故其正确位置尚难稽考。

"风府，在项后两相宛宛中。"

"足（下阙）"

第七图，为伏人形图，图形完整，图前无主治文字。图左外侧之注文云：

"小□俞，在大槌（椎）下第（?）三槌（?）□两边相去二寸三分，主（中阙）强阻令遗房灸卅壮，报不除，可至六十。"

按：此穴名不详，但其所指之部位则适届第三胸椎两侧。

又按：凡此《灸法图》中所记之五藏六腑俞穴均记以："在×椎两相，相去二寸三分。"考五藏六腑俞穴均位于去脊中行一寸五分，据此则左右二穴相隔二寸三分，去中行即一寸一分五厘。此说与一般针灸书不同。

"大肠俞，在十六槌（椎）两相，相去二寸三分。主腹中雷鸣，大□□□沸汝（泄?）利，食不消化，小肠绞痛，署（腰）脊痛强，大□□难，不能食饮，灸百壮，善。"

"傍（膀）光（胱）俞在十九槌（椎）两相，相去二寸三分，主下焦□□，傍（膀）光（胱）津液续断，妇女如任（妊）身壮（状），如腹泄利而腹绞痛，大小便难，羸瘦□□，足肿冷，拘急不可屈申（伸），在下□，灸之一百壮佳。"

此图之右外侧无注文。

第八图，为伏人形图，图形完整，无图前之主治文字。考此图在后头部虽似绘有五官之简略外形，惟其状则颇与其它之正人形图所绘者不类，且无发际。而背部正中所绘之脊骨鳞列，所记穴名亦均背部之穴，其为伏人形图无疑。或此五官外形为后来所附加者？

此图前面亦缺主治文字，在图左外侧之注文云：

“大杼，大槌（椎）下第二节，两边相去二寸三分，主风劳，颈项强，头眩，目瞑，伤寒，配气，灸一百壮，善。”

“大小肠俞，在七十槌（椎）两相，相去二寸三分，主傍（膀）光（胱）急（?），大小肠寒，泄利，互主胷（腰）痛，大小便不痢（利），及妇人带下，灸一百壮，亦□五百壮。”

按：大肠俞穴原位于第十六椎两旁，而小肠俞穴原位于第十八椎两旁，今此图合为一称，云：“七十椎”者，当系“十七椎”之误。复考以图中所示穴位，亦仅左右各一穴孔，且前记第七图中已记有大肠俞之位置，主治。故知此“大小肠俞”之位置乃取二穴之中者。

图的右外侧注文云：

“聂俞，在第八槌（椎）两相，相去二寸三分，主胷（胸）支满，食饮逆，头（?）吐，心腹满，虚胀□不能食饮，灸一百壮，善。”

按：第七椎两侧为膈俞，第九椎两侧为肝俞。八椎两侧一般针灸书中均无穴名。此图所记聂俞一穴，则适补其阙。

第九图，为正人形图，图形完整，但图外右侧之注文则有所残缺。此图前面之主治记文云：

“□□哇鼻□眼，当灸发际，灸耳上关、灸口吻，灸颊车髓孔，灸手阳明，灸五处效。三壮后日复三壮。后日舒（?）手以粉着掌上吹之，粉去上善，不去至更灸三壮，以粉为验。”

图的左外侧注文云：

“发际”

按：据图，此穴位于前发际边正中。

“颊车髓孔，宛宛中，动脉是。”

按，据图，此即是颊车穴。

“同”

按：此字乃与右侧同名穴相同者，惜右侧图、文并脱，不可考。自左侧图之穴孔位置观之，位于前臂部，腕之稍上方。

“手阳明”

按：据图，此穴位于手部近拇指侧处，但具体部位不详。

图右外侧因残断不可考，可辨者仅：“□耳（?）上关”及“□验（?）”等文。

第十图，正人图形，惟自小腹部及上肢腕部以上图像文字均脱失。所余仅小腹下截（包括前阴）、手腕至手及下肢之图。图前亦无主治文字。图左外侧所注穴名有：“手阳明”（位于手掌之桡侧），“足阳明”（位于足跗部）及“（上阙）下一寸”之残文。

图右侧外面与“足阳明”穴相对之穴点处则记以“同”字。

在上记第十图之后，卷子中断，但仍有遗文数字，惟已模糊难辨，但可征其尚有类似之图形。

灸法图残卷乙卷（S. 6262）

此残卷首尾均阙，现存者共3段内容不相衔接之残片缀连摄制而成。此3段中可辨识者共7图（其中2图，文存图佚）。各图均无图名，每图之前冠以主病用穴及灸法壮数之文，其体例、字体、大小、外形轮廓及灸法主治文字等则均同S. 6168残卷之图，可知乃系同一卷子，因残断破损而分编为二号者。此数图除第一、二图外均系伏人图形，其主要内容及现存情况可简介如下：

残卷第一段：——此段残卷可辨识者共二图，（第一～二图），均残存下半截（图六）。

第一图，为正人图形，此图大半已脱失，仅存图像的右下隅，包括左手及左侧膝腘以下至足的背面。在左膝腘处之引线旁注云："同"。自此图中之膝盖骨外形视之，当系正人形图。（考之现存之全部《灸法图残卷》中，凡正人形图均绘有膝盖骨外形，伏人形图均无，可征）其余均不可考。

第二图，为正人图形，图像自股上部以上均阙。此图前面之主治文字亦大半阙残。自此图中之膝盖骨外形视之，可知其为正人图形之下截。惟此图自右外下侧破裂中断。伦敦不列颠博物馆中于修复摄影时将另一段卷子之首（即下记之第三图，伏人上半身图形残片）杂揉为一，但细考其图傍注文及此二卷子间明显断裂之迹，自不难辨识其为二图。且下为正人形，上为伏人形，二图亦迥然有别。

此图前面残存之主治文字如下：

"（上阙）痛，当灸发际，次灸两风府，（中阙）上从大槌（椎）至十三槌（椎）节两边相去（中阙）髓孔在足外踝上三寸是（中阙）中是主（下阙）"

图的左侧注文云：

"（上阙）十三节两边相去二寸三分。"

"（上阙）外（?）骨（?）"

"足太阳，在踝外后宛宛中是。"

按：古医籍中每多以经脉名命穴者，如《史记·仓公传》中之诊籍佚文，《脉经》、《千金要方》、《外台秘要》等书中均可见之。而唐朝以后已甚鲜应用者。又按：此穴无引线。

"髓孔，在足外踝上三寸是，主冷痹。"

残卷第二段：——此段残卷可辨识者共三图（第三——五图），为一连续之卷子。（图六、七、八）

第三图，为伏人图形，图像仅存上半身，自中胸部以下均脱佚。但上肢尚完整。图前的主治文字大半均亡，可辨者如下：

"（上阙）灸两足□十六处各灸（中阙）

灸两肝念（俞），灸两手手心（下阙）"

图说的外侧注文云：

"完骨，在两耳后。"

"风池，在风府上二寸□中。"

“肝念（俞），从大槌（椎）”

按：此句之下当有阙文。

“手心”

图的右外侧注文云：

“百会，以绳度两耳断中屈绳点屈还度点。”

“风府，在项后两边宛宛中。”

“肺念（俞），从大椎至第□□□两边宛宛中。”

“同”

第四图，为伏人图形，图像阙右半侧上部。图前的主治文字云：

“灸诸癫狂呆卅□□当灸天窓（窗），灸两肩井，灸两风门，灸两肺念（俞），灸两心念（俞），灸两贤（肾）念（俞），灸两手心五壮，灸两脚五舟，灸两足心，廿一□各灸五百壮，觉消且（下阙）”

按：上记的“灸诸癫狂呆卅”，若小标题状，惟与前后体例不符，待考。又按，“脚五舟”穴，依此图之注文又作“足五舟”。此图中所示之位置适在膝膑部之外后方，与《灸法图残卷甲卷》之第四图所示在膝髌之内后方者异。

图的左外侧注文云：

“天窓（窗）”

“肩井肩隅，在肩上宛宛中。”

按：肩井与肩髃（图作“隅”）在一般针灸书中列为二穴，今则合为一称。图上亦仅引绘一穴点。

“风门，在第三节两边相去二寸三分。”

按：一般针灸书此穴在第二椎两侧，去中行一寸五分，与此说不同。

“肺念（俞），在第九槌（椎）两边，相去二寸三分。”

按：一般针灸书肺俞在三椎两侧去中行一寸五分，与此不同。“肺”当系“肝”字之讹。

“足五舟”

“足心”

图的右外侧注文云：

“（上阙）去二寸三分。”

“（上阙）一分。”

第五图，图形不存，仅残存下面的文字。

“（上阙）灸两风府　灸天□”

“（上阙）手十指头　灸两三”

“（上阙）大指上三毛　灸两十”

“（上阙）处消息”

按：以上残文当系此图前之主治文。以下残文均有引线，乃图左之注文。

“（上阙）行在大（中阙）二寸”

“三里在膝下三寸”

“绝骨（下阙）”

按：卷子在此之后中断。

残卷第三段：——此段残卷可辨识者二图（第六——七图）（图八）。

第六图，伏人图形，残存右上部图形，缺右侧上肢及两侧股上部以下至足部。图前面之主治文及左外侧旁注文均无。右外侧注亦不全。即：

“天庭”

按：此穴名不见诸针灸书。在本图中此名凡二见，图上则示以后头部之上、下、左、右共四点。

“脊中，以绳从大槌（椎）度尽穷（?）（中阙）头还度大槌（椎）至穷（下阙）”

第七图，图形不存。仅残存下面的文字。

“（上阙）度当灸百会”

“（上阙）气（?）生（?）灸辱（唇?）头灸（?）（下阙）”

“（上阙）处　　吹粉（下阙）”

残卷在医学史上的价值

从上述的残卷内容来看，虽已大半残脱不全，但是作为祖国古代针灸医学的宝贵经验遗产之一，这部残卷本身所保留提供的资料，在医学史上足供研究参考之处，还是相当丰富的。

譬如，自残卷各段的主治文字中可以辨识出主要有下列病名及症状名称：

风劳、咽喉强、眼睛痛、头痛、面上游风、霍乱、泄利、心烦热、男子五劳七伤、失精、尿血、杂癫、腹中雷鸣、食不消化、小腹绞痛、腰脊痛强、不能食饮、大小便难、羸瘦、足肿、拘急不可屈伸、目瞑、伤寒、妇人带下、胸胁支满、心腹胀满、诸癫狂呆……等。

在所取之穴名方面，可辨识者有：

风府、风池、绝骨、天窗、板眉、曲眉、足阳明、手阳明、水道、慈宫、屈骨、横骨、关元、手髓孔、玉茎头、脚五舟、中封、玄角、鼻柱、胃管（按：即中脘）、两手小指头、两足小指头、百会、天门、小□俞、膀胱俞、大杼、大小肠俞、聂俞、发际、耳上关、口吻、颊车髓孔、十三节两边相去二寸三分、足太阳、肝俞、手心、完骨、风门、肺俞、肩井、心俞、足心、手十指头、大指上三毛、三里、天庭、脊中等。

考之此书既不见古代簿录所载，尤不见与此酷似之佚文。其内容与现存之其他针灸古籍有不少相异处，兹举此书之主要特点如下：

其一，这部卷子是写绘本，其撰著年代当系唐代。唐代以前学者所撰的医书今存于世者本已极渺，这个残卷的发现，丰富了唐代的医籍。

其二，这是今知最古的一部灸疗图谱的专书，它和约与其同时代的唐王焘氏《外台秘要》一书中的“明堂灸法”，不仅编排体例有异，而且更为简明通俗，图像丰富，有助于当时灸法的普及推广。和《外台秘要》一书在倡导灸法方面，互有特色。

其三，尽管这一卷子的残脱处甚多，但在各病的治疗配穴方面，较之他书颇有特点，似多本自撰人经验或民间经验写成，故是临床工作方面也有一定的参考及实用价值。

其四，此残卷有很多不见于历代现存的针灸书中的穴名。举如板眉、脚五舟、天门、聂俞等均是。这些宝贵资料一方面显示了唐代民间灸法用穴范围之广；一方面也提供了穴位研究资料的一些线索。

其五，此残卷所记的穴名中有些是以经脉名称命穴的。如“手阳明”、“足阳明”、“足太阳”之类。考之这种经脉穴名的记文多见于唐以前的医籍，宋代以后多不复用。另外，卷子中尚有若干唐代以前所习用的腧穴别名，如“手、足髓孔”、“慈宫”、“颊车髓孔”、“胃管”等。而这些资料均将有助于进一步考证穴名的演变过程。

其六，从这一残卷中尚无法看出其各段主治文字在疾病分类法上的系统性，但对灸法的适应证及疾病史的研究方面也颇有参考价值。

（1964 年第 6 期《文物》，P14－23）

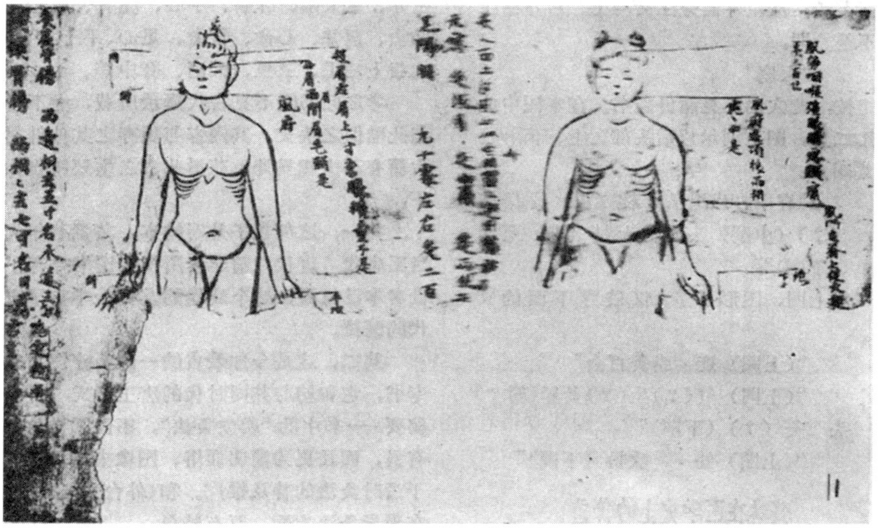

图一　灸法图残卷甲卷第一、二图

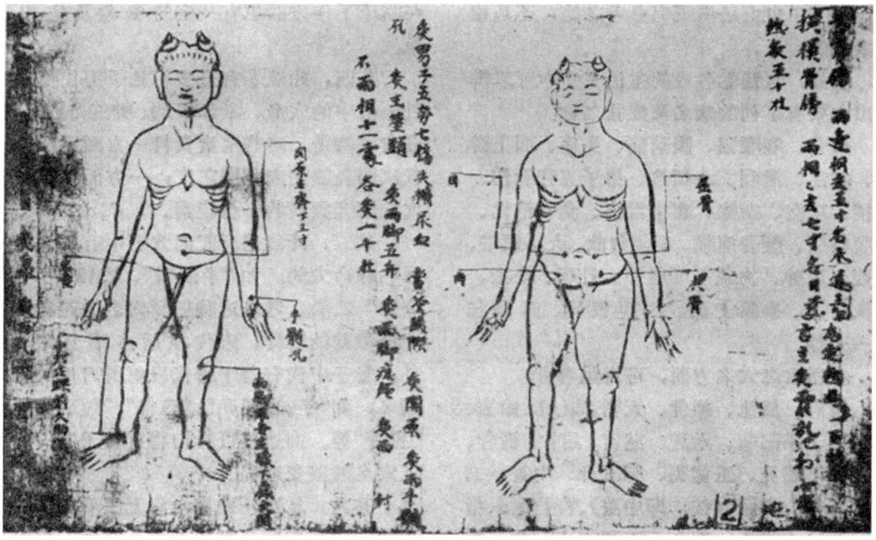

图二　灸法图残卷甲卷第三、四图

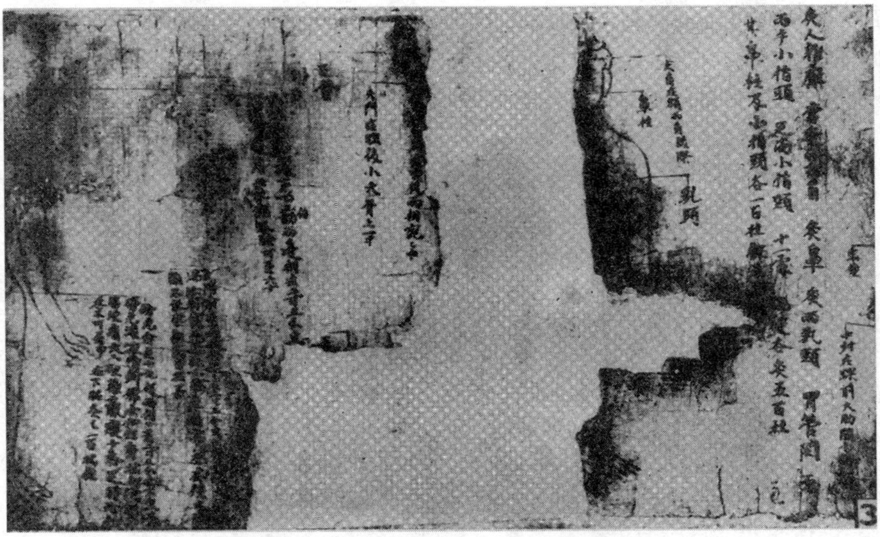

图三　灸法图残卷甲卷第五、六图及第七图的一部分

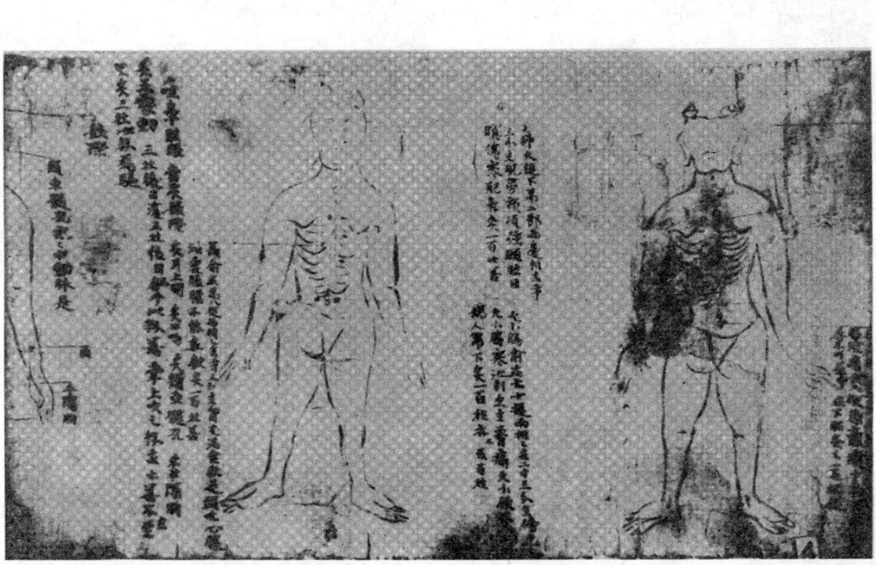

图四　灸法图残卷甲卷第七、八图及第九图的一部分

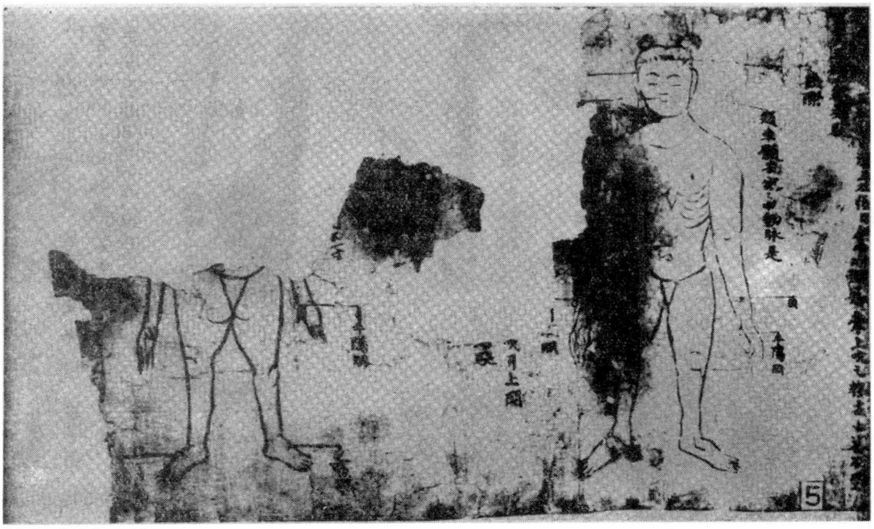

图五 灸法图残卷甲卷第九、十图

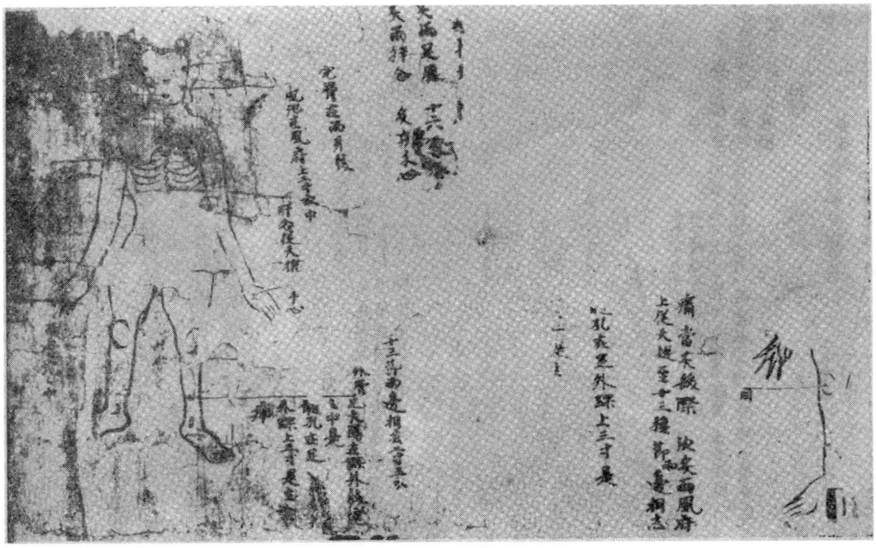

图六 灸法图残卷乙卷第一图、第二图下部、第三图上部

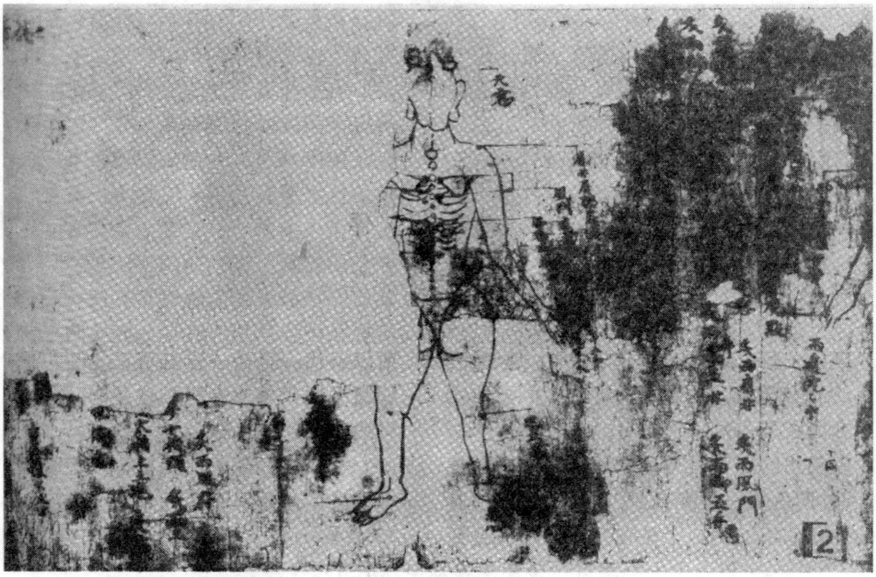

图七　灸法图残卷乙卷第四图、第五图残文

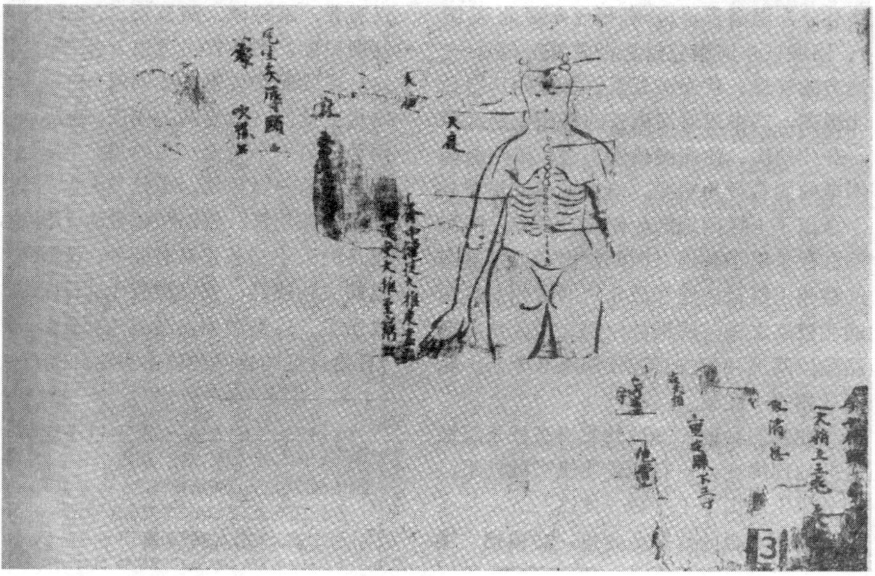

图八　灸法图残卷乙卷第五图残文、第六图、第七图残文

4. 中国医学独特的针灸疗法

针灸疗法是我国古代劳动人民创造的一种独特的医疗方法。特点是治病不靠吃药，只是在病人身体的一定部位用针刺入，或用火的温热刺激烧灼局部，以达到治病的目的。所以前者称为针法，后者称为灸法，统称为针灸疗法。

针法的前身是砭石疗法。砭石是新石器时代应用的一种石制医疗工具，灸法也是在新石器时代用于治疗疾病的。周代以后，我国开始出现了金属的针灸用针。河北满城西汉墓中曾经出土针灸用的金针。几千年来，针灸疗法始终是我国医学中的一项重要医疗手段。

针灸疗法具有很多优点：第一，有广泛的适应症，可用于内、外、妇、儿、五官等科多种疾病的治疗和预防；第二，治疗疾病的效果比较迅速和显著，特别是具有良好的兴奋身体机能，提高抗病能力和镇静、镇痛等作用；第三，操作方法简便易行；第四，医疗费用经济；第五，没有或极少副作用，基本安全可靠，又可协同其他疗法进行综合治疗。这些也都是它始终受到人民群众欢迎的原因。

针灸疗法的发展

早在两千多年前，我国医家已把针灸的临床经验进行了系统总结。如 1973 年在湖南长沙马王堆汉墓中，发现了多种周代编写的医书，其中在《足臂十一脉灸经》和《阴阳十一脉灸经》二书中，除了记有在经脉循行路线上的各种疼痛、痉挛、麻木、肿胀等身体局部症状，以及眼、耳、口、鼻等器官症状外，还有一些全身症状如烦心、嗜卧、恶寒等，都是用灸法治疗的。

此后在战国时代的医书《黄帝内经》中，已多方面记述了针灸的适应症，并进一步论述了各种脏腑疾病、热病、疟疾、痈疽等病的针灸治疗，更加扩大了针灸适应症的范围。《黄帝内经》还对针灸治疗所使用的一些手法，如针灸的补泻手法，身体左右交叉刺法（称为“巨刺”和“缪刺”），以及其他各种名称的手法，作了详细介绍。

当时已有不少精通针灸的医生，例如《史记》记载的扁鹊就是其中之一。相传扁鹊在各地巡回行医时来到虢国（今陕西宝鸡一带），听说虢国的太子因病刚刚死去。扁鹊和他的学生赶到宫门，询问了太子的病情，知道太子死亡的时间不长，根据他的医疗经验主动提出可以救活。虢君听说，急忙请他医治。经过扁鹊的精心望色、问症、切脉等诊察，确定太子是“尸厥”（类似休克），并非真正死亡。扁鹊应用针灸等医疗方法进行抢救，结果很快使太子苏醒过来，恢复了健康。这件事一直为当时的人民所传颂，说是他能起死回生。

以上说明在春秋战国时期，针灸疗法不仅已经相当普及，而且在医疗质量上也已有了很大的提高。

秦汉时期，我国先后出现了两部比较系统的针灸学专书，就是秦汉之际的《黄帝明堂经》和三国时期的《针灸甲乙经》。这些著作进一步总结了针灸治疗的经验。特别是对于每种疾病的针灸取穴，以及每一俞穴的主治病症范围，都作了归纳整理，对于后代针灸学的发展有很大影响。此外，这时还出现了一些绘有针灸俞穴图的著作。

到了南北朝和隋唐时期，针灸学著作不仅数量上有了很大增加，而且内容也更加丰富多彩。此外还有不少彩绘针灸挂图、针灸图谱、灸疗专书和兽医针灸著作等。例如唐代著名的医家孙思邈、王焘等人的医学著作中，都专门详细地记述了针灸疗法。孙思邈还绘制了三幅大型彩色针灸挂图，分别把人体正面、背面和侧面的十二经脉用五色绘出，把奇经八脉用绿色绘出。王焘又分绘成十二幅彩色挂图，也用不同的颜色绘出十二经脉和奇经八脉。当时的针灸疗法和其他医学科目一样，都被正式列入了国家的医学教育课程，明确规定以《黄帝内经》、《黄帝明堂经》等做教材。太医署里还专门设立了针博士、针助教、针师、针工和针生等职衔。这些都说明当时针灸学已发展到相当高的水平。

唐代以后到近代，我国医家又陆续编写了大量的针灸学著作。著名的有北宋医官王惟一主持编修的《铜人俞穴针灸图经》，明代杨继州的《针灸大成》等，都是有相当学术价值和流传很广的书。

为了使针灸图的形象更加真实化和富有立体感，王惟一在宋仁宗天圣五年（公元1027年）编写《铜人俞穴针灸图经》的同时，还在医官院主持监制了最早的两具刻有经脉俞穴的铜质人体模型，叫做针灸铜人。这种铜人除了供教授和学习辨认俞穴外，还可作考试用。据说，在测验针灸课程的时候，先把铜人外面遍身涂蜡，铜人体内盛满了水银，然后给铜人穿上衣服，让医生试针。如果能准确地找到孔穴，就可以针入水银射出；如果取穴位置错误，针就不能刺入。可见针灸铜人是一种造型逼真、构造精巧的教学工具。

此后我国还陆续制造了很多针灸铜人，其中有明、清太医院制造的，有民间医生制造的，也有药铺制造的。它们都在促进针灸的教学方面起了一定作用。可惜的是过去不少针灸铜人有的已在战乱中损毁，有的已在帝国主义侵略中国时掠运去。象明英宗正统八年（公元1443年）太医院监制的“正统”铜人，就是在清光绪二十年（公元1900年）八国联军占领北京被帝俄军队劫去，至今还存放在列宁格勒（现改名圣彼得堡）博物馆里。

我国历代医家还对针灸疗法的工具和技术方面作了不少改进，创造了多种多样的针刺方法（如火针、温针、梅花针等），发展了灸疗方法（如一些药饼灸法、灯火燋法等）和艾卷（如所谓“雷火针”、“太乙针”等），不断丰富了针灸疗法的内容。

经络学说是针灸学的理论基础

针灸疗法所以能卓有成效地治疗多种疾病，除了由于针法的器械性刺激和灸法的温热性刺激本身的性质和强度等因素可以直接调整人体机能、增强防病能力外，还同针灸的刺激部位和针灸所引起的机体传导作用有关。这就是中医学特有的经络学说，也是我国古代医学的一项重要成就。

经络学说是古人在长期医疗实践中，对人体认识不断深化的结果。

在长沙马王堆汉墓出土的周代古医书中，记载了人体经脉的一些原始名称，其中有“齿脉”、“耳脉”和“肩脉”等脉名。它们都是根据针灸该脉时所出现的感觉传导主要路线而命名的，也是经络学说的雏型。《足臂十一脉灸经》等古医书，已开始把人体的经脉分为十一条，还根据上、下肢和阴阳学说的概念，重新确定了经脉的名称，并作了系统的分类记述。

在《黄帝内经》一书里，进一步把人体的主要经脉总括为十二条，称之为十二经脉。

并对每条经脉的循行部位，以及经脉和疾病、治疗的关系等内容，都作了全面的修订补充，使经络学说更加丰富，从而奠定了针灸学的理论基础。

经络学说的基本内容是：经络遍布在人体各部位，负担着运送全身气血、沟通身体内外上下的功能。经络不仅分布在体表，而且进入体内和脏腑相互联结，并周而复始，如环无端地循环运行。其中直行的干线称为经脉，旁行的支脉和小支称为络脉和孙脉。此外还有十二经脉以外的奇经八脉等名称。

在经络学说的基础上又进一步发展了俞穴。俞穴又称“孔穴”或“穴位”。每个俞穴都在身体表面，有一定的部位。由于《黄帝内经》等书所记的俞穴都位于经脉循行的径路上，所以也称为“经穴”。以《针灸甲乙经》为例，共记有经穴总数六百五十四个。

我国历代的医家，除了对经穴的作用，经穴和脏腑的联系，以及经穴的适应症范围等认识不断有所发展外，又陆续发现了不少新的穴位，提供了更多有效的医疗途径。

针灸疗法的传播

针灸疗法不仅对国内医疗事业有很大影响，而且也传播到世界许多国家，为人类保健和医药科学发展作出了很大贡献。

早在秦、汉时期，我国已经和朝鲜、日本、东南亚和中亚细亚地区各国，进行友好贸易往来和文化交流。与此同时，中国医药学，包括针灸疗法，也相应地传播到这些国家和地区，并受到各国政府和人民的很大重视。例如在日本，南北朝时期梁武天监十二年（公元513年），中国医生杨尔去日本讲授医学。梁简文帝大宝元年（公元550年），吴人知聪曾携带了大批中国医书和针灸图等去日本。梁元帝承圣（公元552年），梁帝还赠送日本政府《针经》一书。此后日本不断有人来中国学医，钻研针灸学。公元701年在日本元年颁布的法令《大宝律令》仿效我国唐代的制度，明确规定用《黄帝明堂经》、《针灸甲乙经》等作为学习医学和针灸学的必修课目，并定出相应的措施，从而针灸疗法在日本得到很大发展，出现了不少著名的针灸家、著作、专门学校等。

又如在朝鲜古代的新罗、百济、高丽等国，都根据唐代的科举制度，规定了各种学习科目，包括医学在内。象公元1136年高丽政府就正式规定以中国古医书《针经》、《黄帝明堂经》、《针灸甲乙经》等作为学习医学针灸的必修课程。

宋、元以后，随着海路航运事业的发展，我国和非洲、欧洲不断有了相互交往。针灸疗法也逐渐被介绍到这些地区。当时英国、法国、德国、荷兰、奥地利等国家的一些医学家，都开始把针灸应用于临床和研究，同时也翻译了一些中医针灸著作。

针灸术的新发展

解放后在中国共产党领导下，沿着毛主席的革命卫生路线，中西医密切合作，使针灸疗法得到了飞跃的发展。针灸疗法的临床应用更加普及，在传统针灸疗法的基础上创造了很多新的医疗方法，如电针、耳针、头针、穴位注射、穴位结扎、磁穴疗法等等，都进一步扩大了针灸医疗的范围和研究课题。特别是针刺麻醉的成功，开辟了麻醉学的新途径。

针刺麻醉就是在进行医疗手术时，充分利用针刺的麻醉作用，来代替药物麻醉的一种方法。这种方法不仅避免了麻醉剂的副作用，简便安全，有利于手术后患者健康的恢复，而且由于针刺麻醉可以广泛地应用于包括头颅、颈部、胸腔、腹腔和四肢等部位的各种大小手术，具有良好的无痛和镇痛效果，因而受到了国内外医学界的极大重视，并迅速得到了推广应用。

现在针灸疗法已为五大洲各国人民所重视和应用，成为人类战胜疾病的有力武器。

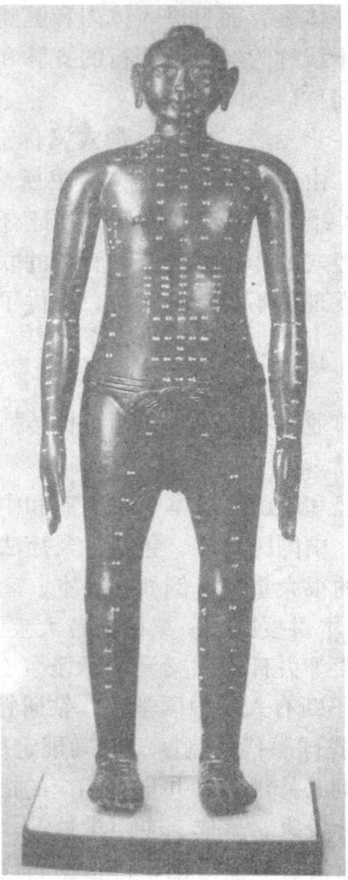

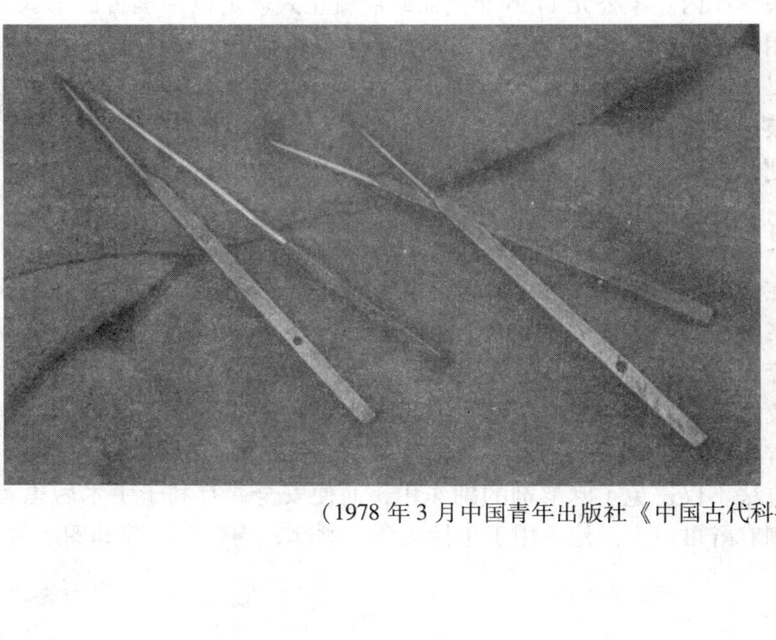

（1978年3月中国青年出版社《中国古代科技成就》）

5. 仿制宋天圣铜人

1979年6月在北京召开的全国针灸针麻学术讨论会上，展出了南京医学院仿制的一座古针灸铜人。由于其仿制逼真，古意盎然，以及在经脉、经穴定位等方面的科学价值，广泛地引起了与会数百名中外医学家的极大兴趣与重视。为了进一步说明该铜人的由来与其重要意义，现就本人参加该铜人审查会的肤浅认识和有关天圣铜人的历史问题作一概括说明。

一、仿制天圣铜人的过程

1977年下半年，南京医学院为了配合针灸教学的需要，由该院模型室技师李春华、王月高等同志开始仿制我国古代的针灸铜人。

卫生部中医局领导同志很重视这一工作，曾亲临现场指导并列入全国针灸针麻学术讨论会的展出项目中。在仿制过程中又先后于1978年9月及1979年2月邀集国内部分从事针灸及医史的同志召开了两次针灸铜人的审查会。会上除对宋代针灸铜人的历史及造型等作了讨论外，重点对经穴的定位问题进行了审核。

仿制铜人的基本依据是北宋名医王惟一在1027年（天圣五年）首先创制的针灸铜人（即天圣铜人）的图影、实测记录及王氏所撰《铜人腧穴针灸图经》（简称《铜人经》）一书。

王氏当时共制铜人两座，经过辗转流传，现仅保留下来一座，被存放在日本东京博物馆。国内只能见到其照片及有关记录。《铜人经》原本虽佚，但尚存其石刻拓本及各种复刊本。

仿制的方法，是在北宋铜人的基础上，首先塑成与原物等大的石膏型，并进一步参考宋代人物雕像，将其外貌（主要是头面部）略加修订。对经穴的名称和数目则全按《铜人经》校定。最后用电解铸铜法加工制成铜像（见插图1～5）。

二、天圣铜人的价值

天圣铜人是世界上最早创制的人体经脉经穴模型，也是世界上最早的一种如实地反映人体内脏及骨骼的解剖模型。它较之西洋医学解剖学家维萨利斯（Vesalius）的《人体之构造》（1543年）早五百余年。在体表外形方面，天圣铜人系按照成年健壮男子造型。其全身各部比例及所刻定的经脉路线及经穴位置、尺度均相当精确，可供针灸教学及考试之用，也为经穴的定位标准化提供了依据。铜人内部的构造也很精巧，在体内的孔穴中可充填水银，外涂黄蜡。当时还曾将铜人隔衣针刺，如能中穴则射出水银，用来考试测验医生。特别是铜人体内原置有木制的脏腑及四肢骨骼，现虽年久腐朽，但尚有记录文字可证，在约近千年前这种人体解剖模型，也是举世罕见的。从现存日本的天圣铜人来看，全身除躯架外又有十二个断片。均用特制的插头相互严密拼合为一整体，并可分别拆卸，以观察内部构造，十二个断片所分割的部位大小均不相同，可以充分观察身体内部左右上下的每个部位，其设计之精巧别具匠心，在国际雕塑艺术史上也是有很高水平的。

三、天圣铜人流传过程

天圣铜人制成后约一百年（1126年），北宋首都汴梁（开封）被金人侵占，两座铜人一度下落不明。此后不久，南宋初襄州官吏章叔恭在民间看到其中一座铜人（以下暂称第一座），旋即由赵南仲氏送交南宋政府。章氏的外甥周密曾就此铜人特征作了简略记述(1)。

1232年蒙古军队击败南宋，南宋政府为了求和，遂将此铜人作贡品送给蒙古政府(2)。

1271年蒙古政府改国号为元，曾将此铜人运到北京，放在三皇庙的神机堂内(3)。

明代灭元后，在建国初期（洪武初）铜人被取入内府(3)。1443年（正统八年）明英宗在重刊王惟一《铜人腧穴针灸图经》序中提到铜人的外形已“昏暗难辨”(4)。可见当时尚存。但明末以后这第一座铜人已下落不详。

至于第二座天圣铜人，自从金人占汴后，就已一度失传。国内文献中也无记录查。但在近代日本的帝室博物馆（今东京博物馆）中却出现了一座中国针灸铜人，并且有一些关于此铜人流传到日本的史料记载(5)。

首先，在所有的日本有关文献中均一致承认这是中国古代的铜人，而非日本所制。认为其时代很古(5)，并崇之为“国宝”(6)，但却闭口不提它的制造年代，特别是“宋天圣”字样。其次，这一铜人流入日本的时期，根据日方的记载，主要是：此铜人首先由中国传入朝鲜，但具体年代不详(7)；此后于16世纪末（1583～1598年）丰臣秀吉幕府当政时期，日本的加藤清正受幕府之命由朝鲜将其带到日本(8)；18～19世纪间，此铜人曾放置幕府医学馆中(5,7)；1877年由长崎运至东京，为帝室博物馆购入(9)。据此，第二座针灸铜人至少在16世纪末以前已由中国流传到朝鲜。这时第一座铜人还存在明宫中，一直保留到明亡时（即17世纪中叶）始下落不详。由此可见，现在日本的铜人并非第一座，而是第二座天圣铜人。

现存日本东京博物馆的中国铜人是天圣铜人，除了上述历史背景外，国内学者也大都具有同样的看法(10～13)。（见插图6）

此外，如就该铜人实物的特征来考察时，更可以得到进一步的证明。即：

该铜人的人体造型、工艺水平都极精湛，与宋代同期雕塑有异曲同工之妙，在经脉经穴及解剖特征方面的细致逼真程度均远较其它现存或已知的国内外各种针灸铜人为优。同时，其全身可卸为12个断面及孔穴内置水银等特点，也异常精巧别致。而要制成这样的铜人必须化费很大的工时、财力和人力。如非在政府条件下，单纯凭借私人医家或民间药商都是不可能完成的。而考之中国史笈中，官制的针灸铜人皆有笈可查。即：南宋及元政府均未新制。明、清二代所制铜人实物均存，而质量等而下之。至于各代民间药商及医家所制铜人更是望尘莫及。足证其为北宋官制。

此外，该铜人的经穴的名称、顺次及其位置，基本与《铜人经》相符。铜人内有脏腑及用以试针时可以“针入汞出”的效果等，均与北宋遗民的记录以及《铜人经》中的内脏、骨度图一致(14)。因此，在排除了历史上其它各种针灸铜人可能性的基础上，自应是天圣时所制。

四、与天圣铜人有关问题的辨正

1. 为什么迄今为止，上述第二座铜人在日本文献中，只承认是中国古铜人而不提是宋天圣时所制？我们认为有两种可能性：一是日方尚无足够史料来说明年代问题；二是有人认为日方恐怕有“难言之隐”[11]。根据情况分析，似以第一种可能性最大。

2. 第二座铜人有无可能是在其它历史时期由中国直接运到日本？根据日本文献记载，从中国直接运到日本的针灸铜人还有以下两次。

第一次是1368～1398年（明·洪武间）竹田明室来中国，回国时带回一座针灸铜人，但到了1657年日本江户大火灾时，该铜人也同时被毁[15]。

第二次在明代时（具体年代不详）久田昌庆到中国，曾带回日本一座针灸铜人，但后来也被火灾所毁[16]。

3. 对于在日本的这座天圣铜人的其它几种看法：（1）有人曾推测其传入日本的时期，可能在1894年（中日甲午战役）或1900年（八国联军）时[11]，但这种推测并无史实依据。（2）有人根据《元史》中提到1265年由尼泊尔工匠修复针灸铜人的记载，设想现在日本的中国铜人，并非北宋所造，而是元代的产物。但在其同时代人，程文海的记载中已明确记载，当时只是将天圣铜人作了一些修补，而从未新制铜人[17]。（3）有人据日人丹波元简在写《医賸》一文[18]时，尚未提到这座天圣铜人存放在医学馆一事，而怀疑是否确有此事。但《医賸》撰于1788年左右，而该医学馆却一直延续到19世纪末叶，因此不能排除在该书写成后始存放该馆。

4. 现存日本天圣铜人的构造，与北宋遗民周密的描述[1]虽基本相符，但也有其未提到的一些特征。如周氏未提到骨骼，较《元史》等书所记天圣铜人既有内脏又有骨骼为简略[19]。又如周氏只说“背、面二器相合”，但其实物是可卸为12个断片。这主要是由于周氏著作系笔记性质，只能摘要记述的缘故。

5. 在全身经穴总数方面，现存天圣铜人经穴除了和《铜人经》全同的354穴外，尚多出膝眼、督俞等11个穴名。据王惟一同代人的记载，可知王氏是先有著作，后铸铜人的[20]，因此这11个穴很可能是在《铜人经》刊印后制造铜人时所补充，也有可能是其后学者所续补的。

五、仿制天圣铜人的意义

这次南京医学院制造针灸铜人，不称为复制，而叫做仿制，这是为了仿制品基本是以原像为蓝本，尽量保留其主要特征，但又适当地进行了某些局部改进的缘故。例如：原像没有标明发际，对取头颅诸穴缺乏确切指标。故在仿制时参考明、清两代针灸铜人，附加了可以自由卸下的发际、发髻；又如面部造型在仿制时参考了各种有关画像及雕塑，使所修定的原像更接近宋时成年男子的外貌；再如原像中的木制内脏及骨骼，因早已朽腐，故参考唐末《玄门脉诀内照图》一书的内脏图影[21]，用铜板制成可拆卸的内脏浮雕；又在拆卸断片上这次仿制品只有前躯干部的1块断片，同时也没有仿制四肢的骨骼。

此外，为了陈列美观的目的，仿制者还根据宋人服饰，特别设计了衣裳冠履及台座等，都是这一仿制铜人的特色。

当然，这次仿制铜人最重要的成果还是厘定了正确的经穴定位。由于历代文献中对穴位多有不同记述，因此作为天圣针灸铜人的经穴定位，就必须根据实物测定及《铜人经》的文字记载为标准，而仿制铜人在这方面均力求做到严格不苟，尽量做到了标准化的要求。

总的来说，在南京医学院的精心研制以及全国有关同志的讨论审定，这座仿宋天圣铜人的第一号已圆满制成。它不仅作为一件珍贵的医史文物，为反映我国宋代人体解剖及针灸学的卓越成就而具有重要的历史价值，而且在协助针灸教学、临床及科研等方面也有一定的现实意义。

最后，要特别提出的是，仿制天圣铜人的制造者，南京医学院的李春华、王月高两位工艺技师，不仅技艺高超，而且千方百计地动脑筋，想办法，认真负责，一丝不苟，为了收集掌握有关资料，进行了多方面的采访。在设计造塑型、划线定穴、书写、修定、铸制以及各种艺术加工每一个环节，都精益求精。为了在保证质量的前提下按时完成任务，经常夜以继日连续奋战，这种一心为革命，一心为四化的精神，是值得我们学习的。

参考文献

(1) 南宋·周密．齐东野语，卷14，针砭。(《津逮秘书》本)

(2) 明·宋濂等．元史，卷203，阿尼哥列传。

(3) 明·李贤．大明一统志，卷3，三皇庙。

(4) 宋·王惟一．铜人腧穴针灸图经，明刊本，卷首，明英宗序，1443。

(5) 日本·杉山检校遗德显彰会．支那传来针灸腧穴铜人像图解篇，1922。

(6) 日本·小椋道益．人迎脉，1976。(此书卷首有题为："国立博物馆（藏）国宝的铜人"照片)

(7) 日本·医道之日本编辑部．铜人解说，医道之日本，7（8）：封底，1934。

(8) 日本·东京帝室博物馆中铜人形说明卡片，载《铜人像图解篇》，1922。

(9) 日本·户部宗七郎．针灸经穴铜人像摄影记，医道之日本，7（6）：1，1934

(10) 承淡安．铜人经穴图考，序文，1935。

(11) 陈存仁．日本所藏铜人的考察，中华医史杂志，(4)：233，1954。

(12) 王吉民．祖国医药文化流传海外考，医史与保健组织，1（1）：20，1957。(同文引方慎庵：宋铸铜人，新闻日报，1946，9，6，也有同样主张。)

(13) 丁济民．铜人始末，中华医学杂志，31（5、6合）：9，1945。

(14) 宋·王惟一．铜人腧穴针灸图经，明·正统石刻拓本及其他的三卷木刻本（人卫影印的《新刊补注铜人腧穴针灸图经》五卷本中已删去）。

(15) 日本·黑田道祐．本朝医考，1663。

(16) 日本·今邨了庵．针灸指掌，浅田惟常序文，1836。

(17) 元·程文海．雪楼文集，卷7，凉国敏慧公神道碑（《湖北先正遗书》本）。

(18) 日本·丹波元简．铜像考，(据《医賸》一书，《皇汉医学丛书》本)。

(19)《元史》卷203及《雪楼文集》均提到宋·天圣铜人的结构具有脏腑（"关鬲"）及骨骼（"脉络"）

(20) 宋·夏竦．铜人腧穴针灸图经序："（王惟一）总会诸说，勒成三篇。复令创铸铜人为式"。

(21) 马继兴．宋代的人体解剖图，医学史与保健组织，1（2）：125，1957。

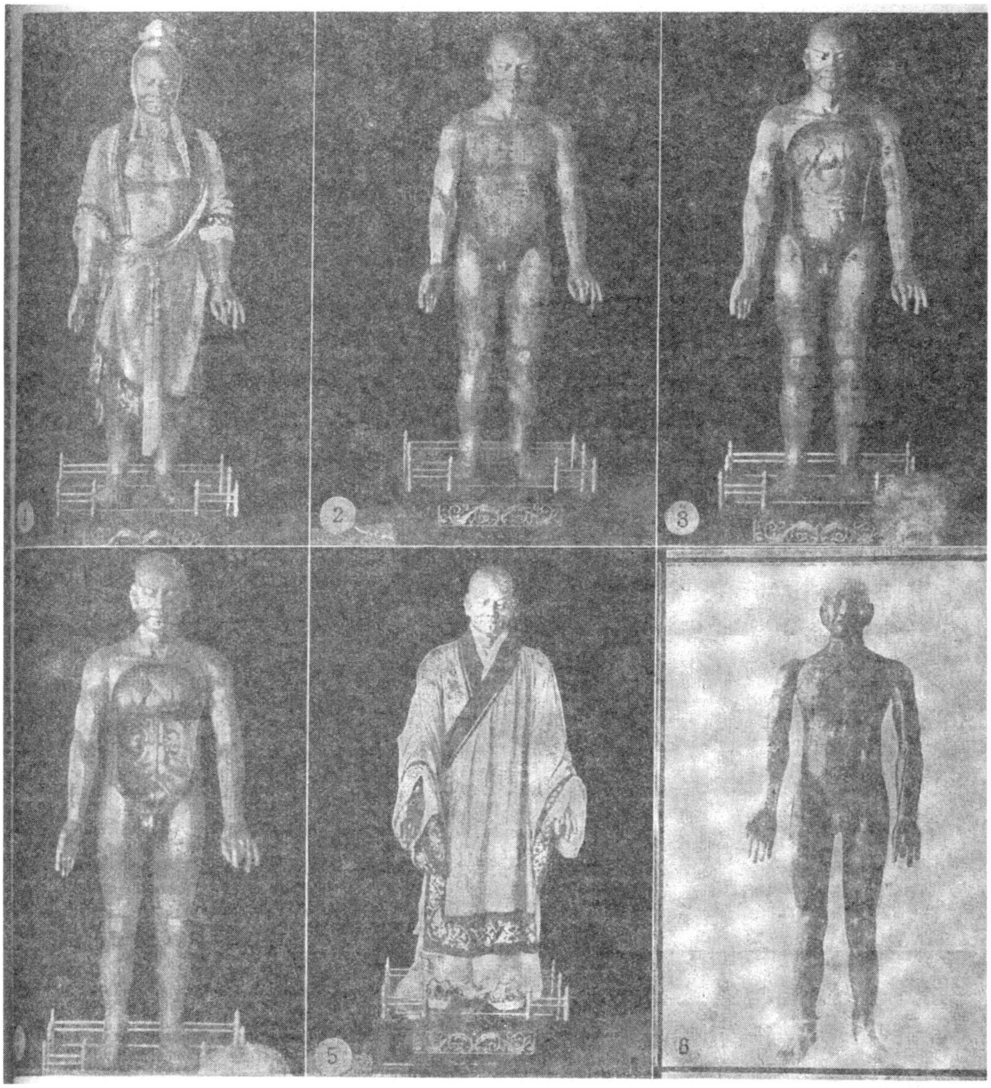

图 1 ~ 5　仿宋天圣铜人外形与内脏（南京医学院制）

图 6　现存日本东京博物馆之宋天圣铜人（第二座）

（1979 年 9 月《中医杂志》）

6. 北京药铺的针灸铜人

针灸铜人从它产生到现在已有950余年的历史。最早的针灸铜人制造于公元1027年（宋仁宗天圣五年），由当时的医官院铸成。负责主持这种铜人铸造的是尚药奉御王惟一，与此同时，王惟一还写了《铜人腧穴针灸图经》一书。天圣铜人全身可拆作11个部分，胸腹腔可以揭开，内有木制的脏腑模型，四肢有木制的骨骼。全身分为十四经脉，并根据十四经脉的循行部位刻上穴位名称。这样针灸穴位就更加准备而鲜明，易于掌握。天圣铜人主要用来考核医生的针灸技术，为学习针灸、针灸教学及研究针灸的人提供正确的经脉和经穴标准。宋代以后，历元、明、清各代的一些医疗机构和民间医家都有不少仿制和重修的针灸铜人。其影响所及某些著名的药商也开始制作针灸铜人，将其陈列于药铺门市。

药家制造针灸铜人的目的除作为药铺字号的特征招揽顾客外，主要是指导患者正确地实施外治法。如使用膏药时均多根据不同疾患选用某些经穴做为贴敷膏药的部位，患者可参照针灸铜人上的相应穴位进行操作。又如药铺销售的"雷火神针"及"太乙神针"，都是民间的一种艾卷疗法，也要参考针灸铜人上面的一定穴位施治，以便取到理想的疗效。

在我国历史上，已知在药铺中的针灸铜人制造质量最好、数量最多的首推北京乐家药铺（即所谓"乐家老铺"）铸造的一类。

乐家药铺是我国清代医家乐尊育（曾任太医院吏目）的倡导下，其子乐风鸣于1669年经营创办的。最初只有一家，称为同仁堂药铺，座落在北京正阳门外大栅栏。至今已有三百多年的历史，是北京年代最久的一家药铺[(1)]。继北京同仁堂药铺之后，先后在北京及全国一些大城市开设分号达34处之多，均以"乐家老铺"之名，分别采用了不同的药铺字号如达仁堂、宏仁堂等。

乐家药铺铸造的针灸铜人，以北京同仁堂的一种为最早。具体年代不详，但根据前同仁堂及达仁堂的老职工常崇光等同志追忆，在1900年（光绪二十六年）八国联军侵占北京时，北京同仁堂被德国军队占领，铺面被焚，针灸铜人也一度下落不明，其后经辗转找回原物。据此，该药铺的针灸铜人应铸造于17～18世纪之间，相当于清朝中叶。同仁堂的针灸铜人失而复得后，该店始终珍藏保存至今，目前仍陈列在该店的门市部。

除北京同仁堂药铺外，乐家药铺在北京的分号尚有多家，也用同样的原模铸造针灸铜人。如乐家分号的北京颐龄堂药铺就是其中之一。但自1940年该店停业后，铜人流落何处不详。

至于外地的很多乐家老铺，虽也分别藏有同样的针灸铜人，但保存下来的不多。据著者调查，解放后尚有天津达仁堂、济南宏仁堂、汉口达仁堂、上海达仁堂等处，所藏的铜人基本上均与北京同仁堂药铺大同小异。

北京同仁堂铜人的构造，全体均由整块黄铜铸成，呈淡黄色。铜人外形为成年裸体男子，身高78.8厘米。右上肢下垂拇指朝前，手掌向内；左上肢下垂，手掌向前方。铜人头部刻有短发及发际，颈部有隆起之大筋，脊部则示有轮廓明显的二十一椎及尾骶骨，前胸则示有锁骨之内侧端隆起及胸骨下端凹陷。肋骨方面，背部自第五肋以下，胸部第六肋以下至季肋部之第十二肋骨轮廓以及胛骨之内缘及下角部分均甚明晰。

铜人的体表无经脉，其经穴均凿作浅圆形之穴凹，穴名为仿宋字，书体工整。全身穴名共355穴，即与《铜人腧穴针灸图经》一书所记穴名基本相同，仅多出中枢一穴。由于制造时整体铸成，故身体上的个别局部如右侧手小指及右手前臂中行，左手前臂小指侧诸穴无法书写刻字，均多缺如，可藉对侧的同名经穴参考。

从铜人的全身造型来看，不论自全体各部的比例及体表特征的表现方面均较精细。所点记之全身经穴部位亦均审慎，故在实际取穴的参考价值较高。其中有若干经穴位置，取穴方法均有其独特之点，如膏肓穴（位于神堂之略上方五分，其位置较一般取法较低）、气冲（位于鼠蹊沟部，在归来穴之外方，冲门穴直下方，与一般取穴法异）、大迎穴（位于前颐部，与下颌骨的下方，较一般取法为低）等都是，可供临床参考。

北京药铺除乐家铸造的一类针灸铜人外，现存的尚有同济堂药铺的一种。同济堂药铺开设于民国初期，也座落在北京大栅栏，系药商刘汉臣氏创办。

同济堂铜人质料为黄铜片制成，色泽淡黄，外形为成年裸体男子，身高57厘米，两上肢下垂，手掌向内，两下肢平行。其足下置有螺丝钉三枚，可以直立安放在八卦形的铜制底坐上。

这一铜人虽然略小于同仁堂铜人，但其体表外型的比例较为正确。特别是其躯干部前面胸腹壁可以开启，开启后可见到用薄铜片制成的内脏模型，并涂绘以相应的彩色油漆，标明体内各脏器的名称。这些内脏形象均系依照近代解剖学图谱所绘制，具有中西医学汇通的性质。这也是此铜人的一个突出特点。

由于此铜人表面没有经脉，体表仅刻有穴名及穴位圆圈，但是这些穴点均不与内脏相通连。此外，从各穴的位置来看，尚有不少讹误之处，故在实用价值上较乐家药铺铜人为差。

1956年同济堂将这铜人赠给中医研究院，现保存在中医研究院针灸研究所。

（本文系王淑民、陈湘萍根据《针灸铜人的研究》（稿本）一书摘要整理而成）

参考文献

（1）1669年据乐松生氏《北京同仁堂的回顾与展望》（《文史资料选辑》第十辑P132～154，1960年）。又据《中药通报》1981年5期《话谈中药》一文载，该店始设于1702年（康熙四十一年），二说不同，故并存待考）

（1982年《北京中医》第一期）

古代中医文献研究方法探讨

1. 研究中医文献的方法

为了更好地开展中医药研究工作，继承发展祖国医药学遗产，既要认真地掌握与总结中医临床工作的医疗理论与实际经验，同时还必须要合理地使用现存的各种中医文献。因为中医文献不仅反映了历代研究中医学术成就的精华与总结，而且也给新的研究课题提供了重要的线索与必不可少的思路源泉。因此，也可以说中医文献既是进行中医研究，也是进行中西医结合研究的重要基础。

广义的中医文献范畴，包括古今中外有关中医药学的著作和研究论文。其中除了中医药研究论文，大都见于现代专业刊物，可以利用索引、提要等工具书进行查阅参考外，最主要的是古代的中医药学著作。但古代中医文献在其著作的编写体例、分类检索以及整理利用等方面，均和现代医药学文献有许多不同的特点，因而有必要就其研究的基本方法从以下四个方面简要地加以说明。

一、查阅中医文献目录

我国传世的中医药学著作，约近一万种左右，尚不包括历代经过天灾、战乱和人为等因素所散亡的大量医书。因此为了发掘研究祖国古代医学遗产，就必须熟悉利用书目类著作，查阅中医文献。而这种书目可以分为两类。

1. 专门的医学书目

在我国及国外各大图书馆，特别是医学专业的图书馆内，均收藏了一定数量的中医古书，并各自编纂了各该馆本身的目录或卡片。但任何一个图书馆所藏的中医古书，不论品种或数量上均有一定范围，而其他传世的或已佚的图书就无法反映出来，因而需要参考专门的医书目录。较常用的有以下四种：

（1）《中国医籍考》　日本丹波元胤用中文编写，共 80 卷。人民卫生出版社有铅印精装本。原书写于 1819 年。书中收载我国在清代以前的医书共 2876 种。每种医书分别记出书名、撰者、卷数、序、跋及其存、佚等资料。

（2）《宋以前医籍考》　日本冈西为人用中文编写，人民卫生出版社排印精装本。共收载我国宋代以前的医书 1860 种，并对各书的出典、撰者、考证、序跋、版本等作了较详细地记述。

（3）《四部总录医药编》　丁福保、周云青编。1955 年中华书局线装铅印本，收载传世的历代中医古书 1500 种，分别引证其他目录学中对各书的评述。

（4）《中医图书联合目录》　1961 年中医研究院与北京图书馆合编，铅印本。本书共收载国内主要图书馆藏中医书目 7600 余种。对于各书的版本及现存情况均作了说明。

2. 一般的中国古书目录

除了专门的医学书目外，为了科研工作的需要，有时还要利用一般的中国古书目录（古人多称为“艺文志”或“经籍志”）。为了要正确使用这类目录，首先应要了解中国古籍的两种分类方法。其一是六部分类法，即将图书分为经传、诸子、诗赋、兵书、术数和方技共 6 类，而把医学书目收入“方技”类中。其二是四部分类法，分为经部、史部、子部和集部4大类，每类再分若干小类，其中医书均收入子部的“医家类”中。

从古书目录的种类来看，有的单独成书，也有被收入古代历史及地理（地方志）著作中的。前者又有官修书目（如《四库全书简明目录》载有清政府编入《四库全书》中的各种书目）、私人藏书家收藏的书目（如南宋晁公武的《郡斋读书志》）和国外编写的中国古书目录（如9世纪末日本藤原佐世的《日本国见在书目录》）等。后者如《汉书艺文志》、《隋书经籍志》、《唐书经籍志》、《新唐书艺文志》、《宋史艺文志》以及全国各地的地方志（省、州、府、县）中的艺文志等均是。

二、了解中医文献渊源

研究祖国医药学遗产，一定要遵循历史唯物主义的原则，为了对于所参考或引用的古医书在历史上的地位和成就有正确的认识，就必须严格地根据事物发展的客观规律，予以分析。在这方面又要重视两个方面。

1. 考察文献本身的演变

古代中医文献，特别是传世的著作，由于经历了一系列的写录、刊刻、修订、增补、缺失、改易等演变过程，从而出现了多种不同的传本、刊本及其派生衍化的著作，致使不少现存的古书虽然名称依旧，而内容已有很大不同。往往是同一古书，由于其原文的来源根据非一，注释各异，出现了名目复杂、关系错综的内容，在进行参阅或引用该文献时，使人无从着手，莫衷一是。因而对于有关文献本身的演变情况，也应有所了解。

以现存的《神农本草经》一书为例。此书本系战国末期的产物，但其原始传本早佚，今以此书命名的辑本及注释本，虽不下十余种以上，但均是明、清以后整理的书。这些书中的《神农本草经》原文，大多系直接据自北宋的《经史证类备急本草》（或更晚的明代《本草纲目》）一书。而《证类本草》中的原文，又系经过历代本草学多次的一再重复抄录而来。如在考察《神农本草经》原文时，不考虑到上述情况，则无法了解《神农本草经》的各种后代辑本与注文中的原文何以有很多差参出入，和如何正确判定究以何者更为确切等问题。

2. 追溯科研成果的本源

不论中医工作或中西医结合工作，自确定某项科研项目的规划开始，直至取得一定的科研成果，以及进行工作总结时，都需要联系到与该科研题目有关的渊源。这是因为一切科研工作均系在历史成就的基础上，总结经验教训而发展出来的。例如中西医结合成果之一的青蒿素，在治疗疟疾（特别是恶性疟）方面上，已证实其具有很好的效果。因而还需要进一步地总结青蒿素的原料青蒿一药的应用，考察其历史文献的记载。据现有文献上溯至战国时期成书的《五十二病方》一书，已有应用青蒿治疗瘺病的文字，在《神农本草经》中也有用草蒿（即青蒿别名）治疗“留热在骨节间”的记述。而直到晋代的《肘后备急方》一书中，始出现了用青蒿治疗“疟疾寒热”的医方，正式开创了青蒿治疟疗法的起源，为青蒿素的研制成功，提供了最早的史料依据和物质基础。由此可见，从事中医古文献溯源的考察，无疑为发掘我国医药学宝贵遗产，以及总结历史经验都是具有十分重要价值的。

（1984年1月《北京中医学院学报》）

2. 研究中医文献的方法（续）

三、辨识中医文献特征

在搜集中医文献中的学术资料时，不可避免地要面临着怎样对待古籍的结构特征，及其编写体例问题。

1. 古籍结构特征——关于古籍的结构特征，一般属于版本学范畴。因为在我国中世纪木版印刷术发明及广泛使用以前，最古的书籍大都是手抄本。这种靠抄录来传播书籍的方式，不仅费时费工、量少质差、不易保存，而且字句篇节极易产生各种各样的谬误。中世纪以后，虽然普遍流行了木版印刷的古书，但由于刊刻版次的不同，仍可出现不少差异。而反复抄刻的次数愈多，因讹致讹的机率就愈大，以致距离原文的本来面貌也愈远。特别是古书中的每一个文字，大都有特定的涵义，稍有缺损增删均可对内容有一定影响。如对这种版本特征不加注意，往往可在引用具体资料时的关键文义方面，产生不确切的解释，甚或为某些误识、删改、伪装与捏造古书的事例所蒙蔽，直接影响科研工作的质量（包括用以对照参考的研究的对象、用作参考对照的指标，以及据以判定事实的结论等）。这种鉴定古书结构特征的工作，虽然需要具有较强的版本学专业知识和丰富的经验，但对一般科研工作者，也仍然是应当引起重视的。

2. 古籍编写体例——就任何学术著作来说，均具有其各自的编写体例，在施用该书之前，必须全部掌握各项体例的特征，方可不致头绪茫然而产生差误，这对于中医古籍来说，尤其不能忽视。

中医古籍的体例的内容主要包括：医书异名的种类、撰修、刊行的方式及其表示方法，卷和篇的关系，版本符号的意义，以及各种类型的注文鉴别等。兹以通行本的《重广补注黄帝内经素问》（人民卫生出版社影印本名《黄帝内经素问》）为例，书中原文均作单行大字，注文为双行小字。但在注文中又有唐代王冰氏的注文，和宋代校正医书局林亿等氏所附加的注文。区别的方法是在林亿等氏注文之前均冠有“新校正云”四字，王冰的注文前面则无任何标帜。读者如不了解注文体例，则两种注文的来源必然混淆，而出现时代的差误。

又如，北宋初官修的《开宝本草》、《嘉祐本草》等书，都是当时重要的本草学总结性著作，但均早已失传，其佚文被保存于传世的《证类本草》等书中。在阅读《重修政和经史证类本草》一书（1957 年人卫影印本）时，不了解《证类本草》的编写体例（如书中凡记有“今附”字样，均《开宝本草》新增药物，记有“新附”字样的均《嘉祐本草》新增药物），当然也无从辨识哪些文字是这两部古本草的内容。

事实上，不少古医书的编写体例，都是比较复杂的，而在这些古书中又没有详细的说明，这就需要多方参考一下该书的序文、跋文、凡例或其他有关研究资料，才能更全面地做好挖掘学术遗产的工作。

四、利用中医文献资料

研究中医文献的基本目的，是为正确地利用其中的学术资料，为科研工作提供参考。但古书中的学术资料，在施用之前还必须有一个理解、选择的过程。因为蕴藏在古医书的资料，往往是零散的和简括的。而资料本身也还存在着需要进一步考察原文的真实性以及出处等问题。如不认真做好使用前的审核工作，将会产生不必要的错误，甚或与古书原意全然相反的认识。现分4个问题说明如下：

1. 正确理解原始资料——我国古代医书，由于年代久远，和现代医学文献在语言文字方面有很大差异。其主要特点是，它们均用古代汉语写成，而且年代越古的医书，其文字越趋简炼；在古书中的文字经常出现各种异写、假借、避讳或省略等情况；同一古书内容的不同传抄或刊刻，又互有很多差异；古医书中缺乏标点，以及历代注家对有争议的字句各持异辞等。因而在引证古医书资料之前，首先要正确地理解所引用内容的全部涵义。对于某些疑似未决的问题，必要时还要借助于研究古书的训诂及校勘等方法，以及古今学者的注释、语译及有关研究、评述等文章，做到正确无误地理解。

2. 合理进行收集资料——收集资料是中医文献研究对象的最基本的物质来源。为了使研究结论有充分的科学根据和说服力，因而要求对所研究的范畴方面具有足够的广度，涉及和浏览的面尽可能地扩大。而对于所从事研究的具体课题来说，则力争有一定的深度，使重点收集的资料范围集中，易于找出矛盾的症结所在，以切切实实地解决每一个问题。

3. 深入分析选择资料——为了使所引录的每一条资料原文内容，在符合逻辑推理的原则上，为求精确和标准，还需要对该资料予以深入地分析选择。为了考察某一文献资料的科学价值，常用的文献学手段可以举出以下两种。

其一是外证法。这是要籍助于该资料以外有关而确切的文献资料作为证据（即外证），来证明该资料科学价值的方法。这种外证法在验证古医书资料方面的实际应用最为广泛。

往往在古文献中有很多已无法读懂或缺损、改易文句，经过与其他刊本或有关文献相对勘，可以得到阐明和纠正。例如：《千金翼方》卷2~4为本草部分，原书中并未提到其全文引自何书。但通过和现存的《新修本草》一书佚文与残卷相对照，其文字和药物排列次序均与《新修本草》本文部分（不包括《新修本草》注文部分）相同，故可以充分证明《千金翼方》的这部分文字是直接引自《新修本草》。而其成书年代也必在《新修本草》撰年，即公元659年以后。

其二是内证法。这是利用所引用的该资料本身所提供的客观证据（即内证）来证明该资料科学价值的方法。所谓引用资料本身，包括古医书中的正文（本文）、注文、引文、序、跋、以及该书编写体例等。例如，明代卢和编注的朱震亨氏医著《丹溪纂要》一书，今存本有嘉靖二十六年刊本。此刊本在各卷之首除记有“易庵先生（即卢和）编注”外，同时记有“孙尧亮校正重刊”7字，因而某些图书馆在编目时即径将此书的重刊者定作孙尧亮氏。但如细从此刊本的卢尧亮“后记”一文考察时，文中明确记有：“右编乃我大父易庵翁所纂注者。”通过这一内证可知各卷首的“孙”字，并非姓氏，而是指卢和之孙，纠正了上述的错误。

除了以上两种分析方法外，在中医文献研究工作中，还有其他一些方法。限于篇幅，这里就不再逐一举例说明了。

4. 认真核实鉴定资料——核实鉴定资料的目的，不仅是为了力求资料本身的有更高的正确性，而且也可以藉以弥补原始资料在某些方面的不足之处，在某种意义上讲，也是正式使用该资料前的一种加工。具体地讲，首先要认真核实原文出处。总的原则是：第一手资料不得修改，第二、三手资料不可妄从。

（1984 年 2 月《北京中医学院学报》）

3. 治学琐记

（作者简介） 马继兴（1924～ ），北京市人，一九四五年毕业于华北国医学院。解放前在北平临时大学医学院和北京大学医学院任教。解放后执教于华北国医学院、卫生部北京中医进修学校、北京市中医进修学校、北京师范大学生物系、北京市针灸研究班等单位，1955 年转入中国中医研究院工作。对针灸学、本草学有较深的研究，并潜心于医学文献研究，取得显著成绩。主要著作有《中医进修讲义》、《简要针灸正骨》、《本草学源流》、《针灸医学史》、《针灸铜人的研究》、《汉以前非医学文献中论医的研究》、《中医文献学基础》等。

《山东中医学院学报》的编辑同志让我写一篇回忆文章，谈谈自己在学医道路上的经验心得。我虽然学习中医有四十余年，经过不少迂回坎坷，但谈不上什么成功经验，只能把过去耳闻目睹的事实及从事中医工作的肤浅体会和失败的教训归纳出几点，以随感形式拉杂写出，供青年同道以为前车之鉴。

华北国医学院的学习

30 年代，我在中学读书时就爱好阅读古籍。我有位外祖名左济拯，是山东费县有名的中医，晚年在济南开业，治疗内科杂病和妇、儿科病都有较好的疗效。我在课余常去其家，承他在医理方面有所教诲，随手抄录了他的一些临症方案，又浏览了他收藏的一些中医古书，从而对于祖国医学日益产生了浓厚的兴趣，并决心要继续深入学习，作为终生事业。

1941 年夏，我在济南正谊中学毕业以后，来到北京，考入华北国医学院。这是一座私立的中医高等学府，它成立于 1932 年 4 月，是由北京一些中医耆宿集资兴办的（成立以前叫北平国医学院，后因学术分歧，施今墨先生另立华北国医学院）。董事长陈宜诚，院长前为施今墨，后为黄济国，都是热心中医教育事业的学者。这所学校的创办，不仅是为了造就继承发扬祖国医药学的专门人才，也是针对国民党反对派企图消灭中医、拒绝把中医教育纳入医学教育的一场针锋相对的斗争。

学院的学制共四年，招生对象为中学毕业生或同等学历者。校址最初在西城大麻线胡同，其后又迁移到南城西砖胡同。自 1935 年第一届学员毕业后，每年都保持有一至四年级四个班次。直到 1949 年底，历时凡十八年，共招收二十个班次。由于办学的宗旨是为了使学生同时掌握中医和西医，所以在课程的安排上也兼有两方面的内容。中医的课程有医学大意（相当中于中医学概论）、内经、难经、伤寒论、金匮要略、中医诊断学、本草学、方剂学、针灸学、医案及中国医学史；西医课程有解剖学、生理学、细菌学、病理学、诊断学、西药学及西医临床各科。此外，还有古文、日语、武术等。每天有六到八个课时，均由各科教授编写讲义，铅印成书。三年级以后进入临床阶段，除课堂讲授外，临床实习由于门诊部的容量有限，因此，绝大多数学生均分散到各中医教授的私人诊所见习或实习。师资方面，中医教授均是北京著名的开业中医，如朱壶山、周吉人、姚季英、杨叔澄、魏舒和、富雪庵、顾膺陀等，西医教授则是主要聘请北京大学医学院的教师兼任。

在国民党及日伪政权对于中医教育采取排斥与歧视之方针下，国内完全没有国立的中医院校，而私立院校只能“备案”，不能“立案”，当然更谈不上任何经济和物质的支援。因而学校的经费主要靠学生交纳的学杂费。由于学生的经济负担较重，加以人为的其它因素，故在校学生最多时虽可达一百七十人左右，但在全部十五个毕业班能够最后毕业的人数，总计不超过五百人。这些毕业生分布在全国各地，多年来为促进祖国的中医学事业的发展作出了不少工作。

谈到学校的设备，主要有：各容六七十人的四个教室，可容六七十人的十余间学生宿舍。此外，还有门诊部、会议室、图书室、讲义室、贮藏室、锅炉房、办公室、教授休息室、传达室以及小型的操场和校园等。从整个校园的物质条件来说，虽然相当简陋，但教师阵营的实力较强，大多数学员的学习积极性也较高。

当时正值中医事业日趋衰落的关键时期，这种在全国屈指可数的中医学府以毫不动摇的毅力继续生存了下来，不能不说是难能可贵的。现在每当回想到这里，我便不能不深深地以感激之情缅怀这些早已故去的这些中医界前辈们的辛勤培育。同时再看到解放后全国各地所建立的中医学院，国家给予了大量人力、物力的配备与支持。两相比较，又不能不衷心赞颂党的英明领导，并不能不为新一代的中医学员而庆幸。

我在华北国医学院后期临床课实习的重点是中医内科和针灸两个方面。内科除在学校门诊部参加实习外，主要是在施今墨院长的私人诊所中见习。当时施老为了辅导该学院学生的临床课，特地在他诊所的大厅里陈设了一条很长的大桌案，桌案的左右两侧各可容纳学生十余人，桌案的尽头放置施老的诊病桌几，施老即坐在该桌的正中诊疗。每看完一个病人，均由施老口述对该病人的病因、脉症诊断及所拟方药，并由其随诊弟子代书脉案及处方。而实习诸生则各携自已的笔记本，边聆视、边抄录，遇有疑难问题则随手记下。由于门诊时间病人甚多，只能事后请教，或与同学相互研讨。

我参加见习和实习针灸临床的老师是焦会元和夏禹臣二先生，他们都是私人开业老中医，特别是焦老更为繁忙，每晨门诊均座无虚席。诊所内共有八间治疗室，除诊疗桌几外，均陈设治疗床铺，约三十张左右，供针灸病人之用。焦老治疗主要施用针法，但也配合以灸法、泻血疗法和中药处方等。焦老亲记脉案及其应针灸的经穴名称、补泻法、刺针时间和方药等，然后让病人平卧床上，为之施术。针刺取穴，少则五六穴，多则一二十穴不等。进针后均使用捻转手法，以得气为度，然后令患者静卧留针。每次留针一般为半小时，也有个别为延长者。焦老著有《（古法新解）会元针灸学》一书，对于针灸学的临床都有很深地造诣，特别是总结了一套卓有成效的配穴规律和方法。他教授生徒时主要参考此书，并辅以口述其心得体会。由于焦老的学生都是经人介绍，并履行过拜师仪式，所以人数很少。我在焦老家实习时，除了我以外，还有一位张廷训（志浩）中医师，是北京国医学院毕业的。我们除了在焦老处方时各自抄录外，还要协助教师为病人定时起针，或代为灸治等。此外，还作一些修整针具和消毒等工作。由于焦老能循循善诱，平易可亲，因而得以经常请教，获益匪浅。

我在夏禹臣老师诊所实习，也是以针灸为主。夏老擅长各种针补泻手法的操作技术。我除了在这方面学习他的独到经验外，还在他的指导下，治疗了一些病人。

中国医药学会和中国针灸学季刊

1945年夏，我在华北国医学院毕业后开始在山东行医。不久即日寇投降，我又回到北京。经北京大学医学院孟昭威教授介绍，在他主持的生理学科任教，并进行有关中国医学史的一些专题研究。在此期间，我积极参加了中国医药学会和《中国针灸学季刊》的工作。

中国医药学会是1945～1948年间在北京根据施今墨和孟昭威倡议所组织的一个民间中医学术团体。其宗旨即其会章中所说“以科学方法研究并整理中国医药”。为了达到利用现代科学方法的目的，倡议人著名中医施老和西医孟教授合作，就是象征着中西医结合的一种大胆的尝试。

追溯这个学会的基础，是1937年以前老中医周介人等创办的“中医学社”。由于该社在“七·七”事变后已停止活动多年，旧的社员均已分散或亡故，所以在重新筹备过程中主要是采取参加者相互推荐的方式发展会员，然后逐步扩大。会员入会的标准是正式中医师或西医师。学会的主要任务是以举办有关促进中医学术研究的报告会为开端，然后进一步开展中医诊疗，创办学术刊物，促进中医教育及其它附属专业。学会的经费来源是会员每年交纳会费及其附属事业的收入。会址最初在东绒线胡同施今墨先生的诊所，后又迁至前门外内銮舆卫夹道的培英打字学校内。

学会的筹备者及参加者先后达五十余人，其中有很多中医药和西医药界的知名人士。中医中药方面有赵锡武、于道济，周纮章（现名周燕麟）、张作舟、刘渡舟、徐宝元、王养太、孙尧臣、田西园、王素如、潘树仁等，西医西药方面有汪殿华、石子兴、杨福昌、刘宇安等。先后共举办了专题学术报告会约三十余次，内容包括中医理论、中药研究、临床医案以及中医药研究动态等方面的专题。我因为被推荐为学会事务组负责，所以除了自己参加过专题报告外，还一直参与了和会员的联系、组织工作。

正当这个民间学术团体积极开展活动的时候，在社团“备案”的问题上受到了国民党反动当局的无理阻挠——1947年8月7日，伪北平市政府社会局来函不予承认。但是这一批驳备案的公函，反而激起了与会者的极大愤慨与反对，更加齐心协力地决心把定期每半个月一次的学术交流报告会通过迁移会址等形式继续坚持下去，直到北平解放的前夕。

《中国针灸学季刊》的前身本是1945年华北国医学院老校友杨医亚中医师在1945年2月创办的《针灸季刊》，但只出版了一期，由于某些原因而停刊。1946年改称《中国针灸学季刊》，由他担任社长，约我负责主编。这是一个针灸学的专业性学术刊物，内容包括针灸理论研究、临床疗效及学术动态等。当时在中医的社会地位已经很低的情况下，针灸疗法更是受到轻视。这个刊物的创刊正是倡导科学方法整理针灸学的初步尝试。如该刊社论“针灸学走向何处去”一文特别呼吁要在临床事实的基础上找出“新的医学根据”，并进一步探讨其“科学原理”的重要性。然而，这仅是一种来自民间医生的呼声，在那时既不会受到应有的重视，也是不可能改变现实的。

中国医药学会和《中国针灸学季刊》的命运虽然都很短暂，但是参加的同道却能够团结合作，一致认清中西医结合是今后我国医学潮流发展的必然趋势，全力以赴，并能毫不妥协地与企图消灭中医的旧势力进行斗争的精神，确对我有深刻的教育意义。

探索中医学的历史源流

在抉择自己从事研究中医药学的道路问题上，我认为必须对祖国医药学遗产进行全面的清理和继承工作，而在这方面主要有两条途径：一是继承老中医的临床经验进行医疗研究；另是继承古代医学家的学术成就，进行中医文献和医学史的研究。考虑到前者需要有客观指标，通过大量的医疗病例，或实验观察结果来验证、总结与提高，而这在旧社会是很难做到的。后者却可以利用文献学和历史学的科学方法，有分析有选择地继承与整理古人的学术思想与成就，从中发现问题，提出线索，总结其发展规律，以便得到客观的借鉴。这样的中医科研工作不仅完全可能，也是必须要做的。因此，我将自己的主要精力集中到了中医文献和医学史研究方面。

我对中国医学历史产生兴趣，是通过工作实践逐步培养起来的。我在国医学院毕业时写的《微针探源》论文中曾试图将针法的主要精华与特点进行综合归纳，但在涉及有关针法的学术渊源时，却缺乏足够的认识，因而深感有进一步钻研的必要。1945 年我在北大医学院工作时，即着手进行了《针灸医学史》的研究，并写出了初稿。1950 年我在北京中医进修学校讲授针灸课的同时重新予以充实加工，写出了二稿。但以上二种书稿在编写方法上均以罗列史料为主，且多转手资料，故存在很多缺点和失误。

1955 年以后，我在中医研究院又将这一专题作为自己的科研题目，再次动手修改。为了更好地提高工作质量，我首先总结了缺点，并在修改前作了较详细的规划。针对过去编写时所存在的一些亟待修改的问题，在规划中严格要求按照以下三个标准进行工作：

一是全面性，即广泛搜集各种经史百家文集、类书、国内外文献资料以及各种文物，作为针灸医学史料来源。

二是准确性，即深入调查核定有关针灸医史的各种资料原始根据，如实地引用原文，如实地解释原意。

三是客观性，即从历史唯物主义的观点出发，对于针灸医学史上的具体事物进行对照比较，分析归纳，然后作出符合历史发展规律的结论。

根据这次规划的要求，虽然自己的能力还不够，但仍用最大的努力又写成该书的三稿和四稿，直到文化大革命开始前夕，这一工作才暂告一段落。

我之所以先后多次从事同一专题的科研，除了要不断补充新的资料外，还在于工作开始时缺乏经验，能力不足，又无导师及可资借鉴的参考，只能在暗中摸索，失败之后再改弦更张。通过这件事也使我认识到只有反复地参加具体的科研实践，才能及时改正缺点，提高工作质量。

为了配合《针灸医学史》的研究，自 1955 年后以我还多次进行了各种针灸铜人的调查、测定、复制及考证工作，写出了《针灸铜人的研究》一书。

在本草学史的研究方面，我撰写了中国《本草学源流初集》，于 1955～1956 年经人民卫生出版社审查，曾决定予以出版，终因某些人为原因而被搁置。但这本书现在看来未能印行并非坏事。因为经过二十多年以后，随着知识见闻的不断增长，新事物的陆续涌现，需待调整补充与改写之处也同样与日俱增。因而为了提高质量，进一步的修订工作也必须摆在今后的工作日程中。

基于搜集秦汉前后医学史料的目的，我曾在 1955 年左右将汉魏以前的各种传世文献及部分出土资料加以辑录和分类考察，写出《汉魏以前非医学文献中论医的研究》书稿。由于时间短，知识面又有一定限度，所以内容还不够细致深入，仅能够做一般参考之用。

要想从事中国医学史的研究，首先必须阅览大量的中医古书，而在旧社会的条件下，除可以参考利用北京的几大图书馆之藏书外，还要经常到旧书肆中觅求中医宝藏，或拜访某些藏书家阅读善本、孤本医书，并随时作好札记。

解放后，北京各大图书馆不仅藏书量大为增加，而且还增加了中医研究院图书馆等数处专业藏书单位。由于我力求充分利用上述藏书单位的有利条件，从中浏览阅读、考查和摘记自己所需要掌握的一些科技资料，并在此基础上，通过古医书不同的版本种类及演化关系进行了中医文献史的研究，写出了《黄帝内经史》、《伤寒论现存版本考》、《中医文献学基础》等书稿，和其他一些研究古医书的历史资料等，为探讨中医文献的历史发展打下了初步的基础。

中医古籍的辑佚和出土古医书的考察

在整理祖国古代医药学文献的领域中，我认为不仅要加强对现存古医书的整理，同时还应重视对于失传古医书的辑佚和出土古医书的研究。我国现存的古医书总数近万种，是内容浩翰，学术经验相当丰富的渊薮。但其中除了少数常见的著作外，绝大多数均未能广泛通行于世与学者广泛接触与利用，因而必须大力加强这方面的工作。

至于辑佚与出土古医书的研究，更是薄弱环节，但就其重要科学价值来说却是丝毫不可低估的。在我国历史上不少有重要学术价值的医书均已失传，而其佚文多散见于现存的古籍中，因此必须尽可能用严格的科学方法加以收辑，使之如实地恢复旧貌。而出土古医书均系唐代以前著作，其中绝大多数都是在即知古文献中从未被记述过的，因此也具有很高的历史价值和科学价值。

我从事出土古医书的研究工作是在1961年开始的，内容主要是敦煌出土的古医书残卷。这些医书均在20世纪初被英、法，德、俄等国所劫去，长期以来国内极少有人注目。这批医书虽多残缺，但却真实地反映了它们都是早已亡佚的南北朝及隋朝时代的祖国医学著作，其所包括的范围，涉及医学理论、诊法、方药等方面。

上述卷子，不仅原本大多首尾残缺，有的还没有书名，而且经常字迹泯灭模糊，并杂有不少隋唐的俗讹字体。因此我先多方面搜集了敦煌医药残卷的复制图象照片底版，然后初步作出了十类六十一种古医书的分类编目与整理工作。

1973年后，我先后参加了甘肃博物馆在1972年武威县出土的汉代医简和湖南博物馆在1973年长沙马王堆的汉墓医书十余种的考证、注释、语译的研究课题。这些工作都是在和古文字学者与考古学者的共同协作下进行的，因而也从这些同志处获得了不少宝贵收益。“文化革命”阶段，图书馆的借阅业务已不能正常开展，严重地影响了医学史研究的搜集核查工作。因而我只能在很差的物质条件下，利用手头可能掌握的古文献，开展宋以前医书辑佚。为了力求保证辑录原文的精确程度，首先选用了最佳的古医书版本（影印本)，并在辑录工作的每一项程序上都作了严格的计划和安排。所用蓝本主要是《肘后方》、《外台秘要》、《医心方》和《重修政和经史证类备用本草》等书，配合宋金以前各种医学著作及文史类书，通过有步骤的反复标记、标号、抄录、校勘、剪贴、分类、核查等近一百道工序，编录了《古佚医学丛书》（初集——唐宋以前部分医籍)。共分医经、本草等二十六集，辑出医书五百五十七种。虽然还有待进一步加工和补辑，但作为早已亡佚的古医书形象，却能较客观地得到初步的再现。

在我从事中医文献研究工作的同时，还编写了一些工具书，其中有些是仅供提高自己工作效率的小型工具书。如在研究《证类本草》的编写体例时，为方便查索药名，编制了

《政和本草药名索引》。在研究本草史过程中，为考察《名医别录》所记各药的古郡县地名，又编制了有关该书全部地名的出处、变迁卡片。在研究针灸史时，将《针灸甲乙经》全部的穴名制成了索引。还有一些是仅供进一步研究某些古籍时参考的工具书，如《黄帝内经原文出处考校》一书共十册，就是以《黄帝内经》现存最早的四种传本《素问》、《灵枢》、《太素》、《甲乙经》为基础，逐字逐句地配合汉晋唐宋各代的重要医籍，将其相同文句的卷、篇、页数等加以对照记录，可供进一步研究《内经》、《甲乙经》等书之用。又如我曾计划编制十种古医书原文索引，其中大部分均已编出卡片，五种编出初稿。可惜在十年动乱中均被损坏，保留下来的只有《伤寒论索引》一种，可供研究该书时参考。

此外，我还参加了一些集体编写的工具书，如《中医辞典》、《医学百科全书》等，担任了其中的部分词目，以及设计编制了《针灸论文索引》和《中文医史论文索引》的编目工作。我认为，利用各种工具书为线索，充分掌握各种文献原始资料，是深入治学的首要手段。某些轻视这类带有资料性质的研究人员，往往对此不屑一顾，而委之助手代庖，所以常不能掌握第一手资料，容易犯主观臆断的错误。

为发掘祖国医药学宝藏而奋斗

在我试图以自己的菲薄能力学习与探索祖国医药宝藏的道路上，尽管成功的经验不多，但还是可以把我感受最深的三件事简要地概括如下：

一是搞科研工作要用事实说话。所谓用事实说话，就是言必有物，物必有本。真正做到实事求是，有根有据，既非道听途说，更不是想当然。要做到这一点，只有掌握全面情况，并深入具体内容的实际中去调查摸底。在中医文献和医史研究方面，具体内容就是原始资料和实物证据（包括历代文物在内）。一个研究人员，如果不能掌握第一手资料，深入第一线工作，而是人云亦云，展转引录，又不加核实，就极容易造成以讹传讹、错上加错的弊端，其成果之质量无法令人信服，这是很自然的事。

二是总结资料要用分析选择的方法和发展的观点。任何有价值的科研成果都首先要在所掌握的资料基础上进行全面的分析，通过考察和对比，然后弃粗取精、去伪存真，再作出正确的判断和结论。特别在对待古代医学遗产的问题上，既不可笃信古人、盲从附会，更不可持有成见地片面武断。在涉及和历史有关事物的形成、影响与相互关系等问题时，还需要坚持唯物主义观点，认识到事物不断向前、向更高的阶段发展，这样才可以不断地推陈出新，有所创造、发明和前进，否则是不易或不可能臻其全功的。可见，中医文献和医史的研究工作，绝不是单纯的资料整理和文字堆砌，而是具有严密的方法和规律的一种科学。它和临床治疗、医学实验及中医教学并行不悖、相辅相成，是发掘祖国医药学遗产不可缺少的组成部分。

三是治学要有老老实实的作风，持久不懈的干劲。科研工作的最终目的，是为了探明真理，而真理是不容半点混淆的。因此，作为一名研究中医的科研人员，必须一丝不苟，严肃认真，是就是是，非就是非，并进一步辨明各种复杂交错的疑似是非关系。既反对浮夸轻率，浅尝辄止，又要避免偷工减料、急于求成。至于有些青年同志埋怨自己能力低下、生性笨拙，或过去学业荒疏、起步过晚，这种自暴自弃思想都是错误的。老实讲，我本人就是一个愚笨的人。在我学生时代，上课主要靠认真听记，自学主要靠背诵和随手摘录。背诵古医书原文如《内经》、《伤寒论》及汤头、药性等，往往要花比别人多数倍的时间才能记牢。而当年记牢的东西，年久过后仍不免于遗忘。但由于得到了手勤的好处，保存下来的历年笔记、卡片，一直帮助我起到了“记忆”的作用，而得到了很大的收益。这使我联想起唐代诗人白居易诗中的几句话：

“候病须通脉，防流要塞津。救烦无若静，补拙莫如勤。”（《白香山诗集·后集》卷七）

诗中最末一句的勤字，正是弥补自己愚笨的最好办法，也是从事学术工作者的至理名言。如果一个年轻同志能够把中医研究工作始终不渝地坚持下去，不怕失败，不畏挫折，不图名利，追求真理，那么他在学术上一定能够后来居上，为建设祖国的四化大业作出应有的贡献。

（1984 年《山东中医学院学报》第八卷第四期）

4. 中医古籍校勘的基本方法、依据和要求

我国古代医书的校勘工作，既知最早是公元前26年（汉成帝时）。当时由西汉政府组织官员整理收藏在秘府（国家保存图书的部门）中的各种文献。校勘的分工是由侍医李柱国校方技（主要是医药）类的书（见《汉书·艺文志》）。在此以后不论是官方或私人，都整理校勘过医书，如魏晋之际王叔和校《伤寒杂病论》，隋唐之际杨上善校《黄帝内经太素》及《黄帝明堂经》等都是。但规模较大，成就特别突出的一次，则应推北宋官方校正医书局林亿等人所作的校勘古医书工作。现在总括地研究一下他们校勘医书的主要经验和基本方法对我们是有裨益的。

一、五种基本方法

（一）对校——对于所校的某一古医书，首先在其不同的版本中，确定最好的一种作为底本。而将同一书的其他版本作校本，再分别以不同的校本逐字与底本对照，将其异点（错、漏、衍、倒、疑等）用校注记出，称为对校。

例一　林亿等氏新校正本《素问·汤液醪醴论》的原文有“精神不进，志意不治，故病不可愈”三句话，林亿等注云：“按全元起本云：‘精神进，志意定，故病可愈。’”这是林注以《素问》的王冰注本作底本，用全元起注本为校本所作的校注。由此也可以看出两种传本原文的差别。这是对校法的一例。

例二　同上篇的原文又有：“……而病不愈者，亦何暇不早乎？”林亿等注云：“按，别本‘暇’，一作‘谓’。”这里所谓“别本”，是把林亿当时所见到的另一种《素问》古传本。这是对校法的另一例。

（二）本校——对于同一部古医书的内容前后文义有出入（如自相矛盾，或截然相反等），可根据本书正确之说予以改正，记出校注，也即用本书自身的证据进行校勘者，称为本校。

例一　《素问·诊要经终论》：“凡刺胸腹者，必避五脏、中心者环死，中脾者五日死，中肾者七日死，中肺者五日死、中膈者皆为伤中，其病虽愈，不过一岁必死。”

林亿等注：“按，《刺禁论》云：‘（刺中心）一日死，其动为噫。’《四时逆从论》同。此经缺刺中肝死日。《刺禁论》云：‘中肝五日死，其动为语。’《四时刺逆从论》同也。”

又注：“按，《刺禁论》云：‘中脾十日死，其动为吞。’《四时刺逆从论》同。”

又注：“按，《刺禁论》云：‘中肾六日死，其动为嚏。’《四时刺逆从论》云：‘中肾六日死，其动为嚏欠’。”

又注：“按，《刺禁论》云：‘中肺三日死，其动为咳。’《四时刺逆从论》同。”

以上林亿引用《素问》的《刺禁论》与《四时刺逆从论》两篇中，以相近似的原文为《诊要经终论》作校注。以本书自身前后相比较，这就是本校法。

例二　在传世本《素问》一书中，前后有两处论述五种难治病脉的原文，其内容基本相同，仅有个别文字有异。可明显看出它们应是出同一原始底本的。它们的原文分别

如下：

其一，《素问·平人气象论》："风热而脉静，泄而脱血脉实，病在中脉虚，病在外脉涩坚者，皆难治。"

其二，《素问·玉机真藏论》："病热脉静，泄而脉大，脱血而脉实，病在中脉实坚。病在外脉不实坚者，皆难治。"

在《玉机真藏论》的上列原文之后。林亿等注云："按，《平人气象论》云：'病在中脉虚，病在外脉涩坚。'与此相反，此经误，彼论为得。"

这就是说，林亿等人根据以上两段原文的对照，从文字内容上看，认为《玉机真藏论》中关于"病在中"与"病在外"的"难治"脉象记文是错的。而其依据就是本书中另一段原文（见《平人气象论》)。这种校注也是本校法。

如果我们再作进一步考证时，在《平人气象论》中的某些原文错漏，也同样可根据本书《玉机真藏论》的文字加以订正。这就是在该文中的"泄而脱血脉实"一句。应当是按《玉机真藏论》分开作两种病脉，而不应混淆为一句话合成为一种病脉。这也是本校的另一种运用。

（三）他校——（又称旁校）即对所校医书中引用的现存其他古籍（包括未引书名而仍能辨识其出处的）作为校本，与底本对照后记出校注者，称为他校。他校所用的校本视该书引用文献多少与有无而互异。

例一 《素问·藏气法时论》原文在记述肺病的症状时，有"肩背痛"及"尻阴股膝髀腨胻足皆痛"等症状。林亿注在"肩背痛"下作："按，《千金方》作'肩息背痛'。"在"膝"字下作："按，《甲乙经》、《脉经》作'膝挛'"。

用《千金》、《甲乙经》和《脉经》等书，为《素问》作校注，即"他校"法的一例。

例二 《素问·通评虚实论》原文中有下面一段问答："帝曰：'脉实满，手足寒，头热，何如?'岐伯曰：'春秋则生，冬夏则死。脉浮而涩，涩而身有热者死。'"

以上答语中的"脉浮而涩，涩而身有热者死"十一字所问非所答。故林亿等氏的校注云："按（指以上十一字）《甲乙经》移续于此。旧在（本篇）后'帝曰：形度骨度脉度筋度何以知其度也'下。对问义不相类。王氏（指王冰）颇知其错简，而不知皇甫士安（即皇甫谧字）移附此也。今去后条，移从于此。"

林亿注根据《甲乙经》所作的上述校注，作出了这11个字的衍文原是错简的结论，是他校的另一例。

（四）理校——古医书文字中，虽有明显错误或疑问，无他本可校，但仍能根据前后文义与医理等内容的确凿论据，予以订正并记出校注，称为理校。

例一 《素问·举痛论》："寒气客于五脏，厥逆上泄，阴气竭，阳气未入，故卒然痛死不知人。气复反则生矣。"

王冰注："言脏气被寒拥胃而不行，气复得通则已也。"

林亿等校注："详注中'拥胃'，疑作'拥冒'。"

以上是林注认为王注中的"胃"字，使全文解释不通，应当从上下文义来看，当是"冒"字之误。这就是推理的方法作出的结论，系"理校法"的一例。

例二 《素问·经脉别论》"太阳藏独至"条的王冰注中有："故表里俱泻。取足六俞也。”林亿等校注云：“详‘六’当为‘穴’字之误也。按府有六俞，藏只有五俞。今藏府俱泻，不当言六俞，六俞不能兼藏，言穴俞则藏府兼具。”

这一条是林注用充分的理论根据纠正王注中的错误，所用的方法也是理校法。

（五）混合校——对于古医书中的同一处文字，利用两种以上的校勘方法强化论证的依据时，称为混合校，或兼校。

例一　他校加本校

《素问·通评虚实论》：“帝曰：‘何谓重虚?’岐伯曰：‘脉气上虚、尺虚，是谓重虚’。”

王冰注：“言尺寸脉俱虚。”

林亿等校注：“按《甲乙经》作‘脉虚、气虚、尺虚，是谓重虚’，此少一‘虚’字，多一‘上’字。”

“王注‘言尺寸脉俱虚’，则不兼气虚也。详前（指本篇前面的原文）‘热病，气热、脉满，为重实’，此‘脉虚、气虚、尺虚为重虚’，是脉与气俱实为重实，俱虚为重虚，不但尺寸俱虚为重虚也。”

上面林注的第一段，系据《甲乙经》校《素问》本文，属于他校。第二段，系据《素问》同一篇的前面原文校后面原文，属于本校。两段注文同校一条原文，进一步强调校语结论的正确性，因此是兼校法。

例二　理校加本校加他校

宋本《伤寒论·辨太阳病脉证并治上》桂枝加葛根汤条的主治文条是：

“太阳病，项背强几几，反汗出恶风者，桂枝加葛根汤主之。”而其处方的药物，不仅在桂枝汤方中加入葛根，而且也加入了麻黄，即：葛根、麻黄、芍药、生姜、甘草、大枣、桂枝共七味。

对此，宋·林亿等作了以下的校注：“臣亿等谨按仲景本论，太阳中风，自汗，用桂枝；无汗，用麻黄。今证云：‘汗出，恶风。’而方中有麻黄，恐非本意也。第三卷有葛根汤证云‘无汗、恶风’，正与此方同。是合用麻黄也。此云桂枝加葛根汤恐是桂枝中但加葛根耳。”

上面这段校注的第一段是林亿等人根据张仲景治疗太阳中风的辨证时，必须有汗出、恶风的原则，提出此方中不应有麻黄一药的见解，完全是从医理的要求所作出的正确判断，也是运用理校的方法。

上文第二段，林亿等根据《伤寒论》本书第三卷的葛根汤的条文与方剂，说明此方中不应有麻黄一药，则是用本校的方法，作了进一步论证。

事实上，如果再拿《伤寒论》的另一古传本，即《金匮玉函经》所记的桂枝加葛根汤方对照时，只有葛根、芍药、生姜、甘草、大枣、桂枝共六味，并无麻黄，又是一个有力的证据。而这种参考别本的校勘，则是利用他校（旁校）的方法。

以上所用的理校、本校和他校三种方法均为同一个药名（麻黄）作注而相互印证，故也是兼校法。

附记：按自金人成无己《注解伤寒论》以后，历代注家均已删去此方中的麻黄。但另据《千金翼方》卷9所记，此方共7味药，其中也有麻黄，说明这种衍文由来已久。

二、校勘的依据

（一）确定底本——校勘古医书首先要根据可靠的版本作底本。版本是校勘的物质基础。古籍版本的优劣，直接影响原文的真实程度和校勘的质量。

符合底本要求的版本，其特点是比较完整、系统地属于该著作的原貌，或是较为接近原貌，具有代表性或影响较大的本子。对于某些有较多缺残的古医书，而有多种古本可以相互配补的，也可以定出两种以上的底本，但这些底本必须分别主、次，协调一致。

以校勘《备急千金要方》一书为例，原书共30卷，但其早期传本久已不存，传世本的数量虽多，但可归纳为五类传本系统。

第一类传本系统，是在日本保存的南宋初刊本系统。这种宋刊本的一部，曾在19世纪初为日本江户医学馆所发现。1849年（日本嘉永2年），由江户医学馆影摹全书刊行，并补足了原书卷四的个别缺页，这就是所谓“江户医学影北宋本《备急千金要方》”（见该本扉页）。其后根据此本的影印本又有多种，如：清代光绪戊寅（1878年）的独山莫氏影本，清末麟瑞堂影本，1965年台北影本，1974年的日本影本及人民卫生出版社影本等，都属于这个版本系统。

第二类传本系统，是在日本保存的古卷子本残卷系统。此卷子据《经籍访古志》卷8，原系日本正和4年（1315年）和气嗣成氏根据唐、宋之际的一种《千金要方》写本，并参照另一种日本抄本（日本建治3年，1277年）开始写录。其后经过1338～1573年间的多次重抄者。此后卷子本下落不详。直到19世纪末期，这种卷子本的一种残卷始被发现，但仅存卷一，余卷均佚。虽然内容残缺不全，但却是保存下的最古传本之一种，故很快即由日人松本幸彦氏加以影摹，并刊行问世，书名称为《真本千金要方》，于1832年（日本天保3年）刊行。

此后1940年，张骥氏根据1832年（天保3年）的另一种日人抄校本作了集注刊行。书名《唐本千金方第一序例注》，但内容只有原书卷一的第6～8篇。

以上二书均属于同一版本系统。由于此本基源于北宋治平三年，校定医书局刊行本书以前的卷子，在保存《千金要方》内容的方面，应当是更为接近原书旧貌，在提供校勘方面，也是有很重要价值的，惟已绝大部分不全。

第三类传本系统，是在清末国内藏书家黄丕烈首先发现并经陆心源所珍藏的一种宋版《（新雕）千金要方》，为一种宋、元、明版的混合配补本。其中宋版部分只存20卷，其祖本也是早在北宋治平三年，校定医书局刊本以前的一种传本，但与《真本千金要方》相比较，也有很多差异，故应属于另一种传本系统。在进一步校勘《千金要方》时，也是极有参考价值的。

第四类传本系统，是元刊本系统。据明清目录学所载的元刊本，虽有多种，但传世的在国内有两种，一部完全存北京图书馆；另一部只有2卷，存中医研究院。日本也有两部，分别存宫内厅书陵部及静嘉堂文库。此外，据元本的重刊本尚有正德十六年（1521）国内刘洪氏刊本1种及日本在18世纪末的刊本2种。

以上这些都是30卷本，它们直接承袭了北宋治平三年刊本的系统，因而也是校勘的旁证资料。

第五类传本系统，即前面已提到过的《道藏》本，也就是93卷本系统。这是后世刊本种类最多的一类。其刊本（包括注本《千金方衍义》在内），数量既知不下二、三十种之多，故其名称在此从略。

通过以上现存传本系统情况的说明，首先可以看出第四、五类刊本种类虽多，但均属较晚的复刊本，故均不宜选作底本。

第一类刊本本自南宋初刊本，内容完整，其版刻年代距北宋校正医书局初刊本不远，故可供底本之用。至于第二、三类刊本，其原本的抄年及刊年，均在北宋初期以前，早于第一类刊本，均是现存最古的传本，虽可首选作为底本，但均系残本，故只能配合第一类刊本作为底本的重要参考。

再以校勘《刘涓子鬼遗方》为例。此书原为10卷，但自宋代以后10卷本早已不存，今所能见者只有以下三种：

其一是宋刊《刘涓子遗鬼方》5卷本，这是传世最早并较完整的一种，实系据10卷本的残书经人改编者。由于其所保存的文字最多，故应作为底本的首选。

其二是明清以后刊刻的《（刘涓子）神仙遗论》1卷本。此书本系《刘涓子鬼遗方》10卷本的别本而易名者，原书也是10卷，故此1卷也是残书，其内容与“宋本”互有参差，且有独自特点，因此，在底本选择上也是很重要的依据。

其三是在新疆吐鲁蕃出土的《刘涓子鬼遗方》残片，只存在卷九之末及卷十之首，文字虽不多，但为以上二本所无，故也作为底本的参考。

以上三种底本均在不同程度上反映了此书原貌，如能互为弥补，必将更加提高辑佚之科学价值。

（二）选用校本——校勘古医书除了作为主要文字依据的底本外，还需要广泛地收集与底本密切相关的校本，作为订正底本文字讹误之用。校本的种类包括与所校该古籍有关的各种别本与佚文。

因此，校本的范畴是比较广泛的，特别是传世较久，影响较大的古籍。

现仍以校勘《刘涓子鬼遗方》为例，在确定底本的基础上（前述），此书校本的选择主要又有以下几方面内容：

其一是古籍所引记有本书书名的佚文。这是指在六朝以后的各种古籍（包括医书与非医书）中直接引用《刘涓子鬼遗方》的佚文，主要包括《外台秘要》、《医心方》、《证类本草》、传世本的《肘后备急方》、《千金要方》林亿等校注、《太平御览》等书。惟这些古籍中所引的原文，有些是与上述底本相同或相近者，也有些则是不见于上述底本的佚文。故前者可供校勘底本之用，后者则可供底本原文的补充。

其二是原书引文出处的根据。这是指在《刘涓子鬼遗方》一书中，所引用的古医书文字应根据该医书的传世本加以校勘。如“宋本”《刘涓子鬼遗方》卷2~3的不少内容，均分别引自《灵枢》“痈疽”篇全文（书中虽未记书名，但可考出），故可选为校正《灵枢》的另一种校本。

其三是底本的其他刊本。这是指《刘涓子鬼遗方》（或《神仙遗论》）的其他刊本。如嘉庆五年刊本，湖南唐氏钞本，《三三医书》本，《中国医学大成》本，《丛书集成》本，以及日本更改书名而内容未变的《疮痈新书》本等均系校本的一种。

其四是底本以外的其他文献。这是指散见于其他外科古医书和医学著作中，均与本书内容相同或近似的资料（书中从略），也应列入校本的范围。

三、校勘的要求

校勘古医书时对于应加说明的问题，一般均采用校注（或校勘记）形式。但根据校勘的不同要求。其具体表达方式又有以下三类。

（一）以本为主法——这是以主要底本为主，在不变动底本文字的基础上，参对各种校本的异同，按照底本原来的编排，逐句或逐段的予以校注者。又可分“全注”和“节注”二法。

“全注”法是事无巨细，只要校本与底本的内容有异（或增、或损、或改），不论校本文字正确与否均记于校注中。（朱希祖氏所谓：“择一本为主，而又罗列各本之异同。心知甚善者，固当记注于上；即心知其误者，亦当记注于上，以存各本之真面。”）（见《郦亭藏书题跋记》）。

“节注”法则是择各本异同的要点，记注于上，而略去校勘者本人认为是无关紧要的校本异点或校本的误点。

以上全注法的优点，是可以使人看到同一书各种本异同的全貌，可以“使后世读此书者，得参校其异同，斟酌其是非，择善而从。”（朱希祖语）。但缺点是注文往往过于冗长、罗唆。特别是所用校本文字错误过多时，往往注不胜注。因此，也没有更多注文的必要。

节注法虽然可以免除上面的弊病，但选注时每多存有校注者的主观见解，或有遗漏重要对比材料的可能性。

（二）以善为主法——这是以最佳底本为作为校正的基本根据。参对各种底本和校本的异同，根据校注者的意见，在决定本文时，虽然主要根据最佳底本，但在明显的正误问题上，均择善而从，凡错误的文字，虽是底本所有的，也予以改正或增删。但是这种改正或增删必须特别记明依据，也就是记有“原本作××，今据其本改，”或“据某本补（删）”之类的校注。这种以善为主的优点是便于读者披览原文，不必频繁地翻阅校注，但缺点是校注的选择不可能没有主观见解。

按：上面的“以本为主法”，据叶德辉氏又称为“死校”；以“善为主法”又称为“活校”。

（三）本善兼顾法——这是根据所校古书的具体情况，兼采以上两种校书方法，而灵活运用者。

（四）实例对照——为了进一步解说，兹举实例说明如下：

在《灵枢经》“九针十二原”一篇中，根据人民卫生出版社出版的三种校本，关于“毫针”的一段原文，它们的校勘方式分别是：

第一种校本——人民卫生出版社1963年及1981年排印本。

原文：“毫针者，尖如蚊虻喙，静以徐往，微以久留之而养，以取痛痹。”

按：这种刊本只有标点，没有校注。其中“微以久留之而养”一句，文义颇费解释。

第二种校本——人民卫生出版社1964年校勘本

原文：“毫针者，尖如蚊虻喙，静以徐往，微以久留(8)之，(9)而养，以取痛痹。”

校注：“（8）久留：此后应据本书《九针论》补：‘正气因’三字。

（9）之：此后应据本书《九针论》补‘真邪俱往，出针’六字。”

按：从以上原文的标点来看，“之，而养，”二句话，显然很不通顺，必有所误。但校勘者按照以本为主法，照录原文而把这二句话所遗漏的文字，放在注文中去，形成了上面的一字一句和二字一句的语法。

可见这种校勘方式，对于一般读者需要先去查考校注，才能使错误的原文得到纠正，阅读起来不够方便。

第三种校本——人民卫生出版社1982年《灵枢经校释》

原文：“毫针者，尖如蚊虻喙，静以徐往，微以久留，正气因之，真邪俱往，出针(14)而养，以取痛痹。”

校注：“（14）‘正气因之，真邪俱往，出针’：原作一‘之’字，文义不贯，据本书九针论及《甲乙》卷五第二，在‘之’字前补‘正气因’三字，‘之’字后补‘真邪俱往，出针’六字，使前后一致。”

按：以上校注者直接根据本书其他篇及《甲乙经》文，将此篇原文作了更正和补充。虽与其所据底本有异，但却是有本证和有旁证的确凿依据。从而通过原文的订正，使全部文义得以畅明。读者阅览时可以不必先看校注，而得到便利，充分发挥了以善为主法的校勘特点。

（卫生部中医司中医古籍出版办公室编　1984年7月7日
中医古籍整理出版情况简报第3期）

5. 试论从目录学角度提高医籍校勘水平

整理古医籍要求尽可能地恢复原书的本来面貌，力求作到完整正确。因此，必须对古籍进行认真的校勘。

校勘的任务，就在于用不同版本或有关资料，对同一古籍文字篇章的异同与失误来加以订正，因此，校勘工作必须建筑在目录学的基础上。清人章学诚在《校雠通义》一书中，曾将目录学归纳为三句话，即“部次条别，辨章学术，考镜源流”。这三句话比较全面地总括了目录学的内容，阐述了目录学的三项任务。这些任务或方法和校勘学有着密切关系。根据本人的肤浅体会，现试作如下解释。

（一）“部次条别”，指在彻底搞清版本的基础上，将古籍分门别类地整理编排。推演到校勘学方面，就是要作好“选本”工作。即通过目录学遴选出供校勘用的底本，作为校勘古书的物质基础。

（二）“辨章学术”，指通过分析文献的具体内容，对古籍进行正确而全面考察。推演到校勘学方面，就是要作好“正讹”工作，即通过目录学广泛收集供校勘用的校本，为订正古籍原文提供依据。

（三）“考镜源流”，指对古籍本身的发展源流过程进行系统探讨。推演到校勘学方面，就是要作好“审源”工作，即通过目录学辨识校勘原书的演变真相。

不论是选本、正讹和审源，都是为了更好的提高校勘古医籍质量水平的一些基本手段，也是古籍校勘工作结合目录学的具体运用。下面分别论述。

一、选本

校勘古医书，首先要根据可靠的版本作底本。古籍版本的优劣直接影响原文的真实程度和校勘的质量。鉴于传世的古医籍均散见于国内外各公私藏书处，因而要想选择好底本，只有藉助于有关的图书目录，才能更充分对现存古籍版本情况进行较全面的了解和正确的对待。

以校勘《备急千金要方》一书为例。唐代孙思邈在撰写此书时原为30卷本，到明、清时期，不仅此书早期传本不存，就是宋、元刊本也极罕见，取而代之的是当时广泛流传的正统《道藏》刊本，其内容虽同，但卷数已扩编为93卷。此后，《千金要方》经反复刊刻，张璐氏补注本《千金方衍义》刊次尤多，均承袭了《道藏》本的93卷编次，其印行的方式木刻、石印及铅印种类不一。如未能细溯源流，迳以各种93卷的《千金要方》版本为校勘依据，则其原文较30卷自不免有很多差异与讹误。因此，校勘《千金要方》的底本选择，必须藉助于目录学的考察与研究。

从既知目录学专著中，《千金要方》的现存版本种类可以归纳以下五大类传本系统：

第一类是在日本保存的宋刊本系统。此宋刊本是19世纪初在日本江户医学馆发现（后为日本米泽侯收藏）。丹波元坚、森立之及杨守敬氏曾误定为北宋治平三年（1066年）原刊本（见《经籍访古志》卷八及《留真谱新篇》卷七）。但经本人考察及日人宫下三郎氏意见，此系南宋初刊本（见1983年第5期《中医杂志》，马继兴：《千金方的版本及其保存的古本草著作》)。此书被发现后旋即于1849年(日本嘉永2年),由江户医学馆影摹全书刊行,并补足了原书卷四的个别缺页,此即所谓“江户医学影北宋本《备急千金要方》”(见该本扉页)。其后据此刊行的影印本又有多种,如清代光绪戊寅年(1678年)独山莫氏影本,清末麟瑞堂影本,1965年台北影本,1974年日本影本,及人民卫生出版社影本等,都属于这个版本系统,文字内容完全相同。

第二类是在日本保存的古卷子残卷系统。此卷子系据《经籍访古志》卷八[原系日本正和4年(1315年),和气嗣成氏根据唐、宋之际的一种《千金要方》写本],参照另一日本抄本(日本建治3年,1277年)所写录,其后1338~1578年曾经多次重抄。后此卷下落不明。直到19世纪末此卷才被重新发现,但仅存卷一。虽然内容不全,却保存了最古的传本之一,故很快由日人松本幸彦氏影摹,书名为《真本千金要方》,于1832年(日本天保3年)刊行。1940年张骥氏根据1832年(天保3年)的另一种日人抄校本作了集注刊行,书名《唐本千金方第一序例注》,内容只有原书卷一的第6~8篇。

以上二书均属于同一版本系统。由于此本基源于北宋治平3年、校定医书局刊本书以前的卷子,故在保存《千金要方》内容方面更为接近原书旧貌;在提供校勘方面有很重要价值。

第三类是清末国内藏书家黄丕烈首先发现,后由陆心源珍藏的一种宋版《(新雕)千金要方》。

此本为宋、元、明版的混合配补本。嘉庆四年(1799年),黄氏购自书肆。据《尧圃藏书题识》卷四记述。书商原以为是一种元、明版的配补本。经黄氏考证,知书中尚存宋版20卷,即卷1~5、11~15、21~30各卷。这一配补本的特点,陆心源氏所撰书目《皕宋楼藏书志》卷四十四及《仪顾堂题跋》卷七等书中,均作了介绍。陆氏殁后,其藏书均为日人购去,现存日本东京静嘉堂文库中,迄今尚无任何刊本与影印本。不久前,在和日本学术团体的交流活动中,日方赠送本人宋版20卷部分的静电复印本一部,始得一见此书真面目。正如黄、陆二氏所考证的,其祖本也是北宋治平三年校定医书局刊本以前的一种传本,与《真本千金要方》相比较,差异很多,故应属于另一种传本系统。在进一步校勘《千金要方》时,也是极有参考价值,惜只存有原书三分之二的文字。

第四类是元刊本系统。据明清目录学所载,元刊本有多种,但传世在国内的只有两种。一部完整存北京图书馆,另一部只有2卷,存卫生部中医研究院。日本也有两部,分别存宫内厅书陵部及静嘉堂文库。此外,据元本重刊的尚有明·正德十六年(1521年)刘洪氏刊本一种及日本在18世纪末的刊本两种。

以上这些都是30卷本,它们直接承袭了北宋治平3年刊本的系统,因而也是校勘的旁证资料。

第五类是前面已提到的《道藏》本,也即93卷本系统。这是后世刊本种类最多的一类,其数量(包括注本《千金方衍义》),既知不下二、三十种之多,故其名称在此从略。

通过以上现存传本系统情况,首先可以看出第四、五类刊本种类虽多,但均属较晚的复刊本,故均不宜选作底本。

第一类刊本原自南宋初刊本,内容完整,其版刻年代距北宋校正医书局的初刊本不远,故可供底本之用。至于第二、三类刊本,其原本的抄录年代及刊行年代均在北宋初期以前,早于第一类刊本,是现存最古的传本。虽可首选作为底本,但均系残本,故只能配合第一类刊本作为底本的重要参考。

二、正讹

校勘古医书除作为主要文字依据的底本外，还需要广泛地收集与底本密切相关的校本，作为订正底本文字讹误之用。从校本的种类范围来看，包括与所校古籍有关的各种别本与佚文，均须借助于目录学知识，以避免校勘工作的疏误而失之一隅。以用作校勘的别本而论，又分以下几种类型。

其一是同一书名与撰者但内容不同的版次或写本。此类在古医籍中最多，流传甚广，可据目录学考察。现尚存世可作校本者，一般应按年代顺序及刊印订正质量来决定其重要性。如《针灸甲乙经》，现存最早者为明代刊本及抄本。其中除存世较多者的万历二十九年（1601 年）吴勉学刊《医统正脉》本外，尚有更早的嘉靖（1522 ~1566 年）刊本［此书尚存部分佚文（见于中医研究院图书馆藏明刊《甲乙经》，余氏校注）］，又有正统二年（1437 年）刊本的抄本残卷（存卷 1 ~ 3，日本最近有影印本）及日本静嘉堂文库中收藏的约明末时蓝格抄本。

其二是同一书名而卷数不同，或内容略有调整者。此类多是经后人增删或改订的古书。如明代陈实功《外科精义》原书 4 卷。此书又有两种重订本：一为清人张鹫翼厘定，析为 12 卷的《重订外科全书》；一为清人徐大椿批注，也析为 12 卷的同名本。

别本之一是更改书名为《刘涓子神仙遗论》的一类传本。其来源于唐宋时期的《刘涓子鬼遗论》（见林亿等《新校备急千金要方序》）10 卷传本（见《宋史·艺文志》）。唐（一作蜀）李頔氏曾抄录此书，改名《刘涓子治痈疽神仙遗论》，仍为 10 卷。

南宋时《竹阁经验备急药方》及朱佐《类编朱氏集验方》等书中，均引有此本的佚文。南宋目录学家陈振孙氏在《直斋书录解题》卷十三中，也著录此书的 10 卷本，也改名为《刘涓子神仙遗论》，但陈氏所见者“每卷或只一版，或有数行”，已不完整。

迄清代藏书家钱曾氏尚藏有《刘涓子（治痈疽）神仙遗论》1 卷本。后此书为陆心源氏所得，他在《皕宋楼藏书志》卷九十三认为，这残本可能是上述 10 卷残本，为后人所合并。其见解是很正确的。这种 1 卷残本现有收入《群书校补》及《疮痈新书》附录的两种刊本及其他数种抄本。其内容与《刘涓子鬼遗方》5 卷残本虽不尽同，但仍有部分文字近似，足征是《刘涓子鬼遗方》的一种别本。

别本之二是 20 世纪初吐鲁番地域出土的《刘涓子鬼遗方》唐代抄本残纸二页。其内容恰为卷九之尾与卷十之首，共数行文字。

其四是删去原书名将内容编入其他医著者。此类别本往往原书字数本来就少，或曾经某些节删，故删去原书名而编入他书后，难以单纯从一般目录著作，辨识其是否为某古医籍之别本。这既需要深入的目录学知识，又需要广涉旁猎的实践经验，来加以对比研究，方可得出结论。

如《新修本草》有关药物本文部分，其文字均被编于孙思邈《千金翼方》卷二、三、四 3 卷中。日本深江辅仁《本草和名》及丹波康赖《医心方》卷二及卷三十等处也有收编，成为书中个别卷、篇，但两书均略去了《新修本草》的书名。

此外象《针灸甲乙经》中分类编入了《素问》、《针经》（今《灵枢》）和《明堂》诸书原文，《普济方》中辑入了《针灸四书》诸书原文，也都是不题原书名称。

再以校勘所用的佚文来说，也有以下几种类型：

其一，直接引有原书名称。这类佚文最为明显，易于辨认，因为记出了原书名称，也就说明了引文的出处。在表达方式上，有的不仅记书名，还记卷数及篇名；有的仅记书名；也有的记书名略称或代称。汉晋以后医书中所记“经字”，绝大部分指《黄帝内经》。晋·葛洪氏《玉函方》一书在《肘后备急方》、《外台秘要》、《医心方》及《证类本草》四书中用了以下12个名称记录原书佚文：（1）葛氏方；（2）葛氏；（3）葛洪方；（4）葛稚川；（5）葛洪治金创方；（6）葛；（7）仙翁；（8）玉箱方；（9）玉箱要录；（10）玉筋箱方；（11）玉亟方；（12）玉函方。可见古人在引用书名时具有一定的灵活性。

古人引书略称的方法往往因人而异，没有统一的标准。元·王好古《汤液本草》中的略称“珍”，指的是张元素《珍珠囊》；“心”，指的是李杲《用药心法》；“象”，指的是李杲《用药法象》。明·王肯堂《女科证治准绳》中的略称“素”指《素问》；“仲”，指张仲景；“甲”，指《针灸甲乙经》；“千”，指《备急千金要方》；“圣”，指《圣济总录》；“丹”，指朱丹溪；“海”，指王海藏；“东”，指李东垣；“薛”，指薛己《校注妇人良方》等，诸如此类。由于这些书中大多没有记出原书名与其略称的对照说明，所以只能通过参察有关资料才能最后确定。

古人在引用不同的古医书时，往往出现相同的略称。例如“铜人”一称，最早是指北宋《铜人腧穴针灸图经》，但后来也有人以指唐末无名氏《针经》（后者佚文载于《太平圣惠方》卷九十九，改易名称《铜人针灸经》），故不可不辨。

其二，间接引用书名。在深入考察古代医籍佚文时，要注意乙书引用甲书，又被丙书引用的所谓“二级佚文”现象。在有些古籍中尚有三级甚至“多级佚文”的现象。举现存《神农本草经》为例。此书初被引录于《神农本草经集注》，再被引于《新修本草》，更相继被引于《蜀本草》、《开宝本草》、《嘉祐本草》等书，而直到《证类本草》引录时，已是多级佚文了。

其三，仅记著者人名或姓氏。这类佚文，有的直接以原作者的姓名代替书名，如前面所说的用“葛洪”氏姓名代替《玉函方》之类。有的则用作者的别号代替书名，如在《证类本草》中所引的“孙真人”或《孙真人食忌》，都是用孙思邈氏的别号代书名的，在后代《内经》类著作中，多以“启玄子”（王冰氏的别号）一称代《黄帝内经素问》王注。有的仅用氏名代书名，如在《肘后备急方》及《外台秘要》二书中所引的“姚氏”或《姚氏方》，均系指姚僧垣氏《集验方》（一名《姚大夫集验方》，见《北史》本传及《隋志》）。

在某些古书中所记氏名不易充分辨识，需要根据具体情况予以解决。如在古医书中“雷公”之称有三指：（1）指北齐徐之才氏《雷公药对》；（2）指刘宋雷敩氏《雷公炮炙论》；（3）指《素问》一书中托名“黄帝”时的“雷公”。如果对所引佚文不作分析，就会对所谓雷公是谁发生歧义。根据《证类本草》所引“雷公”佚文的内容均系药物的炮炙方法，再核以其他有关佐证，全与《雷公炮炙论》名实相符，则非（1）、（3）两书可知。又如《难经集注》一书共辑录了吕广等五家注文，其中包括了唐代杨玄操和南宋杨唐候二家注文。在今本的《集注》中均记作“杨曰”字样，出现两个杨注混淆不清的现象。鉴别的方法只能依靠同一条注文的年代先后次序及具体内容来分析。

此外，对同一作者编有多种不同名称医书的情况加以注意，要具体分析判断确定其原医籍名称。

三、审源

古医书在其流传过程中，其书名、撰人、卷数、序跋、篇节以及内容文字，往往有被后人修改增删，甚或伪制更易的情况，从而给校勘古医书带来很多困难。故必须通过目录学的考察以及原书实物的校对，进一步搞清有关古书的源流，掌握原始资料，方能对校勘工作有的放矢和提高校勘质量。

北宋朱肱撰《南阳活人书》（又名《伤寒类证活人书》、《类证活人书》）共22卷，是研究《伤寒论》的重要学术著作。此书不仅对伤寒病的理论有所发挥，而且也结合朱氏临床经验作了阐述。由于此书距北宋校正医书局校刊的宋版《伤寒论》年代很近，故可作为校勘《伤寒论》原文的重要参考。此书在明代被收入《古今医统正脉全书》，但其近代刊本的内容却和朱氏原书面目全非。所以如此，其原因主要还是书商造伪所致。具体情况是：

1601年（明万历二十九年）吴勉学校刻《古今医统正脉全书》（丛书），将朱肱的《南阳活人书》22卷辑入（简称明刊《正脉》本）。到了清代，朱文震重刻《古今医统正脉》全书时，其中《南阳活人书》脱遗。为了补足全书，朱氏竟将当时伪托“无求子林慕莪”的《类证活人书》22卷冒名顶替。所谓“林慕莪”的《类证活人书》，也是几经改易书名、更换撰人、分合卷数并一再调整内容后的产物。现在通过目录与实物的调查研究，已初步搞清其祖本原系刘默氏的《青瑶疑问》一书。其辗转流传的过程概述如下：

《青瑶疑问》（卷数不详）为1656年（顺治丙申年）刘默（缪仲淳弟子）所撰。书名取义于刘氏居室堂号“青瑶轩”，系与其弟子刘紫谷等人医理问答之著。但书成未能付梓（事见《证治百问》卷首唐起哲序）。

其后有人将此书改名《证治石镜录》4卷。至1673年（康熙十二年）《证治石镜录》为石楷氏等所获见，遂改书名为《证治百问》，共4卷。卷首题以“刘元琬鉴定，石楷校定”，于1673年刊行，即“石本”。据刘元琬序，已不详原撰人为谁。

1687年（康熙二十八年），刘紫谷之友唐起哲于书肆中得见石本，始知已被易名刊印，及对照刘氏原书又有部分缺遗，乃重新据原本补全，并标出刘默及紫谷等人姓名，仍称《证治百问》。此后于1703年又重刊。

1739年（乾隆四年），林祖成氏刊行《会篇纪略》14卷。题以“林祖成述”，并在序文中称此书系其父所撰遗稿（未载其父姓名）。然内容上基本依据《证治百问》而稍加改编，并将原书4卷为14卷，其版刻却甚恶劣。

1753年（乾隆十八年），林开燧等刊行《林氏活人录汇编》（又名《活人方汇编》）14卷，题以“林开燧（慕莪）传，张在浚重辑”。林开燧在自序中称：“偶得《石镜录》一帙发而读之，……遂为校正而增损之，……而更其名曰《汇编》。”此书内容与《会篇纪略》相同。其后于1796年（嘉庆元年）又有重刊本。

1869年（同治8年），罗大春氏将《林氏活人录汇编》重刊，但将书名改为《活人方》（见罗大春序），全书卷数并为7卷。其卷首附加“寸关尺脉法表”，正文则加记句点及重点符号（中医研究院图书馆编目仍作《活人方汇编》）。

及至19世纪末，又有人将上书再度改名为《类证活人书》，卷数扩为22卷，但内容却大为精简。在目录前仍题撰人名为“无求子林慕莪山人著述”，在各卷之首亦题以“无求子著”字样。书首刊有伪造的“绍兴元年（1131 年）朱元裕序”，略谓：“吾郡林慕莪先生究心医学四十余年。……今先生详述仲景本旨……，证以《内经》、《难经》之言，……，分门别类，次酌加减，了如指掌，分作二十二卷。”序中所说的林慕莪氏，实即上述清人林开燧之字。朱元裕序既写于南宋绍兴元年，宋代人又何能为清代人撰序？其为臆造可见。

此后不久，清末江阴朱文震氏重刊《古今医统正脉全书》时，因未见原书所收的宋·朱肱《类证活人书》，而改用上述所谓“林慕莪著述”的《类证活人书》22 卷冒名顶替，仅在卷首删去朱元裕序文。

1907 年（光绪三十三年），京师医局重刊《古今医统正脉》时，仍沿用上述版刻不变。可见《青瑶疑问》一书自撰成后，仅二百余年，其书名、撰者、卷数及内容均一变再变，如不加以追溯原委，必然使原貌隐匿，并直接影响到校勘朱肱原著的真实性问题。

综上所述，运用选本、正讹、审源，结合目录学知识以提高校勘医籍水平的这三种方法，虽然各有其独立特点，但又具有十分密切的联系，必须予以重视。

（1984 年 8 月《上海中医药杂志》）

6. 中医文献研究中的科学思维方法举隅

一、从成无已补入《伤寒论》的七个字谈研究中医古籍的启示

(一) 七字补文

后汉张仲景的《伤寒杂病论》原书早佚。在该书中有关伤寒病的部分，后被整理成《伤寒论》一书。现在传世的《伤寒论》祖本乃是北宋时林亿等氏的校刊本，即“宋本《伤寒论》”，全书共10卷。时至今日，北宋原本的《伤寒论》也已失传。在文字内容方面惟一接近相同于宋本《伤寒论》的，就是明代赵开美氏的影宋刊本。为了更好地继承发扬古代医学遗产，首要的物质依据是要充分掌握古籍原貌，因此影宋本的《伤寒论》必然成为研究《伤寒论》者首先注目的书。

自从1065年（治平二年）由北宋政府将林亿等人校定的《伤寒论》正式刊刻印行后，《伤寒论》一书的文字已基本定型。而继之最先刊行此书的人即1144年（皇统四年）金朝的成无已氏，其书名即《注解伤寒论》10卷。成氏在其注本中除了将宋本《伤寒论》卷八、十两卷中与前面各卷内容相同的若干重出部分加以删除外，其余文字则完全与宋本相同，对于宋本的卷数与内容编次均原封未动。以上的这一段历史事实，不仅通过文字对比可以证明，而且也为此后学者所公认，没有异辞。

但是，如果我们再将《伤寒论》的这两种现存早期传本仔细对照，即可发现在成注本的《注解伤寒论》卷二《伤寒例第三》一篇中，比宋本《伤寒论》多增加了7个字。现将这段原文录在下面，并特别将成氏增加的7个字用括号括出。

“然气候亦有应至而不至，或未应至而至者，（或有至而不去者），或有至而太过者，皆成病气也。”（见1956年人民卫生出版社据明刊《仲景全书》本影印的《注解伤寒论》P35，上栏）

以上成注本在宋本原文中增加了“或有至而不去者”七个字。在明刊《仲景全书》本的《注解伤寒论》中，这七个字的上方与下方各刻有一条横线（此横线如不细察，多被忽视），作为标帜。

在这里有人一定要问：成无已氏为什么要在宋本的原文中补入以上七个字呢？其补入的依据又是什么呢？我们不妨再看一下成氏本人在这七个字的后面写的注文。

“疑脱‘或有至而不去’句，今补。按《金匮要略》曰：‘有未至而至，有至而不至，有至而不去，有至而太过，何故也？师曰：冬至之后，甲子夜半少阳起。少阳（原刻误作‘阴’，今据明版《医统正脉》本改）之时，阳始生，天得温和。以未得甲子，天因温和，此为未至而至也。以得甲子，而天未温和，此为至而不至。以得甲子，天大寒不解，此为至而不去也。以得甲子，而天温如盛夏五、六月时，此为至而太过也。’《内经》曰：‘至而和则平，至而甚则病，至而反者病，至而不至者平，未至而至者病。’即是观之，脱漏明矣。”

在以上的注文中，成氏不仅引用《金匮要略》中的仲景原文，而且更引用《内经》原文作证。读了以上有力的证据，再进一步结合冬至后时令季节必然出现的四种气候反常

现象中，惟独缺少一种“至而不去”的现象时，可谓事实俱在，证据确凿，不论是谁都会承认所补入的这七个字是完全正确的。因为这正是体现了中医文献研究工作事实求是的科学性特点之一。

（二）六点启示

1. 研究古籍应有的态度——成无己在其注本中将宋本《伤寒论》所脱的这七个字补入后，虽然在其注文中已将理由及旁证作了充分说明，但长期以来仍多为研读《伤寒论》一书者所忽略。本人在过去学习《伤寒论》时虽也多次读及此段，但一直未加深考。直到后来再次重读此书时有了新的感受，明确上述的认识，即必须要注意传世古籍中存在着的不足。同时也说明研读中医重要古籍不仅要熟读，而且要细读。特别是要全面理解，反复琢磨，再结合自己不断掌握的新知识对比考察，方可不断有所提高。

2. 追溯古籍的历史根源——再从上述一段《伤寒论》原文与成注所引的一段《金匮要略》相同文字来看，可以从古书流传的历史上找出其原因。我们知道不论《伤寒论》或《金匮要略》它们的祖本都是《伤寒杂病论》。由于在《伤寒杂病论》原书的内容上既有伤寒病的内容，又有伤寒病以外的杂病等方面内容。因而在后世，特别是到了宋代分别根据此书的两种古传本整理成《伤寒论》与《金匮要略》二书时，虽然主观上力求将伤寒病的部分全部归入《伤寒论》，伤寒病之外以杂病为主的部分归入《金匮要略》，但仍难免有个别重出互见的内容，亦即交叉出现的文字。现在我们在上面所举出《伤寒论》的“然气候亦有应至而不至，……”这段话就是属于交叉内容的一种，也是和该书的历史流传过程分不开的。

3. 提供古籍校勘的资料——与上面所引《伤寒论》原文相同的文字，除了由成氏注文所引的《金匮要略》原文外，也可见于传世本《金匮要略方论》的卷上“脏腑经络先后病脉证第一”一篇中。如将成注所引《金匮要略》文与传世本《金匮要略》相对照，虽然其内容基本相同，但仍有个别文字出入。如传世本《金匮要略》虽保留了“有至而不去”之文，但在此段之首却缺“然气候”三字之主语。因此从校勘古籍工作来说，既可用传世本《伤寒论》之文校《金匮要略》，也可用传世本《金匮要略》之文校《伤寒论》。即二书均有交互校勘的资料。

4. 开拓古籍补辑的范畴——如再将七字补文所在的全段（以下简称“本段”）文字与其紧邻的前部文字对照考察时，在《金匮要略》及《伤寒论》两种传世本中其内容各自不同，即：

在《金匮要略》一书本段前部的文字是：

“师曰：寸口脉动者，因其适时而动。……”

在《伤寒论》一书（宋本及成注本同）本段前部分的文字是：

“《阴阳大论》云：‘春气温和，夏气暑热，秋气清凉，冬气冷冽。’此则四气之序也。（中略）十五日得一气，一时有六气，四六名为二十四气也。”

从以上两种传本的引文来看，《金匮要略》在本段前部的内容与本段论题各异，毫无共同之处，应属于两个独立条文。而《伤寒论》在本段前部的内容（全部共169字），却与本段文字均为论述不同季节气候的应至与不应至等具体问题，其义理全同，先后衔接，应属于统一的章节。足徵在《伤寒论》本段前部的169字内容，也同样应属《金匮要略》本段前部所缺的佚文，可以弥补传世本《金匮要略》所脱者。

其次，在宋本《伤寒论》本段最末二句即：

“……或有至而太过者，皆成病气也。”

而在传世本《金匮要略》本段的相应文字却是：

“……有至而太过何谓也？师曰……（按，自“师曰”以下原文共91字，其内容均系对于“未至而至”、“至而不至”、“至而不去”、“至而太过”四种气候现象的解说文字。在前面成注中已经引用，此处从略）。”

也就是说《金匮要略》在本段的后半部分是以答语的形式，比《伤寒论》本段要多出91字，对于原文的涵义作了完整地补充与发挥，显然也是属于早期原文的组成部分。据此，则又可以据《金匮要略》之文来弥补《伤寒论》之所脱。

由此可见，在同一古籍而考名互异的古传本间也可以考虑利用与其紧邻的近似文字扩充辑佚的领域。

5. 鉴定古籍真伪的依据——由成无已氏补入上述七个字的该段原文系见于《伤寒论·伤寒例第三》一篇者。但对于“伤寒例第三”内容的真伪问题，自明代以后，研究《伤寒论》的诸多伤寒学名家如方有执氏、喻昌氏等人均曾先后提出了“伤寒例”一篇非张仲景原文的说法。其中方有执在其《伤寒论条辨》中认为“伤寒例”是“伪例”，而将该篇作者说是成无已氏。喻昌则在其《尚论篇》卷首认为该篇是王叔和所撰，并改称为“王叔和序例”。自此以后研究伤寒的学者悉多遵循此说，甚或有将“伤寒例”一篇从《伤寒论》中删除者。直到现在的多数伤寒学著作中仍多直接受其影响。

但是，方、喻二氏的提法都是有问题的。首先，“伤寒例”一篇早在金代成无已以前的北宋刊本《伤寒论》中即已有之。方氏当时未能看到宋本，把“伪撰”的作者推之于成氏，其诊断显然无所依据。

其次，喻氏等人认为“伤寒例”全篇均系晋人王叔和氏所撰也是有所失考的。我们现在从上面所举《伤寒论》中补入七字的本段全文与《金匮要略》重出文字对比考察，结果已经看出二者具有统一的渊源出处。既然方、喻等氏全都毫无异议的承认传世本《金匮要略》原文（包括“脏腑经络先后病脉证第一”一篇）系张仲景原文，那么与《伤寒论·伤寒例第三》中文字全同的本段内容也应属于仲景原文，否则必将无法自圆其说。因而喻氏的主张不仅无据，而且也是自相矛盾的。

总之，通过这段原文的相互印证，也同样为鉴定是否为仲景原文问题提供了有力的佐证。

6. 分析古籍版本的优劣——以上在成无已《注解伤寒论》中补入的七个字我们采用的版本是明代赵开美刻的《仲景全书》本（人民卫生出版社有影印本）。该本在传世诸本中质量较好，基本上是接近此书的初刊本（即金刊本。惟此本早佚）旧貌的。但是，在明代嘉靖时（1522～1566年）汪济川氏重新校刊的成无已《注解伤寒论》版本及其后衍化出的此书版本系统，包括1935年的涵芬楼影印本，1955年商务印书馆铅印（竖排）本，1963～1981年人民卫生出版社铅印（横排）本等，却均在“伤寒例”一篇中删去了成氏所补入的这七个字原文。同时虽将成氏在这一条的注文保存下来，但在人民卫生出版社排印本中竟把这一条成注的前面两句话径自改为：

“疑漏或有至而不去，此一句按《金匮要略》曰：……”（此处的标点是人卫本增加的）

经此一改，不仅此条原文的面貌再也看不到成氏所补入的痕迹，而且在注文方面其涵义也与成注旧貌有很大出入。

可见研究古医籍时不同的版本往往差异很多，优劣分明，在深入探究古籍原貌与本义时是不可不辨的。

7. 中医文献研究中的科学思维方法举隅（续完）

二、为什么要甄别古医籍中的“仁”字？

在研读中医古籍时，不论为了彻底读懂原文涵义，或是为了更确切地掌握与古籍有关的某些问题（如鉴定古籍版本，考察古籍历史等），都必然遇到很多文字学上的问题。这时我们不仅要用训诂学及考证学的方法对该文字进行勘别考察，而且还要充分利用科学思维的方法探索新的线索与途径。为了说明这个问题，以下我们举出甄别古医籍中常见的“仁”字为例。

（一）甄别“仁”字的由来

1. 清代训诂专著的定论——关于古本草学著作中果仁的“仁”字，按照清代著名训诂学家段玉裁氏的意见，最早应当是“人”，即“果人”，共说如下：

“果人之字，自宋、元以前，本草、方书、诗歌、记载无不作‘人’字。自明成化重刊本草，乃尽改为仁字，于理于通，学者所当知也。”又：“不可谓‘人’曰‘仁’；岂可谓‘果人’曰‘果仁’哉！”又：“金·泰和间所刊本草皆作‘人’。”

2. 日本汉医学者的首肯——19世纪的著名汉医学者涩江全善和森立之二氏在其共撰的《经籍访古志·补遗》一书“《重修政和经史证类备用本草》”条的“明·成化刊本”按语中即直接引录了上面段玉裁的全文，虽未加以评述和引申，但事实上是完全肯定段氏之说的。

3. 国内医药学专家的援引——段玉裁氏认为“果仁”在“仁”字最早出现于明代成化时的本草，乃是指成化四年山东巡抚原杰氏刊刻的《重修政和经史证类备用本草》一书。因此国内有的药学专家，即以此为依据作为定有关医籍刊本年代的指标。如对于清代光绪三十年（1904年）武昌医学馆柯逢时氏影刻宋本的《经史证类大观本草》提出怀疑，并断言说柯氏所据的刻本绝非宋本。而是本自成化以后的刊本。

（二）进一步甄别“仁”字之途径

以上关于在古医籍中果仁的“仁”字出现历史，似乎是已经解决，而据此所作出的各种推断，也是言之有据没有问题了。但事实上段氏的上述结论，以及由此所引伸出的各种推断，都是错误的。其说之所以不能成立，主要是由于证据不足和笃信古人所造成的。要纠正对“仁”字的误解，需要广开思路，从以下四个方面进行深入考察。

1. 发现问题，提出质疑——首先发现段氏对于“果仁”的“仁”字解释有误的是清末的王绍兰氏。他在《说文段注订补》中说“段氏据金刻本草谓当作果人，不当作果仁。今以仁者人也证之，即作人，亦无不可。故（《尔雅》）‘释木’‘桃李醜核’，郭注云：‘子中有核人’。但人有仁与不仁之意。言‘人’不足以该‘仁’，而言‘仁’足以该‘人’，似作‘果仁’为长。乃段氏又云不可谓‘人’曰‘仁’，则大不然。（下略）”在这里，王氏不但深刻地批判了段说之非，还举古籍中的若干事例加以引申说明。

2. 掌握证据，不泥旧说——为了进一步指出段氏说的错误症结所在，必须掌握更加充分的证据。而这些证据首先是见于传世古籍中的。现参考王绍兰氏所举的例证，并予以补充归纳如下。

（1）“仁”字在先秦文献中与“人”字同义。如《孟子·梁惠王下》：“仁，人也。人之所以为心也。”《礼记·中庸》：“仁者，人也。”

（2）用仁字假代人字在秦及汉代文献中也不鲜见，如《论语·雍也》“井有仁焉”，即“井有人焉”；《周易·系辞·传》“何以守位曰仁”，即“何以守位曰人”；《春秋公羊传》“此其言舍之何仁之也”，即“此其言舍之何人之也”；《汉韩勒造孔庙礼器碑》“四方士仁”，即“四方士人”。

（3）果仁之“仁”字在隋唐古籍中也早已出现，如隋·颜之推《颜氏家训·养生》：“单服杏仁。”（据知不足斋仿宋刊本）

（4）从我国古代文字沿革历史来看，不论秦汉前后出土的简帛或六朝、隋、唐的卷子与本文字都大量存在着不同时代的俗字、异体字以及通假文字，“仁”与“人”字不仅同义，而且同音。正如清人朱骏声氏在《说文解字定声》一书“人”字条下的“假借”义中所说的：“果实之人在核中，如人在天地之中，故曰‘人’，俗以‘仁’为之。”

综括上述，可以充分证明“仁”乃“人”字之通假，其由来甚古，足证段注之说不足为凭。

1. 立足实践，严加校核——“仁”字同于“人”字的事实，除可在一段古籍得到证据外，我们还可从校核传世的早期古医籍实物中进一步确立。现举出以下三例。

（1）南宋绍兴刊本的《增广校正和剂局方》中“人”与“仁”字并见。如卷二，膈气散方有“益智仁”；同卷，三棱散则作“益智人”。但该书绝大多数场合均作“仁”字，如卷二，温肺汤的“杏仁”；卷三，槐白皮膏的“桃仁”等均是（据日本宫内省图书寮藏本）。

（2）元代大德六年宗文书院据金朝贞祐二年嵩州福昌县夏氏书铺刊本影刻的《经史证类大观本草》，在该书中凡核桃仁、杏核仁均刻作“仁”，惟郁李仁作“人”（据此京图书馆藏本）。

（3）日本文政十二年据元代大德十一年梅溪书院影刻的《千金翼方》卷中，本草下中的上述诸药均作“仁”字。

以上这些事实均有力地说明了至少在宋、金、元刻本的医书中已有果“仁”的“仁”字。段氏未能获见以上几种古籍版本，因而作了主观片面的结论。后之学者之所以附会或引伸段说，则是由于未加深考致误。而段氏作为一代训诂大师，治学虽极精严，仍难免有智者千虑之失，这也说明从事科研工作必须以事实为依据，决不可迷信古人。

2. 前人结论，重新认识——现在我们可以再回过头则考察一下前面所说柯逢时影宋刻本的《经史证类大观本草》（简称“柯本”）所据的原书，是不是某些学者所说系源自明·成化以后刊本的问题。

首先，既然果仁的“仁”字在医书中并非始于明成化年间，则柯本所据底本的年代上限当然也绝不可能均在此时期。

其次，将柯本内容与其他传世的《证类本草》刊本对照时，则可看出在柯本中有很多避宋朝帝讳的标识，而在金·晦明轩本以后的各本（不包括影刊本）中则多将此等标识删除并改过。其中包括：

（1）卷首艾晟序：“故谨（原小字注：元从心，从真。避御名，今易）微因其见闻之所追，博采而备载之。”据此，将唐慎微之名改为唐谨微，系避南宋孝宗昚（音慎，即位年为1163～1189年）之讳。乃源自刊本之一证（按：元大德六年、影金贞祐刊本同此）。这也是和南宋陈衍撰的《宝庆本草折衷》（北图藏书元刊本）一书中，将“慎”改为“谨”字是一致的。

（2）卷四银屑条引《海药》：“唐《正观证要》云”字样。《正观证要》，自金·晦明轩本以后均作《贞观政要》。盖北宋本将“贞”字改为“正”字，系免北宋仁宗赵桢（1022～1063年）讳名之故。唐慎微写成此书年代在1082年左右。上距赵桢不过20余年时间，当然要避讳。

（3）卷十葶苈条引《图经》：“许（原缺文，有小字注：“避御名”）、郑康成注皆云：靡草荠，葶苈之属是此草。”但晦明轩本该条：“许”字之后则径书以“慎”字，无“避御名”三字。可知柯本中的“慎”字缺文，也是避宋孝宗名讳者。

（4）卷十四“椿木叶”条，引《图经》：“许（原小字注避御名）以‘樗’读为糗，今人言樗，失其声耳。”在晦明轩本在“许”字后也补以“慎”字。

（5）卷十六羊乳条引《经验方》：“正元十年……”。原系唐代“贞元”年号，为避宋仁宗讳，将“贞”改为“正”字者（按：此字晦明轩本未改正）。

根据上述有关宋版标识，再结合柯本的版式、字体、书法等加以考察，虽然我们现在已无法看到柯氏所据的底本，但仍可判定至少应当是与宋版原貌相近的一种刊本，故认为其为成化时期或其以后刊本的结论，是不能成立的。只有在新的事实证据面前，才能重新得到比较更符合客观实际的再认识。

（1992年第2期《杏苑中医文献杂志》）

译　文

1. 罗马尼亚巴甫洛夫的研究院

根据罗马尼亚人民共和国科学院的决定，以苏联科学院院士巴甫洛夫命名的“神经学研究院”已于罗马尼亚的首都布加勒斯特在最近半年前创立。

巴甫洛夫研究院的工作者们，在自己的科学院中，是沿着由天才的苏联生理学者巴甫洛夫所开辟的道路进行的。

该研究院成立后的短期间内，已贡献给医学界以许多重要的研究成绩。其中已发表的有若干关于癫痫病的工作，同时，对于大脑皮质与身体内部各脏器之间的相互关系方面的研究工作，也已充分展开。在不久以前该院所举行的会议上，科学工作者们相继发表了许多关于巴甫洛夫学说的论文，讨论了在伟大的苏联生理学家巴甫洛夫所创立的世界性学说范围下，该研究院的今后的工作问题，并且在罗马尼亚的科学家与医生们之间，他们广泛地宣传了巴甫洛夫的学说。

该研究院的主要负责人阿·克连德列洛院士说：“将巴甫洛夫的学说列入于医学科学研究工作所有部门中的认真执行，正指示着罗马尼亚的科学走向正确的道路，并且能够保证其顺利的发展。

该研究院具有生理学、生物学、病理解剖学与临床学等研究部门。目前正从事于添置最新的设备与最精良的器械，这些设备与器械的许多重要部分，已在罗马尼亚的许多工厂内开始制造中。

（译自1951年4月22日苏联《医务工作者》周刊）

（1951年7月5日《健康报》）

2. 苏联科学院与苏联医学科学院关于院士巴甫洛夫生理学说问题科学会议的决议

苏联科学院与苏联医学科学院关于院士巴甫洛夫生理学说问题的科学会议，听取并讨论了院士贝可夫的“巴甫洛夫思想的发展——课题与远景”和伊万诺夫、斯莫林司克教授的“在病理生理学的高级神经活动领域中，巴甫洛甫思想发展的道路”报告以后，完全同意了这些报告。

伟大的俄国生理学者巴夫洛夫所创立的自然科学之客观的用于有机体生活机能的研究方法，以及他对于血液循环生理学之独创的研究，关于他的消化生理和营养神经分布的学说，特别是他对于高级神经活动的独创学说，在创造性的自然科学发展中，是划时代的。

共产党、苏联政府与列宁及斯大林本人都曾高度地评价过巴甫洛夫的科学创造，并对于这种科学创造的发展给予了特殊的注意。在我们国家中，对于巴甫洛夫科学遗产的顺利发展，已经创立了非常适宜的条件。

在这个领域中，苏联生理学业已有了一系列的根本成绩。

关于巴甫洛夫的“有机体的全部生活重要的机能均受大脑半球皮质的调整”这一思想，已获得了广大的发展。而这些研究业已对于临床医学的发展，提供了基本的意义。

在动物的行为中，根据条件反射机构的说明，以及根据临时性联系的发展，已经获得了许多新的事实。在研究动物和人类的高级神经活动之病理生理学问题上，在阐明一系列的病理过程，从属于大脑半球皮质的状态以及大脑半球皮质对于恢复损伤的有机体的机能紊乱之决定作用，以及在不同的病态上采用睡眠疗法，所有这些都有得到了明确的成就。

在巴甫洛夫关于组织的营养神经分布的学说基础上已获得了神经系统的营养作用的新知识。

研究波特金和巴甫洛夫在病理学上神经学说的思想，关于神经系统在病理过程的发生、经过和结果上意义的思想都有已达到了成功境界。在巴甫洛夫的消化生理学之古典研究方面，向前发展有了进步。巴甫洛夫的关于有机体内部感觉器官的思想正在发展着。

然而整个来说，在发展巴甫洛夫科学院遗产的工作上，特别是对于高级神经活动的研究上，实际与理论的成就，都与这个伟大学者的学生们和后继者们面前所提出的任务相差很远，与苏联政府和党为此目的而给予的条件相差很远。

对于巴甫洛夫科学遗产的研究，在许多方面都未能沿着他的思想发展的大路前进。

巴甫洛夫思想的发展和把他的学说贯彻到医学与生物学领域中去的工作，已遇到各种形而上学的或假科学观念的说教者方面——斯坦因氏和其“学派”的顽强反抗声，给予我们的科学带来了毒害。

必须指出：像那样的反对巴甫洛夫思想的斗争，也存在于院士别利塔施伟利和若干其他站在唯心主义方面的生理学者们、心理学者们以及精神病学者们与神经病理学者们。

院士别利塔施伟利很久以来，就进行着不断的斗争，反对巴甫洛夫关于高级神经活动的思想基础，并未受到大多数的苏联生理学家的代表们之应有的反驳。院士别利塔施伟利反对巴甫洛夫的活动，得到反动的科学代表们的支持，并不是偶然的。

巴甫洛夫思想在医学中的发展，同样也是被广泛地散布在病理学中的魏尔啸（译注）氏的思想所阻挡。

在许多指导机关中的某些科学工作者们，去领导他们本来有发展的巴甫洛夫学说的责任，他们不仅没有从事对于假科学的、反巴甫洛夫思想进行斗争，而且连自己出在一系列的基本问题上，脱离了巴甫洛夫思想发展的事业，并将巴甫洛夫的许多重要原理加以修改。

在会议的过程中，已经充分明晰地确定：院士奥尔贝利和他接近的学生集团（教授基摄参司基、列别仅司基、阿列克年及其他）都是沿着错误的道路进行的，他们迷惑了研究者们，并予巴甫洛夫学说的发展带来了损失。

在大会上所进行的自由讨论，已揭露了院士奥尔贝利立场的全部错误。院士奥尔贝利在许多场合，是用自己的错误说法，代替了巴甫洛夫的见解的。

在大会上奥尔贝利空洞的发言中，他对于批评，在本质上并未给予回答。很明显地这些批评对他的立场表示非常不满。

大会指出：奥尔贝利是若干主要的巴甫洛夫研究所的领导者——苏联科学院的洛夫生理学研究所，苏联医学科学院的巴甫洛夫高级神经活动进化生理学与病理学研究所——他使这些机关的科学集团，把研究巴甫洛夫科学遗产的主要课题，搁置在一边，并以巴夫洛夫学说的形式上的承认为掩盖，在事实上则曲解了巴甫洛夫学说一系列的最重要的原理。

奥尔贝利院士和他的学生们，与巴甫洛夫学说相反地进行了关于交感神经系底适应营养的影响研究，而不估计大脑皮质的主要作用。

奥尔贝利在感觉器官的动作中，忽视巴甫洛夫关于分析器的学说，奥尔贝利和他的同事者们的申述中，在本质上保持了身心平列学说上一致的立场。

关于高级神经活动的实验遗传学的研究，进行得完全难以令人满意。院士奥尔贝利的形式遗传学的立场，引导脱离了米邱林生物学的原则，来研究这个问题。

对于人类大脑半球皮质之第二次信号系统的研究，脱离了第一次信号系统，是贫乏地和不正确地展开的。

高级神经活动的病理生理学问题，在列宁格勒的机关中研究得很微弱，因此就削弱了院士奥尔贝利所领导的生理学机关与临床上的联系。

在院士奥尔贝利所领导的集团之科学生活中，没有展开科学的批评与自我批评，也未保证批评的自由和思想斗争。在这些机关中，充满了对于科学领导者们的称颂和盲目的拜倒于他们的所谓“权威”之前。

院士奥尔贝利主持着庞大的研究机关，讲座委员会，科学杂志，科学团体等方面之领导。他占领了在生理科学中的难以获得的地位，他违反了苏联的科学精神，并妨碍着苏联科学自由发展。

大会中的讨论证明了：院士奥尔贝利和他的附和者们之少数集团，已脱离了苏联生理学学者们的基本群众，把自已孤立了。那些群众观点，是站在正确的巴甫洛夫路线上的。

大会考虑到院士奥尔贝利的声明，他已在展开批评的影响下，承认了自已首先发言的错误，和自己立场的不对。然而就在院士奥尔贝利的这个声明中，对于他所犯的错误，并没有明了的批评和分析。

院士斯别兰斯基正确地强调了神经系统在病理学发展过程中的意义，并尖锐地在病理学中展开对于魏尔啸氏思想的批评。但是在自己的工作内，却纵容了一系列的错误。院士斯别兰斯基研究的关于神经营养学说，未能利用巴甫洛夫科学遗产的全部丰富的知识宝藏。

院士斯别兰斯基把神经系统在病理学中的作用，看作与整个有机体的活动中，大脑两半球皮质的指挥作用无关，而提出了所谓的“神经网”的暧昧说法来代替它。

院士斯别兰斯基和他的学生们偷偷摸摸地提出关于神经系统的组织作用之暧昧概念，来代替对于阐明病理学过程的生理机构之应有注意。

教授阿诺兴未能把巴甫洛夫的学说向前推动，而且多年以来，从事于修正巴甫洛夫关于高级神经活动之唯物论学说的思想基础，使这种思想基础的意义降低。

阿诺兴隐蔽巴甫洛夫的名字，指出了他的科学方法的特征，他的关于高级神经活动的学说之特征，以及我们祖国全部生理学的特征，是分析的和片面的；事实上这些正与国外的所谓的巴甫洛夫的“批评家们”的说法相符合。

教授库巴洛夫在其论述得到的事实材料时，往往迷失巴甫洛夫学说的立场。

此外若干个别的缺点，也同样地存在于若干其他的巴甫洛夫的学生们和其后继者们的工作中。

大会指责：一部分学者们的无根据的企图，创立自己的“学系”和“学派”，这样地来反对巴甫洛夫学说的总的方向。

大会指出：把巴甫洛夫学说微弱地贯输到医学中去，是不能完成这个伟大学者的关于“生理学应当成为医学的科学基础”的遗嘱的。

这首先是由于苏联保健部及其学术顾问会议，苏联高等教育部以及苏联科学院生物科学部，对于作为生物和医学之自然科学基础的巴甫洛夫学说的重要意义，估计不足。

特别必须指出，苏联医学科学院主席团应负责的责任，即没有充分注意把巴甫洛夫学说贯彻到医学上去的事业，而且不能够保证各医学机关中的发展巴甫洛夫学说的工作。

巴甫洛夫的学生和后继者们在这方面，也同样要受到责备。他们有许多人苏联保健的需要，并且在广大的医生群众中间，不充分地宣传巴甫洛夫的思想。

巴甫洛夫的思想不论在医学中，也不论在心理学中，教育学中，在生理学的教育事业中，在兽医学中和畜产学中，贯彻得很微弱。这是由于巴甫洛夫的学说在高等学校的计划和课程中，并没有得到领导地位。

由教授基摄参司基和教授列别仅司基编著的学习参考书《动物和人的基本生理学》一书，不仅是没有满足苏联课本的初步要求，而且对于作为现代生理学基础的巴甫洛夫学说反映出保守的立场。

这些缺点也存在于巴布斯基氏所编辑的已被发行的课本中，巴甫洛夫的学说和苏联生理学的成就，在已出版的贝可夫所编辑的课本内，也是反映得微弱的。

同时，大会很满意地指出：巴甫洛夫的思想在苏联科学中，是完全胜利的。

巴甫洛夫优秀的科学成就，用存在的条件确定了复杂有机体的生命活动全部形式的制约性。其中并包括了精神的活动：提高了我们祖国的生理学到世界的第一位，并开展了我们祖国生理学进一步发展的广大原野。这些成就，对于医学与心理学在科学原理上的改造，创造了坚固的自然科学的基础。它对于教育学和体育也给了许多宝贵的贡献，对于语言学也能有许多宝贵的贡献。巴甫洛夫在高级神经活动的领域中，作为现代科学论脑的最伟大的成就的发现，乃是唯物论世界观的强大有力的自然科学的基础，乃是我们与唯心论和神秘主义的表现作为思想斗争的有强大威力的武器。

在本次大会中的讨论，极其明确提示了：在我们的国家中，是有着科学工作者们的巨大力量的，能够创造地研究和应用巴甫洛夫的学说到生理学、医学、心理学、农业的所有领域中去；能够正确地指导国内生理学和医学机构的活动。

为了使巴甫洛夫的学说进一步发展，并为了加强这个学说与实践的联系，大会决定：

一、责成苏联科学院主席团和苏联医学科学院主席团在最短期间，研究必须的，有组织的和科学的方法，进一步发展巴甫洛夫学说的理论基础。并把巴甫洛夫学说贯彻到医学、教育学、体育和畜产的实践中去。

二、责成苏联科学院主席团和苏联医学科学院主席团，并要求苏联高等教育部与保健部，审查本年的科学工作计划，审查将来的科学工作中，关于生理学及医学各科（内科，卫生学，精神病理学，神经病学以及其他各科）等方面之计划。

在这些计划中，必须确定广泛发展着的巴甫洛夫思想和方向之研究，特别是要注意：

（1）要根据动物和人的高级神经活动的生理学与病理学，进行研究工作。

（2）从事于第二次信号系统的研究，及其与第一次信号系统的相互关系。

（3）对于神经系统之营养作用的研究。

（4）对于大脑皮质和内部各器官相互作用的关系之研究。

（5）对于高级神经的实验遗传学方面研究之发展。

（6）对于消化生理学，血液循环生理学，呼吸生理学等研究工作之发展。

（7）在一般病理生理学领域中，发展巴甫洛夫的科学思想，特别是要研究大脑皮质对于恢复被毁坏器官的机能上的作用。

（8）根据巴甫洛夫学说，进行对于临床医学、预防医学的最主要问题的实验研究和新的治疗方法的研究。

（9）对于农业动物之生理学及生态学的研究。

三、在苏联高等教育部和苏联保健部的系统中，根据训练干部的方针，必须实行下列的处理：

（1）审查大学，教育学院，和兽医学院并农业学院的生理学计划，以及主要医学各科之计划，应在巴甫洛夫生理学的基础上，改编适当的教程。

（2）应将高级神经活动的生理学原理（以及病理学原理）的专门教程的教授，加入于大学、医学院、教育学院的高级班课程内，以及医生进修的专门学校中，作为必修课程。

（3）用征求的方法，在最近二年中创作在巴甫洛夫思想基础上，并在祖国生理学的成就基础上，编辑的新的生理学以及病理生理学课本，以供给大学、医学院、教育学院、农业学院、体育专科学校。

（4）为了贯彻教授巴甫洛夫方法的目的，要用课程实验和实际的操作，并恢复讲演助教的职位，来广泛的保证生理学课程的教授。

（5）在研究生的训练计划中，根据各医学的专门，加入了生理学的必修课程。

四、责成苏联科学院和苏联医学科学院：

（1）实行每年召集一次的科学会议，实事求是和批判地讨论巴甫洛夫生理学的具体问题，特别是高级神经活动的生理与病理问题。

（2）培养研究生及硕士，来加强准备高级神经活动的生理与病理的科学干部。

（3）号召创办高级神经活动问题的新的专门科学杂志。

五、苏联科学院，苏联医学科学院，及高等教育部及保健部所主办的各种定期出版物中，须展开关于巴甫洛夫学说主要问题的广泛讨论。

大会号召所有的生理学及医学领域中的工作者们，在自由的科学批评与自我批评基础上，创造地发展伟大的巴甫洛夫学说到人民的幸福事业上去。

译注：魏尔啸氏（1821～1902）德国人，为细胞病理学的创始人。

（译自1950年第4期苏联《医学科学院通报》）

（1951年8月23日《健康报》）

3. 人民民主国家对于巴甫洛夫学说的学习与宣传

（一）在保加利亚对巴甫洛夫学说的宣传

在保加利亚许多医学团体，对于伟大的苏联生理学者巴甫洛甫的学说发生了特殊的兴趣。

当去年在苏联对于巴甫洛夫生理学说问题展开讨论以后，保加利亚科学院就出版了一部《苏联医学的讨论》的专集。这个专集在很短的时间内就散布在保加利亚的科学界中。并且许多的巴甫洛夫著作也被译为保加利亚文。

保加利亚的人民保健部及医学院以巨大的关心和重视，采用了这个伟大的生理学家的学说。在伟洛可·柴洛完斯可夫于去年年末组成了关于巴甫洛夫学说的专门科学会议。

（二）捷克斯洛伐克举行“苏联医学日”

在捷克斯洛伐克各地都非常顺利地举行了“苏联医学日”。例如在别施卡·布拉齐斯洛伐克地域的卫生保健工作者曾举行了两天的工作会议，在会议中听取了若干关于下面这些内容的报告：伟大的苏联生理学者巴甫洛夫的主要学说，苏联保健组织的理论与实际，苏联的临床医学，居民治疗的组织，在苏联护理传染病工作以及其他理论与经验。

捷克斯洛伐克的保健工作者们，曾详细的讨论了更深入的研究苏联保健事业的丰富经验，以及如何最广泛的利用这些经验在所有的治疗及预防机关中的问题。（以上均译自一九五一年八月医务工作者九七七期）

（三）在波兰的巴甫洛夫学诊断学研究院

波兰统一工人党与波兰人民民主政府对于劳动人民，对于母亲们及孩子们的健康问题，表现了巨大的日夜的关心。

在波兰六年建设的宏大计划中，对于医疗机关，儿童机关，疗养院，及休息所的建设工作均定为首要的一个任务。在史柴参地方，根据最新技术原理，具有着完善设备，以伟大的苏联生理学者巴甫洛夫命名的“诊断学研究院”业已修建完成，并且已开始工作。

在靠近华沙城的米扬奴福克地方，已经创办了一座有着良好设备的制造外科与齿科医疗器械的工厂，在伊兹皆布年地方已扩充了一所庞大的结核病疗养院，此外在许多的大学临床病院与医院内都增加了许多新的保健部门。

（译自1951年8月《医务工作者》976期）

（1951年9月20日《健康报》）

4. 在各人民民主国家中巴甫洛夫学说的发展

译者前言；巴甫洛夫科学遗产之创造性的发展，自从一九五○年六月的苏联两科学院联合会议之后，不但在苏联医学科学界中，得到飞跃的发展，即在东欧之各新民主国家的医学科学中也掀起了巨大的学习热潮。他们在伟大的苏联学者巴甫洛夫学说的直接影响下，不论在临床与基础医学方面，都取得了很大的成就。因此，我们对于这些国家的医学科学家们虚心地向苏联先进医学学习的精神，是值得高度地重视与追随的。兹将施台利克氏的这篇报道译出，以供我国医务界工作者同志们参考。

在各人民民主国家中，正产生了最深刻的文化革命。在科学思想的前面已开辟了无限的与异常丰富的创造之可能性。

各人民民主国家的学者们，尤其是医务工作者们正在苏联科学之亲切的影响下进行着工作。伟大的俄罗斯生理家巴甫洛夫的学说，已成为对于卫生保健事业的启蒙改造之基础。

在捷克斯洛伐克于本年之初，在其所有的卫生保健部门中已完成了实施苏联医学经验之工作计划。其中与巴甫洛夫学说相联系的问题占以首要的位置。在国内目前正进行着医院与医院研究机关之联合，看护并预防传染病的工作之改善，对于工业企业工人及农业合作社社员们之医学服务的根本革新，多数已告完成。所有这些，对于巴甫洛夫学说在医学中的应用，创造了良好的条件。

在斯洛伐克的若干地区，于一九五一年夏天，曾举行了“苏联医学日”。他们恳切地指出：斯洛伐克的医生们正渴望着研究巴甫洛夫的遗产，并应用它到自己的临床业务中去。在各省的卫生保健工作者的许多讨论会中，都有以巨大的关心听取了若干关于这个伟大的俄国生理学者（指巴甫洛夫——译者）的学说之报告。

巴甫洛夫的伟大著作，已在波兰的医务工作者之间受到了重视。在数月之前，于华沙所举行的全波兰生物学者、农业生物学者与医务工作者代表会议中，在巴甫洛夫思想之扩展上，已发生了向前推进的重大的一步；在该代表会议中曾讨论了现代生物学与巴甫洛夫、米邱林及列别申斯卡娅（注二）的伟大发现之有关问题。

于一九五一年春波兰在临床医学方面曾进行了与巴甫洛夫思想之应用有关方面的创造性的讨论；波兰学者一次会议准备阶段中，波兰医学界对于巴甫洛夫思想开拓的一个明显的例子，就是在本年夏天于史柴参地方创办了以巴甫洛夫命名的宏大的与设备良好的“诊断学研究院”。该研究院的工作者们，正在从事巴甫洛夫学说之创造性的应用与宣传工作。

罗马尼亚的医学界进步人士也同样地走向由这位伟大的俄罗斯生理学家所开辟的道路。在两年前，由于罗马尼亚人民共和国科学院的决议，创办了以巴甫洛夫院士命名的“神经学研究院”。在此以后，于该研究院中创造了许多有重要意义的工作；关于在大脑皮质与内脏器官之间的联系以及其他。在研究院中经常举行关于苏联学者们——巴甫洛夫的后继者们——之成就的会议与论文的阅读。在以院士克·伊·巴洛汉氏所领导的内分泌学研究院，保护母性与幼儿研究院，布哈列斯基氏医学院神经临床病院以及和其他的许多医学机关内的科学中心思想，都已经受到了这个伟大的生理学家思想的影响。

巩固对苏联关系协会（Общество по УкЛепЛению Связи с Советском Союзом – АрЛюс）也积极地参与了巴甫洛夫思想的宣传工作，该会通过了真正的群众路线，在国内组织了关于纪念巴甫洛夫的晚会并“罗、苏医学日”。

保加利亚的医学界方面，对于巴甫洛夫的学说已逐日地表现了特别的需要。巴甫洛夫的忠实的后继者之一的马克顿司基教授在“自由的保加利亚”报纸上发表了一篇论文，题目是“贯彻实施巴甫洛夫的学说在保加利亚。”

在论文中马克顿司基写道：“伟大的生理学家伊万·彼得洛维赤·巴甫洛夫的名字很早就已经在我国内尽人所知；但是，我们对于他的遗产之深刻的与全面的研究，仅在一九五〇年于苏联方面的医学讨论之后才开始的。”

在去年年末保加利亚保健部与柴洛完斯可夫医学院共同组织了关于巴甫洛夫学说之科学会议，在会议上做了许多的临床工作的报告。

保加利亚科学院发行了有着院士克利斯塔诺夫氏序言的“对于苏联科学院与苏联医学科学院关于院士巴甫洛夫生理学说问题之联合会议工作之全部解答”。这一个著作虽然印了很多的册数，但在很短期间内该书即售完。此外对于已译成为保加利亚文字的巴甫洛夫著作，已拥有了极大的需要。而俄文的巴甫洛夫著作，在许多书店内也有了大量的购买。

为了庆祝巴甫洛夫逝世十五周年纪念日（按：这是指本年一月二十七日——译者），由保加利亚的临床及社会医学研究院出版的“神经学与临床”选集一书，已得到了广大的普及。在选集中登载的论文有：院士蔡·克利斯塔诺夫的“关于皮肤的神经学与学说”，保加利亚科学院通讯会员克·其洛夫的“神经学与内部疾病”与权威的科学工作者外·马克顿司克教授的“神经学与精神病学”。教授其洛夫指出：“把巴甫洛夫的神经学贯彻到临床医学中去，就使得我们之关于病因学，以及若干内脏疾病之预防及治疗的观念有了基本方式的改变。”柴洛完斯可夫医学院的教授与讲师们在一九五〇年所发表的工作中的重要部分，都是有关于巴甫洛夫学说之研究的。在该学院中已创立了四十个研究巴甫洛夫科学的大学生小组及研究生。

现在在保加利亚国内为数甚多的治疗机关，都有已有步骤地把巴甫洛夫学说贯彻到临床医学中去。在索菲亚（保加利亚之首都）与波罗夫基夫的许多医院中，正在成功地应用着睡眠疗法。

在匈牙利与阿尔巴尼亚的许多进步学者们正在进行着巨大的、有成效的研究工作。他们正应用由巴甫洛夫氏关于高级神经活动之学说所装备起来的强大唯物主义的武装，向着唯心主义的观念，进行着坚决地斗争。

巴甫洛夫的进步的唯物主义的学说不仅在医务工作者方面，引起了巨大的兴趣与热烈的支持，就是在广大的劳动人民群众中也是同样的。比如布达佩斯（匈牙利之首都）的机械制造工人们；斯洛伐克的农民们；波兰的矿山工人们与多瑙河运河——黑海区——的建筑者们，在各国书馆内，都有希望阅读关于这位伟大的俄罗斯生理学者的生平与创造的书籍，在俱乐部中也要求阅读关于他的讲义，在各人民民主国家中，巴甫洛夫的思想已成为了大家的丰富的遗产。

（注一）原为“巴甫洛夫学说在各人民民主国家中”刊载于一九五一年十月二十八日医务工作者报纸（NO. 998）

（注二）为布尔什维克的自然科学在去年九月因研究“生命之非细胞形式与生活物质“之重大成就荣获史大林奖金一等奖。

（阿·施台克著　1951 年 11 月 22 日《健康报》）

5. 从法国医生口中谈苏联医学

译者前言：法帝国主义者在第二次世界战争后，在政治与经济上更加对于苏联进行严密地封锁，就是在文化与医学科学方面也严密闭塞了对苏的交流。同时也进行了许多反苏问题之歪曲宣传，与传播了以美帝主义为首的各种思想毒素。

但是不论法帝国主义怎样在追随着美帝国主义的尾巴走向备战的侵略企图，不论法帝国主义用种种的方法钳制着人民的声音，但爱好正义的法国人民却勇敢地突破了这些重重的障碍，去寻求真正的自由与幸福。下面介绍的这篇文章就是在本年由进步的法国医药界人士所组成的“法国医药访苏代表团”在第一次访问苏联归国后，如何揭穿了法国反动政府的阴谋以及宣传了代表着真正劳动人民利益的苏联科学事业之胜利的一篇综合报道文字。

由这篇短文中使我们更加深刻地体验到超然的医药科学是不会也永远不能够存在的，因为任何科学都是脱离不开实际的政治的，而只有建筑在无产阶级的政权基础上才能够获得到真正的科学与生活。我想，通过这篇强烈的鲜明对比后，将不难有进一步的认识吧！

不久之前法国的医师代表团曾到苏联做了一次访问。在该代表团归国之后，该代表团代表之一，布洛金恩院士曾向新闻代表谈道：“——在法国，当我们一谈到苏联时，有许多都是不正确的。”

而另一位巴黎著名的妇科学博士拉马兹则坦白地宣布说：“我们受到了政府的蒙蔽欺骗！”

由这两位法国最有名的医学界的代表者口中所说的这些话，正是对于法国统治集团的一个最大的讽刺！也正由于法国医师们对于苏联医学的各种成就不够了解，对于苏联的医师们在国内的各种研究的社会地位不够明白。因之，所谓“美国的政党”才狂妄得逞地对苏联肆意侮蔑，捏造了许多事实，企图给苏联人民以及苏联的科学与文化散播上敌意与怀疑的种子。

在战争（指第二次世界大战——译者）结束后，由法苏协会所组织的法国医师们到苏联去的第一次旅行，对反动统治者们的这些阴谋带来了有力的打击。在代表团全体成员们一致地赞叹的事实面前，甚至于连极端反苏的右派（或右翼）刊物也不得不勉强而老实地承认了苏联医学方面的伟大成就。

法国的若干进步报纸以整页的篇幅委托代表团团员们，希望报告他们亲眼所见到的一切印象，

在森德·艾次耶地方所出版的“森德·艾次耶爱国者”报纸上，留斯克医学院教授匹耶洛·维洛切伊密洛以充分的确证深刻地指出：法国的医生们对于俄罗斯与苏联的科学成就虽然知道的极其贫乏，但是相反地苏联的医务工作者们却能够很好的得到关于法国医学最新发现的消息。匹耶洛·维洛切伊密洛并且继续指出：“当然，若仅用他们比我们有着更多的语言学者（理解法语的——译者）来看时，这只能是一部分的说明，而最主要的却是由于资本主义国家制造的‘铁幕’所致。”

他最后说道：“文化的交流乃是维持和平的一种方法。人们之间彼此的了解愈深刻就愈不容易使他们卷入战争的火焰中去。医师们在这一方面应当作榜样，别陷到战争里去，

因为医生们只有一个敌人，那就是——疾病。”

当在该团于莫斯科逗留时，拉马兹博士对于苏联学者们在无痛分娩方面所得到的成绩，表示了衷心的赞叹。回到巴黎后在当他对于“赛·苏阿洛”夜报的记者的访问他时，他作了详细的会谈。这个会谈已引起了读者们的巨大的关心。在五、六天内报社里收到了大量的读者来信，其中有很多都被刊载在该报的专栏内。

登载的内容多半都强调地指出：在苏联所研究的精神预防法是与美国及法国所应用的麻醉药剂的方法有着根本的不同。

“赛·苏阿洛”报纸详细地叙述了建立在伟大的生理学家巴甫派洛夫学说基础上的苏联科学体系。该报并提醒大家在不久之前于色洛本地方召开的麻醉学者大会上放映的所谓美国式的无痛分娩电影给与大家的每一个苦恼的印象。

应用广告式的美国助产士的方法，无疑地不但对于婴儿的，就是对于母亲们也是有害损伤的。因为各种药剂的注射，会使产妇身体衰弱，归根到底不但不能便于分娩而且倒增加了困难。

这个对比，给予法国读者们一个特别强有力的说明。很多致编辑部的信件裹里有一封说道：“阅读了您的论文，我真实地希望能够把苏联的无痛分娩方法应用到法国来。并且我相信，所有的妇女都会同意我的”。

但是，正如拉马兹博士在其访问记中所正确指出：“在今天的法国是没有应用这个进步方法的可能性的，对于这个进步方法的应用，是需要另外的‘社会条件’的——具备那种条件的国家，将不会浪费巨款，用到损伤和平人类的生命与健康的军事消耗上去的。”

关于这些“社会条件”，在人道报上，教授维克桃洛·拉非特的论文中也详细地写出了。拉非特以著名的精神病学专家的资格，特别关心于在苏联对于精神病的处理方法。他写道：

“苏联的报纸上没任何战争歇斯底里的形迹，每个苏联人民都有表现得最为和蔼可亲。酒精中毒者数字的恒久的减缩与花柳病的灾难消灭，也就使精神错乱疾病剧烈地减少了。”拉非特教授在这一点上把苏联与美国首都的发病作了一个有趣的对比。他说：“在美国无人关照的儿童数字之长期的膨大，那样的问题在苏联简直不可能产生的”。同时，拉非特对于苏联教育组织的马克连柯氏教育学系统，也给予了高度的评价。

在同一报纸中，胃肠性疾患学会秘书长莫岂耶博士赞赏的叙述了关于在苏联医师们前面，在科学工作的领域中打开了广大的可能性，并谈到了保健机关及其他各种专家——如细菌学、生物学、化学、数学专家等对医师的帮助。

莫岂耶强调了苏联科学家与实践的结合，特别是巴甫洛夫学说对于苏联医学发展的影响，并写道：“巴甫洛夫的著作已经或活生生地应用到医学的实践中去。”

在人道报上发表了布洛金恩院士关于苏联医学教育组织的论文。关于苏联医生们在工作日是如何地规定，关于他们的待遇问题，以及关于苏联医学之著名的发现等。布洛金恩院士并且指出，就以他自己亲身的发现，在苏联所获得到的比在法国所获得到的有了巨大的应用这一点来说就是有着使人信服的可能性。他写道：“苏联医学之能够有了这样卓越的成绩，当然是不外乎下面的那些力量，即在那儿的医药的帮助乃是免费的，并且事实上在苏联的每一个人都享受了保证健康的权力，这样就可以实现在这个巨大的国家的居民生活中之深入的应用。”

在访问苏联之后，法国的医生们还明了地看出了在他们自己的祖国内，每一个悲惨的医药援助是处在怎么样一悲惨的环境的。比如皆斯可穆波教授就表示了这个感觉。他以关切的描述介绍了苏联的“红色无产阶级”工厂里的夜间疗养院。他写道：“法国从希特拉的占领得到解放后，进步的保健部部长立刻实行了给一个国有化的企业工人们的建立了那样的夜间疗养院。”

“但是，改变了时代”——皆斯可穆波悲伤的指出：“——那个部长的后继者，却利用了这座建筑物，作别的使用了。”

关于法国医生们旅行的论文与访问记，其他的法国报纸与杂志也都登载了。比如“里别林恩”、“列特·法兰赛兹”、“阿卞西恩”（以上各种杂志名称均系译音——译者），所有这些报刊上的内容都把他们在苏联所见到的成就，以诚恳的赞赏传播出去。

代表团员们热诚地把自己的感想报告给那些为反苏宣传当俘虏的千百同仁们，并讲述着这个将全世界从希特拉鼠疫症解放出来的伟大强国的一切真情实话。

从这些谈话中，再一次地证明了虽然大西洋彼岸的新战争贩子——法国统治者们早已经忘掉了苏联对于全欧洲的援助，但法国的和平人民（或“平民”）却清楚地记忆着这个。在法国和平人民胸怀里，对苏联的热爱与感激却永远难忘（或永世存在）。

法国医生们关于苏联见闻的各种谈话——这正是许多关于在一九一七年十月无产阶级革命胜利给苏联劳动人民有如何的贡献。这些故事无疑问地将促进法国人民对苏联的高度友爱的感情。在那个国家（苏联）中，人民已成为了真正贵重的财富，而在那里，有着为争取全世界和平而斗争的共产主义的积极建造者——医生们的巨大军队，他们都是为着人们的健康而工作着的。

（阿·布拉金原著，译自苏联《医务工作者》84 期，1951 年 12 月 20 日《健康报》）

6. 论马加罗夫斯基区立医院的经验

——苏联巴甫洛夫生理学说科学委员会第六届会议总结之一

译者前言：于去年十一月二十日至二十四日，在苏联科学院领导下，以院士具可夫为主席，召开了巴甫洛夫生理学说科学委员会第六届会议。会议曾听取了若干学术机关的重要报告。其中有些科学机关的工作或计划曾受到了批判，而另一些科学机关的工作或计划则受到了表扬。受到会议表扬的报告之一就是别林氏报告的“论乌克兰共和国基辅省马加罗夫斯林区立医院的治疗原则”。会议指出，该医院的工作经验正是把巴甫洛夫生理学说原理创造性地贯彻到祖国的临床医学中的一个模范。下面所介绍的这篇论文，就是科学委员会对于该医院的工作报告所通过的会议总结之一。

在苏联科学院暨苏联医学科学院联合会议（指一九五〇年六月之会议——译者）之后，巴甫洛夫思想已经更深入地渗入于祖国医学中去，成为全部治疗与预防事业之根本改造的基础。在巴甫洛夫生理学说的原则上，各医学机关之改造，在我国的城市与乡村中得到了愈益广泛的开展。

基辅省马加罗夫斯基区立医院的工作在这一方面是特别称得起典范的，并已得到了巴甫洛夫生理学说问题委员会的足够的重视。

该医院的工作者们以巴甫洛夫学说为基础，制定并已在临床工作中贯彻了由他们自己命名的保健治疗的特殊制度，这个制度的指导原则便是避免病人受到周围环境一切有害作用因素的，及避免病人的神经精神性紧张的增加。

马加罗夫斯基区立医院的医务工作者，由于在基辅的各治疗机关中对于病人进行了广泛的调查询问，确认出：对于病人影响特别不好的因素就是医院的喧嚷、医院的特殊气味、疾病的诊断与治疗处置等等。医务人员尽自己的努力以便消除医院环境中的这些有害因素。首先在医院中对于全体工作人员订出必须履行的规则（但不是对于病人）：谈话要用耳语，避免敲门、敲打桶和碟子的声音等等。在开始的绝对安静中又呈现了以前所未被注意过的个别的喧哗因子，这些因子也被取消了，如门上的活叶上了油，自来水管的龙头上戴上了可消除喧哗声的橡皮管子，走廊与大病房里已取消了毛毯和线毯，医务工作人员的短靴与套鞋则代之以拖鞋，椅子腿上也钉之以弹力橡皮等。

用类此的各种处置终归达到了病人所必须的完全的安静。

以后再采用对于大病室、走廊、手术室、绷带室的强度通风的方法以消除嗅觉的刺激（脓的臭气，药物的气味）。

在医院的一般平静与静肃中，那种所谓“疼痛的声音”，当注射、穿刺时的呼叫声与呻吟声——则显得更加显明。医务工作者在各种处置的实施中便应用了一切可能的方法去减轻或完全消除疼痛。就这样，医院的医务工作者在实行诊断的穿刺时，事前要麻醉必须的一段皮肤；从伤处解除绷带时也要在事前用此种或他种溶液湿润绷带，或者请病人自己从伤处取下绷带。

除了防止病人受外界环境的不良因素作用的措施之外，同时，在病室内已创造了愉快的条件：在窗子上挂了窗帘，陈设了鲜花，墙上装置了图画，从各病床上取去了体温记录表等。在房舍内装置了内部的无线电网，允许在一定的时间对于每一个病室或对于所有的病人，同时广播各种谈话的节目。医生们在无线电上用简单的与恳切动听的语言和病人们谈论关于祖国科学的成就，关于睡眠和其治疗的作用，和关于保健治疗的制度等。

音乐节目也在广播了。音乐与有趣味的谈话赋予病人们的生活以富有情绪的色调。

“完全不准骚扰病人——这就是马加罗夫斯基区立医院工作人员们的座右铭。在为病人准备手术前，他们告诉病人们关于手术的真相、关于正确执行手术后的各种制度的意义，和关于疾病的结果等等。这类的谈话已在医务人员的工作中成了最好的助手。

对于布置儿童的手术也给了很大的注意。早一点把儿童引入手术室中，在手术室的小桌上陈列着为孩子所喜爱玩耍的一些玩具。孩子们习惯了这个环境就不再表示害怕手术室的情况了。

根据规定的保护治疗制度，只能在一个桌子上施行手术，以便病人看不见病人的痛苦景象。在手术开始前各手术器械要用单子遮盖起来，因为不应当把手术刀、探针、镊子等的形状来惊吓病人。病人早就知道为什么要把他绑缚到手术台上去，为什么医生们带上口罩与消毒的工作服。医生们要用精神预防法鼓励病人对于现代医学治疗成绩的信仰心。（未完待续）

（1952 年 3 月 13 日《健康报》）

7. 论马加罗夫斯基区立医院的经验（续）

——苏联巴甫洛夫生理学说科学委员会第六届总结之一（续完）

医院的每日程也是建立在巴甫洛夫的生理学原则上。夜间睡眠已延长到九小时，所有的病人必须进行午饭后二小时的睡眠（共十一小时——译者）规定了休息的时间与处置的时间等等。所有医院的一切制度都是为了创造最高度的精神与身体的安静。但是，这个安静不是绝对的，它是结合了身体的活动——也就是说，是结合了卫生与医疗的体育的。卫生体育要在清晨测量体温后集中地藉着无线电的播送举行。在进行体育时病房的护士要矫正病人们所作的体育练习之正确性。

在马加罗夫斯基区立医院中除了保护治疗制度之外，也充分广泛地应用了睡眠疗法。为了这个目的，设备了特殊的病室，在那里安放睡眠疗法的病人。那些病室中的窗子都有用暗黑的窗帷盖着，在黑暗与安静的条件下则引起了病人们的条件反射的睡眠。起初对于病人的安静睡眠曾应用了各种的药剂，但是在工作的过程中已确认出：药理作用的睡眠往往可以引起不好的副作用，而有害的影响到疾病的过程上。因此该院就把安眠药的剂量减少了 20 ~ 30 倍，并转移到条件反射性的睡眠疗法。安眠的方法要伴随着无关的刺激物之投予，这样，睡眠状态同着条件反射之形成就可以由一个条件刺激物的作用而发生了。为了使已经完成的条件反射不至于消失，在个别的场合中，条件刺激物要用小量睡剂予以强化。最近该医院工作者开始只用天然条件唤起病人条件反射性睡眠，这些天然条件都有是在普通的生活里大多数的场合中可以引起睡眠的一些条件刺激物，例如暖和的卧榻并结合着所模仿的多雨天气或行动着的声音等等。

该医院的医务工作者人员以人为模仿所创造的条件引起了睡眠，并用那种模仿的方法保证了天然的醒觉。例如：声音的放送、用选择的音乐配合着使病人们重新印证了以前在集体农场中的早晨等等。

该医院的全体工作者们用这些方法获得的病人安静睡眠已开始广泛地在溃疡性疾病、子宫颈糜烂、各种炎症性过程、支气管喘息，和其他疾病中应用了睡眠疗法。由于良好的效果中可以认为这种医疗方式的应用范围是应当重要性的扩大的。

睡眠疗法在病室内也规定了一定的每日程序，在睡眠疗法的病室中一昼夜的睡眠平均延长是十五——十六小时，一般病室则是十一——十二小时。每个病人睡眠的延长要由护士检查，并把不正当的睡眠情况记入于温度记录的表格内。这种睡眠延长的记录之指标与其他的指标，得以使医生们用来分析病人的状态。

保健治疗制度与睡眠疗法之应用于结果，业已减少了治疗的期限并已提高了病人的痊愈过程。

科学委员会已指出了该院在巴甫洛夫学说基础上所广泛完成并把保健治疗制度贯彻入于临床中去的特殊功绩。

由该医院全体所完成的这个巨大工作并不是没有错误与缺点的。例如为了尽力保护病人避免其心绪不宁起见，该医院开始并没有通知病人做手术的日期。但是这种方法仅能够在最初的阶段中有成绩。而在此以后病人们都知道了在马加罗夫斯基医院中并不预告手术日期，于是他们的心绪不宁相反地更加强了，并且拒绝这个方法。

再如该医院的医生利用第一次信号系统与第二次信号系统的方法在它们的充分的相互作用中发现了引起条件反射性睡眠的正确道路，而直接地正确地研究了这个方法。他们安置了若干病人在一间大病室中，而企图用一个或一些方式引起对于所有病人的天然睡眠。那样的方法要承认是失败的。因为个别化的刺激是需要适用于每一个实际的场合的。

此外在该医院的工作中与科学研究工作之缺乏联系并且和乌克兰共和国及基辅省的其他治疗机关之缺乏联系也是一个重要的缺点。

由于认识上的缺陷混同着一系列巴甫洛夫生理学基本立场已使该医院的全体医师引起了对于病人的模型特点之表面的错误理解，并引起了对于他们所获得的效果的不正确的论述。比如在对于病人的神经系统类型之判断中，医师们仅由于既往历的材料与病人的一般行为。他们根据睡眠疗法的效果错误地认为疾病是由于大脑皮质作用的抑制作用所消失的，而相反地睡眠乃是恢复了皮质细胞的工作能力并同时动员皮质之机械机转到疾病作用的消灭上。

但是不论尚有着多少缺点，马加罗夫斯基区立医院的经验与若干适当的改良方法是应当推广到我国的所有治疗机关的。

该医院的工作——正是把巴甫洛夫院士的生理学说原理创造性地贯彻到祖国的临床医学中的一个模范。

（原文载《医务工作者》1951 年 12 月 13 日，译文载 1952 年 3 月 20 日《健康报》）

8. 苏联医学介绍

苏联医学科学院第七届大会的若干总结

苏联医学科学院的第七届大会，是在本年五月八日至十四日在莫斯科召开的。参加此次大会的有医学科学院以及各研究院与高级医院校的研究工作者，和著名的临床医师。苏联医学科学院院长的总结报告，可以说是两年来苏联医学界执行两个科学院巴甫洛夫学说问题联合会议的决议的第一个总结。兹节译其中重要部分，以供我国医学界进行树立人民医学观点，端正研究方针时的参考。应该指出，这一次会议中掌握批评与自我批评的武器，表扬好的，揭发坏的之精神，也更是值得我们学习的。

（一）计划实行的科学方案，在许多研究院与个别的科学院院士的研究工作中已获得了若干确实之结果：

生理学研究院克服了一切过去的巨大错误，已从事于根据两科学院联合会议决议的精神的研究工作。关于大脑皮层的兴奋与抑止过程中间的相互关系，已获得了若干新材料。顺利地研究了消化生理学的问题，特别是消化道生理的皮质性调节。

实验医学研究院在巴甫洛夫条件反射学说上的研究是有成绩的。特别值得指出的，是排·斯·库巴诺夫教授在临床方面的具有代表性意义的研究。

医学科学院正式会员阿·哥·伊万诺夫—斯摩林斯基与恩·伊·克拉斯诺高洛基院士所领导的实验室，进行了两种皮质信号系统之共同活动这一特别重要的开展性的研究。这些研究包括信号系统的生理学与病理学，以及它们与皮质下活动之相互关系。

可·莫·贝可、夫院士与摩·阿·乌西耶维赤教授关于高级神经系统与内脏器官间的相互关系的研究，仍在顺利地进行中；且已在病因学的复杂问题上，以及许多疾病的有效治疗上，有了充分的贡献。

实验医学研究院、生理学研究院和治疗学研究院等处根据病理学过程的和实验生物学方式的研究，在实验治疗学的发展上起了很重要的作用。

奥·别·列别申斯卞娅的研究也获得了进一步的发展。许多科学院所属的研究院，都研究了她所提出的问题。并联系到呼吸系统与血循环系统之神经调节问题的辉煌研究。

许多临床医学的最重要部门，均已按照新的方式，在巴甫洛夫学说的基础上进行了研究。主要的，如治疗学与神经学研究院所从事的关于高血压病病因之防治的研究；妇产科学研究院正在进行着以生理学原理处理分娩行为的研究与实际应用，以及营救胎儿及时性新生儿假死状态各有效方法的创造；外科学研究院正在进行着创造外科疾病的保健医疗制度，以及若干外科疾病的综合性医疗方法。此外，在免疫、公共卫生、市政卫生与职业卫生等方面也已开始了认真的研究，并开始研究了苏联南方人与北方人适应水土的作用。

（二）第七届大会也指出了医学科学院所属各机关中科学研究工作的值得改进与修正的地方。

在许多科学研究上，尚未能利用新的方法来配合疾病的预防与治疗。

科学研究工作的改进事业在医学科学院所属的若干科学机关中进行得很缓慢，且往往流为形式化。传染病学研究院、卫生组织研究院与赛麻施可氏医史学研究院都是非常落后的。病理学与实验病理学研究院也未能充分地克服过去所犯的错误，还没有认识它自己在病理生理学系统中应担负的重大责任。

在临床上创造符合于生理学方向之研究方法这一重要工作，对于大多数的研究院来说，都进行得很不够。医学科学院主席团未能保证个别的单位创造临床生理学与高级活动的研究方法，甚至于连已存在的与已承认的方法，也没有予以宣传，更没有积极贯彻到各科学机关及防治机关的实际工作中去。

在睡眠疗法方面，没有组织各方面的综合性的临床实验研究，没有整理总结这些重要问题的材料。也没有计划各防治机关中正确有效的综合性的应用方案。

医学科学院各研究院中关于日益丰富的高级神经活动生理学与病理生理学、药理学以及实验治疗学的研究之开展是有缺陷的。对于癌肿、流行性感冒和儿童传染病的积极防治，也并未能有相当满意的成绩。

应当特别指出：在许多研究院中，对于作为科学研究的主要动力——批评与自我批评武器的运用，均尚未开始。医学科学院很少进行关于医学科学最重要问题的创造性、讨论性的争辩。各处的思想教育工作也未能做到名符其实。对于外国著者的反动学说之揭发和暴露，也很少重视。

不得不令人感到遗憾：科学院正式会员奥贝利、阿诺兴和其他人员的研究工作改进问题，迄今仍不能提出具体的材料来证实已经符合于两科学院联合会议决议与巴甫洛夫科学委员会所提供的意见。列别谨斯基教授与基摄参斯基教授（此二人均系在两科学院前届联合会议时受到批评者——译者）虽然在两科学院联合会议之后经过了约近两年的时间，仅仅完成了改进道路的第一步。

（三）应当扩大关于各科有关病理学过程的实验生物学的研究。这个研究领域中的最后目的应当走向病因的发掘，以及增强身体保护调节作用的综合性治疗之研究。

临床内科的领域中最重要的任务，在进一步进行病原和病理疗法及其他等方面的研究。特别要组织神经病的研究（首先是消化道与循环系统有显著破坏时的那些神经病），以及风湿病的原因、预防与治疗的研究。

要在最短期间内消灭落后的瘤肿细胞学说。应当特别重视癌肿的病因、神经系统机能对瘤肿的损伤作用，以及具体的恶性瘤肿的防治方法等方面的研究。

必须运用各种方法来展开传染病病因与病理的实验临床学的研究，并创造预防流行性感冒以及治疗赤痢与百日咳的有效方法。

必须推广在卫生学领域中的研究，特别是劳动卫生学以及外界环境影响人类躯体的各种生理学原理与标准的测定。在这一特殊的领域中，还应当转向与伟大的共产主义的保健问题有联系各课题之综合性的研究。最后，如何把巴甫洛夫生理学说贯彻到温泉学、体育学与物理疗法中去，也是一个特别重要的研究课题。

在本届大会会议前面所决定的这些复杂与重要的任务，要求在批评与自我批评的武器下来取得广大的开展，并应用各种创造性的讨论来与反动学说作果敢决断的斗争。特别要在一九五二——一九五三年中进行这些重要课题的讨论，诸如瘤肿学、人类高级神经活动的类型、睡眠疗法、免疫性问题、实验治疗学和其他等。

（节译自苏联《医务工作者报》1952年5月第43号，原著苏联医学科学院院长阿尼赤可夫
1952年7月10日《健康报》）

9. 巴甫洛夫学说在保加利亚

保加利亚全国医学界人士均以极大的兴趣注意重视苏联科学院以及苏联医学科学院巴甫洛夫联合会议之决议。在该次会议之后保加利亚立即进行了一些关于医学院科学各个部门之创造性的讨论。这些讨论帮助了保加利亚的医生们认识了自己的错误，并指出改造人民卫生事业与医学科学的一条唯一正确的——即巴甫洛夫的——道路。

在国内已创立了许多关于研究巴甫洛夫科学遗产的小组与课室讨论，一些权威的学者发表了许多关于巴甫洛夫学说的通俗著作论文，“科学与艺术”出版所也刊行了若干苏联与保加利亚科学研究者的论文选集。

保加利亚的学者们根据巴甫洛夫生理学说的精神，着手改进自己本身的事业。在依·彼·巴甫洛夫，蒲洛夫基夫医学研究院内设备了全国第一的条件反射研究室。该研究院院长耶利赛·亚尼夫教授在研究免疫性机转的神经系统作用的工作中已获得了成绩。蒲洛夫基夫的学者们也帮助了所属地区的医务工作者们，把保护（治疗）制度推广到所有的治疗机关中去，以组成最合理的医疗服务。

睡眠疗法已在各医院内应用于外科疾病方面——根据伟施摄夫斯基方式的封闭法。

在一九五一年未根据卫生部与社会保障部的建议，医学科学委员会召开了一次巴甫洛夫的会议。

此次会议的首要任务就是根据巴甫洛夫学说的精神，总结保加利亚医学的改造事业，并指出今后事业进展的道路。

广大的医学界人士参加了这个会议的筹备工作。在大会开幕之前，“健康战线”报纸——为卫生部与社会保障部的机关刊物——及早地开始发表了一些关于巴甫洛夫学说问题的资料。

大会开幕时，世界和平委员会委员米特金·波波夫院士代表全体出席人员声明：“……我们以极其惊异的心情站在伊万诺夫·彼得罗维赤·巴甫洛夫的巨大壮观的事业面前，巴甫洛夫的生平与研究道路照明了整个时代的科学思想，我们一方面要对于他的伟大的功绩致敬，同时也向着保、苏的友谊致敬，由于保苏文化与科学的联系，使我国的人民与伟大的苏维埃联邦团结起来。

把巴甫洛夫学说贯彻到医学理论与实际中去，对于我们人民共和国的保健事业来说，是具有着非常重要的意义。我们假如不能很好的掌握巴甫洛夫的原理，就不可能对于劳动者们——即将来社会主义国家的建设者们达到医疗服务的文化与质量的改善。

彼得·克拉罗夫博士也在大会上指出：由这位伟大的俄罗斯生理学家所创造的研究有机体生命作用的自然科学客观方法，他的关于血液循环、消化、营养神经的研究，而特别是关于他的高级神经活动的天才学说，在创造性的自然科学发展中已开拓了新的时代。巴甫洛夫生理学同着米邱林生物学说与列别申斯卡娅的生命之非细胞形式的学说，已赋予了现代医学以永久的根基。

在大会上由全体学者所提出的四个主要报告中已说明了巴甫洛夫学说的理论基础及其在保加利亚医师的临床业务中的影响。

皆洛基·乌祖诺夫教授作了一篇关于巴甫洛夫生理学对于医学科学之重要意义的详尽报告。报告者在巴甫洛夫的立场上作了详细地叙述，并且对于在目前保加利亚的若干科学部门中所流行的维尔郝夫派学者们、福洛沃林与干戴曼二氏的行为主义学、比洛格曼氏的机能病理学以及若干其他的唯心论并形而上学的学说作了批判的工作。

克·其洛夫教授也作了一篇关于巴甫洛夫生理学说研究的报告，他介绍了根据巴甫洛夫生理学精神，从事修改了自己业务工作的许多保加利亚名学者们的成就。其洛夫教授同时也揭露了个别保加利亚学者的世界观之根本的错误。

由阿·甫赫列伟教授所宣读的报告中，已提供了在国内治疗工作与医院业务的改革问题。他指出：巴甫洛夫学说乃是预防医学方向的基础，因此对于保加利亚的卫生学者本身所作的正确结论是：要站在社会主义的建设上、在工矿企业上和在集体农场上的。

在大会上特别强调了医学科学与实际卫生事业之统一的必需性。保加利亚医务工作者本身所作的基本结论就是——科学的探求必须要服从实际的需要，应研究社会主义建设所要求的问题。

目前苏联医学界人士对于马加罗夫斯基区立医院的经验非常重视。而保加利亚的各个医疗预防机关的工作者们认真地学习了这个革新的经验，已获得了广大的声誉，在此可以举出斯伟施特夫·奥柯里医院产科主任娃及莫·伊万尼氏的工作。他结合了小省城医院的医师、助产士、护士等友谊的集体，开始从事于积极地学习马加罗夫斯基学者们的经验。最初在该医院产科部已实行了保护（治疗）制度，消灭了所有外界的刺激因素。以后开始了无痛分娩。研究了分娩的动作正是一种生理作用。伊万尼热诚地开始应用了苏联的精神预防性无痛分娩法。采用无痛分娩法的数量在斯伟施特夫医院中业已与日俱增起来。

全国都在关心着这一革新者的医疗改革行为，对于这个经验也非常注意。首都的许多助产及妇科医院的全体人员都听取了娃及莫·伊万尼氏的关于有效使用巴甫洛夫原理的报告。

这次大会的参加者们号召医学界的人士深刻学习马加罗夫斯基学者们的革新经验，并正确地认识到，它是根据巴甫洛夫的原则改造保加利亚全部医院事业的基础。

保加利亚的医生们宣称说：推广斯伟施特夫医院的经验，并研究在我们医学临床上所产生的一切新的成就——这就是我们的任务。

其后在保加利亚人民共和国卫生部与社会保障部部长彼得·克拉洛甫博士论说中也清楚地说明了改造科学研究工作与临床工作的具体的有组织的方法。

在这次巴甫洛夫会议上的讨论是根据自由的创造性的辩论精神进行的。

大会决议制订关于今后生理学的科学研究计划，并重审高等专门学校的教学大纲。同时也决定印行关于生理学、生物化学、病理生理学等新的教科书，将巴甫洛夫的主要著作译成保加利亚的文字，并设立关于研究巴甫洛夫生理学理论与实际的研究班。

为配合目前全部工作，在医学科学委员会内成立了专门性的巴甫洛夫学说委员会。

保加利亚的医务工作者正在热情地研究并力求苏联科学——在世界上最进步的科学——之成就应用于实践中去。

原著：特·维克斯尼娜，斯·那娃森，译自 1952 年 4 月 13 日苏联《医务工作者》周刊

（1952 年 6 月 12 日《健康报》）

附：在巴甫洛夫学说基础上论针灸疗法中的若干基本问题

一、引言

伟大的祖国经验遗产之一的针灸疗法，在治疗学的历史中是有其不可泯灭的功绩的。祖国的劳动人民在其对疾病的斗争中，曾逐渐由经验中熟悉了这一优越的疗法，掌握了它的特点，并且在历史的演进过程中不断地发展了它。

正如过去历史中任何科学事实和方法一样，祖国人民虽曾在其实践中发展了这一疗法，并把这一疗法在一定限度内提高到了“理论”阶段。但是限于当时科学发展的物质条件，和缺乏在科学领域中的唯物辩证认识，是未能也不可能遽然将这种“理论”通过进一步地再实践阶段提高到现有的科学知识水平的。正是由于那时人们还不知道神经在人体内的物质基础，对于反射现象的本质尚是茫无了解的，因此古代所一直沿用的针灸疗法“理论”还只能是阴阳气化的学说。

但是科学的事实真相，在人们不断地劳动结果中却是不能等待的，它可以捷步数十乃至数百倍地越超到“理论”的前面去。因此为了不要落在事实后面，我们的基本任务就是进一步地掌握了近代科学知识的全部财富精华，飞跃地赶上去，通过实践、认识、再实践、再认识的更高级发展去攻破那千馀年来锁着的科学堡垒和深宫。

在这一愿望上，全部医学科学的指导力量和源泉——伟大的巴甫洛夫学说的基础——当然在其对于针灸疗法中全部问题的解决与发展也具有着原则性与决定性的意义了。

巴甫洛夫学说的特别伟大意义是其严格而精密的客观性与实践性，它对于生活个体活动的全部意义上，深刻地指出了机体内部环境的完整性及其与外界条件之统一性。就是在这个基础上，他正确地论证了高级神经活动的基本规律——而这个问题的科学阐明正是解决了长久以来在科学上所不能解决与被错误解释了的一系列的重大科学原则性问题之基本锁论。

这正是因为巴甫洛夫学说本身的基础是建筑在正确地辩证唯物论基础上的。所以只有这一个学说才能在医学思想中有着最严格的科学意义，并且是不可能摧毁的。

用巴甫洛夫学说的思想观点来讨论针灸疗法中的某些基本问题，只是在这一方面所做的初步尝试，加之本人在这两方面的领域中认识还都极其肤浅，当然其中错误是难免的。希望读者同志对这一方面能有所指正和批评，而我个人是首先表示感激的。

二、针灸治疗之刺激作用对于神经系统之生理影响

我国古代宝贵的民间治疗遗产——针灸疗法是一种怎样的疗法呢？从科学的观点看来，乃是一种单纯的物理疗法。在这种疗法中所应用的针的器械性刺激或艾的温热性刺激，均是以理学的刺激物形式作用于人体的。不过，这些刺激物所作用的范围常是被限制于一定而狭小的局部皮肤的“点”（刺激点），这是和其他物理学刺激物多系广泛作用于身体局部的较大面积者不同之点。

从历史早期的文献中很早就把这种局部狭小的刺激点称作“经穴”或“穴”。这些具

有定“位”的刺激点在古来文献记录中已有数百之多，此外古人更将这些点分别连结以若干条人工想象的线，叫做“经脉”。

在针灸治疗上就是以针体或艾的温热刺激物分别作用于这种局限性的皮肤刺激点上，以达到一定治疗效果之方法。

这种局限性的皮肤刺激点（穴道），究竟以哪些作用方式引起机体的反应呢？从古人及现代针灸临床上所累积起来的经验中，可以概括为如下二种：

1. 在病患处局部及其附近进行针灸刺激所引起的治疗作用，我们叫做“局部刺激”。

2. 在病患处之远隔部位（主要是在四肢末梢）进行针灸刺激时所引起的治疗作用，我们叫做“远隔刺激”。

不论是局部刺激或远隔刺激，在其作用于机体后，均可引起机体的一定反应，从而影响某些机能上的改变，达到治疗之效果。

然而由刺激到反应的过程中，是通过怎样的物质基础，和发生那一些重要的生理机转呢？要想解答这个问题，就必须首先从生物进化过程的观察中得到充分地说明。

在动物进化的低级阶段即单细胞生物阶段（如变形虫、白血球之类），是没有神经系的，也没有任何神经组织，这时的外界刺激物（具有一定性质和力量）作用于动物体后，即可发生一定的反应，这种反应是一种最原始的反应表现形式，我们叫做“直接反应”，这种反应的特点，即以动物个体的组织为基础所发生的一定反应。这种反应虽然是最原始的，但也是一般动物（包括高级动物人类）所共具的。

在动物演化的更高阶段，由单细胞动物进入多细胞动物。这时动物体内为了适应构造复杂较繁杂化之全体的需要，逐渐在体内出现了由纤细的神经纤维组成的神经网。用它来与身体的各部分相互发生联系。神经网的出现后，由于体内联系的复杂化，自然也同时扩大了反应的范围。神经网的出现使得虽然是“局部”的刺激，但通过神经网后就可以藉了神经所具有的传导性质，把刺激冲动带到远隔区域，而获得了“全体”的或“远隔”的反应性质。由于这种反应性质是通过神经组织的传导作用的，故我们叫作“间接反应”。神经网在低级动物的最显明代表者即水螅。

此后的动物的进化中，随着组织分工的日益完善，神经组织构成也更加复杂化，而这时更重要的是逐渐集中化。在体内由散在的神经网开始组成了动物躯干部的神经干和较大的神经节及神经链。可以想见，这时动物体对于刺激所引起的反应，在通过这种较高一级的神经组织后，已使间接反应的性质复杂化了甚而逐渐分工化专门化了。在这阶段中的动物可以举出扁虫和蚯蚓来代表。

动物演发过程一直到了脊椎动物阶段，神经系的集中更加完善与臻密，这时开始出现了真正的中枢神经系统。在中枢神经系的发展过程中，由脊髓到脑的发展也是具有很多阶段的等级的。但总的来说，愈高位的脑（特别是大脑半球皮质），愈代表着更高级更完备的神经联系，而其出现过程也最晚。

这时动物体接受了内部或外部之一定性质与力量之刺激后，经过求心性神经，通过中枢神经系统，就可以根据机体当时条件的需要，再经过远心性神经传递于外周之组织以表现出反应。这种复杂的反应过程，我们叫做反射的过程（当然，这时个体为了适应种类繁多的刺激，也同时出现了各种性质的收纳器官（感觉器）和反应器官（肌肉））。

反射活动也是有一定的等级的。

在大脑皮质以下的或尚未出现大脑皮质的动物中枢神经结构中，只能备具了固定结合形式的反射性质。也就是说这种反射在中枢神经系内，是有一定的传导道路的。这种固定的神经联系，巴甫洛夫叫做无条件反射。

从这种无条件反射神经联系的形态学基础出发，在更高级的动物个体方面，为了适应更复杂的外界环境的要求，遂开始出现了大脑皮质。并且逐渐复杂化了大脑皮质的结构与作用。这种构造的复杂化，在神经反射的基础上，也引起了新的变化。这就是同时建筑在两种无条件反射之固定道路上的一种新的联系方法之可能性。而这种神经联系的道路方式即“临时性的联系”。临时性联系的神经传导道路乃是一种后天的道路，是动物适应外界复杂环境之结果所出现的，并且是可以经过人为的训练与控制的。这样，神经反射的领域就扩大了其对于外界及内界复杂世界中适应的范围。同时可以藉以把一系列的无关性刺激物引导到日常生活中来成为有效的（有利或有害的）刺激因子，来左右着高等动物机体的日常活动，这种反射巴甫洛夫就叫做条件反射。必须指出，在条件反射中的无关性刺激物，一定是存在于现实中的客观事物（其中包括时间因素），通常叫做信号性刺激，而这种神经反射系统即第一信号系统。也必须指出，这种条件反射之临时性联系的生理基础，是只能在大脑皮质中方能存在的。

而在动物进化演发到了人类阶段，高级的中枢神经当然发达到更为完善了。因此在人类大脑皮质内的神经联系方式，复在条件反射的基础上，发展了更高级的形式。这就是由于在人类社会上所接触的更复杂事物之刺激物结果，在人类相互的接触中出现了代替现实性条件刺激物的一大类抽象的语言及文字刺激物。这类刺激物是在现实性第一信号系统基础上，所结合起来的新的神经临时性联系。巴甫洛夫把这种新的条件反射的组成命名为第二信号系统。因此，第二信号系统是人类在社会活动中的特有产物，也是大脑皮质更高一阶段发达的结果。

从这里，我们不能不明确地看出，在动物进化的一系列过程中，由于神经系出现的结果，生活体对于刺激反应的方式也由简单的直接反应形式逐渐转移到复杂的，也即通过神经系统的间接反应。而在间接反应中又可包括了有着固定神经联系道路的无条件反射，具有临时性神经联系的第一信号系统和第二信号系统。

如上所述在针灸疗法中，不论以针灸的局部刺激或针灸的远隔刺激之何种刺激方式，作用于人体后，按照高等动物反应规律的一般原则其反应形式当然也不外以直接反应和间接反应二种方式表现出。

但是，这两种方式的反应，是有着巨大程度上和性质上的差别的。

在针灸刺激的治疗意义上，首先就需要判明在这两种反应中，何者是具有最重要的决定性意义的反应，并如何加以利用之。

我们知道，直接反应是不通过神经系的一种局部组织反应的表现。在神经系统发达的高级动物体内，仅在失去神经支配的组织中（经过手术切断、病变、压迫、坏死和麻醉等原因），这种直接反应的方式才得以充分地表现。而在正常的状态中这种直接反应一般是非常隐而不显的，并且是经常地处于通过神经系反射道路的间接反应之强大控制力量之下的。这时直接反射的原来表现能力，往往受到间接反应之强力影响，或者是丧失，或者是大大地削弱了。

因此，在神经系统发达到极其完善的人类来说，直接反应在一般适应外界环境方面，其意义是非常低微，而通过神经系统的间接反应却是极其重要并有着决定性意义的一种方式。（当然，这也决不是指直接反应在高级动物是不存在了）

在这里必须特别指出：在针灸的刺激中，虽然是局部刺激（患部刺激），其所表现在效果主要也是通过间接反应的。因为对人体的任何刺激都是无法离开神经系统的。

为了要说明间接反应在针灸刺激方面的重要意义，这里不妨举出苏联学者杜洛民氏所举出的实验。他指出在未割断神经的成熟脊椎动物体内用醋酸胆胺对于横纹肌作用时（这时主要是间接反应的刺激），通常不发生收缩作用。但当切断其所支配之神经，经过一定时间后再用其作用于横纹肌时（这时是直接反应的刺激）反而发生强烈的收缩现象。

又如在完整动物体环境下，体内血管壁及瞳孔之平滑肌对肾上腺素的刺激起收缩作用（这主要是间接反应）。但当将其所支配的交感神经切断后，再行同样之刺激时，此时平滑肌对肾上腺素的反应就可以增高十馀倍。从这些例子里我们就可以看到间接反应是如何强烈地抑止直接反应的特性，或改变其特性了。

因此可以得出结论即："神经系发展到一定程度时，它能司理全身，并按其需要来支配身体。"（杜洛民）

神经系统既然在高等动物体（尤其是人体）内对于一切刺激及反应起了这样重大的作用，当然针灸疗法的刺激作用于人体后，当然也必须通过神经系统的反射作用（即间接反应）才能完成其治疗作用了。

但是在神经系内，对于针灸的刺激，是完成了哪些反射现象，并如何去完成这些反射性的治疗作用，其规律是如何呢？

下面我们就是要分别谈谈这些问题。

三、皮肤内脏反射的重要意义及其在治疗上的应用

在西洋医学的发展历史中，由于患者在临床上的主要症状之一——皮肤疼痛——曾显著地引起医家注目之结果，逐渐由广泛的皮肤疼痛区域中认出了某些疼痛发生部位之特殊局限性质。从十九世纪中叶起（一八八八年左右）这种局限性的疼痛性质更被进一步认出与一定之内脏器官疾患有关的事实。此种事实之确定曾被赞哈林氏、马根继氏及海得氏等先后加以详细之测定，并应用于某些内脏疾病诊断时作为主要的参考根据。

根据赞哈林及海得氏等之观察：当在某些内脏疾患时均可发现有一定区域之皮肤过敏部位。例如在心脏病之时可在左侧锁骨下部有皮肤过敏现象出现，在脾脏病时可在右肩胛部发生疼痛，肝脏病时肩胛部疼痛等是。而此类现象之产生，不仅在其后的临床学家观察中得到了证实，而且在对于动物（蛙及兔）应用感应电流的实验结果中也得到了充分的证据，这后一部分实验室观察大部分都是由日人石川氏及其同事的工作(1)。

在此我们姑不引论及海得氏等所持的"理论"问题。因为根据当时的看法，对于此一问题的解释还是极不全面的，并且非整体观的。

但是，在这里所引起的"事实"问题，却是值得重视的。

特别是这种现象的引起和在中国古来民间所沿用的针灸疗法在刺激一定区域的皮肤过敏部位而间接地治疗某些内脏疾病的应用上，有着一定的相关性。当然，针灸疗法的刺激位置并不限于皮肤的过敏区，也往往用于某些特殊之非过敏性的皮肤刺激点上，而对内脏性疾患奏效。但总的来说，就针灸疗法的前一类治疗效能论乃是与上面所述的赞哈林氏等

所发现的皮肤过敏区域现象相吻合的一种相反途径的作用方式，用以达到治疗之目的者。

这种与针灸治疗关系之类似性在一九〇五年（明治三十八年）日人后滕道雄氏遂以海得氏带区域与针灸经穴之关系为题发表了其研究工作，他指出了某些内脏疾患时之皮肤过敏部位与古代经穴位置之对照的说明。这篇文章曾引起了很多针灸工作者的重视，而对于针灸之某些（非全部的）局部刺激点与内脏疾病关系的问题得以藉海得氏皮肤过敏带的现象有了初步的说明。

当然，那时对于这种说明的进一步科学解释还是极其不充分的。

在伟大的巴甫洛夫高级神经活动学说的指导下，我们知道，当于内脏疾患时所发生之皮肤过敏问题，乃是一种生活体内的神经反射现象的表现。根据巴甫洛夫学说，反射作用乃是神经系统对于机体之任何外部或内部刺激的一种反应过程。生活个体可以用这种反应方式完成联结体外环境与体内环境之统一性，而且也可以保证调整体内一切部分机能的完整性。

海得氏皮肤过敏带的神经反射机构，是和下述因素有关的：即在体内的各种组织及内脏中均具有着大量的受纳器装置。这些受纳器均与求心性神经末梢相连结。它接受外界环境或内部的各种刺激后，即可通过植物性神经之求心织维进入脊髓、脑干以及存在于大脑皮质中之分析器。使之在中枢神经系内产生一定的兴奋作用。与此同时，这种刺激性冲动也可以通过中枢神经系及其高级部分（大脑皮质），而对其所邻近之相当地域的皮肤表面予以反射性的影响。这种由内脏至皮肤的反射现象乃是一种防御性反应，因为在正常的人体内这种反应常是被隐伏而不显，只有在内脏伤害场合下，才充分地表现出来。同时此种反射的详细路径虽尚未十分阐明，但就这种反射现象的确实存在而且在一定的内脏与一定部位的皮肤间的紧密相关事实看来，很可以有充分理由想象，这种内脏和皮肤间的反射是循着一定的道路所完成的。用巴甫洛夫对反射学说的观念来解释，这乃是躯体内一种防御性的无条件反射机构。

如大家所既知，在内脏有病之际，不仅可以产生“内脏皮肤反射”，同样性质的防御性反应尚可见之于“内脏肌肉反射”及“内脏内脏反射”等。

但自另外一方面看，在以各种刺激因子刺激皮肤时，也可以同样引起各种内脏机能之改变。这即是说皮肤与内脏之间也必然存在有一定之联系。而这种联系也同样是通过神经系统而完成的“内脏内脏反射”之道路。

巴甫洛夫早就指出过刺激任何感官时，均可引起内脏机能影响之重大生理意义。而在人体的所有感官中，对皮肤来说乃是面积最大，具有极大数量受纳器的一种感官，且从对于皮肤刺激性质的范围说，由于其可以接受较强程度及多种性质的刺激（如温热的，电气的，器械的刺激等），也远较他种感官更为适当。故通过皮肤的刺激而间接作用于内脏的临床实用，早已被古来学者所注视，如一般的温罨法，紫外线照射，日光浴，皮肤表面的芥子泥刺激及其他的理学刺激等。而在我国民间所流行的拔火罐、皮下郁血等也都完全是与皮肤内脏反射的原则相符合的。

不过上面所指的这些刺激方式的应用，就其刺激的部位说，是针对着广泛的皮肤表面而非局限于特定的范围的。

建立在巴甫洛夫的保护性抑止学说基础上的苏联临床学者，首先从临床现象中重视了刺激局限性过敏皮肤以作用于内脏疾病之治疗方面。其方法即在内脏有病时，于皮肤表面上之感觉过敏及剧烈疼痛之部位予以注射局部麻醉剂。此等麻醉系以皮内注射之方式进行，藉以达到使过敏部皮肤之充分无痛及无任何过敏现象。[2]其结果，这种对于神经末梢部加以麻醉之方式，适足以使高度兴奋之中枢神经（特别是大脑皮质的皮肤分析器）在反射刺激的影响下，受到了保护性之抑止作用。从而相对地减低或削弱了中枢神经系内所存在的来自内脏病灶的持久性兴奋状态。同时随着在脑内所呈现的这种抑止性刺激的反射性影响，就可以对于该过敏部皮肤有关的内脏发生同样的作用，而促使内脏病患之就痊。因此就不难理解，由于反射性的保护性抑止之刺激因素对内脏作用之影响结果，足以引起内脏正常机能之恢复，局部血行及营养状态之改善，从而增进了体力抵抗能力，而获得了治疗之可能性。

这种局部的皮肤内脏性刺激，曾被若干苏联临床学者广泛地利用于某些内脏疾患中（如心脏性官能病、胃溃疡、肾脏炎等）并获得了优良之效果。

而曾经长期有效地利用于民间治疗并与此一理论完全符合的一种刺激局部皮肤之方法，就是下面我们所要指出的针灸疗法。

四、皮肤过敏区域之针灸疗法的应用

如我们所已指出的，在利用皮肤内脏反射现象的具体应用中，针灸疗法是有着其巨大效果的重要意义的。事实上，祖国的针灸疗法在其治疗的方式上，不论从古来的有关文献和一般针灸家的临床治疗中，均可以认出这一个事实：即针灸刺激部位选择在很多场合中是和患者当时自觉症状中的局部皮肤过敏区域或压痛点相一致的。当然，这决非说针灸疗法在刺激部位上完全是采用了单纯的皮肤过敏区域（关于这一点下面还要讨论），但是利用这种皮肤过敏区的现象早在古代的一些文献中就已指出了它的重要意义。例如集中在公元六五二年[3]我国的优秀医家孙思邈氏就谈到了在民间刺激局部皮肤过敏点的治疗效能，而命名此等之刺激点为阿是穴。他说：

“吴蜀多行灸法，有阿是之法。言人有病痛，即令捏其上。若里当其处，不问孔穴，即得便快。成痛处即云阿是，灸刺皆验，故云阿是穴也。”[4]

在其后的针灸著作中更出现了“天应穴”这一名词，所谓天应穴亦即针灸痛处、肿处、痠麻处等局部患处的代表名称。因此可以看出，无论是阿是穴或天应穴均系指刺激于局部皮肤过敏处之位置则是相同的。同时我们从某些针灸学的各文献记载中又可以知道这种局部痛点的刺激，并不限制于固定的“穴”位，而是主以皮肤过敏区为主要对象者。

尽管更多的针灸文献对于这种“阿是”穴的刺激方式很少论及，但在针灸医师的实际临床中，这种不定刺法（即在患处针灸）的应用，确实是占据了极大比重的。此种针法不仅广泛地应用于各种神经痛场合，而且也用之于其他内脏病之场合。

明清以来，伴随着点穴法和推拿（按摩）术之发展，在民间疗法中更进一步地证实了“指针术”的作用并加以推广。这种指针术就是以医者的指尖藉着测定患者皮肤局部的感觉以决定“穴位”，并用指尖之揉按压迫“穴位”以达治疗目的的一种疗法。此外在一般传统的针灸行术前医生预先均需在以指尖压按皮肤以测定正确“穴位”的步骤。这些事实都有力地说明了利用指头探索皮肤局部过敏区之方法，乃是历来针灸医师所非常重视的一种方法。例如日本的名针灸家代田文志氏在说明“经穴”的取法时，首先就强调了在取穴决定了大概位置后，最后的“穴位”决定必须要依靠指头之感触方可[5]。而类似的记载也可以见于其他针灸文献中。

这样看来，针灸刺激点之部位选择原则之一，就是要决定于过敏性皮肤，而特别是要选择其过敏（主要是疼痛）之最高点，是没有疑问的了。我们不难想见，古人之所以利用此一原则作为针灸施术之主要目标作为针灸施术之主要目标是有诸其充分之科学性的，因为在患者罹病的阶段，如上面的了解，过敏部的皮肤不仅是与异常的内脏病患或机体障碍有着反射性的联系，并且成为与一定内脏疾患在体表皮肤上的反映。因此在此种特殊关系上，刺针作用于该皮肤局部的最高过敏点并予以某种强度的刺激作用，就可以通过神经系统而对有关之内脏或其他组织起一定的影响作用，是有诸其重要的理论根据的。

然而在这里还需要进一步地指出，实际上在针灸的应用在仅靠刺激过敏皮肤的部位是不够的。此外还要决定于刺激力量的强度问题。因为在不同强度的刺激下，也同样可以引起个体之不同的反应而呈现不同之效果。

因此要问：在皮肤的过敏区施行针灸时要用那种强度的刺激才能保证一定的疗效呢？

一般而论：针灸家在皮肤过敏区，特别是痛点区所施予的刺激，往往是用强度地或较强度地之刺激者，并且多是持久性的刺激。所谓“留针”（或“省针”，“置针”乃是针灸医师最广泛应用之一种方式，其方法即将针刺入皮下后，或静置或不静置（即施行手技），但均需经过一定之时间后（通常约半小时左右）方行拔针之法。由于刺激过程的持久性或重覆而强度的刺激性质，对于神经系统所引起之反应，往往可以由刺激之兴奋状态转为阻抑状态，从而得以产生与保护性阻抑之同样作用，而使局部过敏部之兴奋性减弱或消失。而此种阻抑过程复可以同样地通过神经系统的反射机转对于内脏伤害之疾患予以适当之影响而收治疗作用。

总的看来，在针灸治疗的方式上，在很多场合中是应当而且必要将其器械或温热的刺激作用于皮肤局部过敏区的。因此不仅在古人已很重视刺激这些部位，在今后针灸治疗的发展中是应当尤其要加以重视研究的。同时在刺激这些区域时，刺激的力量也是为决定反应程度并保证治疗效果的重要条件。

但是，不要忘记，这仅只是在发展针灸治疗问题中重要环节之一。

五、针灸治疗及无关刺激之诱导现象

在针灸的实际治疗中，针灸作用于皮肤非过敏区之情况也是很常见的，并且也能收到一定效果。

这又应当如何解释呢？

我们知道，在针灸治疗的技术操作中，有一种很常应用之刺激方式，是特别值得注意的，这就是“疼痛的转移作用”。其方法即在刺针时，往往利用一些邻近于局部患处的刺激点，予以某种程度上之刺激，而使之患部附近的正常皮肤（非过敏区域）引起高度之兴奋现象，利用此种方法于治疗方面的我们就叫做疼痛的转移。在针灸临床上这类方法的施用是很频繁的。举如在头痛时针刺风池穴、风府穴（均为位于后头部的刺激点），坐骨神经痛时针刺腰部附近的一些刺激点，咽部有病时针刺位于耳之后下方的翳风穴等等。在这类例子的针刺时，往往会使病人有一种感觉，即由于针刺局部的过于紧张，并牵引了整个患者注意力之结果，不仅在针刺手术过程中足以对于原来病患局部之异常感觉得以减轻与消失，即在拔针之后也可以由于刺针刺激所予以机体之持续性的影响，而同样使患处感到轻快。并且，由极多的经验所证明，这种对于患处局部刺激影响之减低与一时性之消失，对于整个疾病的治疗过程上乃是一种有力的因素。此外，为了使刺针的效果得以顺利地保持与巩固，故在某些疾病的治疗过程中持续地定期地进行针灸疗法乃是必要的。

为什么利用一定的刺激作用于非过敏区皮肤（主要是在过敏区皮肤邻近的正常皮肤），就可以产生痛疼的转移（或者更确切地说：“兴奋的转移”）作用呢？这里我们不妨先从理论方面作一初步地研究。

在卓越的苏联生理学者乌赫透姆斯基的研究中曾深刻地指出了改变中枢神经系统内部之兴奋性的重要法则，并命名此法则为“优势因子原理”。在乌氏的很多实验中，生动地证明了这一原则的重要性。乌氏证明，在刺激犬的大脑皮质运动区之相当于“前肢运动中枢”位置时，犬的前肢通常发生运动。但当正届犬之直肠部为粪便所膨满时，此时刺激前肢“中枢”并不能引起前肢的任何动作，反而使犬在此时用极大力量迅速完成排出直肠内粪便的动作。直待排便后再刺激该中枢时，前肢方引起运动性之反应。

乌氏对于此一现象的解释是这样的，他认为，于直肠膨满时，由于肠壁受纳器之求心性刺激反射到中枢神经系后，遂形成了一定的兴奋灶。此时刺激前肢“中枢”时所发生之兴奋过程可能被原先神经系内所存在的较大兴奋灶“牵引”去，因此得以强化原先之兴奋过程，结果则使直肠排粪。但受到直接刺激的神经系统其他部位，包括前肢中枢的兴奋性活动此时反被抑止。直到直肠内排出粪便后，由直肠来的强大的求心性冲动业已消失，故中枢神经系统内的兴奋状态发生变化，被抑止的前肢“中枢”受到刺激后开始兴奋，故可以继续引起前肢的运动。

用乌氏的说明即：“中枢内发生的牢固的兴奋，此时取得了对于其他中枢活动之统治地位，把很远部位发生的兴奋聚集到己处，并阻抑其他中枢调节对它发生直接关系的神经冲动”。这就是在中枢神经系内的一种优势规律现象。

根据乌氏和其后苏联学者的极多实验也证明了，这种优势规律现象，乃是存在于高级运动的一般生物学现象。这种现象正是和伟大的巴甫洛夫条件反射学说中所指出的正负诱导原理相一致的。

在将巴甫洛夫的这一学说进一步地应用到临床方面的发展中，不久之前苏联学者潘钦柯氏成功地发表了其所试用的以额外兴奋灶的刺激，治疗若干植物性机能病的结果。在这篇论文中介绍了他所应用的方法，主要是利用前面所说的皮肤内脏反射之刺激原则，对于患者在其皮肤过敏区之最强部位，反覆施以局部麻醉（隔日施行，一个治程为十二——十五日），同时在皮肤过敏区的周围约三——四厘米，而面积较大于过敏区的部位上，予以新的强力而持久的额外性理学刺激，以促使这些部分的皮肤发生强大的额外兴奋。此时的理学刺激物为利用了紫外线在十二——十五天的治疗过程中反覆照射，引起皮肤红斑之方法。实验证明，潘氏利用的这种方法，临床上已获得了相当良好之效果。

根据潘钦柯氏对于这种额外兴奋之解释，这个实验主要是在巴甫洛夫学说的负诱导作用原理下的指导下进行的。正是巴甫洛夫发现了兴奋作用与抑止作用相互诱导的法则，同时他又证明了负诱导现象和内抑止作用相等的原理，潘氏认为，在植物性机能病时，如果在离开皮肤过敏部不远的皮肤表面，予以额外性刺激因子（如以紫外线所引起的红斑照射，芥子泥等）那么在大脑皮质内将产生两个相互接近的兴奋灶（即一个与原有的皮肤知觉过敏部有关，另一个和皮肤上的新刺激部有关）。这时，在新成立的强大兴奋灶四周，将有负性诱导区域产生。皮层内原来存在之兴奋灶（和皮肤知觉过敏部有关的）即被包围于这区域中，如果前者相当坚强而且持久，原有之兴奋灶可能被它消除。

同时潘氏认为，在皮肤知觉过敏区存在极久时期之场合，这时在皮质内所形成的兴奋灶虽有其坚强顽固之基础，但如果我们能予以相当强大之额外刺激，造成了新的皮质兴奋灶后，由于病理的优势因子消除之结果，也能促使皮质机能的正常化。

在潘氏的进一步实验中，尚发现了紫外线红斑刺激位置之重要关系。因为在过敏区皮肤和其邻近部位皮肤的刺激效果之不同，所以治疗成绩之差异往往和刺激部位有关的。

由此可见，乌赫透姆斯基氏的优势因子原理和巴甫洛夫的正负诱导学说原则是完全一致，并且是与针灸的无关刺激作用原理起着重要的实际指导意义的。

现在我们可以从以上的理论基础来研究一下针灸疗法，就可以更易于使我们了解针灸的刺激作用于某些非过敏区皮肤之所以产生了疼痛的转移作用。因为在这里乃是和大脑皮质内皮肤分析器中新的额外兴奋灶之产生，引起皮肤内的负诱导现象。因而得以使之皮质内的旧兴奋灶予以消弱，并使皮质内的作用恢复正常化的结果所致。

正是由于这样，目前我们有着充足地理由可以证明，针灸刺激于无关部位所引起的局部疼痛、紧张、肿胀、炎症及其病变之消失或减退作用——即上面我们所称之为疼痛的转移作用——是有着其正确的科学理论基础的。

同时我们也要指出，在针灸的实际临床上，这种新的无关性刺激之所以能引起中枢神经系内的负诱导现象，乃是和刺激的力量与部位有关的。关于这一点下面还要加以讨论，但一般而论，要在比较邻接于病灶处或皮肤过敏区之附近的正常皮肤进行这种兴奋性之刺激，而予皮肤过敏区以抑止性之刺激。

这种重要的刺激方式（疼痛转移作用），在以往的针灸治疗领域中，虽曾不断之应用过，但以其从未有科学理论上之根据，而未经进一步地阐明。只有在苏联的先进科学帮助下，才开始使我们重新认识了这种刺激方式的重要性与原则性。因而对于进一步地研究针灸途径之打开给予我们提供了必要的前提。

在这一方面，也是在发展针灸治疗问题中之重要环节之一。

六、针灸治疗上决定机体反应的各种基本因素

在初步解决了针灸刺激部位之主要途径之后，进一步要解决的就是关于刺激力量的性质与如何决定刺激力量的问题。

如所周知者，在古来的针灸术语中，曾对于用不同的刺激力量所引起机体的不同反应现象，应用了“补法”和“泻法”两个术语。根据古代的说明，补法和泻法之所用的手法是不同的，因此虽然刺激同一部位的“穴位”，而所得之效果不同或者相反。

在这里姑不论及古代补泻在手法方面有哪些缺陷及其实际价值问题。我们仅从现代生物科学的意义来看“补法”和“泻法”的两种观念时，应当承认，是有诸其科学性的。在古代的文献中补泻之意义可以归纳如下述的说明：“虚者补之，实者泻之”。事实上，补法的主要意义乃是促使机能衰退之组织或器官加以兴奋亢进之作用。而泻法则与之相反，为对机能过于亢进之组织或器官予以抑止减弱之作用。

从生活体之对于刺激反应的关系上，我们知道，任何刺激物在极微弱的刺激影响下，对于个体是不引起反应的，但随着刺激力量之增强达到一定限度时，个体开始发生反应，

此种界限，我们叫做刺激阈，而将未达到或值之微弱刺激叫阈下刺激。在生活个体开始对于刺激阈之刺激发生之初步反应，是以兴奋的性质表现的。随着刺激力量的继续不断加强，这种兴奋过程可以或快或慢地转变为阻抑过程。因此在生活个体机能的一定状态下，乃是随着刺激方式（主要是刺激性质和力量）而可以改变的。

为了从生理学的观点上充分地说明这一原理，在此我们不妨举出俄国的伟大生理学家维金斯基氏所建立的机体组织反应之基本规律学说。

维金斯基证实，当以一种频率（即频率不改变）的电流刺激试验动物的运动神经时，于一定限度内增强电流的力量，肌肉收缩也增强。此时如果再继续增加电流的力量，肌肉的强直收缩到减弱起来。

如果，使用同一强度（即强度不改变）的电流时，最初可以引起肌肉的兴奋性收缩，但若继续增强它的频率到一定限度时，也能引起肌肉强直收缩的衰减。

对此现象应如何解释呢？我们既不能认为这种现象与神经疲乏有关（因为极多的实验证明神经能长期活动而无任何疲乏），又不能认为是肌肉疲劳（因为在施以持续刺激时只须一减低电流的频度和强度，肌肉仍能立刻引起强烈的收缩反应）。

维金斯基认为：每一种兴奋组织的状态都有合适于自己的（良性的）刺激“强度”和“频率”。这种刺激的频率和强度能引起组织的最强烈反应（按即兴奋反应）。如果刺激的强度和频率超过了良性反应的范围，就会引起阻抑反应（即所谓劣性反应）。也就是说：“肌肉活动的抑止，是神经“兴奋”到了一定程度发生了“阻抑”的结果。是活动的过程，“有效的安静过程了””。

同时，维氏更卓越的证明了，这种兴奋性改变的规律性，乃是和机体当时情况下所具有的反应能力有关。维氏把这种机体的反应性叫做“机体活动性”。这种机体活动性乃是与其周围环境相适应而可以改变者。并且，由于机体活动性的改变，同一刺激（虽然是同一性质和同一力量的刺激）所引起的反应也就必然有着很大的改变。

维氏的这个原则在他和巴甫洛夫学派的更多试验中证明了也可以适用于中枢神经系内的一切活动。

因此我们可以得出下面的结论，即生活个体对于外来刺激物所引起的反应表现主要决定于下面的两种因素，即 1. 刺激本身的“性质”和“力量”，2. 个体本身的反应性（即“机体活动性”）之状态。

这种最基本的生物学原理观点自然也同样适用于针灸治疗方面。

如前所述，在针灸治疗的目的上，就是准备解决要以如何的条件，才可以使机体组织达成一定的兴奋反应或阻抑反应之要求（亦即古代所谓补泻的要求）。我们认为，在针灸疗法中决定机体反应的基本因素应有下列二类。

第一，就是机体本身的“机能活动性”。这是和机体内的组织器官当时的生理状态有着密切联系的。

第二，就是要决定于针灸刺激方式方面的一些因素。

于机体内部生理状态一致的条件下（也即在机能活动性恒定不变的条件下），在决定究以何种刺激方式完成一定的反应效果方面，我们认为应与下述四种因素有关。

1. 针灸刺激反应的效果必须与刺激的“强度”因子有关。如上面所说者，在弱刺激之场合，多可呈现兴奋现象，而在强刺激之场合，则可呈现阻抑现象。这种强弱的刺激在针灸手术方面，主要为表现于刺激时所用的力量之大小，针体直径的粗度，刺激局部面积之大小，与刺针之方向及深度等方面者。

2. 针灸刺激反应的效果与刺激的“时间”因子有关。这个事实在很多科学实验中也已得到了证明，即同一强度之刺激在持久之时间中其效果必大于短暂刺激。而过长时间之刺激则由于刺激力量之加强，也可逐渐由兴奋作用转变为阻抑作用。这种时间因素一般多表现在针灸医师所常用之“置针”（或“留针”）术中。

3. 针灸刺激反应之效果与刺激的“频率”因子（即在同一时间内刺激作用的次数）有关。因为从前面的实验中就可以知道，刺激是随着频度之增加而加大其反应效果者。在针灸手术上刺激的频率往往是以间歇法和雀啄法的方式表现的。

4. 针灸刺激反应之效果与刺激之“距离”因子有关。所谓距离乃是指刺激部位与病灶区域（或过敏区域间）之远近者。我们认为：在针灸治疗上之某些场合中（特别是前面所述的无关刺激之诱导现象时），刺激部位对于病灶距离之远近同时也可以决定了在皮质皮肤分析器中所引起的扩散作用之强度问题。因为在巴甫洛夫学说的观点上，在远距离的刺激部位上其扩散作用之强度一般是低于较近距离的。

综上所述，我们认为：掌握这些刺激与反应的总规律并加以具体应用之——这就是现代的科学“补”、“泻”观念。

七、人体对于针灸刺激反应之特点

如我们所已理解的，人体对于一切刺激的反应，主要均是通过神经系的反射作用来完成的。我们现在就是要看一下在反射过程的结果中，所表现的反应具有哪些特点。

首先，从反应对于刺激的时间看来，可以具有两种方式，一种是短时间的反应。这种反应的表现就是在刺激之后或稍后时间所出现，并且随着刺激的停止，在短时间内，反应也即停止的一种反射机转。

这种反应也就是过去一般所谓之反射性活动。

但是在新的科学观念中，反射性的活动现象，并不仅于上述一类。而它尚包括了下面一种类型，即：

第二则是长时间的反应，这种反应是在受到刺激后，可以在很长时间内（由数日到数年），经常保持着反应过程，形成一种缓慢的反射过程，这就是营养性反应过程。这种反应过程之所以引起，乃是由于长期的反射刺激之结果。

其次，从反应的范围来看，我们知道，神经系统不但可以支配体内各组织及脏器之机能，并且根据巴甫洛夫学说，在高级动物体内的神经系统，由于其构造之高度复杂化与集中化的结果，神经系统尚可以进一步地决定人体内所有组织器官的化学物质之再生、分解和性质。换言之，可以间接地改变形态学上的某些条件，这种神经就是营养神经。营养神经主要是远心性的，并且极多实验也证明了，它是广泛地存在于全身各处的。

由于先进的苏联学者所提供之神经系统中的这种营养神经成分之事实，就大大地扩充了我们生理学知识的新概念。在以前，我们仅知道通过神经反射的最终表现结果，只有肌肉收缩和腺体分泌的两种基本形式，而一直忽略了也不能了解在神经系统中尚有着管理体内一切组织之营养作用。因此，在新的事实下，我们得以知道当神经系统障碍时，不但可以引起其所支配的组织之营养不良，遭致罹病的原因，减低组织之防御能力而形成为致病的主要因素，即在治疗上，我们也同样可以掌握了这种原理知识，通过营养神经的反射作用得到治疗之效果。

人体对于刺激反应之第三个特点是表现在反应的程度上的。我们知道，在一般的情况下，当刺激终止后，表现出反应。而反应在一定时间（或长时间或短时间）后，也即终止。但是反应的终止并不等于刺激作用就消失了。而是仍然可以在一定时间中尚保留着刺激作用的残余性质。生活个体的这种特性乃是一般生物学的特性，这种作用就叫做“痕迹性后作用”。这种痕迹作用之性质，可以藉着其后再行累积起来的另一刺激结果而更明显地表现出来，也可藉着两种或以上的痕迹性刺激作用在同时或相继重叠刺激之结果表现出来。因此可见，痕迹作用乃是被机体所保留下来的一种阈下刺激，从这里也可以说明了虽然是在刺激阈值以下的刺激，但如连续施用时，就可以达到刺激阈值而表现出效果之原因。

在针灸治疗的刺激中，于人体所引起的反应特点也是完全符合于上述原则的。

在针灸治疗之反应时间方面，由于神经系统对于组织作用的反应过程，可能是缓慢而长期的（即营养反射性的），故在针灸刺激中对于某些慢性疾病上的治疗可能性，提供了必要的理论根据。这即是说针灸刺激的反应效果不完全是速效的，也可能是有着较长的治程的。

在针灸治疗之反应范围方面，由于营养神经存在的事实，所以我们知道，在正常条件下，神经系统虽可以决定一切组织的营养，而在病理之条件下，神经障碍之结果，同样会引起其所支配之组织的营养不良，及进一步引起的组织构造与作用的改变（病变）。这也就是为什么针灸疗法本身虽是一种物理刺激的疗法，但它仍然可以通过神经系的反射性影响，对于器官或组织的化学性质或结构上的改变（不仅是机能上的改变），也可以发生治疗作用的环节所在。如所周知，这种所谓“器质性病”，曾被过去学者们所认为不可以通过理学刺激来治疗的说法，在营养神经的发现后，已是不能存在的了。在这一个意义上我们也可以看出针灸疗法适应症的领域之广阔范畴。

最后，在针灸治疗之反应程度方面，由于痕迹性后作用之事实，也可以说明了为什么在行针灸刺激后的某些场合中，必须要经过一定时间后，才能表现出效果，而未有即刻表现出效果之理由。

可见，针灸疗法和其他刺激疗法同样，乃是遵循着相同的生物学反应规律与特点来完成其一定的治疗作用的。

八、第二信号系统在针灸治疗上的影响

所谓第二信号系统，上面已经说过是人类所特有的一大类抽象语言及文字的刺激物。这些刺激物是建筑在客观现实性刺激物的第一信号系统之上的。

巴甫洛夫指出：“言语机能是大脑半球活动的新的法则，如果我们对于外界现象的感觉和知觉是形象的第一信号的话，语言器官所造成的运动刺激——语言，则是第二信号，即信号的信号”。

这种语言及文字的新的刺激物，在人类来说乃是一种最现实，最大量而且是最重要的刺激物。正如巴甫洛夫所说：“当然，词对于人来说，正如人与动物所共有的其他刺激物一样，也是一种现实的条件刺激物，但是这种刺激物却是那样的广阔与丰富，这是其他任

何刺激物所没有的。就这一点说，不论从量的方面或质的方面讲，都不能拿去与动物的那些条件刺激物相比较”。这就是具体地说明了第二信号系统乃是对于人类刺激影响的最重大的因素。

因为在人类这种语言和文字的刺激物在绝大部分上，均已代替了条件反射或非件条件反射的具体现实刺激物，因此在人类社会中，受到外界刺激物的范围就更加广泛，人类特有的生理机能所形成的思维也高度复杂化起来。但是，这些新的语言刺激物本身也是有其一定范围限度的，超过了这种限度的强度或性质，它们就会在变成致病的因子，变成范围广阔庞大的病理刺激物。

当然，在全部的致病因素，及其相互间的影响上，我们也不能忽略了无条件刺激物与现实性条件刺激物之作用及其与第二信号系统之密切相关性。正如伊万诺夫·斯摩林斯基氏所指出的：“外界影响第一信号系统，以及脑皮质以下部位（即无条件刺反射）的影响，均可使第二信号系统发生病变。我们不能想象这三者单独哪一部分发生病变，动力和机能关系的病变总要波及到三者，只不过是程度上的不同而已。当然，某部分发生原发性失调或失调较重，也不是不可能的。”(6)

斯氏并且指出：这三个神经系统（即无条件反射，第一信号系统，第二信号系统）之所以罹致失调的原因，主要是通过身体各种感受器所来的反射性影响。

从这个原理出发，在治疗学上第二信号系统也受到了苏联学者的广泛应用。这种治疗主要是通过语言及文字刺激的教育作用所引起的。这种治疗上的例子不仅见于我们现在所熟知的无痛分娩方面，在其他治疗学方面也获得了广泛的应用，举如医院中先进的保护性治疗制度，催眠疗法，以及各种语言暗示等等。

极多的事实证明，语言刺激（特别是治疗医师的语言刺激），对于病人治疗上的影响是极其重大的。这种通过神经系的重要性语言刺激物，一方面，不但可以成为有害的病理的刺激物（如医师漫不经心地当面指出病人的某些严重情况，对于神经质患者指出其患神经衰弱或结核，对于高血压患者不顾忌地指出其血压之确数，或向高温患者报告体温实况等等，均足形成有害刺激，引起病势之沉重化与延长病程）；另一方面，与此相反，如果适当的、有效的语言刺激，反而是一种极其重要的治疗性刺激物。这种治疗因素在一定方式与一定条件下加以适当的应用时，是完全可以代替其他化学的或药物的治疗刺激物而起相当重要的作用的。

在一般针灸治疗临床上，如所周知。在过去一般针灸临床上，针灸医师也往往利用某些语言刺激结合一定之生理因素，而取得更大的疗效者，比如在临床上有所谓“气的运行”的暗示，引起刺针局部产生寒热痠麻感觉之扩延现象的暗示（如医师用“针由肘部热到手指”，“针已麻到少腹了”等暗示）等，均是结合其所引起之局部神经感觉（紧张感，痛感或其他），加以一定方式之语言暗示所引起者。这种语言性暗示的结果，往往可以诱使患者引起与语言暗示相同或类似之感觉，因而得以促进其治疗之痊愈。要知道，这种暗示性的语言在针灸临床上是有很多形式（或类别），并且可以是因人而异的。

当然，我们应该反对用那种玄虚的“气之运行”假说来作为理论上的根据者，因为从那些假说中，不仅是找不到任何体内物质基础，而且就其极多临床现象观察而言，也是极不可靠，极不确实，并且是无一定法则可以控制与支配的。

我们认为，临床上患者的这种“气行”或温度感觉之出现，乃是和配合了语言的暗示影响，有极大关系的。因为虽在同一部位之刺激上，在各患者之间并不能表现出完全相同的感觉，而是有很多等级或性质的差异，甚或有某些患者是完全没有这类感觉的。这当然可以说明是与患者当时本身的感觉与其条件刺激物——语言——刺激之内容程度是有其一定的关系。

因此我们有理由认为：这种假想的气行、温度等具体感觉，是可以在通过语言刺激的基础上，结合局部神经的感觉而产生与扩散的。并且我们也应当重视这种刺激物的应用与更科学地扩大其施用范围。同时，我们当然也决不能被某些错误的论据所迷混的。

第二信号系统在针灸临床上，不仅有上述结合“气行”等假说而应用的实例，在医师对病人的一般谈话中，其中尤其主要者为对患者病情的解释，医者对治疗之信心，说明治愈可能性的理由等，均足以鼓舞病人之主动与乐观情绪，均可成为影响疾病治愈之积极性刺激因子，在针灸临床上这类例子是非常之多的，这里就不拟举出了。

但是总的看来，在针灸疗法的进一步发展中，重视第二信号系统的治疗性刺激作用，并如何用其更好地来与针灸刺激加以紧密地结合，这应当是今后一件非常有益而特别重要的工作。

九、发展针灸疗法进一步要走的道路

在上文一系列的说明中，我们用巴甫洛夫神经论学说初步地指出了存在针灸疗法中的若干基本问题。但是这些针灸疗法中的若干问题，并非是也不可能是已经解决了全部针灸疗法理论问题。事实上，迄今我们还有很多古来相沿的针灸理论问题是尚不能完全获得解答的，而有些则是值得加以科学地批判的。并且就我们现在既有科学知识水平来说，仍然是很不完备与需要发展者。因此我们认为有必要讨论一下关于发展针灸疗法的今后道路问题。在这里我仅提出个人的一些肤浅的见解。

首先我们谈到对于古代所谓“经脉”这一名词的看法问题。我们知道，经脉观念是建筑在各别“经穴”（刺激点）的解剖部位基础上的。古人曾把人身全部定有十四条主要的“经脉”，每一条“经脉”均连接起若干“经穴”形成一定的路线。经此经脉在某种意义上，可以看作是由“点”到“线”的延长而成。

当然，在人体上所被制定的这些“线”，不论是在死体或生体上都是无任何痕迹与形象可见的。从这些线上，我们找不到任何形态学上或生理学上的基础。

我们还知道，古人曾把这十四条主要经脉与一定的“脏腑”联结起来。比如：“手太阴肺脉”是代表着肺的“经”，“手少阴心脉”是代表着心的“经”，等。同时这种学说认为“肺经”是可以治疗与“肺”有关一类疾病与症候，“心经”是可以治疗与“心”有关一类疾病与症候之代表者。

在旧的某些针灸学者主观地认为，不仅在同一“经脉”上所隶属的“经穴”可以治该经该脏之病，而且就是在同一“经脉”上的任何一点上都与该经脏有关。他们可以举出一些例子，例如在“肺经”上的某穴某穴与“肺病”有关之类的事实。但是极多临床上的经验也证明了，并非本“经脉”上的全部“经穴”均与该经“疾病或症候”有关的事实。例如“足太阳经脉”共有六十七穴，但其中真正与“膀胱病”（古代所指的膀胱病包括了现代的泌尿生殖方面的若干疾病）治疗有关，真正有关者至多不过十馀穴左右。

因此，在事实上“经穴”和其所联系之“经脉”相适应之“内脏”的关系，并不能说是完全符合的。

应当怎样来理解“经脉”与“经穴”的这种关系呢?

很有可能,“经脉”产生的基础,就是在于“经穴”位置的邻近性(这可能是主要原则)与其用途的类似性两个原则伸延的结果,由体表的若干“点”的关系形成为具有一定轨道的“线”(“经脉”)的。所以如果单纯牵强附会于某些点的作用类似性原则,来作为构成这种人工线的全部原则,应当是一种倒果为因的错误。因为,这就将忽略了点与点之间位置附近性的关系。当然,在目前阶段尚未能完全阐明每一个个别刺激点的作用时,如果完全抹杀了在“经脉”中若干刺激点的作用类似性问题,也是同样有所缺陷的。

可见,“经脉”问题,应当理解为只是一种人工的用以连接个别刺激点的假设“线”,而这些线是集合了很多距离邻近的刺激点与某些作用类似的刺激点所集合组成的。

上述这些,正是说明了我们在进一步发展针灸学的道路中,应当重视古代的“经脉”学说中的合理的经验部分,而抛弃其附会的部分。

当然,在“经脉”上有所谓“气”的定时运行,“经脉”与内脏之表里关系,阴阳关系等观念,都是没有科学根据的。

其次,我们再谈到某些个别刺激点的问题,这些刺激点主要是位于四肢末梢区域。古人曾把这些刺激点中的尤其主要者叫作“五腧穴”(7),它们均位于四肢部肘关节或膝关节以下的远位端。我们知道,这些刺激点在针灸临床上的极多场合中并不是按照皮肤过敏区的原则来进行刺激的,也不完全是按照邻近病处(或过敏部位)的原则来进行刺激的。在它们之中的若干刺激点,并且是在针灸临床上最常施用之处,而有着广泛性治疗意义的。对于这些刺激点来说,虽然主要也是一些远隔的反射性诱导刺激点,但是对于它们作用的本质的了解,我们还是很不够的。我们认为在这一方面乃是今后值得进一步研究的课题之一。

除此之外,在针灸刺激的力量与反应效果的手术控制问题上,也是一个很重要的临床实际问题。要想解决这种问题,就必须对过去针灸疗法中的补泻观念加以科学的认识,与实事求是地批判接收。今后在这方面的研究途径中,对于刺激和反应现象在人体内的基本规律之精确掌握,应当是和有计划的展开科学实验工作(包括科学实验器械之应用与对动物之观察)及临床工作是不能分割的。

关于内脏皮肤反射之形态学的以及生理病理学根据之进一步阐明,也是对于针灸疗法之开展有关重要意义的问题之一。

此外,关于无关刺激或远隔刺激之诱导现象,针灸刺激之痕迹作用以及第二信号系统刺激物等之合理有效的应用均是对于改进针灸疗法之技术及提高其治疗效率,有着极其重要意义,也是在今后发展针灸疗法中的重要途径。

我们还应当指出,在正确地认识到针灸疗法的本质系一种理学刺激物的这一意义上,在今后科学实验的途径上是可以用而且需要用其他的刺激物来代替的。而在其他刺激物中主要的就是电的物理性刺激。这是因为电的刺激,可以更精确地计算出,并且其刺激的频率与强度也是更易于掌握的。

这就是我们对于发展针灸疗法途径的基本看法。

当然,我们是反对用任何牵强附会的态度(包括硬性的拉扯科学知识与经验认识对照的现象,与盲目地无条件地崇信古人“经书”中的言行),来认识针灸治疗问题的,因为在这样的基础上，针灸疗法是永远无法得到发展的。

但是不论如何，针灸疗法在伟大的巴甫洛夫学说的原则指导下，已进一步地揭破了它所笼罩着的神秘外衣，而已经成为一种有效的科学疗法。我们深深感觉到，这种疗法之产生、生长与发展在数千年来祖国劳动人民的手中，是非常值得骄傲的。应当肯定指出，这种疗法在今天说来乃是先进的疗法之一。我们之所以称其为先进，乃是因为它使用了最简的工具，并且是完全符合了机体刺激与反应之各项最基础原理，是结合巴甫洛夫神经论学说在临床上具体实用的典范，并且在这个领域中，对于进一步地发展巴甫洛夫高经神经活动学说，也提供了更广泛的可能性与良好的基础。

我们的结论就是：祖国针灸疗法的发展，将在伟大的巴甫洛夫学说的指导下，其愈来愈多的临床治疗学与生理学意义，必然会逐年高涨的。——这也就是有待于祖国的针灸医师、临床医师以及基础医学学者的进一步协同合作努力来完成的愿望。

这个愿望是不难达到的！

【注释】

1. 石川日出鹤丸氏为日本京都帝大教授，研究与针灸疗法有关的内脏皮肤反射等问题，有很多贡献。

2. 这种在局部皮肤过敏之麻醉方法，通常是以 0.2～0.5% 奴佛卡因 50～80 毫升作皮内注射之用。其麻醉部位主要是根据通过区域来决定。

3. 见藤井尚久氏医学文化年表。

4. 见《千金要方》卷二十九急例第六。

5. 见《针灸治疗基础学》P. 81。

6. 见斯彼尔金氏：从马列主义认识论的观点上看巴甫洛夫关于两种信号的学点。

7. 所谓“五腧”穴，乃是四肢上要穴之别称，古书上称每个“阴经”上都有“井”、“荥”、“腧”、“经”、“合”五个经穴。而每个“阳经”上则多一“原”穴。这些刺激点均是位于膝、肘以下的远侧端者。

主要参考文献

1. М. Г. Дурминьян：巴甫洛夫学说是苏联医学发展之基础。
2. 春田操：脑脊髓神经系と自律神经系との干涉（第一、二报告）
3. 增山正良：皮肤刺激が内脏の运动に及ぼす脑脊髓断区的影响に关する研究
4. Н. К. Воголепов：从皮肤至内脏的反射影响（中译文见苏联医学八年十二期）
5. 驹井一雄：针灸医学之实验的研究
6. 木下正中：灸法の学理
7. Е. Н. Печенко：几种植物性官能病的保护性抑制疗法
8. А. Г. Иванов－Смоленски：高经神经活动病理生理学概论
9. 巴甫洛夫：《大脑两半球机能讲义》
10. 杨继州：《针灸大成》
11. 代田文志：《针灸治疗基础学》
12. 哈尔滨医大译：《巴甫洛夫学说之发展》第Ⅰ，Ⅱ集

（1953 年 8 月《北京中医》第 2 卷，第 8 期）

其　它

1. 日本汉医科学化之经过和他们的经验教训

（本文系1950年9月12日在北京中医进修学校之讲演稿）

第一节　引论——汉方医学之由来及成长

1. 日本原始医学时代

日本是一个岛国，它的最初人口和文化都是由亚洲大陆上传播去的。关于日本的原始医药时代，很多日本医史家都浑言之。这是因为专制的帝王封建社会的遗毒，故他们不能不假托了医学的神祇“太穴牢迟神”和“少名毗古那神”两个假名字，来掩饰他们自己本国文化的落后，提高他们民族敬爱神祇的意识，以加强与巩固“天皇”的统治地位。

2. 外洋医学之输入

最初的日本是没有任何经验医学文化的基础的，所以吸收外洋医学并同化为本国医学便成为很重要的事。

日本最初受惠于“三韩医学”(1)。这最初是公元414年事(2)。三韩医学的本质，当然也是直接受到中国大陆医学的影响。

其后约近150年，即公元562年（中国南北朝末叶），有一个中国人名知聪者(3)，携带了大批的中国古代医方、本草和针灸等一百六十卷赴日，这就是中国医学直接输日之始。而后日医之学医于中国者日多，日本的经验医学遂直接孕育于中国医学，逐渐成长起来。而习惯上日人就称中国的医学为“汉方医”。

3. 隋唐医学之影响

在公元七世纪后，中国隋唐的经验医学，继南北朝兵革之馀，已开始兴起了番新气象，其中专为封建朝廷制定的各种医学制度，已有了相当规模的组织形式，加之当代的若干重要医药著作，如将疾病归纳成 一整个体系的《诸病源候论》，专论方剂的《千金方》《外台秘要》，以及内经之发现与传布等，这一切事项不仅改变与影响了唐代医生的思想，就是日本医界也深蒙了这种刺激而活跃发展起来。

首先，在公元701年日本文武天皇朝，开始仿效唐朝皇帝的办法，抄袭并参修了一部最初的律法，即“大室律令”其中并包括了医药的考试，教育等问题之“医疾令”。

隋唐的医学给予日本医学的影响，不仅是单纯地使日本医学“唐朝化”起来，而且更给予日本医生以吸收与同化的作用，而开创了日本“和方医”的门户。其中直接受到唐医深刻思想，而具有民族医学色彩，并给予日本当时与后世医生以重要贡献的，就是984年丹波康赖的《医心方》三十卷的巨著。

日本医学就在这样外来与内在的双重条件下，完成了发展经验医学的前驱道程。

4.《和剂局方》盛行时代

日本医学在中国医学的影响下，不断地吸收着中国医学思想的新学说。当十一、十二世纪在中国宋代时，由于宋朝政府之倡导医学，并先后召集国内名医撰集医方，其中最著名而且最通俗的书就是《和剂局方》五卷(4)。此书一出，遂成为一部法定的医典，并得到广大医生的信赖与支持(5)。而这种单纯治疗观念，以应用成方为主的医学思想，由于中、日交通之日繁，而很快的传播到日本，并受到日本政府之五个世袭的医学家族(6)即丹波、和气、板、竹日及吉用五典药之接受与推许。在日本盛行《和剂局方》的空气，也与日弥彰起来。

5. 汉方医学派别的分歧

这里所指的汉方医主要是内科医，至于其它的临床学科暂不引述。

（一）早期的学派（国外金、元医学之影响）——十六世纪初期（日本室町时代末叶）金、元的医学思想又相继宋医学而传入日本，并代替了《和剂局方》的地位。

金、元医学，在中国已显著的表现了经验医学的思想分歧，而正式蜕化出四大派别，即刘、张、李、朱四家。这几股新鲜热流到了日本，开始引起了很大的分化作用，日本医家也显著的根据了金元的派别统系分出若干派别，主要之派别有二，即主张温补的“李朱学派”和主张攻下的“刘张学派”(7)。

（二）后期的学派（国内医学思想之分歧）——日本医学蒙受了这样多种不同意见的经验医学观念，同时这种由“思想”产生出来的新的哲学理论体系，又不断地从日本医家新生出来，自然无可避免的引起医学思想上的混乱和矛盾，亦遂促进了许多国内派系的丛生。

从十七世纪中叶到十九世纪前半叶，是日本汉方医学发展的最高峰，也是派别分歧的高点。但简括区别约有三类：

第一类：推崇上古医说的“古医方”派——这些人的意见虽都是以《内》《难》《伤寒》为主，然而在思想上他们也有很大的差别，其中最著名的派别有四，即：

1. 后藤良由氏所倡导的“一气滞流沦”及其学派（后滕派）。

2. 香川修庵氏所倡导的“儒医一本论”。

3. 吉益东洞氏所倡导的“万病一毒论”及其反对论者。

4. 吉益南淮氏所倡导的“气血水论”(8)。

第二类：“后世家”医学者——为金元和剂，印度僧侣医学，日本和医方等之总称。

第三类：“考证学派”——这主要是多纪氏家族的医学家，以“博览群籍，诠释经典”为主旨，从事于这种工作的人，差不多都是一些孜孜于卷头，斤较于字里行间的学者。虽然他们之中有些人对于考证上有很大贡献，而他们缺乏吸取新的后人经验与意见的勇气，结果只有徒做了古书的信徒。

第二节　汉医革命思想之启蒙

在封建的旧社会里，由宗法制度所遗留下来的各种观念和事实，是很少有人敢推翻的。虽然在一定的范围下，有很多“枝”“节”的意见争论，但这都无伤于“经旨”和“圣论”的古典思想体系的。然而，整个地球上的社会，是不停留地在进步着的，医生的认识与经验也日渐复杂化，因而对于满足“现实”需要各种要求，也日渐加多起来，追求真理！追求真理！终于若干有胆识的人在认清了某些古医的疏漏之后，而放胆地唱出一些异样的新鲜论调来。下面就是这些新论调的片断：

1. 解剖学方面的新发现

当日本在明治以前若干时代里，除了吸收近东各国文化外，对于欧洲文化是没有深刻影响的。公元一七五九年（日本宝历四年）日本的一个医生由协东洋氏会先后就狱中之刑尸加以剖解，而著了第一部日本汉医解剖的书名叫《脏志》，以辨正旧说人体内景之错误，因而也就同时受到了许多同道的非难，因此是书在当代并没有受到专治政府的任何重视。

这本书的内容主要是记述胸腹内脏的真象，并用五色精绘四图。虽然这书中的错误还是很多的，但它已震撼了许多保守学者的耳目。在这同时，并配合了外洋的荷兰解剖学之输入，从而了起实验解剖的共鸣作用，给予医学界上以很大的刺激。

2. 其它医疗方面的收获

除了解剖学外，其它各医学部门都有了一些新的方向，而逐渐地要求改进的空气日著，淹没了墨守成规的思想，这些小的例子是很多的。举如：

1804年华岗青州氏发明了用汉方配成的麻醉剂治疗乳癌[9]等手术。并参考新输入之荷兰医学而创出许多新的外科手术方法。

此外在眼科方面、产科方面、腹部诊断法的兴起，针灸器材之改良，以及按摩科、梅毒病学、神精病学之开辟等，虽然很多学者还不敢明指古人错误的徵结，但无疑的从这些人里面已举起了新的医学的号鼓，向着“实事”的真相去探求。

第三节　实验医学输入前后汉医之发展及其影响

1. 荷兰医学之传播与汉和医学之衰微

在十八世纪及十九世纪初叶（相当于日本的江户时代）乃是日本汉方医学及和方医学之鼎盛期。根据不完全的统计，这些时期中汉医的著作种类数量至少在一千数百种以上，卷数当然更多[10]，而且著名的学者与学派盛出。这个汉医的盛世，持续了一、二百年之久，同时由于西欧的贸易国家，其中特别是荷兰帝国的商船到日本去的机会很多，因而间接的传布了很多欧洲国家的若干正在走着“实验”途径的医学。

如前所述，日本岛国的民族，对于外来新文化的接收是非常敏感的，因而这些新的医学种子就渐渐的撒布起来，这就是日本的兰方医（即现在的新医学）之起源。不久之后，除了日本国内有专门研究荷兰学者外，在和汉医学阵营中有很多学者也被分化过去，而形成了许多汉兰合并式的医学，渐使得汉医本身的阵营减退了不少。

到了明治天皇时代，帝王政府强调了吸收欧洲文化学术的重要，以图强于世界。同时对于汉方医学之取缔，使之整个的医学空气大变。由于这种粗暴的专制政策，遂使得所有的汉医都陷进了一层黑暗的命运，而开始为许多新的学者所不齿起来。关于这段史迹的记录，在《汉洋医学斗争史》上及《日本针灸沿革史》都有较详的说明，后书中更指出了：

“当先哲相继对于斯术向上努力之结果，使针灸面貌一新，而斯道之进步，尚欲进一阶之时，而迄于明治戊辰之世（即明治元年），德川幕府瓦解，针灸科与汉方医共呈强弩之末，衰颓已极，遂流为盲人下贱之业，而蠢蠢于社会之一隅，不过聊以保持馀喘而已。这段文字中没敢提到明治维新后，在政治上对于固有医术的摧残，当然是因为神圣的帝王法律尊严之故，这是明治初期事。”

2. “新旧医学折衷派”的成长和失败

这是在日本汉医接受科学知识初期所形成的一种学派。这一学派主张将汉荷医学溶汇一炉，造成一种医学，相当于中国的“衷中参西”派一样。这类学者之多是可以想象的，特别主要又蒙受了“政治上的崇彼抑此现象，这种学派的多在汉医中一度是很盛行的。”

这个学派的起源，依富士川氏记载为起自山协东洋氏[11]，此后其门下永富独啸庵等继之。于是产科方面、内科方面、眼科方面、外科方面都相继产生了一些“新旧参照”的学者和学说。

然而，他们所走的道路不太正确，所用的方法也欠妥善。最后这些人是失败了。

虽然他们的行动失败，但他们要求“科学化”的方向还是对的。因此，他们的失败，带给我们更多的宝贵教训。

简单分析一下，他们失败原因。第一，多数折衷派者对于新医学理不求甚解，勉强附会，东西凑合。第二，他们对于新医以“实验”为主的研究方法根据“多数事实”以寻出证据总结的精髓，一点没有得到，仅只是注重一些皮毛的科学名词和简单的临床技术。第三，日本帝国统治阶级对于固有医学的无理镇压，而不加以分析与研究。

第四节　汉医科学化思想之摇篮期

1. 日本帝国政府对于汉医之摧残及汉医运动经过

十九世纪明治十七年一月，日本政府明令颁布了第三十五号布告即“医师免许规则”及太政官第三十四号布告“医师开业试验规则”。这些文告中主要揭示了废止和汉医学而代以泰西医学之规定[12]。这个文告一出，遂大大的刺激了和汉医界而继续展开了许多的急遽运动。

这个充满帝国主义统治色彩的高压政治，对于当时广大的汉医来说，引起了非常愤怒和反对的火焰。他们开始团结起来，并将以前组织的汉医社团“温知社”正式改组为“帝国和汉医学会”等庞大的全国性社团形式。他们提出了很多的宣言，并先后到日本帝国议会中去“请愿”。这个运动直维持了十余年之久，余波所及的时间尚不在内。

根据明治二十一年十二月一日之统计，日本全国登记医生总数共四万零九百馀人，约相当于该时日本全国人三千九百六十万七千馀口的千分之一强，而其中和汉医的总数竟占三万弱[13]！亦即在每四个医生中有三个汉医。

但是当时日本军国主义者为什么要造成这种摧残行动呢？因为他们只看到了利用“科学”工具，来满足少数统治者的欲望，而忽略了广大的汉医数字和他们在全国医药卫生上所起的作用，他们眼里是没有人民的。另一方面，他们也想藉以挑起汉洋医学的矛盾，与尖锐斗争，而坐视汉医之自然灭亡，对于既有的汉医职业前途和人民的医药需要，都放置不问，这和国民党对待中医的办法是殆无二致的。

然而，像这样独裁的强迫方式，在反人民要求的客观条件下，当然要失败的。当时日本的汉医已将自己组成的团体“温知社”解散，并相继于明治廿三年成立了“帝国和汉医学会”。由日本的汉医浅井笃太郎、河内全节、冈正吉等人的领导下[14]全国各地的分会相继成立，并不断地继续发动请愿签名运动，故迄于廿四年该会第二次大会时，签名人数和汉医方面有 1984 名，业外连署者达五万一千馀名。

这一些集体性请愿书的内容都是很长的，里面充满了愤怒和激昂，举如明治廿四年有三十五个县的汉医合名上的一个请愿文中，内容包括三点要求改正这种法律，即：

（1）妨害吾人营业之自由，并束缚国民精神之自由。（2）打破国家特性之学艺，并酿致损害国家之经济。（3）逾越政治之限界，蹂躏学问之区域[15]。

像这些既无拳勇的，又乏组织性的自由汉医开业者们，他们的团结能力是很难强大的，同时对于“个人自己”职业的出路看法，又不完全一致。所以请愿虽然再三，而目的却终是迟迟未定。而汉医的阵营又逐渐受着分化和动摇，医会的前途是很可忧的。当时汉医的领袖浅井笃太郎氏遂于明治二十七年遍访全国会员，组织有志之士以结成一个核心的请愿组织，这就是："帝国医会特别有志团体"之组成。加入这个团体的规则上第四条并且严正地指出了盟员的条件有：

"不问成败，不可眩惑，应确有不可拔之志操，尽其本分，死而后已之精神者五十名。"

所以由此看来这五十名汉医先锋队员的任务几乎完全是来为了这个运动而效劳的，因此当时又有"帝国医会之决死队"之称。

就在那时，在议会中反对和汉医之空气益发险恶，主要的关键就是要靠了"特别有志团体"的活动奔走来决定最后的命运了。

这个历史上的和汉医的转捩点，终于在明治廿八年第八次众议院会中，对于强制取消汉医的"医师免许规则改正法律案"，用不记名之投票，以27票之差，得到否决。汉医至此才又得到其在法律上的地位。此时帝国和汉医学会之目的既遂，亦即停止了其工作，宣告流产[16]。

2. 新旧医学间之不幸及汉医科学化思想之增长

基于不断地政治上的纠纷演出，不期而然地使得汉医中的若干保守分子，不敢正面指摘政府，而迁罪于"洋方医"的身上，而双方的反对与磨擦也加深起来，使得新旧医学界的空气不能和洽与合作[17]。

这就是日本统治者们想利用"鱼蚌相争，自食其果"的方式，眼看着汉医的慢性消耗、自杀。

关于这些不幸的琐事，我不想多加介绍。但是在另一方面，却表现了若干新的汉医学者吸收科学化的现象，也渐渐高涨起来。

这当然也有些政治影响，比如各地的汉医与针灸医之考试中，主要的还要加考西医的解剖、生理及消毒等知识。然而若干新汉医学者之指导如和田启十郎、木村博昭、中山忠直等以及许多新汉医刊物如《继兴医报》、《温知医谈》，以及许多小型汉医教育机关如敏求医馆、立生学馆、跻寿馆等，都起了很大的影响。特别是和田启十郎著的《医界之铁椎》，虽然还有着"汉兰折衷派"的意识，但已指出了新医学的重要。这部书是当时一部很重要的文献。汉医科学化思想，就这样的在一般人的意识中逐渐增长起来。

第五节　汉医改良主义之转进的方向

1. 汉医思想之转变及"改良主义"之兴起

日本的汉医到了大正时代（二十世纪初叶）和昭和时代，医学思想风习的转变，进入一个新的阶段，并不是偶然的，这实在是受了各种因素的影响：

第一，在这个阶段中由于日本新医人才之数量增多，同时对于汉药与针灸的初步科学研究工作之展开。对于踌躇不前之汉医，是一个很强烈的刺激。第二，新医之在治疗成绩上既然与旧医互有成就，在治疗观点上，当然有参考之必要。第三，新旧医之政治地位和政治条件不同，旧医是被受压制的。第四，在政府考试汉医及针灸医时，解剖、生理与消毒等为必修科。

因此，在这时期就有很多的汉医"改良主义"出现。这些改良主义的主张大致说来与

“新旧医学折衷派”是差不多的，不过折衷派者仅是新旧参照的性质，而改良主义者却直接利用新医学的名词，借来加冠到汉医学里。他们也同样地推崇古籍，想用科学的事实来证明古医学说的正确。他们之中著名的学者如大冢敬节、矢数道明、木村长久、马场和光、清水藤太郎、柳谷素灵等人[18]。

他们的这种行动，一时并搏得了少数新医的同情，如杉原德行、驹并一雄等。从而古道医疗家，就一蹶不振了。

1937年日本帝国主义入寇中国后，为了要更进一步地实现其占领沦陷区的计划，伪装的收拾破碎的人心，实行其愚民政策计，一向压制汉医的军阀，又特别在其侵略的干部学校——拓殖大学内，专门设立了研究中国医药的“汉方医学讲座”，并聘请汉医担任讲师[19]。

这一个表面现象似乎是遵重研究固有医学的意思，但是在侵略者的面貌真正揭给世人后，谁都不难想象到这是一个怎样愚民的政略的。

2. 改良主义得到了什么

改良主义在日本，代表着一般新的汉医方向是不错的。他们有着自己的各种医会组织（如日本汉方医学会，和汉医学社等），也有着许多的刊物（如《东邦医学》，《医道之日本》，《汉方与汉药》等）学校，人材和著作。他们努力应用各种形式的宣传指导汉医学说，来争取社会地位和扩充力量。然而，他们却始终未能很好的达到了这些目的。

为什么？改良主义尽管怎样利用科学名词和方法，来制成汉方医学的一套新外衣，而推溯它的“实验”基础是没有的，因此就暴露出下面的种种破绽：

1. 以表面上观察，欲谋求新旧名词的统一，错误是很多，并且很大的。

2. 实验医学不仅要求客观事实的“真实性”，并且要求“多量的”同样材料，这样才可以较为可靠。但改良主义者，常常忽略了“质”和“量”的重要性，易于任意肯定一事，犯主观主义。

3. 最主要的就是，新医学者和汉医学者并没有真正打成一片，互相学习研究合作。新医不肯帮助汉医学习科学，汉医也不愿贡献新医以自己的经验学识。

并且这种真诚合作的事情，在那样的资本主义国家形式下，也决不可能做到。

所以汉医改良主义者研究学术的方向到现在止，是长期的是停顿在这一点上了。他们的新医知识与认识，只能从书本上意会得来，是无法加以实际的操作的。

当然；在最后的将来，日本汉医科学化的前途，一定还要更近一步走向一个新的转捩点的。那将是人民的，社会主义的日本远景，而决不可能在这目前日帝统治者手中的。

第六节　日本新医钻研汉医之成果

日本新医钻研汉医之主要收获是关于汉药方面的，和针灸方面的。关于前者学者们研究了许多的汉药的成分和其药理作用。其中最著名的研究有麻黄素和万年青中的乐黛灵等等[20]。

在针灸方面，有一类学者们主要是研究针灸所发生的生理现象的，（比如灸对于血液的变化之类）[21]，又有一类学者特别是在京都帝大，石川教室，主要是研究针灸在身体上对自律神经之传导路径和其它基本原理的[22]，他们在这些方面都多少获得了很多新的知识。

不过我们不要忘记了在资本主义国家制度下，统治政府对于人民的科学事业是不加以任何援助的，因此就只能由科学家们选择自己兴趣的或好奇的，甚或为统治阶级服务的科学问题加以研究。而这样所造成的结果便不是也不可能是统一的、有计划的，和有目的。科学家们可以钻入象牙塔中。不问社会人类的需要，也可以兴之所至或学位名誉等问题作着一曝十寒的研究工作。更甚至为了营业竞争问题，资本家的雇佣问题，而不是站在学术立场。

总之，在世界上所有资本主义国家的科学研究事业，都不能成为独立的，而是被动的，为少数人服务的。而在日本新医之研究汉医问题上说，虽不会有许多表面的收获，但总括的说这些收获还只是很小的一部分，今后是需要在新旧医的真正合作基础上，有计划有步骤的全面展开的。

第七节　结论——历史的教训

新的汉医研究发掘的道程，还是很长很长，非常伟大而艰苦的工作。这个新的工作使命，我们当然绝不依赖于在资本主义下，几个好奇的新医学者。在新的汉方医学者看来，应当把这种科学研究工作，引以为己任，共同和新医联合向前进攻。

而这个愿望，也只有在我们伟大的新民主主义的国家内，得到光辉的实践。人民政府可以帮助教育我们的中医以科学知识，让我们主动的掌握这些科学技术与理论，去开掘那些古代经验医术的宝藏，去完成未来人类健康保障的幸福途径。

因此，在日本汉医科学化的过程中，到现在止，只不过走了一小半。这一小半路程中，所带给我们中医的宝贵经验教训，将很快的促使我们继续了那未完的大道，在新民主主义的正确政策下，团结西医的友人，勇敢地踏上了长征！

让我们为更好的完成祖国所交给我们的伟大任务而奋斗吧！

【注释】

1. 所谓三韩，就是现在的朝鲜当时共分为三国，即百济、新罗和高丽，故名三韩。

2. 是年日本免恭天皇有病初求良医于新罗。

3. 中国吴人。依坂本氏作知聪，延命山氏作知丑，《针灸医学大纲》则作朱聪，今依富士川游及滕井尚久。

4. 宋太宗朝虽曾选集《太平圣惠方》百卷，但因卷帙浩大，流行不广。

5. 《支那中世医学史》P. 77：“此书一出，天下医家皆奉之为之金科玉律，其说宋元之间盛行之。”

6. 日本的“典药头”等职务在中世纪前后都是世袭的，所以曾有“家族相袭，仁医于朝”之称（依《本朝医人志》），其中最大的二家即丹波族与和气族。

7. 详参《支那中世医学史》，P. 166～174。

8. 参考《日本医学史》P. 342～386 及 P. 428～433。

9. 见《医学文化年表》P. 331 及《日本医学史》P. 445。

10. 据本人调查《日本医学史》江户时代的医目，汉医书目种类共 1235 种，其实际总数当然远不止此数。

11. 见《日本医学史》P. 439。

12. 参见《汉方和汉药》109 号 P. 96。但《和汉医学之铁锤》中译本 P. 19 及 P. 7 指谓明治十五年，废止汉医。

13. 同上 P. 97。

14. 同上 P. 90。

15. 同上 P. 96。

16. 同上 P. 103－110。

17. 《汉洋医学斗争史》中对此记载较详。

18. 这些改良主义者的著作都很多，他们都团结在“日本汉方医学会”的一个组织周围，在针灸方面还有更多的一些学会。

19. “拓大汉方医学讲座”，并不是大学内的正规课程。其中包括校外人士的旁听，他们编有各种简单的讲义，在译本也已有几种 。

20. 盐酸麻黄素是日本长野氏提出的（见杉原德行《药理学》），万年青素则系日本武田药厂制出。详参日本《药学全书》及《生药药理学》。

21. 参“近年来针灸学在科学研究新进展及其趋向”（马继兴）。

22. 参驹并一雄的《经络经穴学》第1～5章，及京都帝大医学部生理学论文集第6卷。

（1952年6月，《北京中医》第一卷，第三期，P14～20）

2. 人类催眠性抑止的理论与实践

第一章　人类催眠状态之生理学机制

第一节　与人类催眠现象有关的历史及催眠现象在自然科学中唯物基础的建立

人类的精神活动现象，自古以来即为人们的兴趣所在。不少学者面对此等复杂多变的精神活动现象，企图以其丰富的想象力来加以描述与解说；同时正是由于此等复杂的、人类所特有的精神活动现象具有了某种程度上为当时完全不可能理解的、甚至可以说是神秘的性质，从而也在人类的历史上，由于人类特有的极为复杂而多变的精神活动，例如睡眠中的梦、某些生活中的幻觉等现象，加之原始人类对于天然环境知识之蒙昧幼稚，对于宇宙现象自然无法获得正确认识之可能性，因此在人类生活中逐渐出现了原始魔术、灵魂观念、图腾崇拜(1)、乃至于鬼神信仰等意识形态。

在古代历史的进一步发展中，出现了利用人的精神恍惚状态由某些专门职业化的古代僧侣、术士或巫人等所操纵的占卜术、祝由科(2)、拔禳(3)、祭祀以及其他种种类似的方法与概念。从而精神活动现象在人类生活中就更为神秘化，并根深蒂固地构成了古代宗教信仰及哲学思想之理论上的“根据”。这种情况，在人类历史上无论是在古代的中国，或是在埃及、希腊、印度、罗马等，都是广泛存在的。比如在我国历史上，巫者往往为帝王圆解梦境(4)。又如在纪元前五世纪左右的埃及僧侣们，每当祭日便在神像之前出现一种失神状，来为人占卜休咎。可以说，这类事实在古代文献中的记载是很多的。

我们知道，在《新约》中所记录之耶苏以手抚摩来治愈沉疴的事，也主要是基于信徒们对于神的崇高信仰，是和人类的精神活动有关的。此外，从古代的历史中也可以看到，当人的正常精神活动受到高度损伤与破坏，引起了一系列的行为异于常人的患病的人们，却一直被人们、宗教家与医生目认为鬼祟或妖孽，而受到隔离与遗弃的遭遇。

从单独使人陷入催眠状态为目的之“催眠术”产生与发展历史看来，就更可明了是与这类神祇时代所构成的思想、观点与方法是完全不可分割的。可以认为，“催眠术”是在中世纪时，承继了这种唯心哲学思想的历史阶段，而以“学术”特别是治疗学的新面貌得到了进一步的发展。

在这里必须简括地指出，在当催眠术产生以前的阶段中，于十三世纪中叶时，在欧州的一些哲学家与医生们广泛地流传着一种学说，即占星术学说。

根据占星术者的说法，按照天上星宿可以来进行占卜。这种说法认为在天上的星辰与星辰之间，乃至星辰与人体之间都充满了“磁气”，并且这种磁气可以相互感应，相互影响。

建筑在占星术演说的基础上，十八世纪的奥国学者美士曼 Franz Anton Mesmer 氏，首先提出“动物磁气说”这个假说。美氏认为，在人体内具有着一种肉眼所看不到的“磁气”，这种“磁气”可以透过各种物质而传到他处。利用这种“磁气”施之于患者时，就可使患者体内的“磁力”畅达运行而获得良好的影响，以恢复健康。美氏当时利用这种“磁气”治病的方法大致如下：

美氏用坚固的木料制成一桶，桶内装满了水。美氏遂在桶上的开口处向桶内吹气，意思是使其本人“磁气”传入桶内之水，使成为“磁水”，然后盖上桶盖，而成为“磁气桶”。

其次，把桶放在较暗的屋子中央，让二、三十个患者围桶静坐，并以绳系在患者与桶之间。在木桶上方有一枝非常光亮的金针，在治疗时，令患者视线完全集中到金针上，不得他顾。同时在邻室奏出单调的音乐，经过相当时间，患者渐呈欲眠状态，这时美氏穿了博士的服装，手执铁杖，携同助手入室，巡视病人后，逐一用铁条杖抚摩病者患处，再施以手法，待病人清醒时，便令患者起立，治疗逐告终止[(5)]。

美氏的这种治疗方法，在当时曾获得了不少人的保护，但同时也遭到不少医学家们的反对。

对于动物磁气术学说更进一步发展，并予以“催眠术”之命名者，为十九世纪时英国医生普列特氏 Jamse Braid。根据普氏的试验，证明所谓“磁气”或“磁水”的说法是不存在的。因此普氏主张促使这种精神恍惚状态之引起，乃是由于神经（特别是视神经）疲劳所致。此外，在引起催眠的方法方面也有了某些改进。从而这种促使人类精神陷入欲眠非眠的状态之方法，便获得了一直到现在仍被保存着的“催眠术”的名称[(6)]。

虽然当时的催眠术的应用，已逐渐由僧侣与方士手中，转移到治疗的医学方面来，但是在其他自然科学的同时发展影响下，对于催眠术的现象，一直被科学家们抱着怀疑、观望、甚至于非难的看法。而正是由于这些客观事实之存在，也就在很大程度上阻碍了催眠术发展的前途。

这就不难理解催眠术之初期应用，尽管其在方法上与应用上已逐渐得到进一步之成就，但就其以主观的认识来解释此一现象来说，则仍然是全部唯心的、形而上学的解释，是和玄学历史有着血统根源的。

同时，我们也应当注意到当时的催眠术者更故意过份夸大了这种精神现象，并伪造了某些事实与“心灵”、“灵魂”之论据，企图以“客观试验”证明“上帝”之存在，证明“灵魂”不死，并企图根据这些“证据”，以玄学来战胜自然科学。恩格斯曾对于这种卑劣行为的催眠术者作了下面的严正的批判，他说：“我们只是稍稍用了一点怀疑论，便发现了江湖催眠术的许多根本现象与清醒状态之现象所差者不过是程度而已。我们没有应用任何神秘的解释去说明这种事实便得到了此种结果。”[(7)]

在十九世纪自然科学向前飞跃发展的过程中，正是由于催眠术的研究一直停滞在玄学的狭小范围内，加之机械唯物主义思想在自然科学领域中占据了主导的统治思想；于是催眠术不论在理论与实践方面，便都不可能插足在自然科学中而得到应有之发展。

不难想象，在人类催眠术方面之解释一直未能取得唯物科学者的支持与提供出任何有力的客观证据。

对于人类催眠性抑止的历史上首先赋予以真正唯物观点的科学论据者，为伟大的唯物辩证主义创始者之一的恩格斯氏。早在 1843～1844 年，恩格斯本人见到了一位催眠术家毫尔 Spencer Hall 氏的表演，而该表演的意图是藉以证实“上帝”存在与“灵魂”不死为目的的。看到了这次表演之后，恩格斯对于这个现象的出现也感到了很大兴趣，并选择了一个男孩按照毫尔氏的方法进行催眠实验，结果是也很容易地获得到同样的催眠状态。恩格斯写道：

"但我们却不像华勒斯先生那样地轻信盲从，我们对于这件事情的狂热也没有他那样大，所以我们所得到之结果也完全与他不同。假如某一部分肌肉发生麻木或是失去知觉，那么我们就可以断言这是由于感觉之过份兴奋而起之意志之完全被动状态。假若受术者因一种外部的激动而从昏睡状态中惊醒，要比从清醒状态中活跃得多。我们没有见到被术者有丝毫神秘的地方。任何人都可以同样作用于我们这位被催眠者。"(8)

恩格斯同样也很有趣地指出了在催眠状态中所出现的精神现象之唯物的实质。

即"华勒斯的受术者饮水而沉醉，我们却可以指大脚趾为沉醉器官，只要我们一撞到它就可以引起与沉醉者同样的最奇形怪状的滑稽状态。但是若受术者不懂得你要他做什么事，任何器官都不能引起一个行动，这是很显然的。"

恩格斯也揭露了被术者的意志完全陷于被动，并绝对服从于被术者的意志的原理，他指出：

"没有什么奇怪。因为这一切现象都原于受术者意志之服从施术者之意志，假如没有这种服从，什么都完了。一个催眠家无论如何有魔力，假如他的受术者同他开玩笑时，他就无法可想了。"(8)

恩格斯的这些指出，无疑的是对于催眠现象中所出现的各种精神状态提供了有力的唯物根据。

但是，在自然科学中真正对催眠术现象予以完全客观的生理科学解释并提供了完全有力的实验证据的唯物科学家却不能不让诸伟大的俄罗斯学者巴甫洛夫。

如所周知，巴甫洛夫对于睡眠现象以及有关睡眠现象的探究最复杂的高级神经活动基本规律的系统性研究工作是从动物（犬）实验开始的。事实上巴甫洛夫不仅对于动物之催眠研究提供了丰富的事实与结论，而且也结合了人类临床精神病学领域中的精细观察与对照，作了深刻的研究。在巴甫洛夫晚年的工作中曾以这些动物实验的大量结果与人类催眠现象以及在人类精神疾病状态中所出现的位相状态作了非常天才的深刻性启示。

在巴甫洛夫逝世后，巴甫洛夫的学说在其后继者——卓越的苏联科学家们不怠的研究下，已获得了进一步的发展。

现在，我们已经完全可以有理由确信，巴甫洛夫的关于催眠状态原理的阐述，已为正确地施用催眠术于临床实际中去奠定了良好的自然科学基础，对于人类的催眠现象来看，已再不是什么神秘的与玄想的了。

第二节 巴甫洛夫关于催眠位相与人类催眠状态之原则性的研究

怎样才可以正确的去解释人类催眠现象中所出现的一系列的特殊事实呢？——当我们看到一个人被医生的语言所控制，陷入于催眠状态时，这时呈现在我们眼前的就是那个人的一切运动机能的丧失与被动性，全身的各种感觉或者是被消失，或者是被改变了。医生的语言这时对于该人来说几乎是完全不可抗拒的，无条件的服从与产生同样的感觉。这些在日常生活中所非常不习惯见到的、使人非常惊异的状态是怎样可以出现的呢？

表面看来，这几乎是完全难于理解的，因为这些现象是如此复杂而变幻，纷乱而无边际可遵循。然而巴甫洛夫面对着自己的大量客观科学事实前，这些现象的解释，不仅成为可能，而且进一步地阐明了它的规律性。

按照巴甫洛夫学说，对于催眠现象的正确理解应当是如下的。

首先，应当指出催眠状态是一种由清醒状态过渡于完全睡眠状态阶段中之一个移行状态。它是“醒”与“眠”之间的一个中间位相。由清醒到睡眠，从生理意义看来，这就是导使大脑半球兴奋状态进入抑止状态的过程。这个过程并不是突然立刻产生的，而是要循序地经过一系列的位相状态之移行阶段，而后才达到完全的睡眠。这些不同位相状态，代表了大脑皮质中抑止过程和在各种不同程度上的表现，亦即表达了抑止深度的不同阶段。在这些不同阶段中所出现的生理机能上的不同改变，正是说明了在大脑皮质内正常神经过程中之“力的规律”原则遭到了破坏[9]，而以位相状态中所出现的新的力的规律代替了前者。当然，这些位相状态在其相互移行的阶段中是没有截然明确的界限可以区分的，但是也不难根据其一定的特征人为地加以划分。这种人为的区分各种移行位相的命名目前已有很多，但是按照巴甫洛夫所指出的由清醒进入于睡眠，最主要的有下列四种基本位相状态。首先是“均等位相”，这是由清醒过渡到睡眠的最初出现的位相。这时机体对于外界的各种保护刺激物不论其力量之强弱，均以同样大小的反应回答，即强的刺激与弱的刺激在这时所引起的反应效果均是相等的。

其次是“反常位相”，这时机体对于外界不同强度的各种条件刺激物，出现了与正常的清醒状态完全相反的反应性质，即对于强刺激这时所引起的反应或是很弱、或是没有，而对于反应的潜伏期也大大地延长了。反之，机体对于弱的刺激，所引起的反应反而增大到比正常状态更大的结果。

在脑内的抑止再度加深的结果，出现了第三个阶段，即“超反常位相”。这个位相阶段的特征是，机体对于任何阳性条件刺激物，不论是强刺激、中等刺激、或弱刺激都绝不引起反应。而这时对于阴性条件刺激物则出现了与一般阳性反应的同样效果。

最后，抑止过程的更为加深时，出现了充分睡眠的“完全抑止位相”，这时对于任何条件刺激物（无论是阳性刺激物或阴性刺激物）都不再引起反应。这时外形的表现即是熟睡状态。

这就是清醒与睡眠之间的几种基本位相。这些阶段不仅入睡时存在，而且当由熟睡状态移行于清醒状态时也是依照同样的移行顺序而存在的。

这些位相状态出现的特点是，位相的顺序大致如上，但也可能不是全部出现，或是在它们之间具有另外的中间位相。这些各阶段的位相状态所出现的时间，可能是极短，也可能是很长的。在健康人的正常睡眠过程中，其移行入于熟睡之各位相时间可能是极短的，也就是说它们的移行速度是很快的，有时几乎是极很难令人觉察的瞬间。由于这时在入睡者的周围基本上没有任何附加的条件刺激物之给予，因而这些状态也是不易于被发现的，因为在这时在入睡者本人并没有任何异常的反应表现可以说明这一现象之存在。但是，这些中间位相确实是可以利用其他方法来证明其存在的。譬如在人们的睡眠中常常可以有由于昼间的痕迹性潜伏刺激物的影响，或是由于睡眠过程中所附加予以的新异刺激物的影响引起“梦”的产生。有些人在睡眠中甚至引起了可笑的所谓“梦游状态”[10]。这些现象都是正常的人在一定的位相阶段中所引起的最好的例证。

不仅在正常健康人身上有时可以见到这些位相状态的出现，按照巴甫洛夫深湛的研究，在年老的人，醉酒的人，陷于各种疾病的人，特别是在人类所特有的精神病的场合，都可以见到这些位相状态的出现[11]。而且更重要的是这些位相状态中之出现，往往不只是见于睡眠状态中，而是见于他们的“清醒”状态所应出现的昼日。同时这些位相状态中的某一阶段，往往可以保持很长久的时间，形成这类患者的行为怪僻，举止独特，情绪错乱，与对于反应关系的迟纯或异常等现象。

当然，上述这种状态的引起是由于一系列的有害致病刺激因素所引起的结果。而这种状态之长期保持，也无疑地是有害于神经系统的正常平衡的。

然而是否可以利用人为的一些条件引起人类的这种位相状态，从而对于神经系统中的某些力的规律加以调整与改善呢？

回答是肯定的。利用人为的一些条件促使机体迅速进入于这种位相状态的方法，即自古以来所应用的催眠术。催眠术之发展成为一种应用技术，其主要的手段就是利用了一切人为方法，促使机体抑止过程之出现而使之达到一定阶段中之位相状态者。

从生理学的观点看来，催眠状态是相当于抑止过程中的哪一个阶段中的位相状态呢？巴甫洛夫早在其著作《大脑两半球机能讲义》中指出催眠状态是一种低级的抑止，这种抑止所出现的状态是可以用反常位相来加以解释的。他指出：

“对于被催眠的人可以暗示与现实相对立的一切事情，可以引起与现实刺激完全相对立的反应，比如甜味会代替苦味，异常的视觉性刺激会代替最通常所见等等，这是一个事实，可是这个事实是可以不牵强附会地当做神经系统中的一个反常位相而解释的。其实弱刺激却比强刺激具有更大的效力。”

巴甫洛夫对于这种催眠现象相当于反常相的解释如下：

“我们必须想象：例如由于甜的物质的实在刺激直接进入有关的神经细胞里去，而‘苦的’这个言语所引起的刺激都从有关声音的细胞向实在与苦味刺激有关的细胞传进去。如果两个刺激互相比较，甜的物质的刺激是强于‘苦的’这个言语的刺激，因为第一级的条件刺激物总是比第二级的条件刺激物更强的。”(12)

在巴甫洛夫的另外一篇著作中，当他叙述了在实验动物身上所出现的反常位相之后，也以同样的观点论述了与人类的催眠相似之点，并且对人类的这种位相状态之出现命名为“暗示位相”，他说：

“不容怀疑，在以上所描写的实验中，我们所遇到的是一种特殊的催眠位相。我想这个反常位相是实际上相同于人类的一种特别有趣的催眠位相，即暗示位相。其中，现实世界的强刺激让步于弱的刺激即催眠术者所说的话。这个反常位相可以解释许多短期的或持续变态睡眠的病例。”(13)

由此可见，催眠状态之基础乃是大脑皮质之抑止过程。这种催眠位相之出现是根据大脑皮质的抑止过程之深度与扩散程度具有着不同等级的。这也就是引起催眠位相不同等级的原因。巴甫洛夫写道：

“我们也已经能够研究介于清醒状态和完全睡眠状态之间的中间位相——催眠位相。依我们看来，这种状态一方面是不同范围的抑止，也就是抑止作用在大脑半球本身各区以及在脑的不同部分或多或少的蔓延；另一方面是不同强度的抑止，其存在的形式就是抑止作用在一个地方的不同深浅的表现。”(14)

这样看来，在催眠状态中大脑皮质之抑止与完全睡眠时的主要区别只是在于抑止的程度上而已。这时的抑止深度较浅，也可能是不充分的。抑止的范围常是限局的，抑止并未能扩散到全部大脑皮质，个别的大脑皮质区域仍然保留其兴奋状态（关于这一点下面还要谈到）。应用于人类的催眠术，无疑是把这些在正常睡眠情况下出现为时极为短促的催眠相时间大大地延长了起来，并且充分利用与控制了其中一定阶段的位相状态（主要是反常位相）。

这里需要指出，在人类催眠状态中所出现的过程并不仅限于催眠位相中的反常位相阶段。在巴甫洛夫的若干著作中也曾屡次提到了与人类有关之催眠状态中所出现的其他位相阶段，例如在某类精神病症状（着魔情操）中之超反常位相，(15)以及在老年人脑皮质的活动中所出现的麻醉位相(16)等。

这就不难了解，为什么在人类催眠状态中的某些场合其催眠状态之深度常是难以控制的，同时也可以说明了在人类催眠时可以保留着接受医师暗示能力之来源。由于催眠时抑止深度的限制，通常都在大脑皮层一般抑止的基础上存在着个别孤立的兴奋灶，这种兴奋灶主要是和听分析器有关的，用巴甫洛夫的话来描述这种孤立兴奋灶的术语又可以称做皮质的“警戒点或值班点”（Сторожевые или дежурны пункты）。这种皮质个别警戒点的现象在日常生活中也是普遍存在的，例如带领孩子的母亲甚至可以在喧哗的环境中熟睡，而不受外界刺激之干扰，但如孩子的呼吸节律的变化或轻微动作时，就会马上引起醒觉。又如磨坊主可以在磨车与水轮的躁音下睡去，但一旦磨车声中止时立即醒来等例证都可以具体说明这种现象(17)。而这个事实在巴甫洛夫的学生贝尔曼 Enpman 氏在实验的犬身上也同样发现了，巴甫洛夫认为这个结果表明了当大脑皮质在抑止过程时，促使个别皮质点之兴奋过程加强的实例。(18)

正是由于这些个别兴奋灶在声音分析中的存在，就有可能通过语言的暗示作用建立起催眠医师与被催眠者之间的联系基础。这也就是在人类催眠术之应用中首先应当使声音分析器继续保持一定兴奋的原因，通过这一兴奋区域的医师言语刺激，藉了此一区域之相对兴奋性的提高，所引起的暗示作用也就异常显著起来，并成为实际上的强大刺激，特别在治疗的目的上显示出其必然的效果。

其次，在巴甫洛夫有关催眠状态之基本原理方面，还应当强调指出这种位相状态之出现所具有的特殊生理意义，亦即抑止的生理意义。

正因为催眠是一种特殊形式的睡眠，当然催眠在整个生物学的意义上看来是和睡眠在基本上相同的。它们都是抑止作用，也就是一种保护性作用。这种保护性作用的机制是以积极作用的形式表现出来的。这样就可以及时的避免脑细胞之过度耗损，从而得以保证机体的健康。用巴甫洛夫自己的话来说即是：

“抑止作用永远以有机体最易反应的细胞之监护者的身份出现，也就是以大脑两半球皮质细胞的监护者的身份出现，来保护它们，使它们的活动在遇到很强的兴奋时，也不致于过份紧张，并保证它们在日常工作之后能采取睡眠的方式以获得必要的休息。”(19)

这就是催眠与睡眠的共同生理意义。当然，尽管如此在二者之间还是具有着某些区别的，特别是人类的催眠，在暗示的影响下，对于某些刺激物的反应能力被大大提高了，而另外的病理的刺激因子被消弱了，这种特殊的生理机转，无疑将会大大地提高临床影响的。为了要进一步说明实际意义，我们应当首先了解一下在人类催眠状态中之生理变化。

第三节　在人类正常催眠现象中所出现之各种生理变化

在人类正常催眠中所出现的一些生理学方面之显著变化，主要是和被催眠者本身所陷入的催眠状态深度有关的。正如以上所指出的虽然在人类催眠状态的同一位相基础上，所引起的催眠深度也可能是不相等的。在人类的催眠位相状态中，实际上恐尚不尽简单地与其他动物身上所出现之位相完全相同。或者需要认为：即使在反常位相的状态（即巴甫洛夫所指之催眠相）下，特别在人类尚有着更为多样的位相次序。这可能是更为复杂的，并且是与人类所特有的社会环境形形色色的各种刺激物形式和人类高级神经系统的组成有着密切关系的。巴甫洛夫曾深刻地指出这一点，并指出了人与动物在这个问题上是有着更为原则的区别的。他说：

"关于催眠状态的更复杂的形式，显然难于发现人类与动物的完全平行，甚至现在也因为这个原因而简直不能达到这个目的。可能我们还不曾捉摸到催眠状态的一切位相，特别是在催眠的强度上是这样的。而关于催眠的顺序和继承式，的确，我们更毫无所知。（中略）当然，必须想到，在人类与动物两者行动的复杂性之间，存在着绝大的差异，因此可能在动物催眠的时候，并没有这样多的催眠表现的形式。因此不能在以后应用动物催眠所得之资料的时候，只能为人类催眠各种状态的生理学的尝试性解释而应用。"(20)

巴甫洛夫在这里所指出的人类行动比动物复杂性的生理学特点即在高级神经系统内具有着第二信号系统的事实。

也可能，巴甫洛夫于1925年对人类来说所指出的"暗示位相"(21)，也许比单纯的反常位相表达的具体情况更真实些。这是在我们谈到了以下所述的人类催眠事实后就会了解的。

关于由人类催眠术的方式所引起的一系列的生理状态表现，在正式文献上是极少报告的，在这里不妨援引一些李人在实验室条件下对于人类催眠状态所得到之综合性结果。当然，在这篇文章里限于篇辐，是不能更详细地记录这些事实经过的。

根据在人类的催眠方面许多例证之初步观察中实际所得到的总的印象如下：

在轻度之催眠过程开始时，被催眠的人逐渐地产生了倦怠，感到有些疲乏，但也可能没有这类感觉。这时不仅对于医师的语言听得很清楚，同时对于周围环境中的任何大小的刺激物都可以同正常一样地感受到，并且感觉非常锐敏。后者且往往由于形成了一些额外刺激的结果，引起了脱抑止现象，促使入眠更为困难。

如果这时外界条件适合，被催眠者就可以很快感觉到有希望睡眠的要求。这时已可以对于医师的某些暗示，产生感受能力，比如在暗示的影响下身体可以更觉疲乏，眼脸开始由感觉到沉重，渐至无力，最后可以发展到不想睁开。呼吸在这时候一般是很均匀而较缓慢的。全身的横纹肌运动（不依照医师暗示的）还可能局部的产生，但主要是为了纠正其不适当的体位或反应某些小的刺激物之类的小动作。一般说来，横纹肌运动业已完全停止其任何自发的活动。被催眠者这时心里还很清楚周围环境中所产生的一些变动（虽然是在闭目状态），特别是声觉方面。这时还可以具有独立进行完整思想的能力。如果这时有强大的或持续的刺激物，被催眠者就可以马上醒来。所以这时的催眠深度是极肤浅的，不稳定的。这时对于接受任何进一步的暗示能力都不可能有，因为在主观上被催眠者还是比较清醒的。如果在这时不使继续入眠而醒觉后，被催眠者感觉不出任何是在催眠状态的特征来，因为他能清楚地记忆起适才所发生过的一切经历。

进一步的催眠状态产生之阶段，在被催眠者本身说来在其外形标识上，似乎很难加以界限的区别，但我们不难从被催眠者无法主动的睁开眼睛这一个时间起，视作是真正的步入于初步的催眠位相。这时的特征是：根据医师的暗示，虽然被催眠者主动的试想努力睁开眼睛，但是仍然不能，或非常困难，被催眠者本人在这时试验的结果是完全相符的。

在这个阶段以后，催眠状态进入了一个新的阶段，被催眠者的生理改变方面，出现更多的征候。

首先是体内的一切横纹肌系统都受到了抑止作用，一切的自由性主动动作虽然都消失了，但被催眠者却可以由于暗示的影响支配其进行各种活动。这时被催眠者不但对于医师所暗示的某些较简单的动作，比如握拳、举手、张口、起坐等等都可以完全被动的遵照医师暗示的指示完成，而且当医师暗示以相反的活动比如“不能动”、“动不得”等言语时，则被催眠者却无任何可能去改变这些被语言固定了的强迫姿势。被催眠者这时脑子里可能了解一部分周围环境中的显著的变动如铃声等，也可能继续产生自己的某些思想，但是很不系统，同时尽管他主观上想摆脱这种制止状态时，却不可能。

在巴甫洛夫的经典著作中也曾对于这个人类催眠初期所出现的随意运动之消失及僵直状态作了相当之描述与其生理学的解释，他指出这个现象是由于运动性分析器之孤立性抑止过程结果（大脑皮质的运动领域），而这种抑止过程并不下降到大脑下部的运动中心。此时大脑两半球的其他部分还能正常的发挥其机能。由此可见人类的这种初期催眠状态，其抑止过程并不是立刻充分形成的，而是以运动分析器为基础，最初形成了抑止中心，然后由于扩散之结果，于是皮质中更多的分析器都受到了抑止的影响。

当抑止最初在大脑皮质内产生时，这种抑止过程有着明显的限局性质。这里不妨把巴甫洛夫实验犬的结果引来来补充说明在催眠初期时皮质中孤立性抑止的事实和对于上述人类现象的生理学解释。巴甫洛夫对于陷入初步状态的犬举了三类例子。

第一类：有些实验犬，仍能保持其能动的姿势，但是完全丧失了一切条件反射。——这是大脑皮质受到抑止，但不移行于皮质下位。

第二类：有些实验犬，对一切条件刺激都可照常引起反应（分泌唾液），但不能去摄食。——这是仅限于大脑运动分析器受到抑止之结果。

第三类：有些实验犬，躯体和四肢部不能动作，但眼睛仍注视着周围环境中之事物，有时还可以摄食。——这是一种更限局性的抑止，连运动分析器都未能全部被抑止。

根据上述事实，就奠定了巴甫洛夫对于人类初期肌肉受到抑止状态之生理根据。巴甫洛夫写道：

“被催眠的人可以懂得，我们对他所说的是什么，他也可以知道，我们给他什么奇异的姿态，他会想更动这异常的姿势，但是不能这样做。”因为，这只是“运动性分析器孤立性抑止过程的结果。”可以说这时催眠的深度还是很浅的阶段[22]。

当抑止由大脑皮质内的一个区域扩散到其他区域，由一个分析器扩散到全部分析器时，就引起了进一步的位相状态，在生理机能方面，感觉机能开始受到了改变。以下仍然引述我们实验的观察结果。

当催眠进一步加深时，在被催眠者的感觉方面，不论在程度上或性质上都可以由于暗示而改变了。一般看来，各种感觉的改变是和刺激物的种类与入眠的深度等都有着密切关系的。感觉阈范围之扩大或缩小这时都可以由于暗示的影响而产生了显著的效果。

在感觉的性质方面可以先从外部的感觉系统说起。根据我们初步实验的结果，对于味觉、以及皮肤感觉的影响是比较迅速出现与比较敏感的。比如我们可以利用辣椒的食品代替糖果给被催眠的人吃，或是以白水代替醋投予。在这两种截然不同的感觉情况下，被催眠者所引起的反应却是恰好相反的，即对于前者被催眠者显示了极大的兴趣，并在缓慢的咀嚼下引起了大量的唾液分泌，而对于后者从面部上即可看出显示了嫌恶的表情，并且困难的下咽。也就是，这时出现了明显的反常位相的特征。

很显然地，这些现象之产生都是由于语言刺激所引起的结果，但是也必须要很好地根据催眠的深度来准确地应用这些刺激，因为如果过早的施用这些刺激时是会引起被催眠者的拒绝接受与解除抑止的。在皮肤感觉方面也是一样的。比如医师的暗示可以唤起患者寒冷的感觉（虽然天气并没有变化），或是引起感觉的脱失。在这时如果以足以引起疼痛之额外刺激或超强度刺激加之于皮肤时，在语言的影响下，或是引不起疼感，或是疼痛的程度被消弱了。对于原来即具有的病理性疼痛刺激来说，也可以有同样效果。在治疗上我们就是曾利用这个现象治疗头疼、腹痛等神经痛的。不过应当指出，对于病理性疼痛刺激的相对地减轻是和在一定催眠深度中暗示刺激的力量有关的。在其生理机制上，根据神经系统中力的规律看来，脑皮质内病理的兴奋优势与皮质抑止的深度是有着相互斗争的意义的。忽略了这一点，对于某些顽固疼痛引不起任何消减现象来说，自然就是无法理解的了。

对于视觉的感受能力来说，也是一个很有兴趣的现象。我们知道，在通常人类催眠条件下，被催眠者都是闭目而无法睁开的。在这种情况下当然谈不到什么视觉感受问题。并且，如果是在轻度之催眠状态下，医师虽可以用暗示令被催眠者把眼睁开，但是这时的睁眼动作实际上往往会引起患者醒觉的过程。因此睁眼的暗示指示只能在陷入更深度的催眠状态之际。在我们为一个学前期的儿童进行催眠实验时，曾暗示他可以把眼睁开，但却看不到任何东西，并且继续仍在睡眠。这些暗示的结果，都呈现了良好的反应。在此后的暗示中就着手口述一些与眼前环境截然不同的另外景象，如暗示置身在郊外，乘行在天空等等，这样就引起了同样的幻觉。

这些事实不由使人想起了在日常生活现象中所见到的梦游人的奇怪行迹——在深夜睡眠时起床所作某些工作（甚至有些是比较繁重的工作），在醒来时却一无所觉。梦中的刺激痕迹已被昼间更多的强力动因所掩蔽不显了。

对于嗅觉的感觉能力问题，也与上述的感觉改变方式相同，不再例举。

在外受系的感觉范畴中，这里还可以谈到听觉问题。在被催眠者来说，听觉分析器这时本来是兴奋的，特别是对于医师的语言刺激物来说尤其是重要的。必须指出，被催眠者对于这种医师语言刺激物的持续保持，也是很重要的。如果一旦在较长时期内中止了任何暗示的语言刺激，则可依当时催眠状态之深度或是引起醒觉，或是逐渐地移行于完全的睡眠，这时被催眠者对于外界声音的刺激，即使是医师的语言，往往也会变得毫无反应了。因此，对于被催眠者来说，应当经常保持一定时间间隔的语言暗示，这也就是不断延长催眠位相时间和防止睡眠形成的最重要之手段。

由于催眠所引起之内部感觉系统之生理状态的改变首先可以见之于在暗示的影响下使被催眠者感到全身的舒畅与愉快。使患者忘掉了现实世界，脑内的潜伏性的痕迹刺激一般是被消弱或消失了（主观上，什么也想不起来）。在大多数病人的被催眠者，这时在暗示的影响下，也已觉察不出体内症状，特别是疼痛的刺激，或是影响很小了。

谈到对于个别内脏的感觉问题，这显然还是一个比较困难的任务，并且我们目前尚未能认真地做过。但是，也不难认出这类感觉是和日常习惯上所熟悉的某些内脏活动有关的，比如暗示人的饥饿感时引起胃的收缩，或是与此相同的引起膀胱壁与直肠壁的膨胀感等。

如果某一内脏在日常生活中并不备具有一定的可以觉察的“感觉”，比如“心脏的感觉”之类，这时就不会也不可能引起这种感觉。因为被催眠者并不懂得你所说话的意思。而在他既往生活中也没有体验过这究竟是一种什么感觉。也就是说，暗示的指示一定是要具有以前在脑皮质内曾建立过临时联系的刺激物，才可以通过机体引起实际的反应，否则就是不可能的。

在引起内脏的某些感觉时，当然也与内脏的当时生理状态有关，比如在饱食之后引起饥饿的感觉时自然就是很困难的。从这里也可以说明在催眠状态时对于内脏感受刺激或及其性质的改变，显然是比在同样状态下对外部感受能力的改变困难多了。

仍然在深度的催眠状态情况下，被催眠者可以逐渐变得不再接受外界其他的声音刺激物，而只对于医师的声音产生反应。这可能是在声音分析器中个别兴奋灶的兴奋过程更加高度集中结果，因此在大脑皮质之声音分析器的其他区域内也受到了抑止扩散的影响。如果这时医师的暗示可以引起某些音乐声或其他声音的幻觉也可能是接受的，不过这时的催眠抑止已是更深度地发展了。

随着催眠的加深，大脑皮质的孤立而集中的兴奋灶与周围抑止扩散区域的发展更尖锐化的结果，自然就会相对地形成了该兴奋灶的极度优势。在这时被催眠者对于外界所产生之一切刺激，甚至是高度的响声、喧哗声等都不复引起反应，而这时的暗示作用却呈现了其更为巨大的效果。在这种状态下就可以进一步地影响平滑肌或心肌的活动、某些腺体的分泌、乃至于产生被动的梦游状态。

这时候对于全身综合性的感觉如嗜眠感、疲乏感、或由语言所引起的幻觉等就更加显著起来。在临床治疗过程中，对于自觉症状的消除与减轻，在这时期应当是最好的阶段。

对于大脑皮质细胞工作能力的恢复与增强，这时在暗示的影响下，具有着远比普通睡眠时更为强大的效果，其显著的事实，可以表现在以下的几个问题上。

关于劳动能力的问题，语言的刺激无疑会引起了精神的振作，被催眠者可以感受到自己的气力是增加了，信心产生了，而且由此可以产生愉快的情绪。

在记忆能力方面，正是在脑皮质内屏除与消弱了其他一切刺激的结果，以前的某些痕迹性刺激、痕迹性临时联系，这时便可以显示出其力量。在这一方面苏联学者马伊洛夫（ф. П. maŭopob）与苏斯洛娃（M. M. cycʌba）二氏在1951年研究形成儿童声音的催眠实验报告中(23)就曾清楚地提供了这些事例。

引起被催眠者产生某种思想，并以暗示的力量左右这种思想的事实，也是在这时期内产生的，譬如引起情绪上的某些喜或怒的变动等。

上述这一切生理现象的改变，显然都必须伴随着医师与此相适应的暗示才可以引起的。而且上述现象并不一定在一次催眠过程中，或某一个人身上都可以全部出现的，这就是我们以后还要谈到的一些引起催眠状态的条件问题。但是我们不难看出一点是值得特别注意的，就是人类催眠和睡眠在现象上的不同，前者是可以完成某些动作（甚至是复杂的动作），与接受某些感觉（甚至是幻觉）的，同时不论动作与感觉都依医师的“命令”是从。而被催眠者在这时完全是被动的，没有任何批评与分析能力的，甚至是完全不可抵抗的。

更值得注意的，就是医师暗示的刺激不仅仅可以成为被催眠者的一个非常有效的现实刺激物，而且同样可以产生痕迹作用。这种刺激的痕迹一直可以保留其在催眠状态时所产生之结果到醒觉以后继续发挥其后作用。

当然，在应用催眠术之后，被催眠者纵或往往记忆不起在催眠时的一切经过，但是刺激物的效果仍然是会被保留下来的。不过如果医师在催眠状态时予以强调之暗示时，醒觉后仍然是可以保留这些记忆。

这个有趣的事实，就使我们有可能应用这种刺激到治疗中去奠定其生理学基础。

在此处我还要补充一些关于催眠位相问题之说明。上面已经说过，像巴甫洛夫氏所指出的人的催眠状态相当于一种反常相并举出了其理由。但是在一般有关催眠文献记载与我们初步的观察中却也发现了一些事实，即是暗示的“弱”刺激作用不仅可以压倒或代替实物的“强”刺激作用而引起反应，例如“甜的”语言与苦的味觉，而且暗示的“弱”刺激作用也同样可以增强实物的“强”刺激作用，使之更增大了其效果。譬如我们可以指微甜的物质为“最”甜的，或使欲眠的感觉更加促进等等，如果对前者的事实用反常相来解释时，那么对于后者应当怎样理解呢？很可能，这就是巴甫洛夫所以指出人类催眠位相有着更为复杂的理由了。因此我认为，对于人类来说，按照巴甫洛夫的说法用“暗示位相”一词来表达这一复杂的位相过程时，应当是有着更为广泛的意义。

总结了在催眠状态中所引起的生理变化特点，苏联的生理学家马伊洛夫指出了六类现象[24]。

1. 医师的暗示——被催眠者只能听到医师的暗示语言，但不感受周围环境的其他任何刺激。

2. 健忘——在催眠时忘掉一切思想。

3. 强直性昏厥——全身肌肉不作任何运动（这个特征也可以见于一般睡眠时）。

4. 催眠后的暗示——在催眠之后，仍可受到暗示的影响（与健忘有关）。

5. 机能性皮质分裂——在深度之催眠时，大脑皮质之向心与离心部分或两种不同机能之间，彼此失去机能上的联系。

6. 幻觉——由于医师的指示可以引起被催眠者的幻觉。

但是人类催眠的特征是什么？与动物催眠有什么本质上的区别？这些问题就是以下我们所要谈到的。

第四节　人类催眠现象之特征

引起人类催眠现象与其他动物不同之特征究竟是什么呢？

这就是在人类具有着动物所没有的第二信号系统之神经机制。巴甫洛夫写道：

“当然，由于人脑的比较复杂，催眠现象在人类身上是要比在动物身上繁复得多。但是由于这种或那种原因，某些催眠现象在动物身上，可能表现得更为显著，尤其是因为人类的催眠会依各个人和各种催眠方法的不同，而表现出相当大的差异。”[25]

这种人类与动物催眠之本质区别，在巴甫洛夫的其他著作中都深刻地指出了语言暗示的巨大生理意义。

巴甫洛夫对于暗示所下的定义是如下的：

“暗示是人类最简单化的，最典型的条件反射。”

怎么样才能正确地认识人类暗示的这种极为巨大的生理学意义呢？巴甫洛夫解释道：

“当然，言语对于人类是一种真实的条件刺激物，正如人类其他条件刺激物与动物是共通的，可是言语是如此范围广大的，不论从质与量的方面，在条件刺激的关系上，它都不是任何其他动物的条件刺激物所能比拟的。因为一个成人直到被催眠以前的生活里，言语是与进入大脑两半球的一切外来的和内在的刺激都是互相结合的，所以言语能把这一切刺激都信号化，并且能够代替这些刺激，所以言语把这些刺激所决定的人体动作和反应都能够引起。”[26]

其他任何动物都是没有言语机能的，故在动物的催眠状态时，便不可能利用这种新的、极为庞大而复杂的条件刺激物系统——言语——引起任何相适应的反应出来。因此在动物催眠时只能引起局部的某一分析器（例如运动分析器）之抑止状态，至多引起全身之强直性昏厥状态，此外就不可能产生其他更为复杂的生理机能上的改变了。而在人类则不同。人类的第二信号系统不仅扩大了接受刺激的范围，而且也获得了比与动物所共有的其他现实性刺激物更为新而特殊的性质。因此，人类的催眠不仅可以由言语的结果而引起，并可以把言语的影响加入到催眠过程中去，使之形成强大的兴奋优势灶，从而产生巨大的效果，这一生理事实该是多么重要而具有着宝贵的实践意义呢。

从生理意义上看来，催眠状态或催眠位相过程都是大脑皮质细胞获得了保护性抑止之扩散状态。不待言，脑皮质细胞的兴奋能力是大大地减低了。如果在这个时期，新的言语的刺激物仍在继续不断地加给被催眠者，那么必然引起并保留着皮质内一定的处于警戒点状态的兴奋灶，而这个狭窄区域的兴奋灶在脑皮质内所引起的正诱导情况下[27]，其相对的兴奋强度也无疑地是大大的提高加强了。在另一方面看来在其他脑皮质部分所产生的抑止区域，在同样的影响继续之下，抑止的范围是在逐渐增大，并且深度是在加深着，这样就会更充分地抑止了来自于其他部分的刺激乃至于痕迹性刺激的影响。因此也可以这样说：只有在人类催眠的状态下，同样的言语刺激才更加高倍地大于清醒状态时的效果，而这样的语言性刺激就是我们特称之为“暗示的刺激”。

在人类的催眠现象中，巴甫洛夫对于由暗示所引起的生理机制，曾作了以下的描述：

“催眠者开始对被催眠者所应用的语言，在大脑两半球皮质里制止过程进展到一定程度的场合，会按照一般的规律而集中兴奋于大脑皮质内某一个狭窄的一定部位，同时对于大脑实质全体其他各部分引起自然地、深沉的外抑止过程，因此能够排除各刺激的一切其他现存痕迹的及旧痕迹的任何竟争作用。在催眠的时候，甚至在催眠以后，当作刺激物而被应用的暗示具有几乎不可克服的巨大力量，就是由此产生的。并且在催眠以后，言语也保持它的作用，依然不受其他刺激物的影响，因为言语是不受其他刺激物的侵犯的，正如开始使用言语时候与其他刺激物没有关系的情形是同样的。言语的广大涵意性使我们能够理解，暗示会在被催眠人的身上引起对于人的外在界和内在界的如此极多的复杂作用。”[28]

暗示——这是指别人的语言刺激，与此性质上相似的还有“自我暗示”。作为一个刺激物来看，暗示所引起的反应范围是更广泛的，不论是对正常人、患者，或在催眠状态中。但是自我暗示却无法见之于催眠阶段。尽管如此，二者在本质上是相同的，仅刺激来源于外部或内部之不同而已。这种人类所独有的一类庞大而复杂的刺激物，曾引起了巴甫洛夫极大的注目。在他的一篇论文中讨论到用暗示或自我暗示的现象可以进一步地证明神经系统高级部分对于机体之支配关系时说：

“这个高级部分（指神经系之高级部分——编者）管理着机体内进行的一切现象。在催眠术的暗示与自我暗示的现象内，这一点早就被指出了。诸位知道在催眠状态中，可以用暗示的方法影响于许多植物性的过程。另一方面，我们也都知道像幻想的妊娠症状的自我暗示实例。在这个情况中，乳腺进入活动状态，腹壁上发生脂肪沉着，因之形成了伪状的妊娠。事实上，对于像脂肪组织增生这样一个缓慢的、真正的植物性过程的影响，是从你们的思想、从你们的说话，从大脑半球出发的。”[29]

在很多场合，我们可以认为在催眠中的暗示现象和由于自我暗示所引起的梦的成因是有着相似之点的，但是二者却也有着基本的区别。即第一，在催眠中的暗示是一种现存的刺激，而引起作梦的刺激却大多数都是由于陈旧的痕迹刺激。第二，催眠暗示是一种强有力的刺激物，梦的刺激力量显然是很小的。第三，催眠的暗示是简短、孤立而强有力的；梦的刺激则是复杂事物所引起的刺激连锁，是微弱、无系统而不完全的。

不过，我们应当注意催眠和梦也是有着共同之点的：第一，它们都是发生与发展于一定的催眠位相阶段中——主要是反常相与超反常相——并且它们的持续时间的长短也是根据这些位相时间的长短为转移的[30]。第二，它们都是产生在大脑皮层细胞普遍产生抑止过程的基础上，由于一部分皮质细胞抑止的释放转入于相反的兴奋状态（孤立的兴奋灶）所引起的。

我们知道，在正常条件下，建立在第一信号系统上的第二信号系统是一个较新的构成物，它经常控制着第一信号系统的活动，但是当入眠开始时，第二信号系统也是最容易受到抑止的部分。如果这时第二信号系统的抑止力量减弱到一定程度，那么第一信号系统就可以在体内或体外的因子影响下摆脱它的控制而单独地活跃起来，这个现象就是梦的成因。巴甫洛夫写道：

“人们的梦，就是第一信号系统与它的象征性、具体性以及情感的活跃。此时刚开始发生的催眠状态，首先遮断第二信号系统器官的作用，第二信号系统器官为大脑的反应最敏感部分，经常主要在觉醒时活动，调节并同时在一定程度内抑止第一信号系统以及情绪活动。”[31]

这样看来，不论是催眠或梦都是在催眠位相状态中，在产生了抑止过程的大脑皮质内的一些孤立性灶，这点是完全相同的。如果有人提出问题来，为什么会在广泛而深刻的皮质抑止基础上，这些狭小区域的兴奋灶仍然可以继续保留接受暗示刺激的能力而不受到影响呢？对于这个问题，巴甫洛夫曾根据丰富的生理学实践，作了如下的回答：

“我已经说过，催眠和睡眠是相同的，只不过是从固定的一点逐渐扩散而已。

我现在举出下面的事实，这是在我们实验室里所观察到的。有一只三种感受器早已被损坏过并且一直在睡眠的狗（巴氏在这里系指嗅器、听平衡器和视器三种感受器而言，这种狗一天要睡二十三小时半——编者），虽然如此，但是仍然可以利用剩下的皮肤感受器来摇醒它，而把它带到实验室来，放在架子上供实验之用。当时就产生了与催眠现象相似的有趣的事实。这就是只能在这种狗身上形成一种反射，但是却不能象其他动物同样的同时作二、三、四种反射。其理由就是皮质的紧张力，也就是整个皮质所具有的兴奋过程是如此微弱，以致当它集中在一个刺激因子之后，其他部位就一无所有，所以一切其他因子就绝不发生作用了。

同样我对于催眠时施术者与被术者之间的感应之理解也是这样的。大脑半球并不是全部都受到抑止，其中同时也可能形成兴奋点。由于这些兴奋点催眠术者可以作用于自己，并且可以暗示被催眠者一定会执行施术者的命令，因为在施术者“下令”时，在其大脑皮质中一切是非常局限和狭小的。因此，大脑半球中某一部分对于施术者的话和刺激作用之全部影响是与所有大脑所有其他部分完全分离。所以当被催眠者在这种暗示后，直到恢复清醒状态时，他完全不能够左右这种孤立的刺激而起作用，因为这个刺激与别的部分脱离开了。由此可知，所谓催眠并不是完全的睡眠而是部分的睡眠。催眠与天然睡眠之区别即在于此。天然睡眠是大脑半球的一般性抑止，但是有一个我在前面所说的特点即所谓值班的警戒点，而催眠却是被部分的抑止，它仅仅占据一定的区域，而其他许多区域则仍位于觉醒之状态。"[32]

以上我们讨论了有关人类催眠特征及其生理机制的一些由巴甫洛夫学派所提供的实验事实与结论，这使我们不能不看到在辨证唯物基础上巴甫洛夫是如何对于人类的这个极其复杂而多变的高级神经活动之一的催眠现象作了正确的生理学解释。但是，当我们比较详细地考察了催眠的生理机制之同时，却不能不考虑与认识到人类在异常状态时的一些与催眠现象有关的事实与本质——也就是涉及到精神病学的问题。如果当我们进一步熟悉了这些临床事实时，我们才能够对于人类精神活动有了全面了解的可能性，并将会进一步地应用于实践中去。而这正是在下一个题目中我们所要讨论的。

第五节 巴甫洛夫关于人类异常状态之慢性催眠位相——精神病症候——的实验根据与解释

前面已经指出，人类的催眠状态主要是相当于催眠位相中之反常位相。我们也已经知道，在正常睡眠时除了产生梦的情况外，这种位相状态所存在的时间是极为短促的，此外这些位相状态尚可以较长时的出现于年老的人与醉酒者。但是，这些位相状态是否也可以出现在异常的，即疾病的场合引起一系列的疾病证候呢？对于这个问题巴甫洛夫以其卓越的观察力得到了阐明。在巴甫洛夫晚年对于人类精神病的研究中，更进一步地指出了反常位相与人类精神病之相似性，他说：

"这种反常位相，也可能在病态的场合，以上面所举示的意义（指人类催眠现象——编者）具有更广泛的意义。我们可以想像，有些正常的人从言语所受的影响（这是弱刺激——编者）还大于周围环境现实的事实所受的影响（这是强刺激——编者），而反常位相对于这一类的正常人都是具有影响的。"[33]

在另一篇论文里，巴甫洛夫更具体地说明了这个问题：

"这个反常位相可以解释许多短期的或持续变态睡眠的案例，有时它继续好几年，在这个时期中睡眠者只有短期间隙回到醒觉状态，特别是在没有强的刺激时候。强烈刺激常在日间发生，因此醒觉时间在夜间是比较常常发生。"[34]

后来，在1930年时巴甫洛夫更对于这些具有位相状态的精神病症状提出了"慢性催眠状态"的称谓，这样就更恰当地表达了这些症状的特征。当然，这种新的概念的提出，可能是会受到某些学者的怀疑的，为了说明这种见解的正确性，巴甫洛夫也举出了一些类似的生理事实而反问道：

"假如一个人可以谈到五年的长眠（皮尔·常奈氏的病例），甚至于二十年的长眠（彼得堡的病例）时，那么为什么却不能有这种持续性的催眠呢？尤其是因为把这些例子称为催眠比称为睡眠更为正确，为什么却不能有这种持续若干年的催眠呢？"[35]

正是由于巴甫洛夫的这种渊博而深刻的想象力，便提供了解决精神病学领域中一些从来未能阐明问题之前提，在巴甫洛夫晚年的研究工作中尤其可以见到这些丰富材料的说明，在这里不妨总括地指出巴甫洛夫在精神病学中所重视的两类常见疾病的病理生理机制加以简要的说明。

首先，我们谈到精神分裂症患者的临床症状方面与催眠状态相类似的一些事实。

在巴甫洛夫研究了临床上精神分裂症的一些症状之后他得出下面的结论：

“我得出的结论是：这些症状是慢性催眠状态的表现。木然无情、迟纯、不能动作（这些都是精神分裂的症状——编者）以及其他症状自然不一定是催眠状态的证据，但它们也决不是与这个结论相矛盾的，如果我的主张会由更特殊的征候的对照获得肯定。”

在进一步地对照精神分裂症临床上的一些“特殊的征候”时，巴甫洛夫详细地罗举了这些个别的精神分裂症状之与催眠状态相类似的事实，并指出这些病状的特征是与动物身上所见到的反常位相相一致的结论。在论及精神分裂症状之一的木然无情和行动迟纯时，巴甫洛夫写道：

“木然无情和迟纯通常是表现在病人对于问话不作任何反应上，好像他们是完全没有感受能力一样。可是如果这些问话是在很安静的场合下，很温和的对他提出来，他就会回答了。这是一个有特征性的催眠现象。很可惜，这一个很重要的症状在临床上没有像其他症状一样，有一个专门名称。在我们的动物身上，这个现象是催眠状态开始的最常见的信号之一。在所谓反常位相中，就遇到了这个症状。动物处在这个位相里时，对于强刺激不引起反应，但对于弱刺激却正常地产生反应。”

接着，巴甫洛夫分析了精神分裂的第二类症状。

“精神分裂症患者的又一个常见的现象，是所谓‘语言模仿和动作模仿。’就是病人照说和他交谈的人的言词，以及照做他所注意的人的一切动作。这是人所共知的一个被催眠的正常人所表现的现象。据我看来，这种现象在用所谓按摩所引起的催眠中，也是特别容易和特别经常出现的。”

精神分裂症患者的第三类症候即木僵症候。

“木僵症候——巴甫洛夫解释说——即患者对于身体任何姿势的维持（这种姿势可以由别人很容易的让他去做，而不会受到病人肌肉的反抗——巴氏原注），或不是对于由这个或那个暂时发生作用的刺激影响，而他自己所采取的姿势继续维持。这又是一种在正常催眠中容易产生的症状。”

其次，巴甫洛夫还谈到精神分裂症症状中的“紧张症”的问题。

即：“有些精神分裂症患者，有一种甚至于以该症特殊类型的型式出现的固持的症状，这就是紧张症，也就是骨骼肌的一种紧张状态。这种紧张状态顽强地反抗着身体某一部分已采取的位置的任何改变。这一种紧张症候只不过是强直反射的作用。由于这种作用，一个被催眠了的正常人，可以弄得像木板一样的僵硬。”

除了以上巴甫洛夫所列举的症状外，我们知道精神分裂症的其他症状如强迫症状、幻觉、谵妄等等都是同样可以用催眠位相状态加以解释的。

这样看来，精神分裂症的一些症状乃是和在催眠状态中的一些现象是完全相同的。但是二者的区别究竟在那里呢？又为什么会引起精神分裂症患者的这种慢性催眠的原因呢？

从以上所叙述的各种事实看来，精神分裂症和正常催眠状态之主要区别自然不外乎形成前者的原因是由于一些致病因子所造成的，而后者则由于医师的暗示作用。如果从生理学的观点看来，则二者虽然均为产生于大脑皮质抑止形成的过程中由于某些顽强而孤立的刺激因子所形成的一些现象，不过二者仍是有所区别的。从现象上虽不妨视作正常催眠状态之引起是被动的，而精神分裂症病状之产生是自发的，而从本质上来了解这些事实时，则不能不认为高级神经系统本身之生理状态，特别是大脑皮质之一般工作能力的问题有着首要的关系。更明确地说就是：精神分裂症症状之引起，乃是大脑皮质工作能力受到生理损伤而衰弱的条件下所产生的，而催眠状态则是在有着正常工作能力的脑皮质条件下引起的一种状态，虽然在精神分裂症患者在一定方式下也可以由医师的暗示，获得与正常催眠相类似的结果。巴甫洛夫对于引起精神分裂症患者慢性催眠症状的原因，作了下面的解释。

“这种精神分裂症患者慢性催眠的主要基础，自然是纤弱的神经系统，特别是大脑皮质细胞的一种纤弱。这种弱可以由于不同的原因所产生——遗传的或获得的。我们现在不拟讨论这些原因。

但是很显然的，这是一种神经系统在遇到最困难的时候所产生的，最常见的是在生理上和社会生活过程中的紧要关头——在受到一个压倒一切的强烈刺激以后，不可能避免的会进入一种疲乏状态。然而疲乏是作为产生保护作用的抑止历程的主要生理冲动之一，于是就有了慢性催眠。它表示了不同范围和不同强度的抑止。

因此这种状态一方面是病理学的，因为它剥夺了病人的正常活动；在另一方面，它在机构上又是生理学的，即是一种生理学的手段，因为它保护脑皮质细胞，使不致由力不胜任的负担结果，受到毁灭的威协。”

可以想见，精神分裂患者在皮质细胞普遍衰弱的基础上，脑皮质细胞的工作能力减低了，对于刺激所引起的刺激阈值也相应地减小了其范围。这样就使得患者对于周围世界中的任何弱小的刺激都引起了极其强烈的反应。特别是当大部分皮质细胞开始进入抑止过渡的位相状态时，这时病人所出现的症状表现，就必然的复杂化多了。

巴甫洛夫所提到的另一大类精神病，即歇斯底里患者的临床症状与正常催眠状态之类似性。他说：

“我们在实验室里，和制造阳性条件刺激一样，曾不断地造出抑止性条件刺激来。在催眠中，我们利用言词刺激造成触觉脱失，痛觉脱失，使全身某些部分不能动作，也即造成机能瘫痪。而歇斯底里病人在通常的生活条件下，往往可以认为，并且应当认为就是处于某种程度的慢性催眠之下的。”[36]

当然，这种歇斯底里性的慢性催眠状态之产生也是和精神分裂症患者相同的主要是由于大脑皮质细胞工作能力的衰弱结果所引起的位相状态。而歇斯底里患者症状的许多表现，也恰恰相当于催眠时之反常位相阶段。这是因为：

“对于歇斯底里患者的微弱的皮质而言，普通的刺激就时超极大的刺激，并且伴随有广布的超限抑止，正如我们在被催眠的动物身上所看到的反常位相一样。因此，除了已建立的抑止性症状之外，和严重创伤时所发生的积极症状一样，这些抑止性症状也可以在‘歇斯底里性催眠’的人身上，用暗示和自我暗示的方法形成起来。抑止效果的任何表象，不管是由于恐惧、兴趣或是由于要获得一种利益而产生的，由于歇斯底里的情绪作用（正如催眠状态中，催眠者的词句一样———原注）的关系而重复地集中与加强时，就会在很长时间内，引起与固定这些症状。直到后来，在某种情形下产生更剧烈的兴奋波，把这些抑止点抹掉。”

这样看来，不论是精神分裂症、歇斯底里或其他精神病之起因乃是和中央神经系最高部分——大脑半球皮质——机能的衰弱结果不能分割的。我们知道；在正常条件下，大脑半球皮质的活动是作为“联系机体与周围环境并执行机体机能之正常控制作用的最高器官”（巴甫洛夫语），这种大脑皮质的活动经常的可以制约着皮质以下各部分中枢神经系的活动，如果当大脑皮质机能遭到削弱或消失的场合，自然要影响到皮质下中枢的机能，引起了紊乱并丧失了它与周围环境相适应的正常关系。这也就是引起慢性催眠状态之基本原因。这种大脑皮质活动与皮质下中枢活动之关系是和巴甫洛夫所奠定的神经系统中的诱导规律一致的。巴甫洛夫曾把在正常状态时大脑皮质处于兴奋状态，同时普遍地抑止皮质下中枢的现象称做负诱导，而对于当大脑半球皮质受到抑止而引起皮质下中枢兴奋的现象称作正诱导。下面就引证他的话来说明这个现象。

“对外在刺激，亦即对于发生作用的环境不断地进行分析与综合的大脑两半球底清醒积极状态，引起皮质下中枢的负诱导作用，也就是说，普遍约束皮质下中枢的机能，只是有选择地释放它的那些为空间与时间所要求的工作。

反过来说，大脑半球的约束，亦即其抑止状态就会引起皮质下中枢的正诱导作用。也就是说，加强它的一般活动。”

因此，当歇斯底里患者的大脑皮质受到它所负担不了的刺激，迅速进入高度抑止状态时，是有足够的生理基础产生情感爆发和痉挛发作的。

此种痉挛发作和情感爆发有时是以固定的本能和反射活动呈现出来，有时则完全呈现扰乱状态，这主要是由脑皮质和皮质下部位抑止活动和定位的远近而定。”

巴甫洛夫的这种对于歇斯底里病原的理解，也是具有很长时期的观察、实验与思索所完成的。伊万诺夫一斯莫林斯基氏对此曾有所说明：

“最初他把歇斯底里视为‘抑止性神经官能症’，由于临床经验的日积月累逐渐丰富，他又改变了最初的观点。1927 年他推测：‘人类歇斯底里的基本特征就是大脑皮质衰竭无力’，但以后这一观点也有改变。晚年时期（1932 年左右——编者），他把歇斯底里神经官能症不完全视作大脑皮质之衰弱，而主要视为脑皮质活动和皮质下部位活动正常关系的失调，尤其是后者为甚。脑皮质的衰竭和皮质下部位相比是较轻的。”(37)

正是由于歇斯底里患者的大脑皮质衰弱与对皮质下部失调的基础上，根据了各种不同类型的临床症状，巴甫洛夫总结了三类不同方式的生理现象。

一、“因为甚至日常生活刺激都是超极大的刺激，伴随有泛滥开的超限抑止（反常相），所以容易产生各种程度的催眠状态。”

二、“由于皮质下中枢的优势，亦即神经过程极度固定与集中于皮质的一些个别点上。”

三、“由于皮质其他部分阳性紧张度的微弱，而负诱导作用，亦即抑止作用非常强烈与广泛。”(38)

在歇斯底里的患者方面除了具有上述的位相特征外，还有一点是特别值得注意的，也可以说是与正常催眠状态更相类似的地方，那就是语言刺激的重大影响。上面已经说过在催眠时言语所引起的作用仅只是暗示的作用。但是在歇斯底里患者，言语所引起的作用不仅来自于他人的言语暗示（因为对于别人普通的谈话都变成强度的刺激物。），而且由于皮质细胞微弱的结果，也不断地引起不可避免的来自患者本身的自我暗示。所以巴甫洛夫早就指出，“暗示与自我暗示和歇斯底里患者的机制有直接的关系。”

在这里，巴甫洛夫再度地解释了暗示与自我暗示的机制。

“什么是暗示与自我暗示呢?”——巴甫洛夫自问道:

“暗示与自我暗示是大脑两半球某一个部位以一定的刺激使感觉或其痕迹集中为兴奋作用。这种集中了的兴奋，可以由情绪即皮质下部分的刺激所引起，也可由于外部刺激所引起，此外也可由于内部联系所引起。这种集中了的兴奋可以具有着优势的，不规律的，与不可克服的性质。这种集中了的兴奋之所以能够存在与发生作用——即转变为运动和固定动作——并不是因为具有各种联系、具有现存的或过去的兴奋、感觉和概念所支持成立的（这在正常的脑皮质是一种合理的活动)，而是因为当这时皮质衰弱、紧张度降低的结果，集中起来的兴奋伴随着强烈的负诱导，负诱导使兴奋作用与其他所有必要的影响分隔开来。这就是催眠暗示和催眠后暗示的机制。催眠状态中由于扩散性抑止的关系，就是非常健康的大脑皮质也呈现紧张力的降低现象。”(39)

我们知道，歇斯底里患者对于语言刺激之反应，正是和上述的催眠暗示反应相一致的。歇斯底里患者对于暗示甚至可以呈现颠倒事实的真象程度，如“觉得甜的是苦的，蓝光是黄光等（反常相)”。或是由于暗示与自我暗示之结果“改变了外部行为和改变了正常状态下受脑皮质所支配之植物性神经机能——内脏活动和代谢过程等”。(40)

而这种病的暗示作用和正常催眠暗示之不同点，就在于：在大脑皮质衰弱的疾病状态时：“暗示的基本机制是整个皮质活动正常统一性的破坏。所以无可避免的结论就是当缺乏来自皮质其他部分的影响时，暗示才发生。”(41) 而歇斯底里症乃至于精神衰弱症就都是这种生理机制的表现。

当然，歇斯底里还有更多的症状，如言语模仿、僵直状态、幻觉、昏迷、痛觉缺乏、麻木、轻瘫、麻痹等，这些巴甫洛夫也都认为是一种催眠位相状态之一些表现，此处就不再多引论。

综括上面所列举的两类精神病疾患即精神分裂症和歇斯底里症的一些症状及其发病特征，我们就不难理解巴甫洛夫指它们为一种慢性催眠过程的形容语该如何恰当和正确。更广泛地说，不仅精神病患者可以出现此类催眠位相，在很多其他疾病的场合，如传染病之末期所出现之神智不清、谵语之类，也无疑是可以用同样的观点加以解释的。

而归结到底，不论是正常睡眠、梦、催眠、疾病（特别是精神病)、年老、醉酒等它们的基本机制都是相同的，那就是它们都是在人类高级神经活动与兴奋过程相对立的另一类过程即抑止过程。抑止过程——这是在巴甫洛夫，乃至于在谢巧诺夫以前的时期所从不被生理学者们重视的一个有关人生现象的极为重大的过程，即是到了现在，在资本主义国家的生理学派的观念中仍然远未能取得其应有之重视。而这个古来所未能解决的自然科学重要课题，在巴甫洛夫客观实验的锁钥下已开启了它的广阔大门，使我们不仅能够正确认识这个问题，并且掌握了它的规律，去进一步地控制或改变这些现象到人类的福利方面去。

因此，下面我们就想简略地谈一谈控制人类催眠抑止的一些主要条件。

第六节　在实验条件下完成人类催眠所必须之条件

完成人类催眠所必须之条件也就是形成抑止过程的一些条件，因为本质上它们是完全相同的。促使人类神经系统中产生抑止过程的现象，首先要制造出一些抑止性的刺激物也即阴性刺激物来，关于这些方法的具体措施以及详细步骤我准备在后面谈及，这里只是简括的谈及一些原则性的问题。

我们知道，睡眠也是一种抑止而且是更充分的抑止，因此在为了催眠的要求制造抑止性因子的方式方法乃是和要达到促使睡眠的目的其意义与性质都是同样的。

一般说来，制造抑止性因子主要有下列三类方法。

第一类阴性因子的来源是属于非条件刺激物范畴的。这些刺激物可以是日常生活中所遇到的一些普通刺激，也可能是不常见的刺激。这类刺激物之所以呈阴性刺激物之影响，并不是与其本身的性质有关，而主要是和该刺激物所引起的生理强度、或是该刺激物所作用于机体的时间有密切关系的。其中又可以包括了以下几个主要因素，即：

1. 该刺激物的生理强度（包括刺激的力量和刺激的频率）超过机体组织所能接受的限度时，这个刺激物就会呈现引起抑止作用的反应。

2. 该刺激物的生理强度虽然为机体组织所能接受的限度范围，但是如果刺激作用的时间大大延长时，则也可引起机体内抑止状态之产生。

3. 在大脑皮质中广泛区域产生并发展着的兴奋过程（虽然其刺激力量都是比较小的）长久时间交互活动的结果，也可引起扩散开来的抑止状态。

4. 遮断一切阳性刺激来源之可能性，使机体的所有感受器（不论是外部的及内部的）尽可能的减少兴奋行动之发生，这也是促使抑止过程产生的重要因素之一。

5. 除了上述属于物理因子的一些动因外，我们还可以指出临床上常被利用的一些化学性因子，这里主要包括麻醉药及安眠药等。

现在我们就准备分别的研究一下上述的几种抑止因素。

对于上述阴性刺激物中的加强刺激的强度与延长刺激的时间来促成抑止产生的方法看来，在巴甫洛夫的实验中已完全证实了这些观点。比如他说：

“每一个活的、工作着的系统以及其个别的部分，都需要休息和恢复。而且像皮质细胞这样易于反应的部分之休息期是应当予以仔细注意的。事实上在大脑皮质上工作和休息的调节已达到了最高的程度。每一个部分的工作在强度与延续时间方面都是受到节制的。我们从前已经看到，同一个细胞中的兴奋只要延续了几分钟，就会在这细胞中引起抑止过程的发展，以降低细胞的工作，最后完全停止它的工作。

还有另一种保存细胞的明显情形，这就是强的外来刺激所引起的情形。对于我们的每一个动物（犬）的皮质细胞，都有一个最高限度的刺激，亦即不致引起伤害的机能紧张的一个极限。超过了这个极限，抑止的干涉活动就开始了（刺激强度的极限规律）。”[42]

我们知道，在日常生活中对于任何一种刺激物的时间延长结果，必然引起抑止，由于抑止的扩散及加深的结果最后必然过渡到睡眠。比如当乘坐火车时由于行车时所发出的巨大而单调重复的音响，往往是促使入眠的因子。或是在雨季连绵从不中缀的落雨声中，或是在暖和春日的阳光照耀之下。而这些为我们所熟悉的促使睡眠的条件，正是我们所说的这种长时间作用着的阴性刺激物。在一般的催眠术中，这种抑止因子引起的方法也是被广泛应用着的，比如在视觉方面可以使被催眠者长久时间目不转睛地集中凝视着一个部位或焦点，或是利用皮肤反复按摩的方法促使入眠。此外，尚可利用有节律的单调声音等等。关于这一点，巴甫洛夫曾经写道：

“可以设想，这种动物的睡眠是由于遗留的感受器经常受到单调刺激的一种结果。而我们知道——这是基本的原则——任何细胞，如果处于单调的经常性刺激的影响之下，就必然会进入抑止状态。因此可以认为这种睡眠是由于受到长期单调刺激之残余感受器的抑止为基础的。"[43]

对于特别强烈的刺激因子可以引起抑止过程的事情，在日常生活中还是比较少见的，即使在正常催眠条件也很少采用过[44]。这是因为对于正常人而言我们是决不适宜应用其所无法忍受的过强的刺激的。然而我们知道在催眠时往往对于某些大脑皮质具有衰弱特征的患者，施以这种方式的催眠方法，例如在对于歇斯底里患者在催眠时，可以突然出乎意料之外的，应用特别强力的刺激物（如强大的声音）时，就可以很容易达到抑止的目的（Шарко 氏的方式）。

在大脑皮质中由于广泛活动之结果所引起扩散开的抑止方面，最好的例子是可以用一般的自然睡眠来解释的。当然，自然睡眠之引起不是没有其他因素的（例如阴性条件刺激物等），但是当皮质中先后出现了各种不同程度的兴奋点之后，虽然这些个别兴奋点本身之兴奋程度是很微弱的，而从皮质兴奋了的范围来看，却是如此广大的，因而就可能在这样的基础上出现了各个抑止的负诱导关系，并且随着这些抑止过程的加强而抑止的扩散也就展开了。

不过，在实验条件或临床条件下，由于这种抑止因子的产生不但很难控制，而且需要很长的时间，因而在过去一般催眠术方面是从不被采用的一种方式。

在遮断一切阳性刺激物的方面，是促进抑止因子形成的一个非常重要的条件。我们知道，机体在清醒状态时是经常接受一切来自周围环境的各种各样的刺激的，这些刺激通过受纳装置之后均完全转化为神经冲动，而最后传达到大脑皮质，并引起后者的兴奋过程。不难设想，在实验的条件下，如果能够采取必要的措施遮断一切来自周围的阳性刺激时，则与封闭了来自于各种感觉器官之神经行动之原理是基本上相同的，而由于神经行动之减少，毫无疑问，将会使大脑皮质之兴奋过程也大为削弱，因为一切足以引起兴奋刺激的来源，已经几乎完全都被断绝了。而抑止，这正是与兴奋相对立的神经活动过程，在兴奋被削弱的基础上，抑止过程的形成、发展与巩固，自然就取得了极为有利的条件。

关于这种多数感觉器官受到遮断的结果，早在以前的临床中有过证明。如德国的医师 Strümpell 氏观察过一个患者，他的许多感觉器官都受到了损伤，只有一只眼睛和一只耳朵正常，如果用手遮盖起这两个感官时，该患者就不可避免的陷入于睡眠状态。在巴甫洛夫的实验室中对于这种现象曾用实验方法同样地也可制造出来，其方法如下：

"把一只狗的三个远心端感受器破坏——即嗅器、听器与视器，亦即切断嗅神经、视神经或摘出眼球并破坏了两侧内耳的蜗牛壳。经过这种手术后，狗一天要睡二十三小时半。只有当低级功能——食欲、排尿、排便等——开始唤醒它才会醒来，而在昼间很难摇醒它。并且单抚摩是不够的，一定要推摇它，这样才能看见它慢慢醒过来，伸懒腰、打哈欠，最后自动地站起来。就是这样一个事实，一个千真万确的事实。这个事实重复了若干次，而且经常产生着完全相同的现象。"[45]

在日常生活条件中，和与此类似的事实也是存在的。比如睡眠的环境和时间通常都是在夜间，这时候周围的人声、车声以及其他种种所有的噪音都消失了，光线的方面是如此黑暗的，也就是说来自听觉和视觉方面的刺激是大为减少了（这和视觉与听觉感受器切断了其与神经的联系的意义是完全相同的）。此外，合宜的室温、湿度、气压以及舒适的卧床对于皮肤感受器的额外刺激的负担也大为减轻了。而这些以及与此有关的一些条件正是促成人类自然睡眠的一些基本因素。

在形成人类催眠性抑止时，按照一般的催眠术方法，对于选择安静而舒适的环境作为实行催眠疗法的场所乃是绝对必要的。因为当实验性催眠的时候，普通都是在昼间进行，昼间特别是在都市中周围远近的各种噪音乃是极多的，而强烈的光线也是对于视觉刺激有影响的。所有这些情况都不得不使催眠术者为达到顺利促成催眠之目的，布置好其所要求的一切可能避免的引起即使是最小刺激的条件。可以肯定地说，在完成催眠的条件中，这是一个极为重要的条件。

其次，在安眠药或麻醉药品的影响下，也可以引起神经系统抑止的产生。这在临床方面是最常被应用着的，比如对于失眠患者安眠药的应用，或是局部麻醉剂所引起的感觉消失等，都是以药物的有效成分本身直接作用到神经系统所引起的抑止过程的发展。

但是，这类应用药物来促使人类陷入催眠的方法，在历来的催眠术中并没有被应用过。很可能，在今后进一步研究人类催眠抑止状态之课题时，对于某些顽强的不易使之入于催眠过程的人，适当而审慎地利用这一方法的配合与协助，使其更易陷入催眠状态的目的。当然，在一般情况下采用药物方法来促成催眠，正如用药物方法促成睡眠一样，是有着一定的缺点的。主要的缺点就在于任何良好的催眠药物都是具有着副作用，并且是不能完全代替天然的睡眠。但是这种药物疗法却可以帮助我们更好地促迫病人的睡眠性抑止状态，对于进一步的研究工作之展开，提供有利的前提。

现在我们开始研究一下第二类抑止性因子的来源。

第二类阴性刺激物，可以说是属于条件刺激物的范畴的。

巴甫洛夫早就在其研究狗的实验中阐明了中枢神经系内抑止过程的基本规律，并且指出了四种内抑止的名称。其后由于在大量事实材料面前，可以肯定认为这种抑止的发生是在后天的一定条件下所形成的，在巴甫洛夫晚年时，他又更进一步地把内抑止称作是条件抑止，以与非条件性抑止之发生有所区别。

这些条件性抑止刺激物，都可以用来引起机体内产生抑止。比如以已经充分形成了的分化性抑止刺激物、条件性抑止刺激物、消退性抑止刺激物和延缓性抑止刺激物等给予动物重复施用的结果，都可以由于运动性或分泌性的抑止，逐渐过渡到更深的催眠位相状态，最后移行入于睡眠。

当然，这一类抑止性刺激物在巴氏以前并没有被人所注意，因此在人类催眠术的应用方面是从未曾有意识地应用过的。

此外，由于形成这种条件性抑止刺激物时比较困难（需要经过较长时间后才能形成），所以这类阴性刺激物除了今后可供在实验条件下进行研究外，在临床情况下，恐怕是难以充分加以应用的。

第三类阴性刺激物，乃是人类所独有的一类阴性刺激物，亦即属于第二信号系统范畴的语言。

人类的语言方面，不论从质和量的方面都是极其辽阔丰富的。正是语言的基础是和人们以前的各种生活经验有着极密切的关系，并且是在非条件反射及现实的条件反射的基础上产生的。因此语言本身就已形成了一种刺激物，并且是强有力的。从语言这种刺激物所引起的效果来讲，可以具有阳性的，也可以具有阴性的，因此这种刺激物的范围也是极其广大的。词或语言之所以能够具有阴性或阳性的效果，主要是和它们在日常生活中的经常发生与巩固起来的神经系统内临时性联系的强化程度有着密切关系的。比如我们用下列的词或语言时，就可以容易地获得抑止性刺激效果，促起睡意并引起入眠。

“非常想睡眠!”

“睡吧!”

“安静，什么也不要想。”

但是，相反的语言如“不欲眠”，“心里很烦燥”等是反而会引起阳性效果，这时如欲导使入眠就是极困难的任务，或者根本不可能。

重复这些阴性语言，就必然会促使抑止的发生与发展。

可以想见，这种语言的刺激物，在人的生命过程中，一直是被当做维持生存、获取食物、进行生产、组成社会、创造科学等等一系列的最重要的、最有效的刺激物。而阴性语言刺激物，正是在人的长久生活过程中和非条件的以及现实第一信号系统的各种阴性刺激物之间建立了极其密切而坚固的联系，而这些联系直到该被催眠的人之施用催眠术以前的阶段都是早已形成好了的，现成的刺激物（因为各民族之间的语言都是共同的），只是这种刺激物在巴甫洛夫以前的生理学内容中未能加以充分注意而已。

可以有充分权利地这样说，如果我们在制造人类的阴性刺激物的目的上，把这种已经形成好了的，现成的阴性刺激物拿来应用到催眠中去，不是非常简便非常有效的一种方式么?

事实也正是如此的，比如在前面我们所谈到的暗示及自我暗示的生理机制时，就可以知道它们乃是在引起催眠、梦的发生以及其他疾病等之场合的基本原因，特别是在这里我们所谈到的人类催眠状态之引起这一点上语言暗示的作用尤其是具有着决定性的意义。

有的人或许以为用说话的方式（不是医师和患者彼此的谈话，而是医师单方面的说话，）会引起睡眠这件事是很难理解的。因为根据他们的生活体验，当有人说话时，周围说话的声音往往反而是以防碍睡眠，甚或促使兴奋加强，打消睡意。但是也应当指出；这种情况是和说话的内容有密切关系的。往往可以见到在某些长期间的平凡而枯燥的集会讲演中看到了有些人是被抑止的引起发展为睡眠了。也可以看到在清悦平静的催眠音乐中，引起了睡眠。这都是用说话方式（阴性语言）可以引起睡眠的实例。

为了使阴性语言的效果加强起见除了应注意到机体神经系统的当时所处的机能状态外，还应当充分注意到这些刺激物本身质和量的特点。比如用加重的口气、放大声音、频繁不停地使用语言刺激、增加具有丰富形容语的词汇内容等等都可以促使其效果增大并由兴奋过程进入于充分抑止过程的过渡时间缩短。

阴性语言刺激物另外的重要意义是如下的，即首先这种刺激物可以引起抑止达到一定的深度并且可以延长这一个位相阶段的时间。比如为求不使抑止刺激完全过渡到充分睡眠之阶段，语言（主要由于其内容）之应用是极为重要的。应用语言频繁给予的结果，特别是使得暗示的位相阶段保持很久，并且当解除抑止时也同样可以用语言暗示来加以完成。这样就可以很容易地、人为地对于人类催眠的各种状态加以控制。而在对于动物进行天然催眠时，对于位相状态的控制则是比较困难的。

其次阴性语言刺激物由于其内容之无限广泛，除了一些阴性语言可以直接代替一些现实刺激外，某些语言的效果也可以脱离了现实，比如使人导入幻想或从事某些不正当的行为等。关于这一点巴甫洛夫写道：

“词已经组成了我们所特有的、现实的第二信号系统，这是第一信号的信号。词所产生的许许多多刺激作用，一方面使我们超脱了现实，因此我们应当经常记住这一事实，以免歪曲了我们与现实的关系；另一方面也就是词使我们变成了人。”[46]

关于词之脱现实性这点，对于正确的医务道德和医师之高度责任感来说该是应当多么值得审慎地选用适宜词汇，而对于那些歪曲现实意义，对于患者没有益处的词的刺激物又是多么值得我们倍加警惕呢?

在结束我们对于催眠条件的讨论时，还应当特别指出，在造成人类催眠的条件时，以上所说的三大类阴性刺激物并不都是孤立的、单独的，而是必需相辅而并用的。比如我们往往可以同时利用两种以上的阴性刺激物，比如拍节机音和语言，或是视觉刺激与语言等，而最主要的是语言，当然其他条件也是不可缺的。

不难看出，以上所列举的这各种各样的条件都只是一些最普通的生理条件，这些条件都是易于形成的，易于控制的。如果我们能够从生理学的角度上熟悉了这些条件的要求，进一步地掌握了这些条件的规律，改进了这些条件的具体操作方法，那么不仅可以更好地完成催眠状态的要求，而且在临床治疗的目的上，应当是具有着极为重大的意义的。

很久以来，在一般催眠术方面所流传的一些错误观念和方法，在这里不能一一列举出，但是我们必须肯定地认为：任何脱离物质条件的要求都是不会也不可能有的。像有些催眠术者所主张的那种催眠术家本身必须练有气功，然后以自己的精气影响别人的说法；像所谓“千里眼”的说法[47]；像所谓能在催眠状态中预卜未来的说法，诸如此类，在以上我们所列举的事实论据面前都是不值一驳的、唯心的说法，而这类的条件，在实际上却是不存在的。

第七节　在祖国医学遗产中与催眠现象有关的记载及其应用

在我们伟大的祖国医学遗产中，把人们的精神活动现象应用到预防与治疗疾病方面去的一些方法，促使在方式上和催眠术有着很多的不同，但就其原理上来讲，是与催眠术的基本原则一致，并且是有着极为重要的科学意义的。

但是可惜的是，祖国的这些宝贵的医学遗产，却一直未受到我们重视，甚或目之为不科学的内容而遗弃之。

本文中，我只想简单地介绍一下。祖国医学中在这方面的主要工作成就，及其在医学科学中之意义。

首先我们可以追溯古代的养生术问题，在这一方面，早在古代医学著作《素问》一书中，揭示了养生术的基本关键，就是避免外界环境中一切不必要的、有害的刺激因子之经常作用于身体，并提出了符合一定规律的作息制度与时间是非常必要的。比如在该书中指出：

“上古之人，其知道者，法于阴阳，和于术数，饮食有节，起居有常，不妄作劳，故能形与神俱，而尽终其天年，度百岁乃去。今时之人不然也，以酒为浆，以妄为常，醉以入房，以欲竭其精，以耗散其真，不知持满，不时御神（即不能合理地调节其精神——编者），务快其心，逆于生乐，起居无节，故半百而衰也。夫上古圣人之教下也，皆谓之虚邪贼风，避之有时，恬淡虚无，真气从之，精神内守，病安从来。是以志闲而少欲，心安而不惧，形劳而不倦，气从以顺，各从其欲，皆得所愿。故美其食，任其服，乐其俗，高下不相慕，其民故曰朴。是以嗜欲不能劳其目，淫邪不能惑其心，愚智贤不肖，不惧于物，故合于道，所以能年皆度百岁，而动作不衰者，以其德全不危也。”[48]

正是由于这种思想体系之发展，在我国古代的文献中，逐渐发展了像导引、按蹻以及像静坐等方法[49]。比如后汉时代名医华陀氏所倡导的五禽戏[50]，隋代学者巢元方氏所引录之导引法等[51]，也是相当于后世医学家所倡导的体育疗法。这些藉了运动方式来保健治疗的古代方法，有一点是特别值得注意的，那就是在配合了柔软体操之同时，还要把本人的意志全部灌注到所运动的部分。利用这种方法就可转移本人的思想，并在同一时间内使注意力更加集中，因此我们认为这种治疗方法在本质上是和催眠疗法一致的，只不过以强烈的、有目的的自我暗示，代替了医师的暗示而已。

这种疗法在后世的发展过程中，曾结合了部分的道家思想，并有力地推动了武术的发展。在后世中与治疗及预防有关的著名的体育方法，比如像《易筋经》、《八段锦》等，都是为广大劳动人民所喜爱的一些方法。

在静坐术方面，也是我国所独有的一种重要养生方法。自古以来根据各派别的不同，所流传的形式也极众多。但其主要的重点，不外乎完全屏除外界环境中一切可能避免的刺激（主要是闭目安静、舒适），然后闭目静坐。这时一定要除去心中杂念，并且也不使之进入睡眠状态。这种方法必须要每天坚持，不可中断。每次静坐时间要在 5—10—15 分钟乃至半小时或以上。

静坐术中屏除杂念的最好而且最常用的方法主要有下面两种：

其一就是进行不断地、安详的深呼吸。深呼吸——这是极为重要的。过去养生家们所指的“吐呐”，就是指这种深呼吸而言。深呼吸不但可使精神统一（即思想集中到呼吸方面），而且对于促进新陈代谢机能方面，一定也是很有好处的。另外，这种每日持续的工作，也可能使人增加对于健康保障的信心，减轻外界其他刺激的担负，对于神经系统具有一定的保护作用。

其二就是心中默想有一种“气”的存在，并肯定地想像出它的所在和其感觉。比如可以有所谓“气沉丹田”的感觉。这就是说，在静坐与深呼吸的同时，要不断默想在脐下之处有气的冲动的感觉。或是按照一定顺序心中默想“气”在全身之一定部位的运行，凡心中想到之部位，即感觉有“气”之“冲动”。凡此种种诸如此类的自我暗示都是一种转移精神的最重要的方法。同时，由于这些自我暗示所产生的效果，在最初练习时虽然不会引起这种感觉，但是久而久之，这些相类似的感觉就会形成了。这种方式，在祖国古代学者们都称之为“内功”，在练习这些方法时，没有恒心的人是不会做成功的。

至于在静坐法等养生法的同时，学者们也特别注意到其他刺激因素的干扰，比如节欲、息念，以及营养起居等配合方法。

这种静坐养生默念“气”在体内运行的方法也可以举出《千金方》引用“彭祖”的一段话作参考。原文是：“作禅观之法：闭目，存思想见空中太和元气，……下入毛际渐渐入顶，如雨初晴，云入山，透皮入内至骨，至脑，渐渐下入腹中，……”[52]

当然，在静坐术与导引术的认识方面，迄今我们还有很多未能明了的问题。这些问题也是亟待解决的，发掘祖国医学宝贵遗产中的一部分资产。这一部分，也正代表了祖国古代的劳动人民在很悠久的历史以前即曾创立了的“预防”医学的正确科学观念与方法。

我们坚信这些古代的珍贵的遗产，在祖国人民的重视下，在不久的将来是会得到其应有的评价，并且其应用的价值也会日益高涨的。

第二章　人类催眠性抑止的实验方法及其在临床上之应用

第一节　造成人类催眠状态的准备条件

我们知道，人类催眠状态的引起，主要是由于在神经系统内的高级单位——大脑皮质的抑止过程的形成与发展的结果。而抑止的因素则不外乎一些天然的或人为的阴性刺激物，关于这些阴性刺激物的性质及其产生的方法，我们在上面已经讨论过。现在我们就是要研究一下在具体的实行人类催眠术的时候，应当如何着手进行的一些方法学上的问题。首先我们就是要谈谈适合于形成抑止刺激物所需要的准备条件。这些条件应当包括以下两类。

一、外界的条件，亦即环境方面的条件——外界条件的基本要求就是，尽一切可能避免或减少一些不必要的额外刺激。

现在不妨先举出外界环境方面的第一个要求——绝对安静——这个条件为例子。我们对于被催眠者要求绝对安静，这是非常必要的一个条件。所谓绝对安静就是尽力屏除一切不必要的声音，特别是噪音。在日常生活中特别是在昼间的都市中，到处充满了这种噪音，或是大的，或是小的，或是远的，或是近的。比如隔壁的谈话声、走廊里的步行声、街道上的车声、铃声、广播声、汽笛声、马达声等都是。而且不仅这种比较大的较显著的声音应当严格杜绝，就是在室内来说一些细小的声音，如耳语声、钟声、摄足轻步的声音、均匀的呼吸声、甚至于衣服的摩擦声，我们知道虽然是一些极其微小的声响，也会引起被催眠者探究反射的产生，这时被催眠者会引起了由这些动因所产生的另外思想，这样就会形成脱离抑止的结果。对于某些人来说，轻微的声音对于睡眠的形成其影响是不大的，但是对于其他一些人则完全妨碍了睡眠。

在另一点上，必须指出所谓绝对安静，乃是指那些不必要的声音，也就是说这些声音或是突然的，或是不规则的，或是在强度上有显著变动的，或者是忽而中辍、忽而出现、时而中断的，最后也可能是某些谈话。

是不是说在引起人类催眠时可以完全不需要声音了呢？事实上在一定条件下，声音对催眠还是有一定促进作用的，这就是我们以前所指的单调的有节律的重复的声音或具有抑止作用的语言。

外界环境方面另外的要求是适宜的光线，过去的催眠家往往把室内的光线调节得像薄暮时分之暗色，因为在这种光线下是远比明朗的昼日易于引起倦意的。

关于室内的温度也是有一定关系的，在过冷或炎热的室温中，对于入睡的帮助是不大的，主要的是适宜的温度。

在医师方面，态度一定要很严肃的，医师的语言要沉着、肯定，使人信服而不能是犹疑不定的。也不能是对于疾病没有信心，对于治疗前途没有把握。

此外对于个别患者来说，其他一些琐小的条件和要求也是必要的，比如愉快清爽的嗅觉，洁净的陈列，医师的外貌服装，柔软的卧床或沙发等等，都是为制造抑止因子而准备的条件。

二、内部的条件，亦即患者本人的条件——欲想人为地造成抑止因子，和个人条件最密切有关的第一个条件就是决定于对于医师的信任与否。因为正如恩格斯所说：假如患者不信任医师，那么任何有经验的催眠医师都是无能为力的。

引起抑止因子的患者内部条件，应当是和患者本人的神经类型有关的。因为往往在一切条件相同的情况下，对于某些患者是难于入眠的，而另外的患者则很容易入眠。但是可惜关于这个问题的实验性结论的材料，目前还是很贫乏的。

从已经作过催眠的次数来看，也就是说从建立阴性条件反射的次数来看可以得到这样一个事实即：应用催眠的次数愈多，则建立催眠抑止所需用的速度愈快，并且在催眠中暗示位相的出现亦愈稳定，入眠的深度愈深。反之在任何初次进行催眠的患者，都很难立刻要求达到更深的抑止程度，特别是在梦游位相中所出现的一些现象。在初次接受催眠的人在催眠时，虽然横纹肌动作完全被抑止了。但其他感觉还往往未受到影响，以至于在醒来时患者往往认为尚未入眠。实际上这仍是初步的催眠状态，因为运动分析器已受到抑止的影响。

要求使病人达到更为深入的治疗阶段——更深度的催眠位相——之长时间的保持，不是一次可以形成的，因为阴性条件反射也是需要不断的强化结果。要求使病人立刻入眠也很难在一、二次之内形成。举例来说；在我的实验中，用同样的催眠方法，在相同的条件下，对于在初次催眠的人往往可以达 10 分钟——15 分钟——30 分钟，乃至于更长时间。但是在若干受过反复施术的患者，当他一走入每次催眠的特定室内，卧在同一床铺上时，只须 1、2 分钟立即进入催眠状态。

在我实验的结果中，对于被催眠者的年龄问题也是值得重视的。一般说来，对于学龄期的儿童比较成年人易于引起催眠。这可能是孩子们的思想比较简单，容易接受暗示影响的缘故。当然年龄方面不是一个绝对因素，因为有些成年人还是易于引起催眠的。

在引起催眠时，考虑到患者神经系统当时之情况也是很重要的，比如对于有些人在其充分睡眠醒觉后立刻予以催眠时（在清晨，或午睡后），即中枢神经系中抑止过程占优势时则引起催眠是比较容易的。与这类情况相同，在作过使人兴奋的工作时，听到或想到使人激动的事情，都是一种兴奋过程占优势的情况，应当使之先行休息后再予以施术。在有些患者由于存在着某些重要问题放心不下，这样也就会影响对于催眠暗示的接受能力。此外，在具有着抗拒心理的某些患者也往往是困难的。因此，在能够作到真正“屏除杂念”的人是最容易使之入于催眠的。

最后，在内部条件方面还应当考虑到患者本人体内之内在环境的影响问题。比如在引起催眠时所产生之迫切的膀胱容尿膨胀感觉，欲大便的感觉，特别是持续的激烈的疼痛、或是情绪的极度不安等，都是较难引起催眠的原因。

当然，上述的这些条件都不是绝对的，但是如果能够完全控制了上述的条件，并适宜的造成阴性刺激物，那么无论任何人，都是可以完全达到催眠状态的。

第二节　引起人类催眠性抑止一般的实验方法

按照过去一般催眠术家进行催眠的方法后引起催眠之前，首先应作好下面的工作。即对于被催眠者首先应使其精神充分镇静。比如坐在或卧在极安静的屋子里闭目 5 分钟左右，或是听取并默数钟声、拍掌声等有一定节律的声音，待被催眠者精神安定后，即开始实验。

首先令被催眠者睁开眼睛，并告诉被催眠者只要安静地听取医师所说的话，不要作任何回答，甚至应诺。事前可以告诉他将要接受催眠治疗，但是这是完全安全、舒适、有效而毫无危险与不愉快的。嘱咐被催眠者一定要注意听取医师的语言，不要想其他任何事情。并可以举例来说明催眠后治疗的效力与好感。当然，对于个别抱怀疑观点的初次被催眠的人来讲，甚至也可以不必告诉他给他催眠，而只告诉他正准备使他舒适的睡眠。

在每次施术前（特别是初次受催眠的人）的这种恳切的、使人信服的语言谈话是很重要的，因为这可以使人在未入催眠前，先对于这次治疗的目的构成一个正确的概念，并消除那些恐惧、疑虑与抗拒的心理。

作好这些步骤后即可开始进行催眠。

引起进入催眠状态的方法，种类是很多的，但不论任何一种方法，在原则上都是不能离开上面所说的准备条件和抑止因子的给予。现在不妨介绍几种最常用的方法。

一、凝视法——在被催眠者经过上述镇静处置的基础上，开始可以用这个方法。应当注意这时室内的光线应当是较暗的，在强烈的光线中是不适宜的。凝视法的操作可以使被催眠的人注目不动地长期凝视一个焦点，比如一个具有光泽的小圆球，或是注视医师的某一手指尖端等等。所凝视焦点之距离应在被催眠者眼的前上方约 1 尺左右。被术者这时头部就当设法固定（如靠在沙发上或卧在枕上），并尽可能舒适。所凝视的焦点最好是固定的，通常最多方式为凝视医师之指尖，这时医师要站在被催眠者前面，举起手指。

当被催眠者在凝视时，医师要频频不断地予以中等强度之语言暗示，在每次暗示之间隔为半分钟、一分钟，至五分钟左右，间隔的时间不可过长。暗示的内容要简短有力的，可以重复的，不断并且是由浅入深的。比如：

“安静凝视吧，什么也不要想。”

“请注意凝视手指，很快即要疲乏了，想睡了。”

“静听我的语言，不要动作！不要向别处看！”

“睡眠吧，很快就睡着了！”之类的语言。这些语言是可以反复述说的。在说这些话的时候医师要沉着，不要慌张。并且特别要强调指出目不转睛的暗示，而医师的手指在空间的位置是尽量不要受到改变的。同时室内是要绝对安静，不得有任何最小的声响的。

其后，如果看到患者稍有倦意时，那么可以用下面的暗示：

“眼睛已经有些疲乏了，慢慢就要睁不开了。”

“很快就要进入睡眠（或催眠）状态，眼睛已经睁得愈来愈累了。”

“非常困，非常想睡眠！”

诸如此类的语言可以反复给予。

当被催眠者霎眼动作渐呈频繁起来时，就暗示说：

“眼睛已看得很累了，很快就睁不开了。”

“如果已感到疲乏就自动闭上吧。”

当被催眠者闭上眼睛时，稍停一会，这时室内是异常静寂的。医师可以突然地用更沉着的口气（对于歇斯底里或精神衰弱患者可以突然出其不意的高声地）发出下面的暗示：

“眼睛已闭得很紧了，很难睁开！”

“眼皮沉重得抬不起来了，上、下眼皮就像粘上一样。”

稍停一会，可以再用力的说：

“眼睛已经完全睁不开了，现在已经初步入于睡（催）眠状态。”

“眼睛绝对睁不开了，你不妨试一下，眼睛是绝对睁不开的。你可以用力睁睁吧，一定睁不开。”

这时可以看到被催眠者努力使其眼皮上下动作的现象，但是无法睁开，或是很难睁开。如果眼睛这时已无法睁开，就是已经入于初步的催眠状态了。

在少数的场合，被催眠者也可以仍能睁眼，这是尚未能引起催眠状态的一种表示。所以，能否使眼睁开这一现象，是可以作为是否已入催眠的一个重要标志。这时所以有些人仍未能引起入眠之原因是很复杂的，比如外来的声音、被催眠者本身的思想、不肯集中精神认真凝视等。总之是抑止过程未能充分开展的结果，这时就可以重新让他凝视，或用其他方法继续使之入眠。

这种由凝视法所引起的催眠，是被催眠术者广泛的应用的。在本法应用的过程中，应切切注意不要有任何其他声音。这种方法的主要缺点是往往需要用很长时间才能使被催眠者入眠，有时达半小时以上还未能引起催眠。而对于医师站在被催眠者前面长久保持一定姿势使被催眠者凝视手指一事来说，也是相当疲乏的。

二、按摩法——在进行本种方法催眠之前，先使被催眠者精神镇静，然后施术。

环境的要求仍为绝对安静。令被催眠者闭目，并暗示说：

“不要睁开眼睛，听着我的话，一会就要睡了。”

“什么也不要想了，我给你按摩着，慢慢地就要睡的。”

被催眠者这时采取舒适的体位，或是坐着或是卧位。医师开始为之进行轻微的按摩。按摩的方法是有很多种的，比如医师用两手依次从被催眠者额部、颞部、耳前部、颈部、肩部、上肢部、躯干部、下肢部等处轻轻（或中等程度）之揉按，并反复地这样做去。要注意的是在按摩的同时一定要伴随着语言的刺激，而语言暗示的次序也是要由浅入深的。比如首先可以指出：

“精神集中注意到按摩着的地方，不要想别的。”

“越来越困了，很快就要睡着”

这种语言的投予，应当注意不要把每次时间的间隔太长。而且这种暗示的语言，是不怕重复述说同一句语言的。经过一定的时间后，为了检查被催眠者是否已入于初步催眠状态，可以用以上所说的暗示，告诉他眼睛已经再也睁不开了。并让他用力试验一次，如果实验效果完全相符，这时被催眠者便已进入初步催眠状态了。

这种按摩法的应用，最重要的是要在继续不断地按摩的同时，必须密切地配合语言。在实际实施中，如果见到患者身体自动移动时，就应当加重按摩的力量和加强语言暗示：“不要动，很安适的睡吧”之类的话。

对于儿童和青年人来说，按摩的方法也可以改用有节律性的拍打，这种拍打方式是和引起幼儿入睡时的拍打方式相似的，不过在拍打时必须伴用语言。

对于胃肠病或子宫病患者，按摩的方式可改用压迫腹部的方法。而对于其他神经病患者，也可改用按摩局部的方法。

所有上面所说的这些按摩法，有时是不如凝视法引起催眠的效果的。但是在身体虚弱的病人，眼病或不愿凝视的患者，疼痛的患者及小儿等都还是很适宜的。

三、呼吸法——本法的操作也要在经过精神安静处置后的人。本法对于歇斯底里患者比较适合。最好使被催眠者采取坐位，在开始时让被催眠者进行深呼吸，吸气和呼气都要非常缓慢和深长（每分钟约呼吸八次）。医师应在暗示中指出要继续不断的进行深呼吸，指示被催眠者不要想其他的事情，并默默的数记呼吸的次数。这时，屋子里必须让最微小的声音都不能发生，是极度沉寂的。在间隔较大的时间中，医师可以插入适当简短而有力的暗示：

“默默数记呼吸次数！继续慢慢地深呼吸！什么也不要想！”

“精神很安静、很舒服、很快即要睡着了！”

“注意地默数呼吸，已经疲乏了，愈来愈想睡了！”

这样经过五分钟左右的时间，可以暗示被催眠者作普通呼吸，不再记数，并且暗示说：

“现在已经疲乏极了，特别想睡，马上就要完全睡着了！”

“请注意：当你听到一个响亮的声音时，你就完全入于睡眠了！”

这时可以略停止一会，重新让静寂的空气笼罩着室内，突然出其不意的用以前已准备好的小锤用力冲敲铜铃（或用大鼓，或用其他乐器及发出响声的物体），使其发出相当大的一个声音，旋即中止。随着音浪消沉下去，医师逐用较强的语调加强暗示说：

“现在，已经完全进入睡（催）眠状态了，眼睛累极了，完全睁不开了。”

照例，如果医师音量示说睁不开眼睛，一般被催眠者不论这时入眠与否都是不会睁眼的。为了判断是否已入催眠，医师必须要用：“你已睁不开眼，可以试试看，努力睁一下，但无论如何睁不开”之类的探试性语言来加以检查。

如果检查结果，真正不能睁开眼睛，就是已进入初步之催眠状态，否则就应当继续操作（用本法或其他方法），使其入眠。

四、旋目法——这种方法也是在安静休息后应用的。即医师使被催眠者闭目，并暗示他：

“闭着眼睛，不要睁开，慢慢旋转眼球。”

“继续不停的旋转眼球，向上、向左、向下、向右！”

“照这样继续旋转下去，很快就要睡着了。”

“继续旋转，不要停止！”

这时医师也可以用拇食指按到被催眠者的上眼皮上，帮助他按照一定方向的慢慢旋转。这样经过数分钟后，也可暗示说：

“照这样地，闭着眼睛自已继续转吧，不要睁眼！”

“不要停止转动，现在已经越转越困，越想睡眠了。”

“眼球越转越疲乏，慢慢就要转不动了。”

“眼皮已经发紧了，更困了。但是眼球还要转动着。”

当发现被催眠者的眼球转动变慢的时候，就暗示说：

“眼睛已经开始转不动了，眼皮闭得很紧，实在累极了！”

“眼睛如果实在转不动，就停止转动吧。”

再稍候一会，就可以用与上面所说相同的不能睁眼的暗示，以促使被催眠者完全不能睁开眼睛。

五、运动法——对于兴奋过程占优势的人，用上述的几种方法有时仍很困难引起入眠，这当然是比较少数的情形，但是遇到这一类的人就不能不采取另外的措施，所谓运动法就是在过去催眠术中适合这种目的的一个方法。

在开始时，先用下面的暗示：

“为了使你进入催眠，在你听到我喊‘用力’的时候，就使四肢肌肉用力紧张起来，这时可以把注意力集中到手指及足趾。当你听到我喊‘放松’的时候，可以放松就不必再用力了，现在安静的躺好吧，闭上眼睛!”

用这种方法反复操作二十余次后，即可再暗示说：

“已经很疲乏了，不能再用力了，停止用力吧，可以睡了。”

其次，仍用以上的方法告诉他已经再也不能睁开眼睛，最后完全入眠。

总结以上所说的五种催眠方法，都是历来一般催眠术家所常用的。在应用这些方法时最值得注意的是，千万不可以着急，因为根据个别被催眠者的精神情况，入眠的速度可能是极不一致的，如果都用同样的方法要求很快的进入催眠，或是费了很长时间结果患者仍能睁开眼睛，就认为没有成功的希望，那就是绝对错误的了。在这种场合下，一方面固然应当检查那些是足以防碍催眠的原因，另一方面，医师方面也必须有很大的耐心才可以成功。

在我的实验中，也有着极少数这样的例子，即第一次由于催眠条件未控制好而失败，但第二次由于充分控制了条件，就很容易的形成了催眠。

在不能引起催眠的原因中，首先就是以前所提过的那些成为干扰的因素，例如声音刺激、内部刺激等等。因此，最好是在实验条件中，如果不能使被催眠者处于良好的隔音设备下，和其他一切以上所要求的物质条件下进行实验时，那么催眠的效果总是不能达到最完善的理想的。

当然，在人类催眠的过程中，仅是不能睁开眼睛，并不是真正达到深度的催眠状态，而只是一个初期的现象，这个现象还需要进一步的加深，那就是在下一节中所说的，于催眠状态中，暗示的应用问题了。

第三节　在催眠状态中暗示的作用和合理应用

当不论应用何种方法使被催眠者双目无法睁开后，语言的暗示一直要不停地继续着，而随着催眠的加深，暗示也逐渐引起了更大的效果。这时的暗示应当是如下的：

“你看，你已经完全不能睁眼了，你已经比刚才更加困了。”

“仍然是困得厉害，特别想睡觉。你虽然睡觉，但仍能听到我所说的话。”

这时或是用其他的附加阴性刺激物的方法，引起催眠的加深，例如暗示说：

“当你听我用力拍桌子一声后，就睡得更熟了。”

然后用猛力拍桌的刺激，使之入于更深度的入眠。

但是必须指出：在初次接受催眠的成年人或者老年人来说，一般入眠的深度往往可能是很浅的。这当然是由于在他们脑中尚存在某些疑虑或试探的心理，仍维持着大量被保留下来的兴奋点以至不能马上除去的原因。遇到这种情况时，应当以适当的较浅程度的暗示投予，不能立刻应用某些反常位相中的一些暗示。也就是说，暗示的给予是要有一定顺序的，浅的程度催眠只可利用浅程度之暗示，深程度之催眠方可利用深程度的暗示，因为在不同阶段的催眠位相中暗示的力量是不同的。

在较浅程度的暗示中，我们可以利用控制随意肌运动的一些实验，例如某些肌肉已被固定，不能移动之类。这时在治疗的目的上，也可以不断地投予以：

“你现在仍在睡眠中，并且越想睡眠，全身也越感觉着格外舒服。”

“你现在只能够听到我的声音，其余什么声音也听不到了。我的话对于你的治疗是最有效的。”

之类的暗示，特别是“精神愉快”、“身体舒服”、“什么都忘了。”这些暗示，在整个治疗目的催眠过程中，都是要经常应用并且是非常重要的一种治疗手段。

伴随着暗示的催眠时间之延长，催眠深度也不断增加了，这时才可以适当地进行关于各种感觉方面的实验。比如用甜的糖来试验味觉，可以事先暗示被催眠者这是苦的之类。此外也可试验嗅觉、皮肤感觉等。

在治疗的目的上，用暗示来缓解或消除神经痛在这个阶段是有效的，当然，在催眠更深度时进行治疗应当更好。但是上面已经说过，往往在某些初次患者，在更高的要求难以做到的情况下，这种催眠深度也可以供给治疗上之目的。

当催眠深度更进一步的发展时，这种阶段在儿童及多次受到催眠对于催眠抑止建立了良好条件联系的患者是比较容易出现的，过去曾有人把这个阶段称之为梦游位相，这时就可以更进一步对于内脏机能（平滑肌、腺体）加以适当的语言控制。这时也可以暗示使被催眠者虽然可以睁开眼睛，但是什么都看不见，或用下面的暗示，以引起幻觉。

“你现在仍然在深深地睡着，但是可以睁开眼睛，睁着眼睛继续还是睡觉的。”

“你可以看到你现在已到了郊外，太阳很暖和地照耀着，微风吹来，特别舒服，你现在仍在催眠状态，醒不了!”

当然，这类引起幻觉的试验，在治疗的目的上是不适宜的，但是在生理学研究中这个位相阶段还是极为重要的，因为这是在人类催眠过程中最复杂、最特殊的一个阶段。

在治疗上这个阶段也是特别值得重视的，比如我们要以用暗示使患者的记忆力增加，食欲增加，循环系统心跳节律及其对于脉搏血压的影响，对于其他内脏如呼吸机能、泌尿机能之病理的治疗等。这些暗示都是由医师告诉被催眠者他在清醒时的主诉症状之减轻或消失。此外在其他的症状方面，如失眠、头晕、疼痛、癫痫等等都可以用同样的暗示予以治疗。

最后，在治疗任务完成，促使患者醒觉的目的上，暗示仍然起着重要作用。在促使觉醒时，医师可以用下列的暗示：

“请注意，你现在就要睡醒了，但是如果我不让你醒，你是醒不了的。”

“现在我开始要拍桌子三次，当你听到第三次声音响过之后，就要以醒过来，睁开眼睛了。”

这里所指出的拍桌子的刺激也可用其他任何刺激来代替，而刺激次数也不限于三次，可以只用一次或是更多，这是根据当时的情况来决定的。

从以上所说看来，暗示应用的内容必须是与当时入眠的深度有着密切关系的。

暗示所用的语言的浅深次序，不仅表现在催眠位相之深度上，而且也表现在治疗过程中催眠应用的次数方面。比如在一般慢性病患者初次治疗时的暗示，最好不要立刻用：

“经过这次治疗后，你就可以完全治疗痊愈了。”

而是应当循序渐进的。因为在患者所存在的病灶已是相当顽强而巩固了，是很难用一两次治愈的，而利用这种深度的暗示，就不如利用较浅的如：

“经过这次治疗后，你就可以相当充分的减轻了。”之类的暗示更为有力。

如果不顾这种暗示深度的顺序性，暗示不但不能引起效果，有时反而徒劳无功。比如在治疗某一局部疼痛的患者，当其在浅的催眠状态时（仅只是运动分析器被抑止），在某些感觉尚未消失的场合下，就予以：“你完全不痛了”的暗示，是不会产生任何效果的。

在催眠时暗示的应用除了与顺序性有关外，尚与被催眠者以前的生活史中所理解的语言有关。这也就是催眠刺激物的物质根据，因为无论在催眠的任何深度，如果医师所用语言，全然是患者所不能理解的，从未听过的，那么就无论如何不能对暗示的刺激引起作用来。

与暗示应用有关的其他条件还应当指出医师本人语言刺激的重要性，我们知道在应用催眠术时，必须自始至终都是该医师的语言，如果中途忽然更换代替了其他的医师或别人语言，不但不能引起作用，有时反而会引起相反的甚至神经系统紊乱的副作用，至使患者突然醒来后引起头晕等症状。

暗示在催眠过程中其作用既然是如此巨大的，而在由暗示所引起兴奋了的大脑皮质局部以外的区域又都是统统陷于抑止的状态，那么由暗示所引起的局部兴奋灶是否在一定的时期之后也会被消减了呢？在一般的情况下，这种现象是不会被引起的，因为在不断的暗示中所引起的在皮质中的孤立兴奋灶，在不断用语言刺激的情况下，由周围广大抑止区的正诱导影响，在此兴奋点也愈强化、愈孤立、愈集中、愈兴奋了，因此这些兴奋点是不会被消减下去的。

但是，如果在催眠过程中，暗示的应用有了很长时间的中断、或是利用特殊形式的暗示时，都可以使得原来的抑止区域扩散开来，并以强大的优势压倒了该孤立的兴奋灶，从而使得整个皮质完全陷于抑止，兴奋灶受到消减，这时患者就可以完全脱离暗示位相而进入于完全睡眠状态了。

在暗示的长时期被中断后，只可能产生两种现象，一即由于刺激中止，逐渐醒来。另一即进入睡眠。对于前者来说，应当是被禁止的，而对于后者来说，由于这种引起入睡的方法是不容易被控制的，所以我们在临床上不采用这种方式。

在利用特殊形式之暗示引起被催眠者进入睡眠状态时，可以应用下面的语言：

“你已经特别疲乏了。特别想充分的睡去，在你听到我拍掌一声后就完全睡着了，可以睡得很好，甚至连我的话也完全听不到了。睡觉吧！”

当医师拍掌后，就要在较长时间内保持沉默。经过一定时间后（约3—5分钟），如果再检查语言暗示，这时连医师本人语言也引不起作用了，因为病人已经熟睡了。

由催眠状态引起睡眠的方法在过去催眠术家的治疗方面是很少应用的。最近在苏联方面这种催眠性睡眠已被很多的临床学者所重视与采用。根据我们的意见，这种在催眠后所引起的长时睡眠在治疗学的方案中，应当是更适合于住院患者，而能够发挥更大效果的一种方法。

在谈过了应用暗示的条件之后，我们还要指出在实际催眠之际，暗示所能引起的作用并如何应用的问题。

我们已知道不仅在催眠状态中暗示可以引起某些生理机能上的改变，而且在催眠以后暗示也仍然可以存在其潜伏性的痕迹作用的。这种痕迹性作用之引起，如果能够在催眠状态时适当配合下面的暗示，是可以发挥更大的效果的。

“你现在的痛苦已经完全好了，不但现在在催眠时很好，而且至到你醒觉后，仍是继续很好的。”

但是，在不适当或是错误的暗示条件下，也可能发生某些副作用。比如在过份强调眼睛睁不开时所用暗示，有时当患者醒后感到眼皮有些痛。或是医师所用的暗示，前后有所出入不能呼应，甚至发生矛盾的情况，这时患者就会无所适从。这种情况对于患者的神经系统来说往往是有害的。此外，当医师暗示将要产生某一事实时，也不可随口谈来，而不交待下文，使患者产生等待情绪。

为了避免这些在不经意的条件下所形成的一些不良的暗示影响，催眠医师应当是非常值得慎重的选用其词汇并在贯彻治疗的目的上合理施用这些词汇的。同时，催眠医师还应当不论是在任何目的的催眠时，在每次的催眠过程中，都要经常利用使被催眠者精神愉快、痛苦减轻、夜间熟睡、和食欲增加的暗示，因为这些具有普遍全身保护性意义的暗示，正是那些足以抵抗或防止某些足以引起副作用的方法之一。

最后还应当指出，在暗示的内容方面，应当是与被催眠者的理解能力有关的。催眠医师决不能应用被催眠者所不懂的话使之产生反应。在另一方面，暗示的语言是不怕再三重复应用的。因为对于阴性刺激物的重复应用乃是进一步加深抑止过程的一种方法。比如我们应当在催眠过程中不断地指出：

“特别的困，特别想睡觉。”

“越来越想睡，身体越来越疲乏了”之类的暗示，这样就可以保证催眠抑止不断的加深。此外暗示本身也不应当带有犹疑未决的口吻，如“恐怕是……”、“可能是……”、“大概……”等类的词汇，因为这些都是带有消极性的意义，而治疗本身却是应当采取果断的、积极的意义的。因此像：“一定可以……”、“完全能够……”之类的语言是不妨多用的。并且要特别加重语气，或使声音特别提高，至于在催眠过程中，如果忘记了对方是在催眠状态中，而迳投予询问式的暗示，如：“你现在感觉得怎么样”、“是不是好一些了”之类的语言那就是更应当特别禁止的了。

也要切记：在催眠过程中，医师是决不可以慌张的。如果遇到被催眠者对于某一暗示不引起任何反应，就应当镇静地检查一下是否暗示的内容有问题？还是催眠的深度有问题？然后再适当的投予相当的暗示。否则将不可避免地对于人产生危害性。

总之，语言的暗示一方面具有着极大的治疗意义，另一方面也是具有着缺陷的，正如巴甫洛夫所指出的：

“语言和词的思维之应用，本身也蕴藏着一种危险性，这种危险性在于与现实分离之可能性，在于走入幻想的领域中。”

这里巴甫洛夫所指的危险性在催眠术中正是由不适当的或错误的暗示所引起的。而这一点，在临床实际上也正是值得我们警惕的。

第四节　对于人类催眠性抑止改良的实验方法与建议

现在来谈谈我所采用的催眠的具体方法。首先我最早所应用的催眠方法，正是如上所说的一般催眠术家所用的方法，而特别经常应用的是凝视法及旋目法。在利用这些方法时我发现了一些缺点，主要是这些方法在控制周围环境条件所产生的变动方面，是无能为力的。比如利用这些方法时一定要特别注意异常寂静的因素，如果这种方法是在一个比较喧哗的环境中进行，那么催眠往往是很难成功的。此外在应用凝视法时，医师是很费力的，因为医师必须一动不动地长时的悬举上肢，使伸出的游离手指被固定在空间。同时由于某些因素控制不好，引起催眠的时间虽因人而异，但对于成年初诊患者来说，大抵需要经过很长时间，有时会达到半小时、45 分钟，乃至于 1 时左右方勉强使之进入初步之浅度催眠状态，这时医师一直要不动地伸举着手臂，应当是更吃力的了。

为了克服这些难以控制的外界新异动因，我曾在很多场合不得不采用夜间进行催眠，或比较安静的室中，这时所引起的催眠时间就显著的缩短了。当然，我想到了在具有完备的隔音室条件下进行催眠时应当是最好的，但限于条件，我们一直未能做到这点。

正是由于上述理由，我一度认为把催眠术的治疗应用到临床去是有些困难的，因为一个医师只能同时为一个病人进行治疗而所费的时间又如此之多。

在苏联先进医学以巴甫洛夫学说为主导的思想学习下，使我更进一步地认识了如何贯彻神经论的原则到人类实践中去的问题。从而感觉到在人类高级神经活动领域中的这种催眠性抑止音量的阐明与如何应用的问题，乃是一个现实的、切合实用目的的问题。于是我又重新开始进行了实验。

为了纠正以上的一些缺点，就需要针对错误加以改正，我提出了一个任务，就是要使患者尽可能地迅速入于催眠状态。而为了解决这一问题，我们首先在巴甫洛夫学说理论上取得了根据：——要建立强大的阴性因子。

阴性因子自然是很多的，上面已经说过很多，但最主要是单调而持久的刺激，在这个目的上我首先选择了一般生理实验室用感应电流的重复刺激。这个刺激的方法是在感应电板二级线圈上导出引线，连接两个电极。电极可以由金属片制成，由于电极是被固定在患者身上所在电极的皮肤接触面上，面积是要较大的。感应电流的刺激另一优点是具有不停止的响声，这些响声结合着暗示，就会引起更加倍强化的效果，因为响声也要认为是种抑止因素。通常我把两个电极都是放置在前额部两眼眶的上方或是额突的两侧。而在个别具有疼痛的患者，也可以置放于患处或其他部分。感应电板上所发出振动的声音如果愈强，应当是愈好。试用这种方法的结果证明了：在具有单调声音的条件下利用语言暗示进行催眠时，其效益果然是良好的。第一，这种方法可以在比较喧杂的环境中进行催眠，只要电板的声音可以压倒外来的声音时。第二，由电极上所通过的微弱电流本身也是一种持续的单调刺激，所以自然也是一种阴性刺激物。第三，在利用语言暗示时，因为具有了同时并用的现实电流刺激，故应用下面的暗示内容，是有更大的效果的。

“电流刺激得很舒服，很安适。一点也没有害处。”

“电流继续对你的脑子发生作用，它使你更想睡觉，更疲乏。”

“电流在不断刺激着你，眼睛愈来愈紧了，由于电流的作用，眼睛已完全不能睁开了。”

初步的实验证明，用感应电流的刺激可以完全代替过去任何一种催眠方式，并且对于虽然是初次施用催眠术的成年人来说，往往可以在五分钟左右使之入于初步催眠状态，这就使得引起催眠的时间（由半小时到一小时）大大地缩短了。同时也有可能使我们可以在普通实验室的比较安静的条件下白天进行催眠。而我们知道，在未施用感应电流以前，这种条件是有困难的，因为在昼间虽然是一个比较安静的实验室，但是都市街道上传来的各种噪杂声依然是可以听到的，实验室外面的人声，实验医师的动作，室内的步行，小声耳语，院内的风声，蝉鸣等等依然都可以听到。而只有在更为强大的持续性声音压倒上述这些琐小而不可避免的声响后，抑止的产生自然就很容易了。

初步实验的结果，也证明了在复合的各种阴性刺激物并用的场合下，应当是比单一的阴性刺激物单独给予效果大得多的。比如当我们在利用感应电流（包括声音的电流两种刺激物）、拍节机音、和皮肤机械性刺激（拍打性按摩）并用时，同一被催眠者入眠的速度是比单独用一种刺激物为快的。当然，这应当是和阴性刺激物之生理强度有关的。在我们所应用的阴性条件刺激物方面，如果分析来看，从理论方面应当是：在非条件性阴性刺激物方面，主要是对于声分析器的单调刺激物，其生理强度需要相当大的，亦即声音愈强，力量愈大，引起催眠的效果愈好。其次也可根据同一原则，列入对于皮肤分析器的单调刺激物。在阴性条件刺激物方面，因为不适宜于临床应用，故未曾采用过。在第二信号系统之阴性刺激物方面，则包括了语言与抑止的生理现象有关的内容，音调、语气、以及其他都是与其生理强度有关的因素，是颇值得注意的。

在这里需要加以补充说明的是：如果在制造阴性非条件性刺激物方面，其作用的方式不是单调的，而是忽而强、忽而弱、有着显著而不规则的变动的，或是有时中止，有时出现不定的，或是不协调的噪音，这时无论该刺激物的强度多么强大，也不能形成一个良好的阴性刺激物，甚或完全呈现相反的阳性刺激物的作用，这一点也是在我们实验中所遇到过的。

在进一步的实验结果中，我们重视了同时施术于许多同类患者的实验，我们认为：这将对于提高治疗效率来讲，是很有意义的，因为一个医师在同一时间内可以为更多的患者治病。

在这个目的上，我最初使两个患者同时施术，其后又使三个、四个及至五个患者同时施术。这些患者都是由于夜间有严重的失眠而要求治疗的。治疗的任务就是针对着他们共同的症状——失眠。在治疗的方法方面，所应用的暗示是完全相同的。被催眠者全部被连接上电极（以串连或并连形式均可）。

实验的结果，大多数同时施术的患者都能够同时或相继地进入催眠状态。在这种方式的催眠之前，必须先对于患者说明应遵守的事项，即不论其本人入眠与否，均应保持其安静状态。因为否则就会影响旁的被催眠者。

对于多人同时催眠所应用的暗示来说，基本上应当完全相同。因此对于被催眠者所患的主要症状应当是相同的，比如对于五个失眠患者，都可以用：

“你现在睡得很好，今后再也不会失眠了。”或是他们相同的一些症状如头晕、记忆力减退等予以一般的暗示。对于个别患者所独有的症状来说，在暗示中虽然也可以提出，但主要还是以他们的共同主要症状当作治疗的对象为宜。

我们在集体同时催眠所应用的方法主要是以感应电的方法，由于被催眠者对于电流的感受能力之不同，因此或是每人利用一个电板，或是在利用同一电板的电极并连的基础上对于个别的电极加入活动电阻。

除了利用感应电流机上声音和电流刺激外，我们有时也并用了其他辅助催眠的办法，比如在催眠前在每个被催眠者的上眼皮上涂以薄荷油（万金油），加入其他的电流音响、拍节机声、或并用按摩方法等。这些辅助办法不必对于全体患者并用，也可仅施之于某些较难于入眠的人。

在实验过程中，由于条件的限制，我只做过五个人同时催眠的实验。对于更多的人同时催眠的实验，我虽尚未做过，但已初步地取得了其理论上的根据。

此外应当补充说明：在多人同时催眠时，也可能有大多数的人都已进入催眠状态，但尚有一、二个少数的人迟迟地，或根本未能入于催眠状态，对于这些患者来说，就应当考虑在更完善的条件下，帮助他们进入催眠状态的问题。

总的看来，利用有持续性或有节律的音响因子作为阴性刺激物，以配合阴性语言暗示的实验方法在一般无需特殊隔音设备的实验室或门诊条件下是可以很好的利用的。因为这种阴性刺激物的刺激力量较之消极的一些阴性因子更为强大，入眠时间迅速，同时可以进行集体治疗。

不过，我尚远没有满足于这个初步的实验结果，其缺点及亟待改革之点仍然是很多的。因为我们认为：尽管持续的声音因子可以代替了“绝对安静”这个阴性因子的条件。但是这并不等于应当完全无顾于对于一切外界新异动因，特别是声音（噪音、或不需要的无节律的、突然的声音）所能引起的强大作用，而这些新异动因的生理强度也许是很小的。举例来说，在我们对于某个初次催眠的患者催眠的经过中，应用了感应电流加暗示的催眠法。实验时室外正在下雨，但自电板上所发出的声音淹没了雨声，实验不久即进入初步之催眠状态，当暗示其“已进入于催眠状态并将停止电流”后，中止了感应电流，同时也中止了电流机上的声音。当患者醒来时他自己一直认为催眠是不够深入的，因为他清楚地知道，雨声代替了“电流声”，虽然他的运动能力已完全丧失了。而像这类或与此相似的事情是很多的。

因此，我的意见是，在今后实验的要求下，严格地控制外界一切条件是绝对必要的。这样就不能不提到了我们所亟力主张的建立完善的隔音室问题。我们知道，在巴甫洛夫学说原则指导下所建立起来的保护性医疗制度，也是把这种建立隔音设备的要求提到首要地位的。

对于催眠术在另一方面临床发展的建议性意见是：实行集体的同类患者之催眠问题是特别重要的。我们很希望今后的临床工作中，发展这一个集体治疗方案可以得到最大的成功，在这种治疗中最好是在有隔音设备的医院病室中举行。治疗医师可以为更广泛的患者治疗。比如我的初步设想是同时可以治疗五十人，一百人或更多的患者，这可以利用扩音机的设备，或是听话机，使每个患者都能受到诊疗。可以想象，医师在这种场合所应用的暗示都是相同的，因此医师只要静坐在播音室内，面对着麦克风就可以同时诱导整个病室的患者进入催眠或半催眠状态，以得到治疗之效果。我相信这种治疗方案，特别是在保护性医疗制度下面，是切实可行的一种方案，并且是有着很大的实际意义的。

第五节　人类催眠术在生理学方面的意义

人类催眠术在生理学方面的意义，首先可以从下面的事实中明显看出。

我们知道，从生理学的一系列的实验方法看来，在以前学者们手中的主要是属于急性实验范畴的，这主要包括了离体内脏及在麻醉条件下进行动物实验的一些方法。而作为一个完整机体的慢性实验方法及以人类本身对象的生理学的研究方法看来，我们认为：催眠术乃是在形成阴性条件反射及其所表现的各种重要生理意义上，为以前的甚至包括许多现代的生理学家们所未曾注意与重视过的一种简便、有效的重要生理实验方法之一。

作为生理学的实验方法之一，人类催眠术乃是具有着非常广阔的境界与内容的。因此学者们将会很自然地利用这种方法去探究生理学中所存在的更多的极复杂的现象，并加以阐明的可能性。我在这里自然一时还不能指出，它在生理学范畴中对于个别现象的意义问题——因为这将是需要更多学者们的劳动研究结果的，但是我愿意在这里简单介绍一下苏联的学者们最近在这一方面研究的几个比较典型的工作。

首先简单介绍一下马伊洛夫（П. Мацров）与苏斯洛娃（М. М. СусʌВа）二氏关于在催眠状态中言语的实验性退化的研究工作[53]。早在 1946 年二氏已做过有关催眠现象与接受暗示之工作报告。在 1947 年时他们又提出了一项研究催眠术的工作任务。这任务即是应用 5 个被试验的妇女进行催眠术，并使之陷入于梦游位相状态，这时候，由于受试者在这个阶段中所产生的记忆力减退现象来观察其在早期的儿童年龄的暗示时，在其儿童的音节方面有没有语言的退化和这种退化是发生在怎样的方式之下。

受试验者是接受治疗的各种类型的歇斯底里病人，这些人的年龄是自 21 岁至 45 岁，从事的职业方面有大学生、车务员、工人、职员和绘图员，研究的次数自 6 次到 13 次不等，实验的总数共 53 次。在 53 次实验中应用了由 1、2、3、4、5 以及由 6—10 岁等不同年龄的暗示，与没有任何年龄暗示的对照的实验。

催眠的方法是应用了习惯上的口头暗示，使被催眠者躺卧着，利用缓慢的与单调的声音渐渐地使之陷于催眠状态的睡眠，并闭上双眼。这时开始做肌肉紧张力的试验，可以见到或是全身强直，或呈现肌肉弛缓无力。同时进行对照检查，查知其不复能独立的张开双目。经过试验的 10—15 分钟，作暗示如：“你可以张开双目，但在此状态下仍将继续睡眠。只能够听见催眠术者的声音。”用这种方法使被催眠者进入催眠的梦游位相后，通常采用坐位。这时被试者对于面前的人们形象和对于周围环境的任何变化（例如铃声、朋友面孔的出现和他们口头对于被试者的称呼）都已不产生反应，但仍继续维持着对催眠术者的感应（РапорТ）。

在这时候，就可以对于被试验者做出任何种关于儿童年龄的暗示。举如：

“你仍然在继续张着双眼睡眠，你现在是三岁！”

其后，作催眠术的医师对于被试者可提出问题，并使之回答。

“您多大岁数了？”

在被试者作了适当的回答（在这个场合中，适当回答是她是三岁）后，现再以下面的方法进行反映语言 ОтражеННаяРечъ 的试验。

作催眠术的医师吩咐被试验者重新说话，他将能发音说话（但仍在催眠状态中！）。其后应以一定的方式选择由最简单的音节到最复杂的音节，由医师发音这些语言，并试验使被试者重说。

试验时，首先对全部 5 个试验者在暗示时的儿童年龄，并测验他们在这些年龄时的儿童语言成份。测验方法主要是根据以下的若干标准，如：

1. 试验在被试者所说的语言中之单音与缀音问题，如“ТУΛ”与“СТУΛ”、“Λекато”与“Λекарств。”）等等。

2. 简单音与复杂音。如“Λ”音与“р”音（“ВеΛΛ”与“вевь”、“кпаΛа”与“кΛара”）。

3. 近似音节之混合。如 Ц—Т，Ш—Т，Ш—Ч，Ж—С，М—Н 等以及软音符号如把“Λ”作为“Λь”之类。

4、转移法。即在一个单语中置换声音和音节。如“ТаΛерка”与“ТареΛка”、“Сировать”与“расовать”等等。

语言刺激物	一岁	二岁	三岁	四岁	五岁	六岁	七岁	十岁
Рубашка (衬衣)	Баска	лубаска	лубаска	лубаска	рубашка	рубашка	рубашка	рубашка
Дверь (门)	Вель	Двель	Двель	Двель	Дверь	Дверь	Дверь	Дверь
Клевер (苜蓿)	Левель	Кевел	Кевел	Клевел	Кревер	Клевер	Клевер	Клевер
Автобус (公共汽车)	Буе	атобус	атобус	атобус	автобус	автобус	автобус	автобус
Коралли (珊瑚)	лялы	Калалы	калаллы	карары	карары	карары	коралль	корамы

诸如此类的方法，进行试验。现在援引实验结果中的一个记录如下表，由表中不难见出在相当年龄的暗示时，语言退化的情形。

在二氏的详细研究后，最后归纳出下面的结论。

1. 在五个试验者方面证明了在催眠状态中应用各种年龄（1、2、3、4、5 岁）的暗示时，儿童音节的相当成分是存在的。

2. 予以更大的年龄暗示时，这些儿童的音节已经没有。这种结果乃是和没有予以任何方面之年龄暗示的对照检查相同的。

3. 已确定了：暗示的儿童音节的变化过程在催眠状态中年龄由 1—5、6 岁的暗示所得到之结果与在这些年龄时的儿童语言发展的天然过程，大致相符合。

4. 对于每一个被试验者在催眠状态中的观察可以根据现实环境之条件具有儿童语言的个别的特点。

最后，著者们在该论文中结语说："我们认为：由我们所完成的实验，将会在催眠状态和在梦游状态中对于暗示的理解，能够具有实际的意义。"

其次在苏联学者克洛特金 И. И. Корткин 与苏斯洛娃 М. М. Сусдов 二氏进行了在催眠状态中形成条件反射的实验工作[(54)]。这一工作的要点可以简单介绍如下：

著者们在研究催眠的各种不同等级的位相状态时，特别重视了催眠状态中的梦游位相，按照著者们的话来说，也就是大脑皮质活动过程之分化最明显的位相。作为催眠的最深度的位相阶段，差不多所有从事于催眠状态的研究者们都重视这个催眠的梦游状态。但是若干的事实资料却容许著者们想象，就是梦游状态的本身，也是不尽相同的。为了进行客观的生理学的研究催眠状态的这个最复杂的位相起见，他们就决定应用条件反射的方法，对于这个位相状态的生理学特征加以研究。

许多在催眠状态中研究条件反射活动的苏联学者们[(55)]虽获得了若干相矛盾的材料，但是他们都共同一致的是：在催眠时较之在瞌睡状态 ъодетвенное состоянче 的对照时，其形成是困难的，并且在催眠之较深度阶段时，条件反射量也减少了。而这所有的材料都是和美国的学者们斯寇塔 Scotta 氏与费珊 Fisher 氏的见解不一致的。后者们的见解正与此相反。

为了进行研究在催眠的梦游位相中能否形成条件反射的问题。著者们作了下面的实验。

利用记录眼皮动作的气鼓描记装置，以瞬目的条件反射为指针进行研究。

在被试验者方面，制造了每分钟震动 120 次节律的拍节机（M－120）之巩固的条件反射和每分钟震动 80 次节律的拍节机（M－80）之分化相。非条件刺激物是在眼睛角膜部分予以每次三回的水滴。刺激物给予之间隔阶段大约是 1～2 分钟。

全部观察病例共 12 个歇斯底里的患者。其中三个人是首先制造了瞌睡状态，以后试验了催眠状态，其余的几个患者则开始即在催眠的梦游状态中制造了条件反射。

大多数患者均以口头的暗示（сΛовесное внушение）引导入于催眠状态。在进入催眠状态后不久他们就移行于梦游状态并睁开眼睛。在催眠的这个位相中开始了对于患者们形成条件反射的研究。

对于在瞌睡状态中所具有的“天然的”霎眼动作，在催眠的梦游状态中之消失可视为其特征。在大多数之场合，“天然的”霎眼之消失是充分的，或者是在若干的场合霎眼动作是几乎消失了，换言之只是偶尔产生非常微弱的“天然的”霎眼。

现在引证两个实验记录如下。No. 1 病人 A、H、Д（图中之 a）及 No. 16、病人 A、Ф、Д（图中之 Ъ）

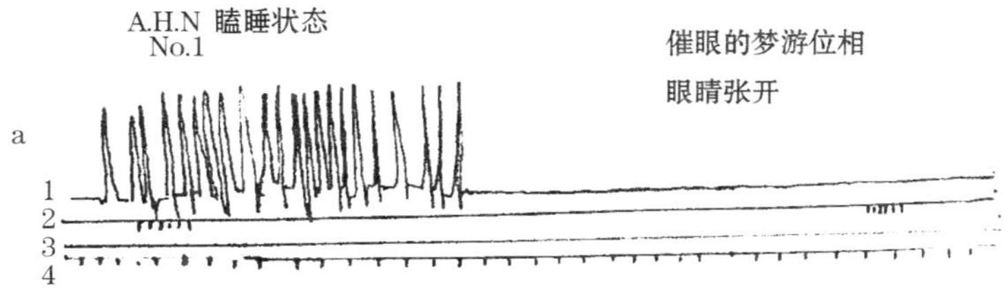

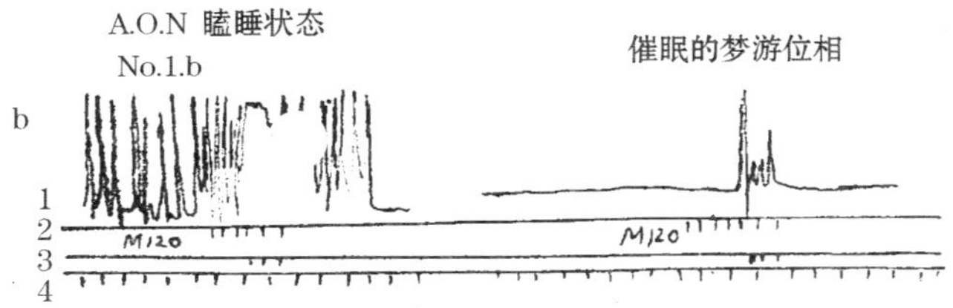

\[天然的眨眼动作的抑止（a、b）与在催眠状态\]

中非条件反射之抑止（b）

1.眨眼动作
2.条件刺激物之给予
3.非条件刺激物之给予
4.时间以秒为单位

在这里必须注意的是：在催眠的梦游位相时，大多数患者非条件反射数量显著的减少。在瞌睡状态时，非条件刺激物引起眼睛的关闭，或是锐敏的瞬目，而这种刺激物用于催眠的梦游位相中时则引起极为微小的效果，这可以由上面所引证的病人 A、Ф、Д 实验记录中（上图之 Ъ）明显的看出。

这种“天然的”霎眼动作之消灭，亦即在催眠的梦游位相中非条件霎眼反射的减少，证明了大脑两半球皮质的抑止状态——运动分析器之抑止的扩散。这里必须特别指出全部运动分析器之肌肉紧张状态。

从九个病人中开始即在催眠的梦游位相中从事于条件反射的制造，仅有两个人在这个位相中成功地形成了条件霎眼反射。但这里必须强调指出这种形成条件反射较之他们在瞌睡状态中对照时是异常迟缓的形成的。这样，在病人 A、H、Д（27 岁，诊断——过敏性歇斯底里神经病）出现在 17 次结合时就多少有一些条件反射表现，到了 40 次结合时条件反射始巩固（到了 37 次时条件反射具有了极为轻微的挤细眼（прищуриьание）或是极为稀少的霎眼动作性质（参看下面的实验记录 No. 3）。虽然如此，应用分化物 M－80 结合到了 43 次时仍未能成功。对于第二个患者 E、C、Π 的结果也大致相同。

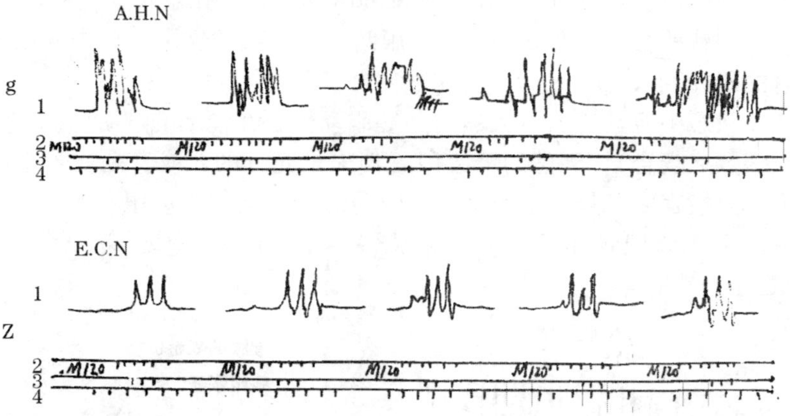

在催眠的梦游状态中条件反射的出现

（在图内的标示与前图相同）

其余的七个病人之条件反射在催眠的梦游状态中，虽然在许多次的用非条件刺激物与 M－120 的强化结合但仍未能制造成功。这可以由下表中看出。

（表）在催眠状态中条件反射的形成

病人的姓名	年龄	结合的次数	条件反射的形式	说　明
H. H. Д	27 岁	40	条件反射群	条件反射在第 17 结时出现
E. C. Π	33 岁	48	同上	条件反射的出现为第 30 次之结合
M. M. Π	43 岁	53	未能形成	——
A. A. Ъ	40 岁	75	同上	——
A. Π. O	51 岁	100	同上	轻微地出现不名的挤细眼（眼睑轻微动作）
Π. B. Ъ	46 岁	120	同上	——
A、Φ、Д	43 岁	121	同上	——
K. Π. K	40 岁	130	同上	——
H. B. P	48 岁	153	同上	——

此后著者们在对照的要求下，对于在瞌睡状态中形成条件反射的实验结果说明，差不多大多数患者仅在 1～2 次与非条件刺激物结合后即可形成与巩固条件反射。

最后在著者们的结论中指出：在催眠的梦游状态中大多数患者在形成和巩固霎眼条件反射方面，未能成功。个别的患者虽能在此场合中形成，但较之在瞌睡状态时是极为缓慢的，并且分化相也未能形成。著者们认为，条件反射在梦游状态中形成的可能性乃是和皮质抑止的不同等级的深度有关的，并且在催眠的梦游位相中“天然的”霎眼反射之消减与这种非条件反射之减低乃是说明了在这个位相中皮质抑止之的扩散结果。

以上，介绍了两个有关苏联科学家们对于催眠问题在生理学方面研究工作的报告摘要。当然，像类似的生理学研究工作还是很多的，并且也无疑是会在这些既有的研究基础上得到更大的发展。相信今后必然将有更多的有关人类复杂的精神活动现象与病理状态之未能解决问题，在生理学者们的研究努力下，攻破它们的神秘的堡垒。

第六节　人类催眠术在临床方面的意义

人类催眠术很早就被应用到临床方面去的这一事实，在历史上虽未受到一般科学家们应有的注意与研究，但是从它们在治疗实际中具有着重要的效果这方面来说，有些苏联的学者们却在他们自己的研究工作中，不断地取得了一些有价值的结论。

在临床上，苏联科学家们利用催眠术进行治疗的方式主要有以下几种。

第一种是催眠性睡眠疗法。这种方法本身可以说就是一种睡眠疗法，因为它最后的目的是引起睡眠。这种睡眠与一般由药物所引起的睡眠之区别，其特点是由于各种物理性因子所引起的（在人类则特别应用了语言的暗示）。

第二种是催眠术合并药物之睡眠疗法。这是在比较难于引起催眠的患者，可以辅助药物促使睡眠的方法。

第三种是催眠术的单独使用，这就是一般的催眠疗法。这种方法的目的并不是为了引起睡眠过程，而是为了利用语言之助，使患者进入于一定的催眠位相状态，并保持这一阶段不使之达到完全睡眠的阶段。而医师主要就是在这一阶段中利用暗示予以治疗。

引起患者进入位相状态之程度可以是浅深不同的，通常都是导至深度的催眠，即所谓梦游的位相阶段（约相当于反常相），但是即使在很浅的催眠程度时（患者心里仍然很明白，外界大的声音仍能听到，不能动作等），在治疗效果上也往往是具有一定的力量的。

这样，上述的这三种催眠的主要治疗方式，不难让我们看出，是和睡眠疗法有着基本的相似点的。

然而催眠疗法和睡眠疗法究竟有哪些主要差别，并且其优越性何在呢？要充分回答这一问题，今后尚须要更多的研究工作，但是从主要的原则方面看来，不妨援引一下巴甫洛夫的学生彼得罗娃在实验犬的研究中，在引起狗的实验性官能症之后，进行不同方式的治疗对照时，证明了由催眠方式所引起的睡眠（彼得罗娃把它叫做生理性睡眠）比较应用巴比土 barbitalnm（一种安眠药）形成的睡眠（所谓麻醉性睡眠）有着充分的优点。

“第一，催眠性抑止作用的效果长久性，以及对于各种足以减弱神经活动因子的强大性，比较巴比土所引起的睡眠显著。

第二，长期应用催眠抑止，在其作用之迅速与持久性来说，是具有着更大的效果的。”[56]

关于这种催眠疗法优越性的见解，也可以引证普拉特诺夫氏 Пдатонов 的说明：

“最后应该指出：如果说药物的睡眠性抑止能够对于机体的一定的病理状态之治疗有益，那末就应当一方面考虑到彼得洛娃教授在催眠性抑止与巴比土对照时的观察结果，另一方面考虑到麻醉剂对于人是有毒的，并且对于个别的人是不能忍受的。而暗示的催眠性睡眠并没有麻醉剂的这种缺点，这是它在生物学意义上是更有价值的。因此如果说药物性长期睡眠疗法固然在某些场合在治疗上应用时具有一定的价值，并且效力超过溃疡性疾病的其他疗法，那么就可以相信，能够很好的利用暗示性睡眠抑止时，对于各种疾病的治疗效力可能超过药物睡眠。催眠治疗的方法除了用言语来加深睡眠外，还可用言语的暗示产生治疗作用，故其价值将是更高的。”[57]

自然，在目前的实验基础上我们还无法肯定催眠疗法与睡眠疗法之比较在临床应用方面应有之评价，但是至少从理论上使我们认为催眠疗法在某些意义上应当是更优于睡眠疗法的，这是因为：

第一，由于催眠而引起的抑止过程或睡眠，是近乎正常的天然睡眠，而睡眠疗法则是藉助了药物的化学作用而引起效果，而任何药物都是具有副作用的，有蓄积作用的。

第二，睡眠疗法主要只是以促使并延长人的睡眠的目的，是藉了睡眠的保护性抑止之助使机体各组织得到充分恢复与修补，这种疗法在治疗目的上虽然有其极积的意义，但是与催眠疗法对照时，可以说是比较消极的，因为它要静待细胞自己的力量之恢复，要在大脑皮质细胞能力逐渐增强的基础上，得到治愈之可能性。但是催眠疗法却是在引起催眠状态的当时，引起了高级神经系统中某些引起机体机能紊乱了的“力学规律”之改变或调整。在催眠状态之当时，立刻对于机体之疾病予以治疗之可能性。因此可以认为催眠疗法比较是更主动的，因为它是在催眠状态中，特别是有着新的强大语言性刺激物，而这种刺激物正是附加的一类有效的治疗因子，这是为睡眠疗法所没有的。而这也是催眠疗法所独有的特点。

关于催眠疗法在临床上应用的范围方面，目前的正式文献还是很少，仅在经验方面一般催眠术文献的记载中可以看出其适应范围是非常广泛的。

浅表的看来，似乎催眠疗法的效果不过仅限于与睡眠有关疾病方面之领域，比如失眠、多梦或梦游症等。或其他神经性官能性疾病。但是事实上，催眠疗法也同样是可以适用于某些器质性疾患的。例如日洛塔克夫 M. M. ЖеΛтаков 教授在利用催眠术和安眠药治疗多种皮肤病疾患时，得到了很大的疗效，在全部患者 110 个不同类型的皮肤病例中（其中包括了湿疹、神经性皮炎、牛皮癣、红色扁平苔藓、皮肤发痒、606 性红皮症等），获得良好功效者共 94 人（占总数之 85%），中等功效者共 16 人（占总数之 15%）[58]。

此外关于把催眠术的方法结合睡眠疗法被应用到苏联皮肤病临床方面去的尚有马雷金氏 P. Я. МаΛыкин、卞洛塔美赛夫氏 A. И. Картамыше 以及其他皮肤科专家等[59]。

我们知道；应用催眠术可以摸拟出一切在精神病时所出现的症候，因此在各种精神病时催眠疗法或催眠性睡眠疗法的应用，可以认为是其适应症的范围。因为利用催眠是可以对于某些精神位相症状加以改变的。

早在十九世纪后半期法国学者格拉赛教授 Grasse 氏、沃森教授Voisin 氏等都曾应用催眠于精神病学领域中去，沃森氏且曾利用持续 23 小时的长时催眠性睡眠治疗长期狂躁症而得痊愈。此后在个别的苏联精神病临床家方面也获得了一些显著的效果。

一九五二年四月在苏联由苏联科学院巴甫洛夫学说研究委员会和苏联医学科学院所召集的第十五届高级神经活动问题的会议中，斯特列利处科 И. В. СтреΛьчук 氏在其“保护性抑止与睡眠疗法”的报告中，总结了睡眠与催眠疗法的一些方法，并指出长期间的催眠性睡眠（每昼夜 18—22 小时）共施用 5—10—20 昼夜，在应用于各种神经官能症及麻醉剂中毒时均取得重要效果[60]。

在胃肠溃疡性疾病方面在乌克兰精神神经病学院与中央神经外科临床医院神经病临床部防治所，以及在哈尔科夫医学院第二内科病院中都获得了良好的效果[61]。

在高血压病的治疗目的上，也有不少苏联学者进行了研究，其中如揶列山伐、凯夫丁、列士诺伐、番尔顿麦、布宁、西尼金等人[62]。

在他们的报告中也指出催眠疗法对于高血压病患者有着很大的治疗价值。

此外，目前的苏联科学家们还利用催眠术进行了其他方面的一些研究工作（包括临床和基础方面的工作）。

在深入的研究巴甫洛夫学说贯彻到人类实践的目的上，目前虽然已有了若干的苏联学者们的努力。但是，正如马雷金氏所指出的：

“非常遗憾，尽管催眠疗法是对于患者精神状态的真正生理的作用方法，而且通过精神状态，又可以作用于躯体；但是实际上此法在皮肤科中（其他临床科也是同样的——编者）很少受到采用。除了催眠疗法是一种治疗保护性抑止以外，催眠性抑止的研究，尚可以帮助分析各种疾病中脑皮质机能的特性。”[63]

最后，还应当强调指出：正是由于过去大多数学者们在临床上对于催眠术看法之不够正确，对于催眠术临床方面的研究不够全面，因此上面所列举的若干研究家们所报告的疗效只是供作参考的一些资料而已。可以有理由相信：催眠疗法的适应范围，应当是更为广泛的。作为建筑在真正生理学的方法上的催眠疗法在进一步阐发人类精神状态以及精神异常活动现象的要求上，是具有着无限广大的可能性的。最后，催眠疗法的研究，也正如其他疗法一样，将为治疗人类的精神病及各种异常位相状态所产生的症候开拓了广阔的道路。

第七节　如何把催眠术的方法进一步地贯彻到科学研究与实践中去

总结了上面所说的内容，作为一个新的实验手段与治疗方法来讲，催眠术无论是在科学理论与实践方面都是具有着极为重大的新意义。因此，在这篇文章的最后，我不能不重复地谈谈我个人的意见，就是如何把这种方法贯彻到研究工作与临床工作中去。

我们知道，在有关催眠的科学研究工作方面，其基础还是很薄弱的，比如一直到现在为止，关于催眠的位相阶段之精确控制问题，以及如何能够客观地加以判断的问题学者们都不能而且也不易于做到。我们往往很难从被催眠者的外形特征或其客观标帜上，得到其任何催眠浓度的答案，并且也往往因此会使催眠陷于失败。在这一问题上，我们认为如果能够结合利用脑电波的描记方法，利用时值的测定方法，乃至于条件反射的方法等进行深入的研究时，这些问题将会是加以适当解决的。

在引起催眠的各种抑止因子中，为了进行周密、完整、审慎的研究和客观有效地加以控制，我们还是要不厌其烦地提出建立具有非常完善设备的“隔音实验室”之绝对必要性。关于这种必要性的理由，这里就不拟多说。

在记录这些阴性条件刺激物的效果时，对于更为精确的生理学方面反应数量的精密记录方法，还没有人进行研究过，而在这一方面的研究也是具有着特殊重要意义的。

在研究人类神经型的问题上，以及神经型与催眠之关系问题上，也都是今后值得重视的问题。

在阴性刺激物之制造方面，前面已经提到过的一些因素例如电流、声音、环境……等等都是值得重视的。我们应当在尽可能的条件下，所采用的阴性刺激物的性质最好都是属于物理因子方面的，而且尽可能地摸拟出合乎自然睡眠的要求。因为这种因子是较之化学性因子更合乎生理条件的。

当然，在必要的条件下（比如用上述方法仍很难使之入眠），化学方面的阴性因子（安眠药物）是可以适当地予以配合应用的。但是在应用时对于其用量、引起作用的时间、以及所能引起的副作用等，都要周详地加以考虑，而这一项工作当前尚未研究过。

作为以自我暗示为主的祖国医学遗产中很久以来即公认的导引术、静坐术以及其他等类似性的养生方法，科学家们是没有理由加以漠视的。这方法过去由于其在真正实行上具有着长期坚持的性质，因而也很少有人在这方面认真重视过，至于它们在科学中被提高到研究的地位，就更谈不到了。我们认为：这些宝贵的祖国遗产，在今天的严格科学意义，即机体与外界环境的统一性与机体内部各组织的完整性看来，是有着其一定的理论根据的。因为这些都是一些具有积极意义的预防疾病，增强人体的方法，并且是符合巴甫洛夫学说原则的。也应当承认，在过去的一般生理学实验室中，实验的对象还多半以动物为主，还很不习惯于进行人的有系统的生理学慢性实验。我们想，这些看法与作法，今后是应当加以克服与改变的了。比如，对于人的有系统的静坐术的实验等，是完全有可能在严格控制的实验室条件下进行的。这些问题，自然是有待于科学家的努力的。

当提到如何把催眠术应用到临床上的问题，首先在方法学的问题上是值得研究与改进的。自然，在门诊患者与住院患者要采用不同的措施，后者应当是采用催眠后导使进入长时睡眠的方式更为理想些。

在利用广播装置以口头暗示同使促使极多的患者全部进入催眠乃至睡眠的方法，是在这些建议中我所认为最主要的一项。因为这不仅可以协助增加治疗效率，而且预料可以提高疾病的周转率，并且在医务人员的工作实效方面，也将有所帮助，因为医师在同一时间内，不是对于一个病人治疗，而是对着数倍以上的患者。如果这一制度能认真研究实行，无疑是具有着很大的治疗意义的。

我们的祖国，目前正在建设着伟大的社会主义社会的春天，我们医务工作者，自然科学者的任务就是要迎头赶上前去为祖国的劳动人民生活创造最为幸福的生活条件，包括健康的保障、疾病的防治和斗争。我们在这里所简单介绍的有关催眠现象以及催眠疗法的问题，应当是作为这样一个重大的政治任务而服务的方法。当然，面对于这样一些新的事物我们无疑还要花出更大的劳动与代价，而且也不可避免地与某些旧的思想势力作斗争的，但我们坚决地相信：科学的真理与事实是任何时候、任何人也不能推翻的。与人民有利益的事业是一定要胜利的。

这些愿望就有待于祖国的科学家们和我们一道，不怠地向前努力吧。

最后，关于这个小册子的内容，读者们有什么意见，疑问与批评，都希望能随时加以指正。

【注释】

（1）图腾崇拜——这是原始宗教的最初形式，人们相信各种马、羊、牛等动物的灵魂与自己的祖先灵魂有关，因而崇信这些动物。

（2）祝由科——这是中国古代巫者用以祝祷祈求鬼神以医治疾病的一种方法。

（3）拔禳——“拔禳，就是拔攘或拔除之意，对于恶鬼恶神采取拔除的方法，拔除了就无由而作祟，再为害人们。”（见吴泽著·《中国历史大系<古代史>》P. 556）这也是中国古代巫术的一种手段。

（4）巫者为帝王解梦的事，古代文献上记录很多，例如《左传·成公十年》：“晋侯梦大房，披发在地……公觉，召桑田巫，言如梦。”

（5）参考余萍客著《催眠术史》。

（6）关于催眠历史的详细变迁与发展，不拟在这里介绍。

（7）恩格斯《自然辩证法》中译本 P441。

（8）同上书 P. 440—441。

（9）巴甫洛夫氏对于正常神经系统中“力的规律”原则是机体对于各种力量的条件刺激物，根据刺激物之力量（即其强度）可以引起不同的反应，即对于弱的刺激物引起小的反应，对于中等强度刺激物引起中等的反应，对于强的刺激物可以引起大的反应，而对于抑止性刺激物（其中也包括最强的刺激物），则反应减低或不再引起反应。以上所指的反应方式，均系指健康与清醒状态时之机体而言。然而为什么会引起这种正常的力的规律之破坏（引起位相状态）呢？巴甫洛夫指出：

“一个强度超过了极限的刺激，立刻就会引起抑止，因此就破坏了效果大小和兴奋强度之间的关系之通常规律：一个强的刺激可以产生一个和弱刺激相等的甚至是更小的效果（所谓均等相和反常相）”（参见巴甫洛夫《高级神经活动概说》，1930 年）

（10）梦游状态又可叫梦游症或离魂症。佛罗洛夫 ΦρσΛов 氏写道：“梦游症是患者在夜间熟睡时能够作许多健康者在醒觉时所不能做的不同动作及复杂行为。及醒后完全不能记忆所作的事情。梦游症往往是神经疾患的一个症状。”参见该氏：《巴甫洛夫的睡眠学说》（《医士与助产士》杂志（俄文）1949 年 6 月）

（11）参看后第六节。

（12）巴甫洛夫《大脑两半球机能讲义》（俄文本），第二十三讲。

（13）巴甫洛夫《大脑两半球的正常和病理状态》，1925。

（14）巴甫洛夫《一个生理学家在精神病学领域中的尝试探讨》，1930 年。

（15）参考巴甫洛夫《着魔情操和超反常相》，1933 年。

（16）所谓麻醉位相是在由清醒状态过渡至完全睡眠状态之另一种催眠位相，这种位相状态之引起是和被催眠者受到麻醉药物之结果有关的。其特征是：对于弱的条件刺激物不引起反应，而对于强的条件刺激物则引起小的反应，也就是一般的反应量都减低了。在巴甫洛夫《大脑两半球机能讲义》中（第 23 讲），曾指出了巴甫洛夫本人由于年老的原因，逐渐丧失了同时去做两件事情的能力，并指出：“这种状态，也许可能和实验狗的一种催眠阶段即所谓麻醉位相相同地看待。”因为在这时候，“强有力的旧反射继续存在，而薄弱的新反射却消失了。”

（17）以上均可参考《巴甫洛夫全集》（俄文本，下同）卷一“睡眠问题”，1935。

（18）巴甫洛夫《大脑两半球机能讲义》第十三讲。

（19）巴甫洛夫《一个生理学家在精神病学领域中的尝试探讨》。

（20）巴甫洛夫《大脑两半球机能讲义》第二十三讲。

（21）巴甫洛夫《大脑两半球的正常和病理状态》，1925。

（22）以上的现象及解释均可参考《大脑两半球机能讲义》第二十三讲。

（23）参考 Φ. П. Майоров 和 M. M. Суслова 二氏《在催眠状态中言语的实验性退化的研究》，（《巴甫洛夫高级神经活动杂志》1 卷 4 期 1951）在该论文中详细地介绍了二氏所作的人类催眠实验工作。由他们的实验结果确定：当被催眠者陷入于梦游状态时，如果予以暗示告诉他们已回到儿童阶段去，这时再实验他们的言语机能时，则可以出现了与该暗示相当之年龄的儿童音阶。这些实验的事实可以充分证明适当年龄语言音阶的痕迹性刺激仍在一定限度上被保留在大脑皮质内。

（24）φ. П. МаЙОров《睡眠的生理学理论》，1951。

（25）巴甫洛夫《一个生理学家在精神病学领域中的尝试探讨》。

（26）巴甫洛夫《大脑两半球机能讲义》第二十三讲。

（27）所谓正诱导现象，巴甫洛夫在其《睡眠问题》的论文中指出：“这里需要加入我们在生理学上所知道的一个新事实，就是正诱导。当甲点进入兴奋状态时，乙点就相反地进入抑止状态。如果承认这种说法，也就是说假定正诱导的存在，那么梦的事实就更加明显了。”这个说明也同样适用于催眠状态。

(28) 巴甫洛夫《大脑两半球讲义》第二十三讲。

(29)《巴甫洛夫全集》卷一“睡眠问题”。

(30) 参见 г. в. АРХаНгеλъский《睡眠与梦》(医士与助产士，1951 年 9、10 月)。

(31)《巴甫洛夫全集》第三卷 P490。

(32) 巴甫洛夫《睡眠问题》。

(33) 巴甫洛夫《大脑两半球讲义》第二十三讲。

(34) 巴甫洛夫《大脑两半球的正常和病理状态》，1925。

(35) 参考巴甫洛夫《一个生理学家在精神病学领域中的尝试探讨》。下面的引证材料均同。

(36) 参考巴甫洛《从生理学来理解歇斯底里症状的一个尝试》。下面引证的材料均同。

(37) 伊万诺夫斯莫林斯基《高级神经活动病理生理学概论》。

(38) 巴甫洛夫《从生理学来理解歇斯底里症的一个尝试》。

(39) 同上。

(40) 伊万诺夫斯莫林斯基《高级神经活动病理生理学概论》。

(41) 参见：《巴甫洛夫神经系统类型的生理学说》，巴甫洛夫曾把精神分裂症视作是一种极高程度的歇斯底里，也就是皮质的一种极度衰弱，因此可以把二者发病的机制视作是相同的。

(42) 巴甫洛夫《高级神经活动概说》1930。

(43) 巴甫洛夫《睡眠问题》。

(44) 利用特别强烈的刺激因子促使催眠的方法，虽然在人类方面不适宜应用，但是在动物催眠方面却是一种最广泛被利用的手段。按照巴甫洛夫的说法，所谓动物的催眠，就是“用压倒一切抵抗的强大力量作用于动物，例如使之陷入一种非自然的状态，并保持这样的状态一些时候等等。”(《论所谓动物的催眠》)

(45) 巴甫洛夫《睡眠问题》。

(46)《巴甫洛夫全集》。

(47) 过去的催眠术家曾认为对被催眠者暗示以眼光具有透视能力，能够隔着任何物质或距离看到某些事物或现象，比如会晤远方的人，猜测锁在柜内的东西等，在被催眠者接受了这种暗示后即可真正的发生所谓“心灵感应”作用。这种说法实际上是不存在的。

(48)《黄帝内经素问·上古天真论》。

(49) 在汉代我国已有《黄帝岐伯按摩经》十卷，见《汉书·艺文志·方技略》。

(50) 五禽戏是三国时代华佗传授弟子吴普的一种医疗保健法，事见《三国志·魏志·华佗传》。

(51) 如在《诸病源候论》一书中已多次引有《养生方导引法》一书。

(52) 见《千金要方》卷二十一，养性导气第五。

(53) 以下所介绍二氏的研究工作均系节译自 Ф. П. Майоров 与 М. М. сусλова 二氏：《在催眠状态中言语的实验性退化的研究》，(《巴甫洛夫高级神经活动杂志》1 卷 4 期 . 1951)。

(54) 以下所介绍的材料均系节译自 NИ. И. Коротки 与 М. М. СУсλова 二氏：《在人类催眠的梦游位相状态时高级神经活动的研究》(《巴甫洛夫高级神经活动杂志》，1951)。

(55) 这里著者系指：С. Λ. Λевин (1934)，НевскийиcλΛевин (1932)，Ю. А. ПавринскцйиН. П. Трауготт (1936) 等诸氏的工作。

(56) К. И. ПΛатонов 氏：《催眠性睡眠抑止作为一个治疗方法在人类某些病理状态下意义的学说》(《巴甫洛夫高级神经活动杂志》2 卷 2 期 1952)。

(57) 同上。

(58) М. М. ЖеΛтаков《应用催眠术与安眠药的皮肤病疗法》(《皮肤及性病科通报》(俄文) 1952. 1)。

（59）P. Я. МаΛЬIКиН 上的保护性抑止（《皮肤及性病科通报》1952. 5）。
（60）《医务工作者报》1952 年 4 月 20 日（俄文）。
（61）К. И. ПпитоНоВ《催眠性睡眠抑止作为一个治疗方法在人类某些病理状态下的意义的学说》。
（62）见《巴甫洛夫两种信号学说及其应用》第 31 节。
（63）МаΛьIкин：《治疗上的保护性抑止》。

（书稿写于 1956 年 4 月）

3. 中医研究院筹建前后的一些人和事

今年是中国中医研究院建院四十周年，承蒙院庆筹委会办公室的同志要我写篇回忆录。作为一名平凡的中医药科研人员，从中医研究院筹建的四十一年前开始，一步一步走到现在，亲眼目睹了中医研究院的不断发展与壮大，回首解放前自己从事中医药工作艰辛苦难的历程，又怎么能不面对在党领导下新中国才能诞生的这座肩负重任的最高中医药学府与其宏伟事业而感慨万分呢？回忆往事，要写的东西实在太多了，然而由于岁月的迁移，被遗忘淡化的很多很多，因此这里我仅就个人的有限的经历把我院筹建的前后一些值得追念的真人真事加以整理，这就有了下面文章的初稿。

一、中医研究院筹备处的组成与建院前后的片断往事

从筹备处到建院之初——中医研究院筹备处是1954年10月在中央人民政府卫生部的领导下，以原在北京的四个医疗单位为基础组建的。它们是：中央卫生研究院中国医药研究所；中央人民政府卫生部直属北京中医进修学校；中央人民政府卫生部直属针灸疗法实验所；华北人民医院。

卫生部任命的筹备处处长是何高民。最初的办公地点就设在西四马市大街的北京中医进修学校旧址内，不久之后又搬迁到平安里地区的太安侯胡同。

筹备处还新设了人事科，科长为徐瑞杰，科员有赵金铎和高辉远（均为北京中医进修学校毕业生）。为了扩大与提高中医研究院的学术影响与声誉，人事科的同志又先后到全国各地聘请了一些知名度很高、学识渊博、经验宏富的老大夫来院参加工作，其中外地来京的主要有蒲辅周、冉雪峰、杜自明、沈仲圭、韦文贵、黄竹斋、时逸人、余无言、耿鉴庭、谢仲墨等。

北京地区聘请的老大夫则有陈慎吾、赵锡武、高凤桐、王易门以及生药学家赵燏黄等。院筹备处经过一年的筹备，于1955年12月在广安门内的北线阁胡同新址内宣告正式成立。由卫生部任命名誉院长彭泽民，院长鲁之俊，副院长朱琏、田润芝。

中医研究院成立后，除院部的行政职能科室外，共设有内、外科研究所、中药研究所、针灸研究所、针刺研究所、广安门医院、院部图书馆、编审室和医学史研究室等科研与医疗单位。同时还由院部开办了西医学习中医班、医史进修班，由针灸研究所办了高级针灸师资进修班。

建院后不久，又将中医治疗痔瘘取得卓越成就的重庆市立第七医院外科痔瘘小组调来本院工作，进一步充实了内外科研究所的技术力量，该小组成员主要有周济民、蒋厚璞等。

建院前的中国医药研究所——该所是中央卫生研究院（为中国医学科学院的前身）的一个所，位于北京南城的天桥地区，所长是龙伯坚，下设医学史、中医、生药、（药）化学和针灸五个研究室。医史研究室的主任由北京大学医学院医学史教授李涛兼任。研究人员有著名医史学家陈邦贤，还有马堪温、丁鉴塘等。其他研究室只记得中医室主要有陈慎吾、谢汇东，针灸室有曲祖贻、赵玉青，生药室有刘国声、王药雨、王孝涛等，生化室有

刘绍光、刘寿山等。这个研究所内还有一个收藏中医古籍（包括珍善本）极为丰富的图书室。这些图书系经上级批示由沈阳医学院的中医藏书库中直接调拨而来。而沈医的藏书又是伪满时期南满医科大学的黑田源次、冈西为人两教授多年搜集的结果。这批医书在该研究所被中医研究院筹备处接收后，成为中医研究院图书馆馆藏图书具有雄厚基础的重要资源之一。

建院前的北京中医进修学校——该校是直属于中央人民政府卫生部的一所教学单位，1950 年成立。名誉校长是彭泽民，校长是孟昭威和瞿宪文，教务长是于道济和朱颜。

这是一所专门培养中医学习西医的学校。学员都是已经取得正式行医资格的中医师，他们均由全国各地卫生行政机关保送而来，全脱产住宿学习。最初几期为半年制，只有西医基础课，后来各期均为一年制，增加了西医临床课。该校共开办了十期，先后毕业学员约五、六百名，学校师资的来源大都由北京大学医学院及协和医学院的老师担任，脱产教员有朱颜、马继兴、赵芳洲等。各科教材均由任课老师编写，并由卫生部委托北京健康书店及华东医务生活社出版，作为全国各地区举办的中医进修学校的统一教材。校内还设有供基础医学各学科实习用的实验室、动物室、仪器室、解剖尸体标本室。此外还有图书室，中、西医门诊部（主任是殷培芝）和中、西药房等。

这个学校的学员，不少都是当时的一些高年资中医，为了响应政府号召和兼通中、西医学的目的而自愿要求入学的。这些学员中的不少人在中医研究院建院后都陆续参加了本院的工作，成为一批有声望的老大夫，如赵锡武、陈慎吾、刘渡舟、赵心波、孙振寰、步玉如、郭士魁、路志正、董德懋、赵金铎、阎润茗等。

建院前的针灸疗法实验所和建院后的发展——针灸疗法实验所是在新中国成立后不久诞生的一所针灸医疗机构，也是隶属于中央卫生部的直属单位。该所除了专门应用针灸疗法开展门诊业务和学术咨询、宣传等活动外，同时也培养了一批从事针灸治疗的医务人员。该所建制规模虽然不大，但在推动针灸学术的开展应用方面，起到了很好的作用。该所的地址在其成立后数年中曾多次迁移，直到建院时该所方由东单的东帅府园胡同搬到马市大街，并与北京中医进修学校合并，成为建院后的第一个研究所，即针灸研究所。所长仍由朱琏兼任，行政方面由许式谦、王雪苔等人负责。新设立了科研管理部门的学术秘书室，由魏如恕、马继兴、赵玉青负责。研究所还调入了一些知名的针灸专家，如郑毓琳、郑魁山、叶心清、高凤桐、孙振寰、赵尔康、王起山、郭效宗等。同时也由外地的一些医学院校调入了一些从事基础学科研究的骨干力量，如何宗禹、王本显、孟竟璧、章荣烈、杨友泌、曹庆淑等。

建院初期还请来一位用梅花针治病的老大夫孙惠卿，专门成立了针刺研究所，并为他配备了一些助手和学生。其所址就在筹备处所在的太安侯胡同。数年之后这个研究所撤消，并入针灸研究所内。

建院前的华北人民医院——该院原是华北军区所属医院，位于西北郊的西苑。院长是苏厚润和尤祥斋。该院的老大夫有李振三、岳美中等。筹备处成立后将该院接管，成为西苑医院的基础。

建院之初的两个直属科室——本院建院开始，除了设有内、外科研究所、针灸研究所、中药研究所、针刺研究所、广安门医院、西苑医院和院部图书馆等科研医疗单位外，院直属机构中还设有编审室和医史研究室。编审室的主任是于道济，副主任余无言，成员有陈苏生、耿鉴庭、谢仲墨等，主要负责组织编写中医教材，及有关学术行政工作。后来发展成为中医研究院学术秘书处及中医文献研究室。

医史研究室仍是李涛、陈邦贤、马堪温等人。其任务主要是从事中国医学史研究，此外还广泛地收集医史文物资料。特别是在全国各地的医史文物征购方面，丁鉴塘和马堪温两同志都付出了大量劳动和努力，也为后来的医史博物馆的建立提供了重要物质基础，是功不可没的。直到第一届西学中班毕业后才先后陆续将学员中的李经纬、余瀛鳌、蔡景峰、于文忠等人调入室内，扩大了力量。此后又将院直属中医文献研究室和针灸研究所文献研究室加以合并，改称为医史文献研究室。这就是现在中国医史文献研究所的概况。

二、筹建院初期办的几个教学班

北医开办的中医学习西医班——此班是筹备处成立之前两年，即1952年由卫生部委托北京医学院开办的。当时将北京中医进修学校教务处的张作舟抽调负责该班工作。学员都是具有高中毕业学历的中医师并参加入学考试合格的。后来张作舟本人也加入此班，成为班长，并和该班学员一起经过五年正规医学院学习后毕业。由于他们在中西医两方面都具备了坚实的基础，后多成为中医研究院建院的重要骨干力量，如大家所熟悉的施奠邦、唐由之、方药中、费开扬、陆广莘等。

西医离职学习中医班——此班是建院后不久开办的，班主任是王慈吾。每班学习期间为两年半。先后共开办了三期。学员是来自全国各医学院校的毕业生。他们毕业后不少人才被分配在院内各位中医老大夫门下，明确了师带徒的关系。后来他们也都成为我院优秀的科研骨干及领导人才。

全国医史进修班——此班也是在建院后不久开设的。主任李涛、副主任陈邦贤，学习期限为半年。学员均来自全国各医学院校，但只办了一期。这批学员毕业后，都回到原单位独立开展医学史的教学工作。

高级针灸师资进修班——此班是由针灸研究所主办。学员来自全国各地医学院校的师资队伍，但只办了一期，结业后，个别学员被我院吸收工作。

三、筹建院时的几位令人怀念的已故学者

40年来，中国中医研究院在党的哺育下从无到有，由小变大并发展成今天宏伟的规模以及众多的学术成就，不能不使人想起很多为筹建中医研究院作过一定贡献而又默默无闻的同志。他们中的大多数可能在《院史》里没有记载，但还是想提及几位值得纪念的学者。

朱颜——建院前是北京中医进修学校的副教务长。早年曾学过中医，又是西医院校毕业，因此兼通中、西医学。尤其擅长中药药理学，曾为在校中开设中药学课程及中药药理学实验，深受学员欢迎，是一位难得的中西医结合人才，可惜在建院后不久病逝。

孟昭威——建院前是北京中医进修学校校长。早年毕业于燕京大学生物系，又在协和医学院生理学科获硕士学位，是一位较早就热心于中西医结合事业的人。40年代中期任北京大学医学院教授及生理学科主任时期，就曾发表过这方面的文章并作过学术讲演。他为人正直，有深厚的现代实验生理学基础，对于中医学及医学史也有很多的钻研和见解。建院后不久调到安徽中医学院任教，晚年致力于中医学的经络实验研究。

赵锡武——建院前私人开业中医。在此以前，他曾响应政府号召参加北京中医进修学校学习西医。赵老学识渊博，临床经验宏丰，又善于谈吐，广交中医界朋友。他在家中每日诊疗之余，常有宾朋满室，相互探讨医理治则。建院后加入中医研究院，又带出了几名优秀的高足。晚年任中医研究院副院长。

谢仲墨——建院前私人开业中医。建院初来院，谢老先后在编审室及医史文献研究室从事编写教材及中医文献研究。擅长温病学，曾撰有《温病论衡》等著作。他为人忠厚坦率，严于律己。对中医科研工作勤勤恳恳，一丝不苟。对待人民来信、来访尤为热心周致。

赵尔康——建院前私人开业中医。建院初来院，任针灸研究所文献研究室主任。赵老原是江南针灸名家承澹安的学生。50 年代曾办私立的中华针灸学校，并撰有《中华针灸学》及针灸挂图等，培养了不少针灸医生。来院后从事针灸经穴的文献研究及古代针灸文献的整理，是位很有声望的针灸专家。

魏如恕——建院前在沈阳医学院任内科学教授。建院后曾参加短期的针灸高等师资进修班学习。之后留在针灸研究所内，负责学术行政及针灸教学等工作。魏老早年即研究过中国医学史，曾撰有相应的论文。为针灸研究所科研工作的开展花费了不少精力，作出了很多有益的贡献。

陈邦贤——建院前在中央卫生研究所从事医学史研究，建院后仍从事医学史研究工作。陈老早在清朝末年就写过中国医学史的专书，后经不断完善，反复改版印刷，成为近现代中国医学史上一部具有很大影响的著作。陈老于 1975 年病逝，享年 86 岁，是我院建院初期的一位忠厚长者，也是医史文献研究所的最早奠基人。

以上限于篇幅仅追忆了八位已故学者，除此之外还有很多建院初的好人好事和无名英雄，在这里只能一并向他们表示深深的敬意了。

（1995 年 12 月中医古籍出版社《难忘的四十年》，第 10 ~ 16 页）

附　　录

马继兴工作年表

1925 年 2 月	出生。
1931. 9 ~ 1936. 7	济南市立第一实验小学学习、毕业。
1936. 6 ~ 1941. 7	济南市正谊中学学习、毕业。（在 1940 年同时参加天津中国国医函授学院学习）
1941. 9 ~ 1945. 7	华北国医学院学习、毕业。课余及假日在老师焦会元及施今墨诊所见习针灸及内科临床。在 1943 ~ 1945 年间撰写了《微针探源》书稿。
1945. 8 ~ 1945. 9	济南市开业中医师（由山东省卫生行政委员会发予的医士开业临时证书）。
1944. 7 ~ 8	利用暑假期间赴大同农村，与同学何启天共同医疗并培训学员数名。
1945. 12 ~ 1950. 10	北平临时大学补习班第六分班（即北京大学医学院）助理教员。并在业余作私人开业中医（有 1946 年北平市卫生局发予的中医师临时开业执照及同年的北平市中医师公会会员证书）。
1946. 1	加入北平市中医师公会并为会员。
1946. 10	由北平市卫生局颁发中医师开业执照。
1947. 1	受中国针灸学社社长杨医亚之聘为《中国针灸学》（季刊）编辑主任。
1948. 1	中央国医馆北平市国医分馆董事会董事。
1949. 2	华北国医学院教务委员会委员、副主任委员及该学院教授。
1947 ~ 1949	撰有《针灸刺激点位置的文献研究》书稿。
1949. 3	任华北国医学院解剖学及针灸学教授。
1950. 9 ~ 1954. 9	中央人民政府卫生部直属的北京中医进修学校教授，定时参加门诊部医疗工作，并编写了全国中医进修学校通用教材《解剖组织学》及《简要针灸》二书，先后由北京健康书店及上海华东医务生活社出版。
1951. 1	当选北京中医学会候补执行委员。
1951. 5	北京市中医学会针灸委员会总干事，副主任委员及主任委员，针灸研究班教授。
1952. 2 ~ 1958. 10	与画家叶仰曦合作，由本人编制，叶氏绘图的大型彩色教学挂图《针灸疗法刺激点解剖位置参考图》四幅，先后由北京中医进修学校及人民卫生出版社多次出版。
1952	加入九三学社。
1951 ~ 1954	北京市中医进修学校（夜校）教授。

1952～1955	北京师范大学生物系讲师（兼任）。并编有《人体解剖学实习讲义》，由该校印行。
1953.7	北京市高级卫生人员考试委员会中医考试委员。
1954.3	高等教育部选拔留学生考试委员会委员。
1954.4	与人民卫生出版社签订《解剖组织学》讲义（中医进修讲义）出版合同。
1954.10	中医研究院筹备处中医师。
1954.11	中医杂志编辑委员会委员。
1955.11	所撰《汉魏以前非医学文献中论医的研究》书稿完成。
1955～1957	由于本人从事针灸医学史研究的需要，经由中医研究院向国务院文化部申请，先后借北京故宫博物院的嘉靖铜人、南京博物院的复制正统铜人，及北京同仁堂药铺、上海达仁堂药铺、济南宏仁堂药铺、（石家庄）河北省中医研究院等单位多具古针灸铜人，并延请工匠进行了复制。
1955.12～1963.10	中医研究院针灸研究所学术秘书、中医师。
1956.4	所撰《人类催眠性抑止的理论与实践》书稿完成。
1956.12	所撰《中国本草学源流》初集书稿完成。
1956.12～1957.3	北京市汇通中医讲习所教师（夜校）。
1957.7	中医研究院整风小组错划为右派分子。1984年中医研究院党委撤消错划决定，恢复名誉及待遇（“［84］中研党字第97号”文件）
1958.10～1960.3	先后在石景山钢铁厂及卫生部居庸关绿化大队劳动。
1962.2	所撰《黄帝内经原文出处考校》书稿（工具书）完成。
1962.2～1981.4	由本人撰写的《中医文献学基础》一书，经多年工作后完成，并先后由中医研究院、上海中医学院及黑龙江、山东等多所中医学院作为内部教材予以翻印。
1963.10～1980.11	中医研究院文献资料研究室中医师。
1964.3	撰有《黄帝内经史》初稿。
1964.6～1965.1	到北京市顺义县农村医疗队参加巡回医疗及劳动。
1969.12	在（本世纪）五、六十年代陆续纂成《古佚医学丛书》（初集）（唐宋以前医籍）稿本共75函。
1970.5～1972.12	下放江西省永修县农村，在卫生部五七干校劳动及巡回医疗。
1975.10	由本人参加撰写论文的《武威汉代医简》一书由文物出版社出版。
1978.7	当选北京市中医学会常务理事、基础理论委员会主任委员。
1979.4	本人与周世荣共同参加的《马王堆出土帛画导引图》（彩色挂图及论文集）由文物出版社出版。
1979.11	由本人参加撰写的《（马王堆出土医书）五十二病方》一书由文物出版社出版。
1980.12～1982.3	中医研究院文献资料研究室副研究员。

1981.1～1981.7	根据国家中美科技协作项目，应美国国家医学图书馆之邀，赴美国对该馆所藏全部中医古籍版本进行鉴定，并撰成考证文字，由同行的翻译史继昭副教授译成英文。
1981.4～1982.5	举办全国中医古籍进修高级班，组织领导学员整理点校《幼幼新书》（于1985年人民卫生出版社印行）。
1982.3～2000.2	中医研究院（后称中国中医研究院）研究员。
1982.3～1984.3	中医研究院第二届学术委员会委员。
1982.7	应聘为仲景国医大学名誉教授（河南）。
1982.3～1985.2	中医研究院中国医史文献研究所副所长。
1983.1	中国中医研究院学位评定委员会委员。
1983.1	所从事的“《五十二病方》研究工作”由中医研究院颁发荣誉证书。
1983.8	应聘仲景国医大学名誉教授。
1983.8～1984.9	全国中医文献研究班教授。
1983.9～1986.1	北京市卫生职工学院教授。
1983.9～1989.5	先后当选中国药学会药学史分科学会第一届委员会副主任委员、主任委员。
1983.12	主持的“《五十二病方》的研究”及“《武威汉代医简》的研究”两项工作，由中央卫生部分别颁发乙级科学技术成果荣誉证书。
1984.11	日本北里研究所附属东洋医学总合研究所所长矢数道明来北京，回国后亲笔感谢信。
1984.3	所撰《十二种古籍的现存版本及其源流》书稿由中国医史文献研究所出版。
1984.9	应日本医史学会之邀，赴日本京都参加学术会议并作学术报告。
1985.2	受聘河南张仲景国医大学名誉教授。
1985.3	本人与李学勤、周世荣共同撰写的《马王堆汉墓帛书》（第四函）由文物出版社出版。
1985.8～1987.8	中国中医研究院专家委员会委员。
1985.10	任中国中医研究院建院三十周年院庆筹委会委员。
1985.11	中国中医研究院基础理论研究所顾问。
1985.11	中国中医研究院《全国中医图书联合目录》编辑部特约顾问。
1986.1	北京市卫生职工学院（90年代后该学院隶属于北京联合大学，改称中医药学院）技术顾问。
1986.6	国家中医管理局为十一种重点中医古籍整理书稿审定小组成员，聘为审定《灵枢经》。
1986.7	应日本北里研究所附属东洋医学研究所之聘，为该所客座研究员。同年12月应邀赴日本东京进行研究及作学术报告。
1986.9	应中华全国中医学会开封市分会之聘，为“宋针灸铜人和仿刻

	天圣《铜人图经》碑石研究”顾问。
1986.9	获中国中医研究院“优秀教师称号”。
1986.12	任中国针灸文献研究会代表大会顾问。
1987.1	所著《经典医籍版本考》一书由中医古籍出版社出版。
1987.7	应安徽中医学院之聘，为该院中医文献整理研究班教师。
1987.10	写完所撰《中国针灸学史》（第四次）书稿。
1987.12	中国中医研究院研究生部客座教授。
1988.5	获中央卫生部颁发《中国医学通史》编审委员会委员证书。
1988.9	在中国药学会第十八届全国会员代表大会当选为理事及常务理事。
1988.10	所著《敦煌古医籍考释》一书由江西科技出版社出版。
1989.1	中国中医研究院中国医史文献研究所颁发荣誉证书。
1989.4	北京中医学会理事及常务理事，基础理论专业委员会主任委员。
1989.4	应湖南中医学院之聘，任该院针灸陈列馆顾问。
1989.4	北京中医药膳研究所聘为客座研究员。
1989.5	当选中国药学会药学史分科学会第二届委员会主任委员。
1989.6	《敦煌古医籍考释》一书获“1987～1988年度华东地区科技出版社优秀科技图书一等奖”奖状。
1989.11	《敦煌古医籍考释》一书获首届全国科技优秀图书评选委员会颁发的“首届全国科技史优秀图书一等奖”奖状。
1990.8	应聘为中国敦煌国际学术研讨会名誉会长。
1990.10	所著《中医文献学》一书由上海科技出版社出版。
1990.10	任国务院新闻出版署主持的《中华大典》编纂工程常务编委。
1991.10	国务院颁发政府特殊津贴证书。
1990.10	任国务院新闻出版署主持的《中华大典》编纂工程（国家重大文化出版工程）常务编委及《医药卫生典》顾问。
1990.12	北京市振兴中医药基金会顾问。
1991.12	所著《中医文献学》一书由中华医学会等单位评为首届全国优秀医史文献图书及医学工具书，并颁发金奖荣誉证书。
1991.12	浙江中医杂志社顾问。
1992.3	应日本汉方医学会邀请，赴日本参加“首届日本针灸临床文献学会”并作学术报告。
1992.5	所著《敦煌古医籍考释》一书获新闻出版署颁发的全国首届古籍整理图书二等奖。
1992.6	中国中医研究院基础理论研究所首届科技大会颁发表扬证书。
1992.9	国家中医药管理局科研基金重点课题评审会评审专家。
1992.10	所著《中医文献学》一书获新闻出版总署颁发的全国优秀科技图书一等奖。
1992.11	所著《马王堆古医籍考释》一书由湖南科技出版社出版。

1992.11	中国药学会药学名词审定委员会委员。
1992.11	当选中国药学会理事会理事、常务理事及第三届药学史专业委员会主任委员。
1992.12	中国中医研究院中国医史文献研究所职务评审委员会委员。
1992.12	中国中医研究院专家咨询委员会委员。
1993.2	所著《针灸铜人与铜人穴法》一书于中国中医药出版社出版。
1993.2	国家中医药管理局聘任《中医古籍孤本大全》学术顾问。
1993.3	应日本针灸文献学会之邀，赴日本第一届针灸文献学术会议作学术报告。
1993.6	《马王堆古医书考释》获“第二届湖南优秀图书奖”奖状。
1993.7	中国中医研究院颁发从事多年研究工作的“荣誉证书”。
1994.1	中国中医研究院图书馆根据本人捐献的多种善本中医药古籍颁发荣誉证书并聘任为名誉研究馆员。
1994.9	中华人民共和国国务院授予“全国民族团结进步模范称号”证书。
1994.10	中国中医药学会文献分会首届主任委员。
1995.1	所著《马王堆古医籍考释》一书获国家中医药管理局颁发的中医药科技进步一等奖。
1995.6	应台湾中央研究院历史语言研究所邀请，于 1996 年 3 月赴台湾该院讲学。
1995.8	九三学社北京市委员会颁发荣誉证书。
1995.12	中国中医研究院颁发贡献奖荣誉证书。
1995.12	所著《神农本草经辑注》一书于人民卫生出版社出版。
1995.12	科研项目“《神农本草经》的整理研究”获中国中医研究院中医药科技进步一等奖。
1996.2	（惠州）葛洪研究会名誉主任委员。
1996.5	中国社会科学院研究生院历史系博士学位答辩委员会主席。
1996.5	中国社会科学院研究生院系学位评定委员会聘为历史系、历史文献专业博士学位论文答辩委员会主席。
1996.12	浙江中医杂志社顾问。
1997.3	《国家中医药管理局科研基金 1997～1998 年度课题招标指南》专家论证会议论证专家 。
1997.3	本人担任课题顾问的“日本国现存中国散逸古医籍的研究与整理”课题被列为国家中医管局重点课题。并在此后数年先后得到日本国际交流基金会亚洲中心及国家科技部的立项与资助。
1997.6	当选中国药学会药学史专业委员会名誉主任委员。
1997.10	中国文化研究会中国本草工程学术委员会主席及中国本草学术委员会主席。
1997.11	获中国药学会第二十次全国会员代表大会颁发的“学会荣誉奖”

	奖状及奖牌。
1997. 12	《中医文献学》获中国中医研究院科学技术进步一等奖。
1997. 12	获国家中医药管理局颁发的“《神农本草经》的整理研究”一等奖荣誉证书。
1998. 7	北京中医药大学客座教授。
1998. 10	中国中医药学会文献分会名誉主任委员。
1998. 10	所著《敦煌医药文献辑校》一书由江苏古籍出版社出版。
1998. 12	“《神农本草经》的整理研究”获中华人民共和国科学技术部颁发的三等奖证书。
1998. 12	由本人参加编写医药部分词目的《敦煌学大辞典》由上海辞书出版社出版。
1999. 1	《马王堆古医书考释》获国家中医药管理局中医药基础理论研究一等奖。
1999. 2	由本人负责并组织的“海外中国中医图书联合目录”科研项目签立合同书并开始启动。
1999. 3	《神农本草经辑注》获“立夫医药文教基金会”颁发的优秀著作奖奖牌。
1999. 3	中国中医研究院第三届学术咨询委员会委员。
1999. 6	北京中医药学会第八届理事会顾问及基础理论专业委员会顾问。
1999. 6	北京大学博士学位论文答辩委员会委员。
1999. 7	应香港中文大学之邀，赴该校讲学。
1999. 7	法国国立第十三大学波比尼医学院颁发中医文凭教育名誉教授聘书。
1999. 9	由本人主编的《敦煌医药文献辑校》（系《敦煌文献辑校丛刊》十种专著之一）获中华人民共和国新闻出版署颁发的第四届“国家图书奖”。
1999. 11	本人负责的国家社会科学基金年度项目“出土发掘亡佚古医药典籍与中国传统文化的研究”由全国哲学社会科学规划办公室颁发“结项证书”。
1999. 12	《中医文献学》由北京市人民政府颁发“北京市科学技术进步奖”二等奖证书。
2001. 1	中国中医研究院颁发资深研究员奖牌。
2000. 4	中华人民共和国国务院授予全国先进工作者称号、证书及奖章。
2000. 4	九三学社北京市委员会颁发荣誉证书。
2000. 8	中医药学名词审定委员会委员。
2000. 12	《神农本草经辑注》获第三届“广州仲景中医药杰出成果奖”证书及奖杯。
2000. 12	北京中医药学会颁发“中医药工作贡献奖”奖杯及中医药发展基金会专家委员会委员聘书。

2001.3　受聘为北京中医药发展基金会委员会委员（有聘书）。

2001.11　中国广州仲景中医药奖励基金会颁发第三届广州中医药杰出成果奖奖牌。

2001.12　本人负责的科研项目“敦煌古医籍辑校、图版及研究”获北京市人民政府颁发的“北京市科学技术进步奖”二等奖证书。

2001.12　“敦煌古医籍辑校、图版及研究”获中华医学会颁发的首届“中华医学科技奖”二等奖证书。

2002.4　作为课题负责人编写的《海外回归中医善本古籍丛书》由人民卫生出版社出版。

2002.6　中国保健科技学会专家委员会委员。

2002.11　当选为中华中医药学会文献分会名誉主任委员。

2002.12　由国家中医药管理局批准为“第三批全国老中医药专家学术经验继承工作指导老师”。

2003.1　中国经济出版社举办的“优秀中医临床人才研修项目”考试委员会聘为“考试委员会专家组”专家。（《中国医药报》）2003年8月8日头版报导）

2003.4　主持编纂的《中国本草全书》获全国古籍整理出版规划领导小组颁发的第四届全国优秀古籍整理图书一等奖

2003.6　《海外回归中医善本古籍丛书》获第四届全国优秀古籍整理图书二等奖。

2003.9　中华中医药学会颁发“中华中医药学会终身理事”证书。

2004.9　受聘为第二届中医药名词审定委员会顾问。

2005.1　《国内失传中医善本古籍失抢救与发掘研究》获中华医学科技奖二等奖。

2005.1　《国内失传中医善本古籍抢救回归与发掘研究》获中医药学会科学技术二等奖。

2005.2　《国内失传中医善本古籍抢救回归与发掘研究》获北京市科学技术二等奖。

2005.2　经北京中医药学会第九届理事会选举聘任顾问。

2005.9　北京香山饭店召开的“中医历史图像国际研究讨会”顾问。

2005.11　中国中医研究院建院五十周年颁发“感谢纪念”牌。

2006.6　中国中医科学院图书情报工作委员会委员。

2006.6　中国中医科学院首届学术委员会委员 。

2007.10　国家中医药管理局授予“研修项目优秀指导老师”称号。

2008.1　中国中医科学院授予“中国中医科学院荣誉首席研究员“称号。

2008.8　《中医文献杂志》2005年第2.3.4期发表的“《<桐君采药录>考察》”一文荣获第六届中国科协期刊优秀学术论文一等奖。

2008.10　中国中共党史人物研究会、中国社会科学院新闻与传播研究所、共和国功勋人物编辑部共同颁发“共和国功勋人物志”入选荣誉证书。

马继兴论著题录

一、撰著或出版的著作（独著）

1.《解剖组织学》（全国中医进修学校指定教材），1950～1955年先后由北京健康书店、上海医务生活社及人民卫生出版社出版。共243页。

2.《简要针灸》（此书与《简要正骨》一书合刊，称为《简要针灸正骨》。系全国中医进修学校指定教材），1950～1955年先后由北京健康书店、上海医务生活社及人民卫生出版社出版。共123页（书中正骨部分由萨仁山撰写）。

3.《中国的针灸疗法》（幻灯教学片），1952年中央卫生部卫生宣教器材所发行。

4.《针灸刺激点解剖位置参考图》，1952～1958年先后由卫生部北京中医进修学校、人民卫生出版社出版。共4幅大型彩色挂图。

5.《（北京师范大学生物系三、四年级教材）人体解剖学实习讲义》，1952～1955年先后由北京师范大学印行。共250页。

6.《人类催眠抑止的理论与实践》，于1956年4月完成书稿。

7.《中国本草学源流》（初集），于1956年12月完成书稿。

8.《中医文献学基础》1962～1981年先后由中央卫生部北京中医进修学校及上海中医学院、黑龙江省祖国医药研究所、山东中医学院等全国多所中医教学单位出版及翻印。共309页。

9.《十二种重点古医籍的现存版本及其源流》，1984年中国医史文献研究所出版。共107页。

10.《经典医籍版本考》，1987年中医古籍出版社出版。包括文字99页，图表141张。

11.《敦煌古医籍考释》，1988年江西科技出版社出版。共508页。

12.《中医文献学》，1990年上海科技出版社出版。共560页。

13.《马王堆古医书考释》，1992年湖南科技出版社出版。共1156页。

14.《针灸铜人与铜人穴法》，1993年中国医药出版社出版。包括文字336页，图版45张。

15.《神农本草经辑注》，1995年人民卫生出版社出版。共1198页。

16.《敦煌医药文献辑校》，1998年江苏古籍出版社出版。共827页。

17.《出土亡佚古医籍研究》，2005年中医古籍出版社出版。共325页。

18.《中医药膳学》，2009年人民卫生出版社出版。共513页。

二、已出版著作（合著）

19.《武威汉代医简》，1975年文物出版社出版。

20.《五十二病方》，1979年文物出版社出版。

21.《（马王堆出土帛画）导引图》，1979年文物出版社出版。包括大型彩色复原图及论文集。

22.《马王堆汉墓帛书》（第四函），1985年文物出版社出版。包括图版115页，文字167页。

23.《宋以前中国针灸通论》，1993年3月（第一回日本针灸临床文献学术大会文集）出版单位：日本京都府青年会馆。

24.《敦煌学大辞典》（部分词目），1998年上海辞书出版社出版。

25.《中国本草全书》，1999年华夏出版社出版。403卷，2亿5千万字。

26.《中华大典·医药卫生典·医学分典·针灸推拿总部》（顾问），2002年巴蜀书社出版。

马继兴学术研究概论

马继兴从事中医古代文献研究近六十年，在这一领域的许多工作是属开拓性工作，其科研成果受到中医界高度关注。本人自1983年跟随马继兴攻读研究生以来，学习工作二十余年。2003年又经国家中医药管理局批准，确定为马继兴学术继承人，正式拜师学习。先生多年指教，深受教益。本文试图就马继兴学术研究予以梳理，俾便大家对《马继兴医学文集》的理解。

开拓诸多研究领域　创建中医文献学科

祖国传统医学是维系中华民族兴旺发达的重要保障，在古代它更是华夏儿女生命繁衍、驱除疾病的唯一依靠。数千年的发展历程，积累形成的一整套医学体系，主要通过文字记载形式流传下来，它是民族的宝贵财富，其价值无以伦比。但是，无以数计的古代中医文献由于诸多不可抗拒因素，在历史发展进程中，命运波折不定，很多珍贵文献从作者手中脱稿即成为孤品，如甲骨文、木竹简、缣帛书、石刻文、卷子等。南宋后雕版印刷技术的盛行，木刻书籍面世，给医学文献的传播带来了积极推动作用。当然其数量仍然甚为稀少。至明清时期，大量医书流传成为可能，但距今也有数百年之久远。龟甲、简帛、卷子随着岁月的逝去，早已在世间湮灭了，现代人们所见者多为出土的稀世珍宝。木刻医籍尤其出于宋元时期者，因战乱、水火、蛀虫、灾难、经年久远等因素，辗转流传至今，幸存于世者万无一二。

早期的医学文献，文字古奥、简约，与今天的通行文字相比，无论字形、字音、字义均发生许多变化。其中的内容涉及医学，以及医学之外的诸如历史、律历、天文、地理、哲学、文学、地矿、金属冶炼等人文与科技众多学科。因此，要准确表述其原貌原意，须进行广泛深入的研究。此外，很多古医籍在流传过程中，经数度翻刻，形成不同版本系统，文字内容出现差异，作者、注释者、刻印者混乱不清，张冠李戴，以讹传讹，须考辨源流，正本清源。中医古籍，尤其中医经典古籍，历代注释、诠解发挥、文字训诂、编次整理者众多，许多学者观点不一，各持己见，形成不同派别，对于他们的学术观点应进行考究与取舍。同时探索他们研究古医籍的方法，借鉴用于现代的古医籍整理与研究。

浩瀚的古代医学文献，其中很大一部分在历史传承过程中消失了，然而某些古医籍在其它书中得到转引或摘抄，由此保存于后世医著，根据所注录的线索，后人将前人佚失的著作从众多有关引录的医籍中再次辑出，汇集整理成书，这就是古医籍的辑复，也是研究发掘古医籍的一项重要工作。

由于历史上中外文化与科技交流与渗透，许许多多的中医古代文献流传至海外，而国内已不见其踪迹。它们是哪些古医籍，具体收藏于海外的哪个国家、地区，它们的流失途径、在国外流传情况，如何将其回归以及整理研究等等，皆有待学者探索解决。

上述种种问题均属于中医文献研究范畴，是这个学科面临的亟待研究的课题。马继兴倾其毕生之力，潜心钻研，开辟诸多中医古代文献研究领域，在前人取得的成果基础上，完成《中医文献学》、《神农本草经辑注》、《马王堆古医书考释》、《敦煌古医籍考释》、

《针灸铜人与铜人穴法》等一系列中医古文献研究学术著作，为中医文献学作为一门新学科作出了奠基性工作。他与其他中医文献研究人员一起，经多年的辛勤工作，付出巨大努力，终于成立了隶属于中国中医药学会的中医文献专业委员会，并担任首届主任委员。

80年代初期，他积极筹措，争取上级部门的支持，两次举办全国中医文献进修班，与所里专家学者共同制定教材，参加授课，带领学员进行古医籍研究，进行专业培训。这批进修学员后来成为全国中医文献研究骨干力量，吸收为中医文献专业委员会委员。数十年间，马继兴带教进修生、硕士生、博士生数十名，在中医文献研究多个领域培养新生力量，在他的潜移默化熏陶之下，学生们在各自的研究领域学有所成，取得许多喜人成就。中医文献学科从无到有，蓬勃发展，日益壮大，是如今促进中医事业发展的一支活跃的积极力量。

马继兴还担任北京中医药学会基础理论专业委员会的首届主任委员，中国药学会药学史专业委员会首届主任委员。这二个专业委员会也是他多方努力筹建的，如今他们发挥各自的专业优势，为中医事业的发展不断作出贡献。

撰著《中医文献学》　奠定学科基石

自从有了文字，就出现了记录文字的载体，龟甲、木竹简、缣帛、卷子、木刻古籍、石刻碑文等，诸多文字载体的文献俱包含有丰富的医药内容。自西汉《七略》问世，古人就已撰写目录著作，对前人著述的相关情况造册记录，归类解题，医药古籍，并叙其中。晋唐以降出现了研究医学古籍的杰出大家，王叔和编次整理《伤寒论》，王冰采用训诂方法注释《内经》。此后，专门考究古医籍者代不乏人，直至近现代，取得了许多令人瞩目的成就。为后人学习应用这些中医古典医籍起到了承前启后的重要桥梁作用。

历代中医药学者、文史学者在中医文献研究方面虽进行了很多工作，累积不少经验，但一直未形成专业研究队伍，其成果也是散在的，不成体系，更没有这样一个专业学科的学术研究著作。有感于此，1971年始马继兴着手将自己过去从事这一专业研究的治学所得进行全面总结，使之系统化、理论化。本想促成中医院校派人来京进修，培训中医古代文献研究方面的人员，由于当时仍处于文革时期，此事最终未能实现。但是撰写这一专业研究学术著作的决心已定，他利用业余时间，完成了部分初稿，整理出大量研究素材。至70年代末、80年代初期，诸项政策得到落实，不公正的政治待遇得以消除，马继兴倾注全部心血与精力，忘我地投入到古代中医文献研究之中。他的书稿最初以《中医文献学基础》为名，先后三次由中医研究院医史文献研究所、黑龙江祖国医药研究所及上海中医学院内部油印，作为培训中医药研究人员的教材。在此之后，油印稿又做了较大篇幅的补充修订，定名《中医文献学》，1990年由上海科学技术出版社正式出版。

《中医文献学》86万字，共四篇[(1)]，包括中医文献范畴论、中医文献源流论、中医文献结构论、中医文献方法论，系统阐述中医文献学研究的范畴、研究对象与任务、研究方法等一系列理论问题，同时介绍本学科研究必备的基本知识、作者在研究领域取得的部分研究成果。

中医文献范畴论拓展了古代中医文献研究的广阔领域，它不仅仅局限于古医籍内容文字的训诂、校注，也不是停留在古医籍书目的考察，抑或少数经典医籍的辑复。此书指出，除已有记载的、现行流传的古医籍外，古代目录学著作未收载的如简册类、帛书类、卷子类、刻石类等大量古医籍均属于中医文献学的研究范畴。在历史进程中，数不清的古医籍失传了，但为数可观的古医籍在现存古医书中可寻其踪迹，借助科学的文献研究手段，它们可以辑出复原，充实医学文献资料。浩瀚的非医书古代文献存在着难以计数的医学资料，通过深入研究发掘，它们将为中医药临床与研究提供新的依据与信息，而不断出土的医学文献与文物以及海外收藏的古医籍善本更是我们所缺乏、有待研究开发的文献资源。

中医文献源流论重点讨论了《黄帝内经》、《难经》、《伤寒杂病论》、《诸病源候论》、《神农本草经》等经典古医籍版本的流传状况，同时对脏象、病理、诊法、方书、临床各科、本草与针灸、出土古医书计百余种古医籍的版本流传予以阐述。以《黄帝内经》为例，就有《素问》、《灵枢》（即《九卷》、《针经》）、《太素》、《甲乙经》等若干传本系统，每一传本系统涉及十或数十版本，每一个传本就如坐标图上的一个点，数十个点相连，汇集成古医籍完整的流传演变的版本全貌。每一版本都指出其来源与依据，它们既是读者可查考的线索，更表明所做研究的信实。如此大量古医籍版本源流的考察研究，是马继兴博览古今中外文献，专心寻求丝丝线索，历经数十年时间、不倦勤勉工作所取得的文献研究成果，这些细致的科研工作前人不曾系统做过，它为中医古代文献载体的源流发展绘就出一幅幅颇为清晰的轨迹图，直至今天仍不失其重要的学术地位。文献研究学者不仅可从书中展示的古文献流传版本系统得到借鉴，更可以此为线索深入研究，发掘新的文献研究专题。

中医文献结构论具体论述了古文献载体的外形、形制、及其历代不同时期的特点，如何鉴定文献载体的形式，并以此提供的信息，作为确定文献研究结论的依据。早在雕版印刷技术发明之前，文献多记录在缣帛、简牍、卷轴之上。自从有了印刷技术，木版印刷书籍迅速传播开来，直至民国时期，长达近千年时间。木刻本的古医籍由于年代久远，印数有限，流传至今，宋元时期的古医籍现存者已不多见，明清时期的木刻本医籍占现存古医籍的绝大多数。然而自宋至清代，历朝官刻、私刻的版本存在许多差异，书册装订形式与外貌、版框形制、书名与撰修及刊行者的刻印方式、书内卷篇结构、句读及符号、注文形式均携带着不同朝代的特征信息。一种古医籍的原刻本、重刻本、通行本、精刊本、影刻本、邋塌本、色印本、套印本关系密切相连，错综复杂。而古籍的全本、残本、配注本、新增本、删节本、批注本等更体现了古籍在流传过程中的多端变化。上述林林总总古医籍的外在形貌正是古代中医文献研究的切入点之一，抓住其关键性特征，即可形成研究结论的重要依据，这也是研究古代文献结构的目的之所在。本篇内容不仅给读者传授这方面的知识，也由此引领后学迈进古代中医文献研究的门庭。

中医文献方法论从文字内容的角度，阐述古代文献研究方法。训诂与校勘是梳理历史文献文字演变的常用研究方法。马继兴在继承以往研究成果的基础上，应用它解决了古代中医文献中许多文字疑难悬案。此书还专门谈到古医学文献资料的收集，这是古医籍研究的基本功，是研究者成功的必备手段之一。马继兴积数十年研究实践，总结出一整套研究方法，成为现代学者研究古代中医文献的基本原则与常用方法。

《中医文献学》如同一块坚固的基石，奠定了中医文献学科厚实的学术基础。

近二十年来，很多古代中医文献研究人员初期就是通过学习此书，逐步走进文献研究的殿堂。此书从油印本至后正式出版，不断有对此感兴趣者前来索取，其中有全国各地的学者，也有海外学者。它对新兴的古代中医文献研究队伍的产生与发展起到了积极推动作用，其学术影响非常之大。1991 年至 1999 年此书分别获得首届全国优秀医史文献图书及医学工具书金奖、第六届全国优秀科技图书一等奖、中国中医研究院与中国中医研究院中国医史文献研究所科技进步一等奖、北京市科技进步二等奖。

《神农本草经辑注》　《本经》研究集大成

根据中共中央与国务院关于加强古籍整理的指示精神，1982 年卫生部制定了《中医古籍整理出版规划》，其中包括《黄帝内经》等十一种中医古籍的整理出版项目，马继兴负责主持的古籍整理项目是《神农本草经》。与卫生部下达其它重点中医古籍整理项目所不同的是，《神农本草经》原书早佚，传世者只有见于其它古籍中的佚文和多种不同类型的后世辑本。由于如此的难度，《神农本草经》（以下简称《本经》）的辑复与校注研究存在着很高的学术要求。

课题组经过十年艰苦研究工作，最后圆满完成任务，撰著出版《神农本草经辑注》(1993 年人民卫生和出版社)。课题虽经十年，其实凝聚马继兴数十年在本草文献与本草史研究领域所做的积累。此书收集 155 种古代本草文献与非本草文献记载《本经》佚文和古注的资料 (2)，经过资料研究、勘比，作出确当校注，提出的学术观点俱以详实的文献记载作为依据。其佚文的信实程度、或校注的深度，比之诸家辑本均有超越之处。

此书在全面辑复《本经》原文基础上，对《本经》及其流传做了 23 个专题研究(3)，内容涉及《本经》药数与药名确定、《本经》药物变动与辑复要求、《本经》三品药物考差异、古本草序录“七情表”所载《本经》佚文考、记述《本经》药物各种项目及其辑复要求、古本草序录“诸病通用药”所载《本经》佚文考、《本经》药物毒性考、厘定《本经》三品药目原则与要求、在传世古本草基础上《本经》三品药目的辑复、新辑《本经》药物的依据及目录、收载《本经》佚文的药典性本草学古籍考、传世非药典性本草学古籍所载《本经》古本佚文考、《吴普本草》所引《本经》古本的考察、《李当之药录》辑注《本经》古本的考察、《本经》诸辑本所辑《本经》佚文考、《本经》诸辑注本所辑佚文考、《本经》佚文古字考、《本经》所记古国名与地名考、《太平御览》引用《本经》佚文的价值、《本经》古本佚文信实程度的评估、《本经》书名和卷数的确定、辑复《本经》首要解决的课题、辑复《本经》原书的步骤。

《神农本草经》成书后一直作为中医药的经典古籍指导着临床医疗，历代中医药学者都不遗余力地对其加以应用与研究。梁·陶弘景根据《本经》和古注本《名医别录》撰著《本草经集注》。唐宋时期朝廷医药官员组织全国专家多次修订本草，均以《本草经集注》作为主干本草之源，进行参订、校勘、增广。明·李时珍著《本草纲目》，收载了他当时能见到关于《本经》的所有资料。清代更是出现了许多致力于辑复《本经》的著名学者，同时产生了诸多《本经》辑本，而从各角度研究、发挥《本经》的著作则难以为计。因为原书佚失，历朝历代均在恢复其原书面貌上作出了不懈努力。但是，由于历史条件限制，前人成果或多或少存在局限性，当然也各具可取之处。然而象《神农本草经辑注》如此大规模研究《本经》，是史无前例的，它不仅集前人研究《本经》之大成，而且在前人基础上取得了众多更新的成果，代表了现时代研究《本经》的先进水平。得到中医药以及科技各界人士高度评价。《神农本草经辑注》与有关这一课题研究成果分别获得中国医史文献研究所、中国中医研究院、国家中医药管理局中医药科技进步一等奖，立夫医药研究优秀著作奖、广州仲景中药杰出成果奖，科技部“国家科技进步三等奖”。

除上述之外，50年代以后马继兴撰有《中国本草学史》书稿约42万字。又先后在《文物》、《中医杂志》、《药学通报》、《中药通报》、《中国药学杂志》等刊物和学术会议上发表近20篇有关药学史专题学术论文。

发掘出土古代医学文献　丰富祖国医学宝库

1. 敦煌古医学卷子研究

在我国历史发展过程中，唐朝是一个创造了中华民族光辉灿烂文化的鼎盛时期。文化的昌明，科学技术的进步，也带动了医学的发展。王冰注《黄帝内经》《千金要方》《千金翼方》、《外台秘要》《新修本草》等医学成就显著的巨著均出现在这个时期。它们对推动医学向前迈进产生了深远影响。然而还有许多现在无法估量的医学文献，由于当时不具备印刷技术，在写本卷子形式就随着时月的流逝消失了。值得庆幸的是，20世纪初在甘肃敦煌千佛洞莫高窟一个石室里，发现了一大批卷子书籍。它们系由隋唐前后人写录，内容除绝大部分为佛经外，还有不少史籍、方志、杂家、书契、语言、文化、艺术、科技等杂著，医药类著作也涵属其中。可是这一发现引起了境外轰动，却未受到当时清廷的足够重视，英国、法国、日本、德国、俄国等地相关人士闻风而来，直至朝廷正式下令，封存残余卷子收归京师之际，大量卷子早已失去，杳无踪影。待运至北京后，总计约在3万卷以上的卷子，劫后仅存8600卷。前人留下的宝贵遗产就这样漂洋过海，流落他乡异国，成为域外他国博物收藏珍品。数十年过去，这批卷子真迹经由海外学者稍作整理，陆续公诸于世。马继兴在此时从刊物上断断续续得到一些资料，十分珍惜，悉心收集，逐步积累，并着手研究。自上个世纪60年代始，至90年代，投入大量精力与时间，多方查询资料，克服困难，制印胶片，使所有研究建立在第一手资料之上。1988年主编《敦煌古医籍考释》一书脱稿出版。1998年由马继兴等辑校另一研究敦煌医籍力作《敦煌医药文献辑校》面世。二部敦煌医籍研究的学术专著是最早全面系统研究敦煌出土医籍的科研成果，它几乎将敦煌出土的古医籍卷子以及建国后至上个世纪末国内出土的古医籍卷子收集穷尽。在充分占有原始资料基础上，旁征博引大量相关文献，经过艰辛细致的研究，对其中卷、篇、段原文予以复原，顺序排列，确定名称、考证成书年代。又以其数十年学术积累，运用古代音韵、训诂学知识，对其中字词进行校释，从而使之成为现代人能够通读的医学文献。此二书收入古医学卷子近百种，它们经佚失而复出，又流落海外而回归，终于以新的面貌呈现读者，是极其珍贵的古代医学文献资源，其历史文献价值不言而喻，学术上的积极贡献更为人瞩目。《敦煌古医籍考释》获得1989年华东地区科技出版社优秀科技图书一等奖、首届全国科技优秀图书一等奖，1992年国家新闻出版署首届古籍整理图书二等奖。《敦煌医药文献辑校》获1999年国家新闻出版署国家图书奖。

2. 出土简帛医书研究

70年代初，曾有一件大事引起举国上下关注，湖南长沙马王堆发现汉墓遗址，发掘的1号汉墓出土大量精美绝伦的文物，更令人惊奇的是发现保存异常完好的女尸，一时间海内外学术界为之声动。随后揭开3号墓时，也有人希望再发现类似的女尸，这一点未能实现，但墓中随葬器物较之1号墓并不逊色，同样惊人的是其中发现了许多珍贵罕见的帛书和竹木简。马王堆3号墓与1号墓一样，都是因其重大发现而载入中国乃至世界考古史册。

马王堆汉墓帛书及竹木简内涵相当丰富，其中医书尤为珍异，帛书29件，医书便占5件；4种竹木简，更全是医书。帛书木简非常珍贵，然而整理研究工作却很繁难，其中帛书残碎甚为严重，拼复它们非一般人所能胜任。竹木简虽保存完好，排比联缀绝非简单之事。简帛的文字释读疑难重重，有些地方还漫漶不清，诸多问题涉及学术高端知识。为整理这批帛书和木简，1974年国家文物局组织部分学者成立马王堆汉墓帛书整理小组，马继兴就在这时以精通珍异古籍、文物的学者身份参加了此项工作。在后来出版的《马王堆古医书考释》一书“前言”里，他这样说道：“我是相当幸运的，因为在我研究生涯中，不仅看到了内容和数量都相当丰富，且尚待深入研究的敦煌、居延、吐鲁番等处发掘的卷子、简牍、医学文书，又直接接触到武威、马王堆、云梦、双古堆、张家山等地出土的大批竹、帛医学典籍。”“我有幸参加了其中古医书部分的整理、研究工作，三十年终日不倦，尤其《马王堆出土医书》的考释研究方面致力最勤。”(4) 在“马王堆帛书整理小组”工作期间，他与史学家、考古学家们一道从事这项研究工作，先后出版《五十二病方》、《导引图》、《马王堆汉墓帛书》（第四集）等书，随后又发表十余篇研究论文。随着工作的深入，感到马王堆出土医书文辞古奥、质朴，有必要作系统全面的考证、注释、语译，使这份珍贵的远古医学文献能被世界上更多的研究者所认识、理解。为此遍勘宋以前医籍及经史文献，历时十年，于70年代末撰写《马王堆古医书考释》一书初稿。80年代后期，此项研究得到国家自然科学基金资助，原书稿进行了大范围的认真修改、订正、完善，1992年湖南科学技术出版社出版，此书终于以其高质量的研究成果与读者见面。

《马王堆古医书考释》包括三部分内容：

第一部分为“导论”，将马王堆医书出土的概况、整理研究工作、内容特点、时代考证和学术成就作了综合性的介绍和评述。

第二部分为“专论”，这是一组深入研究马王堆医书某些重要专题的论文。

第三部分为“古医书考释”，这是对马王堆出土的14种古医书的考释。

本书完成五个方面的工作：

1. ***历史文献的修复与复原***　马王堆出土医书距今已2000年以上，出土后破损之处甚多，其中有不少零残碎片已经整理小组修复，但仍有需要重新研究与修正之处，有些释文囿于当时条件和手工之误，亦应予以进一步订正。医书中存在大量古代通假及俗讹文字，特别是通假字的字形与后世通行字大都形同而音义迥异，必须通过古音韵学原理及有关佐证考出原来之正字。凡此之类，本书逐一校验，注明原委，直接释出，以还本貌，便于阅读。

2. ***医籍原文的注释与串讲***　出土古医籍有大量与后世同文异义或同文多义的字和词，必须利用训诂学方法逐字逐词地详考其各种出处渊源，特别是更多藉助于传世或出土的汉唐以前古籍原文与训解，参考前人研究汉学的成果，反复印证与对比，从而得出客观公允的结论。为了使出土古医书的全部内容让读者充分了解，本书在古医籍原文各条之下力求完整确切地将其译成现代语言。

3. ***学术成就的总结与论证***　出土医书的学术成就在各医籍“按语”专项中加以归纳评述，同时在本书“导论”和“专论”篇中展开研讨与考证。我国古代医学拥有大量的发明创造属于世界之最，但很多被湮没无彰。本书通过正确释文，以及多方面文献与文物的探讨考证，充分阐明医药学宝藏。指出当时处于世界领先水平的中国古代药物学成就和经络学说的形成与发现等；使埋没千年之久的很多具有重要学术价值的医学理论与实践经验也得以重见天日，发挥出昔日的灿烂光辉。

4. 珍稀典籍的弥补与校正 鉴于马王堆古医书的某些原文与传世古典医籍有很多相同或近似之处，故可资相互校勘以订正其中部分失误。如《黄帝内经》的《素问·三部九候论》与《灵枢·经脉》即如是，它们与出土古医书进行互为校补。此外，出土古医书之间还可互为校补。如《阴阳十一脉灸经》甲本和乙本的互校；江陵张家山汉墓出土的《阴阳十一脉灸经》丙本《脉法》乙本及《阴阳脉死候》乙本与马王堆同名医书相互对校。马王堆医书所引录的近似古佚文之间的互校。

5. 学术源流的阐明 通过马王堆出土古医书原文的注释与考证，提供了许多最早文字记载的医药史料信息，它们成为深入考察中国医药学各学科发展渊源的重要依据。如《足臂十一脉灸经》和《阴阳十一脉灸经》均早于《灵枢·经脉》篇的事实已得到学术界的普遍认同，这使人们对于经络学说的早期形成过程有了更明确客观地认识。除此之外，其文化意义远远超出医学领域，它也是古代生物学、古代性学、人类学、民俗学的渊薮，这些文献资料的整理研究将为揭示中华早期文明形成提供有益借鉴。

该书从宏观角度结合墓葬时代背景及其当时社会科技发展状况，以及帛书形制、内容与文字特点，考证确定帛书、竹木简抄写年代和它们的著作年代。阐述分析汉墓医书的历史意义与学术价值；汉墓医书的药物学成就；两种《十一脉灸经》与经络学说的渊源关系；介绍了《脉法》中古佚诊法及《却谷食气》与《十问》的呼吸养生法。从微观角度具体考释了十四种汉墓古医书：《足臂十一脉灸经》、《阴阳十一脉灸经》、《脉法》、《阴阳脉死候》、《五十二病方》、《养生方》、《杂疗方》、《胎产书》、《却谷食气》、《导引图》、《十问》、《合阴阳》、《杂禁方》《天下至道谈》。精细地修复残文断句；订正最初欠妥的释文；依据古音韵学知识，还原原文本字，包括通借字896个，字形差异字328个。针对每段原文，进行语释、校注，并加按语，使古奥艰涩难懂的远古医籍成为今人可通读的医学文献。

《马王堆医书考释》出版后得到相关学术界的高度关注，获1993年第二届湖南省优秀科技图书一等奖、1995年国家中医管理局中医药基础研究著作类一等奖。

此外，马继兴自70年代以后，一直关注国内各地古医药文献及文物出土动态，先后考察研究了甘肃武威县、湖北云梦县、四川绵阳县、河北藁城、内蒙古黑城遗址、新疆地区（吐番、古楼兰、和阗、麻札塔格、吐谷浑……）陆续出土的古医药文献与文物，撰写发表一系列学术论文。80年代初参加国家文物局组织的武威出土汉代医简研究，完成并出版《武威汉代医简》，该书获1982年卫生部乙级科学技术荣誉证书。1993年——1998年主持完成国家社会科学院基金重点课题“发掘出土亡佚医药典籍文物的研究”，对建国50年以来全国各地出土医药文献进行了整理研究，形成论文论著，2005年《出土亡佚古医籍研究》出版。

博览经史子集文献　辑复佚失古代医书

前述在漫漫历史进程中有着难以计数的古医籍佚失了，但是通过其它书引用转录仍保留下来，后人从转录书籍里一一将原书辑复，使其整合成书。马继兴在这方面也付出了相当大的努力，自上世纪60年代始进行古代亡佚医书的辑复工作。将公元12世纪以前包括先秦、汉魏、六朝、隋唐及北宋各代的一些失传古医学文献进行考证与复原，参阅大量古代医学文献与文史类古籍，通过按步骤地反复点记、标号、抄录、校勘、剪贴、分类、核查等近百道工序，1972年辑成《古佚医学丛书》书稿，计300余种，约200万字。这是系统辑复古医书质和量均属上乘的重大文献研究成果。1984年应日本医史学会、日本东洋医学会邀请，东渡扶桑，从事公元10世纪日本古书中保存中国亡佚医书研究工作，并于此作了专题学术讲演："《医心方》中的古医学文献初探"。1986年又应日本北里研究所东洋医学研究所聘请，作为客座研究员，对抄录于日本12世纪、由名医陈延之撰著于5世纪的重要医书《小品方》进行实物研究，完成了"《小品方》古写本残卷分析"（包括"《小品方》残卷的医方出典考察"与"《小品方》残卷研究"等论文），后收录于1995年出版的《小品方》中。两次于日本所做的学术考察，取得了令日本同行学者信服的研究成果，并因此与他们建立频繁学术交流，为以后相关科研铺就了坦途。

收集海外古书信息　回归逸散善本医籍

马继兴在大量辑复古医学文献的同时，从中得知许多古医籍虽佚失于国内，却收藏于海外，因此研究之际多方收集海外收藏古医书信息。赴日本考察，他更是废寝忘食，在各图书馆不倦工作，以期尽可能多地查阅这方面的资料。1981年应美国国家医学图书馆邀请，去该馆负责鉴定其收藏的中医古籍版本，于此撰写《美国国家医学图书馆所藏中医药古籍目录》。失落他乡异国的中医古籍，使马继兴很早就有这样一个心愿，尽早让这些宝贵的古籍善本回归故里。为此数十年前他就开始积累海外收藏中医古籍的目录。又与学生一起向日本国际交流基金会亚洲中心三次申请课题经费，分别于1996年、1997年、1999年以"日本现存中国散佚古医籍的考察与出版研究"为题，展开了这项研究工作，复印、拍摄回归了国内亡佚古医书155种。1999年选择其精善者由人民卫生出版社影印出版《日本现存中国稀覯古医籍丛书》。1996——1999年主持完成本院课题"考察当前流散海外中医药善本古籍及其回收途径的研究"。在此基础上，1999年——2002年主持"《海外中医图书联合目录》的编纂"课题。2001年——2002年领衔负责国家科技部基础性工作专项科研课题"国内失传中医善本古籍的抢救回归与发掘研究"，多年来与课题组成员共同努力，这项工作取得长足进展，共收集11个国家与2个地区（港、台）近230种中医古籍收藏目录，复制回归古籍266种，并影印、校点出版69种善本古医籍，复制古籍达17万叶。受到主持科技部课题验收会议专家的一致好评和高度赞扬。2003年这个课题校点出版的《海外回归中医善本古籍丛书》获第四届全国古籍整理优秀图书二等奖，中国中医药学会学术著作一等奖。该课题2003年获中国中医研究院科技成果一等奖，2004年中国中医药学会科技成果二等奖、中华医学会2004科技成果二等奖、北京市科委科技成果二等奖。

考证针灸铜人　揭示针灸穴法规律

针灸是中医治疗疾病独具特色的方法。马继兴早在他学习中医的初期对针灸颇感兴趣，他最初涉猎医学史研究领域也是从探索针灸方面起步的。上个世纪40年代他曾主编

《中国针灸学季刊》，并于此发表“禁针穴之原理考察”、“针灸学走向何处去”、“折针的法医学研究”等学术论文。1945年在北大医学院工作时即着手针灸医学史的研究，并撰写这方面的书稿。1950年在北京中医进修学校讲授针灸课之际重新予以充实加工，写出二稿。1955年以后，又以此为科研项目，再次修改，纠正以前罗列史料为主、且多转手资料的问题。在广泛搜集各种经史百家文集、类书等国内外文献和文物基础上，深入调查，核定原始依据，然后进行对照比较，分析归纳，作出符合历史发展的结论。这一工作直到文革开始方告一段落。进行针灸史研究期间，他多次调查、测定和考证各种针灸铜人，延请工匠，借出古针灸铜人（北京、南京等）予以复制，并撰写《针灸铜人的研究》。此书亦经历二次修改，然于文革期间中断。70年代后期马继兴应邀参加南京医学院仿制宋天圣针灸铜人审查工作。80年代中后期又接受开封市卫生局及中医学会的聘请，参加其主持的复制宋天圣针灸铜人论证工作。这段时间马继兴陆续收集各种针灸铜人的新资料，对《针灸铜人的研究》进行第三次、第四次修订。1993年此书以《针灸铜人与铜人穴法》为名由中国中医药出版社出版。

《针灸铜人与铜人穴法》26．4万字，对宋以后不同时期针灸铜人及其木制者、铜人经、铜人图、铜人穴法等进行全面深入的研究。经过严谨考证，认为宋天圣铜人是世界上最早的针灸铜人，在国内经宋、元、明三个朝代流传之后，因战乱佚失，经朝鲜辗转传至日本，至今保存在邻国日本。明正统年间，由于宋天圣铜人昏暗生锈，朝廷命太医再度重铸制铜人。正统铜人制好后保存完好至清代。1900年八国联军占领北京，收藏于太医院的正统铜人被帝俄掠去，至今未归。清光绪年间，为弥补被劫铜人所致的损失，医官又一次铸制铜人，此次系仿照正统铜人复制而成。光绪铜人至今收藏北京。

宋天圣年间铸制铜人之际，当时负责主持之人王唯一为创制针灸铜人曾撰写《铜人腧穴针灸图经》，此书原木刻本佚失，后世流传者为宋代重刊本的翻刻本、补注本等。石刻于明代以后也不再存世，其拓本亦亡佚，现存者仅残石与拓片。

王唯一撰写《铜人腧穴针灸图经》时，配合天圣铜人绘制了十二经脉和督、任二脉14幅经脉经穴图，《铜人图》经后人改绘而流传下来。正统铜人也有其相应的绘图，名为《铜人明堂图》。此外，还有一些其它的铜人图流传于世。

针灸铜人、铜人经、铜人图经历近千年流传于今，已发生繁复的变化，马继兴在此书里采用大量的文献依据，将其一一梳理清晰，同时考证了铜人穴法的规律与特点，经穴位置的变迁与确定的部位，形成一套较为全面的铜人腧穴数据。

针灸铜人自其铸制后一直受到历朝政府与医患者的重视和尊崇，它们放置于太医院或寺庙，具有很高的实用价值。铸造铜人本身也反映了当时代医学发展的最新水平，因此学术影响也不可低估。马继兴此书的出版，增进了人们对中医历史上针灸铜人的认识，也是针灸领域难得的科研成果。

1992年马继兴还主持完成国家自然科学基金课题“古代针灸医学学术成就的考证研究”。此课题成果形成一部43万字书稿（待出版）。另外发表针灸文献与针灸史学术论文若干。

马继兴在学术研究领域艰苦开拓，勤于探索，百折不回，于中医文献与中国医药学史研究方面学术成就卓著。在开辟中国针灸史与针灸文献、本草史与本草文献、出土中医药文献、佚失中医药文献辑复、海外收藏中医药文献研究领域与创建中医药文献学科等方面贡献突出，学术著述170余种（著作26种，论文约150篇）。在近六十年科研工作中分别荣获国家与部局级、院级科研成果奖19项，1994年被批准为国家首批有突出贡献专家，享受政府特殊津贴，并荣获全国民族团结进步模范称号。2000年又荣获全国先进工作者称号。

参考文献

（1）马继兴.《中医文献学》，上海科学技术出版社，1990：目录页.
（2）马继兴.《神农本草经辑注》，人民卫生出版社，1995：16页.
（3）马继兴.《神农本草经辑注》，人民卫生出版社，1995：1154页.
（4）马继兴.《马王堆古医书考释》，湖南科学技术出版社，1992：1页.

编后记

《马继兴医学文集》脱稿了，这是在我作为第三批名老中医学术继承人跟师学习三年结束之后，又过去二年的年底，心里终于有了些许的轻松。三年师徒学习阶段我一直酝酿此事，并着手积累资料。马老师的学术生涯跨越六十余年，个人经历坎坷曲折。数十年社会变迁的风风雨雨也使得学术研究沉浮不定，收集资料有时犹如大海捞针。我从上世纪80年代身边资料较多者开始，逐步向过去年代的资料推进。为了寻找上世纪50年代马老师发表于诸多报刊的译文，遍访京城各大图书馆，甚至联系外地追寻线索。所幸辛苦得到回报，不仅早期译文（译自俄文介绍当时东欧医学动态）收集到10篇，还请上海中医药大学中医文献研究所张玉萍老师查阅到1954年人民卫生出版社出版的马老师编撰的《简要针灸学》，这些文章书籍的资料早已在文革时期丢失得无影无踪，它们的重现马老师也倍感欣喜。

由于马老师学术论文涉及出土与辑佚的古代医学文献，其中冷僻古字、俗体字、避讳字，数不胜数，稿件的反复核查与校对一遍遍考验我对文献工作的细致和耐心，我的研究生们也与我一起经历了这一过程。马老师的文献研究成果建立在大量的文献考证基础之上，其论文引用古代经史子集文献之广泛是不多见的，文章排印难度很高，出错在所难免，但确实增加了我们查寻核对原始文献出处很多的工作量。由此不仅有了学习古代文献的机遇，丰富见识，也间接学到一些文献研究的思路方法，这是我们意外的收获。与此同时也深深体会到文献研究的广博与深邃，体会到马老师文献研究功力之厚实，体会到不积跬步难以至千里的道理。

编集《马继兴医学文集》时时令我感到力不从心，编集此文集是我学习的过程。马老师学术研究领域宽阔，从医学角度本草与针灸方面涉猎颇深，从文献角度辑佚与出土考古成果突出，其熟谙文字学、目录学、音韵学知识，灵活应用于研究之中。上述诸多方面我仅于医学方面有一定工作积累，余者甚为不足，所以困难不少。好在此书责任编辑伊广谦老师是一位博学的文献专家，他不仅以编辑身份给此书把关，更可贵的是在论文中涉及古代文献出处的查寻与文字难题处理上，均亲自出力并予以诸多无私的技术支持，良师益友般的指导给了我很大的鼓励与帮助，也为本书的质量保障做出难得贡献。

《马继兴医学文集》自始至终得到马老师的直接关注与指导，中国中医科学院各级领导对老专家的学术继承工作十分重视，下拨经费，使它的出版有了经济保障。文集还得益郑金生老师的热心支持，他的具体建议给了我很好的启发。本所同事李琴录入部分书稿，黄齐霞校对了部分书稿，肖永芝指点处理图片，研究生曹峰祥、黄晶、张燕洁、侯酉娟参加了部分论文录入、校对工作，在此一并表示诚挚谢意。

万　芳

2008年12月26日

陕西省公务员专用录用教考材试

申论标准预测试卷

中共中央党校出版社 The Central Party School Publishing House

2009最新版

陕西省公务员录用考试

申论标准预测

公务员录用
公务员考试

本书适用于：

陕西省公务员 选调生 事业单位考试
陕西省警察系统 司法行政机关考试
陕西省法院 检察院 监狱系统考试
陕西省军转干 三支一扶 乡镇村官考试
附：09年国考真题

- 王牌名
- 100%体
- 精准热
- 最新密

中共中央党校出版社
The Central Party School Publishing House